MANUAL DE GINECOLOGÍA Y OBSTETRICIA DE JOHNS HOPKINS

Sexta edición

T0176387

MANUAL DE GINECOLOGÍA Y OBSTETRICIA DE JOHNS HOPKINS

Sexta edición

Betty Chou, MD
Residency Program Director
Assistant Professor
Department of Gynecology and Obstetrics
Johns Hopkins University School of Medicine
Baltimore, Maryland

Jessica L. Bienstock, MD, MPH
Associate Dean for Graduate Medical Education and
Designated Institutional Official
Vice Chair for Education
Department of Gynecology and Obstetrics
Professor, Maternal Fetal Medicine
Johns Hopkins University School of Medicine
Baltimore, Maryland

Andrew J. Satin, MD
The Dr. Dorothy Edwards Professor and
Director (Chair) of Gynecology and Obstetrics
Obstetrician/Gynecologist-in-Chief
Johns Hopkins Medicine
Baltimore, Maryland

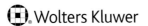

Philadelphia • Baltimore • New York • London
Buenos Aires • Hong Kong • Sydney • Tokyo

Av. Carrilet, 3, 9.ª planta, Edificio D
Ciutat de la Justícia
08902 L'Hospitalet de Llobregat
Barcelona (España)
Tel.: 93 344 47 18
Fax: 93 344 47 16
Correo electrónico: consultas@wolterskluwer.com

Revisión científica:
Diana Jiménez González, M.D.
Especialista en Ginecología y Obstetricia
Instituto Nacional de Perinatología Isidro Espinosa de los Reyes
Universidad Nacional Autónoma de México

Jana Angelina López Félix, M.D.
Especialista en Ginecología y Obstetricia
Posgrado en Medicina Materno Fetal
Instituto Nacional de Perinatología Isidro Espinosa de los Reyes
Universidad Nacional Autónoma de México

Norma Paulina Pérez Ramírez, M.D.
Especialista en Ginecología y Obstetricia
Centro Médico ABC
Universidad Nacional Autónoma de México

Traducción:
Dr. Félix García Roig

Dirección editorial: Carlos Mendoza
Editor de desarrollo: María Teresa Zapata
Gerente de mercadotecnia: Simon Kears
Cuidado de la edición: Teresa Parra Villafaña
Maquetación: Punto 5 Diseño, Margarito Sánchez Cabrera y Silvia Plata Garibo
Adaptación de portada: Jesús Esteban Mendoza
Impresión: C&C Offset/Impreso en China

CCS0321

Dedicatoria

Dedicamos ediciones previas a nuestros mentores, alumnos y seres amados, que nos brindan energía e inspiración. No nos arrepentiremos de reconocer de nuevo a ese grupo. Estamos honrados de continuar la tradición de este manual para el trabajo con colegas dedicados en Johns Hopkins y otros sitios, todos en un esfuerzo por avanzar en la atención de la salud de las mujeres y sus familias.

Andrew J. Satin, MD
Jessica Bienstock, MD, MPH
Betty Chou, MD

Prefacio

La historia del Departamento de ginecología y obstetricia de Johns Hopkins abarca más de 130 años. Estamos muy orgullosos de nuestra tradición histórica de liderazgo en ginecología, obstetricia y nuestras subespecialidades, con origen en los Doctores Howard Kelly, J.W. Williams, Richard TeLinde, Nicholson Eastman, Howard y Georgeanna Jones y muchos otros que nos han precedido. Nuestra orgullosa tradición nos inspira hoy para avanzar en la misión tripartita de atención clínica, investigación e instrucción. En una época de retos económicos y de mercado para la medicina académica, nos mantenemos firmes para asegurar los avances en todas las ramas de nuestra misión tripartita. Ahora, en esta sexta edición, el manual sigue siendo producto de los esfuerzos cooperativos de un residente o asociado, un preceptor profesor titular y un editor decano de la facultad de medicina en Johns Hopkins. Obtiene su fortaleza de la colaboración de facultativos experimentados y una práctica esclarecedora de las estrellas que están surgiendo en nuestro campo. En el uso de esta edición esperamos que aprecien la camaradería con la que se creó este manual, que es un esfuerzo de equipo. Durante el transcurso de los años esta obra ha sido compañera confiada de los residentes, los estudiantes de medicina y los médicos con actividad intensa, en sus batas.

Esta edición incluye varios capítulos nuevos que abordan temas contemporáneos en relación con nuestras pacientes. El abuso de sustancias, en especial de opioides durante el embarazo, ha aumentado de manera notoria en años recientes. El surgimiento de programas de tratamiento fetal, que incluyen opciones terapéuticas para la transfusión intergemelar, nos lleva a expandir el contenido relacionado con la gestación múltiple. El reconocimiento de la participación de la genética dio origen a un nuevo capítulo sobre los síndromes hereditarios. Además de nuevos capítulos de obstetricia que abordan el abuso de sustancias y el embarazo múltiple, se agregaron otros sobre afecciones psiquiátricas, dermatológicas y neoplásicas durante la gestación. Los nuevos capítulos de ginecología se centran en el prolapso de órganos, la incontinencia y las enfermedades vulvares benignas. El énfasis en las ciencias de seguridad y la atención basada en valores es omnipresente en la medicina moderna y ahora se incorpora a la práctica de obstetras y ginecólogos. Dedicamos un nuevo capítulo en la edición actual del manual para este tópico tan importante. Si bien las cosas cambian, esperamos que la confianza en el contenido, la facilidad de lectura, portabilidad, formato y dimensiones, tan atractivos para los médicos en ejercicio y lectores, continúen.

Andrew J. Satin, MD
Jessica Bienstock, MD, MPH
Betty Chou, MD

Colaboradores

Todos los primeros autores de los capítulos son residentes/asociados clínicos actuales o previos del Johns Hopkins Department of Gynecology and Obstetrics. Todos los autores decanos de los capítulos son profesores titulares actuales o previos de la Johns Hopkins University School of Medicine.

Crystal Aguh, MD
Director, Ethnic Skin Fellowship
Assistant Professor
Johns Hopkins University School of Medicine
Baltimore, Maryland

Abimbola Aina-Mumuney, MD
Assistant Professor
Division of Maternal Fetal Medicine
Department of Gynecology and Obstetrics
Johns Hopkins University School of Medicine
Baltimore, Maryland

Steve C. Amaefuna, MD
Resident Physician
Department of Gynecology and Obstetrics
Johns Hopkins University School of Medicine
Baltimore, Maryland

Jean R. Anderson, MD
Professor
Department of Gynecology and Obstetrics
Johns Hopkins University School of Medicine
Baltimore, Maryland

Ana M. Angarita, MD
Resident Physician
Department of Gynecology and Obstetrics
Johns Hopkins University School of Medicine
Baltimore, Maryland

Maria Facadio Antero, MD
Clinical Fellow, Female Pelvic Medicine and
* Reconstructive Surgery*
Department of Gynecology and Obstetrics
Johns Hopkins University School of Medicine
Baltimore, Maryland

Cynthia H. Argani, MD
Assistant Professor
Department of Gynecology and Obstetrics
Johns Hopkins University School of Medicine
Baltimore, Maryland

Deborah K. Armstrong, MD
Professor, Department of Oncology
Professor, Department of Gynecology and
* Obstetrics*
Johns Hopkins University School of Medicine
Baltimore, Maryland

Ahmet Baschat, MD
Professor
Director, Johns Hopkins Center for Fetal
* Therapy*
Department of Gynecology and Obstetrics
Johns Hopkins University School of Medicine
Baltimore, Maryland

Anna L. Beavis, MD, MPH
Assistant Professor
Kelly Gynecologic Oncology Service
Department of Gynecology and Obstetrics
Johns Hopkins University School of Medicine
Baltimore, Maryland

Jessica L. Bienstock, MD, MPH
Associate Dean for Graduate Medical
* Education and Designated Institutional*
* Official*
Vice Chair for Education
Department of Gynecology and Obstetrics
Professor, Maternal Fetal Medicine
Johns Hopkins University School of Medicine
Baltimore, Maryland

Juliet C. Bishop, MD
Clinical Fellow, Maternal Fetal Medicine/
* Genetics*
Department of Gynecology and Obstetrics
Johns Hopkins University School of Medicine
Baltimore, Maryland

Mostafa A. Borahay, MD, MPH
Associate Professor
Department of Gynecology and Obstetrics
Johns Hopkins University School of Medicine
Baltimore, Maryland

Carla Bossano, MD
Assistant Professor
Department of Gynecology and Obstetrics
Johns Hopkins University School of Medicine
Baltimore, Maryland

Irina Burd, MD, PhD
Associate Professor
Director, Maternal Fetal Medicine
  Fellowship
Department of Gynecology and Obstetrics
Johns Hopkins University School of Medicine
Baltimore, Maryland

Kamaria C. Cayton Vaught, MD
Clinical Fellow, Reproductive Endocrinology,
  Infertility, and Genetics
Department of Gynecology and Obstetrics
Johns Hopkins University School of Medicine
Baltimore, Maryland

Danielle B. Chau, MD
Resident Physician
Department of Gynecology and Obstetrics
Johns Hopkins University School of Medicine
Baltimore, Maryland

Katherine F. Chaves, MD
Resident Physician
Department of Gynecology and Obstetrics
Johns Hopkins University School of Medicine
Baltimore, Maryland

Chi Chiung Grace Chen, MD, MHS
Associate Professor
Department of Gynecology and Obstetrics
Johns Hopkins University School of Medicine
Baltimore, Maryland

Mindy S. Christianson, MD
Assistant Professor
Medical Director, Johns Hopkins Fertility
  Center
Department of Gynecology and Obstetrics
Johns Hopkins University School of Medicine
Baltimore, Maryland

Jensara Clay, MD
Assistant Professor
Department of Gynecology and Obstetrics
Johns Hopkins University School of Medicine
Baltimore, Maryland

Jenell S. Coleman, MD, MPH
Associate Professor
Division Director, Gynecologic Specialties
Medical Director, JHOC Women's Health
  Center
Department of Gynecology and Obstetrics
Johns Hopkins University School of Medicine
Baltimore, Maryland

Chantel I. Cross, MD
Assistant Professor
Department of Gynecology and Obstetrics
Johns Hopkins University School of Medicine
Baltimore, Maryland

Kristin Darwin, MD
Resident Physician
Department of Gynecology and Obstetrics
Johns Hopkins University School of Medicine
Baltimore, Maryland

Samantha de los Reyes, MD
Clinical Fellow, Maternal Fetal Medicine
Department of Gynecology and Obstetrics
University of Chicago
Chicago, Illinois

Rita W. Driggers, MD
Associate Professor
Department of Gynecology and Obstetrics
Johns Hopkins University School of Medicine
Baltimore, Maryland

Jill Edwardson, MD, MPH
Assistant Professor
Division of Family Planning
Department of Gynecology and Obstetrics
Johns Hopkins University School of Medicine
Baltimore, Maryland

Cybill R. Esguerra, MD
Assistant Professor
Department of Gynecology and Obstetrics
Johns Hopkins University School of Medicine
Baltimore, Maryland

Amanda Nickles Fader, MD
Associate Professor
Chief, Vice Chair of Gynecology Surgery
  Operations
Director, Center for Rare Gynecologic
  Cancers
Kelly Gynecologic Oncology Service
Johns Hopkins University School of Medicine
Baltimore, Maryland

Tola Fashokun, MD
Medical Student Instructor
Department of Obstetrics and Gynecology
Johns Hopkins University School of Medicine
Baltimore, Maryland

Jerome J. Federspiel, MD, PhD
Clinical Fellow, Maternal Fetal Medicine
Department of Obstetrics and Gynecology
Duke University
Durham, North Carolina

Braxton Forde, MD
Clinical Fellow, Maternal Fetal Medicine
Department of Obstetrics and Gynecology
University of Cincinnati Medical Center
Cincinnati, Ohio

Anja Frost, MD
Resident Physician
Department of Gynecology and Obstetrics
Johns Hopkins University School of Medicine
Baltimore, Maryland

Timothee Fruhauf, MD, MPH
Resident Physician
Department of Gynecology and Obstetrics
Johns Hopkins University School of Medicine
Baltimore, Maryland

Stéphanie Gaillard, MD, PhD
Assistant Professor
Department of Oncology and Gynecology/
  Obstetrics
Johns Hopkins University School of Medicine
Baltimore, Maryland

Nicole R. Gavin, MD
Clinical Fellow, Maternal Fetal Medicine
Department of Gynecology and Obstetrics
Johns Hopkins University School of Medicine
Baltimore, Maryland

Megan E. Gornet, MD
Resident Physician
Department of Gynecology and Obstetrics
Johns Hopkins University School of Medicine
Baltimore, Maryland

Ernest M. Graham, MD
Professor
Department of Gynecology and Obstetrics
Johns Hopkins University School of Medicine
Baltimore, Maryland

Marielle S. Gross, MD, MBE
Hecht-Levi Postdoctoral Fellow
Berman Institute of Bioethics
Johns Hopkins University Bloomberg School
  of Public Health
Baltimore, Maryland

Marlena Simpson Halstead, MD
Physician
Complete Care for Women
Department of Obstetrics and Gynecology
Chippenham Hospital
Richmond, Virginia

Esther S. Han, MD, MPH
Clinical Fellow, Minimally Invasive
  Gynecologic Surgery
Columbia University Medical Center
New York-Presbyterian Hospital
New York, New York

Katerina Hoyt, MD
Resident Physician
Department of Gynecology and Obstetrics
Johns Hopkins University School of Medicine
Baltimore, Maryland

Nancy A. Hueppchen, MD, MSc
Associate Professor
Associate Dean, Undergraduate Medical
  Education
Division of Maternal-Fetal Medicine
Department of Gynecology and Obstetrics
Johns Hopkins University School of Medicine
Baltimore, Maryland

Tochi Ibekwe, MD
Instructor
Department of Gynecology and Obstetrics
Johns Hopkins University School of Medicine
Baltimore, Maryland

Angie C. Jelin, MD
Assistant Professor, Maternal Fetal Medicine/
  Genetics
Department of Gynecology and Obstetrics
Johns Hopkins University School of Medicine
Baltimore, Maryland

Clark T. Johnson, MD, MPH
Assistant Professor
Department of Gynecology and Obstetrics
Johns Hopkins University School of Medicine
Baltimore, Maryland

Tiffany Nicole Jones, MD, MS
Resident Physician
Department of Gynecology and Obstetrics
Johns Hopkins University School of Medicine
Baltimore, Maryland

Svena D. Julien, MD
Assistant Professor
Division of Maternal Fetal Medicine
Department of Gynecology and Obstetrics
Johns Hopkins University School of Medicine
Baltimore, Maryland

Chavi Kahn, MD, MPH
Physician
Planned Parenthood of Maryland
Baltimore, Maryland

Edward K. Kim, MD, MPH
Resident Physician
Department of Gynecology and Obstetrics
Johns Hopkins University School of Medicine
Baltimore, Maryland

Benjamin K. Kogutt, MD
Clinical Fellow, Maternal Fetal Medicine
Department of Gynecology and Obstetrics
Johns Hopkins University School of Medicine
Baltimore, Maryland

Jaden R. Kohn, MD, MPH
Resident Physician
Department of Gynecology and Obstetrics
Johns Hopkins Hospital
Baltimore, Maryland

Lauren M. Kucirka, MD, PhD
Resident Physician
Department of Gynecology and Obstetrics
Johns Hopkins University School of Medicine
Baltimore, Maryland

Megan E. Lander, MD
Resident Physician
Department of Gynecology and Obstetrics
Johns Hopkins University School of Medicine
Baltimore, Maryland

Shari M. Lawson, MD, MBA
Assistant Professor
Division Director, Generalist Obstetrics and
  Gynecology
Department of Gynecology and Obstetrics
Johns Hopkins University School of Medicine
Baltimore, Maryland

Jessica K. Lee, MD, MPH
Assistant Professor
Department of Obstetrics, Gynecology and
  Reproductive Sciences
University of Maryland School of Medicine
Baltimore, Maryland

Judy M. Lee, MD, MPH, MBA
*Adjunct Assistant Professor, Division of
Gynecologic Specialties*
Department of Gynecology and Obstetrics
Johns Hopkins University School of Medicine
Baltimore, Maryland

Kristen Ann Lee, MD
Resident Physician
Department of Gynecology and Obstetrics
Johns Hopkins University School of Medicine
Baltimore, Maryland

Kimberly Levinson, MD, MPH
Assistant Professor
Department of Gynecology and Obstetrics
Johns Hopkins University School of Medicine
Baltimore, Maryland

Melissa H. Lippitt, MD, MPH
Clinical Fellow, Gynecology Oncology
Department of Gynecology and Obstetrics
Johns Hopkins University School of Medicine
Baltimore, Maryland

David A. Lovejoy, MD
Associate Professor
Department of Obstetrics and Gynecology
Mercer University School of Medicine
Macon, Georgia

Jacqueline Y. Maher, MD
*Assistant Research Physician and Staff
Clinician*
*Division of Pediatric and Adolescent
Gynecology*
*Division of Reproductive Endocrinology and
Infertility*
Eunice Kennedy Shriver *National Institute
of Child Health and Human Development
(NICHD)*
Bethesda, MD

Amanda C. Mahle, MD, PhD
Resident Physician
Department of Gynecology and Obstetrics
Johns Hopkins University School of Medicine
Baltimore, Maryland

Morgan Mandigo, MD, MSc
Obstetrician/Gynecologist
York Hospital
York, Maine

Melissa Pritchard McHale, MD
Resident Physician
Department of Gynecology and Obstetrics
Johns Hopkins University School of Medicine
Baltimore, Maryland

Meghan McMahon, MD
Resident Physician
Department of Gynecology and Obstetrics
Johns Hopkins Hospital
Baltimore, Maryland

Lorraine A. Milio, MD
Assistant Professor
Department of Gynecology and Obstetrics
Johns Hopkins University School of Medicine
Baltimore, Maryland

Christina N. Cordeiro Mitchell, MD
*Clinical Fellow, Reproductive,
Endocrinology, and Infertility*
Department of Gynecology and Obstetrics
Johns Hopkins University School of Medicine
Baltimore, Maryland

Bernard D. Morris III, MD
Resident Physician
Department of Gynecology and Obstetrics
Johns Hopkins University School of Medicine
Baltimore, Maryland

Chailee Faythe Moss, MD
Assistant Professor
Department of Gynecology and Obstetrics
Johns Hopkins University School of Medicine
Baltimore, Maryland

Reneé Franklin Moss, MD
Resident Physician
Department of Gynecology and Obstetrics
Johns Hopkins University School of Medicine
Baltimore, Maryland

Lea A. Moukarzel, MD
Clinical Fellow, Gynecology Oncology
Department of Surgery
Memorial Sloan Kettering Cancer Center
New York, New York

Jamie Murphy, MD
Associate Professor
Director of Obstetrics, Gynecology and Fetal
  Anesthesiology Division
Department of Anesthesiology and Critical
  Care Medicine
Johns Hopkins University School of Medicine
Baltimore, Maryland

Emily Myer, MD
Urogynecologist
Department of Obstetrics and Gynecology
Minnesota Women's Care
Woodbury, Minnesota

Shriddha Nayak, MD
Assistant Professor
Department of Gynecology and Obstetrics
Johns Hopkins University School of Medicine
Baltimore, Maryland

Victoire Ndong, MD
Resident Physician
Department of Gynecology and Obstetrics
Johns Hopkins University School of Medicine
Baltimore, Maryland

Donna Maria Neale, MD
Assistant Professor
Department of Gynecology and Obstetrics
Johns Hopkins University School of Medicine
Baltimore, Maryland

Christopher M. Novak, MD
Assistant Professor
Department of Gynecology and Obstetrics
Johns Hopkins University School of Medicine
Baltimore, Maryland

Elizabeth Oler, MD
Physician and Surgeon
Department of Obstetrics and Gynecology
Evergreen Women's Health
Roseburg, Oregon

Lauren M. Osborne, MD
Assistant Professor
Departments of Psychiatry and Behavioral
  Sciences
Department of Gynecology and Obstetrics
Johns Hopkins University School of Medicine
Baltimore, Maryland

Yangshu Linda Pan, MD
Resident Physician
Department of Gynecology and Obstetrics
Johns Hopkins Hospital
Baltimore, Maryland

Prerna Raj Pandya, MD, MS
Clinical Fellow, Female Pelvic Medicine and
  Reconstructive Surgery
Department of Gynecology and Obstetrics
Johns Hopkins University School of Medicine
Baltimore, Maryland

Silka Patel, MD, MPH
Assistant Professor
Department of Gynecology and Obstetrics
Johns Hopkins University School of Medicine
Baltimore, Maryland

Kristin Patzkowsky, MD
Assistant Professor
Department of Gynecology and Obstetrics
Johns Hopkins University School of Medicine
Baltimore, Maryland

Jennifer A. Robinson, MD, MPH,
  PhD
Assistant Professor
Department of Gynecology and Obstetrics
Johns Hopkins University School of Medicine
Baltimore, Maryland

Linda C. Rogers, CRNP
Nurse Practitioner
Johns Hopkins Bayview Medical Center
Baltimore, Maryland

Isa Ryan, MD
Resident Physician
Department of Gynecology and Obstetrics
Johns Hopkins University School of Medicine
Baltimore, Maryland

Brittany L. Schuh, MD
Resident Physician
Department of Gynecology and Obstetrics
Johns Hopkins University School of Medicine
Baltimore, Maryland

Marla Scott, MD
Clinical Fellow, Gynecology Oncology
Cedars-Sinai Medical Center
Los Angeles, California

Rachel Chan Seay, MD
Assistant Professor
Department of Gynecology and Obstetrics
Johns Hopkins University School of Medicine
Baltimore, Maryland

Angela K. Shaddeau, MD, MS
Clinical Fellow, Maternal Fetal Medicine
Department of Gynecology and Obstetrics
Johns Hopkins University School of Medicine
Baltimore, Maryland

Jeanne S. Sheffield, MD
Professor
Division Director, Maternal Fetal Medicine
Department of Gynecology and Obstetrics
Johns Hopkins University School of Medicine
Baltimore, Maryland

Wen Shen, MD, MPH
Assistant Professor
Department of Gynecology and Obstetrics
Johns Hopkins University School of Medicine
Baltimore, Maryland

Khara M. Simpson, MD
Assistant Professor
Department of Gynecology and Obstetrics
Johns Hopkins University School of Medicine
Baltimore, Maryland

Anna Jo Smith, MD, MPH, MSc
Resident Physician
Department of Gynecology and Obstetrics
Johns Hopkins University School of Medicine
Baltimore, Maryland

Malorie Snider, MD
Attending Physician
Department of Obstetrics and Gynecology
Tanner Clinic
Layton, Utah

Rebecca Stone, MD, MS
Associate Professor
Division Director, Kelly Gynecologic
  Oncology Service
Department of Gynecology and Obstetrics
Johns Hopkins University School of Medicine
Baltimore, Maryland

Carolyn Sufrin, MD, PhD
Assistant Professor
Division of Family Planning
Department of Gynecology and Obstetrics
Johns Hopkins University School of Medicine
Baltimore, Maryland

Stacy Sun, MD, MPH
Clinical Fellow, Family Planning
Department of Gynecology and Obstetrics
Johns Hopkins University School of Medicine
Baltimore, Maryland

Sunitha Suresh, MD
Clinical Fellow, Maternal Fetal Medicine
Department of Obstetrics and Gynecology
University of Chicago
Chicago, Illinois

Edward J. Tanner III, MD
Associate Professor
Department of Obstetrics and Gynecology
Northwestern University
Chicago, Illinois

Lauren Thomaier, MD
Clinical Fellow, Gynecology Oncology
Department of Obstetrics, Gynecology and
  Women's Health
University of Minnesota
Minneapolis, Minnesota

Orlene Thomas, MD
Assistant Professor
Department of Gynecology and Obstetrics
Johns Hopkins University School of Medicine
Baltimore, Maryland

Julia Timofeev, MD
Assistant Professor
Division of Maternal Fetal Medicine
Department of Gynecology and Obstetrics
Johns Hopkins University School of Medicine
Baltimore, Maryland

Connie L. Trimble, MD
Professor
Departments of Gynecology and Obstetrics,
  Oncology, and Pathology
Johns Hopkins University School of Medicine
Baltimore, Maryland

Sandy R. Truong, MD
Resident Physician
Department of Gynecology and Obstetrics
Johns Hopkins University School of Medicine
Baltimore, Maryland

Katelyn A. Uribe, MD
Resident Physician
Department of Gynecology and Obstetrics
Johns Hopkins University School of Medicine
Baltimore, Maryland

Arthur Jason Vaught, MD
Assistant Professor
Department of Gynecology and Obstetrics
Johns Hopkins University School of Medicine
Baltimore, Maryland

Karen C. Wang, MD
Assistant Professor
Department of Gynecology and Obstetrics
Johns Hopkins Hospital
Baltimore, Maryland

Stephanie L. Wethington, MD, MSc
Assistant Professor, Gynecology Oncology
Department of Gynecology and Obstetrics
Johns Hopkins University School of Medicine
Baltimore, Maryland

MaryAnn Wilbur, MD, MPH, MHS
Instructor
Department of Obstetrics and Gynecology
Harvard Medical School
Boston, Massachusetts

Tenisha Wilson, MD, PhD
Resident Physician
Department of Gynecology and Obstetrics
Johns Hopkins University School of Medicine
Baltimore, Maryland

Harold Wu, MD
Clinical Fellow, Minimally Invasive
  Gynecology
Department of Gynecology and Obstetrics
Johns Hopkins University School of Medicine
Baltimore, Maryland

Camilla Yu, MD
Resident Physician
Department of Gynecology and Obstetrics
Johns Hopkins University School of Medicine
Baltimore, Maryland

Howard A. Zacur, MD, PhD
Theodore and Ingrid Baramki Professor of
  Reproductive Endocrinology
Fellowship Director for Reproductive
  Endocrinology and Infertility
Division of Reproductive Endocrinology and
  Infertility
Department of Gynecology and Obstetrics
Johns Hopkins University School of Medicine
Baltimore, Maryland

Contenido

Dedicatoria vii
Prefacio ix
Colaboradores xi

Parte I: Obstetricia 1

1 Asesoramiento pregestacional y cuidados prenatales 1
Marlena Simpson Halstead y Rachel Chan Seay

2 Trabajo de parto y parto normales, parto quirúrgico y presentaciones anómalas 15
Samantha de los Reyes y Orlene Thomas

3 Complicaciones de trabajo de parto y parto 33
Benjamin K. Kogutt y Clark T. Johnson

4 Valoración fetal 45
Nicole R. Gavin y Ahmet Baschat

5 Complicaciones prenatales 55
Jerome J. Federspiel y Jeanne S. Sheffield

6 Trabajo de parto y rotura prematura de membranas pretérmino 65
Kristin Darwin y Clark T. Johnson

7 Hemorragia en el tercer trimestre 78
Isa Ryan y Shari M. Lawson

8 Infecciones perinatales 87
Edward K. Kim y Jeanne S. Sheffield

9 Anomalías congénitas 109
Juliet C. Bishop y Angie C. Jelin

10 Embarazo múltiple 123
Sunitha Suresh y Julia Timofeev

11 Afecciones endocrinas durante el embarazo 130
Tenisha Wilson y Svena D. Julien

12 Trastornos hipertensivos del embarazo 154
Arthur Jason Vaught y Braxton Forde

13 Afecciones cardiopulmonares durante el embarazo 166
Reneé Franklin Moss y Ernest M. Graham

14 Valoración genitourinaria y enfermedad renal durante el embarazo 183
Lauren M. Kucirka y Cynthia H. Argani

15 Afecciones gastrointestinales durante el embarazo 190
Steve C. Amaefuna y Abimbola Aina-Mumuney

16 Enfermedades autoinmunitarias durante el embarazo 197
Elizabeth Oler y Donna Maria Neale

17 Afecciones neurológicas durante el embarazo 210
Ana M. Angarita e Irina Burd

18 Afecciones psiquiátricas en la paciente embarazada y puérpera 221
Jaden R. Kohn y Lauren M. Osborne

19 Afecciones por uso de sustancias durante el embarazo 237
Marielle S. Gross y Lorraine A. Milio

20 Afecciones hematológicas durante embarazo 254
Christopher M. Novak y Rita W. Driggers

21 Afecciones neoplásicas durante el embarazo 281
Meghan McMahon y Jessica L. Bienstock

22 Afecciones cutáneas durante el embarazo 294
Angela K. Shaddeau y Crystal Aguh

23 Enfermedades quirúrgicas y traumatismos durante el embarazo 298
Bernard D. Morris III y Nancy A. Hueppchen

24 Cuidados posparto y amamantamiento 308
Timothee Fruhauf y Silka Patel

25 Anestesia obstétrica 319
Kristen Ann Lee y Jamie Murphy

Parte II: Ginecología general 329

26 Cuidados primarios y preventivos 329
Sandy R. Truong y Tochi Ibekwe

27 Infecciones del aparato genital 346
Amanda C. Mahle y Jenell S. Coleman

28 Anticoncepción y esterilización 373
Stacy Sun y Jennifer A. Robinson

29 Aborto 386
Jessica K. Lee y Chavi Kahn

30 Pérdida gestacional de primero y segundo trimestres y embarazo ectópico 391
Jill Edwardson y Carolyn Sufrin

31 Hemorragia uterina anormal 402
Katerina Hoyt y Jean R. Anderson

32 Dolor pélvico crónico 416
Melissa Pritchard McHale y Khara M. Simpson

33 Leiomiomas uterinos y tumores anexiales benignos 434
Esther S. Han y Mostafa A. Borahay

34 **Enfermedades mamarias** 446
Harold Wu y Shriddha Nayak

35 **Afecciones vulvares benignas** 461
Megan E. Lander y Cybill R. Esguerra

36 **Función y disfunción sexuales femeninas** 469
Yangshu Linda Pan y Linda C. Rogers

37 **Violencia sexual y del compañero íntimo** 478
Morgan Mandigo y Orlene Thomas

38 **Ginecología pediátrica** 487
Malorie Snider y Carla Bossano

Parte III: Endocrinología de la reproducción e infecundidad — 503

39 **El ciclo menstrual** 503
Brittany L. Schuh y Chailee Faythe Moss

40 **Infecundidad y tecnologías de reproducción asistida** 507
Christina N. Cordeiro Mitchell y Mindy S. Christianson

41 **Pérdida gestacional recurrente** 526
Kamaria C. Cayton Vaught y Mindy S. Christianson

42 **Afecciones menstruales: endometriosis, dismenorrea y trastorno disfórico premenstrual** 534
Camilla Yu y Jensara Clay

43 **Valoración de la amenorrea** 544
Victoire Ndong y Chantel I. Cross

44 **Síndrome de ovarios poliquísticos e hiperandrogenismo** 556
Jacqueline Y. Maher, Maria Facadio Antero y Howard A. Zacur

45 **Definiciones y epidemiología de la menopausia** 570
Jacqueline Y. Maher y Wen Shen

Parte IV: Medicina y cirugía reconstructiva de la pelvis femenina — 581

46 **Incontinencia urinaria y síntomas de vías urinarias bajas** 581
Prerna Raj Pandya y Chi Chiung Grace Chen

47 **Prolapso de órganos pélvicos** 589
David A. Lovejoy y Chi Chiung Grace Chen

48 **Incontinencia anal** 598
Emily Myer y Tola Fashokun

Parte V: Oncología ginecológica   603

49 Neoplasia intraepitelial cervicouterina   603
Anna L. Beavis y Connie L. Trimble

50 Cáncer cervicouterino   615
Melissa Pritchard McHale y Kimberly Levinson

51 Cáncer del cuerpo uterino   633
Marla Scott y Amanda Nickles Fader

52 Cáncer ovárico   648
Lea A. Moukarzel y Edward J. Tanner III

53 Síndromes de cáncer hereditario   667
Anja Frost y Deborah K. Armstrong

54 Enfermedades premalignas y malignas de vulva y vagina   678
Megan E. Gornet y Rebecca Stone

55 Enfermedad trofoblástica gestacional   688
Danielle B. Chau y Kimberly Levinson

56 Quimioterapia, antineoplásicos y radioterapia   701
Tiffany Nicole Jones y Stéphanie Gaillard

57 Cuidados paliativos y del final de la vida   714
Melissa H. Lippitt y Stephanie L. Wethington

Parte VI: Cirugía en obstetricia y ginecología   727

58 Anatomía de la pelvis femenina   727
Katherine F. Chaves y Jean R. Anderson

59 Abordajes quirúrgicos en cirugía ginecológica   740
MaryAnn Wilbur y Kristin Patzkowsky

60 Cuidados perioperatorios y complicaciones de la cirugía ginecológica   749
Katelyn A. Uribe y Karen C. Wang

61 Cuidados críticos   767
Lauren Thomaier y Arthur Jason Vaught

62 Calidad, seguridad y valor de la salud femenina   792
Anna Jo Smith y Judy M. Lee

Índice 797

Obstetricia

1 Asesoramiento pregestacional y cuidados prenatales

Marlena Simpson Halstead y Rachel Chan Seay

CUIDADOS Y ASESORAMIENTO PREGESTACIONALES

* La atención pregestacional corresponde a un periodo importante durante el continuo de salud femenina en el que pueden disminuir la morbilidad y la mortalidad maternofetales. Es una oportunidad previa a la concepción para optimizar la salud, identificar y modificar factores de riesgo y proveer instrucción acerca de consideraciones y conductas que pudiesen afectar a un futuro embarazo. El asesoramiento preconcepcional es cada vez más importante conforme se diagnostican más mujeres con afecciones crónicas como hipertensión, diabetes mellitus, obesidad, enfermedades autoinmunitarias y psiquiátricas. Debe implementarse el asesoramiento preconcepcional en la atención médica sistemática de todas las mujeres en edad reproductiva. Cualquier consulta de una mujer no embarazada con ese potencial es una oportunidad para mejorar su salud reproductiva y tener impacto en los resultados obstétricos futuros.
* Una revisión exhaustiva de la salud médica, quirúrgica, psiquiátrica, ginecológica y obstétrica permite detectar las complicaciones potenciales de un embarazo que se planea o los factores que contribuyen a la infecundidad.
  * Debe hacerse un **interrogatorio obstétrico** completo durante la atención pregestacional y revisarse en la primera consulta prenatal. Se hablará de la planeación familiar y el espaciamiento de embarazos y se asesorará a las mujeres acerca de los riesgos de los intervalos menores a 6 meses entre ellos. Debe hablarse de las complicaciones previas de un embarazo, así como del riesgo de recurrencia y las posibles intervenciones que pudiesen disminuirlo.
* La atención pregestacional incluirá una revisión de la **detección del cáncer apropiada para la edad**. Si hay el antecedente de pruebas inconsistentes u obsoletas, se concluirá tal valoración. Debe considerarse hablar acerca de la programación apropiada de un embarazo para evitar retrasos en el diagnóstico o el tratamiento del cáncer.
* Quizá se considere la interconsulta con un especialista en medicina maternofetal o endocrinología reproductiva e infecundidad para las mujeres con el antecedente de resultados obstétricos adversos o afecciones médicas crónicas.

Optimización de la salud y valoración médica

Casi la mitad de los embarazos no es planeada o pretendida, por lo que es importante asesorar a todas las mujeres con potencial reproductivo acerca del bienestar y los hábitos saludables. A su vez, un gran porcentaje de ellas intenta de manera consciente el embarazo y busca de manera activa el asesoramiento en cuanto a la optimización de su salud, el tratamiento de las enfermedades crónicas, la identificación de riesgos y la modificación de la conducta, antes de la concepción.

- La atención preconcepcional debe incluir una valoración exhaustiva de los problemas médicos y la valoración del riesgo de la paciente (Tabla 1-1). Muchas afecciones médicas crónicas tienen implicaciones para la fecundidad y el embarazo, y el propósito de la atención pregestacional es identificarlas y tratarlas de forma oportuna antes de la concepción. El envío a especialistas, incluidos los de medicina maternofetal, puede ser apropiado tanto para la optimización de la salud como para inquirir acerca de los efectos potenciales de un embarazo sobre una afección médica crónica. Si bien hay muchas afecciones médicas que deben optimizarse antes de la concepción, aquí se tratarán tres frecuentes:
  - **Diabetes mellitus.** Ver el capítulo 11. El asesoramiento preconcepcional debe incluir una revisión del tratamiento actual de una mujer con ese diagnóstico previo o una revisión de los factores de riesgo y recomendaciones para obtener pruebas de diagnóstico cuando sean aplicables. Una diabetes tratada de modo inadecuado se vincula con un riesgo de malformaciones fetales mayores. La diabetes pregestacional también se vincula con aborto espontáneo, parto pretérmino y crecimiento fetal acelerado o excesivo.
  - **Hipertensión crónica.** Ver el capítulo 12. Su valoración debe incluir la duración de la enfermedad, el esquema medicamentoso actual y el grado de regulación exitosa. Quizá se requieran indagaciones adicionales de las causas secundarias de hipertensión y otras

Tabla 1-1	Valoración del riesgo preconcepcional: pruebas de laboratorio[a]
Recomendadas para todas las mujeres	**Detección recomendada para algunas mujeres**
Concentración de hemoglobina o hematócrito	Tuberculosis
Factor Rh	Hepatitis C
Detección genética de fibrosis quística o atrofia muscular espinal	Gonorrea y clamidiasis
Análisis de orina en tira reactiva	Infección por VIH
Detección de cáncer cervicouterino apropiada para la edad (frotis de Papanicolaou ± pruebas concomitantes de VPH)	Sífilis
Antígeno de superficie de la hepatitis B	IgG contra varicela
IgG contra rubéola	IgG contra toxoplasmosis
Detección de uso de drogas ilícitas	IgG contra CMV
	IgG contra parvovirus B19
	Considérese la detección del estado de portador de hemoglobinopatías, las enfermedades de Tay-Sachs, Canavan u otras genéticas
	Concentración de plomo

Abreviaturas: CMV, citomegalovirus; VIH, virus de la inmunodeficiencia humana; VPH, virus del papiloma humano; IgG, inmunoglobulina G.

[a] Adaptado del U.S. Department of Health and Human Services. *Caring for Our Future: The Content of Prenatal Care. A Report of the Public Health Service Expert Panel.* Washington, DC: U.S. Department of Health and Human Services; 1989.

secuelas sistémicas, como una valoración de la función renal basal o pruebas para descartar hipertrofia ventricular. Se harán recomendaciones de modificación del esquema actual de medicamentos para evitar los inhibidores de la enzima convertidora de angiotensina y los bloqueadores del receptor de angiotensina, ya que están contraindicados durante el embarazo. El asesoramiento preconcepcional debe incluir un razonamiento acerca del riesgo de resultados adversos durante el embarazo, incluida la insuficiencia cardiaca agregada, el accidente vascular cerebral, el empeoramiento de una nefropatía subyacente, la preeclampsia, el desprendimiento prematuro de placenta normoinserta, la restricción del crecimiento fetal y el parto prematuro.

- **Obesidad.** La incidencia de obesidad en las mujeres de edad reproductiva está aumentando y se vincula con problemas que incluyen, pero no se limitan a, la infecundidad, la pérdida gestacional recurrente, el parto pretérmino, la hipertensión inducida por el embarazo, la diabetes gestacional, el óbito fetal y las tasas de cesárea más altas.
  - Lo ideal es lograr la regulación y el tratamiento óptimos de la obesidad antes de la concepción. Se ha mostrado mejoría de las afecciones médicas comórbidas en las mujeres con incluso una disminución ponderal leve antes del embarazo, que se puede lograr por medios médicos o quirúrgicos. No se recomiendan los medicamentos utilizados para disminuir de peso durante la concepción o el embarazo. Se han usado entrevistas motivacionales en el contexto clínico para promover una alimentación saludable y la actividad física en pro de la disminución de peso en esta población.
  - El número de operaciones quirúrgicas bariátricas realizado cada año está aumentando y la mayoría de las pacientes están en edad reproductiva. Se detectan tasas de fecundidad más altas después de la intervención quirúrgica, como resultado de la disminución rápida de peso y el restablecimiento de una ovulación predecible. Debe asesorarse a las mujeres acerca de las opciones anticonceptivas, con la recomendación de evitar el embarazo durante 12 a 24 meses después de una operación bariátrica.

Valoración del uso de sustancias

Se debe interrogar a todas las pacientes acerca de su uso de productos con nicotina, alcohol y las sustancias de prescripción, así como las ilícitas. La consulta preconcepcional permite una instrucción oportuna acerca del uso de drogas y sus efectos sobre el embarazo, la toma de decisiones informada en cuanto a los riesgos de uso de estas sustancias en el momento de la concepción y durante el embarazo, así como una introducción respecto a las intervenciones para las mujeres que requieren tratamiento (ver el capítulo 19).

- **Productos con nicotina.** El uso del tabaco aún es la causa aislada prevenible más importante de enfermedad y muerte prematura en Estados Unidos. La detección del uso de tabaco y el asesoramiento para su cese son algunas de las acciones más eficaces de salud preventiva que brindan los médicos.
  - El uso de tabaco puede tener un impacto negativo en la fecundidad y un embarazo futuro, por aumento de las tasas de aborto, embarazo ectópico, parto pretérmino, desprendimiento prematuro de placenta normoinserta, restricción del crecimiento intrauterino, bajo peso al nacer y mortalidad perinatal. La exposición al tabaco puede continuar con un impacto negativo sobre el neonato, ya que los hijos de madres que fuman presentan un mayor riesgo de asma, cólicos y obesidad infantiles.
  - Debe recomendarse el cese del uso de tabaco antes de la concepción y reabordarse durante el embarazo y el periodo posparto. Puede considerarse el *tratamiento de restitución de nicotina* mediante goma de mascar o parche transdérmico en las mujeres que intentan dejar de fumar. Estas formas de restitución disminuyen la exposición fetal a sustancias químicas tóxicas, como el monóxido de carbono. En general, se ha visto que el énfasis del ofrecimiento de técnicas para interrumpir el tabaquismo es una estrategia más exitosa que el solo recomendar su cese.

- **Alcohol.** El alcohol es un teratógeno bien establecido. No hay una cantidad conocida segura de uso de alcohol durante el embarazo o cuando se pretende lograrlo. El etanol atraviesa con facilidad la barrera placentaria maternofetal y la barrera hematoencefálica fetal. Aunque se desconoce el umbral para sucesos adversos, ya se estableció una relación entre la dosis de alcohol y sus consecuencias durante el embarazo. El secretario de salud estadounidense recomienda a las embarazadas, o quienes planean procrear, abstenerse de beber alcohol.

  - Por *afección del espectro alcohólico fetal* se hace referencia a una variedad de situaciones que se pueden presentar cuando se expone a un feto al alcohol durante el embarazo, incluidas alteraciones del intelecto y la capacidad de aprendizaje, la conducta, el crecimiento, la visión y audición. El alcohol puede alterar el desarrollo cardiaco, con defectos septales auriculares o ventriculares, o conotronculares. Los hijos de mujeres que abusan del alcohol tienen mayor riesgo de defectos esqueléticos, renales y oculares durante el embarazo que los no expuestos. El síndrome alcohólico fetal representa la forma más grave de la afección del espectro del alcohol fetal y se caracteriza por alteraciones del neurodesarrollo y del sistema nervioso central, deficiencias de crecimiento y rasgos faciales anormales característicos, un grupo de afecciones prevenible.
  - Debe detectarse en todas las mujeres cada año la dependencia y el abuso del alcohol y en las embarazadas tan pronto como sea posible durante la gestación. En el American College of Obstetricians and Gynecologists (ACOG) se recomienda el uso de modelos de detección breve validados como el T-ACE (Tabla 1-2). La identificación de una conducta de riesgo permite la intervención temprana y el envío oportuno para el tratamiento.

- **Marihuana.** Es la droga de uso más frecuente durante el embarazo, con un aumento creciente después de su legalización. El receptor sobre el que actúa la marihuana se encuentra en el sistema nervioso central de los fetos tan temprano como a las 14 semanas de gestación. Los modelos animales sugirieron que el tetrahidrocanabinol puede atravesar la placenta y hay algunos datos de investigación humana de que también está presente en la leche materna. Pruebas recientes sugieren que la exposición prenatal a la marihuana puede causar alteración cognitiva y quizás una mayor susceptibilidad al uso y abuso de otras sustancias ilícitas. El uso de la marihuana durante el embarazo se puede vincular con un mayor riesgo de óbito fetal, parto pretérmino y bajo peso al nacer. Además de los efectos fisiológicos potenciales, se debe informar también a las pacientes de las probables consecuencias de una detección toxicológica positiva durante el embarazo.

Tabla 1-2	Modelo de detección T-ACE del uso indebido del alcohol[a]
Tolerancia	¿Cuántos tragos la hacen sentirse mareada?
Alterado	¿Le ha alterado la gente con críticas respecto a su forma de beber?
Cese del hábito	¿Alguna vez ha sentido que debe cesar su manera de beber?
AbrEojos	¿Alguna vez ha tomado un trago en cuanto se levanta para estabilizar sus nervios o librarse de una resaca?

[a] Una calificación positiva es de 2 o más puntos. Se asignan 2 puntos cuando a la pregunta de tolerancia se responde "más de dos tragos". Se asigna un punto si la persona responde "sí" a la pregunta Alterado, Cese o abrEojos.

- **Opioides.** La prevalencia del uso de opioides durante el embarazo ha aumentado en forma notoria en años recientes y constituye una enfermedad crónica que se puede tratar con éxito cuando se detecta. Hay varios recursos de detección validados y el ACOG recomienda aplicarlos de manera universal temprana durante el embarazo.
  - Los opioides se pueden ingerir por vía oral y administrarse por vía intravenosa o por inhalación. Se pueden deglutir, masticar o insertar como supositorios y todos pueden dar lugar a una sobredosis que produce depresión respiratoria o la muerte. Además, los opioides inyectados conllevan el riesgo de enfermedades de transmisión sanguínea, como la infección por el virus de la inmunodeficiencia humana (VIH) y la hepatitis, por lo que debe considerarse hacer pruebas adicionales y vacunaciones. La afección de uso de opioides también se relaciona con enfermedades psiquiátricas concomitantes, como la depresión, la ansiedad y el trastorno de estrés postraumático. Por lo tanto, en estas pacientes es de particular importancia la determinación de la salud mental.
  - Las publicaciones son inconsistentes en cuanto al riesgo de anomalías congénitas después de la exposición prenatal a los opioides. Su uso crónico durante el embarazo se relaciona con un mayor riesgo de restricción del crecimiento fetal, parto pretérmino, óbito fetal y desprendimiento prematuro de placenta normoinserta. El *síndrome de abstinencia neonatal* corresponde a un patrón de privación de fármacos que puede presentarse en los recién nacidos expuestos *in utero* al uso materno de opioides en forma crónica. Puede durar días a semanas y se caracteriza por alimentación y sueño deficientes, hipertonicidad, estornudos, llanto de tono alto, diarrea, temblores o convulsiones.
- **Cocaína.** Muchos de los efectos adversos de la cocaína tienen relación con sucesos de vasoconstricción o hipertensivos. Su uso se vincula con isquemia cardiaca, infarto o hemorragia cerebrales e hipertensión maligna, y puede llevar a la muerte cardiaca súbita. El uso de cocaína durante el embarazo se relaciona con aborto espontáneo, óbito fetal, desprendimiento prematuro de placenta normoinserta, trabajo de parto pretérmino, rotura prematura de membranas pretérmino y restricción del crecimiento fetal. Los fetos expuestos a la cocaína dentro del útero tienen un mayor riesgo de anomalías conductuales, alteración cognitiva y de la función motora.
- **Anfetaminas.** La información específica referente al uso de metanfetaminas durante el embarazo es limitada, pues las mujeres que las usan en forma frecuente también utilizan otras drogas que pueden confundir los resultados. Puesto que las tendencias muestran un aumento de su uso en Estados Unidos, es importante estar al tanto de este compuesto y sus efectos. Las metanfetaminas se pueden ingerir por vía oral o administrarse por vía intravenosa o rectal, así como por inhalación o insuflación nasal. La exposición intrauterina se considera relacionada con lactantes pequeños para su edad gestacional y puede aumentar el riesgo de anomalías tempranas del neurodesarrollo en la infancia. En la actualidad no se ha demostrado teratogenicidad alguna.

Salud psiquiátrica

Las enfermedades psiquiátricas durante el embarazo se vinculan con un mayor riesgo de su continuación posparto, una atención prenatal insuficiente o inconstante y malos resultados maternos y del recién nacido. Además, los medicamentos antidepresivos y ansiolíticos se han vinculado con la disminución de la ovulación e infecundidad. Debe promoverse la valoración de las enfermedades psiquiátricas y la optimización de la vigilancia médica antes del embarazo (ver el capítulo 18).

Revisión de medicamentos

Deben revisarse todos los medicamentos prescritos, los obtenidos sin receta y los complementos alimentarios. Los compañeros masculinos también deben ser objeto de detección del uso de andrógenos, que tiene relación con el factor masculino de infecundidad. Si se pretende un embarazo, es importante revisar la seguridad de los medicamentos en uso actual antes de la concepción. De manera secundaria a la sobresimplificación de los esquemas de seguridad, las categorías históricas del uso de medicamentos durante el embarazo se sustituyeron con descripciones que se consideran más amplias. Se cuenta con ayuda para responder preguntas en cuanto a toxicología reproductiva a través de la base de datos en línea, REPROTOX (http://www.reprotox.org). Los medicamentos en potencia teratógenos deben ajustarse en colaboración con los proveedores de atención sanitaria que los prescriben. Se consideran los riesgos maternos y fetales de continuar o descontinuar el medicamento. En algunos casos, interrumpir un medicamento puede relacionarse con un mayor riesgo para el bienestar materno, en comparación con el potencial correspondiente para el feto.

Detección de enfermedades infecciosas

Es importante definir un antecedente de enfermedad infecciosa y valorar el riesgo previo y actual de exposición y la necesidad de detección, que se debe hacer con base en la edad y los factores de riesgo de gonorrea, clamidiasis, sífilis, infección por VIH, hepatitis, tuberculosis, toxoplasmosis y virosis de Zika en una mujer, según sea apropiado. El antecedente de infección por virus del herpes simple, en particular el que afecta a los genitales, debe ser objeto de estudio. La infección por especies de *Listeria* se vincula con complicaciones obstétricas y neonatales. También deben revisarse las recomendaciones alimentarias.

Inmunizaciones

El asesoramiento pregestacional y prenatal debe incluir una revisión del estado de inmunización y recomendaciones para la vacunación apropiada.

- **Influenza.** Se recomienda la vacuna anual durante la temporada de influenza para todas las embarazadas, al margen de su edad gestacional. Debe urgirse a las pacientes con afecciones que las hacen más susceptibles a la enfermedad, como las cardiopulmonares, la inmunosupresión y la diabetes mellitus, para cumplir con esta recomendación.
- **Tétanos, difteria y tos ferina.** En los Centers for Disease Control and Prevention (CDC) se recomienda administrar la vacuna de tétanos, difteria y tos ferina durante cada embarazo entre las 27 y 36 semanas, de preferencia en la etapa temprana de este periodo.
- **Hepatitis B.** La administración de la vacuna contra el virus de la hepatitis B (VHB) o la inmunoglobulina correspondiente es segura durante el embarazo. Las mujeres en alto riesgo de infección por VHB que deben recibir la vacuna durante el embarazo incluyen aquellas con antecedente de uso de drogas por vía intravenosa, quienes tienen riesgo de exposición sexual (múltiples compañeros sexuales y personas positivas para el antígeno de superficie de la hepatitis B, o que reciben tratamiento por otra enfermedad de transmisión sexual) o exposición ocupacional, los que residen en lugares donde los adultos presentan alto riesgo de infección por hepatitis B (unidades de diálisis, residencias de ancianos) y quienes reciben concentrados de factores de coagulación.
- **Vacuna antineumococos.** Está indicada para embarazadas con alto riesgo de la infección, como aquellas con cardiopatía, infección por VIH, enfermedad pulmonar, drepanocitemia y diabetes.
- Las vacunas de virus vivos deben administrarse antes o después del embarazo.
  - La vacuna de sarampión, parotiditis y rubéola contiene virus vivos atenuados. Se debe administrar fuera del embarazo y, de manera óptima, más de 4 semanas antes de la concepción.
  - La vacuna contra varicela es una vacuna de virus vivos atenuados y debe administrarse fuera del embarazo a quienes no tienen antecedente clínico de la enfermedad o inmunidad verificada.
  - En la actualidad no se recomienda la vacuna de virus del papiloma humano durante el embarazo.

Valoración social

- **Violencia en el hogar, por el compañero íntimo y coerción reproductiva.** Las mujeres de todas las edades pueden experimentar violencia, pero las que están en edad reproductiva tienen el riesgo máximo. La indagación de la violencia y la violencia de pareja es parte medular de la salud preventiva en las mujeres y debe incluirse de manera sistemática en los cuidados pregestacionales y prenatales. Además del traumatismo materno, el abuso físico durante el embarazo se ha vinculado con lesiones y óbitos fetales, hemorragia preparto, desprendimiento prematuro de placenta normoinserta y trabajo de parto pretérmino. Debe hacerse detección temprana y frecuente en todas las pacientes y se les debe informar qué se indaga. Se proveerán recursos legales y comunitarios a las mujeres que revelen abuso o coerción reproductiva (ver el capítulo 37).
- **Alojamiento y seguridad alimentaria.** Las pacientes deben ser interrogadas en cuanto al respaldo social, su alojamiento y seguridad alimentaria. La referencia a una trabajadora social y a programas de asistencia debe incorporarse a la atención.
- **Cobertura por seguros y dificultades económicas.** Muchas mujeres no conocen los requerimientos de elegibilidad o el grado de cobertura de la maternidad provistos por su agente de seguros médicos, o pueden carecer de ella. El envío a programas de asistencia médica debe ser parte de la planeación preconcepcional, según se requiera.

Antecedentes familiares

- La valoración preconcepcional debe incluir un interrogatorio exhaustivo de antecedentes familiares de la paciente y su pareja, afecciones genéticas; anomalías congénitas o cromosómicas; trastornos mentales; consanguinidad y cáncer de mama, ovario, endometrio y colon. Los antecedentes étnicos de una pareja pueden ayudar a guiar las recomendaciones para la detección de portadores. Quizá se considere el envío a un asesor genético.
- La identificación temprana del estado de portador puede ayudar a guiar las metas reproductivas y los planes de intento de un embarazo; el hacer pruebas antes, durante y después del embarazo; o el usar tecnologías de asistencia para lograr un embarazo.

Edad materna

- Las embarazadas que tendrán 35 años o más en el momento del parto se consideran de edad materna avanzada y tienen mayor riesgo de aneuploidía fetal, infecundidad, óbito fetal y otras afecciones vinculadas con la gestación, como hipertensión y diabetes. Se les debe asesorar en cuanto a sus opciones para la detección de aneuploidías y las pruebas de diagnóstico.

Valoración nutricional

- **Ácido fólico.** Las mujeres en edad reproductiva deben tomar complementos de ácido fólico para disminuir el riesgo del cierre completo de defectos del tubo neural (DTN). Una mujer con riesgo promedio debe consumir 400 µg diarios. La mayoría de los preparados multivitamínicos prenatales contiene suficiente ácido fólico para la mujer de riesgo promedio. Las que toman medicamentos antiepilépticos o tuvieron un embarazo previo con afección del feto por DTN están en mayor riesgo y deben consumir 4 mg diarios de ácido fólico.
- Debe evitarse el uso excesivo de complementos de vitamina A. Dosis mayores de 20 000 UI diarias de vitamina A conllevan un riesgo de efectos teratógenos.
- **Hábitos y alteraciones de la alimentación.** Se considerarán los patrones de ingestión de alimentos (p. ej., ayuno, restricción calórica, uso de complementos nutricionales). Las mujeres en riesgo de afecciones de alimentación deben ser objeto de asesoría con el establecimiento de equipos de tratamiento multidisciplinario de manera ideal antes del embarazo, que incluyan a un nutriólogo y a un proveedor de atención de la salud mental.

CUIDADOS PRENATALES SISTEMÁTICOS

Los cuidados prenatales constituyen un proceso constante de optimización de la salud de las mujeres y sus fetos que requiere la valoración continua de las determinantes médicas y sociales de la salud. Los cuidados prenatales se asocian con mejores resultados reproductivos, incluyendo disminuciones del parto pretérmino, la restricción del crecimiento fetal y la muerte neonatal. Ver la Tabla 1-3 para las recomendaciones de pruebas prenatales sistemáticas.

Fechado del embarazo

Es importante establecer el fechado gestacional correcto de un embarazo tan pronto como sea posible durante los cuidados prenatales, lo que puede influir en la interpretación de las pruebas prenatales y determinar el momento óptimo del parto. Asumiendo que la ovulación y la concepción ocurrieron en el día 14 de un ciclo de 28, la duración promedio de un embarazo humano es de 280 días a partir del primer día de la fecha de la última menstruación

Tabla 1-3	Cuidados prenatales sistemáticos
Momento	**Estudios y pruebas**
Consulta obstétrica inicial	Interrogatorio y exploración física
	Tipo sanguíneo/Rh, detección de anticuerpos, CBC, rubéola, electroforesis de Hb (si hay riesgo de una hemoglobinopatía), urocultivo, estudio de toxicología en orina[a]
	Detección de la infección por sífilis,[a] VHB, VIH,[a] clamidiasis y gonorrea. Considérese la detección de VHC en las embarazadas con riesgo aumentado
	Detección del cáncer cervicouterino, según se requiera
	Ultrasonografía para confirmar la edad gestacional, la viabilidad y el número de fetos
	Ofrecer pruebas genéticas para FQ, AME y otras de detección de portadores, con base en los antecedentes personales o familiares
A las 11-14 semanas de gestación	Opción de detección de aneuploidías: tamizaje en el primer trimestre
A las 16-20 semanas de gestación	Ofrecer MSAFP
	Opción de detección de aneuploidías: estudio cuádruple
A las 18-22 semanas de gestación	Valoración ultrasonográfica de la anatomía fetal y la ubicación placentaria
A las 24-28 semanas de gestación	Tipo sanguíneo/Rh, detección de anticuerpos, CBC, detección de DMG
	Detección de infecciones: sífilis,[a] VIH[a]
A las 36 semanas de gestación	Cultivo rectovaginal para estreptococos del grupo B
	Considérese repetir la detección de gonorrea/clamidiasis
	Verificar la presentación fetal

Abreviaturas: CBC, recuento hematológico completo; FQ, fibrosis quística; DMG: diabetes mellitus gestacional; VHB, virus de la hepatitis B, VHC, virus de la hepatitis C; Hb, hemoglobina; VIH, virus de la inmunodeficiencia humana; MSAFP, fetoproteína α sérica materna; AME, atrofia muscular espinal.
[a] Las pruebas ordenadas por el estado pueden variar de acuerdo con la localidad.

Tabla 1-4	Precisión del fechado del embarazo por ultrasonografía según la edad gestacional[a]	
Edad gestacional (semanas)	Parámetros ultrasonográficos	Precisión
< 8 6/7	CRL	± 5 días
9-13 6/7	CRL	± 7 días
14-15 6/7	BPD, HC, FL, AC	± 7 días
16-21 6/7	BPD, HC, FL, AC	± 10 días
22-27 6/7	BPD, HC, FL, AC	± 14 días
> 28	BPD, HC, FL, AC	± 21 días

Abreviaturas: AC, circunferencia abdominal; BPD: diámetro biparietal; CRL, longitud cráneo-rabadilla; FL, longitud del fémur; HC, circunferencia cefálica.

[a] Adaptada con autorización del American College of Obstetricians and Gynecologists Committee on Obstetric Practice. ACOG Committee Opinion No. 700: methods for estimating the due date. *Obstet Gynecol.* 2017;129 (5):e150-e154. (Confirmado en 2019). Copyright © 2017 por The American College of Obstetricians and Gynecologists.

(FUM). Tan pronto como se obtienen los datos de la FUM y la primera ultrasonografía, debe establecerse una fecha probable de parto (FPP) y comunicarse claramente con la paciente.

- En los embarazos producto de tecnologías de reproducción asistida deberá usarse la edad gestacional guiada por estas para establecer la FPP.
- **Regla de Naegele.** Para calcular la fecha de parto determínese el primer día de FUM, agréguense 7 días y después el 1 año, para entonces restar 3 meses.
- **Fechado ultrasonográfico.** Si la FPP por parámetros ultrasonográficos entra dentro del rango de precisión, se utiliza la FUM para establecer la FPP como confirmada por ultrasonografía (Tabla 1-4).

Nutrición, aumento de peso y ejercicio

- **Nutrición.** Una embarazada requiere casi 15% más calorías que cuando no está gestando, por lo general, de 300 a 500 kcal/día.
- **Hierro.** Se recomienda el consumo de alimentos ricos en hierro durante el embarazo. En la National Academy of Sciences se promueve añadir 27 mg de hierro complementario (por lo general, presente en los preparados vitamínicos prenatales) a la alimentación promedio. Pueden requerirse complementos adicionales.
- **Aumento de peso.** Las recomendaciones en cuanto al aumento total de peso durante embarazo que pretenden optimizar los resultados maternos y fetales se basan en el índice de masa corporal (IMC) pregestacional y los estableció el Institute of Medicine (Tabla 1-5).
- La obesidad (IMC > 30 kg/m^2) se relaciona con un mayor riesgo de resultados deficientes del embarazo, que incluyen pérdida gestacional, óbito fetal, anomalías fetales, parto pretérmino, diabetes gestacional e hipertensión, preeclampsia, sucesos tromboembólicos, requerimiento de cesárea y distocia de hombros. Las mujeres con antecedente de intervención quirúrgica de derivación gástrica deben valorarse en cuanto a deficiencias nutricionales (p. ej., proteínas, hierro, vitamina B$_{12}$, folato, vitamina D, calcio). Deberá ofrecerse asesoramiento para la disminución de peso y el envío a un nutriólogo.
- **Ejercicio físico.** En el US Department of Health and Human Services se recomienda que las mujeres participen en al menos 150 minutos de actividad física moderada por

Tabla 1-5	Rango recomendado de aumento total de peso durante el embarazo		
Categoría de peso pregestacional	Índice de masa corporal pregestacional (kg/m^2)	Embarazo único	Embarazo gemelar
Inferior al normal	< 18.5	12.7-18.16 kg	Sin recomendación
Normal	18.5-24.9	11.35-15.9 kg	16.8-24.5 kg
Sobrepeso	25-29.9	6.8-11.35 kg	14-22.7 kg
Obesidad (todas las clases)	30 y más	5-9 kg	11.35-19 kg

semana durante el embarazo y en el periodo posparto. Esto debe continuar según se tolere durante el embarazo. Las contraindicaciones absolutas para el ejercicio aeróbico durante el embarazo incluyen enfermedad cardiopulmonar grave, insuficiencia o cerclaje cervical, embarazo múltiple con riesgo de trabajo de parto prematuro, hemorragia de segundo o tercer trimestres persistente, placenta previa, rotura de membranas, hipertensión inducida por el embarazo y anemia intensa. Son contraindicaciones relativas del ejercicio aeróbico durante el embarazo un mal estado de salud previo, anemia, una arritmia cardiaca materna no valorada, enfermedad pulmonar, diabetes tipo 1 mal regulada, extremos de peso materno, limitaciones ortopédicas o neurológicas, tiroidopatía mal regulada y anomalías del crecimiento fetal. Deben evitarse los deportes de contacto y las actividades con mayor riesgo de caídas o que implican extremos de temperatura ambiental.

Inmunizaciones

• Ver "Inmunizaciones" en la sección "Atención y asesoramiento pregestacionales".

Detección genética

• Deben ofrecerse a toda embarazada las pruebas para valorar el riesgo de aneuploidía fetal, que es una afección vinculada con un número anormal de cromosomas. Si bien ocurren anomalías cromosómicas en casi uno de cada 150 nacidos vivos, su prevalencia es mayor, ya que las aneuploidías contribuyen con un gran porcentaje de las pérdidas gestacionales tempranas.
• Los factores de riesgo a considerar para el envío a un asesor genético (Tabla 1-6) incluyen antecedentes familiares, edad materna, grupo étnico, exposiciones ambientales y a fármacos o drogas, así como antecedentes obstétricos y médicos.
• La provisión del acceso al asesoramiento y la detección genética prenatal permiten a los médicos brindar intervenciones prenatales adecuadas, de ser necesarias, optimizar los resultados neonatales mediante la organización de recursos apropiados después del parto, y el alivio relativo a los padres cuando los resultados de las pruebas son normales.
• En el ACOG se recomienda proveer la detección universal de portadores de la fibrosis quística y la atrofia muscular espinal a las mujeres que consideran embarazarse o ya están gestando. Puede ofrecerse la detección de portadores de casos específica para la enfermedad de Tay-Sachs, el síndrome de X frágil y ciertas hemoglobinopatías.

Tabla 1-6	Motivos para considerar el envío para asesoramiento genético

Edad materna de 35 años o mayor en la fecha probable de parto
Detección de anomalías fetales por ultrasonografía
Resultado anormal del tamizaje sérico en el primer trimestre/la translucidez nucal
Resultado anormal de las pruebas triple/cuádruple, o de fetoproteína α
Exposición de los padres a teratógenos (incluye ciertos fármacos, radiación)
Antecedente familiar de enfermedades genéticas (incluye las afecciones cromosómicas, de un solo gen y multifactoriales)
Antecedentes personales o familiares de defectos congénitos o retardo mental
Afecciones médicas presentes en los padres (p. ej., cáncer, cardiopatía congénita)
Ser miembro de un grupo étnico en el que son frecuentes las afecciones genéticas, cuando se dispone del tamizaje apropiado o del diagnóstico prenatal (p. ej., drepanocitemia, enfermedades de Tay-Sachs o Canavan, talasemia)
Consanguinidad
Infecundidad
Pérdida gestacional recurrente
Óbito fetal o muerte neonatal
Lactante, niño o adulto con rasgos dismórficos (retraso del desarrollo o el crecimiento, genitales ambiguos o un desarrollo sexual anormal)

- El **síndrome de Down (trisomía 21)** es la afección más frecuente vinculada con un número anormal de cromosomas en los niños nacidos vivos, sin relación con una afección de los cromosomas sexuales. Todos los casos se identifican por la presencia de un cromosoma 21 adicional, tal vez resultante de no disyunción, translocaciones o mosaicismo. El síndrome de Down varía en su cuadro clínico y se relaciona con hipotonía, rasgos faciales característicos, defectos cardiacos congénitos, discapacidad intelectual y atresia intestinal (ver el capítulo 9).
- Los **síndromes de Patau (trisomía 13) y Edwards (trisomía 18)** son más graves y se vinculan con defectos múltiples al nacer y discapacidad intelectual. La mayoría de los afectados muere dentro del útero o en el primer año de vida.

Pruebas de detección

Ver la Tabla 1-7 para un resumen de las pruebas genéticas prenatales comunes de detección.

Detección durante el primer trimestre

- Se hace entre las 11 0/7 y las 13 6/7 semanas de gestación. La prueba incluye translucidez nucal, edad materna y dos marcadores séricos maternos: gonadotropina coriónica β humana libre (GCH), proteína plasmática A relacionada con el embarazo.
- Los factores requeridos para un cálculo adecuado del riesgo incluyen el antecedente de aneuploidía en un hijo previo, la raza, el número de fetos y el peso materno actual.
- La tasa de detección de la trisomía 21 es de casi 82 a 87%, con una de falsos positivos de 5%, que mejora al agregar la valoración ultrasonográfica del hueso nasal fetal (casi 95%). La tasa de detección de la trisomía 18 es de casi 95%.
- La detección en el primer trimestre no incluye la valoración del riesgo de DTN.

| Tabla 1-7 | Resumen de las pruebas de detección genética prenatal[a] | | | |

Prueba	Componentes	Rango temporal de las pruebas	Comentarios	Tasa de detección de la trisomía 21
Detección en el primer trimestre	Edad materna En suero materno: • GCH • PAPP-A Ultrasonografía fetal: • Translucidez nucal • ± Hueso nasal	11-13 6/7 semanas	Señala el riesgo de trisomía 21 y 13/18; mejor detección cuando se valora el hueso nasal fetal	82-87% 95% (cuando se incluye la valoración del hueso nasal)
Cuádruple:	En suero materno: • GCH • MSAFP • uE3 • DIA	15-22 6/7 semanas	Señala el riesgo de trisomía 21, 18 y DTN abiertas	81%
De detección combinada (integrada)	Translucidez nucal fetal En suero materno: • PAPP-A • GCH • MSAFP • uE3 • DIA	Primero y segundo trimestres (como se señaló antes)	Tasas de detección de trisomía 21 equivalentes a la de detección en el primer trimestre cuando se incluye el hueso nasal	94-96%
De detección combinada (secuencial)	Se dan resultados a la paciente en el primer trimestre, y después se decide si se hacen pruebas invasivas (de resultar positivas) o la detección cuádruple (cuando son negativas)	Primero y segundo trimestres (como se señaló antes)	Permite a las pacientes decidir la extensión de las pruebas que desean realizarse	95%
MSAFP	MSAFP	Segundo trimestre	Señala el riesgo para DTN abiertos	N/A
Detección de ADN fetal en células libres	Obtención de sangre materna para análisis del ADN fetal	10 semanas y más	Solo se recomienda en las pacientes con mayor riesgo de aneuploidía	> 98%

Abreviaturas: GCH, fracción β de la gonadotropina coriónica humana; DIA, inhibina A dimérica MSAFP, fetoproteína α sérica materna; DTN, defectos del tubo neural; PAPP-A, proteína plasmática A vinculada con el embarazo; uE3, estriol no conjugado.
[a] Datos del American College of Obstetricians and Gynecologists Committee on Practice Bulletins-Obstetrics, Committee on Genetics, Society for Maternal-Fetal Medicine. ACOG Practice Bulletin No. 163: screening for fetal aneuploidy. *Obstet Gynecol.* 2016; 127:e123-e137.

Detección en el segundo trimestre

- La prueba cuádruple se hace, por lo general, entre las 15 0/7 y las 22 6/7 semanas de gestación, con la que se puede establecer el riesgo de trisomías 18 y 21, así como de DTN.
- Se valoran cuatro marcadores séricos maternos: GCH, fetoproteína α sérica materna (MSAFP), estriol no conjugado (uE3) e inhibina A dimérica (DIA). También se considera la edad materna durante la valoración.
- Se detecta trisomía 21 con una tasa de 75% en las mujeres menores de 35 años y de 90% en las mayores.
- La elevación de la fetoproteína α se relaciona con defectos de la pared abdominal o DTN.

Pruebas combinadas

- Hacen uso de la detección del primer y segundo trimestres de manera conjunta para ajustar el riesgo de aneuploidía fetal relacionado con la edad de la mujer.
- En la **detección integrada** se utilizan la translucidez nucal y la proteína A plasmática relacionada con embarazo de las pruebas del primer trimestre, así como GCH, MSAFP, uE3 y DIA de las del segundo trimestre. Los resultados se comunican solo después de concluir *ambas* pruebas. La tasa de detección de este método es de 94 a 96% con 5% de falsos positivos; esto es equivalente a la detección del primer trimestre cuando se incluye el hueso nasal en la valoración del riesgo.
- La **detección secuencial** implica dar a la paciente los resultados de la detección del primer trimestre. Si tiene alto riesgo se le da la opción de pruebas invasivas; si es de bajo riesgo puede ser objeto de detección en el segundo trimestre para lograr una mayor tasa de detección.

Detección de ADN fetal en células libres

- Se pueden aislar fragmentos de ADN de la sangre materna para determinar el riesgo de afecciones fetales graves entre las 10 semanas de gestación y el término, con lo que se detectan > 98% de los embarazos con trisomía 21, con una tasa de falsos positivos < 0.5%, si bien esta última es mayor en las mujeres con bajo riesgo del síndrome de Down. La tasa de detección es menor para las trisomías 13 y 18. Las mujeres sin resultado comunicable también tienen mayor riesgo de aneuploidía fetal.

Detección de defectos del tubo neural

- Los DTN son el segundo tipo más frecuente de anomalías congénitas, después de las cardiacas. Este grupo de afecciones se caracteriza por el fracaso del cierre del tubo neural o en el sellado por coberturas musculoesqueléticas normales durante la embriogénesis. El cierre incompleto del tubo neural puede causar varias alteraciones, que incluyen meningocele, mielomeningocele o anencefalia. Según su gravedad, algunos defectos tienen posible corrección quirúrgica. Los DTN pueden ser defectos aislados o relacionados con síndromes que se vinculan con ciertas afecciones ambientales, enfermedades maternas y grupos étnicos. Se recomienda la prevención primaria de DTN con complementos de ácido fólico (ver el capítulo 9).
- Debe ofrecerse la detección de DTN a todas las embarazadas con una MSAFP o una ultrasonografía dirigida de la anomalía fetal en el segundo trimestre.
- La MSAFP es una glucoproteína secretada por el hígado fetal y el saco vitelino. Aunque no diagnóstica, cuando es anormalmente elevada (más de 2.5 múltiplos de la mediana) conlleva la sospecha de un DTN abierto. También se puede detectar aumento de la MSAFP en los embarazos complicados por defectos de la pared abdominal, higroma quístico, teratomas, muerte fetal, embarazo múltiple o fechado incorrecto, en tanto sus cifras bajas que no son normales pueden relacionarse con una aneuploidía fetal. Debe hacerse ultrasonografía diagnóstica a las pacientes con MSAFP anormal.

Detección ultrasonográfica

- Debe hacerse una valoración de la anatomía fetal y la localización placentaria por ultrasonografía entre las 18 y 22 semanas de gestación. La ultrasonografía en el segundo trimestre de la gestación trata de identificar anomalías estructurales mayores (p. ej., aumento de la translucidez nucal, higroma quístico, malformaciones cardiacas), así como "marcadores suaves" de aneuploidía (p. ej., engrosamiento del pliegue nucal, pielectasia, intestino ecogénico, fémur corto). Sin embargo, la sensibilidad del método es muy variable, dependiente de la experiencia del ultrasonografista, la calidad del aparato, el número de fetos y el IMC materno. Deben ofrecerse pruebas de diagnóstico a las mujeres con riesgo previo elevado de aneuploidía fetal, incluso cuando la anatomía fetal tiene un aspecto normal en la valoración ultrasonográfica.

Pruebas de diagnóstico

- Las pruebas de diagnóstico prenatal se hacen con mayor frecuencia para valorar anomalías cromosómicas. Las células fetales obtenidas por biopsia de vellosidades coriónicas (BVC) o amniocentesis pueden entonces estudiarse mediante hibridación de fluorescencia *in situ*, el cariotipo común o análisis de microarreglos cromosómicos. Las mujeres Rh negativo no sensibilizadas que se someten a pruebas de diagnóstico prenatal deben recibir inmunoglobulina Rho (D).
- En la **biopsia de vellosidades coriónicas** se obtiene tejido placentario por aspiración vía transcervical o transabdominal.
  - Este procedimiento por lo regular se hace entre las 10 y 13 semanas de gestación, si bien se puede ofrecer el abordaje transabdominal en el segundo y tercer trimestres. No hay diferencia significativa en el riesgo de los dos.
  - Se puede hacer BVC a una edad gestacional más temprana que la amniocentesis, lo que permite un diagnóstico más precoz y, por lo tanto, una opción más rápida para la interrupción del embarazo.
  - El riesgo de pérdida gestacional relacionado con la BVC es cerca de 1:455 (0.22%).
  - En 1991 se emitieron los primeros informes de defectos de extremidades después de BVC, cuyo riesgo disminuye cuando el procedimiento se realiza después de las 10 semanas de gestación.
  - Otros riesgos de la BVC incluyen el goteo sanguíneo transvaginal, que es más frecuente con el abordaje transcervical. Son muy raros el escape de líquido amniótico o la infección después de la BVC.
  - Las mujeres Rh negativo no sensibilizadas que son objeto de BVC deben recibir inmunoglobulina Rh.
- La **amniocentesis** es la aspiración transabdominal de 20 a 30 mL de líquido amniótico, que contiene células descamadas del tubo digestivo, la piel y la vejiga del feto.
  - Este procedimiento se hace, por lo general, entre las 15 y 20 semanas de gestación, pero puede también hacerse a edades gestacionales más avanzadas.
  - Debe evitarse la punción placentaria, porque se puede contaminar el espécimen con sangre fetal y dar lugar a resultados falsos positivos.
  - Si bien es difícil obtener datos precisos, la tasa de pérdida gestacional relacionada con los procedimientos de diagnóstico prenatal se calcula de 0.1 a 0.3% cuando son realizados por proveedores de atención sanitaria experimentados y, en general, la correspondiente de la amniocentesis es muy baja. Otras complicaciones, incluidas la hemorragia vaginal, el escape de líquido amniótico y el traumatismo fetal, se presentan de manera infrecuente, en casi 1 a 2% de los casos.

LECTURAS SUGERIDAS

American College of Obstetricians and Gynecologists Committee on Gynecologic Practice. ACOG Committee Opinion No. 762: prepregnancy counseling. *Obstet Gynecol.* 2019;133: e78-e89.

American College of Obstetricians and Gynecologists Committee on Obstetric Practice. ACOG Committee Opinion No. 650: physical activity and exercise during pregnancy and the postpartum period. *Obstet Gynecol.* 2015;126:e135-e142. (Reaffirmed 2019)

American College of Obstetricians and Gynecologists Committee on Obstetric Practice. ACOG Committee Opinion No. 721: smoking cessation during pregnancy. *Obstet Gynecol.* 2017;130:e200-e204.

American College of Obstetricians and Gynecologists Committee on Practice Bulletins— Obstetrics. ACOG Practice Bulletin No. 156: obesity in pregnancy. *Obstet Gynecol.* 2015;126:e112-e126. (Reaffirmed 2018)

American College of Obstetricians and Gynecologists Committee on Practice Bulletins— Obstetrics. ACOG Practice Bulletin No. 162: prenatal diagnostic testing for genetic disorders. *Obstet Gynecol.* 2016;127:e108-e122. (Reaffirmed 2018)

American College of Obstetricians and Gynecologists Committee on Practice Bulletins— Obstetrics. ACOG Practice Bulletin No. 163: screening for fetal aneuploidy. *Obstet Gynecol.* 2016;127:e123-e137. (Reaffirmed 2018)

American College of Obstetricians and Gynecologists Immunization, Infectious Disease, and Public Health Preparedness Expert Work Group. ACOG Committee Opinion No. 741: maternal immunization. *Obstet Gynecol.* 2018;131:e214-e217. (Reaffirmed 2019)

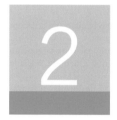

Trabajo de parto y parto normales, parto quirúrgico y presentaciones anómalas

2

Samantha de los Reyes y Orlene Thomas

Se define al trabajo de parto como la presencia de contracciones uterinas repetitivas de suficiente frecuencia, intensidad y duración para causar el borramiento y la dilatación progresivas del cuello uterino.

ETAPAS Y FASES DEL TRABAJO DE PARTO

- La **primera etapa del trabajo de parto** se inicia con contracciones regulares y de intensidad suficiente para el borramiento del cuello uterino y termina con su completa dilatación. Se divide en fases latente y activa.
  - La **fase latente** inicia con contracciones regulares y termina cuando hay un aumento en la velocidad de dilatación cervical.
  - La **fase activa** se caracteriza por una mayor velocidad de dilatación cervical y el descenso de la presentación fetal, que pudiese no ocurrir hasta pasados los 6 cm de dilatación. Culmina con la dilatación completa del cuello uterino y se subdivide en:

- o **Fase de aceleración:** un incremento gradual de la velocidad de dilatación marca el inicio de la fase activa y un cambio a la dilatación rápida.
- o **Fase de máxima pendiente:** aquel periodo del trabajo de parto activo con la máxima velocidad de dilatación del cuello uterino.
- o **Fase de desaceleración:** porción terminal de la fase activa en la que la velocidad de dilatación puede enlentecerse hasta alcanzar la dilatación cervical completa.
- La **segunda etapa del trabajo de parto** es el intervalo entre la dilatación completa del cuello uterino y el nacimiento del feto.
- La **tercera etapa del trabajo de parto** es el intervalo entre el nacimiento del feto y la expulsión de la placenta.
- La **cuarta etapa del trabajo de parto** o puerperio es consecutivo al parto y concluye con la resolución de los cambios fisiológicos del embarazo, por lo general, cerca de las 6 semanas posparto. Durante este tiempo, el aparato reproductor retorna a su estado no gestacional y puede reiniciarse la ovulación.

MECANISMO DEL TRABAJO DE PARTO

Los **movimientos cardinales del trabajo de parto** se refieren a los cambios de la posición de la cabeza fetal durante su descenso por el canal del parto en presentación de vértice:

- **Descenso (aligeramiento):** movimiento de la cabeza fetal a través de la pelvis en dirección del suelo pélvico. El mayor grado de descenso ocurre durante la fase de desaceleración de la primera etapa y en la segunda etapa del trabajo de parto.
- **Encajamiento:** el descenso del diámetro más amplio de la presentación fetal por debajo del plano de la entrada pélvica. El diámetro más amplio de la presentación cefálica es el biparietal. En la presentación pélvica, el diámetro bitrocantérico determina la altura de la presentación.
- **Flexión:** un movimiento pasivo que permite pasar al diámetro más pequeño de la cabeza fetal (diámetro suboccipitobregmático) a través de la pelvis materna.
- **Rotación interna:** el occipucio fetal gira desde su posición original (por lo general, transversa) hacia la sínfisis del pubis (occipucio anterior) o, menos a menudo, hacia la concavidad del sacro (occipucio posterior).
- **Extensión:** la cabeza fetal nace por extensión desde una posición flexionada en su trayecto detrás de la sínfisis del pubis.
- **Rotación externa:** la cabeza fetal gira para realinearse con el eje longitudinal de la columna vertebral, lo que permite a los hombros alinearse en el eje anteroposterior.
- **Expulsión:** el hombro anterior desciende a nivel de la sínfisis del pubis. Después de que nace el hombro bajo la sínfisis del pubis, le sigue el resto del feto.

ATENCIÓN CLÍNICA DEL TRABAJO DE PARTO Y PARTO NORMALES

Valoración inicial

Antecedentes

- Edad, paridad (embarazos de término completo [≥ 37 semanas], pretérmino [≥ 20 a < 37 semanas], abortos [< 20 semanas] y número de niños vivos), edad gestacional (GA) calculada
- Síntomas relacionados con el trabajo de parto que incluyen 1) inicio, fortaleza y frecuencia de contracciones; 2) escape de líquido; 3) hemorragia vaginal, y 4) movimientos fetales
- Alergias farmacológicas maternas
- Medicamentos
- Última ingestión oral

- Revisión de estudios de laboratorio y de imagen prenatales, incluidos las ultrasonografías fetales
- Antecedentes médicos y quirúrgicos, así como ginecológicos, incluyendo frotis de Papanicolaou anormales e infecciones de transmisión sexual, antecedentes obstétricos donde se señale el peso al nacer y el método de nacimiento de niños previos, y los antecedentes sociales, que incluyen el uso de tabaco/alcohol/drogas.

Exploración física

- Signos vitales maternos (pulso, presión arterial, frecuencia respiratoria y temperatura)
- Confirmación de la GA, cuando sea apropiado, y de la viabilidad alrededor de las 24 semanas o más
- Valoración del bienestar fetal (frecuencia cardiaca fetal [FCF])
- Frecuencia e intensidad de las contracciones
- Presentación fetal
- Peso fetal calculado (puede hacerse mediante las **maniobras de Leopold**, ver más adelante):
  - Paso 1: se palpa el fondo del útero para precisar el polo fetal y obtener la altura con relación al pubis.
  - Paso 2: se palpan las paredes laterales del útero para determinar la situación fetal (vertical *vs.* transversa) y la localización de la columna vertebral y las extremidades.
  - Paso 3: se perciben y palpan los polos superior e inferior fetales para determinar la presentación, valorar la movilidad y el peso, y calcular el volumen de líquido amniótico.
  - Paso 4: se palpa la presentación en dirección de externa a medial para valorar el encajamiento en la pelvis materna, la localización de la frente y el grado de flexión cefálica fetales.
- **Exploración con espejo vaginal**
  - Inspección vulvar, vaginal y del cuello uterino (en especial señalando lesiones o cicatrices).
  - Valorar si hay **rotura de membranas**: la acumulación vaginal de líquido en el fondo de saco posterior, la aplicación de la prueba de nitrazina y la cristalización en helecho que se visualiza en una laminilla al microscopio.
  - Preparado en fresco, detección de gonorrea/clamidiasis, cultivo para estreptococos del grupo B, cuando sea indicado.
- **Tacto vaginal.** Difiérase si la GA calculada es < 34 semanas con rotura de membranas. Esta exploración aporta los siguientes datos:
  - **Dilatación del cérvix,** que es el diámetro calculado del orificio interno en centímetros. Diez centímetros corresponden a la dilatación completa.
  - El **borramiento del cérvix** corresponde a la longitud del cuello uterino expresada como cambio porcentual respecto de su totalidad, de casi 4 cm. (La de 0% o "cuello largo" señala que no hay acortamiento alguno, en tanto 100% indica que solo se detecta un borde de cuello uterino del grosor de un papel delgado).
  - La **altura de la presentación fetal** se refiere a la distancia en centímetros entre la parte ósea que se presenta y el plano de las espinas ciáticas. La altura cero define al nivel de las espinas ciáticas. Debajo de estas es +1 a +5 en el periné. Una altura de la presentación por arriba de las espinas ciáticas es −1 cm a −5 a nivel de la entrada pélvica.
  - **Pelvimetría clínica:** valoración de la pelvis materna por tacto vaginal.
    - **Conjugado diagonal:** es la distancia entre el promontorio sacro y el borde posterior de la sínfisis del pubis. Cuando resulta al menos de 11.5 cm sugiere una entrada pélvica adecuada para un feto de peso promedio.
    - **Diámetro transverso:** es la distancia entre las tuberosidades isquiáticas, que se puede indagar colocando un puño de ancho conocido sobre el periné. Un diámetro intertuberoso de al menos 8.5 cm sugiere un plano de salida pélvica adecuada.
- El **tipo de pelvis** se clasifica en cuatro tipos con base en su forma general y características óseas. Los tipos ginecoide y antropoide son los más apropiados para un parto vaginal exitoso.

Procedimientos de admisión estándar

- Las pruebas de laboratorio estándar en el momento de la admisión incluyen una de orina (para proteínas y glucosa), el recuento hematológico completo, así como la tipificación y el Rh sanguíneos.
- Para pacientes sin atención prenatal deben ordenarse pruebas de antígeno de superficie de la hepatitis B, virus de la inmunodeficiencia humana, grupo sanguíneo ABO y titulación de anticuerpos, urocultivo y toxicología, inmunoglobulina G contra la rubéola, un recuento hematológico completo y la detección de sífilis.
- Se recomienda un acceso intravenoso (catéter con heparina o para administración continua de solución).
- Debe obtenerse consentimiento informado para el tratamiento del trabajo de parto y parto, la anticoncepción (si se desea), y la administración de productos sanguíneos en caso necesario.

Atención durante el trabajo de parto

- Se valorarán la calidad y frecuencia de las contracciones uterinas en forma regular por palpación, tocodinamometría o catéter de presión intrauterina (cuando sea indicado).
- Se valorará la FCF por auscultación intermitente, vigilancia electrónica continua o electrodo de cuero cabelludo fetal (FSE) (cuando sea indicado).
- Deben mantenerse las exploraciones del cérvix en el mínimo requerido para detectar anomalías del avance del trabajo de parto.
- La posición de litotomía es la más asumida para el parto vaginal en Estados Unidos, si bien tales posiciones tienen una connotación cultural muy alta y los pacientes, médicos y comadronas prefieren algunas posiciones alternativas como la lateral o de Sims o la de sentado parcial o en cuclillas.

Inducción del trabajo de parto

- **Indicaciones:** la inducción del trabajo de parto está indicada cuando los beneficios del nacimiento (para madre o feto) rebasan a los de continuar la gestación. Lo favorable del cuello uterino en el momento de la inducción del trabajo de parto tiene relación con su éxito. Cuando la calificación de Bishop (Tabla 2-1) rebasa 8, la probabilidad de parto vaginal después de la inducción es similar a aquella con trabajo de parto espontáneo. La inducción con una calificación de Bishop más baja tiene vínculo con una mayor tasa de

Tabla 2-1	Componentes de la calificación de Bishop[a]			
		Calificación		
Factor	**0**	**1**	**2**	**3**
Dilatación	Nula	1-2 cm	3-4 cm	5 cm o más
Borramiento	0-30%	40-50%	60-70%	80% o más
Altura de la presentación	−3	−2	−1, 0	> +1
Consistencia	Firme	Media	Suave	—
Posición	Posterior	Media	Anterior	—

[a] Adaptada con autorización de Bishop EH. Pelvic scoring for elective induction. *Obstet Gynecol.* 1964; 24:267.

| Tabla 2-2 | Inducción del trabajo de parto: indicaciones y contraindicaciones[a] |

Indicaciones

- Desprendimiento prematuro de placenta normoinserta, corioamnionitis, hipertensión gestacional
- Rotura prematura de membranas, embarazo postérmino, preeclampsia, eclampsia
- Afecciones médicas maternas (p. ej., diabetes mellitus, nefropatía, neumopatía crónica, hipertensión crónica)
- Afección fetal (p. ej., restricción grave de crecimiento, isoinmunización)
- Muerte fetal
- Inducciones electivas con una edad gestacional > 39 semanas

Contraindicaciones

- Vasos previos, o placenta previa completa
- Situación transversa fetal
- Infección genital activa por VHS, elevada carga viral de VIH
- Deformidades estructurales pélvicas
- Prolapso del cordón umbilical
- Cáncer cervicouterino avanzado

Abreviaturas: VIH, virus de la inmunodeficiencia humana; VHS, virus del herpes simple.
[a] Adaptado con autorización del American College of Obstetricians and Gynecologists Committee on Practice Bulletins-Obstetrics. ACOG Practice Bulletin No. 107: induction of labor. *Obstet Gynecol.* 2009; 114(2):386-397. (Confirmado en el 2019). Copyright © 2009 por The American College of Obstetricians and Gynecologists.

fracasos, el trabajo de parto prolongado y la cesárea. No debe iniciarse una inducción si está contraindicado el parto vaginal (Tabla 2-2).

- Se puede recurrir a la **maduración de cuello uterino** para reblandecerlo antes de la inducción si la calificación de Bishop es baja; se puede lograr por métodos farmacológicos o mecánicos.
- **Métodos farmacológicos de la inducción del trabajo de parto y maduración del cuello uterino**
- Se puede usar **oxitocina a dosis baja** con o sin dilatadores mecánicos.
- La **prostaglandina E_2** es superior al placebo para promover el borramiento y la dilatación del cuello uterino y puede aumentar la sensibilidad a la oxitocina.
  - El gel que contiene 0.5 mg de dinoprostona en una jeringa de 2.5 mL **(Prepidil)** se inyecta en el conducto cervicouterino cada 6 h por hasta 3 dosis en un periodo de 24 horas.
  - El inserto vaginal que contiene 10 mg de dinoprostona **(Cervidil)** provee una menor velocidad de liberación (0.3 mg/h) que el gel, pero tiene la ventaja de que puede retirarse si se presenta taquisistolia uterina (> 5 contracciones en 10 minutos).
- La **prostaglandina E_1 (PGE1)** también es eficaz para estimular la maduración cervical.
- Se administra un análogo de PGE1 **(misoprostol)** a razón de 25 a 50 mg cada 3 a 6 horas por vía intravaginal, u oral, cuyo uso para la maduración cervical está fuera de lo aprobado.
- **Efectos secundarios:** cualquier método farmacológico de inducción conlleva el riesgo de taquisistolia uterina. Si se está usando oxitocina, se puede titular en forma descendente o interrumpirse, con efecto rápido por su breve semivida. Si se usa dinoprostona, se puede retirar el inserto. Cuando está indicado se administra un agonista adrenérgico β (p. ej., sulfato de terbutalina). Los efectos sistémicos maternos de las prostaglandinas pueden incluir fiebre, vómito y diarrea.
- **Contraindicaciones:** los fármacos para maduración cervical deben usarse con precaución en las pacientes con antecedente de una cicatriz uterina o una cesárea previa.

Debe tenerse precaución cuando se usa prostaglandina E_2 en las pacientes con glaucoma o alteraciones hepáticas o renales graves.

- **Métodos mecánicos para la inducción del trabajo de parto y maduración cervical**
  - **Despegamiento de las membranas (digital):** aumenta la concentración de fosfolipasa A2 y prostaglandinas, así como la probabilidad de un trabajo de parto espontáneo en las siguientes 48 horas.
  - **Amniotomía (rotura artificial de las membranas):** si se hace cuando la presentación está bien acoplada sobre el cuello uterino se puede disminuir el riesgo de prolapso del cordón umbilical.
  - **Sondas con globo de inserción transcervical:** un dispositivo de un solo globo como una sonda de Foley de calibre 24 French con volúmenes de inflado de 30 a 80 mL se inserta en el espacio extraamniótico. Otras opciones son utilizar sondas con un globo de mayor volumen o un dispositivo con doble globo.
    - ○ Pruebas recientes sugieren que el uso de un método mecánico de inducción con el uso concomitante de un fármaco deriva en una media temporal más rápida para el nacimiento que un solo agente
- Dilatadores osmóticos (tallos de laminaria).

Administración de oxitocina

- **Indicaciones:** se utiliza oxitocina tanto para la inducción como para la conducción del trabajo de parto. Debe considerarse para tratar las alteraciones de retraso o detención del trabajo de parto o la presencia de un patrón hipotónico de contractilidad uterina. Hay un rango de opciones en cuanto a la dosificación de la oxitocina. Una dosis de inicio razonable es 0.5 a 4 mUI/min con incrementos graduales de 1 a 2 mUI/min cada 20 a 30 minutos. La dilatación del cuello uterino de al menos 1 cm/h durante la fase activa del trabajo de parto indica que la dosis de oxitocina es adecuada. Si se encuentra colocado un catéter de presión intrauterina, se consideran adecuadas 180 unidades Montevideo (MVU) por periodo de 10 minutos. Sin embargo, algunos médicos utilizan un umbral de 250 a 275 MVU con éxito creciente de la inducción y mínimas consecuencias adversas.
- **Complicaciones:** los efectos adversos de la oxitocina están relacionados sobre todo con la dosis. La complicación más frecuente es la taquisistolia uterina (más de cinco contracciones en 10 min), que puede tener como resultado una hipoperfusión uteroplacentaria y registros no tranquilizadores de la frecuencia cardiaca fetal (FCF). La taquisistolia uterina suele ser reversible cuando se disminuye o se descontinúa la administración intravenosa de oxitocina en infusión. De ser necesario se puede administrar un fármaco adrenérgico β. La infusión rápida de oxitocina puede causar hipotensión y, cuando es prolongada, puede llevar a la intoxicación hídrica o la hiponatremia, porque de forma estructural se parece a la hormona antidiurética: su uso prolongado también aumenta el riesgo de atonía uterina posparto y hemorragia.

Valoración del avance del trabajo de parto: histórica y contemporánea

- Los estudios históricos del doctor Emanuel Friedman acerca del trabajo de parto normal dieron como resultado guías para su progreso normal.
  - La **prolongación de la fase latente del trabajo de parto** es algo controvertida, ya que su cuantificación es difícil e inexacta. En general, sin inducción esta fase se considera prolongada cuando rebasa 20 horas en una nulípara y 14 horas en una multípara.
  - La **fase activa** se considera prolongada cuando la velocidad de cambio del cuello uterino es < 1.2 cm/h en la nulípara y < 1.5 cm/h en la multípara. Ocurre **detención de la dilatación** cuando no hay un cambio aparente del cuello uterino durante un periodo de 2 horas, a pesar de la presencia de contracciones adecuadas (180-250 MVU).

- Se considera la **segunda etapa del trabajo de parto** prolongada después de 2 horas de pujo en las pacientes nulíparas o 1 hora en las que ya tuvieron algún parto. Se puede añadir otra hora si se usa anestesia epidural. Se presenta detención del descenso de la presentación cuando no avanza en un periodo de más de 1 hora con el pujo durante la segunda etapa.
- La **tercera etapa del trabajo de parto** es en promedio de 10 minutos y se considera prolongada cuando se extiende más de 30.
- En fecha reciente, los datos del **Consortium on Safe Labor** sugirieron hacer una revisión de las definiciones del trabajo de parto normal y prolongado para reflejar una población obstétrica más contemporánea.
  - Las pruebas de este gran estudio retrospectivo sugieren una velocidad más lenta de cambio del cuello uterino respecto a la publicación de Friedman.
    - **Para nulíparas:** 0.5 a 0.7 cm/h
    - **Para multíparas:** 0.5 a 1.3 cm/h
- Detención en el primer periodo
  - De los 4 a 6 cm de dilatación, nulíparas y multíparas avanzan a la misma velocidad, no obstante, a una menor que la descrita por Friedman. De 6 cm en adelante las multíparas dilataron con una mayor velocidad.
  - La fase activa **no se inicia** hasta alcanzar los 6 cm de dilatación.
- En el Consortium on Safe Labor no se aborda de manera específica la duración para el diagnóstico de detención del trabajo de parto, sino que se recomienda reservarla para más allá de los 6 cm de dilatación. En general, si una paciente se mantiene en ≥ 6 cm durante más de 4 horas en el contexto de un patrón adecuado de contractilidad, o durante más de 6 horas sin este, se dice que presenta una detención de la fase activa del trabajo de parto.
- Detención en el segundo periodo: cuando puja durante 3 horas sin progreso (en el descenso o la rotación) una nulípara y más de 2 horas una multípara. Se admite un tiempo adicional de 1 hora si se utiliza anestesia epidural.
- El **trabajo de parto anormal** puede deberse a lo siguiente:
  - Potencia: contracciones uterinas o esfuerzo materno expulsivo inadecuados
  - Pasajero: dimensiones o proporciones, presentación o variedad de posición fetales anormales
  - Pasaje: pelvis pequeña u obstrucción del conducto del parto
- Los **factores de riesgo** del trabajo de parto anormal pudiesen corresponder a cualquier afección médica o situación clínica que impacte en las categorías antes mencionadas.
  - Riesgo de un primer periodo de trabajo de parto anormal: edad materna avanzada, diabetes, hipertensión, rotura prematura de membranas, macrosomía (por lo general definida por un peso ≥ 4 000 o 4 500 g) al nacer, anestesia epidural, corioamnionitis, antecedente de complicaciones, como la muerte perinatal, y anomalías del líquido amniótico
  - Riesgo de una segunda etapa de trabajo de parto anormal: una primera etapa prolongada, una variedad de posición occipitoposterior, la anestesia epidural, la nuliparidad, la baja estatura materna, el mayor peso al nacer y una altura de la presentación elevada ante la dilatación completa del cuello uterino

Intervenciones para el trabajo de parto anormal

- **Amniotomía:** la rotura artificial de las membranas puede acelerar el avance en una paciente con trabajo de parto activo. También aumenta el riesgo de corioamnionitis, si bien las pruebas no han mostrado que sea significativo.
- **Conducción del trabajo de parto con oxitocina:** se mostró que la oxitocina disminuye el tiempo de trabajo de parto activo en las nulíparas. Además, en algunos estudios se señaló que reduce la tasa de cesáreas por avance insuficiente del trabajo de parto.

- **Vigilancia electrónica de las contracciones uterinas:** la colocación de un catéter de presión intrauterina provee información en cuanto a la frecuencia e intensidad de las contracciones y puede ser útil para titular la oxitocina con el propósito de llevar al máximo la posibilidad de un parto vaginal exitoso.

VALORACIÓN DE LA FRECUENCIA CARDIACA FETAL

En la Tabla 2-3 se incluyen las tres guías para la interpretación de la FCF y el registro cardiotocográfico (RCTG).
- **Frecuencia basal:** dura al menos 2 minutos en un periodo de 10 con redondeo a los 5 latidos/min más cercanos.
- **Frecuencia normal:** 110 a 160 latidos/min
- **Bradicardia:** una FCF basal < 110 latidos/min. Las causas de bradicardia incluyen compresión de la cabeza fetal, hipoxemia e hipotermia materna. El cuadro clínico es tan importante como la frecuencia cardiaca para la interpretación de una bradicardia fetal.
- **Taquicardia:** una FCF basal > 160 latidos/min. La causa más frecuente es la fiebre o infección maternas. Otras causas menos comunes incluyen arritmias cardiacas fetales o la administración materna de fármacos parasimpaticolíticos o simpaticomiméticos.
- **Variabilidad:** corresponde a las fluctuaciones de la FCF, de máxima confiabilidad cuando es determinada con un electrodo de FSE.
  - **Ausente:** sin variabilidad
  - **Mínima:** detectable, menor de 5 latidos/min
  - **Moderada:** de 6 a 25 latidos/min
  - **Marcada:** mayor de 25 latidos/min
- **Aceleraciones:** para un feto con GA > 32 semanas una aceleración es un aumento en la FCF de al menos 15 latidos/min con duración de al menos 15 segundos. Para uno con GA < 32 semanas, es un aumento mayor de 10 latidos/min durante 10 segundos.
- Un trazo de RCTG es **reactivo** si muestra dos aceleraciones en 10 minutos.
- Una FCF **sinusoidal** corresponde a un patrón ondulante persistente casi liso, con una frecuencia de 3 a 5 ciclos/min. Es preocupante y requiere valoración inmediata. Deben tenerse en mente como causa la anemia fetal, el uso de fármacos analgésicos, como morfina, meperidina, alfaprodina y butorfanol, y el sufrimiento fetal crónico.
- **Desaceleraciones:** decrementos de la FCF respecto de la basal. En algunos casos se puede usar el patrón de desaceleración de la FCF para identificar la causa.
  - Las **desaceleraciones variables** inician antes, durante o después de una contracción uterina. Suelen mostrar un inicio abrupto hasta un nadir en < 30 segundos y su retorno a la basal, que les da una forma de V característica. El decremento es > 15 latidos/min con duración mayor de 15 segundos, pero < 2 minutos. Estas desaceleraciones por lo general son resultado de la compresión del cordón umbilical.
  - Las **desaceleraciones tempranas** son poco profundas y simétricas y alcanzan su nadir en el momento máximo de la contracción; son causadas por una respuesta mediada por el nervio vago ante la compresión de la cabeza fetal.
  - Las **desaceleraciones tardías** son aquellas con forma de U de inicio gradual hasta un nadir en > 30 segundos y un retorno gradual, con alcance de dicho nadir después del pico de la contracción y que no retornan a la basal hasta después de que esta termina. Pueden ser resultado de insuficiencia uteroplacentaria e hipoxia fetal relativa. Las desaceleraciones tardías recurrentes constituyen un signo ominoso.
  - **Desaceleración prolongada:** aquella que dura más de 2 minutos, pero < 10.
  - **Desaceleraciones recurrentes:** las que ocurren en 50% de las contracciones uterinas en cualquier periodo de 20 minutos.
  - **Desaceleraciones intermitentes:** se presentan en menos de 50% de las contracciones uterinas en cualquier periodo de 20 minutos.

Tabla 2-3	Interpretación, categorías y criterios de los registros cardiotocográficos[a]

Categoría	Descripción
I	Todo lo siguiente: • Frecuencia basal: 110-160 latidos/min • Variabilidad de la FCF basal: moderada • Desaceleraciones tardías o variables: ausentes • Desaceleraciones tempranas: presentes o ausentes • Aceleraciones: presentes o ausentes
II	Todos los registros de FCF no clasificados como de categoría I o III. Los de esta categoría pueden representar una fracción apreciable de aquellos que se encuentran en la atención clínica. Son ejemplos de registros de categoría II de la FCF que incluyen cualquiera de los siguientes: Frecuencia cardiaca basal • Bradicardia no acompañada de ausencia de variabilidad de la línea basal • Taquicardia Variabilidad de la FCF basal • Mínima • Ausente, sin desaceleraciones recurrentes • Marcada Aceleraciones • Ausencia de aceleraciones inducidas por la estimulación fetal • Desaceleraciones periódicas o episódicas • Desaceleraciones variables recurrentes acompañadas por una variabilidad mínima o moderada de la línea basal • Desaceleración prolongada más de 2 min pero menos de 10 • Desaceleraciones tardías recurrentes con variabilidad moderada de la línea basal • Desaceleraciones variables con otras características, como un lento retorno a la basal, sobrepasamientos u "hombros"

III	Cualquiera
	 • Ausencia de variabilidad de la FCF basal y alguna de las siguientes:
	   • Desaceleraciones tardías recurrentes
	   • Desaceleraciones variables recurrentes
	   • Bradicardia
	 O
	 • Patrón sinusoidal

Abreviatura: FCF, frecuencia cardiaca fetal.
[a] Reimpreso con autorización de Macones GA, Hankins GD, Spong CY, et al. The 2008 National Institute of Child Health and Human Development workshop report on electronic fetal monitoring: update on definitions, interpretation, and Research guidelines. *Obstet Gynecol.* 2008; 112(3):661- 666. Copyright © 2008 por The American College of Obstetricians and Gynecologists.

Valoración global

• La **categoría I del RCTG** debe tener una FCF basal entre 110 y 160 latidos/min, variabilidad moderada, con presencia o ausencia de aceleraciones y sin desaceleraciones tardías o variables.

• La **categoría II del RCTG** es aquel que no se puede clasificarse como de categorías I o III.

- La **categoría III del RCTG** presenta datos preocupantes, como ausencia de variabilidad con desaceleraciones variables o tardías recurrentes, bradicardia o un patrón sinusoidal. Deberá considerarse la interrupción del embarazo.

Tratamiento de los patrones no tranquilizadores de la frecuencia cardiaca fetal

- Los patrones no tranquilizadores de la FCF no necesariamente predicen sucesos adversos, y si bien la vigilancia electrónica de la frecuencia cardiaca fetal ha dado como resultado un mayor aumento de las cesáreas, no ha habido disminución en los resultados neurológicos adversos a largo plazo, como la parálisis cerebral. No obstante, las relaciones conocidas entre la hipoxemia fetal/acidemia y los patrones anormales de la frecuencia cardiaca fetal hacen a la interpretación del RCTG una parte crítica del manejo del trabajo de parto.

Manejo no invasivo

- **Oxígeno:** la administración complementaria de oxígeno a la madre a menudo mejora la oxigenación fetal, asumiendo que hay un intercambio y una circulación placentarios adecuados.
- **Posición materna:** el decúbito lateral izquierdo alivia la compresión de la vena cava por el útero grávido, promueve un mayor retorno venoso, aumenta el gasto cardiaco, la TA y mejora el riego sanguíneo uterino.
- **Descontinuar la oxitocina** hasta que la FCF y la actividad uterina se tornen normales.
- **Estimulación vibroacústica o del cuero cabelludo fetal:** se pueden usar estímulos fetales para inducir aceleraciones cuando la FCF no muestra variabilidad durante un periodo prolongado. La aceleración de la frecuencia cardiaca en respuesta a dichos estímulos indica la ausencia de acidosis fetal y se correlaciona con una cifra media de pH de casi 7.30. Por el contrario, hay 50% de probabilidad de acidosis en el feto que no responde a la estimulación vibroacústica en el contexto de un patrón no tranquilizador de su frecuencia cardiaca.

Tratamiento invasivo

- **Amniotomía:** si no se puede vigilar de manera adecuada la FCF en forma externa, debe hacerse amniotomía para aplicar sistemas de detección internos, a menos que haya contraindicación por las circunstancias clínicas.
- **Electrodo de cuero cabelludo fetal:** la aplicación directa de un FSE permite registrar la forma de onda del electrocardiograma fetal y una valoración más estrecha de la FCF. Puede estar contraindicada una FSE en las pacientes con coagulopatía fetal o infecciones maternas, como aquellas por el virus de la inmunodeficiencia humana, las hepatitis B o C.
- **Catéter de presión intrauterina e inyección amniótica:** se inserta un catéter en el saco amniótico y se acopla a un calibrador de presión, cuyas lecturas proveen datos cuantitativos sobre la fortaleza y duración de las contracciones. Se puede usar la inyección de solución salina a temperatura ambiente en el saco amniótico para restituir el volumen de líquido amniótico y aliviar las desaceleraciones variables recurrentes en las pacientes con oligohidramnios. Se debe tener cuidado de evitar la sobredistensión uterina.
- **Fármacos tocolíticos:** se pueden administrar agonistas adrenérgicos β (p. ej., 0.25 mg de terbutalina subcutánea o 0.125-0.25 mg por vía intravenosa) para disminuir la actividad uterina en presencia de taquisistolia. Los efectos potenciales secundarios de los agonistas adrenérgicos β incluyen aumentos de la concentración de glucosa sérica, la frecuencia cardiaca materna y la FCF.
- **Tratamiento de la hipotensión materna:** la hipotensión materna como complicación del bloqueo simpático vinculado con la anestesia epidural o por compresión de la vena cava puede llevar a una disminución de la perfusión placentaria y desaceleraciones de la FCF. Puede ser apropiado entonces administrar una carga intravenosa de soluciones, desplazar el útero a la izquierda y administrar efedrina o fenilefrina.

PARTO VAGINAL ESPONTÁNEO ASISTIDO

Los propósitos de asistir a un parto vaginal espontáneo son disminuir el traumatismo materno, prevenir lesiones fetales y dar soporte inicial al recién nacido.

* La **episiotomía** es una incisión en el cuerpo perineal para ampliar la zona de salida y facilitar el parto, y ya no se usa de manera sistemática. En ocasiones puede ser necesaria ante una distocia de tejidos blandos vaginales o como acompañante del parto vaginal asistido por fórceps o extractor mediante vacío. Pruebas recientes muestran que las prácticas restrictivas de la episiotomía se vincularon con un menor riesgo de traumatismos perineales y complicaciones y, por lo tanto, se recomiendan respecto a la episiotomía sistemática.
    * **Episiotomía media:** es la más realizada en Estados Unidos. Se inicia a 3 mm de la línea media en la horquilla: la incisión debe extenderse hacia abajo a entre 0 y 25 grados respecto del plano sagital. Se vincula con un mayor riesgo de extensión hasta una laceración de tercero o cuarto grados.
    * **Episiotomía mediolateral:** de mayor realización en Europa. Se inicia a 3 mm de la línea media en la horquilla y debe dirigirse en un ángulo de al menos 60 grados respecto de la línea media hacia la tuberosidad isquiática.
* **Nacimiento de la cabeza:** el propósito es prevenir un parto en exceso rápido por regulación de la expulsión de la cabeza. Si no ocurre con facilidad la extensión cefálica se puede aplicar una maniobra de Ritgen modificada, de palpación del mentón fetal a través del periné y aplicación de presión ascendente. Después del nacimiento de la cabeza es posible la rotación externa, que alinea el occipucio con la columna vertebral fetal. Si hay presencia de una circular de cordón en la nuca, se reduce sobre la cabeza o se corta después de aplicar dos pinzas.
* **Nacimiento de los hombros y el cuerpo:** el feto se dirige hacia atrás con presión descendente suave hasta que el hombro anterior pasa debajo de la sínfisis del pubis. Después se le dirige hacia adelante hasta que el hombro posterior rebasa el perineo. Una vez nacidos los hombros, se sujeta al feto con una mano que sostiene la cabeza y el cuello, y la otra sobre la columna vertebral.

PARTO VAGINAL QUIRÚRGICO

El parto vaginal quirúrgico puede ser una alternativa eficaz de la cesárea durante la segunda etapa del trabajo de parto en pacientes que cumplan criterios específicos.

Partos con fórceps

* Se aplica la clasificación de acuerdo con la altura de la cabeza fetal en el momento de la aplicación del fórceps.
    * **Fórceps medio:** la cabeza está encajada, pero a una altura mayor de + 2.
    * **Fórceps bajo:** la altura de la presentación es de + 2 o más baja.
    * **Fórceps de salida:** se visualiza el cabello del feto sin separar los labios vulvares, el cráneo ya alcanzó el piso pélvico y la cabeza se encuentra en o sobre el periné, con el occipucio en dirección anteroposterior y no requiere más de 45 grados de rotación.
* **Aplicación:**
    * La sutura sagital del feto deberá ser perpendicular al plano de los mangos del fórceps.
    * La fontanela posterior debe estar en el punto medio entre las hojas del fórceps y un través de dedo por arriba del plano de las ramas.
    * Si se usan cucharas fenestradas, deberá palparse la misma cantidad de su espacio en cada hoja.

- **Indicaciones:** ninguna es absoluta, pero se incluyen las siguientes:
  - Segunda etapa del trabajo de parto prolongado
  - Agotamiento materno
  - Esfuerzos expulsivos maternos inadecuados
  - Preocupación por una afección fetal
  - Una circunstancia materna que requiere acortamiento de la segunda etapa del trabajo de parto o que ocurra de manera pasiva
- **Prerrequisitos:** antes de intentar un parto vaginal con fórceps deben cumplirse los siguientes criterios:
  - La cabeza fetal debe estar encajada en la pelvis.
  - El cuello uterino debe estar por completo dilatado y las membranas rotas.
  - La vejiga debe estar vacía.
  - Debe conocerse la altura de la presentación y la variedad de posición de la cabeza fetal, exactas.
  - La pelvis materna debe ser adecuada.
  - Si el tiempo lo permite, la paciente debe recibir anestesia adecuada.
  - Si se hace una aplicación de fórceps por un estado fetal no tranquilizador debe disponerse de alguien que pueda realizar la reanimación neonatal.
  - El médico deberá tener conocimientos y experiencia para la aplicación adecuada del instrumento apropiado y el tratamiento de las posibles complicaciones.
- **Complicaciones maternas:** laceraciones uterinas, cervicovaginales o vaginales, extensión de una episiotomía, lesiones vesicales o uretrales y hematomas.
- **Complicaciones fetales:** cefalohematoma, equimosis, laceraciones, lesión del nervio facial y, rara vez, fractura de cráneo y hemorragia intracraneana.

Parto con extractor por vacío

- Las indicaciones, contraindicaciones y complicaciones son en gran parte las mismas que para los fórceps.
- Se aplica la copa de aspiración en la línea media sobre la sutura sagital, con su centro casi 3 cm por delante de la fontanela posterior (el "punto de flexión").
- Se aplica la aspiración máxima por vacío de 0.7 a 0.8 kg/cm^2 (500-600 mm Hg) y entonces, con una mano se mantiene la flexión fetal y se sujeta la copa, en tanto la otra ejerce tracción sostenida para ayudar al nacimiento de la cabeza fetal sin basculaciones o torsiones, solo durante las contracciones.
- Se puede liberar la presión por vacío entre las contracciones y no deberá mantenerse por más de 30 minutos.
- Se evitará el uso del vacío en fetos < 34 semanas de GA, con peso < 2 500 g o ante la preocupación por sus afecciones hemáticas.

LACERACIONES OBSTÉTRICAS

Son frecuentes las laceraciones obstétricas después de un parto vaginal. Se sabe que el parto vaginal quirúrgico es un factor de riesgo conocido de laceraciones perineales de tercero y cuarto grados.

- **Laceración de primer grado:** es una pérdida de continuidad superficial de la mucosa vaginal.
- **Laceración de segundo grado:** es una de primer grado que afecta además la mucosa vaginal y el cuerpo perineal y puede extenderse hasta los músculos perineales transversos.
- **Laceración de tercer grado:** es una de segundo grado que se extiende hacia los músculos del periné y puede afectar a los transversos perineales y el esfínter anal externo; no afecta a la mucosa rectal.
- **Laceración de cuarto grado:** aquella de tercer grado que afecta a la mucosa rectal.

DISTOCIA DE HOMBROS

Ocurre **distocia de hombros** en 0.2 a 3.0% de todos los partos vaginales y se define por la impactación del hombro fetal después del nacimiento de la cabeza, relacionada con morbilidad y mortalidad mayores, secundarias a lesiones del plexo braquial y asfixia fetal. Debe considerarse el diagnóstico cuando la aplicación de una presión descendente suave de la cabeza fetal no logra completar el nacimiento.

* La **macrosomía** se asocia con la distocia de hombros. Se informa un riesgo de distocia de hombros de 9 a 14% en los fetos con peso > 4 500 gramos. Cuando se combina la diabetes maternal con un peso fetal > 4 500 g, la incidencia es tan alta como de 20 a 50%.
* Otros **factores de riesgo** incluyen obesidad materna, antecedente de un lactante macrosómico, diabetes mellitus y gestacional. Sin embargo, debe señalarse que la mayoría de los casos se presenta en pacientes sin diabetes con lactantes de tamaño normal. Los médicos deben estar al tanto de los factores de riesgo, pero con un grado de precaución para todas las pacientes.

Tratamiento

* Son importantes la previsión y la preparación. Debe contarse con auxilio de otros médicos que pueden requerirse durante el parto. Se notificará a un pediatra. Si está disponible, también debe informarse al anestesiólogo.
* Se anotará la hora en que se detecta la distocia, si se utilizó oxitocina deberá descontinuarse y registrar en el expediente el tiempo total transcurrido hasta el nacimiento. Una vez que se identifica la distocia de hombros no debe aplicarse presión descendente significativa sobre la cabeza hasta que nazcan los hombros. *Nunca* se debe aplicar presión sobre el fondo uterino, ya que solo exacerba la impactación de los hombros.
* Se hace la **maniobra de McRoberts** de hiperflexión y abducción de las caderas maternas, aplanamiento de la columna lumbar y rotación de la pelvis, para aumentar el diámetro de salida anteroposterior.
* Se aplica **presión suprapúbica** en un vector elegido para rotar hacia adelante el hombro anterior y desalojarlo de la sínfisis.
* Se opta por otras medidas en combinación para situaciones clínicas específicas, con base en la experiencia clínica. No hay un "orden correcto" en el que las maniobras descritas a continuación se realicen, y pueden y deberían usarse más de una, según se requiera.
  * **Nacimiento del brazo posterior:** mediante sujeción de la mano posterior, se puede flexionar el brazo posterior y deslizarse sobre el tórax fetal, hacerse nacer en primer término y así crear un mayor espacio para el hombro anterior. Si no se puede hacer nacer el brazo posterior completo, se intenta extraer el hombro posterior por tracción suave ascendente sobre la cabeza fetal.
  * **Episiotomía:** la incisión del periné provee espacio adicional y debe considerarse si facilita el parto o las maniobras adicionales.
  * **Maniobra de Rubin:** se hace girar el hombro fetal anterior de manera oblicua con una mano en la vagina, maniobra que puede también hacerse con el hombro posterior.
  * **Sacacorchos de Wood:** se gira el hombro posterior 180 grados con la mano dentro de la vagina para ayudar al nacimiento de los hombros.
  * **Maniobra de Gaskin:** se facilita en una paciente sin anestesia regional, con giro sobre "las cuatro extremidades", invirtiendo los hombros anterior y posterior.

- Cuando el nacimiento no se presenta después de las maniobras previas quizá se requieran los procedimientos más invasivos y traumáticos señalados a continuación en pro de la viabilidad fetal.
- **Tratamiento por fractura clavicular del neonato:** palpe la clavícula y aplique presión externa con el pulgar para evitar lesiones del pulmón o de la arteria subclavia.
- En casos extremos, se puede realizar la **maniobra de Zavanelli** (en la que se flexiona la cabeza fetal y se impulsa hacia atrás dentro del útero en preparación para una cesárea urgente) o la **sinfisiotomía** (realizada por desplazamiento lateral de la uretra con uso de los dedos índice y medio colocados sobre la cara posterior de la sínfisis del pubis e incisión de su porción cartilaginosa).

CESÁREA

- Las **indicaciones fetales** de cesárea incluyen las siguientes:
  - RCTG no tranquilizador
  - Presentación diferente a la de vértice (anómala)
  - Anormalidades fetales, como la hidrocefalia, que harían poco probable un parto vaginal exitoso
  - Prolapso del cordón umbilical
  - Gemelos unidos
- Las **indicaciones maternas** de cesárea incluyen las siguientes:
  - Obstrucción de la porción inferior del aparato genital (p. ej., un gran condiloma)
  - Antecedente de cesárea (si se declina el intento de parto vaginal [VBAC, por sus siglas en inglés] o este no es apropiado)
  - Intervención quirúrgica previa que afecta la porción contráctil del útero (p. ej., cesárea clásica, miomectomía transmural)
  - Antecedente de lesión grave del piso pélvico por un parto vaginal previo
  - Cerclaje abdominal
- Las **indicaciones maternas y fetales** incluyen las siguientes:
  - Algunos casos de desprendimiento prematuro de placenta normoinserta
  - Infección genital activa materna por virus del herpes simple
  - Distocia del trabajo de parto o desproporción cefalopélvica
  - Placenta previa o el conocimiento de la presencia de vasos previos
  - Fracaso del parto vaginal quirúrgico
- Deberá informarse a la paciente acerca de los **riesgos quirúrgicos** estándar, como dolor, hemorragia que quizá requerirá transfusión, infección, daño de órganos vecinos y un riesgo pequeño, aunque aumentado, de muerte, en comparación con el parto vaginal.

PARTO VAGINAL DESPUÉS DE UNA CESÁREA

- Considerando que no haya contraindicaciones del parto vaginal, se puede asesorar a una paciente y ofrecerle una prueba de trabajo de parto con cesárea previa (TOLAC, por sus siglas en inglés). Se desarrolló un modelo de predicción en línea creado por la Maternal-Fetal Medicine Units Network, en el que se calcula un porcentaje de VBAC exitosos con base en la presencia o ausencia de seis variables que se sabe contribuyen a la tasa de éxito, que es mayor en pacientes sin afecciones recurrentes, como una presentación anómala o la intolerancia fetal del trabajo de parto (60 a 85%), que para aquellas con el diagnóstico previo de distocia (15 a 30%). Se informará a las pacientes acerca del riesgo de rotura uterina (0.5 a 3.7%), fracaso de la prueba de trabajo de parto y la necesidad de cesárea. Una paciente con antecedente de dos cesáreas puede considerar un TOLAC dependiendo de las indicaciones previas. La probabilidad de un VBAC exitoso en pacientes con dos cesáreas previas es la misma que para aquellas con una. El riesgo de rotura uterina con dos cesáreas previas es de 1.6%.

- Las **contraindicaciones** incluyen una incisión uterina previa clásica o en T invertida, una intervención quirúrgica transfúndica, el antecedente de rotura uterina, la pelvis estrecha y las contraindicaciones médicas y obstétricas del parto vaginal.
- Se puede usar anestesia epidural y oxitocina en la TOLAC y está contraindicado utilizar prostaglandinas. El hospital debe contar con instalaciones y personal suficientes para una cesárea de urgencia. Se tendrán disponibles productos sanguíneos con facilidad. El signo más frecuente de rotura uterina es un patrón no tranquilizador de la FCF con desaceleraciones variables que evolucionan hacia las tardías, bradicardia y FCF no detectable. Otros datos incluyen dolor abdominal o uterino, pérdida de la altura de la presentación, hemorragia vaginal e hipovolemia (ver el capítulo 3).

PRESENTACIONES ANÓMALAS

Se define a la presentación normal por ser cefálica en situación longitudinal, con flexión del cuello fetal. Todas las demás presentaciones son anómalas. Ocurren en casi 5% de los partos y pueden llevar a anomalías del trabajo de parto y un mayor riesgo para madre o feto.

- **Son factores de riesgo** de presentación anómala aquellos que disminuyen la polaridad del útero, aumentan o disminuyen la movilidad fetal u obstaculizan a la presentación en la pelvis.
  - Los **factores maternos** incluyen gran multiparidad, tumores pélvicos, fibromas uterinos, pelvis estrecha y malformaciones uterinas.
  - Los **factores de riesgo fetales** incluyen prematurez, embarazo múltiple, polihidramnios u oligohidramnios, macrosomía, placenta previa, hidrocefalia, aneuploidía, anencefalia y distrofia miotónica.

Presentación pélvica

- Ocurre una presentación **pélvica** cuando el polo cefálico fetal se encuentra en el fondo uterino. Se presentan anomalías congénitas mayores en 6.3% de los lactantes en presentación pélvica a término, en comparación con 2.4% de aquellos en presentación de vértice.
  - La incidencia de la presentación pélvica es de 25% de los embarazos a las 28 semanas de gestación o menos, 7% en los de 32 semanas y 3 a 4 % en los de término con trabajo de parto.
  - Los tres tipos de presentación pélvica son los siguientes:
    - **Franca** (48 a 73%) cuando ambas caderas están flexionadas y ambas rodillas extendidas.
    - **Completa** (5 a 12%) cuando el feto presenta flexión de las caderas y las rodillas.
    - **Incompleta o de pies** (12 a 38%) cuando el feto muestra extensión de una o ambas caderas.
- Los **riesgos** de la presentación pélvica incluyen prolapso del cordón (15% en la de pies, 5% en la completa y 0.5% en la franca), atrapamiento cefálico y lesión de médula espinal (con la hiperextensión del cuello).
- Los fetos en una presentación pélvica completa o franca pueden en ocasiones conside-

rarse para un parto vaginal, con la selección y el asesoramiento apropiados.

- La cesárea conlleva un mayor riesgo de morbilidad y mortalidad maternas.
- El parto vaginal en presentación pélvica conlleva un mayor riesgo de asfixia fetal, prolapso de cordón, traumatismo obstétrico, lesión de la médula espinal y mortalidad. No se ofrece de manera sistemática un parto vaginal planeado en presentación pélvica, pero quizá sea factible con una selección y valoración cuidadosas.
- Se puede intentar una **prueba de trabajo de parto** si
  - La presentación pélvica es franca o completa.
  - El peso fetal calculado es < 3 800 gramos.
  - La pelvimetría sugiere una pelvis adecuada.
  - La cabeza fetal está flexionada.
  - Se dispone de inmediato de anestesia.
  - El feto se encuentra en vigilancia continua.
  - Se dispone de un pediatra.
  - Se disponible de un obstetra experimentado en la atención del parto vaginal en presentación pélvica.
- En la presentación pélvica el feto suele nacer con una variedad de posición sacra transversa u oblicua. Conforme se presenta el coronamiento (el diámetro bitrocantérico pasa bajo la sínfisis), se puede recurrir a la episiotomía. Cuando aparece el ombligo, colóquense dedos en ubicación medial a cada muslo y presiónese hacia fuera para extraer las piernas (maniobra de Pinard). El feto debe entonces rotarse hacia la variedad de posición sacra anterior y envolver el tronco en un lienzo para permitir la tracción descendente. Cuando aparecen las escápulas del lactante se pueden hacer nacer los brazos. El feto se rota de manera que el hombro quede en sentido anterior, el húmero inferior, y cada brazo se rota delante del tórax y hacia afuera (maniobra de Lovset). Para hacer nacer el brazo *derecho* se hace girar al feto en dirección *contraria a las manecillas del reloj*; para el nacimiento del brazo *izquierdo* se hace girar al feto en dirección *de las manecillas del reloj*. Si no nace la cabeza de manera espontánea, se puede flexionar haciendo tracción descendente y presión sobre la cresta maxilar (maniobra de Mauriceau-Smellie-Veit). Puede también aplicarse presión suprapúbica vertical directa. Quizá se usen fórceps de Piper para ayudar al nacimiento de la cabeza.
- Para el nacimiento de un **segundo gemelo en presentación pélvica** debe disponerse de ultrasonografía en el quirófano. El médico ingresa al útero y sujeta ambos pies tratando de conservar las membranas íntegras. Se llevan los pies hacia abajo hasta el introito y después se hace la amniotomía. Se hace nacer el cuerpo hasta la escápula por aplicación de tracción suave en los pies. El resto del parto es igual que el descrito antes para la presentación pélvica de feto único.
- El **atrapamiento de la cabeza** durante el parto vaginal en presentación pélvica se puede tratar por uno o más de los siguientes procedimientos:
  - **Aplicación de fórceps de Piper**
    - Si el cuello uterino se contrajo alrededor del cuello fetal, se le hacen **incisiones de Dührssen** a las 2, 6 y 10 del cuadrante. Quizá se requieran hasta tres incisiones para facilitar el nacimiento de la cabeza fetal a través del cuello uterino. Se evitarán las posiciones de 3 y 9 del cuadrante por el riesgo de cortar los vasos cervicales, con hemorragia resultante.
    - Los fármacos relajantes (óxido nítrico o nitroglicerina) permiten liberar la cabeza atrapada por su flexión apropiada y el parto vaginal.
    - Se puede hacer cefalocentesis si el feto no es viable. El procedimiento se realiza por perforación de la base del cráneo y aspiración del contenido.

Versión cefálica externa

- Su **indicación** es una presentación pélvica persistente (u otra diferente a la de vértice) a término. Se realiza para evitar una presentación anómala en el trabajo de parto.

- Los **riesgos** incluyen afección del riego sanguíneo umbilical, desprendimiento de placenta, sufrimiento fetal, lesión fetal, rotura prematura de membranas y hemorragia fetomaterna (incidencia global de 0 a 1.4%). El "riesgo" más frecuente es el de fracaso de la versión.

- La **tasa de éxito** de la versión cefálica externa va de 35 a 86%, pero en 2% de los casos el feto retorna a la presentación pélvica.

- **Técnica:** los prerrequisitos incluyen una GA de al menos 36 semanas, una prueba sin estrés reactiva y el consentimiento informado. La versión suele lograrse por aplicación de una cantidad abundante de lubricación al abdomen materno y, después, la sujeción de la cabeza fetal y la pelvis con manipulación para un giro hacia adelante o atrás. La guía ultrasonográfica es un adyuvante importante para confirmar la posición y vigilar la FCF. La tocólisis y la anestesia espinal o epidural pueden mejorar la tasa de éxitos. Después del procedimiento debe vigilarse a la paciente de manera continua hasta que la FCF resulte reactiva, sin desaceleraciones o datos de contracciones regulares. Las pacientes Rh negativo deberán recibir inmunoglobulina Rh_o (D) después del procedimiento, por el potencial de hemorragia fetomaterna.

- Los **factores vinculados con el fracaso** incluyen obesidad, oligohidramnios, encajamiento profundo de la presentación, un tabique uterino parcial y el dorso fetal posterior. La nuliparidad y una placenta anterior también disminuyen la probabilidad de éxito.

- Son **contraindicaciones** de la versión cefálica externa las afecciones en las que el trabajo de parto o el parto vaginal estarían contraindicados. La versión no se recomienda, en general, en presencia de rotura de membranas, hemorragia del tercer trimestre, oligohidramnios, embarazo múltiple, o una vez que empezó el trabajo de parto.

Situación anormal

- La situación se refiere a la alineación de la columna fetal en relación con la materna. La normal es la longitudinal, en tanto oblicua y transversa son anormales. Una situación anormal se vincula con multiparidad, prematurez, pelvis estrecha y afecciones placentarias.

- La **incidencia** de situaciones anormales es de uno en 300 embarazos de término. A las 32 semanas de gestación dicha incidencia es < 2%.

- **Riesgo:** el riesgo máximo de la situación anormal es el prolapso del cordón, porque las partes fetales no llenan el plano de entrada pélvico.

- **Tratamiento:** si la situación anormal persiste después de las 35 a 38 semanas, tal vez se intente una versión externa. Se hará un estudio ultrasonográfico para descartar anomalías mayores y una placentación anormal. Si persiste la situación anormal el nacimiento deberá ocurrir por cesárea. Quizá se intente una versión cefálica transoperatoria. Es prudente una incisión uterina vertical en las pacientes en una situación transversa u oblicua con el dorso inferior o rotura de membranas o un segmento uterino inferior mal desarrollado.

- **Actitud y deflexión anormales:** se considera normal la flexión completa del cuello fetal. Sus anomalías van desde la deflexión parcial hasta la extensión completa.
  - La **presentación de cara** es resultado de la extensión del cuello fetal y la presentación es el mentón.
    - La **incidencia** es de entre 0.14 y 0.54%. En 60% de los casos la presentación de cara se vincula con una malformación fetal y la anencefalia contribuye con 33%.
    - **Diagnóstico:** se puede diagnosticar una presentación de cara por tacto vaginal, ultrasonografía o palpación de la prominencia cefálica y el dorso fetal en el mismo lado del abdomen materno, cuando se realizan las maniobras de Leopold.

- o **Riesgo:** la mortalidad perinatal va de 0.6 a 5.0%.
- o **Tratamiento:** el feto deberá estar en una variedad de posición de mentón anterior para un parto vaginal, que permita la flexión de la cabeza fetal y su nacimiento exitoso. La variedad de mentón posterior debe tratarse por cesárea.
- La **presentación de frente** es resultado de la deflexión parcial del cuello fetal.
  - o La **incidencia** es de uno en 670 a 3 433 embarazos. Las causas de la presentación de frente son similares a las de la correspondiente de cara.
  - o **Riesgos:** la mortalidad perinatal va de 1.28 a 8.00%.
  - o **Tratamiento:** en la mayoría de los casos ocurre conversión espontánea a una actitud flexionada. Se puede considerar el parto vaginal ante una presentación de frente persistente si la pelvis materna es grande, el feto pequeño y el trabajo de parto progresa de manera adecuada.
- Ocurre una **presentación compuesta** cuando una extremidad prolapsa al lado de la presentación.
- La **incidencia** es de uno en 377 a 1 213 embarazos y se vincula con prematurez.
- **Riesgos:** los fetales son de prolapso del cordón en 10 a 20% de los casos y traumatismo obstétrico, que incluye la lesión neurológica y musculoesquelética de la extremidad afectada.
- **Tratamiento:** la extremidad en prolapso no debe manipularse. Se recomienda la vigilancia fetal continua por medios electrónicos porque la presentación compuesta se vincula con un prolapso oculto del cordón. Ocurre un parto vaginal espontáneo en 75% de las presentaciones de vértice/extremidad superior. Está indicada la cesárea en casos de RCTG no tranquilizador, prolapso del cordón y fracaso del avance del trabajo de parto.

LECTURAS SUGERIDAS

American College of Obstetricians and Gynecologists Committee on Practice Bulletins—Obstetrics. ACOG Practice Bulletin No. 107: induction of labor. *Obstet Gynecol.* 2009; 114(2, pt 1):386-397. (Reaffirmed 2019)

American College of Obstetricians and Gynecologists Committee on Practice Bulletins—Obstetrics. ACOG Practice Bulletin No. 154: operative vaginal delivery. *Obstet Gynecol.* 2015;126(5):e56-e65. (Reaffirmed 2018)

American College of Obstetricians and Gynecologists Committee on Practice Bulletins—Obstetrics. ACOG Practice Bulletin No. 173: fetal macrosomia. *Obstet Gynecol.* 2016; 128(5):e195-e209. (Reaffirmed 2018)

American College of Obstetricians and Gynecologists Committee on Practice Bulletins—Obstetrics. ACOG Practice Bulletin No. 178: shoulder dystocia. *Obstet Gynecol.* 2017; 129:e123-e133. (Reaffirmed 2019)

American College of Obstetricians and Gynecologists Committee on Practice Bulletins—Obstetrics. ACOG Practice Bulletin No. 198: prevention and management of obstetric lacerations at vaginal delivery. *Obstet Gynecol.* 2018;132:e87-e102.

American College of Obstetricians and Gynecologists Committee on Practice Bulletins—Obstetrics. ACOG Practice Bulletin No. 205: vaginal birth after cesarean delivery. *Obstet Gynecol.* 2019;133:e110-e127.

American College of Obstetricians and Gynecologists, Society for Maternal-Fetal Medicine. Obstetric Care Consensus No. 1: safe prevention of the primary cesarean delivery. *Obstet Gynecol.* 2014;123(3):693-711.

Cunningham FG, Leveno KJ, Bloom SL, et al, eds. Delivery. En: *Williams Obstetrics.* 25th ed. New York, NY: McGraw-Hill; 2018:516-605.

Cunningham FG, Leveno KJ, Bloom SL, et al, eds. Labor. En: *Williams Obstetrics.* 25th ed. New York, NY: McGraw-Hill; 2018:400-515.

3 Complicaciones de trabajo de parto y parto

Benjamin K. Kogutt y Clark T. Johnson

DEHISCENCIA DE CICATRIZ O ROTURA UTERINAS

- Se define a la **dehiscencia** como la abertura de una cicatriz uterina baja que no incluye a la serosa; rara vez produce hemorragia significativa; la **rotura** es la rotura completa de la pared uterina que puede causar sufrimiento fetal y hemorragia materna significativa.
- **Incidencia.** Ocurre rotura uterina en 0.2 a 1.8% de las pacientes con una o más cesáreas transversas previas en el segmento inferior y 4 a 9% de aquellas con incisión previa de un segmento uterino activo (cesárea clásica, en T, u otra alteración del miometrio, como una miomectomía). De las roturas de cicatriz de cesárea clásica previa, 33% se presenta antes del inicio del trabajo de parto.
- **Etiología.** Son factores de riesgo significativo los siguientes:
  - Cesárea previa
  - Perforación uterina previa
  - Resección previa de un embarazo ectópico cornual
  - Inducción del trabajo de parto con prostaglandinas y antecedente de una cesárea
  - Afecciones de la colágena
  - Miomectomías abdominales en las que se ingresó a la cavidad endometrial
- **Diagnóstico y tratamiento**
  - Se manifiesta bradicardia fetal clínica en 33 a 70% de los casos. El sufrimiento fetal puede ser la manifestación inicial de una rotura uterina catastrófica. En casos más leves, ocurre un simple aumento de la altura fetal o un cambio en la posición para la colocación de un aparato de registro de la frecuencia cardiaca fetal. Los signos y síntomas maternos incluyen hipotensión, hipersensibilidad uterina, cambio de la forma del útero o dolor abdominal constante.
  - Cuando se sospecha rotura uterina es importante proceder de manera urgente a la laparotomía, con el nacimiento del feto y la reparación del órgano. Las tasas de rotura recurrente en embarazos posteriores que llegaron el término alcanzan 22%. Las recomendaciones son de un nacimiento temprano por cesárea cerca de las 36 semanas en las pacientes que experimentaron una rotura uterina previa.

PROLAPSO DEL CORDÓN UMBILICAL

- Ocurre **prolapso del cordón umbilical** cuando este se desplaza por delante de la presentación fetal y pasa a través del orificio cervical abierto (manifiesto) o desciende al lado de la presentación (oculto). El riego sanguíneo fetal se compromete de modo eficaz cuando se comprime el cordón. La incidencia global es de 1 a 6 por 1 000 nacimientos; en los partos pélvicos es un poco mayor de 1% y en la presentación de pies o la rotura de membranas ante una situación transversa puede ser tan alta como de 10 a 15%.
- **Etiología.** Los factores de riesgo incluyen rotura de membranas, presentación no encajada (incluida la pérdida del encajamiento), presentación anómala (pélvica, transversa, oblicua), prematurez, embarazo múltiple (segundo gemelo), multiparidad y polihidramnios.

- **Diagnóstico.** El prolapso del cordón suele causar bradicardia fetal prolongada intensa o deceleraciones variables persistentes, de moderadas a intensas. La exploración vaginal permite confirmar el prolapso manifiesto pues se puede palpar el cordón.
- **Tratamiento**
  - Si se percibe el cordón umbilical durante el tacto vaginal, elévese la presentación para dirigir la presión fuera del cordón, pedir ayuda y pasar a la paciente al quirófano para una cesárea de urgencia.
  - Debe administrarse anestesia apropiada en el quirófano y confirmar la viabilidad del feto antes de proceder a la cesárea.
  - La colocación de la paciente en posición de Trendelenburg o genupectoral puede aliviar la compresión del cordón ante un prolapso, pero la mano colocada en la vagina deberá continuar elevando la presentación, lo que no debe retrasar el transporte al quirófano.
  - El intervalo entre el prolapso del cordón y el nacimiento es el principal predictor del estado del recién nacido. Cuando se logra su extracción rápida, los resultados neonatales son, en general, favorables. Debe obtenerse una gasometría del cordón umbilical al nacer para valorar el grado de hipoxia.

EMBOLIAS

Embolia de líquido amniótico

- La **embolia de líquido amniótico (ELA)** es una complicación rara. Ingresan a la circulación materna líquidos, tejidos o detritos fetales a través del lecho placentario y desencadenan una anafilaxia aguda.
- **Incidencia**
  - Casi 1 de 20 000 embarazos únicos se complica con ELA.
  - La mortalidad es cercana a 25% en Estados Unidos, mucho menor que la comunicada por lo regular de 60 a 80%. La ELA contribuye con 10% de las muertes maternas en Estados Unidos. Ocurren déficits neurológicos graves en un elevado porcentaje de los supervivientes. Se informa una supervivencia neonatal de 70%.
- **Etiología y diagnóstico**
  - La denominación *embolia* es errónea porque los datos clínicos quizá son resultado de un shock anafiláctico, más que de embolia pulmonar (EP). Se mostró que el líquido amniótico causa vasoespasmo de la vasculatura pulmonar en modelos animales.
  - Los factores de riesgo incluyen trabajo de parto inducido, edad materna avanzada, multiparidad, rotura uterina, traumatismo abdominal, desprendimiento prematuro de placenta normoinserta, diabetes, laceraciones cervicales y parto quirúrgico.
  - La ELA es un diagnóstico clínico sobre todo de exclusión, al que se llega cuando una mujer presenta de manera aguda hipoxia intensa, estado de shock y colapso cardiovascular durante o justo después del trabajo de parto. Con rapidez se presentan cianosis, hemorragia, coma y coagulación intravascular diseminada (CID).
  - El diagnóstico diferencial incluye otros sucesos agudos como EP, hemorragia, reacción farmacológica, anafilaxia, septicemia e infarto miocárdico.
  - Son datos de laboratorio útiles la gasometría arterial, los electrolitos séricos, la concentración de calcio y magnesio, las pruebas de coagulación y un recuento hematológico completo.
  - El diagnóstico definitivo se hace solamente en la necropsia, al encontrar detritos de líquido amniótico (p. ej., células escamosas o pelo fetales) en la vasculatura pulmonar materna, que pueden estar presentes en la circulación de mujeres sin ELA, no obstante, por lo que este dato no es patognomónico.

- **Tratamiento**
  - Casi 65% de las ELA se presenta antes del parto. Se requiere un nacimiento rápido para obtener los mejores resultados, tanto maternos como fetales.
  - La paciente debe ser intubada y reanimada de manera intensiva.
  - Se administran soluciones intravenosas (IV), fármacos inotrópicos y vasopresores para mantener una presión arterial adecuada. Deberá disponerse de paquete eritrocítico (PRBC) y plasma fresco congelado (PFC) porque hay un elevado riesgo de CID. En casos de CID grave se ha utilizado el factor VII. Pese a todos los esfuerzos, la morbilidad y mortalidad maternas aún son elevadas.

Tromboembolia venosa

- La **embolia pulmonar** y la **trombosis venosa profunda (TVP)** constituyen una sola enfermedad, definida como tromboembolia venosa (TEV), que se puede manifestar como afección aislada de una extremidad pélvica o EP por desprendimiento de un fragmento de coágulo de las extremidades pélvicas y su desplazamiento hasta los pulmones.
- **Incidencia.** Se sabe que el embarazo y el periodo posparto son factores de riesgo de la aparición de TEV, con riesgo potencial de EP. Se calcula la incidencia de TEV de 0.76 a 1.72 por 1 000 embarazos (cuádruple respecto a la de población no gestante). En Estados Unidos, la EP es la sexta causa de muerte materna y se presenta en el periodo posparto en 43 a 60% de los casos.
- **Etiología y factores de riesgo.** El embarazo en sí es un factor de riesgo de TEV, máximo en el periodo posparto. Son factores de riesgo adicionales las trombofilias, el embarazo múltiple, las venas varicosas, la enfermedad inflamatoria intestinal, la infección de vías urinarias, la diabetes, un índice de masa corporal > 30 kg/m^2 y la edad materna > 35 años. La TVP tiene máxima probabilidad de presentarse en la extremidad inferior izquierda (70 a 90% de los casos), tal vez por compresión de la vena iliaca izquierda, sobre la que cruza la arteria iliaca derecha.
- **Valoración.** Los signos o síntomas de la EP son inespecíficos, por lo que el diagnóstico es un reto durante el embarazo. La superposición de muchos cambios fisiológicos y los síntomas que se pueden vincular con ella complican la naturaleza inespecífica del cuadro clínico de la EP (se confirma TEV en < 10% de los casos de sospecha, en comparación con 25% en pacientes no embarazadas). Los cuatro síntomas más frecuentes de la EP son disnea, dolor pleurítico de tórax, tos y sudoración.
- **Diagnóstico.** Son claves para obtener un diagnóstico rápido y exitoso de EP, el elevado índice de sospecha y un bajo umbral para la obtención de pruebas objetivas. Ver el capítulo 20 para una descripción más amplia de la valoración de la EP, incluidos los estudios de imagen.
- **Tratamiento.** Cuando hay sospecha elevada de EP, está indicado el tratamiento empírico de anticoagulación antes de la valoración diagnóstica y se puede descontinuar una vez que se descarta la TEV. Cuando está indicado el tratamiento anticoagulante, debe iniciarse con uno de los siguientes medicamentos: heparina subcutánea de bajo peso molecular, heparina subcutánea no fraccionada, o heparina no fraccionada IV. Mientras tanto, se provee atención de respaldo respiratorio, según se requiera (ver el capítulo 20).

Hemorragia posparto

- **Se define a la hemorragia posparto (HPP) como sigue:**
  - Pérdida sanguínea calculada (PSC) > 1 000 mL para un parto vaginal o una cesárea
  - Cualquier hemorragia en las 24 horas que siguen a un nacimiento suficiente para causar síntomas

- **Incidencia.** La HPP es la principal causa de muertes maternas, a las que contribuye con al menos 25% en todo el mundo. Es la segunda causa de mortalidad relacionada con el embarazo en Estados Unidos, con contribución de un poco más de 10% de las muertes maternas.
- **Etiología y tratamiento** (Tabla 3-1)
  - Las pacientes a menudo toleran una pérdida de hasta 20% del volumen sanguíneo antes de presentar síntomas de hipovolemia. Es crucial la intervención pronta, incluso en previsión. El riego sanguíneo del útero grávido es de 600 a 900 mL/min, por lo que las pacientes pueden tornarse inestables con rapidez.

Tabla 3-1	Etiología de la hemorragia posparto[a]
Etiología	**Factor(es) de riesgo**
Placentación anormal	Placenta previa con antecedente de cesárea
	Afecciones del espectro de la placenta acreta por ultrasonografía
Lesiones del conducto del parto	Episiotomía y laceraciones
	Trabajo de parto y dilatación cervical rápidos
	Cesárea o histerectomía
Rotura uterina	Antecedente de cicatriz uterina
	Elevada paridad
	Hiperestimulación uterina
	Trabajo de parto obstruido
	Manipulación intrauterina
	Fórceps medio con rotación
	Extracción del producto en presentación pélvica
Atonía uterina	Sobredistensión uterina: feto grande, embarazo múltiple, polihidramnios, coágulo retenido
	Inducción del trabajo de parto
	Uso de anestésicos halogenados
	Anomalías del trabajo de parto: trabajo de parto rápido, prolongado, bajo conducción, corioamnionitis
	Antecedente de atonía uterina
Trastornos de coagulación	Transfusión masiva
	Desprendimiento prematuro de placenta normoinserta
	Septicemia
	Preeclampsia severa
	Hígado graso agudo del embarazo
	Anticoagulación
	Coagulopatías
	Embolia de líquido amniótico

[a] Adaptado con autorización del American College of Obstetricians and Gynecologists Committee on Practice Bulletins-Obstetrics. ACOG Practice Bulletin No. 183: postpartum hemorrhage. *Obstet Gynecol.* 2017;130(4):e168-e186. Copyright © 2017 por The American College of Obstetricians and Gynecologists.

- Obtener un acceso IV de gran calibre. Iniciar la reanimación con soluciones IV. Administrar oxígeno complementario y ordenar pruebas cruzadas de sangre. Después de estos pasos iniciales, examinar a la paciente para determinar la causa subyacente y abordar el problema con rapidez.
- Deberá considerarse la transfusión después de 1 a 2 L de PSC y se puede iniciar más temprano si se espera que continúe la hemorragia, cuando la hemoglobina inicial de la paciente es baja o presenta síntomas.
- Deben restituirse los factores de coagulación (PFC y crioprecipitados) y las plaquetas ante una pérdida sanguínea masiva. Antes se administraba 1 unidad de PFC por cada 4 a 6 unidades de PRBC para disminuir la coagulopatía por dilución y citrato, ya que se espera que cada 500 mL de eritrocitos diluyan los factores de coagulación por 10%. Además, se transfundían plaquetas cuando su cifra descendía por debajo de 50 000/mL o después de la transfusión de 6 a 10 unidades de eritrocitos. Pruebas más recientes sugieren mejores resultados con un protocolo de restitución 1:1:1 de PRBC, PFC y plaquetas cuando la hemorragia es constante o se requiere transfusión masiva (> 8 unidades de PRBC). En el contexto quirúrgico, la compresión aórtica manual directa puede aminorar la presión del pulso y hacer más lenta la hemorragia activa para permitir la estabilización hemodinámica, antes de proceder al tratamiento definitivo.
- Puede considerarse la infusión de factor VII en casos extremos de hemorragia con CID.
- Se considerará la administración de ácido tranexámico para todas las pacientes con hemorragia y PSC mayor de 1 L, con repetición permisible de la dosis 1 hora después de la inicial si hay posibilidad de hemorragia persistente.

Atonía uterina

- La **atonía uterina** (contracción uterina posparto inadecuada para la hemostasia) es la causa más frecuente de HPP.
- Por lo regular, la contracción uterina después del parto comprime las arteriolas espirales del lecho placentario y así disminuye la pérdida sanguínea. La atonía permite una hemorragia continua notoria.
- Los factores de riesgo incluyen sobredistensión uterina (como en la macrosomía fetal, el polihidramnios o el embarazo múltiple); trabajo de parto prolongado, bajo conducción o precipitado; corioamnionitis; gran multiparidad, y el uso de fármacos tocolíticos.
- El tratamiento inicial es de administración de oxitocina y masaje bimanual del útero para estimular su contracción y la evacuación de coágulos de su segmento inferior para eliminar una masa en expansión, lo que es suficiente en la mayoría de los casos.
- Se pueden administrar fármacos que favorecen la contractilidad si persiste la atonía (Tabla 3-2). Es apropiado recurrir a oxitocina adicional, metilergonovina y prostaglandinas. A menudo se usa misoprostol por vía rectal (800-1 000 µg) para estimular una contracción uterina sostenida.
- Puede también considerarse la **embolización arterial uterina** selectiva ante la atonía posparto continua si la paciente se encuentra estable para su transporte a una sala de fluoroscopia.
- Cuando estas intervenciones más conservadoras no tienen éxito, debe tenerse en mente la **exploración quirúrgica** a través de una incisión vertical media abdominal. Se pueden usar varios métodos según el deseo de la paciente de procreación futura, el grado de hemorragia y la experiencia del cirujano.
  - Las **suturas de compresión uterina** pueden resultar eficaces para resolver la atonía uterina. La de B-Lynch fue la técnica descrita primero (Figura 3-1). Desde entonces, se han propuesto múltiples suturas de compresión utilizando combinaciones de las verticales y horizontales en la transfixión de las paredes uterinas anterior y posterior. Todas tienen eficacia similar para lograr la hemostasia.

Tabla 3-2	Tratamiento de la hemorragia posparto con fármacos uterotónicos[a]

Fármaco	Dosis	Comentarios y contraindicaciones
Oxitocina (Pitocin)	10-40 U/L IV a 120 mL/h, o 10 U IM	No se administren cargas IV sin diluir. Tiene efecto antidiurético con la administración prolongada o dosis alta; puede causar sobrecarga de volumen
Maleato de metilergonovina (Methergine)	0.2 mg IM cada 2-4 h o 0.2 mg VO cada 6 h No se inicie VO hasta 4 h después de la última dosis parenteral	Evítese en pacientes con hipertensión, preeclampsia, o el fenómeno de Raynaud Puede causar náusea y vómito
15-Metil prostaglandina F2α (Hemabate)	0.25 mg IM (en el músculo esquelético o miometrio) cada 15-90 min hasta un máximo de 8 dosis	Evítese en pacientes con asma Las enfermedades renales, hepáticas y cardiacas son contraindicaciones relativas Puede causar náusea/vómito, taquicardia, diarrea, pirexia
Análogo de la prostaglandina E$_1$ (misoprostol [Cytotec])	800-1 000 µg VO, sublingual, o rectal; una vez	Puede causar náusea, vómito, diarrea, fiebre, escalofríos, cefalea

Abreviaturas: IM, intramuscular; IV, intravenosa, VO, vía oral.
[a] Adaptado con autorización del American College of Obstetricians and Gynecologists Committee on Practice Bulletins-Obstetrics. ACOG Practice Bulletin No. 183: postpartum hemorrhage. *Obstet Gynecol.* 2017;130(4):e168-e186. Copyright © 2017 por The American College of Obstetricians and Gynecologists.

- La **ligadura de arterias uterinas de O'Leary** disminuye de modo eficaz la pérdida sanguínea (Figura 3-2). Después de identificar el uréter, se ligan las ramas ascendentes de la arteria uterina a nivel del repliegue peritoneal vesicouterino. Se coloca la sutura en el borde lateral del segmento inferior cerca del cérvix, y después se hace pasar a través de una zona avascular del ligamento ancho lateral a los vasos uterinos. También pueden ligarse los vasos uteroováricos (cerca de los cuernos) y los infundibulopélvicos, si es necesario.
- La **histerectomía** es el procedimiento definitivo para tratar una hemorragia uterina incoercible y no debe retrasarse cuando se requiere, ya que ello se vincula con una mayor mortalidad. Puede requerirse vigilancia de cuidados intensivos después de la histerectomía periparto por una pérdida sanguínea masiva, grandes derivaciones de líquidos en el posoperatorio y la necesidad potencial de respaldo ventilatorio.

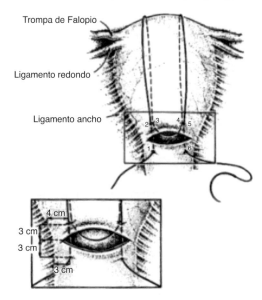

Figura 3-1. Sutura de B-Lynch. Reimpresa con autorización de Dildy GA III. Postpartum hemorrhage: new management options. *Clin Obstet Gynecol.* 2002;45(2):330-344.

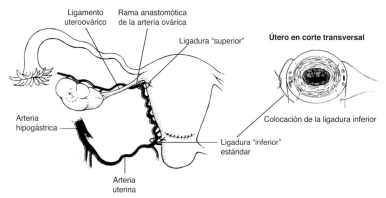

Figura 3-2. Ligadura de la arteria uterina de O'Leary. Tomada de Rock JA, Jones HW, eds. *Te-Linde's Operative Gynecology.* 10th ed. Philadelphia, PA: Lippincott Williams & Wilkins; 2008. Con autorización de *Contemp Obstet Gynecol.* 1984;24:70, y *Surgical Obstetrics.* Philadelphia, PA: WB Saunders; 1992:272.

Laceraciones y hematomas

* Se sospechará una **laceración uterina, vaginal** o **cervical** cuando el fondo del útero se encuentra bien contraído, pero persista la hemorragia, en particular si se hizo episiotomía o el parto fue quirúrgico. Es indispensable la visualización adecuada (iluminación y exposición) para evaluar una laceración. También es útil una analgesia adecuada.
* Se valoran sistemáticamente el cuello uterino, toda la vagina y el periné. Trasladar a la paciente al quirófano suele facilitar este proceso, con la exposición e instrumentación adecuadas.
* La hemorragia oculta en los **hematomas vulvares** y **vaginales** se identifica sobre todo por la presencia de hipotensión y dolor pélvico. Los hematomas estables se pueden tratar de manera conservadora, pero aquellos en expansión deben evacuarse a través de una incisión amplia, irrigarse de manera copiosa y proceder a la ligadura de los vasos sangrantes. Se recomienda el cierre por planos para ayudar a la hemostasia y eliminar el espacio muerto. Puede ser de utilidad el empaquetamiento vaginal (durante 12-18 h). Se administrarán antibióticos de amplio espectro. La embolización arterial es de utilidad cuando la hemorragia no puede tratarse de manera quirúrgica.
* El **hematoma retroperitoneal** pone en riesgo la vida en grado amplio por el volumen de sangre perdida que puede acumularse en este espacio. El diagnóstico definitivo se hace por tomografía computarizada (TC) con medio de contraste IV. Se puede presentar como hipotensión, shock cardiovascular o dolor de flanco. Una hemorragia retroperitoneal estable se puede tratar de manera conservadora. La presión del hematoma en expansión taponea los vasos sanguíneos y detiene la hemorragia. La expansión continua requiere exploración quirúrgica o embolización por radiología intervencionista.

Retención de los productos de la concepción

* La retención de los productos de la concepción causa HPP.
* Los factores de riesgo incluyen lóbulos placentarios accesorios, placentación anormal, *placenta acreta*, corioamnionitis y el parto pretérmino extremo.
* Si se sospecha retención de productos de la concepción, se puede hacer un legrado con instrumento romo. El uso de legras grandes "en banyo" de punta ancha bajo guía ultrasonográfica puede aminorar el riesgo de perforación uterina.

Afecciones del espectro de la placenta acreta

* En la *placenta acreta* está ausente el plano normal de separación entre el útero y la placenta. Si la tercera etapa del trabajo de parto dura más de 30 minutos, debe tenerse en mente una placentación anormal. Se hacen extracción manual y exploración del útero sin dañarlo. Tal vez se requiera el legrado con un instrumento romo. Puede ser imposible retirar toda la placenta sin dañar el útero. Si la hemorragia se regula con fármacos uterotónicos, tal vez sea suficiente el tratamiento conservador.
* Se puede colocar un catéter con globo (de Bakri) dentro del útero, administrar hasta 500 mL de solución salina para inflarlo hasta taponar la hemorragia por la placentación anormal. Este método puede lograr una hemostasia completa o solo dar tiempo para estabilizar a la paciente y programar una intervención adicional, como la embolización de las arterias uterinas. El catéter con globo se puede dejar colocado de 12 a 24 horas.
* La laparotomía y la histerectomía periparto son procedimientos definitivos para resolver la hemorragia en presencia de una *placenta acreta*.

Coagulopatía

* La **coagulopatía** puede causar o contribuir a una HPP.
* Los factores de riesgo incluyen preeclampsia severa, desprendimiento de placenta normoinserta, trombocitopenia idiopática/autoinmunitaria, ELA, CID, muerte fetal intrauterina, y coagulopatía hereditaria (p. ej., enfermedad de von Willebrand).

- Si la hemorragia se debe a una coagulopatía, el tratamiento quirúrgico la aumentará. Restitúyanse los factores de coagulación y las plaquetas, según sea necesario.

INVERSIÓN UTERINA

- En la **inversión uterina**, el útero se voltea de dentro hacia afuera, con protrusión del fondo a través del cuello uterino hacia el interior de la vagina o hasta el exterior. Se clasifica como *incompleta* si el cuerpo se traslada de manera parcial a través del cuello uterino, y es *completa* si el cuerpo se desplaza en su totalidad a través del cuello uterino, con *prolapso* cuando avanza más allá del introito vaginal.
- **Incidencia.** Se presenta en casi 1 de 2 500 partos, por lo general ante una placenta fúndica.
- **Etiología y tratamiento**
  - Los factores de riesgo incluyen multiparidad, trabajo de parto prolongado, cordón umbilical corto, placentación anormal (p. ej., acreta), afecciones del tejido conectivo y la tracción excesiva del cordón umbilical.
  - Se establece un acceso IV adicional para la reanimación intensiva con soluciones, en previsión de una HPP masiva. Deben descontinuarse los uterotónicos, que incluyen oxitocina.
  - Se hará un intento de restituir el útero a su forma normal de modo manual.
  - En la *maniobra de Johnson*, se sujeta el útero invertido y se recoloca en dirección cefálica a través del cuello uterino hasta la posición normal. El dejar la placenta en su sitio puede disminuir la pérdida sanguínea, y se retirará de manera manual después de restablecer la anatomía normal. Sin embargo, si la placenta impide la recolocación del útero, se retirará con rapidez antes de intentar empujar el fondo hasta su lugar normal.
  - Si la maniobra no tiene éxito o un anillo de contracción de tejido uterino impide el acceso, se pueden administrar relajantes uterinos. El fármaco preferido es la nitroglicerina (hasta tres dosis de 50-100 mg IV o por nebulizado sublingual); tiene rápido inicio, de casi 30 segundos y una semivida breve. Pueden también usarse otros relajantes uterinos, como el sulfato de terbutalina, o anestésicos generales halogenados (p. ej., halotano, isoflurano).
  - Debe implementarse el tratamiento con uterotónicos tan pronto se restablezca la anatomía uterina normal.
  - Está indicada la laparotomía cuando la restitución manual fracasa. Pueden facilitar la restitución del útero: la elevación de la vagina, la tracción ascendente secuencial desde los ligamentos redondos con un instrumento atraumático (operación de Huntington), o una incisión vertical posterior en el segmento uterino inferior y el anillo cervical (operación de Haultain).

CORIOAMNIONITIS

- La **corioamnionitis** es la infección/inflamación de la placenta, el corion y el amnios.
- **Incidencia.** Ocurre en 1 a 2% de los embarazos de término y 5 a 10% de los pretérmino.
- **Etiología y diagnóstico**
  - Los factores de riesgo incluyen nuliparidad o trabajo de parto prolongado, rotura de membranas prolongada, uso de aparatos de vigilancia interna, vaginosis bacteriana materna, infección no tratada y exploración vaginal múltiple.
  - La corioamnionitis es una infección ascendente polimicrobiana. Los microorganismos patógenos más frecuentes son *Ureaplasma urealyticum, Mycoplasma hominis, Bacteroides bivius, Gardnerella vaginalis,* estreptococos del grupo B y *Escherichia coli.*

- El diagnóstico es clínico. Los signos y síntomas incluyen fiebre materna de 38.0 °C o mayor sin otra infección obvia, taquicardia materna o fetal, hipersensibilidad uterina, fetidez del líquido amniótico o secreción francamente purulenta y leucocitosis (por lo general > 15 000, con desviación a la izquierda).
- Si el diagnóstico es incierto y la situación clínica lo justifica, se puede hacer una amniocentesis. El cultivo positivo del líquido amniótico aporta el diagnóstico definitivo. Una cifra > 30 leucocitos/µL en el líquido amniótico, una concentración de glucosa < 15 mg/dL, la interleucina-6 ≥ 11.2 ng/mL o la positividad de una tinción de Gram también sugieren infección.
- **Tratamiento**
  - El tratamiento definitivo es el parto y la evacuación del contenido uterino. Se administran antibióticos durante el trabajo de parto para beneficio fetal. Cuando se llega al diagnóstico de corioamnionitis está indicado el nacimiento. A menudo, se presenta un trabajo de parto pretérmino de rápido avance sin intervención alguna. Debe considerarse el parto vaginal, a menos que esté contraindicado.
  - Son esquemas de antibióticos aceptables los siguientes:
    - Ampicilina (2 g IV cada 6 h) más sulfato de gentamicina (2 mg/kg IV para carga, y después, 1.5 mg/kg IV cada 8 h) hasta el nacimiento. Si se hace una cesárea puede agregarse clindamicina o metronidazol con el propósito de cubrir microorganismos anaerobios.
    - Ante una alergia a la penicilina no anafiláctica, cámbiese a cefazolina (1 g IV cada 8 h) en lugar de ampicilina.
    - Ante una alergia grave a la penicilina, cámbiese a clindamicina (900 mg IV cada 8 h) o vancomicina (500 mg cada 6 h) en lugar de ampicilina.
    - Se han usado también esquemas de un solo antibiótico: ampicilina/sulbactam (Unasyn; 3 g IV cada 6 h), piperacilina/tazobactam (Zosyn; 3.375 g IV cada 6 h) y ticarcilina/clavulanato (Timentin; 3.1 g cada 6 h).
    - Ningún dato sugiere que un esquema sea mejor que otro.
  - Debe notificarse del proceso al pediatra, puesto que tal vez esté afectado el neonato.
  - La placenta debe enviarse a estudio histopatológico. Se obtendrá un cultivo de las membranas con la separación cuidadosa de amnios y corion y toma de muestra con hisopo entre las dos capas. Puede también enviarse sangre del cordón para cultivo.
  - A menos que la paciente persista febril, no están indicados los antibióticos maternos, además de una dosis posparto vaginal.
  - Después de la cesárea en presencia de corioamnionitis, debe continuarse la cobertura amplia con antibióticos durante al menos una dosis adicional (8 h). Puede ser razonable continuar con los antibióticos durante 48 horas después de la última temperatura corporal registrada de 38.0 °C o más. El esquema de gentamicina y clindamicina es común, pero se puede agregar ampicilina para tener una cobertura más amplia (en especial para cubrir enterococos).

ENDOMIOMETRITIS POSPARTO

- La **endomiometritis posparto** es una infección del endometrio, el miometrio y los tejidos parametriales.
- **Incidencia.** Cerca de 5% de los partos vaginales y 10% de las cesáreas conllevan una infección uterina puerperal. Las tasas son mucho mayores en las mujeres con menor nivel socioeconómico.

- **Etiología y diagnóstico**
  - Los factores de riesgo incluyen cesárea, diabetes mellitus materna, extracción manual de placenta y todos los correspondientes de la corioamnionitis.
  - La endomiometritis, como la corioamnionitis, es una infección polimicrobiana ascendente, con frecuencia causada por la flora vaginal normal.
  - Puede desarrollarse de inmediato y hasta varios días después del parto.
  - El diagnóstico es clínico: fiebre de 38.0 °C o más en dos ocasiones separadas por 2 a 4 horas o una sola temperatura corporal > 39.0 °C, hipersensibilidad uterina, taquicardia, secreción vaginal purulenta y datos relacionados, como íleo dinámico, peritonitis pélvica, absceso pélvico y obstrucción intestinal.
  - Los cultivos endometriales son innecesarios; por lo general, presentan contaminación por flora normal y aportan resultados mucho más tarde que lo que se requiere en la clínica. Los cultivos sanguíneos están indicados solo para los casos más graves con preocupación de la presencia de una septicemia.
- **Tratamiento.** Los esquemas antibióticos de amplio espectro incluyen lo siguiente:
  - Gentamicina y clindamicina ± ampicilina hasta transcurrir 24 a 48 horas con la paciente afebril.
  - Los tratamientos alternativos de un solo medicamento incluyen ertapenem, ceftriaxona, cefotetan, ampicilina/sulbactam, piperacilina/tazobactam, o ticarcilina/clavulanato. Su propósito es una cobertura polimicrobiana.
  - Se administra gentamicina cada 8 horas antes del parto. Para tratamiento posparto, sin embargo, en varios estudios se mostró que una dosis 5 a 7 mg/kg es segura, suficiente y eficaz en cuanto a costo. No se vigila la concentración del fármaco con la dosificación diaria.
- La endomiometritis, por lo general, se resuelve en 48 horas con antibióticos. No se requiere su administración por vía oral (VO) después de concluir el ciclo de administración IV.
- Si la fiebre persiste o la paciente desarrolla septicemia, se considerarán estudios adicionales, que pueden incluir urocultivo y hemocultivo; radiografía de tórax y abdomen; exploración ginecológica y ultrasonografía pélvica/abdominal, TC, o resonancia magnética.
- Deben sospecharse infecciones respecto a estreptococos del grupo A, clostridios y estafilococos en las pacientes que presentan septicemia. Aquella por estreptococos del grupo A contribuye a la mayoría de las causas de septicemia periparto en todo el mundo, pero es algo rara en Estados Unidos (para el tratamiento, ver el capítulo 8). Se puede sospechar el síndrome de shock tóxico cuando hay fiebre elevada, descamación, exantema macular difuso, o insuficiencia de múltiples órganos, aparatos y sistemas. En raros casos se informa mionecrosis uterina en la histerectomía posparto.

TROMBOFLEBITIS PÉLVICA SÉPTICA

- Hay dos formas de **tromboflebitis pélvica séptica (TPS)** aquella con **trombosis de venas ováricas** y la **pélvica profunda**. La TPS se presenta en 1 de 2 000 a 1 de 3 000 nacimientos, casi siempre después de una cesárea.
- **Diagnóstico y etiología**
  - Debe tenerse en mente la TPS en las pacientes con picos de fiebre persistentes a pesar de 3 días del tratamiento antibiótico de la endometritis, quienes suelen tener buen aspecto entre las crisis febriles y con dolor mínimo.
  - Se forman trombos en las venas pélvicas profundas como resultado de la hipercoagulabilidad inducida por el embarazo y la congestión venosa. Se pueden infectar y liberar émbolos sépticos que se dirigen a los pulmones. De acuerdo con los estudios de imagen, en menos de 2% de las pacientes hay émbolos pulmonares. Una vez descartadas estas

causas de fiebre posparto, la ultrasonografía pélvica y la TC o resonancia magnética pélvica/abdominal, ayudan a diagnosticar abscesos o grandes trombos. Los resultados negativos, sin embargo, no descartan la TPS, que es en realidad un diagnóstico de exclusión. Los hemocultivos, por lo general, resultan negativos.

- **Tratamiento**
  - Puesto que la TPS es a menudo un diagnóstico de exclusión en las pacientes con fiebre persistente, la mayoría ya está recibiendo tratamiento con antibióticos de amplio espectro, que también cubren a los microorganismos patógenos usuales en la endomiometritis. Una vez que se sospecha el diagnóstico, se inicia la anticoagulación con heparina o enoxaparina.
  - La heparina en teoría elimina las crisis embólicas que pueden causar fiebre en espigas. La administración terapéutica de heparina IV en solución se puede iniciar con 5 000 unidades como carga, y después, en forma continua (por lo general 16-18 unidades/kg/h) con un cociente del tiempo parcial de tromboplastina de 1.5 a 2.0 veces. También es aceptable la heparina de bajo peso molecular a una dosis de 1 mg/kg cada 12 horas.
  - Los antibióticos se continúan hasta que la paciente cursa 24 a 48 horas sin fiebre. La duración de anticoagulación es controvertida, con recomendaciones que van desde 24 horas hasta 2 semanas después de la última fiebre. Si en los estudios de imagen se detecta con claridad un trombo venoso profundo o pulmonar, están indicados 6 meses de anticoagulación con warfarina o enoxaparina.

LECTURAS SUGERIDAS

American College of Obstetricians and Gynecologists Committee on Practice Bulletins—Obstetrics. ACOG Practice Bulletin No. 183: postpartum hemorrhage. *Obstet Gynecol.* 2017;130:e168-e186.

Chandraharan E, Krishna A. Diagnosis and management of postpartum haemorrhage. *BMJ.* 2017;358:j3875.

Kogutt BK, Vaught AJ. Postpartum hemorrhage: blood product management and massive transfusion. *Semin Perinatol.* 2019;43(1):44-50. doi:10.1053/j.semperi.2018.11.008.

Mackeen AD, Packard RE, Ota E, Speer L. Antibiotic regimens for postpartum endometritis. *Cochrane Database Syst Rev.* 2015;(2):CD001067.

Pacheco LD, Saade G, Hankins GDV, Clark SL; for Society for Maternal-Fetal Medicine. Amniotic fluid embolism: diagnosis and management. *Am J Obstet Gynecol.* 2016;215(2):B16-B24.

Weeks A. The prevention and treatment of postpartum haemorrhage: what do we know, and where do we go to next? *BJOG.* 2015;122(2):202-210.

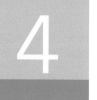

4 Valoración fetal

Nicole R. Gavin y Ahmet Baschat

ANTECEDENTES

Se hace **vigilancia fetal prenatal** utilizando diversas modalidades que permiten a los médicos valorar de manera estrecha a los fetos en riesgo de deterioro de su bienestar. La mayoría de las pruebas de vigilancia detecta signos de compromiso fetal relacionados con la insuficiencia uteroplacentaria para evitar hipoxemia fetal, acidemia y muerte. Realizadas en forma seriada a intervalos regulares, las pruebas prenatales fetales se usan para valorar el bienestar fetal en curso, guiar el tratamiento prenatal y determinar la posible necesidad de un nacimiento inminente u otro tratamiento obstétrico agudo. Por ello es importante que los proveedores de atención obstétrica estén bien versados en las diferentes modalidades de pruebas fetales, incluyendo sus limitaciones e implicaciones.

MÉTODOS DE VALORACIÓN FETAL

Hay numerosos métodos de valoración del bienestar fetal y ninguna prueba aislada es mejor que otra, si bien algunas se desempeñan mejor para condiciones específicas. Cada prueba tiene sus propios méritos individuales (así como limitaciones), y a menudo se usan en combinación para obtener una valoración global del estado del feto y ayudar a identificar su compromiso (Tabla 4-1).

Movimientos fetales

- **Valoración materna de los movimientos fetales (conteo de patadas)**
  - La prueba menos cara y conservadora de valoración fetal.
  - No requiere equipo ni ámbito hospitalarios.
- **Propósito:** se pueden usar los conteos de movimientos para la detección sistemática y tranquilidad de la paciente en embarazos de bajo riesgo cuando percibe una disminución de los movimientos fetales o como complemento de otras modalidades de vigilancia específica de una enfermedad. También se puede usar como método de vigilancia en algunos embarazos de mayor riesgo, por ejemplo, en las mujeres con el antecedente de un óbito fetal.
- **Método de prueba:** la paciente cuenta el número de movimientos fetales en un periodo definido. Mientras lo hace, debe yacer sobre su costado izquierdo para mejorar el riego sanguíneo uterino y de la placenta, e ingerir alimento antes de iniciar la prueba para estimular al feto. Se han descrito múltiples estrategias de prueba, todas con eficacia equivalente.
  - Para realizar la técnica de Cardiff, la paciente cuenta los movimientos fetales cuando se levanta por la mañana y registra el tiempo requerido para que el feto presente 10. La ausencia de 10 movimientos en un periodo de 3 horas debe hacer que llame a su médico para valorar pruebas fetales adicionales.
  - Con el uso de la técnica de Sadovsky, la paciente cuenta los movimientos fetales durante el transcurso de 1 hora y, para considerarlos "alentadores", debe percibir cuatro o más durante 1 hora. Sin embargo, es permisible que transcurra una segunda hora de vigilancia para alcanzar esa cifra de movimientos fetales. Si no se han percibido

Tabla 4-1	Resumen de pruebas prenatales[a]			
	Componentes	Resultados	Tasa de falsos negativos	Tasa de falsos positivos
PSS	• Vigilancia continua de la FCF	**Reactiva:** ≥ 2 aceleraciones en 20 min (se puede ampliar a 40 min) **No reactiva:** < 2 aceleraciones en 40 min	0.2-0.65%	55-90%
PTO	• Vigilancia continua de la FCF • Al menos tres contracciones ≥ 40 s en 10 min	**Negativa:** ninguna desaceleración tardía o variable significativa **Positiva:** desaceleraciones tardías después de ≥ 50% de las contracciones **Equívoca:** desaceleraciones intermitentes	0.04%	35-65%
PBF	Cinco componentes en 30 min: • PSS • Episodio de movimientos respiratorios fetales ≥ 30 s • ≥ 3 movimientos discretos de cuerpo o extremidades • ≥ 1 episodio de extensión de extremidades con retorno a la flexión • Máximo cúmulo vertical de LA > 2 cm o ILA > 5 cm	**Normal:** ≥ 8/10 o 8/8 sin considerar PSS **Equívoco:** 6/10 **Anormal:** ≤ 4/10	0.07-0.08%	40-50%
PBF modificado	• PSS • ILA	**Normal:** PSS reactiva e ILA > 5 cm **Anormal:** PSS no reactiva y/o ILA ≤ 5 cm	0.08%	60%

Abreviaturas: PTO, prueba de estrés por contracciones; FCF, frecuencia cardiaca fetal; ILA, índice de líquido amniótico; LA, líquido amniótico; PTO, prueba de tolerancia a la oxitocina; PBF, perfil biofísico; PSS, prueba sin estrés.

[a] Adaptado con autorización de Signore C, Freeman RK, Spong CY. Antenatal testing-a reevaluation: executive summary of a Eunice Kennedy Shriver National Institute of Child Health and Human Development workshop. *Obstet Gynecol.* 2009;113(3):687-701. Copyright © 2009 por The American College of Obstetricians and Gynecologists.

cuatro pasadas 2 horas, deberá entrar en contacto con su médico para recomendaciones adicionales.

- **Tratamiento ante resultados anormales:** después de la observación de disminución de los movimientos fetales, la prueba sin estrés (PSS) es la de seguimiento para valorar el bienestar fetal.

Vigilancia de la frecuencia cardiaca fetal

- **Prueba sin estrés**
  - En ausencia de acidosis o alteración neurológica, la frecuencia cardiaca fetal por lo regular aumenta de manera temporal y al azar durante los movimientos fetales. Tales aumentos o aceleraciones de la frecuencia cardiaca se documentan por cardiotocografía.
  - **Método de prueba:** la PSS es una valoración no invasiva donde se registra la frecuencia cardiaca fetal de manera simultánea con la actividad uterina. La primera se capta por un cardiotacómetro externo, que utiliza ultrasonido para valorar los movimientos cardiacos fetales y aporta un promedio de los latidos. La actividad uterina se vigila mediante un tocodinamómetro externo.
  - **Criterios para los resultados de la prueba:** una PSS "reactiva" es la que muestra al menos dos aceleraciones de la frecuencia cardiaca fetal en un periodo de 20 minutos.
    - Antes de las 32 semanas de gestación, las aceleraciones deben ser de 10 segundos de duración y alcanzar un pico de 10 latidos por arriba de la basal para calificar la PSS como "reactiva".
    - Conforme maduran los sistemas simpático y parasimpático, se aplican criterios más estrictos. En un feto de 32 semanas o más, una de cada dos aceleraciones debe ser de 15 segundos de duración y alcanzar un pico de 15 latidos por arriba de la basal (Figura 4-1).
    - Si la frecuencia cardiaca fetal es "no reactiva" pasados 20 minutos, deberá continuarse la observación durante 20 minutos adicionales para tomar en cuenta la posibilidad de que el feto haya estado en sueño tranquilo durante el periodo inicial.
    - Hay otros factores que pueden influir en el registro de la frecuencia cardiaca fetal (ver más adelante). Específicamente, el desarrollo de estados conductuales fetales da como resultado un incremento gradual de los registros de la frecuencia cardiaca no reactivos de las 32 semanas en adelante. Estos a menudo coinciden con periodos

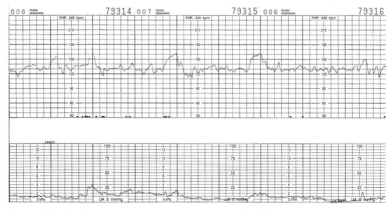

Figura 4-1. Prueba sin estrés reactiva. La tira de registro fetal del aparato señala la frecuencia cardiaca (**arriba**) y la actividad contráctil uterina (**abajo**). Son evidentes varias aceleraciones.

de quietud fetal y, por lo tanto, pueden requerir pruebas adicionales para distinguir ese estado fisiológico de una afección.

- **Fortalezas y limitaciones:** una PSS "reactiva" es muy predictiva de un bajo riesgo de mortalidad fetal. La tasa de óbitos fetales en la semana que sigue a una PSS reactiva es de 1.9/1 000, dependiendo de la indicación de la prueba. El valor predictivo negativo de una PSS es > 90%, en tanto el positivo es de solo 50 a 70%. Por lo tanto, la PSS está mejor adaptada para descartar, más que predecir, un compromiso fetal. Dada la elevada tasa de falsos positivos, una PSS "no reactiva" debe ir seguida de pruebas más amplias, como un perfil biofísico (PBF), la estimulación vibroacústica (PEVA) o una prueba de estrés por contracciones (PTO). La prueba de PEVA está diseñada para inducir aceleraciones de la frecuencia cardiaca fetal por un estímulo acústico que "despierta" al feto de su estado de reposo.
- **Prueba de estrés por contracciones o de tolerancia a la oxitocina**
  - **Propósito:** la PTO está diseñada para valorar la respuesta fetal ante el estrés de las contracciones uterinas inducidas que causan una insuficiencia uteroplacentaria transitoria.
  - **Método de prueba:** se coloca a la madre en decúbito lateral izquierdo y se acoplan los aparatos externos. Si se visualizan tres contracciones de 40 segundos o de mayor duración, se puede hacer una PTO "espontánea", sin estimulación. En ausencia de contracciones espontáneas, se puede inducir la actividad uterina por estimulación del pezón o con la administración de una solución diluida de oxitocina hasta que se presenten tres contracciones en un periodo de 10 minutos.
- **Criterios para los resultados de la prueba:** una PTO "positiva" muestra desaceleraciones tardías en más de 50% de las contracciones (Figura 4-2). Las desaceleraciones tardías alcanzan su nadir después del pico de la contracción. Una PTO "negativa" no muestra desaceleraciones tardías. Una PTO con desaceleraciones tardías intermitentes se considera equívoca y justifica una valoración adicional del embarazo. Una PTO "inadecuada" o "insatisfactoria" es aquella en la que no se alcanzan las contracciones adecuadas. Si ocurre hiperestimulación uterina, una respuesta fetal anormal puede ser resultado solo de la técnica y debe repetirse, o hacerse otro tipo de prueba.

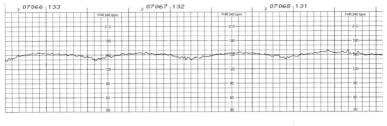

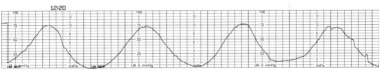

Figura 4-2. Registro de la frecuencia cardiaca fetal con desaceleraciones tardías. Después de cada contracción (**trazo inferior**) hay una ligera depresión de la frecuencia cardiaca fetal (**trazo superior**), que sugiere insuficiencia uteroplacentaria. Registro de la frecuencia cardiaca fetal original, cortesía de Janice Henderson, MD, Division of Maternal Fetal Medicine, Department of Gynecology and Obstetrics, Johns Hopkins Hospital.

- **Fortalezas y limitaciones:** la PTO es uno de los métodos más intensivos de trabajo para la vigilancia fetal, pero tiene la máxima especificidad para detectar a un feto comprometido, con un valor predictivo negativo > 99%. Son contraindicaciones relativas a la PTO el trabajo de parto pretérmino, la rotura prematura de membranas pretérmino, la placenta previa y el alto riesgo de rotura uterina. El antecedente de cesárea transversa baja no es una contraindicación.

Vigilancia cardiaca fetal por ultrasonografía

- **Perfil biofísico**
  - **Propósito:** en el perfil biofísico (PBF) se utilizan las observaciones por ultrasonido combinado con una PSS para ayudar a predecir la hipoxia tisular aguda y crónica. Tiene un excelente valor predictivo negativo para la mortalidad fetal en las 72 a 96 horas que le siguen. Se ha mostrado que disminuye la morbilidad y la mortalidad perinatales.
  - **Método de estudio:** el PBF tiene cinco componentes: respiraciones, movimientos y tono fetales, valoración de líquido amniótico por ultrasonido y PSS. Se asignan dos puntos a cada parámetro visualizado. No se asignan puntos ante una PSS no reactiva o la ausencia de algún parámetro. Por lo tanto, solo son posibles cifras de calificación pares, con un máximo de 10. En la Tabla 4-2 se enlistan los criterios específicos para estos componentes. Todos los criterios ultrasonográficos deben visualizarse en un periodo de 30 minutos.
  - **Criterios para los resultados de la prueba:** el PBF se comunica como normal, equívoco o anormal. Una calificación de 8 o 10 es normal, y se pueden continuar la vigilancia sistemática y el tratamiento obstétrico expectante. Una calificación de 8 con un cúmulo vertical máximo de líquido amniótico (LA) < 2 cm o una calificación de 6 son equívocos y debe repetirse el PBF en 6 a 24 horas, en especial ante fetos mayores de 32 semanas de gestación. Si la calificación no mejora, debe considerarse la interrupción del embarazo, según la edad gestacional y las circunstancias individuales. Una calificación de 6 con un cúmulo vertical máximo de líquido amniótico < 2 cm o una

Tabla 4-2	Perfil biofísico	
Variable biofísica	Normal (calificación = 2)	Anormal (calificación = 0)
Movimientos respiratorios fetales	Un episodio de respiración fetal de 30 s	Menos de 30 s de respiraciones fetales; ausencia de respiraciones
Movimientos fetales	Tres movimientos corporales/de extremidad discretos	Dos o menos movimientos corporales/de extremidad
Tono fetal	Un episodio de extensión activa, con retorno a la flexión, de las extremidades o el tronco fetales	Posición extendida con retorno lento a la flexión o ninguno; ausencia de movimientos
Prueba sin estrés	Reactiva	No reactiva
Volumen de líquido amniótico	Un cúmulo de líquido de al menos 2 cm en dos planos perpendiculares	Sin líquido amniótico o con un cúmulo < 2 cm

calificación ≤ 4 son anormales y debe tenerse en mente la interrupción del embarazo, de nuevo dependiendo de la edad gestacional y el contexto clínico. Al margen de la calificación compuesta, el oligohidramnios (definido por un volumen de líquido amniótico con un cúmulo vertical < 2 cm) justifica una mayor valoración. Es importante considerar que la respiración fetal puede disminuir en los fetos pretérmino de < 34 semanas de gestación y esto pudiese afectar la interpretación.

- **PBF modificado**
  - **Propósito:** en esta prueba se incluyen la **PSS y el volumen de líquido amniótico**, que a menudo se usan juntos para valorar el bienestar fetal en el tercer trimestre. En general, el volumen de líquido amniótico refleja la perfusión fetal y, cuando está disminuido, da origen a la sospecha de una insuficiencia uteroplacentaria.
  - **Criterios para los resultados de la prueba:** una prueba normal incluye una PSS reactiva y un volumen de líquido amniótico con un cúmulo vertical máximo > 2 cm. Una prueba anormal carece de uno o ambos de estos parámetros y debe ser objeto de valoración adicional.
  - **Fortalezas y limitaciones del PBF:** un PBF normal es muy predictivo de un estado fetal normal, en tanto que uno anormal predice acidemia antes del trabajo de parto con un pH fetal < 7.20. Una desventaja del PBF es su capacidad limitada para predecir un deterioro fetal inminente. La tasa de óbitos fetales 1 semana después de un PBF normal es de 0.9/1 000, con hemorragia fetomaterna, sucesos obstétricos adversos y deterioro de la función placentaria como contribuyentes primarios al deceso.

Estudio Doppler de la velocidad y el flujo sanguíneo fetal

- **Propósito:** la velocimetría Doppler es un método no invasivo de valoración de la impedancia vascular o la velocidad absoluta del riego sanguíneo en varios lechos vasculares fetales. El propósito de la vigilancia Doppler es valorar la gravedad de la disfunción placentaria o el grado de compromiso cardiovascular fetal en una diversidad de circunstancias. Los principales vasos usados para la vigilancia fetal son la arteria umbilical, la arteria cerebral media (ACM) y el conducto o ducto venoso (DV).
- **Velocimetría Doppler de la arteria umbilical**
  - **Método de estudio Doppler de la arteria umbilical:** se mide el riego sanguíneo de la arteria umbilical en un asa del cordón umbilical que flota de manera libre. Se registra y analiza el patrón de la forma de onda (Figura 4-3), más comúnmente por el cociente sistólico/diastólico (S/D), en tanto el índice de pulsatilidad (IP) provee el parámetro más consistente. Una disminución en el flujo diastólico se vincula con la insuficiencia placentaria y produce un aumento de los índices Doppler por arriba del rango de referencia específico para la edad gestacional (S/D e IP). Se visualiza una disminución significativa que lleva a la ausencia o inversión de la velocidad diastólica final ante la disfunción placentaria significativa. El estudio Doppler de arteria umbilical anormal se relaciona con la restricción del crecimiento intrauterino (RCIU), la hipoxia y la acidez fetales y, por lo tanto, con tasas más altas de morbilidad y mortalidad perinatales.
  - **Fortalezas y limitaciones:** los patrones anormales del riego sanguíneo de la arteria umbilical preceden a los patrones de frecuencia cardiaca fetal anormal, según informes, por una media de 7 días. Por ese motivo, se usa en conjunto con otras pruebas en los embarazos complicados por RCIU, preeclampsia o hipertensión crónica. El estudio Doppler de arteria umbilical es en particular útil en circunstancias que se vinculan con una perfusión anormal de la circulación placentaria, como ocurre en el RCIU. La disfunción placentaria anormal leve que afecta la oxigenación fetal no necesariamente se detecta por el estudio Doppler de arteria umbilical.

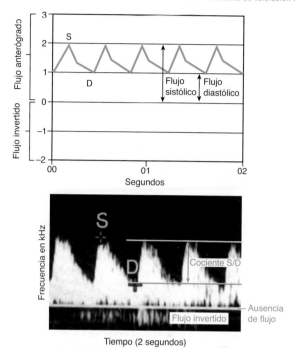

Figura 4-3. Valoración del riego sanguíneo de la arteria umbilical por velocimetría Doppler. En el **cuadro superior** se muestran los datos de una arteria umbilical normal. La **imagen inferior** es de un registro Doppler normal típico. El cociente del flujo durante la sístole y la diástole (cociente S/D) refleja la resistencia del lecho placentario. D, diástole; S, sístole. Adaptado de Druzin ML, Gabbe SG, Reed KL. Antepartum fetal evaluation. En: Gabbe SG, Niebyl JR, Simpson JL, eds. *Obstetrics: Normal and Problem Pregnancies.* 4th ed. New York, NY: Churchill Livingstone; 2001:334 y MacDonald MG, Mullet MD, Seshia MMK, eds. *Avery's Neonatology: Pathophysiology & Management of the Newborn.* 6th ed. Philadelphia, PA: Lippincott Williams & Wilkins; 2005.

- **Indicaciones de uso:** no debe usarse la velocimetría Doppler de arteria umbilical como recurso de detección en la población general. Ha mostrado utilidad en embarazos complicados por RCIU, hipertensión o preeclampsia.
- **Velocimetría Doppler de la arteria cerebral media**
  - El riego sanguíneo de ACM se mide en el cerebro fetal y la forma de onda se analiza con el cociente S/D, pero de manera más consistente con el IP. Además, también se puede registrar la velocidad sistólica máxima. Un aumento significativo en el flujo diastólico lleva a la disminución del índice Doppler y puede observarse ante una hipoxemia fetal significativa y la disfunción placentaria (esto es lo que se llama "conservación del cerebro"). Se observa un aumento en la velocidad sistólica máxima cuando hay anemia fetal.
  - **Fortalezas y limitaciones:** la velocimetría Doppler de la ACM anormal permite detectar la disfunción placentaria por debajo del umbral de detección del Doppler de

arteria umbilical, como se observa con frecuencia en el RCIU a término. En el feto con RCIU a término y Doppler de arteria umbilical normal, la conservación del cerebro de inicio reciente (como se observa en un estudio Doppler de ACM anormal) se relaciona con el óbito fetal en 1 semana. La velocidad sistólica máxima cerebral media se ha convertido en el principal recurso de vigilancia de los fetos en riesgo de anemia (isoinmunización Rh, hemorragia fetomaterna), porque permite predecir la anemia fetal grave con mucha sensibilidad.

- **Indicaciones de uso:** no debe utilizarse el Doppler de ACM como recurso de detección, por su incapacidad de predecir la afección fetal, que se limita a algunas específicas. Ha mostrado utilidad en embarazos complicados por RCIU, hipertensión, preeclampsia o anemia fetal.
- **Velocimetría Doppler del conducto venoso**
  - El conducto venoso (DV) se encarga de proveer sangre oxigenada directamente al corazón y como vaso venoso presenta una forma de onda trifásica (sístole, diástole, sístole auricular). Un decremento significativo en el riego anterógrado durante el flujo sistólico auricular lleva a un aumento en el índice Doppler y puede visualizarse con la progresión a la acidemia en los fetos con RCIU grave. La pérdida o inversión del flujo auricular sistólico anterógrado en este contexto se relaciona con un mayor riesgo de óbito fetal en 1 semana. Por lo tanto, se recomienda la interrupción del embarazo cuando esto ocurre e incluso si el feto pretérmino con RCIU tiene una edad gestacional (EG) de 26 semanas o más.
  - **Fortalezas y limitaciones:** el Doppler anormal de DV es útil para detectar un deterioro avanzado en los fetos con RCIU, que requieren la interrupción del embarazo. En el RCIU de inicio temprano, el Doppler de DV se torna anormal después de que se presentan anomalías umbilicales o de la SVM. En un estudio aleatorio se estableció que esperar a que el feto con una anomalía Doppler de DV alcance una edad gestacional significativa se vincula con un mejor resultado compuesto en el RCIU.
  - **Indicaciones de uso:** el DV es un recurso de vigilancia específico de enfermedad que se usa solo en el RCIU de inicio temprano, presente antes de las 32 semanas. No debe usarse un Doppler de DV como recurso de detección porque su capacidad de predecir la acidemia y el compromiso fetales se limita a la RCIU. Un Doppler de DV tal vez no siempre refleje compromiso fetal y, por lo tanto, se recomienda la vigilancia concomitante con el estudio de la frecuencia cardiaca fetal y/o PBF como medida de seguridad. Es digno de mención que, en el estudio aleatorio antes mencionado, el registro de la frecuencia cardiaca fetal llevó a recomendar el parto en la mayoría de los casos, más que los estudios Doppler.

FACTORES DE CONFUSIÓN EN LA VALORACIÓN FETAL

- **Ciclos de sueño:** el feto presenta ciclos de sueño de 20 a 80 minutos de duración, en los que la variabilidad a largo plazo de la FCF disminuye y la PSS quizá resulte no reactiva; para descartar un ciclo de sueño como causa, se puede requerir la prolongación de la vigilancia (mayor de 80 minutos en ocasiones) o la PEVA.
- **Medicamentos:** ciertos medicamentos de uso materno atraviesan la placenta y pueden tener efecto sobre la frecuencia cardiaca, los movimientos fetales y el volumen de líquido amniótico. Hay varios medicamentos que se administran para el tratamiento del trabajo de parto y sus complicaciones, que pueden tener una influencia en las pruebas de bienestar fetal. Se mostró que los glucocorticoides administrados con el propósito de aumentar la madurez fetal influyen en las calificaciones de PBF por disminución del índice de líquido amniótico, de los movimientos corporales y respiratorios fetales. El sulfato de magnesio puede disminuir la variabilidad de la FCF. Otros medicamentos,

como los narcóticos, sedantes y bloqueadores β, mostraron disminuir la variabilidad y reactividad de la FCF.

- **Tabaquismo y uso de drogas maternos:** el uso de drogas y el tabaquismo maternos causan un decremento transitorio de la variabilidad de la FCF.
- **Hipoglucemia materna:** la hipoglucemia materna puede disminuir la variabilidad de la frecuencia cardiaca, así como los movimientos y la respiración del feto.

INDICACIONES PARA LAS PRUEBAS FETALES

- **Afecciones maternas y complicaciones del embarazo:** hay numerosas afecciones médicas maternas, complicaciones del embarazo y afecciones fetales que confieren un mayor riesgo de resultados adversos. Por lo tanto, se recomienda la vigilancia fetal prenatal de estos embarazos de alto riesgo en un intento por disminuir la morbilidad y mortalidad fetales. En las Tablas 4-3 y 4-4 se destacan algunas de las indicaciones maternas y fetales de vigilancia fetal prenatal, los métodos de prueba empleados, la edad gestacional para empezarlos y su frecuencia.
- **Inicio y frecuencia de las pruebas:** cada indicación materna y fetal de vigilancia fetal tiene sus propias recomendaciones para el inicio y la frecuencia de las pruebas, con base en la etiología subyacente y el riesgo percibido del feto.

Tabla 4-3	Recomendaciones de valoración fetal prenatal: afecciones maternas/gestacionales[a]

Afecciones maternas
- Diabetes pregestacional
- Hipertensión
- Lupus eritematoso sistémico
- Nefropatía crónica
- Síndrome de anticuerpos antifosfolípidos
- Hipertiroidismo (mal regulado)
- Hemoglobinopatías (drepanocitemia, drepanocitemia-hemoglobina C, o drepanocitemia-talasemia)
- Cardiopatía cianótica

Afecciones vinculadas con el embarazo
- Hipertensión gestacional
- Preeclampsia
- Disminución de los movimientos fetales
- Diabetes gestacional (mal regulada o tratada con medicamentos)
- Oligohidramnios
- Rotura prematura de membranas pretérmino
- Restricción del crecimiento fetal
- Desprendimiento prematuro de placenta normoinserta leve
- Embarazo de término avanzado o postérmino
- Isoinmunización
- Antecedente de óbito
- Embarazo múltiple, monocoriónico (con discrepancia significativa del crecimiento)
- Colestasis del embarazo

[a] Adaptado con autorización del American College of Obstetricians and Gynecologists Committee on Practice Bulletins—Obstetrics. ACOG Practice Bulletin No. 145: antepartum fetal surveillance. *Obstet Gynecol.* 2014;124(1):182-192. (Reafirmado en el 2019). Copyright © 2014 por The American College of Obstetricians and Gynecologists.

Tabla 4-4	Recomendaciones de pruebas fetales prenatales: circunstancias fetales

Indicación	Pruebas	Edad gestacional sugerida para el inicio	Frecuencia de las pruebas
Restricción del crecimiento intrauterino	Estudios Doppler umbilicales	En el momento del diagnóstico	Semanal o bisemanal
	PSS		De semanal a diaria
	ILA		Semanal
	PBF		De semanal a diaria
Isoinmunización	Estudio Doppler de ACM por anemia fetal	A las 16-18 semanas	Semanal
Rotura prematura de membranas pretérmino (RPMP)	PSS PBF	En el momento de la RPMP	De diaria a dos veces por semana
Antecedente de óbito fetal	Conteo de los movimientos	A las 26-28 semanas	Diaria
	PSS, ILA, PBF	A las 32 semanas o 1-2 antes de la EG en que ocurrió el óbito previo	De semanal a bisemanal

Abreviaturas: EG, edad gestacional; ILA, índice de líquido amniótico; ACM, arteria cerebral media; PBF, perfil biofísico; PSS, prueba sin estrés.

LECTURAS SUGERIDAS

American College of Obstetricians and Gynecologists Committee on Practice Bulletins—Obstetrics. ACOG Practice Bulletin No. 145: antepartum fetal surveillance. *Obstet Gynecol*. 2014;124:182-192. (Reafirmado en el 2019).

American College of Obstetricians and Gynecologists Committee on Practice Bulletins—Obstetrics. ACOG Practice Bulletin No. 204: fetal growth restriction. *Obstet Gynecol*. 2019;133:e97-e109.

Baschat AA. Planning management and delivery of the growth-restricted fetus. *Best Pract Res Clin Obstet Gynaecol*. 2018;49:53-65.

Devoe LD. Antenatal fetal assessment: contraction stress test, nonstress test, vibroacoustic stimulation, amniotic fluid volume, biophysical profile, and modified biophysical profile—an overview. *Semin Perinatol*. 2008;32:247-252.

Lees CC, Marlow N, van Wassenaer-Leemhuis A, et al. 2 Year neurodevelopmental and intermediate perinatal outcomes in infants with very preterm fetal growth restriction (TRUFFLE): a randomised trial. *Lancet*. 2015;385:2162-2172.

Nageotte M. Antenatal testing: diabetes mellitus. *Semin Perinatol*. 2008;32:269-270.

Turan S, Miller J, Baschat A. Integrated testing and management in fetal growth restriction. *Semin Perinatol*. 2008;32:194-200.

Complicaciones prenatales

Jerome J. Federspiel y Jeanne S. Sheffield

NÁUSEA Y VÓMITO DURANTE EL EMBARAZO

- Se trata de manifestaciones comunes durante el embarazo con una incidencia de 50 a 80% de náusea y de 50% de vómito. La **hiperémesis gravídica** es mucho menos frecuente y complica a casi 1% de los embarazos. No hay una definición universal aceptada de hiperémesis gravídica, pero sus criterios de diagnóstico incluyen una combinación de los siguientes: exclusión de causas alternativas de náusea y vómito (Tabla 5-1), inanición aguda (p. ej., cetonuria) y disminución de peso (p. ej., 5% respecto al pregestacional) y pueden incluir también anomalías de electrolitos, tiroides y de las pruebas de función hepática. La hiperémesis gravídica, que en general alcanza su máximo alrededor de las 9 semanas, se considera una manifestación severa de la náusea y el vómito del embarazo, más que una afección diferente (ver el capítulo 15).

- Se conoce poco la etiología de la náusea y el vómito del embarazo. Las cifras aumentadas de gonadotropina coriónica humana (como ocurre en los embarazos múltiple y molar) y el estradiol se vinculan con peores síntomas, si bien no se ha definido el mecanismo exacto. Las teorías de que la náusea y el vómito del embarazo son impulsados por una predisposición psicológica son menos útiles para comprenderlas y tratarlas. Otros factores de riesgo incluyen el antecedente de cinetosis, migrañas, historia familiar o personal del trastorno y un feto femenino.

- En la práctica obstétrica moderna son raras las complicaciones graves de la náusea y el vómito del embarazo (como el síndrome de Boerhaave o la encefalopatía de Wernicke), pero en Estados Unidos la afección sigue siendo el segundo motivo más frecuente de hospitalización preparto (después del trabajo de parto pretérmino) y tiene un impacto considerable en la calidad de vida materna. La náusea leve a moderada y el vómito durante el embarazo no se han vinculado con impactos fetales o neonatales. Náusea y vómito graves e hiperémesis pueden estar asociados con mayores tasas de bajo peso al nacer y parto pretérmino, pero no se ha hallado vínculo entre la hiperémesis y la mortalidad perinatal o neonatal en grandes grupos.

- **Tratamiento:** los esfuerzos preventivos incluyen recomendar a las pacientes iniciar vitaminas prenatales al menos 1 mes antes de la concepción, y para aquellas con el antecedente de hiperémesis, iniciar el tratamiento antiemético antes de que se presenten los síntomas. Para el tratamiento de la náusea y el vómito una vez que se presentan, en las guías del American College of Obstetricians and Gynecologists (ACOG) se recomiendan en primer lugar los tratamientos no farmacológicos, empezando con la transición de vitaminas prenatales a solo ácido fólico, cápsulas de jengibre y considerar el uso de bandas P6 de acupresión en la muñeca. Ver la Tabla 5-2. Es razonable recomendar comidas pequeñas frecuentes y evitar los alimentos que desencadenan los síntomas, si bien son intervenciones no basadas en evidencias. En el caso de que el tratamiento no farmacológico carezca de éxito, en el ACOG se recomiendan productos que contienen una combinación de vitamina B_6 (piridoxina) y doxilamina como opción farmacoterapéutica inicial. Para las pacientes con persistencia de los síntomas se sugiere como siguiente paso el recurrir a un antihistamínico sedante (p. ej., dimenhidrinato o difenhidramina) o un derivado fenotiacínico (p. ej., proclorperacina o prometacina). Los fármacos adicionales, en ausencia de deshidratación, pueden incluir metoclopramida, ondansetron,

Tabla 5-1	Diagnóstico diferencial de la náusea y el vómito del embarazo[a]
Afecciones gastrointestinales	Gastroenteritis Gastroparesia Acalasia Afección de las vías biliares Hepatitis Obstrucción intestinal Enfermedad ulceropéptica Pancreatitis Apendicitis
Afecciones del aparato genitourinario	Pielonefritis Uremia Torsión ovárica Litiasis renal Leiomiomas uterinos en degeneración
Afecciones metabólicas	Cetoacidosis diabética Porfiria Enfermedad de Addison Hipertiroidismo Hiperparatiroidismo
Trastornos neurológicos	Seudotumor cerebral Lesiones vestibulares Migraña Tumores del sistema nervioso central Hipofisitis linfocítica
Afecciones diversas	Toxicidad o intolerancia de fármacos Trastorno psicológico
Afecciones relacionadas con el embarazo	Hígado graso agudo del embarazo Preeclampsia "Náuseas del embarazo" Hiperémesis gravídica

[a] Adaptado de Goodwin TM. Hyperemesis gravidarum. *Obstet Gynecol Clin North Am.* 2008;35(3):401-417, viii. Copyright © 2008 Elsevier. Con autorización.

prometacina o trimetobenzamida. En este esquema terapéutico creciente es importante considerar que la combinación de antagonistas de dopamina y fenotiacinas aumenta el riesgo de efectos secundarios extrapiramidales y el síndrome neuroléptico maligno, en tanto la combinación de ondansetron y fenotiacinas puede causar una prolongación excesiva del QTc.
- Para las pacientes que presentan deshidratación y no pueden tolerar la rehidratación por vía oral, en las guías actuales del ACOG se recomienda inicialmente el uso de la

Tabla 5-2	Tratamiento de la náusea y el vómito del embarazo[a]

Paso del tratamiento[b]	Método terapéutico
1	Opciones no farmacológicas: • Cambio de vitaminas prenatales a solo ácido fólico • Cápsulas de jengibre, o comprimidos de 250 mg cada 6 h VO • Acupresión con bandas P6 en la muñeca
2	Agregar uno de los siguientes medicamentos: • Vitamina B_6 (piridoxina) 10-25 mg o doxilamina • 12.5 mg VO, de 3 a 4 veces al día • 10 mg de vitamina B_6/doxilamina (Diclegis), inicialmente dos comprimidos VO al acostarse, hasta cuatro al día (agregar uno por la mañana y uno a la mitad de la tarde) • 20 mg de vitamina B_6/doxilamina (Bonjesta), al inicio un comprimido vía oral al acostarse; hasta dos al día (agregar uno por la mañana)
3	Añadir cualquiera de los siguientes: • Difenhidramina, 25-50 mg cada 4-6 h VO • Proclorperacina, 25-50 mg cada 12 h VR • Prometacina, 12.5-25 mg cada 4-6 h VO o VR • Dimenhidrinato, 25-50 mg cada 4-6 h VO (sin rebasar 200 mg diarios si se toma junto con doxilamina)
4A (sin deshidratación)	Agregar cualquiera de los siguientes: • Metoclopramida, 5-10 mg cada 6-8 h VO o IM • Ondansetron, 4 mg cada 8 h VO • Prometacina, 12.5-25 mg cada 4-6 h, VO, VR o IM • Trimetobenzamida, 200 mg cada 6-8 h IM
4B (con deshidratación)	Agregar la restitución de volumen con soluciones intravenosas Y cualquiera de los siguientes: • Metoclopramida, 5-10 mg cada 8 h IV • Ondansetron, 8 mg cada 12 h IV • Prometacina, 12.5-25 mg cada 4-6 h IV • Dimenhidrinato 50 mg cada 4-6 h IV
5 (con deshidratación)	Continuar la restitución con soluciones intravenosas Y añadir lo siguiente: • Clorpromacina, 25-50 mg cada 4-6 h IV o IM • Clorpromacina, 10-25 mg cada 4-6 h VO • Metilprednisolona, 16 mg cada 8 h por 3 días, VO o IV; disminuir gradualmente durante 2 semanas hasta la dosis mínima eficaz; limitar su uso a 6 semanas

Abreviaturas: IM, intramuscular; IV, intravenosa; VO, vía oral; VR, vía rectal.

[a] Datos del American College of Obstetricians and Gynecologists Committee on Practice Bulletins-Obstetrics. ACOG Practice Bulletin Number 189: nausea and vomiting of pregnancy. *Obstet Gynecol* 2018;131(1): e15-e30.

[b] Si no hay mejoría, recurrir al siguiente paso del tratamiento.

hidratación parenteral. Las pacientes que requieren hidratación intravenosa (IV), o que han vomitado durante más de 3 semanas, deben recibir 100 mg de tiamina con su primera bolsa de solución IV y 100 mg adicionales a diario por los siguientes 2 a 3 días, para prevenir la encefalopatía de Wernicke. Deben diferirse las soluciones que contienen glucosa hasta que se incluya la primera dosis de tiamina. En las pacientes cuyo vómito es refractario a estos esfuerzos terapéuticos, una opción adicional sería un corticoesteroide, que se ha mostrado disminuye el riesgo de reingresos hospitalarios. Sin embargo, estos fármacos aumentan el riesgo de defectos de hendiduras bucales cuando son administrados antes de las 10 semanas de gestación y dado el riesgo potencial de su uso prolongado para el feto y la madre, de acuerdo con las guías del ACOG, deben limitarse a 6 semanas como último recurso terapéutico durante el embarazo.

- Si bien el tratamiento de los síntomas de la paciente ya está en progreso, es importante también abordar su estado nutricional. Para aquellas cuyos síntomas impiden la ingestión oral o que no pueden mantener su peso a pesar de la farmacoterapia, el tratamiento inicial debe ser de alimentación enteral a través de una sonda nasogástrica o nasoduodenal. El uso prolongado de catéteres centrales, incluso los de inserción periférica, se vincula con morbilidad significativa durante el embarazo y debe reservarse la nutrición parenteral total para aquellas pacientes que no pueden tolerar la alimentación enteral a pesar del tratamiento farmacológico máximo de náusea y vómito.

- La tirotoxicosis gestacional transitoria es una frecuente complicación de la náusea y el vómito del embarazo. Los estudios de función tiroidea anormales en este contexto no deben dar lugar de manera automática al tratamiento con medicamentos antitiroideos, porque las anomalías de la función tiroidea se resuelven conforme los síntomas mejoran.

INSUFICIENCIA CERVICAL

- La **insuficiencia o incompetencia cervical (IC)** se presenta en uno de 100 a 2 000 embarazos. Los factores de riesgo incluyen una laceración previa del cérvix, el antecedente de conización, las interrupciones de múltiples embarazos con dilatación cervical mecánica, la exposición intrauterina al dietilestilbestrol y las anomalías congénitas del cérvix.

- La epidemiología es tan imprecisa como los criterios diversos y a veces controvertidos utilizados para el diagnóstico de IC. Una definición razonable es la de dilatación indolora del cuello uterino durante el segundo trimestre, en ausencia de infección, desprendimiento prematuro de placenta normoinserta, contracciones o anomalías uterinas. Puesto que la IC es un diagnóstico de exclusión, deben buscarse con rigor diagnósticos alternativos; el diagnóstico de IC y la selección de pacientes para el cerclaje del cérvix puede ser difícil. Se ha sugerido usar complementos de progesterona, la inserción de un pesario y el cerclaje del cérvix para prevenir la pérdida gestacional por IC, pero las pruebas de su eficacia son mixtas. Ver el capítulo 6.

- Las pacientes quizá cumplan los requisitos para
  - **Cerclaje indicado por los antecedentes:** una o más pérdidas previas en el segundo trimestre del embarazo en el contexto de la dilatación indolora del cérvix y la ausencia de trabajo de parto o desprendimiento prematuro de placenta, y que, por lo general, se aplica de las 12 a 14 semanas de gestación.
  - **Cerclaje indicado por ultrasonografía:** una longitud menor de 25 mm del cérvix con el antecedente de al menos un parto pretérmino, según ultrasonografías seriadas de las 16 a 24 semanas de gestación.
  - **Cerclaje de rescate:** con dilatación del cérvix que no se sospecha que sea debida a trabajo de parto o desprendimiento prematuro de placenta normoinserta (ver capítulo 6, Tabla 6-1).

- Se puede hacer el cerclaje por vía vaginal con el uso de las técnicas de McDonald o Shirodkar. Suele emplearse material de sutura permanente, ya sea de polipropileno (Prolene) o fibra de poliéster (Mersilene). No se ha demostrado que los antibióticos profilácticos o los tocolíticos posoperatorios modifiquen la evolución, excepto tal vez en el caso del cerclaje de rescate, donde se vinculan con un mayor porcentaje de pacientes con embarazos que se prolongan por al menos 28 días.
  - El riesgo de pérdida gestacional yatrógena va de 1 a 20% para los casos electivos. El cerclaje de rescate por IC/membranas que protruyen se vincula con un riesgo mayor de 50% de complicaciones.
  - Se aplica un cerclaje abdominal por laparotomía utilizando técnicas mínimamente invasivas (por métodos laparoscópicos o robóticos) en las pacientes con longitud residual mínima o nula del cérvix (a menudo por grandes biopsias en cono o traquelectomía) o que presentaron pérdidas gestacionales previas con un cerclaje vaginal. Es necesaria la cesárea subsiguiente en el contexto de un cerclaje abdominal.
- Los complementos de progesterona en la forma de caproato de 17-hidroxiprogesterona suelen prescribirse a las pacientes con antecedente de parto pretérmino, ya sea causado por IC o no. No se ha mostrado un beneficio mayor de este tratamiento añadido al cerclaje. Se puede emplear progesterona vaginal para el tratamiento de pacientes con acortamiento del cérvix sin antecedente de parto pretérmino.
- Los pesarios vaginales están diseñados para transferir el peso del contenido uterino lejos del cérvix y por el cambio del eje del conducto cervical. Los pesarios mejor estudiados para la IC son los de diseño del Dr. Arabin. En metaanálisis de estudios aleatorios controlados de embarazos únicos con pesarios que se colocaron por acortamiento del cérvix, sin antecedente de parto pretérmino, no se mostró que brindasen beneficio significativo. Los datos en embarazos gemelares, un aspecto en el que el cerclaje ha mostrado ser ineficaz, han sido promisorios. Se requiere investigación adicional para comprender el uso óptimo de los pesarios en la práctica obstétrica actual; hoy su uso puede considerarse razonable para los embarazos gemelares y para el acortamiento del cérvix en pacientes sin antecedente de parto pretérmino.

ALTERACIONES DEL LÍQUIDO AMNIÓTICO

- El **volumen de líquido amniótico (VLA)** representa el equilibrio entre la producción y el retiro de los líquidos fetales. En etapas tempranas de la gestación el líquido se produce por las secreciones de la cara fetal de la placenta, por su transferencia a través del amnios y desde la cara embrionaria. En las fases media a tardía de la gestación, el líquido se produce por micción fetal y trasudado alveolar, y se retira por deglución fetal y absorción en la interfaz amnios-corion.
- Se usa ultrasonografía para calcular el VLA.

Polihidramnios

- El **polihidramnios** es la acumulación patológica de líquido amniótico por arriba del percentil 95° para la edad gestacional, el cúmulo vertical máximo > 8 cm o un índice de líquido amniótico (ILA) > 24 cm a término. La incidencia de polihidramnios en la población general es de casi 1%.
- La elevación ligera del VLA suele ser insignificante en la clínica; la elevación grave se relaciona con una mayor morbilidad perinatal, debida al trabajo de parto pretérmino, prolapso del cordón con rotura de membranas, afecciones comórbidas subyacentes y malformaciones congénitas. El desprendimiento prematuro de placenta normoinserta

se vincula con el polihidramnios y la rotura de membranas por la rápida descompresión del útero sobredilatado. El aumento de la morbilidad materna también es producto de la hemorragia posparto, por la sobredilatación uterina que lleva a la atonía. Si el polihidramnios es grave, la distensión uterina puede causar compresión venosa y ureteral, con edema subsiguiente intenso de las extremidades pélvicas e hidronefrosis. La **causa** más frecuente de polihidramnios es idiopática; sin embargo, en casos graves es más probable la vinculada con una anomalía fetal detectable. Las causas específicas incluyen las siguientes:

- **Malformaciones estructurales fetales.** En casos de acrania o anencefalia ocurre polihidramnios por alteración del mecanismo de la deglución, una hormona antidiurética baja que causa poliuria y, tal vez, la trasudación a través de las meninges fetales expuestas. Las anomalías gastrointestinales pueden también causar polihidramnios por obstrucción física directa o disminución de la absorción. Los defectos de la pared ventral aumentan el VLA por trasudación a través de la superficie peritoneal o la pared intestinal.
- **Anomalías cromosómicas y genéticas.** Hasta 35% de los fetos con polihidramnios presenta anomalías cromosómicas, las más frecuentes, trisomías 13, 18 y 21.
- **Afecciones neuromusculares.** Las alteraciones de la deglución fetal aumentan el VLA.
- **Diabetes mellitus.** La diabetes mellitus materna es causa frecuente de polihidramnios, en especial ante una mala regulación de la glucemia o las malformaciones fetales vinculadas. La hiperglucemia fetal puede aumentar la trasudación del líquido a través de la interfaz placentaria y causar poliuria fetal.
- **Aloinmunización.** La *hidropesía fetal* puede aumentar el VLA.
- **Infecciones congénitas.** En ausencia de otros factores, el polihidramnios puede justificar la detección de infecciones congénitas como toxoplasmosis, citomegalovirosis y sífilis. Hay, no obstante, causas raras de polihidramnios.
- **Síndrome de transfusión intergemelar.** El feto receptor desarrolla polihidramnios y en ocasiones *hidropesía fetal,* en tanto el donador muestra restricción del crecimiento y oligohidramnios.
- **Tratamiento.** El polihidramnios leve a moderado se puede tratar de manera expectante hasta el inicio del trabajo de parto o la rotura espontánea de las membranas. En las guías actuales de la Society for Maternal and Fetal Medicine no se recomiendan pruebas prenatales para las pacientes con polihidramnios leve en ausencia de otras indicaciones de estudio. Cuando presentan disnea significativa, dolor abdominal o dificultad ambulatoria, es necesario el tratamiento.
  - La **amniorreducción** puede aliviar los síntomas maternos significativos. Se realiza una amniocentesis para evacuar el líquido. El retiro frecuente de pequeños volúmenes (en total 1 500 a 2 000 mL o hasta que el VLA < 8 cm) dará como resultado un menor riesgo de trabajo de parto pretérmino, en comparación con el de mayores cantidades. El procedimiento se repite según sea necesario y no se requiere profilaxis con antibióticos. Debido a los riesgos inherentes de este método invasivo, se reserva para las pacientes con malestar severo o disnea en presencia de polihidramnios importante.
  - El **tratamiento farmacológico** con indometacina disminuye la producción de orina fetal. El riego sanguíneo renal y la tasa de filtración glomerular fetales son sensibles a las prostaglandinas. La indometacina (25 mg VO cada 6 h) puede disminuir el riego sanguíneo renal y la micción del feto, con la complicación potencial del cierre prematuro del conducto arterioso, que requiere vigilancia estrecha del VLA y el diámetro del conducto, y se descontinúa el tratamiento ante cualquier dato sugerente de su cierre. El riesgo de complicaciones es bajo si la dosis total de indometacina es < 200 mg,

el tratamiento se limita a los embarazos < 32 semanas y su duración es < 48 horas; sin embargo, dados los riesgos significativos de resultados neonatales adversos vinculados con el uso de indometacina durante el embarazo, en la guía contemporánea de la Society for Maternal and Fetal Medicine se desalienta su uso.

* La planeación del parto y el tratamiento intraparto se pueden individualizar pero, en general, en presencia de polihidramnios los nacimientos deben diferirse hasta las 39 semanas, excepto ante otra indicación obstétrica de interrupción temprana. Durante la evolución intraparto, las pacientes con polihidramnios tienen mayor riesgo de una situación fetal inestable, prolapso del cordón, trabajo de parto disfuncional y hemorragia posparto, por lo que se deben vigilar estrechamente.

Oligohidramnios

* El **oligohidramnios** tiene múltiples definiciones, incluyendo la de un ILA menor de 5 cm, cúmulo vertical máximo < 2 cm o un ILA menor del percentil 5º para la edad gestacional. El máximo cúmulo vertical puede ser una mejor opción que el ILA porque la medición de este último conlleva una mayor tasa de falsos positivos de oligohidramnios y, por lo tanto, aumenta las tasas de inducción y cesárea sin pruebas de que mejore el resultado neonatal.

* Se vincula con mayor morbilidad y mortalidad perinatales a cualquier edad gestacional, pero los riesgos son en particular altos durante el segundo trimestre, cuando la mortalidad perinatal alcanza 80 a 90%. La hipoplasia pulmonar puede ser resultado de un llenado insuficiente de líquido de los alvéolos terminales. El oligohidramnios prolongado en el segundo y tercer trimestres conlleva anomalías craneales, faciales o esqueléticas en 10 a 15% de los casos. La compresión del cordón origina una mayor incidencia de desaceleraciones de la frecuencia cardiaca fetal durante el trabajo de parto.

* La **etiología** del oligohidramnios incluye membranas rotas, malformaciones de vías urinarias fetales, embarazo postérmino, insuficiencia placentaria y medicamentos que disminuyen la producción fetal de orina. Debe considerarse la rotura de membranas a cualquier edad gestacional. La agenesia renal o la obstrucción de las vías urinarias a menudo se hacen aparentes durante el segundo trimestre, cuando el flujo urinario fetal comienza a contribuir de manera significativa al VLA. La insuficiencia placentaria puede causar ambos, oligohidramnios y restricción del crecimiento intrauterino (RCIU). La causa del oligohidramnios en los embarazos postérmino puede ser un proceso de deterioro de la función placentaria.

* Se usa **ultrasonografía** para diagnosticar el oligohidramnios. Deberá valorarse una rotura de membranas.

* El **tratamiento** del oligohidramnios es limitado. El estado del líquido intravascular materno parece estrechamente vinculado con el del feto; la hidratación materna (IV o VO) puede mejorar el VLA, dependiendo de la causa del oligohidramnios. En casos de defectos genitourinarios obstructivos, la derivación quirúrgica intrauterina ha producido algunos resultados promisorios. Para un beneficio óptimo debe hacerse derivación urinaria antes de que ocurra displasia renal y lo suficientemente temprano en la gestación para permitir el desarrollo pulmonar normal. Se ha propuesto la amnioinfusión como medida paliativa, en particular para pacientes con agenesia renal bilateral, pero su uso hoy se limita a los protocolos de investigación. El oligohidramnios se trata por vigilancia fetal frecuente (pruebas sin estrés bisemanales) con inicio cerca de las 32 semanas, o en el momento del diagnóstico si es posterior. Si el resultado de la prueba fetal es tranquilizador, se recomienda el parto a las 36 a 37 6/7 semanas de gestación cuando es < 2 cm el cúmulo vertical más grande de líquido amniótico. El oligohidramnios no es una contraindicación del trabajo de parto.

RESTRICCIÓN DEL CRECIMIENTO FETAL

- Se sugiere que hay una **restricción del crecimiento intrauterino** cuando el peso fetal calculado desciende respecto del percentil 10º para la edad gestacional. Alrededor de 70% del llamado RCIU es meramente constitucional, si bien puede ser difícil dilucidar una etiología subyacente en el periodo preparto. La incidencia de RCIU patológico es de entre 4 y 8% de los embarazos en los países desarrollados y entre 6 y 30% en aquellos en proceso de serlo. Los fetos con RCIU tienen un aumento de dos a seis tantos en la morbilidad y mortalidad perinatales. El grado de simetría presente en el RCIU puede sugerir una causa. En el RCIU simétrico, el feto es proporcionalmente pequeño, en tanto en el RCIU asimétrico la circunferencia abdominal se retrasa respecto de la cefálica. La restricción del crecimiento simétrica implica una afección temprana, como la exposición a una sustancia química, infección o aneuploidía. El crecimiento asimétrico se vincula más con una afección tardía del embarazo, como la insuficiencia placentaria.

- La **etiología** del RCIU incluye causas tanto maternas como fetales:
  - **Madres constitucionalmente pequeñas y aumento de peso inadecuado.** Las mujeres con < 45.4 kg de peso en el momento de la concepción tienen el doble de riesgo de un recién nacido pequeño para su edad gestacional. El aumento de peso inadecuado o que se detiene después de las 28 semanas del embarazo también se vincula con el RCIU.
  - **Enfermedad materna crónica.** Múltiples afecciones médicas de la madre, incluyendo hipertensión crónica, cardiopatía cianótica, diabetes pregestacional, desnutrición y enfermedad del colágeno vascular, pueden causar restricción del crecimiento. La preeclampsia y el tabaquismo se vinculan con el RCIU.
  - **Infecciones fetales.** Las de causa viral incluyen rubéola, citomegalovirosis, hepatitis A, parvovirosis B19, varicela e influenza, que son las mejor conocidas como antecedente del RCIU. Además, ocurren infecciones bacterianas (listeriosis), por protozoos (toxoplasmosis) y espiroquetas (sífilis) que pueden ser la causa.
  - **Anomalías cromosómicas.** Las anomalías cromosómicas, como las trisomías 13 y 18 y el síndrome de Turner, a menudo se vinculan con RCIU. La trisomía 21 no suele causar restricción significativa del crecimiento.
  - **Exposición a teratógenos.** Cualquier producto teratógeno puede causar restricción del crecimiento fetal. Los anticonvulsivos, el tabaco, las drogas y el alcohol alteran el crecimiento fetal.
  - **Anomalías placentarias.** Estas pueden llevar a una disminución del riego sanguíneo fetal y causar restricción del crecimiento.
  - El **embarazo múltiple** se complica por alteración del crecimiento de al menos un feto en 12 a 47% de los casos.

- El **diagnóstico** se hace por valoración ultrasonográfica. Debe establecerse la edad gestacional con certidumbre, de preferencia en el primer trimestre, para valorar de manera precisa el crecimiento fetal. Un retraso en la altura del fondo uterino > 2 cm respecto de la edad gestacional después de 20 semanas debe dar lugar a una valoración ultrasonográfica.

- El **tratamiento**, por lo general, depende de la edad gestacional, pues la restricción del crecimiento diagnosticada en el segundo trimestre o en el contexto de un defecto estructural, origina el ofrecimiento de amniocentesis o biopsia de sangre fetal para cariotipo y estudios virales. Incluso cuando no se considera la interrupción del embarazo, la información que se gana con estas pruebas puede ser importante para padres, obstetras y pediatras que planean el nacimiento y la atención del recién nacido. Otro tratamiento incluye lo siguiente:
  - **RCIU a término o cerca:** la valoración fetal incluye ultrasonografías del crecimiento cada 3 a 4 semanas, pruebas sin estrés o perfiles biofísicos, estudios Doppler y la valoración del VLA seriados. Para la restricción del crecimiento no complicada en un embarazo único, en el ACOG se recomienda la inducción a las 38 a 39 6/7 semanas e individualizar el momento del nacimiento entre las 32 y 37 6/7 semanas de

gestación cuando hay restricción del crecimiento complicado por oligohidramnios, estudios Doppler abdominales o comorbilidades maternas, como la preeclampsia o la hipertensión crónica.

- **RCIU lejos del término:** intentar el tratamiento conservador y las pruebas fetales, como se menciona para el RCIU a término o cerca. Asegure una adecuada nutrición e inicie la vigilancia fetal. La velocimetría Doppler de arteria umbilical que muestra un cociente sístole-diástole elevada, ausencia o inversión del flujo diastólico final, sugiere un compromiso fetal (ver el capítulo 4) y debe dar lugar a un aumento de la vigilancia o el parto.

- En la decisión de **extraer** a un feto con RCIU lejos del término, en particular antes de las 32 semanas de gestación, debe sopesarse el riesgo del parto pretérmino con continuar la exposición al ambiente intrauterino. En el tratamiento contemporáneo se combina la información de pruebas sin estrés, perfiles biofísicos y estudios Doppler de arteria umbilical. En los embarazos antes de las 32 semanas de gestación, se puede emplear la adición de la información del conducto venoso obtenida por Doppler para identificar mejor aquellos embarazos que pueden prolongarse, si bien el uso de este parámetro no se incorpora aún a las guías contemporáneas. En general, no está contraindicado el parto vaginal, pero hay un mayor riesgo de que el feto no tolere el trabajo de parto. Los neonatos con restricción del crecimiento son susceptibles a la hipotermia y anomalías metabólicas diversas, como la hipoglucemia. Algunos datos muestran que la restricción del crecimiento fetal tiene efectos negativos a largo plazo sobre la función cognitiva, al margen de otras variables.

EMBARAZO DE TÉRMINO AVANZADO Y POSTÉRMINO

- Se define al **embarazo postérmino** como aquel con 42 semanas *completas* de gestación transcurridas a partir del último periodo menstrual. El **embarazo de término avanzado** es aquel que alcanza entre 41 0/7 y 41 6/7 semanas de gestación. En Estados Unidos la incidencia global del embarazo postérmino es de 5.5%. Ambos, el de término avanzado y el postérmino, se vinculan con un mayor riesgo de morbilidad y mortalidad perinatales.

- El **diagnóstico** del embarazo postérmino se basa en el cálculo preciso de la edad gestacional. La **etiología** es con máxima frecuencia un fechado incorrecto, pero son factores de riesgo la primiparidad, el antecedente de embarazo postérmino, la deficiencia de sulfatasa placentaria, la anencefalia fetal, los antecedentes familiares y el sexo masculino fetal.

- Son **complicaciones** del embarazo postérmino las siguientes:
  - El **síndrome de posmadurez** implica el consumo de grasa subcutánea, retraso del crecimiento intrauterino, tinción meconial, oligohidramnios, ausencia de *vérnix caseosa* y lanugo, y la descamación de la piel del recién nacido. Tales datos se describen en solo 10 a 20% de los recién nacidos postérmino reales.
  - La **macrosomía** es más frecuente en los embarazos postérmino. El doble de fetos postérmino pesa más de 4 000 g, en comparación con los de término. Este aumento en la macrosomía quizá contribuya a los mayores riesgos de cesárea, parto vaginal quirúrgico y distocia de hombros en los embarazos postérmino.
  - El **oligohidramnios** es más frecuente en los embarazos postérmino, tal vez por disminución de la función uteroplacentaria. El VLA bajo se vincula con una mayor intolerancia fetal del trabajo de parto y la cesárea.
  - El **líquido amniótico teñido de meconio** y el síndrome de aspiración meconial aumentan en el embarazo postérmino.

- **La programación del nacimiento puede dirigirse hacia los periodos de término avanzado y postérmino.** En las guías actuales del ACOG se recomienda la inducción entre las 42 0/7 y 42 6/7 semanas, con el seguimiento del embarazo único después de las 41 semanas mediante perfil biofísico o prueba sin estrés más la valoración del líquido amniótico. Con base en los datos de una revisión sistemática de que la inducción a las 41 semanas se vinculaba con menos muertes perinatales y cesáreas, en el ACOG se concluyó que "puede considerarse" la inducción del trabajo de parto a esta edad gestacional.

MUERTE FETAL INTRAUTERINA

- La muerte fetal intrauterina (MFIU), también llamada muerte fetal en el útero, es el diagnóstico de un deceso prenatal después de las 20 semanas de gestación. Alrededor de 50% de las muertes perinatales corresponde a óbitos fetales. De todas las muertes fetales en Estados Unidos, más de 66% se presenta antes de las 32 semanas de gestación, 20% entre las 36 y 40, y cerca de 10% después de las 41 semanas.
- Se sospecha MFIU ante cualquier informe materno de más de unas cuantas horas de ausencia de movimientos fetales. El diagnóstico definitivo es la ausencia de actividad cardiaca fetal en la ultrasonografía en tiempo real.
- Las muertes fetales se pueden clasificar por ocurrir en el periodo anteparto o durante el trabajo de parto (óbito intraparto). La tasa de muerte fetal anteparto en una población sin vigilancia es de casi ocho en 1 000 y representa 86% de las totales.
- La etiología de la muerte fetal preparto se puede dividir en amplias categorías: de hipoxia crónica de origen diverso (30%), malformación congénita o anomalía cromosómica (20%), complicaciones del embarazo, como la aloinmunización Rh (< 1%), el desprendimiento prematuro de placenta normoinserta (20-25%), la infección fetal (< 5%), e idiopática/no explicada (25% o más).
- Son aceptables el **tratamiento** expectante y el activo después de la muerte fetal. Se presenta el trabajo de parto espontáneo en 2 a 3 semanas en 80% de los casos. Ante una muerte fetal de evolución prolongada deberá ofrecerse el tratamiento activo debido a la carga emocional y el riesgo de corioamnionitis y, rara vez, CID. Para las pacientes con MFIU que se presenta a las 24 semanas de gestación o antes son opciones razonables la inducción del trabajo de parto o la dilatación y evacuación (D&E); este umbral de edad gestacional puede ser mayor o menor dependiendo de la experiencia y destreza de los profesionales locales en los procedimientos de evacuación. La D&E provee mayor seguridad materna y una resolución más rápida del embarazo que la inducción, en tanto esta da la oportunidad de que se presente el trabajo de parto y nazca un feto íntegro, lo que también facilita su inspección y necropsia. Si se elige la inducción del trabajo de parto ante la MFIU del tercer trimestre, se efectúa de la misma forma que una usual. En el caso de la MFIU del segundo trimestre se puede hacer la inducción con misoprostol solo, una combinación de mifepristona y misoprostol, u oxitocina, a dosis altas.
- Debe ofrecerse a las pacientes la valoración diagnóstica de la MFIU. En el ACOG se recomienda la inspección del feto y la placenta, ofrecer su necropsia y estudios de citogenética. Un interrogatorio materno y familiar exhaustivo permite identificar la causa de la muerte fetal. Los estudios de laboratorio deben incluir recuentos hematológicos completos, estudios de detección de hemorragia fetomaterna, serología de parvovirus humano, sífilis, anticoagulante lúpico, anticardiolipina, y estudios de la hormona estimulante del tiroides, con otros adicionales dependiendo del interrogatorio clínico de la paciente.

LECTURAS SUGERIDAS

American College of Obstetricians and Gynecologists Committee on Practice Bulletins—Obstetrics. ACOG Practice Bulletin No. 102: management of stillbirth. *Obstet Gynecol.* 2009;113:748-761. (Reafirmado en el 2019)

American College of Obstetricians and Gynecologists Committee on Practice Bulletins—Obstetrics. ACOG Practice Bulletin No. 142: cerclage for the management of cervical insufficiency. *Obstet Gynecol.* 2014;123:372-379. (Reafirmado en el 2019)

American College of Obstetricians and Gynecologists Committee on Practice Bulletins—Obstetrics. ACOG Practice Bulletin No. 146: management of late-term and postterm pregnancies. *Obstet Gynecol.* 2014;124(2, pt 1):390-396. (Reafirmado en el 2019)

American College of Obstetricians and Gynecologists Committee on Practice Bulletins—Obstetrics. ACOG Practice Bulletin No. 189: nausea and vomiting of pregnancy. *Obstet Gynecol.* 2018;131(1):e15-e30.

American College of Obstetricians and Gynecologists Committee on Practice Bulletins—Obstetrics, American Institute of Ultrasound in Medicine. ACOG Practice Bulletin No. 175: ultrasound in pregnancy. *Obstet Gynecol.* 2016;128:e241-e256. (Reafirmado en el 2018)

American College of Obstetricians and Gynecologists Committee on Practice Bulletins—Obstetrics, Society for Maternal-Fetal Medicine. ACOG Practice Bulletin No. 204: fetal growth restriction. *Obstet Gynecol.* 2019;133:e97-e109.

Goya M, de la Calle M, Pratcoronoa L, et al. Cervical pessary to prevent preterm birth in women with twin gestation and sonographic short cervix: a multicenter randomized controlled trial (PECEP-Twins). *Am J Obstet Gynecol.* 2016;214(2):145-152.

Lees C, Marlow N, Arabin B, et al. Perinatal morbidity and mortality in early-onset fetal growth restriction: cohort outcomes of the Trial of Randomized Umbilical and Fetal Flow in Europe (TRUFFLE). *Ultrasound Obstet Gynecol.* 2013;42(4):400-408.

Nabhan AF, Abdelmoula YA. Amniotic fluid index versus single deepest vertical pocket as a screening test for preventing adverse pregnancy outcome. *Cochrane Database Syst Rev.* 2008;(3):CD006593.

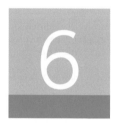

Trabajo de parto y rotura prematura de membranas pretérmino

Kristin Darwin y Clark T. Johnson

TRABAJO DE PARTO PRETÉRMINO

Definiciones

- El trabajo de parto pretérmino (TPP) incluye lo siguiente:
  - Contracciones uterinas regulares con cambios cervicales (dilatación, borramiento, o ambos) antes de las 37 semanas de gestación.
  - Cuadro clínico inicial con contracciones regulares y dilatación cervical ≥ 2 cm.
- El parto pretérmino (PPT) es aquel entre las 20 0/7 y 36 6/7 semanas de gestación.
- El PPT tardío es aquel entre las 34 0/7 y 36 6/7 semanas de gestación.

Incidencia y significado

- En el año 2015 se presentó 9.6% de PPT en cerca de 4 millones de partos en Estados Unidos, lo que constituye la causa principal de morbilidad neonatal (Figura 6-1). El TPP contribuye con 40 a 50% de los PPT. Son otras causas de PPT la rotura de membranas (prematura) antes del trabajo de parto pretérmino (RPMPP), el desprendimiento prematuro de placenta normoinserta y los partos pretérmino con una indicación.

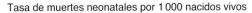

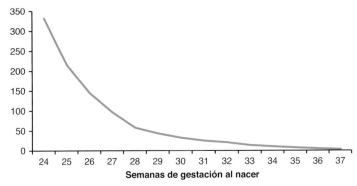

Figura 6-1. Mortalidad con base en la edad gestacional al nacer, 2007-2016. Adaptada de United States Department of Health and Human Services, Centers for Disease Control and Prevention, National Center for Health Statistics, Division of Vital Statistics. Linked Birth/Infant Death Records 2007-2016, de acuerdo con la compilación de datos provistos por 57 jurisdicciones de estadísticas vitales a través del Vital Statistics Cooperative Program en la base de datos en línea de CDC WONDER.

- Es difícil identificar qué mujeres con TPP tendrán un parto pretérmino. Casi 50% de las ingresadas al hospital con diagnóstico de TPP pare después de las 37 semanas.
- La morbilidad neonatal a corto plazo vinculada con el PPT incluye el síndrome de dificultad respiratoria, hipotermia, hipoglucemia, ictericia, hemorragia intraventricular, enterocolitis necrosante, displasia broncopulmonar, septicemia y persistencia del conducto arterioso.
- La morbilidad a largo plazo incluye parálisis cerebral, discapacidad intelectual y la retinopatía de la prematurez.

Factores de riesgo

- Las causas del TPP a menudo son multifactoriales y, además, este no es la única causa de PPT. No hay recursos con los que los médicos puedan predecir de manera precisa el TPP. Sin embargo, hay factores de riesgo maternos y gestacionales de TPP que incluyen los siguientes:
  - PPT previo: con máxima fortaleza vinculado con el TPP y un riesgo de recurrencia de 17 a 30%
  - Infecciones:
    o Sistémicas o locales, que incluyen las de vías urinarias, pielonefritis, vaginosis bacteriana, de transmisión sexual, neumonía, apendicitis y periodontopatías.
    o La corioamnionitis afecta a 25% de los partos pretérmino. La secreción de citocinas por las células endoteliales, que incluyen a interleucina-1, interleucina-6 y el factor de necrosis tumoral α, estimula una cascada de producción de prostaglandinas que promueve las contracciones uterinas.
  - Sobredistensión uterina: embarazo múltiple, polihidramnios.
  - Cérvix corto (ver "Pasos para disminuir al mínimo el riesgo de trabajo de parto y parto pretérmino").
  - Antecedentes de manipulación quirúrgica cervical: operaciones de exéresis con asa electroquirúrgica y biopsia en cono con bisturí.

- Malformaciones uterinas: útero bicorne, leiomiomas, útero didelfo.
- Hemorragia en el segundo o tercer trimestres: placenta previa o desprendimiento prematuro de placenta normoinserta.
- Las características sociales y conductas sanitarias vinculadas con el TPP incluyen raza afroestadounidense, edad materna < 18 o > 35 años, bajo estado socioeconómico, ansiedad, depresión, sucesos vitales estresantes, uso de tabaco y abuso de alcohol o drogas.

Pasos para minimizar el riesgo de trabajo de parto y parto pretérmino

- Cualquier descripción de las intervenciones para minimizar el riesgo de TPP conlleva la desventaja de que el factor de riesgo más significativo de TPP, que es el antecedente de TPB, no es modificable.
- La **instrucción** de las pacientes acerca de los signos y síntomas de TPP y las instrucciones claras acerca de cuándo llamar a su médico para hacer preguntas o presentarse para una valoración.
- **Tratar las infecciones** durante el embarazo, como las de vías urinarias y genitales bajas (ver el capítulo 8).
  - La corioamnionitis es una indicación del parto, al margen de la edad gestacional.
  - El tratamiento para la infección puede no aliviar los riesgos ya que el mecanismo de influencia puede corresponder a la inflamación vinculada más que a la infección misma.
    - Vaginosis bacteriana: se presenta en casi 20% de las mujeres durante el embarazo. Representa una sobreproliferación de la flora vagina normal, más que de microorganismos patógenos. No se recomienda la detección sistemática y el diagnóstico se reserva para identificar y tratar a los individuos sintomáticos. La presencia de vaginosis bacteriana se relaciona con un mayor riesgo de PPT, pero no se ha establecido una relación de causa o que el tratamiento disminuya el riesgo. Aquel con 500 mg de metronidazol por vía oral cada 2 horas durante 7 días, 250 mg por vía oral cada 8 horas por 7 días o crema de clindamicina al 2% por vía vaginal cada noche durante 7días, es eficaz para erradicar los síntomas de la secreción, pero NO disminuye el riesgo de PPT. Puede haber recurrencias.
    - En las mujeres con membranas íntegras no se ha mostrado que el tratamiento empírico con antibióticos de amplio espectro disminuya el riesgo de TPP y PPT y tiene relación con una mayor morbilidad neonatal, por lo que no se recomienda de manera sistemática.
- **Tratamiento con progesterona**
  - Antes se recomendaba el tratamiento con progesterona intramuscular (IM) para embarazos únicos de mujeres con antecedente de PPT para aminorar el riesgo de recurrencia, si bien más recientemente se ha puesto en duda su beneficio con base en una valoración a gran escala. Se requiere estudio adicional para demostrar el beneficio definitivo de este tratamiento y es probable la evolución de su uso recomendado en el futuro cercano al momento de esta publicación.
    - No ha habido riesgos neonatales a largo plazo vinculados con el uso de progesterona, pero los estudios a este respecto son limitados y están en proceso.
    - Las mujeres con el máximo riesgo de PPT parecerían tener más probabilidad de beneficiarse con base en un estudio clínico a la fecha (p. ej., antecedente de PPT muy temprano o múltiple), si bien no se ha precisado un beneficio definitivo.
  - Debe individualizarse el uso del tratamiento con progesterona IM considerando los beneficios inciertos y los riesgos potenciales de usar un medicamento estudiado de manera limitada durante el embarazo. En la Figura 6-2 se muestra un algoritmo para el tratamiento con progesterona, si se emplea.

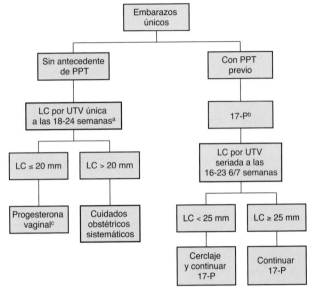

Figura 6-2. Algoritmo para considerar el uso de progestágenos para disminuir el riesgo de parto pretérmino (PPT). [a]Si se hace detección de la longitud del cérvix (LC) por ultrasonografía transvaginal (UTV). [b]Administrar 250 mg de 17-α hidroxiprogesterona (17-P) intramusculares cada semana de las 16-20 a las 36, sopesando el riesgo y los beneficios de la investigación descrita en la página previa. [c]Por ejemplo, el uso de un óvulo diario de 200 mg o 90 mg de gel, desde el momento del diagnóstico de LC corta hasta las 36 semanas. Reimpresa con autorización de la Society for Maternal-Fetal Medicine. Progesterone and preterm birth prevention: translating clinical trials data into clinical practice. *Am J Obstet Gynecol.* 2012;206(5):376-386. Copyright © 2012 Elsevier.

- Embarazo único con antecedente de PPT espontáneo, cuando se emplea progesterona IM (considerando los riesgos y beneficios descritos en la página previa).
  - Caproato de 17-α hidroxiprogesterona (Makena) o 17-P: 250 mg IM semanales.
  - Iniciar entre las 16 y 20 semanas y continuar hasta las 36.
  - Sugiera hacerlo antes de las 21 semanas; también muestra beneficio hasta las 27.
  - Hay datos desiguales acerca de la eficacia de la progesterona por vía vaginal para prevenir el PPT en las pacientes con su antecedente. Sin embargo, el inicio de progesterona vaginal puede ser razonable en ciertas circunstancias clínicas o cuando no se dispone de 17-P IM.
- Embarazo único sin antecedente de PPT, *PERO* con longitud de cérvix ≤ 20 mm ≤ 24 semanas o antes.
  - Progesterona vaginal: 90 mg en gel u óvulo de 200 mg diario.
  - Desde el diagnóstico de longitud corta del cérvix hasta las 36 semanas.
  - En mujeres con embarazos únicos y riesgos vinculados con la insuficiencia cervical o TPP, considérese el seguimiento por ultrasonografía transvaginal seriada en el segundo trimestre, entre las 16 y 24 semanas de gestación.
- No se ha mostrado que la progesterona sea eficaz en embarazos únicos sin antecedente de PPT y longitud de cérvix normal o desconocida, embarazo múltiple, TPP sintomático (activo) o RPMPP.

- **Cerclaje**
  - La insuficiencia cervical es la incapacidad del cérvix de retener un embarazo en ausencia de signos o síntomas de TPP (ver el capítulo 5).
  - En la Tabla 6-1 se describen los requerimientos clínicos y las consideraciones del cerclaje indicado por los antecedentes, la exploración física o la ultrasonografía, según se define en el American College of Obstetricians and Gynecologists.
  - No hay pruebas actuales que respalden el cerclaje en el embarazo múltiple.

Tabla 6-1	Indicaciones de cerclaje[a]		
Tipo de indicación	Indicado por antecedentes ("profiláctico")	Indicado por exploración física ("de urgencia" o "rescate")	Indicado por ultrasonografía
Requerimientos clínicos	• Una o más pérdidas gestacionales del segundo trimestre previas, en relación con la dilatación indolora[b] del cérvix • Cerclaje previo por dilatación indolora del cérvix en el segundo trimestre	• Dilatación del cérvix indolora en el segundo trimestre, sin datos de trabajo pretérmino o desprendimiento prematuro de placenta normoinserta[c,d]	• Longitud del cérvix < 25 mm en una paciente con antecedente de PPT antes de las 34 semanas de gestación y embarazo actual de producto único antes de las 24 semanas[e,f]
Consideraciones al momento de su colocación	• Colocar a las 13-14 semanas de gestación	• Colocar en el momento del diagnóstico • Se debe descartar TPP e infección intraamniótica	• Apliquese en el momento del diagnóstico • Si la paciente está recibiendo 17-P, continúe el tratamiento semanal hasta la semana 36

Abreviaturas: PPT, parto pretérmino; TPP, trabajo de parto pretérmino; 17-P, caproato de 17-α hidroxiprogesterona.

[a] Adaptado con autorización del American College of Obstetricians and Gynecologists Committee on Practice Bulletins-Obstetrics. ACOG Practice Bulletin No. 142: cerclage for the management of cervical insufficiency. *Obstet Gynecol*. 2014;123(2 Pt 1):372-379. (Reafirmado en el 2019). Copyright © 2014 por The American College of Obstetricians and Gynecologists.

[b] Los datos acerca del beneficio del cerclaje en esta población son desiguales.

[c] Se puede considerar el uso de indometacina y antibióticos para su aplicación: cefazolina 1-2 g en el preoperatorio y cada 8 h × 2 (clindamicina 600 mg ante la alergia a la penicilina); 50 mg de indometacina después del procedimiento y cada 8 h × 2.

[d] Posible beneficio del cerclaje en esta población; sin embargo, no se ha hecho estudio aleatorio controlado alguno que muestre un beneficio claro.

[e] Un metaanálisis mostró que el cerclaje es benéfico en esta población.

[f] El cerclaje por cérvix corto en la ultrasonografía no está claramente indicado en las mujeres sin antecedente de PPT (ver "Tratamiento con progesterona").

- Está indicado el retiro del cerclaje cervical transvaginal a las 36 a 37 semanas de gestación, pero no es indicación de parto.
- Las pacientes que se someterán a cesárea a las 39 semanas pueden conservar el cerclaje colocado hasta el momento de la operación. Sin embargo, el médico debe sopesar el riesgo de traumatismo del cérvix si ocurren contracciones pretérmino o de término temprano y asesorar a las pacientes acerca de los signos del trabajo de parto.
- Puede considerarse el **cerclaje abdominal** en las pacientes con cerclaje cervical transvaginal fallido previo (p. ej., aplicación previa en un embarazo que concluyó con una pérdida gestacional del segundo trimestre).
  - Se hace ya avanzado el primer trimestre y en etapas tempranas del segundo o en una paciente sin embarazo.
  - Pueden mantenerse en su lugar entre las gestaciones con cesárea planeada.
- Se puede considerar un **pesario** como alternativa del cerclaje, aunque los datos son desiguales en cuanto a su eficacia.
  - El asesoramiento debe incluir que los pesarios, por lo general, son bien tolerados, se relacionan con un aumento de la secreción vaginal, no tienen que retirarse para limpiarse y no aumentan el riesgo de infección.
  - Cuando se coloca un pesario, insértese de manera que el diámetro menor se encuentre arriba, en dirección del cérvix. Se recomienda confirmar la capacidad miccional de la paciente después de colocarlo.

Valoración

Para la paciente que se presenta con signos y síntomas de TPP:
- **Establecer un mejor fechado:** úsense la fecha de última menstruación, la altura del fondo uterino, los datos de ultrasonografía y los registros prenatales disponibles.
- Hágase un interrogatorio en cuanto a la duración del PPT previo y la calidad de los síntomas de TPP; los factores precipitantes como traumatismos abdominales y la presencia de otros síntomas vinculados, incluidos escape de líquido, dolor abdominal y fiebre subjetiva.
- **Obténgase los signos vitales.**
  - Temperatura > 38 °C o taquicardia fetal o materna quizá revelen infección subyacente.
  - La hipotensión con taquicardia fetal o materna puede sugerir un desprendimiento prematuro de placenta normoinserta.
- **Exploración física**
  - La hipersensibilidad del fondo uterino puede sugerir corioamnionitis o un desprendimiento prematuro de placenta normoinserta.
  - La hipersensibilidad del ángulo costovertebral puede sugerir pielonefritis.
  - Inicie la vigilancia cardiaca fetal y la tocodinamometría continua. Un registro no alentador de la frecuencia cardiaca fetal puede indicar corioamnionitis, desprendimiento prematuro de placenta normoinserta o compresión del cordón.
  - **Exploración con espejo vaginal estéril**
    - Hágase inspección en busca de hemorragia, acumulación de líquido amniótico, dilatación avanzada, protrusión de membranas y secreción cervical purulenta.
    - Considérese la muestra con hisopo para determinar **fibronectina fetal (fFN).**
      - La fFN constituye un adyuvante opcional y puede auxiliar a la estratificación del riesgo de una paciente con contracciones pretérmino. Es un componente de las membranas extracelulares del saco amniótico y, por lo general, no está presente entre las 22 y 34 semanas de gestación.
      - Debe ser el primer paso de la exploración: inserte el espejo vaginal sin gel y coléctese la muestra del fondo de saco posterior (haga rotar el hisopo ahí durante casi 10 s); se puede colectar de las 24 a las 34 semanas de gestación.
      - Es válida con un cerclaje colocado.

- o Carece de validez ante la hemorragia vaginal, rotura de membranas, dilatación cervical > 3 cm o el antecedente de manipulación del cérvix (p. ej., coito o tacto vaginal) en las últimas 24 horas.
- o Su valor predictivo negativo es de alrededor de 99.5% para el parto en los siguientes 7 días y de 99.2% para aquel en los siguientes 14.
- o Su valor predictivo positivo del parto en 7 días es tan bajo como de 14%; por lo tanto, un resultado positivo tiene poca importancia clínica.
- o Se puede considerar obtener una **longitud del cérvix** para ayudar a la estratificación del riesgo de la paciente en ciertas circunstancias clínicas.
- o El **estado de las membranas** (íntegras o rotas) modifica el tratamiento y debe determinarse durante la valoración temprana.
  - o Acumulación: si no es aparente, haga que la paciente tosa o realice maniobra de Valsalva para ver si hay acumulación aparente de líquido amniótico en la vagina.
  - o Nitracina: el pH vaginal normal es < 4.5, en presencia de líquido amniótico suele ser de 7.0 a 7.5. Un pH vaginal > 6.5 o la aparición de color azul en el papel de nitracina es compatible con la rotura de las membranas. Sin embargo, ténganse en mente que se pueden observar resultados falsos positivos en presencia de sangre, semen, infección por especies de *Trichomonas* u otras infecciones, moco cervical o contaminación por orina.
  - o Cristalización en helecho: la presencia de cristalización en helecho del líquido vaginal en una laminilla puede indicar rotura de las membranas. Pudiese resultar falsamente ausente (falso negativa) en presencia de sangre. Evítese la toma de moco cervical con hisopo, porque puede causar un resultado falso positivo.
  - o El índice de líquido amniótico < percentil 5° para la edad gestacional, el cúmulo vertical máximo < 2 cm o un cambio en el índice de líquido amniótico en la medición previa o recientemente documentada, son motivo de sospecha de la rotura de membranas, pero no diagnósticos.
  - o Si la valoración de la rotura de membranas es negativa, pero persiste la sospecha clínica elevada, considérese repetir el estudio después de varias horas y haga que la paciente permanezca en decúbito supino durante el intermedio. De manera alternativa, la amniocentesis con inyección de índigo carmín puede confirmar la presencia de rotura de membranas y ser de utilidad en ciertas circunstancias clínicas.
- o Obténgase **cultivo anovaginal** en busca de **estreptococos grupo B** (**GBS**), pues determinará el uso de antibióticos profilácticos durante el trabajo de parto.
- o Obténgase cultivos cervicales o vaginales en busca de gonorrea y clamidiasis.
- o Valorar un preparado en fresco para el diagnóstico de vaginosis bacteriana e identificación de especies de *Trichomonas* y levaduras.
- **DESPUÉS de corroborar que las membranas están íntegras**, se hace **el tacto vaginal** para valorar la dilatación y el borramiento del cuello uterino, y la altura de la presentación.
- Obténgase **estudios de laboratorio** que incluyan un recuento hematológico completo, análisis de orina con estudio al microscopio y cultivos obtenidos durante la exploración con espejo vaginal estéril. Ordénense los cultivos antes de la administración de antibióticos.
- Realícese una **ultrasonografía** para valorar si hay un embarazo múltiple, corroborar la presentación fetal, la estimación del peso del feto (EPF), la localización de la placenta, el índice de líquido amniótico (de acuerdo con lo referido antes) y las anomalías fetales o uterinas.

Tratamiento

- **Propósito** del tratamiento:
  - El principal fin de tratar el TPP es optimizar los resultados con la administración de corticosteroides y el uso de sulfato de magnesio para la neuroprotección fetal.
  - Esta intervención y las recomendaciones terapéuticas deben adaptarse a cada paciente y embarazo; se deben sopesar los riesgos de la madre por prolongar el embarazo con

el de prematurez y morbilidad para el feto, en relación con un empeoramiento del estado clínico materno.

* Se puede usar **hidratación por vía oral (VO) o intravenosa (IV)** como abordaje inicial de las contracciones pretérmino por deshidratación.
  * En estudios aleatorios se mostró que la hidratación no disminuye la incidencia de PPT.
  * El juicio clínico guiará el tratamiento inicial y la consideración de ingreso hospitalario.
* No está indicado clínicamente el reposo en cama para las pacientes hospitalizadas con TPP y no hay datos que respalden su uso. Hay riesgos significativos del reposo en cama, incluyendo el aumento de las tromboembolias venosas. En el contexto de una rotura de membranas concomitante, dilatación cervical y presentación anómala fetal, el reposo en cama puede ayudar a evitar el prolapso del cordón umbilical. Hay pruebas limitadas que vinculan la bipedestación prolongada y la actividad extenuante o sexual con el TPP.
* Debe considerarse la profilaxis de las tromboembolias y la interconsulta con un fisioterapeuta para todas las pacientes con limitaciones de actividad.
* **Corticosteroides prenatales**
  * La administración de corticosteroides es la intervención de máximo beneficio para mejorar los resultados neonatales. **Los fetos pretérmino de entre 24 0/7 y 33 6/7 semanas de gestación que reciben corticosteroides prenatales tienen menor riesgo del síndrome de dificultad respiratoria, hemorragia intracraneal, enterocolitis necrosante y muerte.** Los fetos de pretérmino tardío, entre 34 0/7 y 36 6/7 semanas, que reciben su primer ciclo de corticosteroides durante ese periodo, presentan menor morbosidad respiratoria.
    * El beneficio del tratamiento se presenta > 24 horas después de la administración; no obstante, realícese si se prevé el parto antes de 24 horas.
    * El máximo beneficio de la administración de corticosteroides se obtiene 2 a 7 días después.
    * Los efectos secundarios maternos incluyen: 1) hiperglucemia transitoria, que se inicia casi 12 horas después de la primera administración, con un máximo efecto entre 2 y 3 días y duración de hasta 5, y 2) leucocitosis en las primeras 24 horas que, en general, se resuelve en casi 3 días. Téngase precaución con la interpretación de los resultados de laboratorio durante este periodo.
    * La diabetes mellitus mal regulada no es una contraindicación de la administración de corticosteroides antes de las 34 semanas de gestación. Para evitar la morbilidad vinculada con la hiperglucemia, se puede considerar la observación intrahospitalaria y el tratamiento de la glucemia en la paciente que recibe betametasona y sufre diabetes mellitus gestacional mal regulada o diabetes pregestacional.
  * **Recomendaciones de administración**
    * Aplíquese un solo ciclo de corticosteroides si el feto se encuentra entre las 24 0/7 y 33 6/7 semanas de gestación y es probable el parto pretérmino en los siguientes 7 días. Un médico puede considerar administrarlo con inicio a las 23 semanas de gestación, de acuerdo con las circunstancias clínicas y las preferencias de la paciente. En el caso de TPP y un feto cerca de la viabilidad con probable nacimiento en los siguientes 7 días, debe tenerse una conversación con la paciente acerca del pronóstico fetal y sus preferencias para la intervención y reanimación, antes de administrar corticosteroides, tocolíticos o magnesio.
    * **Dosificación**
      * Betametasona, 12 mg IM cada 24 h por 2 dosis
      * Dexametasona, 6 mg IM cada 12 horas por 4 dosis

- ○ Se puede administrar **un solo ciclo de rescate** de esteroides de 7 a 14 días después del inicial si la paciente no pare, se considera clínicamente en riesgo de hacerlo en los siguientes 7 días y aún cursa menos de 34 semanas de gestación.
    - ○ No hay datos que respalden o refuten el uso del ciclo de rescate de corticosteroides en caso de RPMPP.
    - ○ No se han estudiado los corticosteroides de rescate y no están indicados en el periodo pretérmino tardío (34-37 semanas).
  - ○ Los ciclos seriados de dosis adicionales no están indicados y se vinculan con restricción del crecimiento y morbilidad neonatal.
  - ○ Pueden administrarse **corticosteroides en el periodo pretérmino tardío** (entre 34 0/7 y 36 6/7 semanas de gestación) si la paciente no los recibió antes y puede parir en los siguientes 7 días.
    - ○ La administración de corticosteroides en el periodo pretérmino tardío disminuye la necesidad de respaldo respiratorio en las primeras 72 horas, el síndrome de dificultad respiratoria, la taquipnea transitoria, la displasia broncopulmonar y la necesidad de surfactante.
    - ○ No debe usarse tocólisis para retrasar el parto y facilitar la administración de corticosteroides en el periodo pretérmino tardío, y no debe retrasarse el parto pretérmino indicado entonces para el efecto.
- Se considerará usar **el magnesio** antes de las 32 semanas de gestación para neuroprotección fetal cuando se crea que la paciente está en riesgo de parir en los siguientes 30 minutos a 24 horas. El riesgo de parálisis cerebral moderada a grave del feto disminuye por casi 40%. El número necesario de pacientes a tratar para prevenir un caso de parálisis cerebral es de 1:63.
- Hay múltiples esquemas de uso del sulfato de magnesio para neuroprotección, que se incluyeron en el metaanálisis donde se demostró su beneficio.
  - ○ Carga de 4 g durante 30 minutos × 1
  - ○ 1 g/h durante 24 horas
  - ○ 2 g/h durante 12 horas
- En general se acepta usar cualquiera de los esquemas propuestos.
- Considérese reiniciar la administración de magnesio en solución que se descontinuó en el feto < 32 semanas, si se cree que el parto es inminente.
- Se continúa la **profilaxis contra GBS** hasta que el cérvix esté estable de acuerdo con el tacto y el riesgo de progreso a PPT sea menor.
- No están indicados los antibióticos profilácticos para tratar la infección por GBS fuera de la preocupación por un TPP activo.
- El uso empírico prolongado de los antibióticos en el caso de membranas intactas puede aumentar el riesgo neonatal de infección.
- **Tocólisis**
  - El propósito de la tocólisis es prolongar el embarazo para administrar corticosteroides y sulfato de magnesio para la neuroprotección. También puede corresponder al propósito de facilitar el transporte materno. No hay datos que sugieran que la tocólisis durante más de 48 horas mejore los resultados fetales o maternos.
  - Los fármacos tocolíticos incluyen nifedipino e indometacina; se ha mostrado que ambos aumentan la probabilidad de concluir la administración de betametasona. La terbutalina es un tocolítico, pero no ha mostrado eficacia a este respecto. El magnesio históricamente se usó por su beneficio tocolítico, pero se mostró que es ineficaz al respecto (Tabla 6-2). Después de las 32 semanas se usa nifedipino para la tocólisis en ausencia de contraindicaciones maternas, más que indometacina.
    - ○ **La indometacina está contraindicada después de las 32 semanas o en el contexto de un oligohidramnios.**

Tabla 6-2	Repaso de los tocolíticos indometacina y nifedipino				
Fármaco	**Mecanismo de acción**	**Esquema de dosificación**	**Contraindicaciones**	**Efectos secundarios**	**Notas**
Indometacina	Inhibidor de la sintetasa de prostaglandinas: impide la producción de prostaglandina $F_{2\alpha}$, que normalmente estimula las contracciones uterinas	Dosis de carga: 50-100 mg por VO o VR Dosis de mantenimiento: 35-50 mg VO o VR cada 4 h durante 72 h	Enfermedad ulceropéptica Enfermedad renal Disfunción hepática Coagulopatía Oligohidramnios	Oligohidramnios Náusea ERGE/gastritis Emesis Disfunción plaquetaria (rara)	Fármaco ideal en embarazos < 32 semanas Evítese > 32 semanas de gestación (se asocia con un cierre prematuro del conducto arterioso fetal) Evite su uso durante > 72 h (asociado con oligohidramnios)
Nifedipino	Bloquea los canales del calcio; inhibe el ingreso de calcio al miometrio	10-20 mg por VO cada 6 h	Hipotensión Insuficiencia cardiaca congestiva Estenosis aórtica	Hipotensión Rubor Mareo Vértigo Náusea	Fármaco ideal

Abreviatura: ERGE, enfermedad por reflujo gastroesofágico.

○ **El nifedipino está contraindicado en el contexto de la hipotensión.** Hay riesgo teórico de edema pulmonar con su uso concomitante con magnesio, si bien la interacción no tiene el respaldo de estudios a gran escala hasta hoy y no se considera una combinación contraindicada, si se requiere.

○ El magnesio no es un tocolítico con efecto basado en la evidencia, pero con frecuencia se usa en esta población por su beneficio neuroprotector hasta las 32 semanas de gestación.

○ La terbutalina es un simpaticomimético β que se administra a dosis de 0.25 mg por vía subcutánea y causa relajación del músculo liso en un contexto agudo. No se ha mostrado que prolongue el embarazo para la administración de corticosteroides o magnesio.

• Son contraindicaciones de la tocólisis, la muerte intrauterina, una anomalía letal, o el estado fetal no tranquilizador, la preeclampsia con manifestaciones severas o eclampsia, la hemorragia materna con inestabilidad hemodinámica, la corioamnionitis y las específicas maternas.

• Consideraciones especiales
  ○ Debe tenerse en mente usar los tocolíticos en la RPMPP en ausencia de signos de infección materna, para facilitar la administración de corticosteroides o para el transporte de la madre.
  ○ La tocólisis en general **no** está indicada:
    ○ Antes de la viabilidad neonatal. Se puede considerar la tocólisis en el neonato previable o periviable con un precipitante conocido de TPP (como una intervención quirúrgica abdominal). También se puede considerar en el periodo de periviabilidad, con base en los deseos de la familia acerca de la reanimación.
    ○ En presencia de contracciones pretérmino sin cambios del cérvix.

• **Vigilancia fetal**
• No se ha establecido ningún esquema óptimo.
• Manténgase la vigilancia fetal externa y la tocodinamometría hasta resolver el TPP activo.
• Una vez que cede el TPP, la paciente no necesita vigilancia continua para esta indicación.

La vía de parto varía de acuerdo con la edad gestacional

• Cuando la edad gestacional es < 26 semanas o la EPF es < 750 gramos, el parto vaginal es apropiado dependiendo de las circunstancias clínicas.
  • **Se podría considerar el parto pélvico dependiendo de las circunstancias clínicas.**
  • Hay datos limitados para sugerir que una cesárea mejora el resultado neonatal a esta temprana edad gestacional, en parte por los resultados neonatales en general son malos al margen del método de nacimiento.
• Debe haber una conversación franca sobre los riesgos y beneficios de la cesárea por intolerancia fetal del trabajo de parto, dada la mayor morbilidad materna y el mal pronóstico neonatal. Deben tratarse también los riesgos y las implicaciones futuras de la cesárea clásica. Documéntese la descripción con cuidado en el expediente y revísese el tema conforme avance el embarazo.
• Si el feto tiene una presentación anómala y es > 26 semanas o con un EPF > 800 g, debe considerarse la cesárea para disminuir al mínimo la morbilidad neonatal.
• Un cociente desproporcionado de cabeza-cuerpo después de esa edad gestacional contribuye a un mayor riesgo de atrapamiento cefálico y la morbilidad vinculada.
• El embarazo pretérmino solo no es indicación de cesárea en los fetos con presentación cefálica.

ROTURA DE MEMBRANAS PRETÉRMINO SIN TRABAJO DE PARTO

Definiciones

* **La rotura de membranas pretérmino (o prematura) sin trabajo de parto** es la pérdida de continuidad espontánea de las membranas, amnios y corion antes del inicio del trabajo de parto, a una edad gestacional < 37 semanas.
* Ocurre **rotura de membranas (o prematura) sin trabajo de parto (RPMP)** después de las 37 semanas de gestación. El **periodo de latencia** es aquel desde la RPMPP o RPMP hasta el inicio del trabajo de parto.

Incidencia e importancia

* Ocurre RPMP en casi 8% de los embarazos de término.
* Ocurre RPMPP en casi 3% de los embarazos y contribuye con cerca de 30% de los PPT.
    * Después de la RPMPP, alrededor de 50% de las pacientes pare en 24 a 48 horas. Del restante 50%, casi la mitad lo hace en 1 semana.
    * Hay un riesgo de 1 a 2% de muerte fetal después de la RPMPP, de manera secundaria a los riesgos de infección y accidentes del cordón umbilical.
    * Hay desprendimiento prematuro de placenta normoinserta en 2 a 5% de la RPMPP.

Etiología

* Como en el TPP, en muchos casos los factores de riesgo de RPMPP son difíciles de predecir y su causa a menudo es multifactorial. Dichos factores incluyen infección intrauterina, antecedente de RPMPP, traumatismos, amniocentesis y polihidramnios.
    * El antecedente de RPMPP es un factor de riesgo de TPP y RPMPP en embarazos futuros.
    * La infección intrauterina complica casi 15 a 25% de los embarazos con RPMPP con infección posparto en 15 a 20%. Los riesgos de infección aumentan conforme la edad gestacional es menor.

Valoración

* Como en el TPP (ver páginas 70-71), regístrense con cuidado las circunstancias, características y hora de la rotura de membranas, así como la consistencia del líquido.
* **SOLO debe hacerse exploración con un espejo vaginal estéril.** Determínese si hay acumulación del líquido, cristalización en helecho y su pH mediante papel de nitracina. Hágase inspección respecto de prolapso del cordón, dilatación del cuello uterino (visual) y cólectense muestras con hisopo, según se define en las páginas 70-71. **Evítese el tacto del cuello uterino, a menos que se piense que el parto es inminente.** El tacto disminuye el periodo de latencia y aumenta el riesgo de infección neonatal.
* En el caso de resultados equívocos o negativos de las pruebas, pero elevada sospecha clínica, pueden ser de beneficio los siguientes métodos adyuvantes:
    * Determinar el índice de líquido amniótico ayuda en la valoración, pero no es diagnóstico.
    * La fFN es sensible, no específica; su resultado negativo sugiere membranas íntegras.
    * Pueden considerarse usar pruebas disponibles en el comercio, como AmniSure®.
    * Repítase la valoración varias horas después de una estancia en cama prolongada.

Tratamiento

* Propósitos del tratamiento:
    * Detección de corioamnionitis subyacente o un estado fetal no alentador; si lo hay, condúzcase a la sala de partos. De otra manera, dependiendo de la edad gestacional (EG), lo ideal es prolongar el periodo latente.

- El desarrollo de corioamnionitis clínica o desprendimiento prematuro de placenta normoinserta durante el intervalo, que compromete el estado fetal, indica procurar un rápido nacimiento para minimizar la morbilidad fetal y la muerte intrauterina.
- Administrar **corticosteroides prenatales** (ver páginas 72-73). Las pruebas no sugieren que los corticosteroides se vinculan con mayor riesgo de infección materna o neonatal.
- No hay datos para respaldar el reposo estricto en cama de las mujeres con RPMPP, si bien se puede considerar la actividad limitada cuando hay riesgo de un potencial prolapso del cordón o ante situaciones inestables.
- **Antes de las 34 a 35 semanas de gestación,** en ausencia de corioamnionitis: iniciar antibióticos durante el periodo de latencia, que se ha mostrado prolongan el embarazo y, por lo tanto, disminuyen la morbilidad neonatal.
  - Un esquema estándar para el periodo de latencia es de 2 g de ampicilina IV y 250 mg de eritromicina IV cada 6 horas durante 48 horas.
  - A continuación, se administran 250 mg de amoxicilina oral cada 8 horas y 333 mg de eritromicina cada 8 horas, o 250 mg de eritromicina cada 6 horas por 5 días adicionales.
  - Sin datos de infección o estado fetal no alentador, continuar tratamiento expectante.
- Una vez que la paciente y el feto se encuentran estables, deben hacerse pruebas sin estrés a diario, con estudios adicionales según se indique por clínica. Los cambios en la vigilancia de la frecuencia cardiaca fetal o las contracciones pueden señalar una infección oculta.
- Cuando una paciente internada con RPMPP inicia contracciones regulares, recomiéndese su valoración inmediata. Las contracciones regulares y una leucocitosis reciente (en ausencia de la administración reciente de betametasona) pueden indicar signos tempranos de infección, incluso en ausencia de fiebre. Iníciese el magnesio para neuroprotección (si la EG es < 32 semanas) y penicilina para un estado que se desconoce o uno positivo respecto de la infección por GBS.
- **Después de las 34 a 35 semanas de gestación** prefiérase el nacimiento (por inducción o por cesárea, por las indicaciones obstétricas estándar).
- La tocólisis suele contraindicarse en la RPMPP, excepto ante prematurez extrema para permitir la administración de corticosteroides. Si se sospecha corioamnionitis o desprendimiento prematuro de placenta normoinserta significativo, está contraindicada.
- Continúe la atención intrahospitalaria hasta el nacimiento.

LECTURAS SUGERIDAS

American College of Obstetricians and Gynecologists Committee on Obstetric Practice, Society for Maternal-Fetal Medicine. ACOG Committee Opinion No. 455: magnesium sulfate before anticipated preterm birth for neuroprotection. *Obstet Gynecol.* 2010;115(3):669-671. (Reafirmado en el 2018)

American College of Obstetricians and Gynecologists Committee on Practice Bulletins—Obstetrics. ACOG Practice Bulletin No. 171: management of preterm labor. *Obstet Gynecol.* 2016;128(4):e155-e164. (Reafirmado en el 2018)

American College of Obstetricians and Gynecologists Committee on Practice Bulletins—Obstetrics. ACOG Practice Bulletin No. 188: prelabor rupture of membranes. *Obstet Gynecol.* 2018;131:e1-e14.

Blackwell SC, Gyamfi-Bannerman C, Biggio JR Jr, et al. 17-OHPC to prevent recurrent preterm birth in singleton gestations (PROLONG study): a multicenter, international, randomized double-blind trial [published online ahead of print October 25, 2019]. *Am J Perinatol.* doi:10.1055/s-0039-3400227.

Crowther CA, McKinlay CJ, Middleton P, Harding JE. Repeat doses of prenatal corticosteroids for women at risk of preterm birth for improving neonatal health outcomes. *Cochrane Database Syst Rev.* 2015;(7):CD003935.

Gyamfi-Bannerman C, Thom EA, Blackwell SC, et al. Antenatal betamethasone for women at risk for late preterm delivery. *N Engl J Med.* 2016;374(14):1311-1320.

Meis PJ, Klebanoff M, Thom E, et al. Prevention of recurrent preterm delivery by 17 alpha-hydroxyprogesterone caproate. *N Engl J Med.* 2003;348(24):2379-2385.

Mercer BM, Miodovnik M, Thurnau GR, et al. Antibiotic therapy for reduction of infant morbidity after preterm premature rupture of the membranes. A randomized controlled trial. National Institute of Child Health and Human Development Maternal-Fetal Medicine Units Network. *JAMA.* 1997;278(12):989-995.

Roberts D, Brown J, Medley N, Dalziel SR. Antenatal corticosteroids for accelerating fetal lung maturation for women at risk of preterm birth. *Cochrane Database Syst Rev.* 2017;(3):CD004454.

Shepherd E, Salam RA, Middleton P, et al. Antenatal and intrapartum interventions for preventing cerebral palsy: an overview of Cochrane systematic reviews. *Cochrane Database Syst Rev.* 2017;(8):CD012077.

7 Hemorragia en el tercer trimestre

Isa Ryan y Shari M. Lawson

Ocurre **hemorragia**, que va desde apenas manchas hasta una forma masiva, en el **tercer trimestre** en 2 a 6% de los embarazos, cuyo diagnóstico diferencial incluye lo siguiente:

• Expulsión del tapón mucoso en el trabajo de parto
• Desprendimiento prematuro de placenta normoinserta (DPPNI)
• Placenta previa (PP)
• Vasos previos (VP)
• Cervicitis
• Hemorragia poscoital
• Traumatismos
• Rotura uterina (ver el capítulo 3)
• Carcinoma

La hemorragia del tercer trimestre debe valorarse, diagnosticarse y tratarse con cuidado. Ver la Tabla 7-1. DPPNI, PP y VP pueden causar morbilidad y mortalidad materna y fetal significativas.

DESPRENDIMIENTO PREMATURO DE PLACENTA NORMOINSERTA

Es la separación prematura de la pared uterina de una placenta de implantación normal por hemorragia materna/uterina al interior de la *decidua basal*. Ver el capítulo 3.

Epidemiología

• Treinta y tres por ciento de las hemorragias preparto se debe al DPPNI con una incidencia de 1 en 75 a 225 nacimientos y aumenta conforme lo hace la edad materna.

Tabla 7-1	Pasos importantes en el diagnóstico y tratamiento de la hemorragia vaginal del tercer trimestre

- Valorar el estado hemodinámico materno por los signos vitales y estudios de laboratorio. Asegúrese de que la paciente tenga un acceso IV apropiado y solicite la reanimación con soluciones, cuando esté indicada. Si la hemorragia es sustancial, determínese el tipo sanguíneo y háganse pruebas cruzadas.
- Valorar el estado fetal por vigilancia externa continua.
- Obtener por interrogatorio de la paciente información de la duración/intensidad de la hemorragia, si causa dolor y si ha habido algún traumatismo. Asegúrese de descartar otras causas de hemorragia, como la rectal.
- Recurra a la ultrasonografía para valorar la localización y el aspecto de la placenta.
- Una vez que se descarta la placenta previa por estudio de imagen debe hacerse una exploración ginecológica y valorar el cérvix.
- Formular un plan de tratamiento o nacimiento tomando en cuenta la edad gestacional de la paciente y su estado hemodinámico.
- Considerar la administración de medicamentos, cuando sea apropiada, incluyendo betametasona, inmunoglobulina Rho (D) o sulfato de magnesio para la neuroprotección.

Abreviatura: IV, intravenosa.

- El DPPNI tiene recurrencia en 5 a 17% de los embarazos posterior a un episodio y hasta 25% después de dos.
- Hay una incidencia de 7% de óbito fetal en los embarazos futuros después de un AP que causa la muerte fetal.

Etiología

- La hemorragia vaginal no se correlaciona con el tamaño del desprendimiento y puede variar de escasa a masiva.
- Un DPPNI sin hemorragia vaginal puede retrasar el diagnóstico y originar una coagulopatía por consumo.
- La sangre presente en la *capa basal* estimula contracciones uterinas fuertes, clásicamente tetánicas, que llevan al dolor abdominal por isquemia.
- Un DPPNI se vincula con hipertensión materna, edad materna avanzada, multiparidad, uso de cocaína o tabaco, corioamnionitis, rotura prematura pretérmino de las membranas, coagulopatía y traumatismo. En muchos casos es idiopática.
  - Pacientes con hipertensión crónica, preeclampsia agregada o severa tienen aumento de quíntuple del desprendimiento prematuro de placenta normoinserta grave en comparación con las normotensas. Los antihipertensivos no reducen el riesgo.
  - El tabaquismo de cigarrillos aumenta el riesgo de óbito fetal por DPPNI dos tantos y medio y aumenta 40% por cada cajetilla diaria.
- Los cambios rápidos del volumen intrauterino pueden llevar al desprendimiento prematuro de placenta normoinserta como la rotura de membranas, la disminución terapéutica del polihidramnios o el parto de embarazos múltiples.
- Ocurre desprendimiento placentario más a menudo cuando la implantación es en superficies uterinas anormales como en presencia de miomas submucosos o alteraciones de la forma uterina.
- Hiperhomocisteinemia, factor V de Leiden y protrombina 20210 de las mutaciones de (trombofilias) se vinculan con mayor riesgo de desprendimiento de placenta normoinserta.

Complicaciones

- La pérdida sanguínea masiva materna puede llevar al **choque hemorrágico**. Ver el capítulo 61.
- Puede ocurrir **coagulación intravascular diseminada** materna y se encuentra en 10 a 20% de los DPPNI con óbito fetal.
- La extravasación de sangre directa al músculo uterino (útero de Couvelaire) lleva a la **atonía uterina** y hemorragia posparto masiva.
- Puede ocurrir **hipoxia fetal**, lo que lleva al sufrimiento agudo, la encefalopatía hipoxicoisquémica, el parto prematuro y la muerte del feto. Un desprendimiento prematuro de placenta normoinserta crónico más leve puede llevar a la restricción del crecimiento, malformaciones mayores o anemia.

Diagnóstico

Interrogatorio y exploración física

- Por lo general, se presenta en etapas avanzadas del embarazo con hemorragia vaginal y dolor abdominal agudo intenso. Incluso una leve sospecha clínica debe llevar a la investigación rápida y la vigilancia estrecha.
- Se valorarán de inmediato los signos vitales maternos, la frecuencia cardiaca fetal y el tono uterino.
- Difiérase el tacto vaginal para revisar el cérvix hasta que se hayan descartado PP y VP.
- Anote o registre la altura del fondo uterino para seguimiento de la expansión de una hemorragia oculta. Se puede secuestrar sangre entre el útero y la placenta cuando esta mantiene adherencia en su borde. Las membranas o el feto mismo pueden obstruir el orificio del cérvix y evitar la valoración apropiada de la pérdida sanguínea.
- La ultrasonografía es insensible para el diagnóstico de DPPNI, pero los grandes desprendimientos se observan como zonas hipoecoicas subyacentes a la placenta.
- Hágase una exploración con espejo vaginal para valorar laceraciones de vagina o cérvix y la cantidad de hemorragia.

Pruebas de laboratorio

- **Recuento hematológico completo** con hematócrito y plaquetas (< 100 000/mL sugieren un desprendimiento grave).
- **Tipo sanguíneo, Rh** (deberán tenerse en mente de manera importante las pruebas cruzadas).
- **Tiempo de protrombina/parcial de tromboplastina activada.**
- **Fibrinógeno** (< 200 mg/dL sugieren un desprendimiento grave).
- **Productos de degradación de fibrina.**
- Considere contar con un espécimen de **sangre completa** al lado de la cama mientras se esperan las pruebas de laboratorio. Si no se forma un coágulo en 6 minutos, o se forma y después se lisa en 30 minutos, puede haber una coagulación intravascular diseminada.
- Considere una tromboelastografía.
- La **prueba de Kleihauer-Betke** para detección de hemoglobina fetal en la circulación materna no es útil para el diagnóstico de DPPNI.

Tratamiento

- Debe obtenerse un acceso **intravenoso de gran calibre**.
- Se iniciará la **reanimación con soluciones** y se colocará una **sonda de Foley** para vigilar el gasto urinario (debe ser > 0.5 mL/kg/h o al menos de 30 mL/h).
- Se mantendrá la **vigilancia** estrecha de los **signos vitales maternos** y la **fetal** continua.

- Se administrará **inmunoglobulina Rho (D)** a las pacientes Rh negativo.
- El tratamiento adicional dependerá de la edad gestacional y el estado hemodinámico de madre y feto.

Embarazo de término con estabilidad hemodinámica

- Planéese el parto vaginal por inducción del trabajo de parto y déjese la cesárea para las indicaciones usuales.
- Hágase seguimiento seriado de hematócrito y coagulación.
- Considérese el uso de electrodo de piel cabelluda fetal para una vigilancia precisa y continua del feto, y el catéter de presión intrauterina para determinar el tono uterino en reposo.

Embarazos pretérmino y de término con inestabilidad hemodinámica

- Reanimación intensiva con soluciones.
- Transfusión de paquete eritrocítico, plasma fresco congelado y plaquetas, según se requiera. Mantener una concentración de fibrinógeno > 150 mg/dL, un hematócrito mayor de 25% y más de 60 000 plaquetas/mL.
- Una vez que se estabiliza a la madre, procédase a una cesárea urgente, a menos que el parto vaginal sea inminente.

Embarazo pretérmino, con estabilidad hemodinámica

- Ochenta y dos por ciento de las pacientes con datos de DPPNI antes de las 20 semanas de gestación llegará al término. Solo 27% de quienes acuden con un embarazo de 20 semanas, no obstante, presentará un parto a término.
- En ausencia de trabajo de parto, el DPPNI pretérmino debe ser objeto de seguimiento estrecho por ultrasonografía con valoración seriada del crecimiento fetal desde las 24 semanas y pruebas preparto regulares. Se administrarán corticosteroides para promover la maduración pulmonar fetal. Si surge inestabilidad materna o sufrimiento fetal, deberá ocurrir el parto como se describe en la sección sobre inestabilidad hemodinámica. De otra manera, se puede inducir el trabajo de parto a término.
- Para el DPPNI pretérmino con trabajo de parto, hemodinámica por completo estable y signos fetales alentadores, se puede usar tocólisis en casos raros seleccionados, para dar tiempo a la administración de un ciclo de corticosteroides. Se evita la indometacina por su efecto sobre la función plaquetaria.
- Si ocurre compromiso materno o fetal, debe interrumpirse el embarazo después de una reanimación apropiada.

PLACENTA PREVIA

La **PP** corresponde a la presencia de tejido placentario sobre el orificio interno del cuello uterino o justo adyacente. Se clasifica con base en la localización placentaria en relación con el orificio del cérvix (Figura 7-1):

- **Placenta previa completa** o **total:** cubre todo el orificio cervical.
- **Placenta previa parcial:** su borde cubre parte del orificio interno, no su totalidad.
- **Previa marginal:** su borde de la placenta es adyacente al orificio interno.

Epidemiología

- En general, la incidencia de PP es de casi 1 en 300 embarazos de más de 20 semanas de edad gestacional. No obstante, su frecuencia varía con la paridad, lo que da una incidencia de 0.2% en las nulíparas y hasta tan alta como de 5% en las grandes multíparas.
- La placenta cubre el orificio cervical en 5% de los embarazos durante el segundo trimestre y, por lo general, emigra alejándose del orificio conforme el útero crece de acuerdo con la edad gestacional y se desarrolla el tercio superior del cérvix como segmento uterino inferior.

Placenta previa

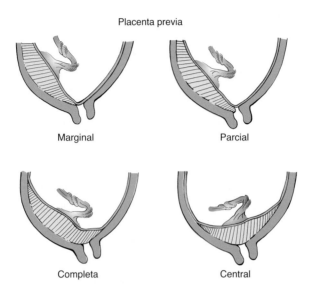

Marginal   Parcial

Completa   Central

Figura 7-1. Tres tipos de placenta previa: marginal, parcial, completa. La placenta previa central se refiere a una previa completa de la que su porción central se localiza sobre el orificio cervical. Reimpresa con autorización de Kay HH. Placenta previa and abruption. En: Gibbs RS, Karlan BY, Haney AF, Nygaard I, eds. *Danforth's Obstetrics and Gynecology*. 10th ed. Baltimore, MD: Lippincott Williams & Wilkins; 2008: 386, Figura 21-1.

Etiología

- El factor de riesgo más importante para la PP es una **cesárea previa**. Se presenta en 1% de los embarazos después de una sola de esas operaciones. Su incidencia después de cuatro o más aumenta a 10%, un incremento de 40 tantos en comparación con las pacientes sin cesárea. La PP anterior en estas pacientes debe valorarse con cuidado en cuanto a la coexistencia de acretismo.
- Otros factores de riesgo de PP incluyen la edad materna creciente (en especial después de los 40 años), la multiparidad, el tabaquismo, el residir en sitios muy elevados, un feto masculino, el embarazo múltiple y un antecedente de legrado uterino.

Complicaciones

- Ocurre hemorragia con el desarrollo del segmento uterino inferior en el tercer trimestre, en preparación para el trabajo de parto. La placenta se separa y el segmento inferior adelgazado no puede contraerse lo suficiente para detener el flujo sanguíneo desde los vasos uterinos expuestos. Los tactos vaginales o el coito también pueden causar separación de la placenta respecto del segmento uterino inferior y la hemorragia varía desde apenas manchas hasta su forma masiva.
- La PP aumenta el riesgo de otras anomalías de la placentación:
  - **Placenta acreta:** es aquella que se adhiere directo al útero sin la *decidua basal* intermedia usual. Su incidencia en las pacientes con placenta previa que no fueron objeto

de intervención quirúrgica uterina antes es de casi 4%, que aumenta hasta 25% en aquellas con una cesárea o intervención quirúrgica uterina previas.

- **Placenta increta:** aquella que invade el miometrio, pero no atraviesa la serosa.
- **Placenta percreta:** la que penetra toda la cavidad abdominal y potencialmente prolifera al interior de la vejiga o el intestino.

- La PP se asocia con una tasa doble de malformaciones congénitas fetales, incluyendo las del sistema nervioso central, el tubo digestivo, el aparato cardiovascular y el respiratorio. No se ha identificado un síndrome específico.
- La PP también se vincula con presentaciones anómalas fetales, rotura prematura de membranas pretérmino, restricción del crecimiento intrauterino, inserción velamentosa del cordón y VP.

Diagnóstico

Interrogatorio y exploración física

- Setenta a ochenta por ciento de las PP se presentan en forma aguda con **hemorragia vaginal indolora** de sangre roja brillante.
- La primera crisis de hemorragia suele ocurrir cerca de las 34 semanas. Casi 33% de las pacientes muestra hemorragia antes de las 30 semanas, mientras que 33% acude después de las 36 semanas y 10% alcanza el término. El número de crisis de hemorragia no tiene relación con el grado de PP o el pronóstico para la supervivencia fetal.
- Se debe hacer un interrogatorio médico, quirúrgico y obstétrico exhaustivo junto con la documentación de los estudios de ultrasonografía previos. También se descartarán otras causas de hemorragia, como un desprendimiento prematuro de placenta normoinserta.
- Deberá hacerse la valoración de los signos vitales maternos, del tono uterino, exploración abdominal, y la vigilancia de la frecuencia cardiaca fetal.
- La **ultrasonografía** vaginal es el estándar de oro del diagnóstico de la placenta previa, que puede pasarse por alto en un estudio transabdominal, en especial si la placenta se encuentra en la parte posterior del segmento uterino inferior, donde es de difícil visualización. El hacer que la paciente vacíe su vejiga puede ayudar a identificar una PP posterior, para cuyo diagnóstico tal vez sea útil la posición de Trendelenburg.
- Si hay PP o se sospecha, **está contraindicado el tacto vaginal**. Se puede usar una exploración suave con espejo vaginal para valorar la presencia de hemorragia vaginal y cuantificarla, pero en la mayoría de los casos esto puede apreciarse bien por inspección del periné y, por lo tanto, evita su exacerbación.

Estudios de laboratorio

- **Recuento hematológico completo**
- **Tipo sanguíneo, Rh y pruebas cruzadas**
- **Tiempos de protrombina** y de **tromboplastina activada**
- **Prueba de Kleihauer-Betke** para valorar una hemorragia fetomaterna en pacientes Rh negativo no sensibilizadas; sin utilidad para el diagnóstico de la PP.

Tratamiento

- Es digno de mención que muchas placentas previas diagnosticadas por ultrasonografía a principios del segundo trimestre se resolverán de manera espontánea.
- En general, las pacientes con diagnóstico de PP, pero *sin* hemorragia en el tercer trimestre, deben ser objeto de confirmación de una placenta previa persistente por ultrasonografía. Mantendrán el **reposo pélvico estricto** (p. ej., nada por vía vaginal, incluyendo el coito o los tactos) y evitarán la actividad o el ejercicio extenuantes. Se asesorarán sobre

las indicaciones para buscar atención médica y se programarán para **ultrasonografía** de valoración del crecimiento fetal cada 3 a 4 semanas.

- En general, las pacientes con PP que *están* sangrando deben ser hospitalizadas para su estabilización hemodinámica, **vigilancia materna y fetal estrecha**. Se ordenarán **estudios de laboratorio**, como se describe. Se administran **corticosteroides** para promover la maduración pulmonar a aquellas con embarazos entre 24 y 36 semanas y la **inmunoglobulina Rho (D) (RhoGAM)** a las Rh negativo no sensibilizadas.
- El tratamiento de la placenta acreta o sus variantes puede constituir un reto. En las pacientes con PP y antecedente de cesárea tal vez se requiera cesárea-histerectomía si la hemorragia no se puede controlar después del nacimiento. En casos en que se desea mucho conservar el útero y no ha ocurrido invasión de la vejiga, la hemorragia podría detenerse exitosamente con embolización arterial selectiva o empaquetamiento del segmento uterino inferior, que se retira a través de la vagina en 24 horas. También se ha usado la sonda con globo de Bakri para ayudar a cohibir la hemorragia de un lecho placentario.
- El tratamiento específico de la PP se basa en la edad gestacional y la valoración del estado materno y fetal.

Embarazo de término con estabilidad hemodinámica

- Las pacientes con **placenta previa completa** a término requieren cesárea, que en general se hace a las 36 a 37 6/7 semanas.
- Las pacientes con **placenta previa parcial** o **marginal** a término pueden tener un parto vaginal con el conocimiento amplio acerca de los riesgos de pérdida sanguínea y la necesidad de transfusión. Debe disponerse del personal y las instalaciones para una cesárea de urgencia inmediata. Si se compromete la estabilidad fetal o materna en cualquier momento del trabajo de parto, se hace una cesárea urgente.

Embarazos pretérmino y de término con inestabilidad hemodinámica

- Estabilizar a la madre para su reanimación con soluciones y productos sanguíneos.
- Está indicada la cesárea ante un registro no alentador de la frecuencia cardiaca fetal, una hemorragia materna que pone en riesgo la vida o aquella que se presenta después de las 34 semanas.
- Si la madre se encuentra estable y ocurre la muerte fetal intrauterina o el feto es < 24 semanas de edad gestacional, se puede considerar el parto vaginal.

Embarazo pretérmino con estabilidad hemodinámica

- Las pacientes de 24 a 37 semanas de gestación con PP *en ausencia de trabajo de parto se pueden tratar* en forma expectante hasta las 36 a 37 6/7 semanas.
- En general, una vez que la paciente ha sido hospitalizada por tres crisis separadas de hemorragia, deberá mantenerse en el hospital hasta el parto. Se recomienda lo siguiente en cada crisis de hemorragia:
  - Hospitalización con reposo en cama, sin autorización de ir al baño hasta lograr la estabilidad
  - Valorar en forma periódica el hematócrito materno y determinar tipo, Rh y ordenar pruebas cruzadas
  - Transfusión de eritrocitos, según se requiera, para mantener el hematócrito por arriba de 30% ante una hemorragia leve, pero continua
  - Corticosteroides e inmunoglobulina Rho (D), según esté indicado
  - Pruebas fetales y ultrasonografía de valoración del crecimiento para precisar si presenta restricción intrauterina
  - No se justifica la tocólisis, a menos que se administre un ciclo de corticosteroides a una paciente estable desde otros puntos de vista

- Después del tratamiento hospitalario inicial se puede considerar el externo, si la hemorragia se detiene durante más de 48 horas, no hay otras complicaciones y se cumplen los siguientes criterios:
  - La paciente puede mantener un reposo pélvico estricto en casa y cumple con el tratamiento médico.
  - Hay un adulto responsable presente en todo momento, que puede ayudar ante una urgencia.
  - La paciente vive cerca del hospital y cuenta con un medio de transporte confiable.
- Para los embarazos pretérmino con PP *y contracciones* puede ser difícil diagnosticar el trabajo de parto. Están contraindicados los tactos vaginales para valorar el cérvix y 20% de las pacientes con PP muestra alguna actividad uterina. Si la paciente y el feto están estables, puede considerarse el uso de tocolíticos para prolongar el embarazo. Debe evitarse la indometacina.

PLACENTA DE INSERCIÓN BAJA

Una placenta que termina en los 2 cm cercanos al orificio cervical interno, pero que no protruye en este, se conoce como de inserción baja. Las pacientes con una placenta de inserción baja tienen mayor riesgo de hemorragia preparto y cesárea, si bien el descenso de la cabeza fetal durante el trabajo de parto a menudo taponea cualquier hemorragia intraparto que pudiese ocurrir.

- Cuarenta y tres por ciento de las pacientes tiene un parto vaginal exitoso con una placenta que se encuentra dentro de 10 mm de distancia respecto del orificio cervical interno.
  - A las pacientes con una placenta en los 10 mm cercanos al orificio cervical interno se les puede permitir el trabajo de parto, pero recibirán asesoría en cuanto al mayor riesgo de cesárea y hemorragia.
- Se requiere un excelente acceso intravenoso y la tipificación de sangre con pruebas cruzadas.
- Aquellas con borde placentario de 11 a 20 mm de distancia respecto del orificio cervical interno presentan una tasa de 85% de parto vaginal exitoso, a semejanza de aquellas cuya placenta termina a una distancia > 20 mm de dicho orificio.

VASOS PREVIOS

Ocurren vasos previos (**VP**) cuando el cordón umbilical se inserta en las membranas en lugar que en el centro del disco placentario y los vasos atraviesan las membranas cerca del orificio interno por delante de la presentación fetal, lo que los pone en riesgo de rotura y de causar una hemorragia fetal. La inserción velamentosa del cordón también aumenta el riesgo de VP y es mucho más frecuente en los embarazos múltiples.

Epidemiología

- Se calcula la incidencia de VP de casi uno en 5 000 embarazos.
- La mortalidad fetal puede ser tan alta como de 60% con membranas íntegras y 75% cuando están rotas.

Etiología

- Se desconoce la causa de los VP. Debido a la asociación entre inserción velamentosa del cordón, embarazos múltiples y VP, en una teoría se sugiere que se desarrolla por la proliferación del trofoblasto y la migración de la placenta hacia el fondo uterino, más vascularizado. La inserción inicial del cordón en el centro de la placenta se torna más periférica conforme una porción de ella prolifera activamente y la otra no. La fecundación *in vitro* puede ser un factor de riesgo.

Complicaciones

- Incluso la hemorragia fetal en escasas cantidades puede causar morbilidad y quizá la muerte del feto por su volumen sanguíneo total pequeño.
- La rotura de membranas puede causar una exsanguinación rápida del feto.

Antecedentes

- La paciente suele acudir con un inicio agudo de hemorragia vaginal después de la rotura de las membranas.
- La hemorragia se vincula con un cambio agudo del patrón de la frecuencia cardiaca fetal. Es común que se presente taquicardia fetal, seguida por bradicardia con aceleraciones intermitentes. A menudo se mantiene la variabilidad a corto plazo. En ocasiones puede visualizarse un patrón sinusoidal.

Diagnóstico

- La **ultrasonografía transvaginal** en combinación con su variante Doppler en color es el recurso más eficaz para el diagnóstico prenatal.
- En un estudio hubo una tasa de 97% de supervivencia en las pacientes con diagnóstico prenatal, en comparación con 44% de aquellas sin él.

Tratamiento

- La hemorragia del tercer trimestre causada por VP a menudo se acompaña de sufrimiento fetal agudo y grave. Está indicada la **cesárea de urgencia**.
- Si se diagnostican VP en etapa prenatal, deberá **programarse una cesárea planeada** a las 34 a 37 semanas bajo circunstancias estables y antes del inicio del trabajo de parto, para disminuir la mortalidad fetal.

LECTURAS SUGERIDAS

Gyamfi-Bannerman C. Society for Maternal-Fetal Medicine (SMFM) Consult Series #44: management of bleeding in the late preterm period. *Am J Obstet Gynecol.* 2018;218(1):B2-B8.

Hill JS, Devenie G, Powell M. Point-of-care testing of coagulation and fibrinolytic status during postpartum haemorrhage: developing a thrombelastography®-guided transfusion algorithm. *Anaesth Intensive Care.* 2012;40:1007-1015.

Jansen C, de Mooij YM, Blomaard CM, et al. Vaginal delivery in women with a low-lying placenta: a systematic review and meta-analysis. *BJOG.* 2019;126:1118-1126.

McCormack RA, Doherty DA, Magann EF, Hutchinson M, Newnham JP. Antepartum bleeding of unknown origin in the second half of pregnancy and pregnancy outcomes. *BJOG.* 2008;115(11):1451-1457.

Silver RM. Abnormal placentation: placenta previa, vasa previa, and placenta accreta. *Obstet Gynecol.* 2015;126(3):654-668.

Silver RM, Branch DW. Placenta accreta spectrum. *N Engl J Med.* 2018;378:1529-1536.

8 Infecciones perinatales

Edward K. Kim y Jeanne S. Sheffield

Las infecciones perinatales se deben a una variedad de virus, parásitos y bacterias que se pueden transmitir durante la gestación de la madre al feto. La enfermedad materna, asintomática o no diagnosticada, puede causar morbilidad y mortalidad fetales y neonatales significativas. Por ese motivo, es importante comprender las manifestaciones clínicas, los criterios de diagnóstico y el tratamiento de las infecciones perinatales. Este capítulo se centra en las enfermedades infecciosas prevalentes o de importancia clínica particular en las embarazadas de Estados Unidos.

INFECCIONES VIRALES

Virus de la inmunodeficiencia humana

- **Epidemiología**
  - Cada año nacen cerca de 2 millones de lactantes de mujeres infectadas por el virus de la inmunodeficiencia humana (VIH). Además, la transmisión de madre a hijo (TMH) contribuye con cerca de 90% de estas infecciones en los niños de todo el mundo.
  - El uso de fármacos antirretrovirales (ARV) durante el embarazo, en los periodos intraparto y posparto, así como en el amamantamiento, disminuyó este tipo de transmisión en 50% en todo el orbe desde el año 2010.
- **Diagnóstico**
  - En el American College of Obstetricians and Gynecologists (ACOG) y los Centers for Disease Control and Prevention (CDC) se recomiendan las pruebas de VIH en los siguientes contextos:
    - En todas las embarazadas como parte sistemática de su atención prenatal.
    - En el tercer trimestre en las embarazadas de zonas de alta prevalencia de la infección por VIH, aquellas que se sabe tienen riesgo y quienes se negaron a hacerse pruebas tempranas.
    - Para detección en el momento de presentarse a la sala de trabajo de parto y parto si se desconoce su estado respecto de VIH y en cualquiera que tuvo un resultado negativo a principios del embarazo, pero está en alto riesgo de infección (con diagnóstico de infección de transmisión sexual, uso de drogas, sexo transaccional, múltiples compañeros sexuales, o uno VIH positivo, con signos/síntomas o que vive en una zona con alta incidencia/prevalencia, de la infección por VIH) y en quienes no se realizaron la prueba en el tercer trimestre.
  - De las pruebas de detección, la de uso más frecuente de la infección VIH es un análisis de inmunoabsorbencia ligada a enzimas en suero, cuyo resultado positivo o indeterminado debe ser seguido por una prueba confirmatoria (la más usual, de inmunotransferencia o Western blot).
  - Se dispone de análisis rápidos de anticuerpos frente a VIH. Su sensibilidad y especificidad son comparables con las de la prueba de inmunoabsorbencia ligada a enzimas y cuando resultan positivos deben confirmarse por la de inmunotransferencia.

- **Tratamiento**
  - Prenatal
    - ○ Determinación precisa de la edad gestacional con base en la ultrasonografía
    - ○ Las pruebas por obtener incluyen las siguientes:
      - ○ Carga viral de VIH y recuento de CD4
      - ○ De resistencia farmacológica de VIH
      - ○ Recuento hematológico completo basal y estudio metabólico amplio para permitir una posterior valoración de la toxicidad del ARV (supresión de médula ósea, hepatotoxicidad y nefrotoxicidad)
      - ○ De hepatitis B y C
      - ○ De tuberculosis
      - ○ De otras enfermedades de transmisión sexual
      - ○ Serológicas de toxoplasma
      - ○ Serológicas de citomegalovirus (CMV)
    - ○ Son inmunizaciones recomendadas, además de las prenatales sistemáticas, las de neumococos y de hepatitis A y B.
    - ○ Disminución del riesgo de TMH: todas las embarazadas infectadas por VIH, al margen de su recuento de CD4 o carga viral, deben recibir antirretrovirales combinados (ARVC). Para el uso de ARV y las medidas preventivas, refiérase a "'Prevención' en la sección de 'Infecciones virales'".
  - Preparto
    - ○ Las mujeres bajo tratamiento con ARV deben someterse a una ultrasonografía de la anatomía fetal en el segundo trimestre. Si bien los datos actuales no sugieren un aumento de los defectos al nacimiento globales con la exposición a ARV, hay una cantidad limitada de información de nuevos ARVC.
    - ○ Debido a un posible vínculo del bajo peso al nacer con algunos ARV, se recomiendan las mediciones de la altura del fondo uterino en conjunción con la ultrasonografía para valorar el crecimiento fetal.
  - Intraparto
    - ○ Medicamentos
      - ○ El esquema de ARV debe continuarse durante el parto.
      - ○ Se administrará zidovudina intravenosa (IV) a toda mujer con una carga viral > 1 000 copias de VIH/mL o ante el desconocimiento de dicho parámetro cerca del parto, al margen del esquema preparto o la vía del nacimiento.
      - ○ Mujeres con ARV y carga viral de VIH de hasta 999 copias/mL cerca del término deben continuar esquema de ARVC y considerar el uso de zidovudina IV individual.
      - ○ La zidovudina IV debe iniciarse de inmediato en las mujeres que acuden con trabajo de parto y un resultado positivo de una prueba rápida de VIH; las determinaciones de carga viral de ARN de VIH 1 y de linfocitos T CD4 deben acompañar a las pruebas confirmatorias de anticuerpos frente a VIH.
    - ○ Instrumentación: en general (en el contexto de una carga viral de VIH detectable), deben evitarse la amniotomía, los electrodos de cuero cabelludo fetal, el parto quirúrgico vaginal y la episiotomía, de ser posible.
    - ○ Vía del nacimiento: se recomienda una cesárea programada a las 38 semanas en las mujeres con carga viral de VIH > 1 000/mL cerca del término. Cuando se planea una cesárea, debe administrarse zidovudina IV durante al menos 3 horas antes para asegurar cifras sanguíneas terapéuticas (2 mg/kg IV de carga durante 1 h, seguida por 1 mg/kg en solución IV durante 2 h).
  - Posparto
    - ○ Materno: la continuación del tratamiento de ARVC en el periodo posparto debe involucrar a la paciente y su proveedor de atención primaria respecto de VIH.

○ Neonatal: los lactantes deben recibir zidovudina con inicio de 6 a 12 horas después del nacimiento y durante 6 semanas. Los neonatos quizá requieran un esquema más amplio dependiendo del estado de VIH materno en el parto. Refiérase a un especialista pediátrico en enfermedades infecciosas para su valoración.

○ Amamantamiento: el cumplir con los ARV disminuye de manera significativa el riesgo de TMH durante la lactancia. Sin embargo, las recomendaciones difieren dependiendo del contexto.

  ○ En países ricos en recursos, como Estados Unidos, se recomienda la lactancia artificial para los nacidos de madres VIH positivo. Si la mujer decide amamantar, debe hablarse sobre medidas de disminución del riesgo, como continuar el ARVC durante 6 meses y destetar en forma lenta.

  ○ En países en desarrollo, la alimentación artificial puede constituir un reto en términos de acceso a preparados lácteos de calidad controlada y agua limpia. En ese contexto, se recomienda el amamantamiento, en especial para las madres que cumplen con el tratamiento de ARV.

- **Prevención**
  - Debe dialogarse en forma sistemática con todas las mujeres en edad de procrear respecto de sus intenciones de embarazarse y de la anticoncepción eficaz. Los datos actuales sugieren que más de 50% de los embarazos de mujeres VIH positivo no son planificados. En las adolescentes de ese grupo, la tasa de embarazo no planificado es tan alta como de 83%.
  - Debe dialogarse con las embarazadas con infección por VIH respecto a conductas modificables: tabaquismo, uso de drogas y prácticas sexuales de alto riesgo.
  - En embarazos complicados por la infección por VIH, los principales propósitos son optimizar la salud materna y disminuir el riesgo de transmisión perinatal. De manera ideal, se hará un plan de tratamiento durante el asesoramiento preconcepcional donde se excluyan drogas y fármacos con potencial teratogénico. Se alentará a las mujeres con ARV para alcanzar una carga viral de ARN de VIH-1 indetectable antes de la concepción para disminuir el riesgo de TMH.
  - Las mujeres que cumplen con los criterios de inicio de ARV de acuerdo con el estado viral materno deben hacerlo antes del embarazo. En la mayoría de los casos las mujeres que ya toman ARVC en el momento de acudir a la atención obstétrica deben continuar sus esquemas actuales si ya presentan supresión viral.
  - Las mujeres que toman ARV o en quienes el diagnóstico es nuevo deben ser objeto de revisión de sus pruebas de laboratorio iniciales (p. ej., de carga viral y resistencia de VIH) antes de iniciar el tratamiento. Si presentan náusea y vómito significativos, no deben iniciar los medicamentos hasta que se regulen esos síntomas. El uso intermitente de medicamentos se relaciona con el desarrollo de resistencia a los antivirales. Debido a sus efectos teratógenos potenciales, no deben iniciarse efavirenz y dolutegravir en las mujeres que pueden embarazarse, o durante el primer trimestre de la gestación.
  - Los esquemas de ARVC deben contener tres de cuatro fármacos de al menos dos clases diferentes: inhibidor de la transcriptasa inversa nucleósido/nucleótido; inhibidor de la transcriptasa inversa no nucleósido, inhibidor de proteasa, inhibidor del ingreso e inhibidor de integrasa.

Citomegalovirus

- **Epidemiología.** La infección por **citomegalovirus** es la infección viral intrauterina congénita más frecuente que se presenta en 0.2 a 2.5% de los nacidos vivos. El CMV es un virus del herpes ADN ubicuo, frente al que alrededor de 50% de la población estadounidense presenta anticuerpos. La transmisión ocurre por contacto directo con saliva, semen, secreciones cervicales y vaginales, orina, leche materna, o productos sanguíneos infectados.

Puede ocurrir la transmisión vertical por vía transplacentaria, durante el parto o en el periodo posparto. Se calcula que 40 000 lactantes nacen con infección por CMV en Estados Unidos cada año.

- **Manifestaciones clínicas**
  - **Infección materna.** En adultas inmunocompetentes, la infección por CMV por lo general es silente. Los síntomas, sin embargo, pueden ser de tipo gripal: incluyen fiebre, malestar general, edema ganglionar y, rara vez, hepatitis. Después de la infección primaria, el virus entra en una fase latente, con crisis periódicas de reactivación y diseminación.
  - **Infección congénita (fetal).** La mayoría de las infecciones fetales se debe a la correspondiente materna recurrente y lleva a anomalías congénitas en casi 1.4% de los casos. La inmunidad previa adquirida confiere protección de una enfermedad clínica aparente por la presencia de anticuerpos maternos. Las madres que resultan seronegativas para CMV antes de la concepción o en etapa temprana de la gestación tienen un riesgo de 1 a 4% de adquirir la infección durante el embarazo y una tasa de 30% de transmisión fetal después de la seroconversión.
  - Alrededor de 90% de los lactantes con infección congénita por CMV cursará sin síntomas al nacer. De ellos, 10 a 15% más tarde desarrolla manifestaciones que incluyen retraso del desarrollo, pérdida auditiva y defectos visuales y odontológicos.
  - A diferencia de la infección recurrente, la infección materna primaria durante el embarazo puede a menudo llevar a secuelas neonatales graves, con mortalidad neonatal de casi 5%, pero tan alta como de 30% en algunas investigaciones. Casi 5 a 20% de los neonatos de madres con infección primaria por CMV manifiesta síntomas al nacer. La infección en el primer trimestre lleva a un mayor riesgo de secuelas que en el tercero.
  - Los datos clínicos más frecuentes al nacer incluyen la presencia de petequias, hepatoesplenomegalia o ictericia y coriorretinitis, manifestaciones que constituyen la enfermedad de inclusión citomegálica fulminante. Los lactantes muestran signos de dificultad respiratoria, letargo y convulsiones. Las secuelas a largo plazo incluyen retraso metal, discapacidades motoras y pérdidas auditiva y visual.
- **Diagnóstico**
  - La **detección materna de CMV** no es sistemática. Pueden estar indicadas las pruebas como parte del estudio de los síntomas similares a la mononucleosis. La presencia de inmunoglobulina M (IgM) contra CMV no es útil para determinar el inicio de la infección, porque se presenta en solo 75 a 90% de las mujeres con infección aguda, puede permanecer positiva después, y representar la reactivación o reinfección por una cepa diferente. La inmunoglobulina G (IgG) de avidez alta contra CMV (> 65%) sugiere que la infección primaria ocurrió más de 6 meses antes; la IgG contra CMV de avidez baja (< 30%) sugiere una infección primaria reciente.
  - La ultrasonografía fetal puede mostrar microcefalia, ventriculomegalia, calcificaciones intracraneales, oligohidramnios y restricción del crecimiento intrauterino. Se han usado también la amniocentesis y la cordocentesis en las pruebas de reacción en cadena de polimerasa (PCR, por sus siglas en inglés) de ADN para el diagnóstico de la infección intrauterina.
- **Tratamiento.** No hay terapéutica intrauterina eficaz para la infección por CMV. Debido a que es difícil predecir la gravedad de las secuelas, es problemático el asesoramiento de las pacientes de manera apropiada en cuanto a la opción de interrumpir el embarazo. No está indicado el uso de fármacos antivirales en los individuos inmunocompetentes. La mayoría de los fetos infectados no sufre problemas graves. Los beneficios del amamantamiento superan al riesgo de transmisión de la infección y puede recomendarse.

- **Prevención.** La transmisión de CMV requiere contacto personal estrecho o con líquidos corporales contaminados. Las medidas preventivas incluyen transfundir solo productos sanguíneos CMV negativos, las prácticas de sexo seguro y el lavado de manos frecuente.

Virus varicela zóster

- **Epidemiología**
  - Se calcula que la infección primaria por varicela, "viruela loca", afecta a solo 1 a 5 de cada 10 000 embarazos. Menos de 2% de los casos se presenta en adultos, pero en este grupo se registra 25% de mortalidad por virus varicela zóster (VVZ). El herpes zóster se debe a la reactivación de VVZ latentes, pero no se relaciona con un mayor riesgo del síndrome de varicela congénita.
  - La principal forma de transmisión es respiratoria, aunque el contacto directo con lesiones vesiculares o pustulosas causa la enfermedad. En el pasado, casi todas las personas se infectaban antes de la edad adulta, 90% antes de cumplir 14 años. Desde el uso de la vacuna para la varicela, la mayoría de las personas en Estados Unidos tienen inmunidad inducida por la vacuna.
  - Ocurren brotes de varicela con frecuencia máxima durante el invierno y la primavera. El periodo de incubación es de 10 a 21 días. La infectividad es mayor 24 a 48 horas antes del inicio del exantema y dura 3 a 4 días después. Rara vez se aísla el virus después de que las lesiones desarrollaron costras.
- **Manifestaciones clínicas**
  - **Maternas.** El exantema pruriginoso característico se inicia con máculas, evoluciona a pápulas y, después, vesículas. La infección primaria por varicela tiende a ser más grave en los adultos que en los niños y puede ser en especial grave durante el embarazo. Una complicación mórbida particular de la infección por VVZ durante el embarazo es la neumonía por varicela, cuya mortalidad materna puede alcanzar 40% en ausencia de tratamiento antiviral (3-14% con este). En contraste, la infección por herpes zóster (reactivación de la varicela) es más frecuente en las pacientes de edad mayor e inmunocomprometidas y conlleva poco riesgo para el feto.
  - **Congénitas.** La infección fetal por varicela zóster se puede presentar dentro del útero, durante el parto o en el puerperio. La intrauterina a menudo causa anomalías congénitas, que incluyen cicatrices cutáneas, anomalías de disminución de la longitud de extremidades, dedos malformados, atrofia muscular, restricción del crecimiento, cataratas, coriorretinitis, microftalmia, atrofia cortical, microcefalia y retardo psicomotor fetales.
    - El riesgo de malformación congénita después de la exposición fetal a la varicela primaria materna antes de las 20 semanas se calcula de < 2% y < 0.4% antes de las 12 semanas.
    - La infección después de las 20 semanas de gestación puede llevar a enfermedad posnatal con síntomas que van desde la varicela típica, con una evolución benigna, hasta la infección diseminada fetal o herpes zóster que aparece meses a años después del nacimiento. Si la infección materna se presenta en los 5 días previos al parto, la transferencia transplacentaria hematógena puede causar morbilidad neonatal significativa y tasas de mortalidad tan altas como 25%. La transferencia transplacentaria de anticuerpos suficiente para conferir inmunidad fetal requiere al menos 5 días después del inicio del exantema materno. Las mujeres que presentan varicela, en especial cerca del término, deben ser vigiladas. El tratamiento neonatal con inmunoglobulina también es importante cuando una paciente desarrolla signos de varicela en los 3 días posparto. La infección de herpes zóster durante el embarazo no se vincula con secuelas fetales, por la transferencia de anticuerpos maternos.

- **Diagnóstico**
  - **Clínico.** El diagnóstico de infección por virus varicela zóster aguda en la madre suele establecerse por las manifestaciones cutáneas características. Suele aparecer un exantema vesicular generalizado en la cabeza y los oídos y después se disemina a la cara, el tronco y las extremidades. Es frecuente la afección de las membranas mucosas. Las vesículas y pústulas evolucionan hasta lesiones con costra que después se curan, pero pueden dejar cicatrices. El herpes zóster muestra una erupción vesicular unilateral con distribución dermatómica.
  - **Laboratorio.** Se puede obtener confirmación del diagnóstico por el estudio del raspado de las lesiones vesiculares que muestran células gigantes multinucleadas. Para un diagnóstico rápido, se puede demostrar el antígeno de varicela zóster en las células exfoliadas de lesiones con la tinción de anticuerpos inmunofluorescentes.
  - **Ultrasonografía.** El estudio ultrasonográfico detallado es el mejor método para valorar a un feto por anomalías mayores de extremidades o alteraciones de crecimiento vinculadas con la varicela. Los datos ultrasonográficos en combinación con pruebas de PCR de líquido amniótico permiten calcular el riesgo de infección intrauterina y el síndrome congénito.

- **Tratamiento**
  - **Exposición a la varicela durante el embarazo.** Se debe obtener una titulación de IgG en 24 a 48 horas después de la exposición a una persona con lesiones no encostradas, cuya presencia refleja inmunidad previa, en tanto la ausencia indica susceptibilidad.
  - Se puede administrar **inmunoglobulina contra varicela zóster (VariZIG)** a las mujeres susceptibles (p. ej., aquellas sin IgG detectable frente a varicela) en los 10 días que siguen a la exposición (mejor si se hace en las primeras 96 h) para disminuir la gravedad de la infección materna. La VariZIG se administra a la madre por vía intramuscular (IM) a una dosis de 125 U/10 kg, hasta un máximo de 625; sin embargo, no mejora o previene la infección fetal.
  - Por lo general, la evolución de la enfermedad es similar en pacientes con o sin embarazo. Deben administrarse los cuidados de sostén con líquidos y analgésicos. Además, se ha mostrado que el aciclovir oral, cuando se comienza en las 72 horas siguientes al inicio de los síntomas, se vincula con una cicatrización más rápida de las lesiones, un periodo febril más breve y menos progresión a la neumonía, conlleva bajas tasas de teratogenicidad y el ACOG recomienda su uso.
  - La **neumonía por varicela** es una urgencia médica con riesgo significativo de mortalidad. Debe ingresarse a las pacientes al hospital para su tratamiento con aciclovir IV, que cuando se administra a las embarazadas durante el segundo o tercer trimestres disminuye la morbilidad y mortalidad. La dosis de aciclovir es de 10 a 15 mg/kg IV cada 8 horas durante 7 días u 800 mg por vía oral (VO) 5 veces al día. En general, se evitan los tocolíticos en embarazadas con neumonía por varicela. Debe interrumpirse el embarazo solo por indicaciones obstétricas.

- **Prevención.** El asesoramiento preconcepcional tiene utilidad importante para prevenir la infección por VZV. En 1995 la FDA aprobó una vacuna de virus vivos atenuados. Se recomiendan dos dosis para todos los niños, adolescentes y adultos sin antecedente de varicela. La tasa de seroconversión después de la vacunación es de casi 82% en los adultos y 91% en los niños. No se recomienda el uso de la vacuna durante el embarazo, pero es apropiada para las madres que amamantan.

Parvovirus B19

- **Epidemiología**
  - Se trata de un virus ADN unicatenario que se transmite sobre todo por las secreciones respiratorias. También conocida como eritema infeccioso o quinta enfermedad, suele presentarse en los niños escolares. Para la edad adulta, 30 a 60% de las mujeres adquirió inmunidad (IgG) contra el virus. Suelen presentarse brotes a la mitad del invierno y hasta los meses de la primavera. La prevalencia de la infección durante el embarazo es de alrededor de 3.3% y máxima en maestros, trabajadores de guarderías y padres que permanecen en casa.
- **Manifestaciones clínicas**
  - **Maternas.** Los adultos pueden presentar manifestaciones clínicas típicas: un exantema macular rojo y eritrodermia facial, que les da la característica de "mejillas abofeteadas" (más frecuente en los niños). El exantema puede también cubrir al tronco y las extremidades. Los adultos infectados a menudo presentan edema agudo de articulaciones, por lo general con afección simétrica de las periféricas. La artritis puede ser intensa y crónica. Los pacientes también presentan síntomas constitucionales de fiebre, malestar general, mialgias y cefalea. Algunos adultos presentan una infección por completo asintomática. Los parvovirus B19 afectan de preferencia a células en rápida división y son citotóxicos para las progenitoras de la serie eritroide. Puede causar crisis aplásica en pacientes con anemia crónica (p. ej., drepanocitemia o talasemia).
  - **Congénitas.** Casi 33% de las infecciones maternas se vincula con una infección fetal por transferencia placentaria de virus. La infección de los precursores de eritrocitos fetales causa anemia que cuando es grave lleva a una hidropesía fetal no inmunitaria, que quizá provoque una muerte rápida o se resuelva de forma espontánea. En casos de hidropesía leve a moderada, casi 33% se resuelve; dicha cifra disminuye en la forma grave. La probabilidad de una enfermedad fetal grave aumenta si la infección ocurre durante las primeras 18 semanas del embarazo, pero el riesgo de hidropesía persiste incluso cuando se presenta ya avanzado el tercer trimestre. El riesgo global de muerte fetal después de la infección materna antes de las 20 semanas es de 6 a 11%, y después, menor de 1%. La infección por parvovirus B19 no se ha vinculado con anomalías congénitas específicas.
- **Diagnóstico**
  - Se puede sospechar la enfermedad si está en proceso un brote regional o si se afectan miembros de la familia. Los niños son los vectores más frecuentes de la transmisión de parvovirus B19.
  - Una embarazada que se expuso a la quinta enfermedad y acude con síntomas clínicos o tiene el antecedente conocido de anemia hemolítica crónica y muestra una crisis aplásica debe valorarse respecto de titulaciones de inmunoglobulina frente a parvovirus B19. La IgM contra parvovirus B19 aparece 3 días después del inicio de la enfermedad, alcanza su máximo en 30 a 60 días y puede persistir de 3 a 4 meses. La IgG contra parvovirus B19 suele detectarse en el séptimo día de la enfermedad y persistir durante años. La PCR del líquido amniótico se puede usar para detectar la infección fetal en una mujer que recientemente se expuso o muestra datos ultrasonográficos de hidropesía fetal.
- **Tratamiento**
  - No hay tratamiento antiviral específico para la infección por parvovirus B19. Se puede administrar gammaglobulina IV en forma empírica a las pacientes con inmunosupresión y exposición conocida a parvovirus B19 y utilizarse para el tratamiento de aquellas con viremia durante una crisis aplásica.

- El parvovirus B19 puede infectar la médula ósea fetal, lo que quizá cause una anemia grave. Por lo tanto, cuando la infección materna se confirma, deben hacerse ultrasonografías seriadas de detección para valorar signos fetales como la hidropesía, que suele desarrollarse en 6 semanas, pero puede hacerlo tan tarde como a las 10 después de la infección materna. La valoración por ultrasonografía Doppler de la arteria cerebral media (ACM) fetal debe hacerse cada 1 a 2 semanas para detectar anemia fetal.
- Si se sospecha anemia grave con base en los datos ultrasonográficos, se puede determinar la concentración de hemoglobina fetal por la toma de muestra de sangre de vena umbilical por vía percutánea. Quizá se use transfusión sanguínea intrauterina para corregir la anemia e hidropesía fetales, en forma única o múltiple.
- **Prevención.** Se recomiendan el cuidadoso lavado de manos y evitar contactos infectados conocidos.

Rubéola (sarampión alemán)

- **Epidemiología.** A pesar de los amplios programas de inmunización en Estados Unidos, en los CDC se informa que 10 a 20% de los adultos se mantiene susceptible a la rubéola. El número de casos anuales comunicados en Estados Unidos, sin embargo, sigue siendo en extremo bajo, con menos de 10. La enfermedad se mantiene endémica en muchas zonas del mundo y los anticuerpos positivos contra la rubéola en los individuos de esas regiones puede representar una infección activa.
- **Manifestaciones clínicas**
  - La enfermedad es transmisible durante la semana previa y 4 días después del inicio del exantema, con el periodo de máxima contagiosidad unos cuantos días antes de la fase maculopapular. El periodo de incubación va de 14 a 21 días. La transmisión es resultado del contacto directo con las secreciones nasofaríngeas de una persona infectada.
  - **Maternas.** La rubéola suele presentarse como exantema maculopapular que persiste durante 3 días, linfadenopatía generalizada (en especial posauricular y occipital), que puede preceder al exantema, artritis transitoria, malestar general y cefalea. La rubéola, por lo general, sigue la misma evolución leve durante el embarazo y puede ser asintomática. La mayoría de las mujeres con lactantes afectados no comunica el antecedente de exantema durante los embarazos.
  - **Congénitas.** La viremia materna lleva a la infección fetal en 25 a 90% de los casos. Las secuelas fetales son dependientes de la edad gestacional, con 90% de las exposiciones que causan signos clínicos en el primer trimestre, 54% entre las 13 y 14 semanas y 25% para el final del segundo trimestre. El síndrome de rubéola congénita involucra múltiples órganos. Las manifestaciones más frecuentes son pérdida auditiva sensorineural, retraso del desarrollo, retardo del crecimiento y defectos cardiacos y oftálmicos. Además, hasta 33% de los lactantes asintomáticos expuestos puede presentar manifestaciones tardías, incluidas diabetes mellitus, tiroidopatías y pubertad precoz. El síndrome de rubéola ampliado (panencefalitis progresiva y diabetes mellitus del tipo 1) puede presentarse tan tarde como en el segundo o tercer decenios de la vida.
- **Diagnóstico**
  - La infección se confirma por estudios serológicos. Deben obtenerse especímenes tan pronto como sea posible después de la exposición, pasadas 2 semanas más y, de ser necesario, en 2 más. Los especímenes séricos de las fases aguda y de convalecencia deben ser objeto de estudio; una cuadruplicación o aumento mayor de la titulación,

o la seroconversión, indican una infección aguda. Si la paciente es seropositiva para la IgG en la primera titulación (realizada dentro de los primeros días siguientes a la exposición) no hay riesgo para el feto. La rubéola primaria confiere inmunidad para toda la vida. La reinfección suele ser subclínica, rara vez vinculada con viremia y raras veces causa infección congénita en el lactante.

- El diagnóstico prenatal se hace por la identificación de anticuerpos IgM específicos de rubéola en muestras de sangre fetal obtenidas a las 22 semanas de gestación o después. La IgM no atraviesa la placenta, y, por lo tanto, su presencia indica una infección fetal.

- **Tratamiento.** Si una embarazada se expone a la rubéola, se recomienda su valoración serológica. Si se diagnostica rubéola primaria, debe informarse a la madre de las implicaciones que tiene para el feto, incluyendo la elevada tasa de infección y las opciones de interrupción del embarazo. Las mujeres que deciden continuarlo pueden recibir inmunoglobulina que quizá modifique su cuadro clínico. Sin embargo, no previene la infección o la viremia ni ofrece protección al feto.

- **Prevención.** Las embarazadas deben hacerse una rubéola IgG como parte de la rutina de atención prenatal. Un antecedente clínico de rubéola no es confiable. Si la paciente no es inmune, debe recibir la vacuna después del parto. La vacuna contra la rubéola es de virus vivos atenuados y debe evitarse durante el embarazo por el riesgo teórico de teratogenicidad. En los CDC se mantiene un registro para vigilar los efectos fetales de la vacunación y no ha habido casos comunicados o síndrome de rubéola congénita posteriores. No obstante, se recomienda la anticoncepción durante 28 días después de su aplicación.

Gripe

- **Epidemiología.** En años recientes, el número de casos de gripe aumentó en la población general. El patrón de los brotes es determinado por las propiedades antigénicas cambiantes del virus y su efecto sobre la transmisibilidad e infectividad. Durante el embarazo, los cambios fisiológicos hacen que las mujeres se afecten por la influenza y con mayor probabilidad presenten su forma grave, con morbilidad y mortalidad significativas.

- **Manifestaciones clínicas**
  - **Maternas.** Las manifestaciones clínicas de la influenza durante el embarazo son similares a las de la población general. Los síntomas incluyen fiebre, tos, rinorrea, faringitis, mialgias y cefalea. Durante la pandemia de 1918, 1957 y 2009, se notó que las embarazadas tenían un riesgo desproporcionado de mortalidad en comparación con la población general.
  - **Fetales.** Hay algunas pruebas de que la infección pandémica de influenza puede aumentar el riesgo de aborto espontáneo, parto pretérmino y fetos de bajo peso al nacer, lo que, sin embargo, no está bien estudiado.

- **Tratamiento/prevención.** Los tratamientos antivirales no han sido bien estudiados, pero pueden usarse para la quimioprofilaxis después de la exposición y el tratamiento de la influenza. En la actualidad se usa el oseltamivir (75 mg cada 12 h por 5 días [tratamiento] y una vez al día durante 10 días [quimioprofilaxis]), así como el zanamivir. Los CDC mantienen un sitio de internet con recomendaciones terapéuticas actualizadas: https://www.cdc.gov/flu/treatment/index.html. El tratamiento desde otros puntos de vista es de sostén con antipiréticos y líquidos. Los CDC y el ACOG recomiendan usar una vacuna de influenza de virus inactivos en cualquier momento durante el embarazo.

Hepatitis viral

Hepatitis A

- **Epidemiología.** Se calcula que ocurren 200 000 casos de infección por virus de la hepatitis A (VHA) cada año en Estados Unidos y se afecta a alrededor de 1 de cada 1 000 embarazos. El VHA se transmite sobre todo por contaminación fecal-oral y no suele excretarse el virus en la orina u otros líquidos corporales. Las pacientes obstétricas con el máximo riesgo de presentar infección por VHA son aquellas que migraron o viajaron desde países donde el virus es endémico (p. ej., sureste de Asia, África, América Central, México y el Medio Oriente).
- **Manifestaciones clínicas**
  - **Maternas.** Los síntomas de la infección por VHA incluyen malestar general, fatiga, anorexia, náusea y dolor abdominal, por lo general del cuadrante superior derecho o epigástrico. Los datos de exploración física incluyen ictericia, hipersensibilidad abdominal alta y hepatomegalia.
  - **Congénitas.** No se ha documentado la transmisión perinatal.
- **Diagnóstico.** Un interrogatorio completo de viajes sugiere el diagnóstico en una paciente con ictericia. Los estudios de laboratorio pueden revelar aumento de las transaminasas (aminotransferasas de alanina y aspartato) e hiperbilirrubinemia. Los estudios de coagulación anormales y la hiperamonemia sugieren una afección hepática más significativa. La presencia de anticuerpos IgM contra VHA confirma el diagnóstico. Los anticuerpos IgG persistirán en las pacientes con antecedente de exposición.
- **Tratamiento**
  - Los individuos con contacto personal estrecho o sexual con otro afectado pueden recibir inmunoglobulina contra VHA en una sola dosis IM.
  - El tratamiento del VHA es de sostén. No hay antivirales. El grado de actividad debe disminuir y se evitarán los traumatismos abdominales altos. Las pacientes con encefalopatía inducida por la hepatitis o coagulopatía y las debilitadas deben ser hospitalizadas.
- **Prevención.** La vacuna contra VHA de virus inactivados se puede usar durante el embarazo y se recomienda para los individuos que viajan a regiones endémicas con su administración en dos inyecciones a intervalos de 4 a 6 meses.

Hepatitis B

- **Epidemiología**
  - En Estados Unidos, la transmisión de virus de la hepatitis B (VHB) ocurre sobre todo por exposición parenteral o contacto sexual y casi 43 000 personas reciben el diagnóstico cada año, por lo que se calcula que hay 2.2 millones de portadores crónicos. Ocurre VHB aguda en 1 a 2 por 1 000 embarazos y crónica en 5 a 15. La TMH es una causa importante de infección crónica por VHB en todo el mundo. La transmisión puede ocurrir en etapa prenatal, durante el parto o en el puerperio y es máxima en las mujeres positivas para el antígeno de envoltura de VHB (HBeAg). La tasa de transmisión vertical en estas mujeres es tan alta como de 90% en el puerperio si no se administra profilaxis a sus neonatos.
  - **Historia natural.** El VHB contiene tres antígenos principales: el de superficie (HBsAg), el central (core) y el HBeAg. El HBsAg es detectable en el suero durante las fases aguda y crónica de la infección. El antígeno central de VHB compromete a la nucleocápside central del virus; se encuentra solo en los hepatocitos durante la replicación viral activa y no se detecta en el suero. El HBeAg es un producto secretor que se procesa a partir de la proteína precentral; es un marcador de la replicación activa e infectividad aumentada de VHB. La presencia de HBeAg suele vincularse con

concentraciones altas de ADN de VHB en el suero y mayores tasas de transmisión. Los anticuerpos circulantes contra estos antígenos virales se desarrollan en respuesta a la infección.

- **Manifestaciones clínicas**
  - **Maternas.** Las manifestaciones clínicas de la infección por VHB durante el embarazo son similares a las de las pacientes no gestantes. La infección se presenta con síntomas prodrómicos no hepáticos, que incluyen exantema, artralgias, mialgias y, en ocasiones, una artritis franca. Ocurre ictericia en una minoría de pacientes. En las adultas casi 90 a 95% de las infecciones agudas se resuelve por completo y se desarrollan concentraciones protectoras de anticuerpos. El restante 5 a 10% de las pacientes presenta infección crónica y cursa clínicamente asintomática, por lo general con pruebas de función hepática normales. No obstante, muestran cifras detectables de HBsAg. La incidencia de cirrosis en una portadora crónica de VHB es de 8 a 20%. La hepatitis aguda B conlleva un riesgo de mortalidad materna de 1%.
  - **Congénitas.** Puede ocurrir transmisión maternofetal en cualquier momento del embarazo, pero se presenta más a menudo en el parto. En las mujeres seropositivas para ambos, HBsAg y HBeAg (que indican replicación activa), la tasa de transmisión vertical alcanza 90%. Sin embargo, en una mujer positiva para HBsAg y el anticuerpo central de la hepatitis B con una carga viral indetectable (estado de portador), el riesgo de transmisión desciende hasta 10 a 30%. La frecuencia de transmisión vertical también se afecta por el momento de la infección materna. Cuando esto ocurre en el primer trimestre, 10% de los neonatos es seropositivo; en el tercer trimestre, 80 a 90% está infectado. Ya sea que la infección ocurra dentro del útero o intraparto, la presencia de HBeAg en los neonatos conlleva una probabilidad de 85 a 90% de progreso a la infección crónica y las secuelas hepáticas vinculadas. La administración profiláctica de inmunoglobulina de la hepatitis B a los recién nacidos disminuye la transmisión hasta 5 a 10%, y hoy los medicamentos antivirales disminuyen aún más dicho riesgo.
- **Diagnóstico**
  - El diagnóstico se confirma por serología. También debe hacerse recuento de la carga viral de VHB.
  - El HBsAg aparece en el suero 1 a 10 semanas después de la exposición aguda, antes del inicio de los síntomas clínicos y después se torna indetectable, pasados 4 a 6 meses en las pacientes que al final se recuperan. La persistencia de HBsAg por más de 6 meses implica una infección crónica.
  - La desaparición del HBsAg es seguida por la aparición de anticuerpos en su contra. En la mayoría de las pacientes persisten durante toda la vida y les confieren inmunidad a largo plazo.
  - El HBeAg se detecta durante la replicación viral activa.
- **Tratamiento**
  - Las pacientes con infección por hepatitis B pueden requerir hospitalización y cuidados de soporte. La enfermedad en general es autolimitada y los síntomas se resuelven en 1 a 2 semanas.
  - Las recomendaciones actuales de los CDC incluyen detección universal de VHB en la primera consulta prenatal.
  - Las mujeres expuestas a VHB deben recibir inmunización pasiva con inmunoglobulina (HBIG) y la vacuna de VHB recombinante. La HBIG es eficaz para prevenir la infección materna por VHB en 75% de los casos.
  - La HBIG debe administrarse al neonato de una madre infectada en las primeras 12 horas de la vida, seguida por una serie de tres dosis de inmunización contra VHB.

La combinación estándar de HBIG y la vacuna contra VHB previene la transmisión vertical en 85 a 90% de los casos.

- El uso de tratamiento antiviral (tenofovir, telbivudina o lamivudina) con inicio a las 28 a 32 semanas de gestación para disminuir la TMH se recomienda hoy para las pacientes con una carga viral de hepatitis > 2×10^5 UI/mL.
- Debe evitarse la vigilancia fetal intraparto invasiva (electrodos de piel cabelluda fetal o tomas de sangre de cuero cabelludo fetal) cuando se sabe que hay infección materna para ayudar a disminuir el riesgo de transmisión vertical.
- **Prevención.** Se recomienda la vacunación contra la hepatitis B a todas las mujeres de edad reproductiva que no se inmunizaron en la infancia, de preferencia durante la etapa preconcepcional o los cuidados ginecológicos sistemáticos, pero también es seguro usarla durante el embarazo.

Hepatitis C

- **Epidemiología.** La transmisión del virus de la hepatitis C (VHC) es similar a la del VHB, pero ocurre por contaminación sanguínea vía percutánea y rara vez por contacto sexual. Se detecta una mayor incidencia de infección por VHC en los individuos que usan drogas IV y quienes reciben productos sanguíneos. El tamizaje masivo de los derivados sanguíneos respecto de VHC ha disminuido de manera notoria el riesgo de infección hasta < 1 por millón de unidades sanguíneas.
- **Manifestaciones clínicas**
  - **Maternas.** La infección aguda por VHC se presenta después de un periodo de incubación de 30 a 60 días. Ocurre una infección asintomática en 75% de las pacientes y al menos 50% de las afectadas progresa hasta la forma crónica, al margen del modo de adquisición o la gravedad de la infección inicial. De ellas, alrededor de 20% desarrolla después una hepatitis activa crónica o cirrosis. La infección concomitante por VIH puede acelerar el avance y la gravedad de la lesión hepática. A diferencia de los anticuerpos contra VHB, aquellos contra VHC no brindan protección. El VHC causa hepatitis aguda durante el embarazo, pero puede no detectarse si no se hacen pruebas de función hepática y la de anticuerpos frente a VHC.
  - **Congénitas.** La transmisión vertical es proporcional a la titulación de ARN viral de VHC sérica materna. La transmisión es de alrededor de 2% en mujeres con viremia de VHC y de 15 a 19% en el contexto de la coinfección materna por VIH. Las cifras más altas de ARN de VHC durante el embarazo se asocian con la transmisión vertical. En la actualidad, no hay método o técnica para prevenir la transmisión prenatal, y si ocurre por vía transplacentaria, el neonato tiene mayor riesgo de hepatitis aguda y probable hepatitis crónica o estado de portador. A la fecha, no se han descrito síndromes teratógenos vinculados con VHC.
- **Diagnóstico.** Se detectan anticuerpos contra la hepatitis C en el suero, pero pueden requerir que transcurra hasta 1 año desde la exposición para resultar positivos. El ARN viral de VHC se puede detectar por PCR del suero poco después de la infección y en la enfermedad crónica, y usarse para cuantificar la replicación aguda del virus.
- **Tratamiento.** Puesto que no hay profilaxis para la transmisión, el principal recurso terapéutico es la prevención primaria de la infección materna. No se ha estudiado bien el tratamiento (tanto con interferón α como el antiviral de acción directa) en las embarazadas. Durante el trabajo de parto, deben evitarse los procedimientos invasivos, como el electrodo de piel cabelluda fetal o la toma de sangre de piel cabelluda fetal. De acuerdo con las guías de los CDC, la infección materna por hepatitis C no es una contraindicación absoluta del amamantamiento.

Virus del herpes simple 1 y 2

- **Epidemiología**
  - Los virus del herpes simple tipo 1 (VHS) causan la mayoría de las infecciones herpéticas no genitales y hasta 50% de las genitales. El VHS de tipo 2 suele aislarse del aparato genital. Casi 1 de cada 7 500 nacidos vivos contrae la infección en la etapa perinatal. El que el embarazo altere la tasa de recurrencia o la frecuencia de la descamación cervical del virus es motivo de controversia. La incidencia de descamación asintomática durante el embarazo es mayor en el primer año que sigue a la infección primaria y de 0.5% después de una crisis recurrente.
  - La infección materna primaria por VHS resulta del contacto directo con membranas mucosas o la piel infectadas por el virus, por lo general a través del contacto sexual.
  - La infección fetal por VHS puede ocurrir por vía transplacentaria, como una ascendente desde el cuello uterino o, con máxima frecuencia, por contacto directo con material de las lesiones genitales durante el parto.
- **Manifestaciones clínicas**
  - **Maternas.** Las infecciones primarias van desde leves o asintomáticas hasta graves. Pueden aparecer vesículas en el cérvix, la vagina o la vulva 2 a 10 días después de la exposición. Son frecuentes el edema, el eritema, el dolor y la linfadenopatía regional. Las lesiones pueden persistir 1 a 3 semanas con descamación viral concomitante. Ocurre reactivación en 50% de los pacientes en los 6 meses que siguen al brote inicial, y después, a intervalos regulares. Los síntomas de brotes recurrentes son, en general, más leves, con descamación viral que dura menos de 1 semana. Durante el embarazo los brotes primarios pueden aumentar la incidencia de trabajo de parto pretérmino en su segunda mitad.
  - **Congénitas.** La tasa más alta de infecciones congénitas ocurre ante la infección materna primaria. La forma más frecuente de transmisión es el contacto directo con secreciones vaginales durante el parto. La descamación viral durante el trabajo de parto es el factor de predicción más sólido de la transmisión. En conjunto, las infecciones congénitas son muy raras y, unas cuantas, asintomáticas. La mayoría al final produce afección diseminada o del SNC. La infección localizada suele vincularse con un buen resultado, pero los lactantes con la forma diseminada tienen una tasa de mortalidad de 60%, incluso con tratamiento. Al menos la mitad de los lactantes que sobrevive a la infección diseminada presenta secuelas neurológicas y oftálmicas graves.
  - **Diagnóstico.** Cuando se sospecha una infección por VHS se puede obtener con hisopo un espécimen de la lesión para cultivo y estudios de inmunofluorescencia o PCR. Deben pasar 7 a 10 días para el aislamiento del virus en cultivos tisulares, pero su sensibilidad es de 95% y la especificidad también es alta. La serología es de utilidad limitada en el diagnóstico, porque una sola titulación de anticuerpos no es predictiva de la descamación viral y la IgG puede ser positiva de manera indefinida después del brote primario. Los frotis de raspados de las bases de las vesículas se pueden teñir con la técnica de Tzanck o Papanicolaou. La PCR para el ADN de VHS es sensible y rápida.
  - **Tratamiento.** Las pacientes con antecedente de herpes genital deben ser objeto de una exploración perineal cuidadosa en el momento del parto. Se permite el nacimiento por vía vaginal si no hay signos o síntomas de la infección por VHS. La infección genital activa por VHS de las pacientes en trabajo de parto o con rotura de membranas a término o cerca es una indicación de cesárea, al margen de la duración de la rotura. Los datos muestran que las recurrencias de infección por VHS en las regiones de las nalgas, los muslos y el ano se vinculan con tasas bajas de descamación viral del cérvix. Las lesiones en estas regiones no deben impedir un parto vaginal; no obstante, se recomienda que se cubran para el momento del parto. El aciclovir puede tratar la infección por VHS durante el embarazo; sin embargo, el clorhidrato de valaciclovir (Valtrex) se tolera más

fácil por su esquema de dosificación cada 12 horas. La supresión en el tercer trimestre con valaciclovir, 500 mg VO al día o cada 12 horas, debe considerarse en las pacientes con brotes frecuentes durante sus embarazos.

- **Prevención.** Se puede recomendar la anticoncepción de barrera para evitar la infección materna primaria como parte del asesoramiento para el sexo seguro de manera sistemática.

INFECCIONES BACTERIANAS

Estreptococos del grupo A (bacteriemia)

- **Epidemiología.** Las mujeres en el periodo periparto tienen un riesgo 20 veces mayor de bacteriemia por la infección por estreptococos del grupo A (SGA) que las no embarazadas. La mayor parte de los casos se adquiere en la comunidad por infección de vías respiratorias altas a diferencia de la causada por estreptococos del grupo B (SGB) que colonizan el aparato genital y pueden llevar al sembrado hematógeno de la placenta y el útero. En el periodo posparto, las membranas mucosas expuestas en el aparato reproductor y/o heridas abiertas (laceraciones, episiotomía, incisión quirúrgica para cesárea) pueden ser causa de una mayor vulnerabilidad a la infección por SGA.
- **Manifestaciones clínicas**
  - **Maternas.** La bacteriemia por SGA se presenta con fiebre, dolor abdominal, dificultad respiratoria y disfunción renal, con o sin un síndrome de respuesta inflamatoria sistémica, como taquicardia, hipotensión y leucocitosis. La bacteriemia por SGA puede también causar el síndrome de choque tóxico estreptocócico o fascitis necrosante, que se puede manifestar en el aparato reproductor, así como en el respiratorio y en las mamas.
- **Diagnóstico**
  - Es crítico el diagnóstico rápido porque la tasa de mortalidad materna por la bacteriemia por SGA alcanza 60%.
  - El diagnóstico puede ser difícil dada la baja prevalencia relativa de la infección por SGA y la naturaleza inespecífica de sus síntomas de presentación. Así, el inicio de los signos y síntomas de choque infeccioso en una mujer en el periodo periparto debe hacer surgir la preocupación por una bacteriemia por SGA.
  - Deben obtenerse hemocultivos y urocultivos. Las mujeres deben ser objeto de cultivo del endometrio en el periodo posparto.
  - Los estudios de imagen como la tomografía computarizada, la resonancia magnética y la ultrasonografía pueden ser útiles, pero no deben retrasar el tratamiento.
- **Tratamiento**
  - Implica la reanimación con soluciones, el inicio rápido de antibióticos y la eliminación del origen.
  - El esquema usual de antibióticos es con penicilina G, 4 millones de U IV cada 4 horas y clindamicina, 900 mg IV cada 8 horas. Se puede usar vancomicina para las mujeres con alergia a la penicilina. La duración común es de 14 días de antibióticos parenterales. Deben obtenerse pruebas de sensibilidad para ayudar a adaptar la cobertura con antibióticos.
- **Prevención**
  - La profilaxis con antibióticos en el contexto de una cesárea, de la rotura prematura de membranas prolongada y la observación de la higiene y el control de infecciones en los proveedores de atención de la salud pueden ayudar a prevenir las infecciones por SGA.
  - A diferencia de la infección por SGB, la utilidad de su detección durante el embarazo está poco definida.

Estreptococos del grupo B

- **Epidemiología.** El estreptococo del grupo B (SGB) (*Streptococcus agalactiae*), una bacteria grampositiva, puede aislarse de la vagina y/o el recto en alrededor de 10 a 30% de las embarazadas en Estados Unidos. El tubo digestivo es el reservorio de la bacteria y la fuente de cualquier colonización o infección vaginal o urinaria. Se presenta colonización neonatal como resultado de la infección ascendente desde el aparato genital materno o durante el paso del feto por el conducto del parto cuando este es vaginal. La tasa de transmisión vertical puede ser tan alta como de 72%, pero es rara la enfermedad invasiva en los neonatos de término. En los pretérmino, no obstante, la enfermedad invasiva es más frecuente y se acompaña de morbilidad y mortalidad significativas.
- **Manifestaciones clínicas**
  - **Maternas.** El SGB es un microorganismo urinario frecuente en las embarazadas y se aísla en 5 a 29% de los casos de bacteriuria asintomática y en 1 a 5% de los casos de cistitis aguda durante la gestación. Cuando el tratamiento es inadecuado, tanto la bacteriuria asintomática como la cistitis aguda pueden avanzar hasta la pielonefritis, que requiere hospitalización. La infección materna por SGB también se ha vinculado con la rotura prematura de membranas, el trabajo de parto pretérmino, la corioamnionitis, la bacteriemia, la endometritis puerperal y la infección de herida quirúrgica después de una cesárea.
  - **Congénitas.** La colonización neonatal por SGB es resultado de contaminación del aparato genital de la madre en 75% de los casos. De los neonatos con colonización, 1 a 2% desarrolla la infección por SGB de inicio temprano (aquella que ocurre en los primeros 7 días de la vida) con una mortalidad de 11 a 50%. Los neonatos pretérmino y/o de bajo peso al nacer tienen un mayor riesgo que los de término. Los factores de riesgo maternos que predisponen a un neonato a la infección por SGB de inicio temprano incluyen parto pretérmino, rotura prolongada de membranas (> 18 h), la madre con temperatura intraparto de al menos 38 °C o un neonato previo que tuvo infección por SGB.
    - La infección por SGB de inicio tardío se presenta 7 días o más después del nacimiento y afecta a 0.5 a 1.8 por 1 000 nacidos vivos. Puede ser resultado de la transmisión materna-neonatal, de contactos nosocomiales o comunitarios. La mortalidad con la enfermedad de inicio tardío es de alrededor de 10%.
    - La meningitis es frecuente en los neonatos infectados, pero también pueden sufrir bacteriemia sin síntomas localizados. Otros síndromes clínicos incluyen neumonía, osteomielitis, celulitis e infección. Se desarrollan secuelas neurológicas en 15 a 30% de los sobrevivientes de meningitis.
- **Diagnóstico.** Se puede detectar la colonización por estreptococos del grupo B por cultivo anovaginal o pruebas de amplificación de ácidos nucleicos. Se usa un solo hisopo para obtener una muestra del tercio inferior de la vagina y el ano/recto. La limitación predominante del cultivo es el tiempo. Los resultados no están disponibles en 24 a 48 horas, lo que dificulta el tratamiento si el parto es inminente. Se dispone de pruebas diagnósticas rápidas que permiten detectar antígenos polisacáridos específicos; son fáciles de realizar, en general, menos caras que un cultivo y producen resultados en un periodo más breve (por lo general 1 h). Las pruebas son altamente sensibles en las pacientes muy colonizadas por SGB; sin embargo, su menor sensibilidad y mayor tasa de falsos negativos, en comparación con los de los cultivos, obstaculizan su aplicación clínica amplia en obstetricia.
- **Tratamiento**
  - El tratamiento de la infección de vías urinarias bajas por SGB no complicada es con amoxicilina o penicilina. Se requiere hospitalización para las pacientes con pielonefritis,

y se tratan con un esquema apropiado hasta que cursen afebriles y asintomáticas durante 24 a 48 horas. Después se pueden dar de alta para concluir un total de 10 días con antibióticos.

- En el ACOG se recomienda la detección universal de SGB entre las 36 0/7 y 37 6/7 semanas de gestación, con una muestra tomada con hisopo de la porción baja de la vagina y el recto. Las mujeres con resultado positivo, el antecedente de un lactante con infección invasora por SGB, la colonización o infección urinaria por SGB durante el embarazo actual, el trabajo de parto antes de las 37 semanas con un estado desconocido para SGB, la rotura de membranas > 18 horas a término con estado desconocido de SGB, o signos de corioamnionitis, deben recibir antibióticos intraparto. El tratamiento usual es con 5 millones de U de penicilina IV como dosis de carga seguida por 2.5 millones de U IV cada 4 horas. La profilaxis es más eficaz si se inicia al menos 4 horas antes del parto. Para las pacientes con alergia a la penicilina se pueden usar cefalosporinas cuando la alergia es leve (exantema), pero deben evitarse ante alergias más intensas (anafilaxia). Los resultados de cultivos genitales deberán valorarse en cuanto a la sensibilidad a la clindamicina, porque la resistencia impide su acción eficaz. Si los resultados del cultivo muestran resistencia o si se desconoce la sensibilidad y el paciente tiene una alergia grave a la penicilina, debe administrarse vancomicina.

Listeriosis

- **Epidemiología**
  - En Estados Unidos se calcula que se presentan casi 1 600 casos de listeriosis anuales. La listeriosis es notoria por contar con una de las más elevadas tasas de mortalidad de las infecciones transmitidas en alimentos y alrededor de 19% de todas las muertes relacionadas con una infección alimentaria.
  - La gastroenteritis por especies de *Listeria* tiene un periodo de incubación de casi 24 horas y se presenta como resultado del consumo de alimentos contaminados. Los síntomas suelen ser autolimitados y duran unos cuantos días.
  - La listeriosis invasiva tiene un periodo de incubación que va de 1 a 4 semanas.
  - Las embarazadas son en particular vulnerables a las infecciones por especies de *Listeria*. De hecho, constituyen casi 33% de todos los casos comunicados.
- **Manifestaciones clínicas**
  - **Maternas.** La listeriosis durante el embarazo se presenta con más frecuencia en el tercer trimestre. Los síntomas de presentación son fiebre, mialgias, fatiga, malestar general, escalofríos y dolor dorsal. La mayoría de las infecciones es leve y autolimitada. Las especies de *Listeria* pueden también causar enfermedad invasiva, que evoluciona hasta afectar al sistema nervioso central (SNC) o causar bacteriemia. Las manifestaciones del SNC suelen ser en forma de meningoencefalitis. Los síntomas varían desde fiebre y cambios agudos del estado mental hasta el coma. La bacteriemia por especies de *Listeria* se presenta sobre todo en los adultos mayores o individuos con inmunosupresión, pero puede también hacerlo en las embarazadas.
  - **Congénitas.** Los efectos fetales se tornan menos frecuentes conforme avanza la edad gestacional. Los efectos fetales y neonatales incluyen pérdida gestacional, muerte fetal y trabajo de parto pretérmino. Ocurre granulomatosis infecciosa neonatal después de una infección intrauterina grave. Los recién nacidos con afección muestran granulomas y abscesos en múltiples órganos o lesiones cutáneas; la mayoría muere poco después del parto. El estudio histopatológico de la placenta ayuda a confirmar el diagnóstico.
- **Diagnóstico**
  - Este se establece por cultivo en el que se identifican especies de *Listeria*.
  - Las embarazadas sintomáticas que consumieron alimentos contaminados por especies de *Listeria* deberán ser objeto de cultivos de sangre y orina.

- **Tratamiento**
  - Las embarazadas que consumieron alimentos contaminados por especies de *Listeria*, pero desde otros puntos de vista no presentan síntomas que sugieran una listeriosis, se pueden tratar de manera expectante.
  - Gastroenteritis: se puede iniciar amoxicilina o ampicilina VO. Si los cultivos resultan negativos, se descontinúa el tratamiento.
  - Listeriosis invasiva: ampicilina y gentamicina IV durante 14 a 21 días.
- **Prevención**
  - Puesto que la listeriosis, por lo general, es de transmisión alimentaria, en los CDC se recomienda evitar ciertos productos.
    - Los lácteos no pasteurizados.
    - Alfalfa, trébol, rábano y brotes de frijol mungo crudos o con poca cocción.
    - Fiambres o carnes en conserva, carnes frías y embutidos manjar, perros calientes y salsas secas, a menos que se cocinen.
    - Mariscos ahumados sin cocer, a menos que sean enlatados o no perecederos.
  - Se pueden encontrar más recomendaciones en https://www.foodsafety.gov/.

Enfermedad de Lyme

- Los estudios recientes no respaldan un vínculo entre la enfermedad y el embarazo, así como resultados fetales negativos. Si se trata de manera adecuada, la enfermedad de Lyme durante el embarazo no parece afectar al feto.
- La selección estándar de antibióticos para tratar la enfermedad de Lyme durante el embarazo es un lactámico β, amoxicilina o cefuroxima. La dosis usual es de 500 mg de amoxicilina VO cada 8 horas durante 14 días o 500 mg de cefuroxima dos veces al día VO por 14 días.

Sífilis

- **Epidemiología.** En Estados Unidos, la tasa de sífilis primaria y secundaria en las mujeres recién aumentó y la de sífilis congénita también; de esta última se comunicaron 918 casos en 2017.
- **Manifestaciones clínicas**
  - **Fetales.** *Treponema pallidum* puede infectar la placenta y transmitirse al feto durante cualquier fase de la infección materna. La sífilis puede causar pérdida gestacional, parto pretérmino, restricción del crecimiento y muerte intrauterina fetales. La tasa de infección congénita depende de la edad gestacional en el momento del diagnóstico, el tratamiento de la enfermedad materna y su etapa. La presencia de espiroquetas en la circulación fetal puede llevar al polihidramnios, la anemia, la hidropesía y la hepatomegalia fetales.
  - **Congénitas.** Ictericia, hepatomegalia, rinorrea ("husmeo"), exantema, linfadenopatía generalizada, anomalías de huesos largos.
- **Diagnóstico**
  - Debe hacerse detección en todas las embarazadas durante la consulta prenatal inicial. Aquellas con alto riesgo de infección deberán ser objeto de repetición de la detección en el tercer trimestre y al acudir en trabajo de parto.
  - Las pruebas serológicas son el recurso diagnóstico de más amplio uso e incluyen pruebas treponémicas y no treponémicas.
    - Pruebas no treponémicas: la del Venereal Disease Research Laboratory (VDRL) y la de reagina rápida en plasma
    - Pruebas treponémicas: de absorción de anticuerpos treponémicos fluorescentes, aglutinación de partículas de *Treponema pallidum*, análisis de anticuerpos de microhemaglutinación frente a *T. pallidum*, inmunoanálisis enzimático y de quimioluminiscencia

- Ultrasonografía para valorar datos de sífilis congénita
- Anemia fetal (determinada por Doppler de ACM fetal), hidropesía fetal, polihidramnios, hepatomegalia o placentomegalia.
- **Tratamiento**
  - La penicilina constituye el tratamiento ideal durante la gestación, por lo que las embarazadas con alergia al antibiótico deben desensibilizarse y tratarse después con este. La desensibilización se puede hacer en un contexto intra o extrahospitalario, dependiendo de la gravedad comunicada de la alergia. El tratamiento materno también constituye un tratamiento fetal.
    - Sífilis primaria, secundaria o latente temprana. Penicilina G benzatínica 2.4 millones de U IM como dosis única.
    - Sífilis latente tardía, terciaria o de duración desconocida. Penicilina benzatínica G 2.4 millones de U IM cada semana durante 3 semanas. Si se pasa por alto una dosis, deberá reiniciarse el ciclo.
    - Profilaxis posexposición. Las embarazadas que tuvieron contacto sexual con individuos que se sabe están infectados deben recibir una dosis de penicilina G benzatínica de 2.4 millones de U IM.
    - La reacción de Jarisch-Herxheimer (J-H) es una posible complicación del tratamiento de la sífilis. Se cree que surge de una respuesta inflamatoria ante espiroquetas lisadas. La reacción de J-H se inicia en las primeras horas del tratamiento y se resuelve en 1 día o 2. Los síntomas incluyen fiebre, cefalea, mialgia, exantema e hipotensión.
      - La reacción de J-H puede llevar a contracciones pretérmino, parto pretérmino y registros no alentadores de la frecuencia cardiaca fetal.
      - El tratamiento es de soporte con soluciones y antipiréticos.
  - En fetos con ausencia de los datos antes señalados de ultrasonografía de la sífilis congénita, se recomienda la ultrasonografía seriada para valorar el efecto del tratamiento materno con uso de Doppler ACM, índice de líquido amniótico y dimensiones de la placenta y el hígado fetal.

INFECCIONES POR PROTOZOARIOS

Toxoplasmosis

- **Epidemiología.** En Estados Unidos, la incidencia de toxoplasmosis aguda durante el embarazo se calcula de 0.2 a 1.0%. Se presenta toxoplasmosis congénita en 1 a 8 por 1 000 nacidos vivos. El agente infeccioso es el ooquiste, que se descama del tubo digestivo de los gatos. La transmisión ocurre sobre todo por ingerir carne cruda o mal cocida que contiene los quistes, alimentos o agua contaminados por ooquistes de un gato infectado, inhalación de ooquistes en aerosol de la arena sanitaria de un gato, o el manejar material contaminado con las heces de uno infectado. Alrededor de 33% de las mujeres estadounidenses presenta anticuerpos contra *Toxoplasma gondii*.
- **Manifestaciones clínicas**
  - **Maternas.** Hasta 90% de las toxoplasmosis agudas es asintomático. Se puede presentar un síndrome similar a la mononucleosis, que incluye fatiga, malestar general, linfadenopatía cervical, faringitis y linfocitosis atípica. Ocurre infección placentaria y fetal subsiguiente durante la fase de diseminación de la parasitemia.
  - **Congénitas.** La tasa de transmisión fetal es de alrededor de 15% en el primer trimestre, 30% en el segundo y 70% en el tercero. Las tasas de morbilidad y mortalidad fetales son más altas después de la transmisión temprana, con un riesgo de 11% de muerte perinatal por infección en el primer trimestre, 4% en el segundo y de mínima hasta nula en el tercero. Los neonatos infectados a menudo muestran bajo peso al

nacer, hepatoesplenomegalia, ictericia y anemia. Son frecuentes las secuelas, como la pérdida de la visión y el retardo psicomotor y mental. Se muestra pérdida auditiva en 10 a 30% y retraso del desarrollo en 20 a 75%. Hasta 90% de los lactantes con toxoplasmosis congénita cursa asintomático al nacer.

- **Diagnóstico**
  - La detección de toxoplasmosis no es sistemática en Estados Unidos. Puesto que la mayoría de las mujeres con la forma aguda cursa asintomática, el diagnóstico no se sospecha hasta que nace un lactante afectado. En aquellas que presentan síntomas de infección aguda, deben determinarse las titulaciones tanto de IgM como de IgG correspondientes.
  - La IgM negativa descarta una infección aguda reciente, a menos que se haya estudiado el suero muy tempranamente, de modo que aún no se haya montado una respuesta inmunitaria. Es más difícil de interpretar una prueba positiva porque la IgM se puede elevar durante más de 1 año después de la infección. Tal vez sea de utilidad la seroconversión para IgG en las pruebas repetidas.
  - Las pruebas de PCR para el ADN de especies de *Toxoplasma* se puede hacer en líquido amniótico, el mejor método para confirmar la infección congénita.
  - Los datos ultrasonográficos incluyen dilatación bilateral de los ventrículos cerebrales, lesiones intracraneales intrahepáticas e hiperdensidades placentarias. En ocasiones se observan derrames pericárdicos y pleurales.
- **Tratamiento**
  - Debe iniciarse de inmediato para las mujeres que deciden continuar su embarazo después de un diagnóstico de toxoplasmosis aguda. Persiste la controversia en cuanto a la eficacia de los antibióticos, pero el principal recurso terapéutico lo constituyen la espiramicina o la pirimetamina con sulfadiazina.
  - La espiramicina disminuye la incidencia, pero no por fuerza la gravedad de la infección fetal. Se recomienda para el tratamiento de las infecciones maternas agudas diagnosticadas antes del tercer trimestre y debe continuarse durante todo el embarazo. Si la PCR del líquido amniótico resulta negativa para especies de *Toxoplasma* se usa espiramicina; si los resultados son positivos, deben usarse pirimetamina y sulfadiazina.
  - Pirimetamina y sulfadiazina. Las pacientes con infección documentada por *T. gondii* del feto pueden recibir tratamiento con pirimetamina 25 mg VO al día y sulfadiazina 1 g cada 6 horas VO al día durante 28 días. El ácido folínico, 6 mg IM o VO, se administra tres veces por semana para prevenir la toxicidad. Durante el primer trimestre no se recomienda la pirimetamina por el riesgo teratógeno. Se omite la sulfadiazina del esquema en embarazos a término.
- **Prevención.** Las embarazadas deben comer solo carnes bien cocidas, lavar sus manos después de preparar la carne para cocinar, lavar frutas o vegetales bien y evitar el contacto con la arena sanitaria de gatos.

Paludismo

- **Epidemiología.** El paludismo tiene prevalencia máxima en las regiones tropicales del mundo. En una endémica, como el África subsahariana, la prevalencia media de paludismo materno es de 28%. Las embarazadas, en comparación con las no gestantes, muestran una mayor prevalencia de paludismo. Además, aquellas afectadas tienen más probabilidad de sobrevivir a una enfermedad más grave. Sin embargo, no todas las especies de paludismo tienen el mismo efecto.
  - *Plasmodium falciparum* se asocia con cifras altas de parasitemia, secuestro placentario y secuelas fetales más graves.
  - *Plasmodium vivax* se asocia con secuelas fetales menos graves y no suele secuestrarse en la placenta.

- *Plasmodium ovale* y *Plasmodium malariae* no suelen vincularse con enfermedad grave durante el embarazo.
- **Manifestaciones clínicas**
  - **Maternas.** Los síntomas más frecuentes son fiebre, escalofríos, sudores, cefalea, mialgias, malestar general, dolor abdominal, náusea y vómito, y diarrea. Puede presentarse hipoglucemia en los casos más graves. Las embarazadas tienen más probabilidad de experimentar síntomas intensos y a veces muestran dificultad respiratoria importante, anemia e hipoglucemia.
  - **Congénitas.** Se ha vinculado a *P. falciparum* y *P. vivax* con pérdida gestacional, parto pretérmino, bajo peso al nacer, restricción del crecimiento fetal y enfermedades congénitas. El paludismo congénito se manifiesta, por lo general, semanas después del parto e incluye fiebre, irritabilidad, diarrea, vómito y alimentación deficiente.
- **Diagnóstico**
  - El paludismo debe estar en el diagnóstico diferencial cuando una embarazada presente posible exposición geográfica y fiebre.
  - El recurso diagnóstico estándar es la microscopia de luz, que muestra parásitos en el frotis de sangre teñido con el colorante de Giemsa. La limitación de este método es que depende de quién lo realiza. El frotis de sangre periférica también es importante para establecer el diagnóstico. Las pruebas moleculares de diagnóstico, como la PCR, pueden ser de utilidad en las zonas de bajos recursos.
- **Tratamiento**
  - El tratamiento del paludismo en las embarazadas depende de la especie y su resistencia a la cloroquina.
  - La guía de los CDC para el tratamiento está disponible en https://www.cdc.gov/malaria/resources/pdf/treatmenttable.pdf.
  - Durante la fase aguda del paludismo deben obtenerse ultrasonografías para valorar el volumen del líquido amniótico, hacer perfil biofísico y precisar las medidas fetales y su crecimiento. Después de una crisis de paludismo debe vigilarse el crecimiento fetal por ultrasonografía.
- **Prevención**
  - Protección de las picaduras de mosquito con uso de ropas protectoras en exteriores y repelentes de insectos que contengan N,N-dietil-meta-toluamida (DEET).
  - Debe administrarse quimioprofilaxis a las embarazadas que viajan a zonas de paludismo endémico. La cloroquina es el fármaco preferido. Se puede usar mefloquina en aquellas que viajan a zonas donde hay resistencia a la cloroquina.

INFECCIONES EMERGENTES

Virus del Nilo occidental

- **Epidemiología.** Puede ocurrir TMH por virus del Nilo occidental, pero parece rara. Aunque los datos son limitados, se registró el resultado de embarazos por los CDC de 77 mujeres infectadas por virus del Nilo occidental del 2003 a 2004 en Estados Unidos. Tres de 72 lactantes bajo seguimiento presentaron enfermedad del Nilo occidental sintomática.
- **Manifestaciones clínicas**
  - **Maternas.** La mayoría de los individuos infectados cursa asintomática. Después de un periodo de incubación de 2 a 14 días aparecen síntomas como fatiga, debilidad,

mialgias, alteración de la memoria y afecciones del equilibrio. Tal vez se presente un exantema morbiliforme o maculopapular que tiende a aparecer en el momento de la defervescencia. Son manifestaciones más preocupantes de la virosis del Nilo occidental: meningitis, encefalitis o parálisis. Las manifestaciones oftálmicas incluyen coriorretinitis, vitreítis y hemorragia retiniana.

- **Congénitas.** Aunque hay algunas pruebas de que puede ocurrir TMH de virus del Nilo occidental, no hay prueba documentada de anomalías fetales relacionadas con la infección materna.
- **Diagnóstico.** Las embarazadas con meningitis, encefalitis, parálisis o fiebre inexplicable en regiones endémicas del Nilo occidental deben ser objeto de pruebas de anticuerpos IgM. En presencia de síntomas neurológicos u oftálmicos también se estudiará el líquido cefalorraquídeo.
- **Tratamiento**
  - El principal tratamiento es de soporte. No hay pruebas claras de pruebas fetales invasivas.
  - No se recomienda la detección en las embarazadas asintomáticas.
- **Prevención.** Evitar las picaduras de mosquito con el uso de ropa de protección en exteriores y repelentes de insectos que contengan DEET.

Virus del Zika

- **Epidemiología**
  - Este virus se transmite sobre todo por picaduras de mosquito, también se puede transmitir por vía transplacentaria y por contacto sexual, transfusión sanguínea y trasplante de órganos.
  - Los virus del Zika en la actualidad son endémicos en África, el Sureste de Asia y las Islas del Pacífico. Puesto que el patrón de brotes es dinámico, la distribución geográfica más actual del virus del Zika se puede consultar en el sitio de internet de los CDC: https://www.cdc.gov/zika/geo/index.html.
- **Manifestaciones clínicas**
  - **Maternas.** Los síntomas incluyen fiebre, exantema pruriginoso (maculopapular eritematoso en la cara, las extremidades y el tronco), dolor articular, mialgias y conjuntivitis. También se ha vinculado al síndrome de Guillain-Barré con la infección por virus del Zika.
  - **Congénitas.** Se puede identificar el síndrome congénito por virus del Zika en fetos/neonatos de un subgrupo de madres infectadas. Se han comunicado microcefalia, otras anomalías del SNC, como ventriculomegalia, calcificaciones intracraneales, atrofia o hipoplasia del tejido cerebral, pérdida gestacional, restricción del crecimiento, óbito e hidropesía fetales.
- **Diagnóstico**
  - Debe estudiarse a todas las embarazadas por la posible exposición al virus del Zika mediante indagación de viajes recientes o contacto sexual con una persona que viajó o vive en una región de transmisión constante del virus.
  - La guía para pruebas se ha actualizado con frecuencia conforme se dispone de más datos acerca de la epidemia actual. Los algoritmos de estudio se pueden encontrar en https://www.cdc.gov/pregnancy/zika/testing-follow-up/testing-and-diagnosis.html.
- **Tratamiento**
  - Se centra en el soporte sintomático, constituido por hidratación y antipiréticos.

- Es importante señalar que deben evitarse los fármacos antiinflamatorios no esteroides hasta que se haya descartado el dengue, para disminuir el riesgo de hemorragias.
- **Prevención**
  - **Viajes.** La recomendación actual de los CDC es que las embarazadas eviten viajar a zonas donde hay virosis del Zika. Se puede encontrar la recomendación más actual para viajes en el sitio de internet de los CDC: https://wwwnc.cdc.gov/travel/page/world-map-areas-with-zika.
  - **Prevención de las picaduras de mosquitos.** Se recomienda que las mujeres en regiones endémicas utilicen ropa que provea cobertura de brazos y piernas. Además, deben utilizar repelentes de insectos que contengan DEET.
  - **Sexual.** Se recomienda que las mujeres en regiones endémicas utilicen protección de barrera si tienen actividad sexual. En la Organización Mundial de la Salud también se recomendó que los individuos que viajaron a regiones endémicas se abstengan de la actividad sexual durante al menos 3 meses antes de participar en el sexo sin protección, al margen de la presencia de síntomas.

LECTURAS SUGERIDAS

American College of Obstetricians and Gynecologists Committee on Obstetric Practice. ACOG Committee Opinion No. 782: prevention of group B streptococcal early-onset disease in newborns. *Obstet Gynecol.* 2019;134:e19-e40.

American College of Obstetricians and Gynecologists Women's Health Care Physicians. ACOG Practice Bulletin No. 752: prenatal and perinatal human immunodeficiency virus testing–expanded recommendations (replaces Committee Opinion No. 635, June 2015). *Obstet Gynecol.* 2018;132:e138-e142.

Centers for Disease Control and Prevention. Sexually transmitted diseases treatment guidelines, 2015. *MMWR Morb Mortal Wkly Rep.* 2015;64(3):1-137.

Leddy MA, Gonik B, Schulkin J. Obstetrician-gynecologists and perinatal infections: a review of studies of the Collaborative Ambulatory Research Network (2005-2009). *Infect Dis Obstet Gynecol.* 2010;2010:583950.

Tan KR, Arguin PM. Malaria. Centers for Disease Control and Prevention Web site. https://wwwnc.cdc.gov/travel/yellowbook/2018/infectious-diseases-related-to-travel/malaria. Acceso en julio 22, 2019.

US Department of Health and Human Services. Recommendations for the use of antiretroviral drugs in pregnant women with HIV infection and interventions to reduce perinatal HIV transmission in the United States. AIDSinfo Web site. https://aidsinfo.nih.gov/guidelines/html/3/perinatal/0. Acceso en julio 22, 2019.

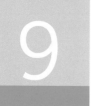

9 Anomalías congénitas
Juliet C. Bishop y Angie C. Jelin

Las **anomalías congénitas**, también conocidas como *defectos al nacer*, se definen como alteraciones estructurales o funcionales en el momento del parto o antes, y son de las causas más frecuentes de morbilidad y mortalidad neonatales. Los defectos al nacimiento pueden afectar a un órgano, aparato o sistema aislado, o múltiples; varias anomalías pueden constituir un síndrome. Las anomalías congénitas tienen importancia médica, quirúrgica, estética y social, y un impacto a largo plazo sobre el desarrollo y la salud de los individuos afectados.

EPIDEMIOLOGÍA

* De acuerdo con los Centers for Disease Control and Prevention, ocurren anomalías congénitas mayores en casi 3% de los nacidos vivos y son la principal causa de muerte de lactantes, a las que contribuyen con 20%.
* Las **anomalías mayores** a menudo necesitan reparación quirúrgica o ponen en riesgo la vida y son más frecuentes en las pérdidas gestacionales espontáneas.
* Las **anomalías menores** rara vez tienen importancia médica y requieren intervención quirúrgica. Algunas pueden representar una parte de la variación normal en la población y, por lo tanto, ser más frecuentes que las mayores. Sin embargo, los lactantes con múltiples anomalías menores tienen un mayor riesgo de sufrir un síndrome.

ETIOLOGÍA

* Las causas de las anomalías congénitas pueden ser genéticas, ambientales, multifactoriales o idiopáticas, por lo que es importante obtener un interrogatorio de los antecedentes familiares y la detección en las embarazadas. Casi 70% de las anomalías congénitas se vincula con una causa específica. Ver la tabla 9-1 para los factores de riesgo vinculados con las anomalías congénitas.
* Las **causas genéticas** incluyen las siguientes: aneuploidías, como la trisomía 21 (síndrome de Down) o la monosomía X (síndrome de Turner), afecciones por variaciones en el número de copias, como la deleción del cromosoma 22q.11 (síndrome de DiGeorge), o la duplicación de un segmento cromosómico, y las afecciones monogénicas, como los síndromes de Noonan y de Smith-Lemli-Opitz. También hay anomalías que pueden constituir uno de múltiples datos de un síndrome específico y tener una causa multifactorial, como una cardiopatía congénita aislada, labio y paladar hendidos o la artrogriposis, que pueden resultar de las interacciones de varios genes y factores ambientales.
* Las **etiologías no genéticas/ambientales** incluyen las siguientes: ciertos medicamentos, como la tretinoína (Retin A) y la warfarina (Coumadin), algunas drogas, el etanol, la exposición materna a la radiación y sus deficiencias nutricionales (folato), las afecciones maternas como la diabetes no controlada, las infecciones como la toxoplasmosis, sífilis, rubéola o la virosis de Zika (ver el capítulo 8), así como la edad materna.

| Tabla 9-1 | Factores vinculados con un mayor riesgo de anomalías congénitas |

Edad materna avanzada (≥ 35 años en el momento del parto)

Diabetes pregestacional

Exposición a un teratógeno conocido
   Infección (TORCH, varicela, CMV, Zika)
   Drogas/alcohol/sustancias químicas
   Radiación/calor

Antecedente de un hijo con un defecto al nacer

Antecedente personal o familiar de una anomalía genética conocida
   Aneuploidía
   Translocación balanceada
   Deleción/duplicación
   Mutación génica

Embarazo múltiple

Tecnología de reproducción asistida

Abreviaturas: CMV, citomegalovirosis; TORCH, toxoplasmosis, otras (sífilis, varicela-zóster, parvovirus B19), rubéola, citomegalovirus y herpes.

DETECCIÓN Y TRATAMIENTO

- Dada la morbilidad y mortalidad significativas por los defectos congénitos, debe ofrecerse a todas las pacientes la detección de las anomalías cromosómicas fetales, de preferencia durante el primer trimestre, así como una ultrasonografía de la anatomía fetal de nivel II a las 18 a 22 semanas. En una ultrasonografía detallada por un técnico experto se pueden detectar más de 80% de las anomalías fetales, lo que brinda una variedad completa de opciones terapéuticas a las pacientes: estudio adicional (p. ej., cariotipificación, estudios de microarreglos o virales) tratamiento expectante, vigilancia fetal o tratamiento intrauterino, y para aquellas que lo desean, la terminación del embarazo.

- El tratamiento debe incluir un asesoramiento que tome en consideración al feto, la madre y la familia. Las opciones terapéuticas y el pronóstico deben comentarse con la paciente. Ante una anomalía congénita fetal, el abordaje multidisciplinario facilita un plan de atención unificado. El obstetra o especialista en medicina maternofetal (MFM) puede coordinar la atención con asesores genéticos, neonatólogos y otros especialistas pediátricos, como cirujanos generales, cardiólogos, urólogos y neurocirujanos. El asesoramiento por trabajo social y el respaldo ante una pérdida pueden también ser parte del plan de atención, si está indicado. El plan terapéutico debe ser oportuno, sin sesgos y sensible a las preocupaciones y valores de la paciente y su familia.

- Se puede usar **ultrasonografía** para el diagnóstico de muchas anomalías mayores. Los otros usos clínicos de la ultrasonografía incluyen confirmación de la edad gestacional, definición de la localización placentaria, determinación del volumen del líquido amniótico y valoración del crecimiento fetal.

- El momento óptimo para la revisión anatómica es entre las 18 y 22 semanas de gestación, etapa en la que la organogénesis ya concluyó, la osificación ósea del cráneo aún no obstaculiza la técnica y las estructuras son grandes para una valoración precisa, si bien pequeñas aún para visualizarse en un solo recuadro de ultrasonografía. Cuando se detecta una anomalía en ese momento, la paciente puede ser objeto de estudio genético y cuenta con un conjunto completo de opciones disponible para cuando se descubre. La detección de algunas anomalías es posible tan temprano como a las 11 a 14 semanas; sin embargo, la detección de anomalías fetales mayores en el primer trimestre no debe sustituir a una revisión más apropiada de la anatomía fetal en el segundo trimestre.

- Las estructuras que se valoran en el estudio de anatomía a nivel II incluyen las siguientes:
  - **Cabeza.** Se miden el diámetro biparietal y la circunferencia cefálica, ambos en la misma imagen a nivel del tálamo y el cavum del septo pelúcido. Se estudian, además, el contenido intracraneal que incluye estructuras ventriculares, plexos coroides, la hoz del cerebro, el cavum del septo pelúcido, el cerebelo y la cisterna magna. También se valoran la imagen de perfil, las órbitas, el labio superior y el paladar.
  - **Columna vertebral.** Se obtienen vistas sagital, transversa o coronal en todos los niveles (cervical, torácico, lumbar y sacro) para la detección de defectos del tubo neural (DTN).
  - **Corazón.** Se requiere la vista de cuatro cámaras y la visualización de las vías de salida ventriculares, derecha e izquierda. Si se sospecha una anomalía, debe realizarse una ecocardiografía fetal.
  - **Abdomen.** Se valora la presencia del estómago fetal, su dimensión y localización, así como el cordón umbilical respecto del sitio de inserción y el número de vasos sanguíneos. Deben visualizarse el estómago y la vena umbilical en el mismo plano que la circunferencia abdominal. Se descartan los defectos de la pared abdominal por verificación de la inserción normal de cordón y la ausencia de asas intestinales en el líquido amniótico. Se estudian los riñones, sus pelvis y la vejiga, en cuanto a localización, estructura y datos de obstrucción.
  - **Extremidades.** Se deben obtener imágenes de las cuatro extremidades hasta sus extremos distales, con medición de la longitud de húmero y fémur. Se observarán las manos abrirse y cerrarse, y los pies respecto de su posición y aspecto normales.
  - **Sexo fetal.** Deben valorarse los genitales fetales en cuanto a ambigüedad, porque esto puede ser muy importante para algunas afecciones médicas o genéticas.
- Se presentan varios "marcadores suaves" ultrasonográficos más a menudo en los fetos con aneuploidía, en especial la trisomía 21. Dichos marcadores incluyen el aumento de la translucencia nucal, la dilatación de la pelvis renal, un foco ecogénico intracardiaco (FEI) (punto brillante pequeño dentro del corazón fetal en la ultrasonografía), el intestino ecogénico y el acortamiento de los huesos largos. El riesgo de aneuploidía aumenta ante un mayor número de marcadores identificados; en estudios previos se comunicaron cocientes de probabilidad para los marcadores individuales.

ANOMALÍAS CROMOSÓMICAS CON ANOMALÍAS CONGÉNITAS ASOCIADAS

En muchos síndromes cromosómicos específicos hay datos característicos que se detectan por ultrasonografía para ayudar al diagnóstico prenatal (Tabla 9-2).

Trisomía 21 (síndrome de Down)

- El síndrome de Down es la aneuploidía más frecuente en los nacidos vivos, con una incidencia de 1:700 nacimientos. Es una afección genética causada por la presencia de todo o parte de una tercera copia del cromosoma 21, en lugar de las dos usuales. Si bien las mujeres de cualquier edad pueden tener un hijo con síndrome de Down, la frecuencia de la trisomía 21 por no disyunción aumenta conforme lo hace la edad materna.

Tabla 9-2	Aneuploidías frecuentes y los datos vinculados

Defecto cromosómico	Datos ultrasonográficos prenatales	Manifestaciones clínicas neonatales[a]
Trisomía 21 (síndrome de Down)	• Aumento de la translucencia nucal • Ausencia del hueso nasal • Fémur/húmero cortos • Clinodactilia • Espacio en sandalia entre el primer y segundo ortejos • Foco intracardiaco ecogénico • Anomalías cardiacas • Intestino ecogénico • Atresia duodenal • Pielectasia renal	• Hipotonía • Perfil facial plano • Fisuras palpebrales ascendentes • Orejas pequeñas • Exceso de piel nucal dorsal • Surco palmar único • Hipoplasia de la falange media del quinto dedo
Trisomía 13 (síndrome de Patau)	• Aumento de la translucencia nucal • Holoprosencefalia/anomalías del SNC • Anomalías faciales (oculares, labio/paladar hendidos) • Anomalías cardiacas • Anomalías renales (riñones crecidos ecogénicos, dilatación de las vías urinarias) • Anomalías digestivas • Polidactilia/manos empuñadas • Restricción del crecimiento fetal	• Hipotonía • Hipertelorismo/microftalmia/coloboma • Microcefalia • Implantación baja de pabellones auriculares • Defectos de cerebro/médula espinal, corazón, riñón • Aplasia cutánea • Polidactilia/manos empuñadas/ surco palmar único • Testículos no descendidos • Convulsiones • Discapacidad intelectual grave
Trisomía 18 (síndrome de Edwards)	• Aumento de la translucencia nucal • Anomalías cerebrales/del SNC (quiste de plexos coroides, anomalías de la fosa posterior, holoprosencefalia, ventriculomegalia) • Anomalías faciales (oculares, labio/paladar hendidos) • Anomalías cardiacas • Arteria umbilical única • Anomalías renales (riñón en herradura) • Anomalías digestivas (onfalocele, malrotación) • Anomalías musculoesqueléticas (manos empuñadas, pies en base de mecedora, hemivértebras) • Restricción del crecimiento fetal	• Occipucio prominente, frente amplia • Fisuras palpebrales cortas • Boca pequeña • Orejas rotadas y malformadas • Defectos de cerebro/médula espinal, corazón, riñón • Manos empuñadas con segundo y quinto dedos que se superponen a tercero y cuarto • Ano imperforado • Discapacidad intelectual grave

| Tabla 9-2 | Aneuploidías frecuentes y los datos vinculados *(continuación)* |

Defecto cromosómico	Datos ultrasonográficos prenatales	Manifestaciones clínicas neonatales[a]
Monosomía X (síndrome de Turner)	• Higroma quístico • Hidropesía fetal • Anomalías cardiacas • Fémur/húmero cortos • Riñón en herradura	• Implantación baja del cabello • Cuello alado • Baja estatura • Tórax en escudo • Coartación de la aorta • Pezones hipoplásicos muy espaciados • Disgenesia gonadal • Linfedema
Triploidía	• RCIU grave • Placenta quística • Ventriculomegalia • Anomalías faciales • Sindactilia • Anomalías cardiacas • Anomalías renales	• Hipertelorismo • Puente nasal bajo • Labio/paladar hendidos • Pabellones auriculares de implantación baja, malformados • Defectos de cerebro/médula espinal, corazón, riñones • Baja estatura • Convulsiones • Discapacidad intelectual

Abreviaturas: SNC, sistema nervioso central; RCIU, restricción del crecimiento intrauterino.
[a] Además de los datos correspondientes de la ultrasonografía prenatal.

- El síndrome de Down puede presentarse como trisomía 21 completa, en la que las células tienen tres copias del cromosoma 21 (94% de los casos), o como trisomía 21 en mosaico, donde solo algunas células corporales presentan un número anormal de cromosomas 21 (2-3%). Una tercera causa del síndrome de Down es resultado de una translocación equilibrada de la madre en la que un fragmento adicional del cromosoma 21 se une a otro cromosoma y, después, se transmite al feto, con el resultado de tres copias del cromosoma 21.
- Identificar un FEI debe llevar a la búsqueda de otros marcadores ultrasonográficos del síndrome de Down. La extensión de la plática con la paciente respecto al riesgo del síndrome de Down vinculado dependerá del riesgo previo a la ultrasonografía, con base en los resultados anteriores de detección. Si se sospecha el síndrome de Down, se recomienda una ecocardiografía, porque tales fetos tienen una mayor incidencia de defectos congénitos cardiacos. Sin embargo, como un FEI no es un defecto estructural, no es indicación de un ecocardiograma fetal cuando se encuentra de manera aislada.
- Los niños con síndrome de Down presentan algún grado de discapacidad intelectual y es importante hablar en el asesoramiento prenatal acerca del espectro de enfermedad y su gravedad, que no puede predecirse en la etapa prenatal o por pruebas genéticas.

Trisomías 13 y 18

- La **trisomía 13** (síndrome de Patau) suele deberse a una no disyunción primaria en la meiosis que origina un genotipo 47,XX/47,XY, +13, pero puede también deberse a un mosaico con trisomía 13 parcial. La trisomía 13 se caracteriza por anomalías graves múltiples y es fatal; cerca de 80% de los nacidos muere en el primer mes de vida y el 90% para el año. Las anomalías vinculadas con la trisomía 13 pueden incluir defectos cardiacos, holoprosencefalia, anomalías de la médula espinal, microcefalia, microftalmia o anoftalmia, labio y/o paladar hendidos, polidactilia, pies en base de mecedora, onfalocele e hipotonía. La mayoría de los fetos con diagnóstico prenatal de trisomía 13 muere dentro del útero. Quienes sobreviven presentan discapacidad intelectual importante y complicaciones médicas por sus múltiples anomalías.

- La **trisomía 18** (síndrome de Edwards) es la más común (> 90%) debida a una no disyunción primaria en la meiosis, que da origen a un genotipo 47, XX/47, XY, +18, pero puede también deberse a un mosaico o a una trisomía 18 parcial. La expectativa de vida de esos lactantes suele ser muy limitada, con 50% de los recién nacidos que muere a las primeras 2 semanas de vida y solo 5 a 10% que sobrevive hasta el año o después. Las anomalías vinculadas con la trisomía 18 pueden incluir restricción del crecimiento, microcefalia, micrognatia, defectos cardiacos y renales, manos empuñadas con dedos superpuestos y pies en base de mecedora. La mayoría de los fetos con diagnóstico prenatal de trisomía 18 muere dentro del útero. Quienes sobreviven presentan discapacidad intelectual importante y complicaciones médicas por sus múltiples anomalías.

Síndrome de Turner

- El **síndrome de Turner** (monosomía X) suele corresponder a un genotipo 45,X. Algunos individuos son mosaicos con ambas líneas celulares, 45,X y 46,XX, lo que da como resultado características variables. La mayoría de los casos culmina con una pérdida gestacional temprana. Estos individuos pueden presentar inteligencia normal o algún grado de discapacidad del aprendizaje, baja estatura e infecundidad. Las anomalías vinculadas con el síndrome de Turner incluyen pliegue nucal grueso, linfedema de manos y pies, anomalías esqueléticas, defectos cardiacos (coartación de la aorta) y renales.

Triploidía

- La **triploidía** es una anomalía cromosómica rara, en la que hay un conjunto haploide de cromosomas adicional (p. ej., 69). La mayoría de los casos corresponde al genotipo 69,XXY (60%) o 69,XXX (37%) y solo 3% a 69,XYY. La triploidía es uniformemente fatal en los primeros meses de la vida, pero en la mayoría de los casos culmina con un aborto espontáneo en etapas tempranas de la gestación. Las anomalías vinculadas con la triploidía incluyen aumento del grosor de la translucencia nucal, anomalías placentarias, restricción del crecimiento, anomalías craneofaciales, defectos cardiacos, DTN, defectos renales y de extremidades.

ANOMALÍAS CONGÉNITAS ESPECÍFICAS COMUNES

- La **cardiopatía congénita** es el tipo más frecuente de defecto al nacer, con una prevalencia de casi 1% y es la principal causa de muerte neonatal. En la Tabla 9-3 se describen defectos cardiacos congénitos comunes. La etiología de la mayoría de tales anomalías sigue sin conocerse, pero hay algunas causas identificadas de CHD, como diabetes materna o lupus eritematoso sistémico, exposición a teratógenos y ciertas de origen genético, como la aneuploidía o la microdeleción 22q11 (p. ej., síndrome de DiGeorge). Hay un vínculo largamente establecido entre los defectos cardiacos congénitos y las aneuploidías. La frecuencia de anomalías citogenéticas ante un defecto cardiaco congénito se ha calculado de 33 a 42% en la etapa prenatal y 5 a 15% en la posnatal; la discrepancia en estas tasas es secundaria a la muerte prenatal de los fetos con anomalías cromosómicas.

Tabla 9-3	Defectos cardiacos congénitos frecuentes	
Defecto cardiaco	**Prevalencia**[a]	**Manifestaciones**
CIV	41.8	Comunicación anormal entre los ventrículos derecho e izquierdo que causa una derivación
Comunicación interauricular	13.1	Comunicación anormal entre las aurículas izquierda y derecha
Tetralogía de Fallot	4.7	CIV, aorta cabalgada, estenosis de la arteria pulmonar, hipertrofia ventricular derecha
Coartación de la aorta	4.4	Estenosis de la aorta
Defecto de cojinete endocárdico/del tabique auriculoventricular	4.1	Ausencia de la "cruz" en la vista de cuatro cámaras cardiacas
Persistencia del conducto arterioso	2.9	Conducto arterioso abierto, persistencia de la conexión entre la arteria pulmonar y la aorta
Síndrome de cavidades cardiacas izquierdas hipoplásicas	2.3	Ventrículo izquierdo pequeño, atresia aórtica, hipoplasia de la válvula mitral
Transposición de los grandes vasos	2.3	Nacimiento de la aorta del ventrículo derecho y de la arteria pulmonar del izquierdo
Retorno pulmonar venoso anómalo total	0.8	Retorno venoso anormal de sangre oxigenada de los pulmones a la aurícula derecha en lugar de la izquierda
Persistencia del tronco arterioso	0.6	Tronco arterial único cabalgado

Abreviaturas: CIV, comunicación interventricular.
[a] Por 10 000 nacidos vivos.

La probabilidad de un defecto cardiaco rebasa 50% en el síndrome de Down y 90% en las trisomías 13 y 18.

- El **diagnóstico prenatal** de cardiopatía congénita aumentó en forma secundaria a los avances de la resolución ultrasonográfica y la ecocardiografía fetales. Se recomienda un ecocardiograma fetal ante cualquier anomalía detectada en las imágenes estándar del corazón y para cualquier feto en alto riesgo de un defecto congénito cardiaco (p. ej., hijo de madre con diabetes, con exposición a teratógenos en el primer trimestre, con antecedente de cardiopatías congénitas en un hermano). Algunas cardiopatías congénitas requieren un grado mayor de vigilancia durante el embarazo para buscar signos de insuficiencia cardiaca fetal dentro del útero, donde la hidropesía es de mal pronóstico.

- Las consecuencias funcionales de las anomalías cardiacas suelen no ser evidentes hasta la transición de la circulación fetal a la neonatal. Algunos defectos comunes, como los ventriculoseptales y la coartación de la aorta, pueden pasarse por alto en la ultrasonografía y los ecocardiogramas fetales.

- El **tratamiento** depende del tipo específico de defecto cardiaco. En la etapa prenatal implica ofrecer asesoramiento genético respecto a la asociación etiológica de una anomalía cromosómica o genética y una cardiopatía congénita, la opción del diagnóstico prenatal por amniocentesis y las interconsultas apropiadas a cardiología y cirugía cardiaca pediátricas. La mayoría de los defectos del corazón se puede corregir quirúrgicamente, aunque suelen requerirse múltiples procedimientos. En forma secundaria a la naturaleza compleja de esos casos, se recomienda el nacimiento en un centro de atención terciaria.

- Los **defectos del tubo neural** son anomalías estructurales congénitas del encéfalo y la columna vertebral y la segunda forma más frecuente de anomalías congénitas estructurales. Los DTN son resultado del fracaso del cierre de los neuroporos durante la tercera y cuarta semanas que siguen a la fecundación (quinta y sexta de gestación). Las principales formas de DTN son anencefalia y espina bífida (Tabla 9-4); esta última puede ser cerrada o abierta y con diferentes tipos. La prevalencia de DTN es muy variable en todo el mundo porque refleja diferencias en las predisposiciones genética y ambiental. En Estados Unidos se presentan en casi 5 de cada 10 000 nacimientos. Los DTN pueden ocurrir como malformación aislada, en combinación con otros, como parte de un síndrome genético o como resultado de la exposición a teratógenos. Los factores de riesgo de DTN incluyen el antecedente familiar del proceso, una diabetes mal regulada, la obesidad importante, el uso de medicamentos anticonvulsivos y un mal estado nutricional o las reservas bajas de folato.

- La **prevención** con complementos de folato preconcepcionales (0.4 mg/día) disminuye de forma significativa la incidencia de DTN. En las mujeres con la afección en embarazos previos se recomienda una dosis mayor, de 4.0 mg diarios.

- Se recomienda la **detección prenatal** por ultrasonografía en el segundo trimestre para todas las embarazadas, con la exploración óptima entre las 18 y 22 semanas de gesta-

Tabla 9-4	Defectos del tubo neural	
	Anencefalia	Espina bífida
Datos ultrasonográficos	• Ausencia de bóveda craneana • Ausencia de telencéfalo y encéfalo • Polihidramnios	• Ensanchamiento vertebral ± tejido blando suprayacente • Signo del limón • Signo del plátano
Asociaciones	• Informes de trisomía 13 y 18 • Anomalías adicionales en 40%	• Malformación de Arnold-Chiari tipo II • Ventriculomegalia • Médula espinal anclada • Aneuploidía (4% en forma aislada, 14% junto con otras anomalías)
Resultados	• Fatal	• La gravedad depende del nivel de la lesión; peor en los defectos más altos • Con la afección lumbar/sacra: posible disfunción del intestino, la vejiga, la movilidad y neurológica

ción. Se ha usado la fetoproteína α sérica materna (AFP) como método de detección prenatal primario de los DTN desde el decenio de 1980. La AFP está elevada en 89 a 100% de los embarazos complicados por DTN y se define a una cifra anormal como de más de 2.5 veces la normal. Sin embargo, puede también elevarse en los embarazos múltiples, ante un fechado impreciso, o en relación con otras afecciones maternas o placentarias. Puede también ser normal en los DTN cerrados, y, por lo tanto, tiene utilidad limitada en la detección prenatal. Con los avances de la ultrasonografía, la AFP es menos importante para detectar DTN cuando se puede obtener una ultrasonografía fetal de alta calidad en el segundo trimestre para identificar dichas anomalías.

- El **diagnóstico prenatal** se puede hacer por ultrasonografía, con confirmación mediante amniocentesis para la cuantificación de fetoproteína α y acetilcolinesterasa. La ultrasonografía prenatal muestra división de los elementos vertebrales dorsales y el saco meníngeo. Otros datos intracraneales son: el "signo del limón" por festoneado de los huesos frontales, y el "signo del plátano" por compresión del cerebelo. También es frecuente la ventriculomegalia junto con las anomalías del síndrome de Arnold Chiari II. Los DTN se asocian con aneuploidías en 4% de los casos aislados y en 14% de aquellos aunados a otras anomalías.

- El **tratamiento** de los DTN implica el nacimiento en un centro de atención terciaria, donde se disponga de servicios de neonatología y neurocirugía. Se prefiere el parto a término. La forma de nacimiento se determina con una base individual; sin embargo, no ha habido mejores resultados para estos fetos con la cesárea. En términos de cuándo reparar el defecto, en el Management of Myelomeningocele Study (MOMS) se comparó el cierre posnatal con el prenatal y se encontró que los niños con intervención quirúrgica prenatal tenían resultados algo mejores, pero con un mayor riesgo de parto pretérmino y de dehiscencia uterina durante el parto.

- La **hidrocefalia** es una dilatación patológica del sistema ventricular cerebral por aumento de volumen del líquido cefalorraquídeo intracraneal y de la presión resultante. La mayoría de los casos son secundarios a una obstrucción en algún nivel del sistema ventricular cerebral. En el feto se visualiza con **ventriculomegalia**, definida como la dilatación de los ventrículos cerebrales y ventriculomegalia lateral leve (de 1.0-1.2 cm), y es un dato relativamente común en la ultrasonografía del segundo trimestre. La ventriculomegalia puede ser una variación normal o resultar en forma secundaria a diversas causas, algunas de las cuales pueden provocar o asociarse con una alteración neurológica, motora o cognitiva. Las causas incluyen anomalías estructurales, como disgenesia o atrofia cerebrales, incapacidad de resorción del líquido cefalorraquídeo, aneuploidía fetal, afecciones genéticas como la hidrocefalia ligada a X (*L1CAM*), síndromes genéticos o infecciones, como aquellas por citomegalovirus o toxoplasmosis. Una causa menos frecuente de ventriculomegalia es la hemorragia cerebral. Si se considera este diagnóstico, debe ofrecerse el estudio de la trombocitopenia aloinmutaria neonatal (ver el capítulo 20). En la mayoría de los casos de ventriculomegalia, los estudios son negativos y se la considera idiopática.

- El **diagnóstico prenatal** de la ventriculomegalia se hace cuando se encuentran ventrículos crecidos en la ultrasonografía del segundo trimestre. El diámetro biparietal puede o no estar aumentado conjuntamente. El método de valoración apropiada del tamaño ventricular es cuantificando el diámetro atrial del ventrículo lateral con la cabeza fetal en plano axial y a nivel de los cuernos frontales y el cavum del septo pelúcido. Si el diámetro medio es mayor de 10 mm indica la presencia de ventriculomegalia, y es importante para el diagnóstico y asesoramiento apropiado de la paciente un estudio ultrasonográfico exhaustivo en busca de anomalías adicionales, después de que se detecta.

- El **tratamiento** del embarazo en presencia de ventriculomegalia incluye una determinación de la causa y ultrasonografía de seguimiento para valorar el progreso, la estabilidad o la resolución del defecto. Los estudios de diagnóstico pueden incluir amniocentesis para cariotipificación, análisis de ADN en busca de mutaciones de *L1CAM*, estudios virales y la resonancia magnética fetal. En la atención de este embarazo debe participar un equipo multidisciplinario que incluya perinatólogos, asesores genéticos, neurocirujanos pediátricos y neonatólogos. Se puede considerar la terminación del embarazo en algunos casos. Los fetos con ventriculomegalia deben nacer en un centro de atención terciaria donde se disponga de un equipo de neurocirugía pediátrica. **El momento y la forma del parto** deben basarse en las indicaciones obstétricas estándar. Debido a que la mayoría de los casos presenta una circunferencia cefálica normal, es razonable un parto vaginal. El crecimiento significativo de la cabeza puede impedir el parto vaginal a término y ser indicación de cesárea o parto temprano.

- El **pronóstico** de la ventriculomegalia depende de la etiología, la gravedad y la presencia de anomalías vinculadas. El grado de dilatación ventricular no es predictivo de manera independiente de un mal resultado a largo plazo.

- Las **hernias diafragmáticas congénitas** (HDC) corresponden a un fracaso de la fusión apropiada del diafragma durante el desarrollo embriológico con el resultado de la ocupación de la cavidad torácica por contenido abdominal, lo que crea un efecto de masa ocupativa que puede llevar al subdesarrollo de los pulmones (hipoplasia pulmonar) con el resultado potencial de hipertensión pulmonar persistente, morbilidad y mortalidad significativa en el recién nacido. Las HDC afectan a alrededor de 1 de 2 500 recién nacidos y a menudo son bilaterales, posterolaterales e izquierdas.

- El **diagnóstico prenatal** de HDC se logra en 60 a 90% de los casos por ultrasonografía o resonancia magnética. En la ultrasonografía se visualiza el contenido abdominal (estómago, intestino o hígado) dentro de la cavidad torácica. Otros signos ultrasonográficos son desviación del mediastino, polihidramnios y eje cardiaco anormal. Se encuentran anomalías estructurales asociadas en 40% de los casos y las más frecuentes son defectos cardiacos congénitos, anomalías renales, del sistema nervioso central y gastrointestinales. Debe hacerse una ultrasonografía detallada y una ecocardiografía fetal para valorar anomalías adicionales. Se ofrecerá amniocentesis para cariotipo o estudio de microarreglos cromosómicos con el fin de evaluar una anomalía cromosómica o un síndrome genético.

- El **tratamiento** de la embarazada puede incluir medidas expectantes, el envío prenatal a un centro de atención terciaria con experiencia en la atención de lactantes con HDC, la interrupción del embarazo o una intervención fetal. Un equipo multidisciplinario que incluya MFM, neonatología, cirugía pediátrica y asesores genéticos puede ayudar a la paciente y su familia para determinar el plan terapéutico. El parto debe ocurrir en un centro de atención terciaria donde se disponga de oxigenación pediátrica por membrana extracorpórea.

- El **pronóstico** ha mejorado de manera significativa en años recientes por los avances en la técnica de ventilación y oxigenación con membrana extracorpórea y, en forma global, la supervivencia ahora rebasa 80%.

- Las **malformaciones congénitas de las vías aéreas pulmonares** (**MCVAP**) son alteraciones del desarrollo pulmonar raras, caracterizadas por su patrón de distribución o un parénquima pulmonar anormales que pueden causar morbilidad y mortalidad considerables. Una MCVAP se caracteriza por la malformación del tejido pulmonar que es quístico o hamartomatoso con sobrecrecimiento de los bronquiolos terminales y disminución del número de alvéolos. Las lesiones pueden ser macroquísticas o microquísticas.

Dos afecciones incluidas en este grupo de alteraciones son la **malformación adenomatoide quística congénita** (**MAQC**) y el **secuestro broncopulmonar** (**SBP**), anomalías que pueden ser aisladas o combinadas. La MAQC tiene riego sanguíneo pulmonar en tanto en el SBP se encuentran vasos sistémicos anómalos.

- Es posible el **diagnóstico prenatal** de ambas lesiones. En la MAQC la ultrasonografía muestra una masa pulmonar que puede ser quística o sólida con riego vascular desde la arteria pulmonar. Un SBP se distingue de la MAQC por la identificación de un vaso nutricio sistémico (a menudo aórtico) con la técnica Doppler en color. A menudo es un reto diferenciar entre los dos procesos dentro del útero y las lesiones suelen ser combinadas. Son datos ultrasonográficos adicionales de la MAQC el derrame pleural, la desviación del mediastino, la hidropesía y el polihidramnios.

- El **tratamiento** incluye un estudio ultrasonográfico detallado de la ecocardiografía fetal para asegurar que no haya otras anomalías. La incidencia de cromosómicas asociadas es baja; sin embargo, se ofrece amniocentesis para la cariotipificación fetal o el estudio de microarreglos ya que se han descrito algunas de estas últimas. Estos fetos deben nacer en centros de atención terciaria y se recomienda la interconsulta prenatal con MFM, cirugía pediátrica y neonatología. Las embarazadas se vigilan en forma seriada por un especialista de MFM mediante ultrasonografía en busca de signos de progreso, regresión, o de una complicación fetal vinculada, como la hidropesía. Cuando estas lesiones persisten en el periodo posnatal, suele recomendarse su exéresis quirúrgica.

- El **pronóstico** es favorable, en general, para los fetos con MAQC en ausencia de hidropesía fetal, que es factor de predicción de un mal resultado. El riesgo de hidropesía es máximo en los fetos con grandes lesiones que pueden tener un efecto de masa ocupativa sobre la vena cava y/o el corazón. Las pacientes con fetos con hidropesía y lesiones macroquísticas deben enviarse para un posible drenaje, en tanto algunas pruebas sugieren que aquellos con lesiones microquísticas responden para administración materna de betametasona. En ausencia de hidropesía el resultado a largo plazo de los lactantes con MAQC después de la resección es excelente.

- **Gastrosquisis** y **onfalocele** son los dos defectos de la pared abdominal fetal más frecuentes que se detectan dentro del útero. La gastrosquisis es una lesión aislada de la pared abdominal con el contenido herniado de la cavidad sin membrana de cubierta. El onfalocele es un defecto donde el peritoneo cubre el contenido abdominal herniado (Tabla 9-5).

- **Detección prenatal:** ambos defectos se vinculan con elevación de la AFP.

- El **diagnóstico prenatal** suele hacerse por ultrasonografía. La gastrosquisis no se vincula con un mayor riesgo de aneuploidía. El onfalocele conlleva una elevada incidencia de malformaciones asociadas y anomalías cromosómicas. Debe ofrecerse amniocentesis para cariotipificación y pruebas genéticas en caso de onfalocele que, además, tiene una mayor incidencia de defectos cardiacos congénitos por lo que se recomienda la ecocardiografía fetal.

- El **tratamiento** del embarazo requiere valoraciones ultrasonográficas seriadas para vigilar la cantidad y el tipo de contenido abdominal herniado. Debe participar un equipo multidisciplinario que incluya MFM, asesoría genética, neonatología y cirugía pediátrica. El nacimiento en un centro de atención terciaria permite cuidados óptimos del recién nacido. La forma del nacimiento en la mayoría de los casos puede ser vaginal si se cumplen las indicaciones obstétricas.

- El **pronóstico** de los lactantes con defectos de la pared abdominal depende de la presencia de otras anomalías o una cromosómica subyacentes.

Tabla 9-5	Gastrosquisis y onfalocele	
	Gastrosquisis	Onfalocele
Localización del cordón umbilical	El cordón umbilical se inserta a la izquierda del defecto (con herniación de intestino a la derecha)	El cordón umbilical ingresa al abdomen en línea media cubierto por membrana (con herniación del contenido abdominal hacia la base del cordón)
Datos de exploración física	• Sin membrana de cobertura • Varía en tamaño • Intestino delgado ± hígado • Oligohidramnios > polihidramnios	• Cubierto por membrana • Varía en dimensiones • Contiene asas intestinales ± hígado
Anomalías adicionales	• Por lo general, aislada • Mayor riesgo de RCIU • Atresia intestinal en 10-15%	• Son comunes las anomalías estructurales adicionales (25-30%) • Defectos cardiacos • Defectos gastrointestinales
Anomalía genética asociada	• Sin vínculo con anomalías cromosómicas • La mayoría es esporádica	• 30-40% en una anomalía cromosómica • Asociación con el síndrome de Beckwith-Wiedemann y otros

Abreviaturas: RCIU restricción del crecimiento intrauterino.

• Se pueden diagnosticar **anomalías congénitas renales** en el periodo prenatal e incluyen agenesia y enfermedad renal displásica multiquística renales, enfermedad renal poliquística del lactante, hidronefrosis secundaria a la obstrucción de la unión ureteropiélica (UUP) y de la salida.
  • La **agenesia renal** puede ser uni o bilateral. La primera tiene un pronóstico normal y suele haber hipertrofia compensatoria del riñón contralateral. Algunos de los fetos con agenesia renal unilateral presentan reflujo ureteral contralateral. Rara vez se diagnostica agenesia renal bilateral antes de las 18 semanas de gestación, porque los riñones fetales no contribuyen a la mayoría del líquido amniótico hasta después. En la ultrasonografía prenatal no se visualizan los riñones y la vejiga fetales, alteración que causa oligohidramnios intenso o anhidramnios y es letal por la hipoplasia pulmonar grave. Los informes de casos han sugerido la posibilidad de supervivencia con la inyección amniótica seriada para conservar los pulmones fetales. Los lactantes que sobreviven requerirán todavía diálisis y trasplante renal. Hay estudios actuales en proceso para valorar esta intervención.
  • La **enfermedad renal displásica multiquística** es una anomalía grave caracterizada por aumento de las dimensiones renales y numerosos quistes no comunicantes que alternan con zonas de mayor ecogenicidad en la ultrasonografía. Debido a las dimensiones del riñón y los numerosos quistes esto suele detectarse por ultrasonografía. La afección suele ser unilateral. En casi la mitad de los casos el riñón contralateral presenta otras malformaciones, cuya gravedad determina el pronóstico global. También hay una asociación con otras anomalías no genitourinarias y algunos síndromes genéticos. Debería ofrecerse la amniocentesis durante una consulta prenatal. Ante la enfermedad renal displásica multiquística unilateral, se recomienda una interconsulta prenatal a

urología pediátrica. La displasia multiquística bilateral se asocia con oligohidramnios grave y es fatal por la hipoplasia pulmonar.

- La **enfermedad poliquística renal** abarca dos alteraciones heredadas con afección difusa de ambos riñones. La **enfermedad renal poliquística recesiva autosómica** es una alteración de un solo gen heredada en forma recesiva autosómica. Desde la perspectiva del diagnóstico prenatal y el cuadro clínico neonatal, la enfermedad poliquística renal recesiva es mucho más frecuente y se caracteriza por el crecimiento bilateral de riñones ecogénicos. Puede haber oligohidramnios. La principal causa de morbilidad y mortalidad neonatales es la hipoplasia pulmonar. El tratamiento neonatal intensivo ha llevado a tasas de supervivencia a 1 año de 82 a 85% en presencia de enfermedad renal poliquística autosómica recesiva. Si los lactantes sobreviven al primer mes de vida, se predice que lo harán durante muchos años. La **enfermedad poliquística renal autosómica dominante** rara vez se presenta en el periodo prenatal y suele mostrar datos clínicos en el tercero o cuarto decenios de la vida. La ultrasonografía revela riñones crecidos con múltiples quistes. Los individuos con esta forma de nefropatía poliquística también presentan quistes hepáticos, pancreáticos y aneurismas intracraneales. Se recomienda la ultrasonografía renal de ambos padres para valorar una enfermedad renal poliquística autosómica dominante.
- Se diagnostica **dilatación de las vías urinarias** cuando la pelvis renal es > 0.4 cm en el momento de la ultrasonografía para estudio de la anatomía fetal y se recomienda una de seguimiento para valorar la resolución o progresión del proceso a las 32 semanas de gestación. La causa más frecuente de una dilatación patológica de las vías urinarias fetales es la **obstrucción de la unión ureteropiélica,** que impide el flujo urinario de la pelvis renal al uréter. La mayoría de los casos es unilateral y cuando son bilaterales conllevan un peor pronóstico. El tratamiento durante el embarazo, en general, no cambia en los casos unilaterales, pero ante la obstrucción bilateral de la UUP puede ser necesaria una intervención fetal de derivación urinaria. Hay una mayor incidencia global de anomalías cromosómicas en presencia de uropatía obstructiva por lo que deberá ofrecerse a la paciente amniocentesis para cariotipificación prenatal y también una interconsulta con un urólogo pediatra. Con la obstrucción aislada de la UUP el pronóstico suele ser favorable.
- Las obstrucciones de la salida vesical tienen el potencial de afectar todo el aparato urinario y los pulmones. En los hombres la causa más frecuente la constituyen las **válvulas uretrales posteriores**; en las mujeres, es una **atresia uretral**. El dato prenatal característico de la ultrasonografía es una vejiga dilatada (megacisto) y la hidroureteronefrosis bilateral. En presencia de válvulas uretrales posteriores, estas son gruesas y la uretra puede presentar un aspecto característico de ojo de cerradura. Hay un vínculo con anomalías cromosómicas, por lo que debe ofrecerse amniocentesis y cariotipificación fetal en caso de obstrucción de la salida vesical. Las intervenciones intrauterinas pueden ser útiles en algunos casos, pero a menudo hay alteración renal irreversible grave por lo que debe ofrecerse una interconsulta a urología pediátrica en la etapa prenatal. El pronóstico está determinado por la valoración del volumen de líquido amniótico. El grado de oligohidramnios determina la extensión de la hipoplasia pulmonar, que es el factor más importante determinante del pronóstico para el feto.
- Se pueden diagnosticar **afecciones musculoesqueléticas** en la etapa prenatal, y las displasias esqueléticas más frecuentes entonces son la **acondroplasia**, la **displasia tanatofórica** y la **osteogénesis imperfecta** (Tabla 9-6). Los datos de ultrasonografía incluyen acortamiento de extremidades, tres o cuatro desviaciones estándar debajo de la media para la edad gestacional, así como anomalías del cráneo, la columna vertebral y el tórax. Las opciones para el tratamiento adicional del embarazo pueden depender de estos datos ultrasonográficos, porque la osteogénesis imperfecta de tipo II y la displasia tanatofórica son letales.

Tabla 9-6	Displasias esqueléticas	
Tipos de displasia o mutación génica	**Descripción**	**Resultados**
Acondroplasia FGFR3	• Acortamiento rizomélico de las extremidades • Abombamiento frontal • Signo del "aro en collar": interfaz metáfisis-epífisis redondeada en el fémur	• Inteligencia normal • Problemas articulares • Problemas de la unión craneocervical • Apnea obstructiva del sueño • Disfunción del oído medio • Cifosis
Displasia tanatofórica FGFR3	• Extremidades muy cortas • Platiespondilosis-aplanamiento de los centros de osificación vertebrales • Tórax pequeño • Fémur en receptor telefónico (tipo I) • Cráneo en trébol (tipo II)	Por lo general letal
Osteogénesis imperfecta COL1A1 COL1A2 CRTAP/LEPRE1	• Fracturas óseas • Irregularidad y angulación de los huesos largos • Disminución de la osificación craneal • Forma irregular de las costillas	• El tipo II letal perinatal • Manifestaciones variables y gravedad de la enfermedad con base en su tipo

LECTURAS SUGERIDAS

Agathoukleous M, Chaveeva P, Poon LCY, Kosinki P, Nicolaides KH. Meta-analysis of second-trimester markers for trisomy 21. *Ultrasound Obstet Gynecol.* 2013;41:247-261.

American College of Obstetricians and Gynecologists Committee on Practice Bulletins— Obstetrics. ACOG Practice Bulletin No. 162: prenatal diagnostic testing for genetic disorders. *Obstet Gynecol.* 2016;127:e108-e122. (Reafirmado en el 2018)

American College of Obstetricians and Gynecologists Committee on Practice Bulletins— Obstetrics. ACOG Practice Bulletin No. 163: screening for fetal aneuploidy. *Obstet Gynecol.* 2016;127:e123-e137. (Reafirmado en el 2018)

American College of Obstetricians and Gynecologists Committee on Practice Bulletins—Obstetrics, American Institute of Ultrasound in Medicine. ACOG Practice Bulletin No. 175: ultrasound in pregnancy. *Obstet Gynecol.* 2016;128:e241-e256. (Reafirmado en el 2018)

Cunningham F, Leveno KJ, Bloom SL, et al, eds. Prenatal diagnosis. En: *Williams Obstetrics.* 24th ed. New York, NY: McGraw-Hill; 2013:283-305.

Driscoll DA, Simpson JL, Holzgreve W, Otaño L. Genetic screening and prenatal genetic diagnosis. In: Gabbe SG, Niebyl JR, Simpson JL, et al, eds. *Obstetrics: Normal and Problem Pregnancies.* 7th ed. Philadelphia, PA: Saunders; 2017:193-218.

Fox NS, Monteagudo A, Kuller JA, Craigo S, Norton ME; for Society for Maternal-Fetal Medicine. Mild fetal ventriculomegaly: diagnosis, evaluation, and management. *Am J Obstet Gynecol.* 2018;219:B2-B9.

Embarazo múltiple

Sunitha Suresh y Julia Timofeev

- La incidencia del embarazo múltiple se incrementó en los últimos decenios y ahora contribuye con casi 3% de los nacimientos en Estados Unidos. Los factores atribuidos al creciente número de embarazos múltiples incluyen tecnologías de reproducción asistida y la mayor edad materna en el momento del parto. Otros factores de riesgo de embarazo múltiple incluyen raza, antecedentes familiares, paridad creciente, peso y talla maternos y quizá la alimentación.
- El embarazo múltiple conlleva mayor morbilidad y mortalidad maternas y perinatales.
  - La mayor parte de la mortalidad y morbilidad *perinatales* se asocia con la prematurez. En Estados Unidos los embarazos múltiples contribuyen con casi 25% de todos los recién nacidos de bajo peso (< 1500 g). La duración promedio del embarazo es de 35.3 semanas cuando es gemelar, de 31.9 semanas si es triple y 29.5 semanas si es cuádruple. La tasa de mortalidad perinatal es mayor en el embarazo múltiple, de 5/1 000 nacidos vivos para el embarazo gemelar, 20/1 000 para los trillizos y 47/1 000 para los cuatrillizos. Los embarazos gemelares y de mayor orden conllevan una mayor tasa de restricción del crecimiento fetal y anomalías congénitas.
  - En términos de mortalidad y morbilidad *maternas*, los embarazos gemelares se vinculan con un mayor riesgo de hipertensión, trabajo de parto pretérmino, preeclampsia, hemólisis, aumento de enzimas hepáticas y plaquetopenia (HELLP, por sus siglas en inglés), desprendimiento prematuro de placenta normoinserta, diabetes gestacional, hemorragia posparto, hígado graso agudo, rotura prematura de membranas pretérmino (PPROM, por sus siglas en inglés) y anemia.
- Los cambios fisiológicos maternos son exagerados en el embarazo múltiple, en comparación con el único. La concentración de progesterona, estradiol, estriol, lactógeno placentario humano, gonadotropina coriónica y fetoproteína α está elevada. La frecuencia cardiaca materna aumenta por 4% y el volumen sistólico por 15% en comparación con los embarazos únicos. La expansión sanguínea materna es de 50 a 60%, en comparación con 40 a 50% en los embarazos únicos; esto puede llevar a una anemia por dilución más significativa, así como un mayor riesgo de edema pleural y otras complicaciones.

DIAGNÓSTICO

- Se confirma con mayor precisión el diagnóstico de embarazo múltiple por ultrasonografía en el primer trimestre, cuando es fácil visualizar sacos gestacionales separados para determinar su corionicidad: el signo de "pico gemelar" (también llamado "signo lambda") de los gemelos dicoriónicos y del "signo T" de los monocoriónicos diamnióticos. La determinación temprana de la corionicidad es crítica para guiar la atención clínica adicional. Se puede confirmar la corionicidad dicoriónica a una edad gestacional posterior con base en la presencia de dos placentas o la diferencia del sexo de los fetos. Los fetos gemelares casi siempre se deben a la fecundación de dos óvulos separados (gemelos dicigotos o fraternos). Los gemelos monocigotos o idénticos se originan cuando un solo óvulo se divide después de la fecundación (Figura 10-1).

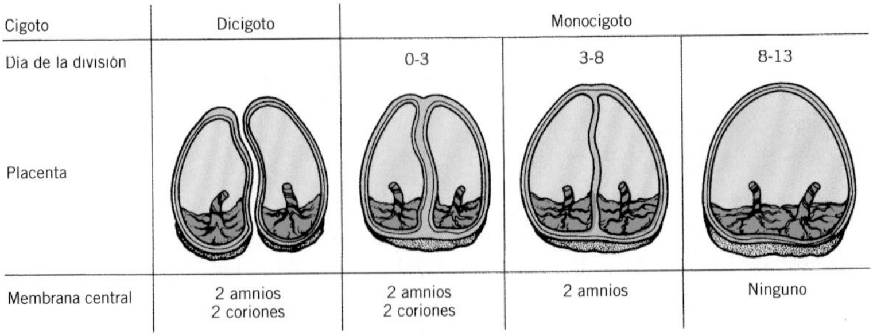

Cigoto	Dicigoto	Monocigoto		
Día de la división		0-3	3-8	8-13
Placenta				
Membrana central	2 amnios 2 coriones	2 amnios 2 coriones	2 amnios	Ninguno

Figura 10-1. Tipos de placentación en los gemelos dicigotos y monocigotos. Reimpresa con autorización de Gibbs RS , Danforth DN. *Danforth's Obstetrics and Gynecology*. 10th ed. Philadelphia, PA: Wolters Kluwer Health/Lippincott Williams & Wilkins; 2008:222. Figura 14.1.

- **Los gemelos dicigotos dicoriónicos/diamnióticos** (70-80%) son resultado de la fecundación de dos óvulos. Cada feto tiene su propia placenta y una membrana corioamniótica completa y separada. Antes de las 8 semanas de gestación, la presencia de sacos gestacionales separados rodeados por un anillo ecogénico grueso sugiere la dicorionicidad.
- Los **gemelos monocigotos** (20-30% de todos los gemelos) son producto de la segmentación de un solo óvulo fecundado. El momento de la segmentación determina la placentación, lo que resulta más probable si no se visualizan anillos ecogénicos separados antes de las 8 semanas de gestación.
  - Los **gemelos monocigotos dicoriónicos/diamnióticos** (8% de todos los gemelos) resultan de la segmentación en los primeros 3 días posteriores a la fecundación. Presentan amnios y coriones separados, al igual que los dicigotos. Tienen la más baja mortalidad perinatal de todos los monocigotos.
  - Los **gemelos monocoriónicos/diamnióticos** (14-20% de todos los gemelos) son producto de la segmentación entre los días 4 y 8 después de la fecundación. Comparten una sola placenta, pero tienen sacos amnióticos separados. La presencia de dos polos fetales con dos sacos vitelinos sugiere diamnionicidad. La tasa de mortalidad de este tipo de gemelos es casi tres veces mayor que en los del embarazo dicoriónico.
  - Los **gemelos monocoriónicos/monoamnióticos** (< 1% de los casos) se originan por la segmentación después del octavo día. Los fetos comparten una sola placenta y un solo saco amniótico porque ambos, corion y amnios, se formaron antes. La segmentación tardía es todavía más rara y da como resultado a los fetos unidos. La presencia de dos polos fetales con un solo saco vitelino sugiere un embarazo monoamniótico; en este tipo de embarazos se ha comunicado mortalidad de hasta 50 a 60%; sin embargo, los informes más recientes sugieren una tasa de mortalidad mucho menor.
- Los **embarazos múltiples de mayor orden** presentan anomalías placentarias más frecuentes. Pueden estar presentes las placentaciones monocoriónicas y dicoriónicas de manera conjunta.

TRATAMIENTO PREPARTO

- **Recomendaciones de alimentación, complementos y aumento de peso:** se recomiendan los complementos de 60 a 120 mg de hierro elemental y 1 mg de ácido fólico, por el mayor riesgo de anemia relacionada con su deficiencia. La ingestión alimentaria de una mujer con índice de masa corporal normal (IMC) debe ser de alrededor de 300 kcal/día adicionales por feto. Las recomendaciones de aumento de peso del *Institute of Medicine* para el embarazo gemelar son de 16.8 a 24.6 kg para una mujer de peso normal (IMC 18.5-24.9 mg/kg^2), 14.1 a 22.75 kg para aquellas con sobrepeso (IMC 25-29.9 mg/kg^2) y 11.4 a 19.1 kg para las que presentan obesidad (IMC > 30 mg/kg^2). No hay recomendaciones disponibles para quienes presentan un peso bajo antes del embarazo y hay pruebas insuficientes para determinar las metas de su aumento en los embarazos de mayor orden.

- **Valoración del crecimiento:** se usa ultrasonografía seriada para valorar el crecimiento fetal, por lo general cada 3 a 4 semanas de la 18 a la 20. La ultrasonografía seriada puede hacerse cada 2 a 3 semanas en los gemelos monocoriónicos o si se descubre discordancia/restricción de su crecimiento. De las 30 a 32 semanas, el crecimiento intrauterino de los gemelos se retrasa respecto de los embarazos únicos y aún se determina con base en las curvas de crecimiento de los embarazos únicos.

- **Detección de aneuploidías:** las pruebas de tamizaje sérico materno no son tan sensibles en los embarazos múltiples. Debido a las limitaciones de los marcadores séricos para la detección en el primer trimestre en los embarazos múltiples, se puede usar la translucencia nucal para identificar aneuploidías. Se harán biopsia de vellosidades coriónicas y amniocentesis para descartar de manera definitiva las aneuploidías, procedimientos que se vinculan con tasas de pérdida gestacional similares en comparación con los embarazos únicos. Hay riesgo de 1% de error en la toma de la biopsia de vellosidades coriónicas. Ciertos laboratorios comerciales ofrecen detección prenatal no invasiva con uso del ADN libre de células. Los estudios de validación son limitados por el pequeño número de pacientes y en el American College of Obstetricians and Gynecologists no se recomienda este abordaje analítico.

- **Pruebas prenatales:** no se han validado para su uso sistemático; sin embargo, se utilizan de forma amplia para el tratamiento de los embarazos múltiples y están indicadas ante la restricción significativa o discordancia del crecimiento, y otras afecciones obstétricas sistemáticas como oligohidramnios, disminución de los movimientos fetales o complicaciones médicas maternas.

COMPLICACIONES MATERNAS

Las complicaciones médicas vinculadas con el embarazo múltiple incluyen hiperémesis, hipertensión, diabetes gestacional, hígado graso agudo, anemia, hemorragia, mayor riesgo de cesárea y depresión posparto.

- Hiperémesis: de etiología indefinida, pero tal vez secundaria a una mayor concentración de gonadotropina coriónica humana. Su tratamiento deberá ser el mismo que para un embarazo único.
- Afecciones hipertensivas durante el embarazo y preeclampsia
  - Prevalencia/etiología: la frecuencia de la hipertensión gestacional y la preeclampsia es de 10 a 20% en los embarazos gemelares, 25 a 60% en los triples y hasta 90% en los cuádruples, lo que se cree es debido en parte a una mayor masa placentaria. A menudo, la preeclampsia es más atípica en su cuadro clínico en los embarazos múltiples de mayor orden, se presenta en etapas más tempranas y con frecuencia es más grave.
  - Tratamiento: se recomienda el ácido acetilsalicílico a dosis baja para la prevención de la preeclampsia en el embarazo múltiple, con inicio en el primer trimestre entre las 12 y 28 semanas, y de forma ideal antes de las 16. El momento del parto indicado por afecciones hipertensivas del embarazo es el mismo que en los embarazos únicos.
- Diabetes gestacional
  - Prevalencia/etiología: no hay guías oficiales acerca del momento de la detección de la diabetes gestacional en el embarazo múltiple; sin embargo, algunos expertos sugieren hacerla entre las 20 a 24 semanas, dada su mayor incidencia en el embarazo múltiple.

- El tratamiento es el mismo que en el embarazo único, con preferencia de la insulina como tratamiento ideal si los cambios de alimentación y el ejercicio no son suficientes para alcanzar la euglucemia.
- Hígado graso agudo del embarazo. El embarazo múltiple es un factor de riesgo de hígado graso agudo y debe considerarse en el diagnóstico diferencial cuando una mujer con embarazo múltiple muestra disfunción hepática. El hígado graso agudo es uno de los imitadores del síndrome de HELLP, con inicio típico de las 27 a 40 semanas de gestación y síntomas que incluyen malestar general, anorexia, náusea, vómito y dolor epigástrico. Los datos de exploración incluyen ictericia, hipertensión, proteinuria y/o hemorragia por coagulopatía. Son datos usuales de laboratorio las anomalías de los factores de coagulación y la elevación de la creatinina y/o bilirrubina. Antes se informó una morbilidad materna tan alta como de 70%, pero hoy se cree < 10% por la mejor atención de soporte. La morbilidad y mortalidad perinatales están aumentadas. El tratamiento incluye cuidados de soporte y el parto.

COMPLICACIONES FETALES

- Pérdida gestacional y disminución espontánea del número de fetos/gemelos evanescente. La tasa global de pérdida gestacional es mayor en los embarazos gemelares (hasta 7.3% por nacido vivo) en comparación con los únicos. Se pierde un feto antes del segundo trimestre hasta en 10 a 40% de los embarazos gemelares, con una mayor tasa en el contexto de las tecnologías de reproducción asistida. La pérdida gestacional es mayor en los gemelos monocoriónicos que en los dicoriónicos. Es importante el diagnóstico del gemelo evanescente en la detección materna porque los marcadores séricos son más precisos si se identifica después de las 9 semanas, y lo ideal es diferir las pruebas por al menos 4 semanas después de la muerte de uno. Las cifras de fetoproteína α sérica materna también pueden elevarse falsamente después de la pérdida de un gemelo.
- Anomalías cromosómicas y malformaciones congénitas: la incidencia de malformaciones congénitas es mayor en comparación con los embarazos únicos y también en los gemelos monocoriónicos, en comparación con los dicoriónicos.
- Parto pretérmino
  - Prevalencia: ocurre en más de 50% de los embarazos gemelares y 75% de los triples.
  - Detección/prevención: la valoración de la longitud de cervical transvaginal, el tacto vaginal sistemático, la determinación de fibronectina fetal y la vigilancia casera se han estudiado en pacientes asintomáticas con embarazos múltiples. Se mostró que ninguna de tales intervenciones disminuye el riesgo de parto pretérmino espontáneo. El cérvix corto se relaciona con un mayor riesgo de parto pretérmino en los embarazos únicos y múltiples. Para las mujeres con síntomas, el valor predictivo positivo de la fibronectina fetal y la longitud del cérvix es malo. Se ha visto que la colocación de un cerclaje a las pacientes con embarazo múltiple complicado por cérvix corto quizá duplique la tasa de partos pretérmino espontáneos (hay estudios en proceso acerca del beneficio potencial de colocar un cerclaje en un subgrupo con cérvix muy corto, < 15 mm). En una revisión de Cochrane se mostró que el reposo en cama no tiene beneficio para prevenir un parto pretérmino y puede ser peligroso porque origina un desacondicionamiento de la madre y un mayor riesgo de trombosis. No hay regla para el uso profiláctico o prolongado de los tocolíticos, y se ha vinculado con un mayor riesgo de complicaciones maternas como el edema pulmonar. Hay datos controvertidos acerca de la colocación de pesarios para la prevención del parto pretérmino ante un cérvix corto. Puede haber beneficio de la progesterona vaginal en el contexto del cérvix corto (< 25 mm) y el embarazo múltiple; sin embargo, no se ha referido que de

manera profiláctica por vía vaginal mejore los resultados. El tratamiento con 17-hidroxiprogesterona inyectable mostró beneficio para disminuir el parto pretérmino en los embarazos múltiples.

- Tratamiento (con esteroides, RPMPP, parto diferido del segundo gemelo): aunque no hay datos específicos dirigidos a la administración de esteroides prenatales en el embarazo múltiple, se recomiendan los corticosteroides para las embarazadas entre las 24 0/7 y 33 6/7 semanas de gestación por el riesgo de parto de los siguientes 7 días. También deben considerarse los corticosteroides tan temprano como a las 23 0/7 semanas de gestación. Se desconoce si los embarazos múltiples se benefician de su administración en la etapa pretérmino avanzada. La RPMPP debe manejarse como en el embarazo único. Se ha mostrado que la latencia media es más breve en el embarazo múltiple que en el único. Si se pretende el nacimiento diferido de un segundo gemelo, debe informarse muy bien a la paciente acerca de los riesgos significativos vinculados con este abordaje, sus beneficios potenciales limitados (dependientes de la edad gestacional, y otras consideraciones, como el peso fetal calculado) y, si se elije, debe hacerse una vigilancia cuidadosa respecto de infecciones, desprendimiento prematuro de placenta normoinserta y otras complicaciones fetales y maternas (como una infección que pone en riesgo la vida).

- Discordancia y restricción del crecimiento fetal: la discordancia del crecimiento en los gemelos monocoriónicos suele atribuirse con frecuencia a anastomosis vasculares placentarias anormales y el compartir la masa placentaria de forma desigual, en tanto que en los dicigotos puede deberse a un sitio de implantación subóptima de una de las placentas. Se define a la discordancia como una discrepancia de más de 20% del peso fetal estimado y se calcula como un porcentaje del peso del gemelo más grande. Las causas incluyen el síndrome de transfusión intergemelar (STIG), las anomalías cromosómicas o estructurales de alguno de los gemelos, una infección vírica discordante y una división desigual de la masa placentaria. Cuando la discordancia rebasa 25%, las tasas de muerte fetal y neonatal aumentan 6.5 tantos y 2.5 tantos, respectivamente. Una discordancia más temprana indica un mayor riesgo de muerte fetal del gemelo más pequeño.

- Complicaciones de la gestación monocoriónica
  - Gemelos unidos: es una rara anomalía con una incidencia de 1 en 50 000. El pronóstico es malo dada la presencia de anomalías congénitas. La tasa de supervivencia global es de solo 18%.
  - Gemelos monocoriónicos monoamnióticos: se vinculan con un mayor riesgo de muerte fetal secundaria a cordón entrelazado, anomalías, parto pretérmino y STIG. Debido a la impredecibilidad del cordón entrelazado no hay un método claro para su prevención. Por lo general, se muestra que el tratamiento intrahospitalario con vigilancia diaria de las 26 a 27 semanas disminuye los óbitos fetales, con el nacimiento entre las 32 a 34 semanas.
  - Gemelos monocoriónicos diamnióticos: presentan un mayor riesgo de complicaciones incluido el STIG, la secuencia de anemia policitemia (SAP) y la restricción selectiva del crecimiento. Se recomienda el parto entre las 36 y 37 6/7 semanas si el cuadro clínico no es complicado desde otros puntos de vista.

- Consideraciones especiales
  - El STIG y su tratamiento: el síndrome ocurre por un desequilibrio en el riego sanguíneo por comunicaciones arteriovenosas dentro de la placenta que llevan a la sobreperfusión de un gemelo y la perfusión insuficiente del segundo. El feto donador por lo general muestra restricción del crecimiento y oligohidramnios, en tanto el receptor puede tener hiperperfusión, hipertensión y polihidramnios. El criterio más importante es la discrepancia en el volumen del líquido amniótico, con un cúmulo

vertical máximo < 2 cm del donador y uno > 8 cm del receptor. Los abordajes del tratamiento incluyen coagulación láser de las anastomosis placentarias por fetoscopia, amniocentesis para disminución seriada del líquido, septostomía amniótica y parto, dependiendo de la etapa y edad gestacional en el momento del diagnóstico. La coagulación láser de las anastomosis placentarias por fetoscopia es el recurso terapéutico principal entre las 16 a 26 semanas, y después pueden considerarse otros métodos.

- SAP y su tratamiento: se puede diagnosticar SAP cuando la velocidad sistólica máxima de la arteria cerebral media es > 1.5 múltiplos de la media en un feto y < 0.8 en el otro, pero sin discrepancia obvia alguna del líquido amniótico. Puede ocurrir SAP después del tratamiento del STIG con láser en 13% de los casos y también en cerca de 5% de los embarazos gemelares en los que nunca se diagnosticó ese síndrome. El tratamiento depende de la edad gestacional y puede incluir parto pretérmino, transfusión fetal, o la repetición de la coagulación láser.

- Perfusión arterial gemelar invertida y su tratamiento: este tipo de perfusión es específica de los embarazos monocoriónicos, en donde un gemelo no presenta un corazón funcional y da como resultado un gemelo donador o "bomba" que provee circulación propia y para el receptor, un gemelo acardiaco. El diagnóstico se basa en un feto de aspecto normal y uno de aspecto anormal. El gemelo bomba puede presentar polihidramnios, cardiomegalia y regurgitación tricuspídea. El tratamiento se basa en llevar al máximo los resultados del gemelo bomba estructuralmente normal, que tiene el riesgo de hidropesía, y puede incluir la interrupción profiláctica del cordón umbilical del acardiaco a las 16 a 18 semanas, o el retrasar esta intervención hasta que haya signos de descompensación cardiaca.

- La muerte fetal (de uno) en el primer trimestre se considera en general como un gemelo evanescente y no conlleva riesgo significativo para el restante. Después del primer trimestre el riesgo de muerte/lesión es más significativo en los embarazos gemelares monocoriónicos porque el feto restante puede experimentar hipotensión después de la muerte del otro, con riesgo de lesión neurológica de hasta 26%. La muerte de un solo feto dentro del útero aumenta el riesgo del deceso y de parto pretérmino del otro gemelo, al margen de la corionicidad.

NACIMIENTO

- Programación del nacimiento: el momento óptimo para el nacimiento en los embarazos múltiples no está bien establecido. Todos los fetos gemelares deben nacer cerca de las 39 semanas de gestación, y aquellos dicoriónicos diamnióticos no complicados pueden llegar hasta el parto pasadas las 38. La tasa de óbitos fetales en el embarazo múltiple a las 39 semanas rebasa a la presente en los embarazos únicos mayores de 42 semanas. Para los gemelos monocoriónicos, debe considerarse el parto a las 36 a 37 semanas, si no hay complicaciones desde otros puntos de vista. En presencia de restricción de crecimiento fetal, SAP, o cualquier otra complicación, se considerará el parto a las 34 a 35 semanas. Si bien no hay estudios de alta calidad que guíen el nacimiento de los embarazos gemelares monocoriónicos/monoamnióticos, muchos expertos consideran razonable que ocurra a las 32 a 34 semanas de gestación.

- Vía del nacimiento: es motivo de controversia la vía óptima del nacimiento de los gemelos y debe valorarse en forma individual. Las decisiones acerca del parto deben tomar en consideración las presentaciones fetales, la edad gestacional, las complicaciones maternales o fetales, la experiencia del obstetra, y la disponibilidad de anestesia y cuidados intensivos neonatales. Los embarazos gemelares monocoriónicos monoamnióticos se resuelven mediante cesárea. Datos de un gran estudio multicéntrico no mostraron beneficio de la cesárea planeada para el embarazo gemelar pretérmino. No hay experiencias acerca de una prueba de trabajo de parto después de la cesárea para embarazos gemelares y tales pacientes pudiesen considerarse candidatas. En el American College of Obstetricians and Gynecologists se respalda hacer una prueba de trabajo de parto con el antecedente de cesárea para el embarazo múltiple. En la práctica, los nacimientos de gemelos en general se atienden con un arreglo doble del quirófano.

- En la presentación de ambos gemelos de vértice (43%) se puede lograr un parto vaginal exitoso en 70 a 80% de los casos. Se recomienda la vigilancia del segundo gemelo entre los nacimientos, pues el aumento del tiempo de intervalo se vincula con peores resultados.
- En la presentación gemelar con un feto de vértice y otro no (38%) se puede lograr el parto vaginal si sus pesos calculados son concordantes. Se puede intentar la versión cefálica externa o la versión podálica interna y la extracción en pélvica del segundo gemelo por un obstetra experimentado. El parto vaginal del segundo gemelo en una presentación diferente a la de vértice se puede tener en mente para aquellos con un peso calculado entre 1 500 y 3 500 g, con tasas de éxito de más de 96%. Hay datos insuficientes para recomendar una vía específica del nacimiento de un segundo gemelo que pese < 1 500 gramos.
- Los gemelos con presentación diferente a la de vértice (19%) por lo general se extraen por cesárea.
- Los gemelos enganchados constituyen una circunstancia rara que se presenta cuando uno está en presentación pélvica y el otro en la de vértice, cuando al nacer el cuerpo del primero su mentón "se engancha" detrás del mentón del segundo. La hipertonicidad, la gemelaridad monoamniótica o la disminución de líquido amniótico pueden contribuir al enganchamiento de las cabezas fetales.
- Complicaciones intraparto y posparto: las complicaciones intraparto, incluidas presentación anómala, prolapso o entrelazamiento del cordón, trabajo de parto disfuncional, sufrimiento fetal y cesárea urgente, son más frecuentes en los embarazos múltiples en comparación con los únicos. El riesgo de atonía uterina y hemorragia posparto aumenta de forma significativa.

CONSIDERACIONES ESPECIALES

- Embarazos múltiples triples o de mayor orden: no hay un método ideal establecido del nacimiento de los embarazos múltiples de orden mayor, cuya gran mayoría culmina en cesárea.
- Un solo feto anómalo: el tratamiento expectante puede llevar a un aumento de 20% de riesgo del parto pretérmino en forma global.
- Disminución selectiva del número de gemelos: para el embarazo dicoriónico, la inyección intracardiaca de cloruro de potasio por ultrasonografía es la de uso más frecuente para la disminución selectiva del número de fetos. Para los embarazos monocoriónicos se sugiere la ablación completa del cordón umbilical del feto anómalo, para evitar la muerte o lesión del normal. La ligadura del cordón de un gemelo monocoriónico puede conllevar una tasa de fracaso de hasta 10% y una de hasta 30% de riesgo de RPMPP.
- Se puede considerar la disminución del número de fetos en el embarazo múltiple de mayor orden, que se hace por lo general entre las 10 y 13 semanas de gestación. La disminución de trillizos a gemelos mostró prolongar la gestación, pero conlleva un riesgo aumentado de pérdida gestacional más temprana. También se ha mostrado que la disminución del número de fetos quizá reduzca el riesgo de complicaciones maternas, incluida la preeclampsia. Por lo general, se eligen los fetos a eliminar con base en consideraciones técnicas.

LECTURAS SUGERIDAS

American College of Obstetricians and Gynecologists Committee on Practice Bulletins—Obstetrics. ACOG Practice Bulletin No. 169: multifetal gestations: twin, triplet, and higher-order multifetal pregnancies. *Obstet Gynecol.* 2016;128:e131-e146. (Reafirmado en 2019)

Hofmeyr GJ, Barrett JF, Crowther CA. Planned cesarean section for women with a twin pregnancy. *Cochrane Database Syst Rev.* 2015;(12):CD006553.

Jarde A, Lutsiv O, Park CK, et al. Preterm birth prevention in twin pregnancies with progesterone, pessary or cerclage: a systematic review and meta-analysis. *BJOG.* 2017;124(8): 1163-1173.

Kristiansen MK, Joensen BS, Ekelund CK, Petersen OB, Sandager P; and Danish Fetal Medicine Group. Perinatal outcome after first-trimester risk assessment in monochorionic and dichorionic twin pregnancies: a population-based register study. *BJOG.* 2015;122(10): 1362-1369.

Murray SR, Stock SJ, Cowan S, Cooper ES, Norman JE. Spontaneous preterm birth prevention in multiple pregnancy. *Obstet Gynaecol.* 2018;20(1):57-63.

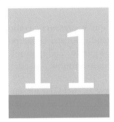

Afecciones endocrinas durante el embarazo

Tenisha Wilson y Svena D. Julien

DIABETES MELLITUS

La diabetes mellitus (DM) es la complicación médica más frecuente durante el embarazo en Estados Unidos y afecta a casi 7% de las pacientes. Conforme aumenta la incidencia de la DM tipo 2 en el país, también lo ha hecho el número de casos de diabetes mellitus gestacional (DMG). En 86% de los embarazos con alteración de la glucemia la causa es una DMG.

- La diabetes durante el embarazo se clasifica como pregestacional (diagnosticada antes del embarazo) o gestacional (DMG) (intolerancia a carbohidratos que se desarrolla durante el embarazo). La diabetes pregestacional se clasifica como de tipos 1 o 2 (Tabla 11-1). En 0.5 a 1% de los embarazos ocurre en pacientes con DM pregestacional.

- El metabolismo de los carbohidratos cambia durante el embarazo para proveer una nutrición adecuada a ambos, madre y feto. En ayuno, la glucosa sérica materna es menor durante el embarazo que fuera de él (55-65 mg/dL), en tanto aumentan las cifras correspondientes de ácidos grasos libres, triglicéridos y cetonas en el plasma. Hay un estado de inanición materna relativa durante el embarazo, en el que se conserva la glucosa para el consumo fetal y la madre utiliza combustibles alternos.

- La DMG es similar a la DM tipo 2, en la que el aumento de la secreción pancreática de insulina no puede contrarrestar la menor sensibilidad de los tejidos objetivo maternos a la hormona. El mayor metabolismo durante el embarazo también aumenta la depuración de insulina. Estos cambios se deben a los efectos de estrógenos, progesterona, cortisol, prolactina y el lactógeno placentario humano, con el resultado neto de hiperglucemia materna.

| Tabla 11-1 | Comparación de las diabetes mellitus tipos 1 y 2 |

Tipo 1	Tipo 2
La fisiopatología es de deficiencia absoluta de insulina.	La fisiopatología es de resistencia de los tejidos a la insulina.
Las pacientes están en riesgo de hipoglucemia grave y CAD.	Las pacientes pueden desarrollar CHONC, es rara la CAD.
Puede ocurrir CAD ante cifras relativamente bajas de glucemia (< 200 mg/dL).	Suele encontrarse CHONC ante cifras más altas de glucemia (> 500 mg/dL)
Aumenta el riesgo de enfermedad microvascular crónica a una edad temprana.	Menor incidencia de enfermedad microvascular durante la vida reproductiva.

Abreviaturas: CAD, cetoacidosis diabética; CHONC, coma hiperosmolar no cetósico.

Diabetes mellitus pregestacional

Diagnóstico

- El diagnóstico de DM de tipos 1 y 2 antes del embarazo sigue estos estándares: dos cifras anormales de glucemia en ayuno ≥ 126 mg/dL o una aleatoria de glucemia ≥ 200 mg/dL.
- En una mujer sin embarazo, la detección incluye uno de los siguientes:
  - Hemoglobina A1C ≥ 6.5%, que se confirma al repetir la prueba
  - Glucosa plasmática en ayuno ≥ 126 mg/dL (7.0 mmol/L), con ayuno de al menos 8 horas, que se confirma al repetirla
  - Glucosa plasmática ≥ 200 mg/dL (11.1 mmol/L) a las 2 horas, con una prueba de tolerancia de glucosa oral con carga de 75 g de carbohidratos y que se confirma al repetirla
  - Glucosa plasmática aleatoria ≥ 200 mg/dL (11.1 mmol/L) en presencia de los síntomas usuales de la hiperglucemia o una crisis hiperglucémica.
- Los síntomas clásicos son polidipsia, poliuria y polifagia. Los signos clínicos incluyen disminución de peso, hiperglucemia, glucosuria persistente y cetoacidosis.

Complicaciones fetales

- Las complicaciones fetales y neonatales de la DM aumentan en la forma gestacional y la pregestacional, pero la incidencia es mucho mayor en esta última y con mala regulación de la glucemia. Las cifras de glucosa fetales son similares a las maternas y tanto la hiperglucemia como la hipoglucemia fetales tienen efectos importantes.
- El aborto espontáneo varía entre 6 y 29% con la DM pregestacional y se correlaciona con una mala regulación de la glucosa y un aumento de la hemoglobina A1C (HbA1C), cerca del momento de la concepción. La DM de tipos 1 y 2 conlleva el mismo riesgo de pérdida gestacional, pero sus principales causas en la DM tipo 1 son anomalías congénitas y complicaciones de la prematurez, en tanto en la tipo 2 son hipoxia y muerte intrauterina fetales, y corioamnionitis. La incidencia de aborto espontáneo en las pacientes

con diabetes y excelente regulación de la glucosa preconcepcional (p. ej., HbA1C < 6%) es la misma que en la población general.

- Las malformaciones congénitas son la causa más frecuente de mortalidad perinatal en las embarazadas con diabetes pregestacional y se correlacionan con la hiperglucemia y HbA1C alta maternas. Las anomalías congénitas contribuyen con 30 a 50% de la mortalidad perinatal por diabetes, y 6 a 10% de los hijos de madres con diabetes presentan una anomalía congénita mayor (ver el capítulo 9). Sin embargo, no hay aumento en las malformaciones congénitas ante la euglucemia y una HbA1C normal desde la concepción hasta el primer trimestre.

  - Las malformaciones congénitas más frecuentes en los embarazos de las pacientes con diabetes ocurren en el aparato cardiovascular y el sistema nervioso central. Los defectos cardiacos incluyen la transposición de los grandes vasos, los defectos septales ventriculares y auriculares, hipoplasia de ventrículo izquierdo, *situs inversus*, anomalías de la aorta y cardiacas complejas. La tasa de malformaciones cardiacas es cinco veces mayor en las pacientes con diabetes y mala regulación de la glucemia.
  - El síndrome de agenesia del sacro/regresión caudal es altamente sugerente de la fetopatía diabética. Es una rara malformación, pero se diagnostica hasta 400 veces con más frecuencia en embarazos de madres con diabetes y es casi patognomónica de su mala regulación.
  - Hay un aumento de 10 tantos en la incidencia de malformaciones del sistema nervioso central en los hijos de madres con diabetes e incluyen anencefalia, holoprosencefalia, espina bífida abierta, microcefalia, encefalocele y mielomeningocele.
  - Las malformaciones del aparato digestivo, que incluyen fístula traqueoesofágica, atresia intestinal y ano imperforado, también aumentan en los embarazos de madres con diabetes.
  - Las anomalías del aparato genitourinario incluyen agenesia renal (que lleva al síndrome de Potter), riñones poliquísticos y uréter doble, y son más frecuentes en los embarazos complicados por la diabetes.

- Ocurre polihidramnios en 3 a 32% de los embarazos de pacientes con diabetes, 30 veces más que en aquellas sin la enfermedad. La diabetes aislada es la principal causa conocida de polihidramnios. Además, las anomalías congénitas del sistema nervioso central y el tubo digestivo relacionadas con la diabetes también llevan al polihidramnios. Los mecanismos del polihidramnios incluyen aumento de la carga fetal de glucemia, que causa poliuria, disminución de la deglución y obstrucciones gastrointestinales. Las tasas mayores de morbilidad y mortalidad perinatales se vinculan con el polihidramnios, atribuidas en parte a la mayor incidencia tanto de anomalías congénitas como de parto pretérmino.

- Se define a la macrosomía por un peso fetal estimado de 4 500 g, o mayor que el percentil 90° a cualquier edad gestacional, dependiendo de la autoridad en obstetricia a que se refiera. Ocurre en 25 a 42 % de los embarazos con hiperglucemia, en comparación con 8 a 14% de aquellos con euglucemia, y la diabetes materna es el factor de riesgo aislado más significativo. La macrosomía diabética se caracteriza por una gran circunferencia abdominal del feto y la disminución del cociente de circunferencias cefálica:abdominal, porque la hiperinsulinemia fetal lleva a una distribución anormal de la grasa corporal. Los fetos macrosómicos tienen una mayor tasa de mortalidad y un riesgo más alto de miocardiopatía hipertrófica, trombosis vascular, hipoglucemia neonatal y traumatismo obstétrico. Tienen más probabilidad de nacer por cesárea y mayor riesgo de distocia de hombros durante el parto, lo que pudiese dar como resultado fracturas de clavículas, parálisis facial, parálisis de Erb o de Klumpke, lesión del nervio frénico y hemorragia intracraneal.

- La restricción del crecimiento intrauterino (RCIU) puede complicar el embarazo de las mujeres con diabetes pregestacional y enfermedad microvascular. Las placentas de las embarazadas con diabetes se pueden afectar y mostrar cambios histopatológicos que incluyen necrosis fibrinoide, maduración anormal de las vellosidades y endarteritis proliferativa de las arterias troncales fetales. Hay una amplia variación, pero estas alteraciones ocurren incluso cuando hay un buen control de la glucemia, lo que sugiere que se presentan anomalías irreversibles de la placenta en etapas muy tempranas de la gestación.

* Una diabetes mal controlada aumenta el riesgo de muerte fetal intrauterina en el tercer trimestre. La causa pudiese ser trombosis del cordón y envejecimiento acelerado de la placenta.

Complicaciones neonatales

* La distocia de hombros aumenta al triple en los embarazos de pacientes con diabetes ante cualquier peso fetal estimado y es de mayor preocupación cuando también existe macrosomía. Si se presenta esta distocia, los hijos de las madres con diabetes tienen más probabilidad de sufrir una lesión del plexo braquial que aquellos de las no afectadas por DM. En los lactantes con macrosomía de madres con diabetes, el parto vaginal conlleva un riesgo de 2 a 5% de lesión del plexo braquial.

* De 25 a 40% de los hijos de madre con diabetes presentan hipoglucemia neonatal. El nadir de la glucosa sérica ocurre casi a las 24 horas de vida, cuyo riesgo aumenta por una mala regulación de la glucemia materna durante etapas avanzadas del embarazo y en el parto. La patogenia es de estimulación intrauterina del páncreas fetal por la hiperglucemia materna, que lleva a la hiperplasia de las células β de sus islotes. Cuando se elimina la fuente de glucosa materna, la sobreproducción continua de insulina puede llevar a la hipoglucemia del recién nacido, con cianosis, convulsiones, temblores, apatía, diaforesis y un llanto débil o de tono alto. La hipoglucemia grave o prolongada en el recién nacido tiene relación con secuelas neurológicas y la muerte. El estándar de atención incluye determinar la cifra de glucemia neonatal en la hora que sigue al nacimiento y debe instituirse tratamiento cuando desciende por debajo de 40 mg/dL.

* La hipocalcemia y la hipomagnesemia neonatales son frecuentes en los neonatos de madres con diabetes y se correlaciona con el grado de regulación de la glucemia.

* De los lactantes de madre con diabetes, 33% presenta policitemia (hematócrito mayor de 65%). La hipoxia intrauterina crónica aumenta la producción de eritropoyetina, con una hematopoyesis vigorosa resultante. De manera alternativa, la glucosa elevada puede llevar a un aumento temprano de la destrucción de los eritrocitos, seguido por un incremento de su producción.

* La hiperbilirrubinemia y la ictericia neonatales se presentan más a menudo en los hijos de madres con diabetes que en aquellos de pacientes con edad gestacional comparable no afectadas por la enfermedad, lo que puede llevar a un retardo de la maduración del hígado fetal relacionado con la mala regulación de la glucemia.

* Se presenta el síndrome de dificultad respiratoria neonatal más a menudo en los embarazos de madres con diabetes como resultado del retraso de la maduración pulmonar fetal. La hiperinsulinemia fetal puede suprimir la producción y secreción de surfactante, requeridas para la función pulmonar normal al nacer.

* El riesgo de hipertrofia septal cardiaca fetal y miocardiopatía hipertrófica aumenta en los embarazos con mal control de la diabetes (hasta 10% muestra cambios hipertróficos). Como un dato aislado, la hipertrofia septal cardiaca es una afección neonatal benigna. No obstante, aumenta el riesgo de morbilidad y mortalidad en los neonatos con sepsis o una cardiopatía estructural congénita.

Complicaciones maternas

* La **cetoacidosis diabética (CAD)** es una urgencia metabólica que puede poner en riesgo la vida tanto de la madre como del feto. En las embarazadas, puede presentarse ante

cifras menores de glucemia (p. ej., < 200 mg/dL) y más rápido que en las pacientes con diabetes sin embarazo. Aunque la muerte materna es rara con el tratamiento apropiado, las tasas de mortalidad fetal van de 10 a 30%, según informes. Casi la mitad de los casos de CAD se debe a una enfermedad médica por lo general infecciosa. Otro 20% es resultado del incumplimiento con la alimentación o la insulina. En 30% de los casos no se identifica una causa precipitante. Los corticosteroides prenatales para la maduración pulmonar fetal y los tocolíticos adrenérgicos β pueden precipitar o exacerbar la hiperglucemia y la CAD en las pacientes con diabetes pregestacional.

- La fisiopatología de la CAD es de deficiencia relativa o absoluta de insulina. La hiperglucemia y la glucosuria resultantes llevan a la diuresis osmótica, y promueven la pérdida de potasio, sodio y líquidos en la orina. La deficiencia de insulina también aumenta la lipólisis y la oxidación hepática de los ácidos grasos, con producción de cetonas y, en un momento dado, de acidosis metabólica.
- El diagnóstico es por la documentación objetiva de la hiperglucemia, acidemia y cetosis sérica maternas. Los signos y síntomas incluyen dolor abdominal, náusea y vómito, polidipsia, poliuria, hipotensión, respiración profunda y rápida y alteración del estado mental (que va de una leve somnolencia al letargo intenso). Se puede definir a la acidosis por una cifra de bicarbonato plasmático menor de 15 mEq/L o un pH arterial < 7.3. En presencia de hiperglucemia, se presume presencia de cetosis y se puede verificar por pruebas séricas. Puesto que el embarazo es un estado de alcalosis respiratoria fisiológica, se puede presentar la CAD intensa con un pH mayor.
- Además de la hiperglucemia, se puede presentar una **hipoglucemia** grave, que requiere hospitalización en hasta 45% de las madres con DM tipo 1. Las pacientes con la peor regulación de la glucemia presentan respuestas autonómicas debilitadas y síntomas más leves, de modo que pueden sufrir crisis más graves y prolongadas. El vómito en etapas tempranas de la gestación también predispone a las pacientes con diabetes a la hipoglucemia. Cuando esta es grave puede ser teratógena en las etapas tempranas de la gestación, pero no se conocen por completo sus efectos sobre el feto en desarrollo.
- Los síntomas incluyen náusea, cefalea, diaforesis, temblores, diplopía o visión borrosa, debilidad, hambre, confusión, parestesias y estupor. El diagnóstico se hace con un interrogatorio cuidadoso y la revisión de síntomas y se confirma con una cuantificación de la glucemia, que resulta < 60 mg/dL.
- El efecto Somogyi es de hiperglucemia de rebote después de la hipoglucemia, secundaria a la secreción de hormonas contrarreguladoras. Suele presentarse a la mitad de la noche, pero puede ocurrir después de una crisis de hipoglucemia y se manifiesta por amplias variaciones de las cifras de glucemia durante un periodo breve (p. ej., entre las 2:00 y las 6:00 a.m.). El diagnóstico se hace por una cuantificación adicional de la glucemia (p. ej., 3:00 a.m.) para identificar una hipoglucemia no detectada. El tratamiento implica añadir o modificar el bocadillo o disminuir la dosis de insulina nocturnos, para compensar mejor sus necesidades respecto de la ingestión alimentaria.
- Puede ocurrir progreso rápido de la **afección microvascular y ateroesclerótica** en las pacientes con diabetes embarazadas. Debe valorarse con cuidado cualquier manifestación de cardiopatía isquémica, insuficiencia cardiaca, enfermedad vascular periférica o isquemia cerebral. Una paciente mayor de 30 años con diabetes pregestacional debe ser objeto de una electrocardiografía basal (ECG). Quizá se justifiquen el ecocardiograma y la interconsulta maternos con el cardiólogo. Es útil el asesoramiento preconcepcional para estas pacientes. Ante la forma más grave de enfermedad materna, se puede considerar y ofrecer la interrupción del embarazo en etapa temprana.
- La **nefropatía** complica 5 a 10% de los embarazos de las pacientes con diabetes. Ante la insuficiencia renal, con creatinina > 1.5 mg/dL, puede haber un empeoramiento conforme avanza el embarazo, pero no se ha definido si este en realidad acelera la evolución

hacia una etapa terminal. La nefropatía diabética aumenta el riesgo de complicaciones hipertensivas maternas, preeclampsia, parto pretérmino, restricción del crecimiento fetal y muerte perinatal. Se hace un nuevo diagnóstico de nefropatía diabética durante el embarazo si se detecta proteinuria persistente > 300 mg/día en ausencia de infección de vías urinarias antes de las 20 semanas de gestación. La depuración de creatinina < 50 mL/min se asocia con una mayor incidencia de preeclampsia severa y pérdida fetal. Se requiere la vigilancia materna y fetal intensiva en las pacientes con afección renal.

- La **retinopatía** diabética es la manifestación vascular más frecuente de la enfermedad y una causa principal de ceguera de inicio en el adulto en Estados Unidos. Se cree que la retinopatía proliferativa es consecuencia de la hiperglucemia persistente y tiene relación directa con la duración de la enfermedad. El embarazo no cambia el pronóstico a largo plazo, pero se recomienda una valoración oftalmológica en el asesoramiento preconcepcional o en el momento de diagnóstico del embarazo. La afección progresiva se puede tratar con láser durante el embarazo.

- La incidencia de **hipertensión crónica** es mayor en las pacientes con DM pregestacional, en especial aquellas con nefropatía. La **preeclampsia** es dos a cuatro veces más frecuente en la diabetes pregestacional y su riesgo aumenta conforme la enfermedad, la nefropatía o retinopatía y la hipertensión crónica son de mayor duración. Hasta 33% de las mujeres con diabetes de larga duración (> 20 años) desarrollará preeclampsia. El umbral para el estudio de la preeclampsia en estas mujeres debería ser muy bajo (ver el capítulo 12).

- El **trabajo de parto** y parto pretérmino pueden ser tres a cuatro veces mayores en las pacientes con DM. Un estado médico materno que empeora, la regulación deficiente de la glucemia, el incumplimiento con el tratamiento y un estado fetal no alentador dan como resultado muchos partos pretérmino yatrógenos.

- Deben administrarse corticosteroides, según esté indicado, cuando hay mayor riesgo de parto pretérmino antes de las 37 semanas. Se puede requerir insulina adicional o hipoglucemiantes orales durante 5 a 7 días después de la administración de corticosteroides.

- Las pacientes con diabetes también tienen un mayor riesgo de resultados obstétricos adversos, incluyendo laceraciones perineales de tercero y cuarto grados e infección de heridas. Además, hay un mayor riesgo de muerte fetal intrauterina, en particular después de las 40 semanas de gestación.

Tratamiento de la diabetes pregestacional durante el embarazo

- De manera ideal, las mujeres con diabetes que desean embarazarse deben buscar asesoramiento preconcepcional e intentar mantener la euglucemia antes de la concepción. La consulta prenatal inicial debe incluir un interrogatorio y una exploración física detallados, la exploración oftalmológica, un ECG (para las mayores de 30 años, hipertensas o que fuman) y una colección de orina de 24 horas para la determinación de proteínas y depuración de creatinina. Deben obtenerse una ecocardiografía e interconsulta de cardiología ante la sospecha o el conocimiento de una enfermedad cardiovascular. Una determinación de HbA1C es útil para valorar la regulación reciente de la glucemia (últimas 8-12 semanas) y el riesgo de malformaciones fetales. Una HbA1C > 9.5% conlleva un riesgo mayor de 20% de una malformación fetal importante. La regulación estricta de la glucemia (p. ej., HbA1C ≤ 6 %) antes y durante la organogénesis puede aminorar el riesgo de embriopatía hasta las cifras de las pacientes sin diabetes. Son de beneficio el asesoramiento y la interconsulta de nutrición tempranos.

- La ingestión recomendada para una embarazada con diabetes es de 1 800 a 2 400 kcal diarias, con hasta 20% de proteínas, 60% de carbohidratos y 20% de grasa. El conteo de los carbohidratos, con 180 a 210 g diarios, se está tornando cada vez más frecuente y ha sustituido a las guías calóricas. Se recomiendan tres comidas y tres colaciones a todas

Tabla 11-2	Metas de la regulación de la glucemia durante el embarazo[a]

	Glucemia
En ayuno	60-90 mg/dL (o 95[b])
Preprandial	< 100 mg/dL
1 h posprandial	< 140 mg/dL
2 h posprandial	< 120 mg/dL
Al acostarse	< 120 mg/dL
De 2:00-6:00 a.m.	60-90 mg/dL

[a] Adaptado de Metzger BE, Buchanan TA, Coustan DR, et al. Summary and recommendations of the Fifth International Workshop-Conference on Gestational Diabetes Mellitus. *Diabetes Care*. 2007;30(suppl 2):S251.
[b] De American College of Obstetricians and Gynecologists Committee on Practice Bulletins-Obstetrics. ACOG Practice Bulletin No. 190: gestational diabetes mellitus. *Obstet Gynecol*. 2018;131:e49-e64.

las pacientes con diabetes durante el embarazo. La interconsulta al servicio de nutrición debe ser parte de la planeación preconcepcional o gestacional temprana.

- Las metas de regulación de la glucemia son las mismas para la DMG y la DM pregestacional (Tabla 11-2).
- Las pacientes deben iniciar o continuar la vigilancia intensiva de la glucemia en etapas tempranas del embarazo mediante un glucómetro casero. Registrarán la glucemia en ayuno y 1 hora (o 2 h) posprandial en cada comida. El motivo de la valoración posprandial (en contraste con la preprandial) es que la regulación de la glucemia después de comer se correlaciona con máxima fortaleza con el riesgo de hipoglucemia neonatal, macrosomía, muerte fetal y complicaciones neonatales. Se revisan los registros de vigilancia casera cada 1 a 2 semanas y se optimiza el tratamiento.
- Las pacientes suelen continuar con el esquema de insulina pregestacional normal, en tanto se hace la vigilancia inicial de la glucemia. En la American Diabetes Association y el American College of Obstetricians and Gynecologists (ACOG) se recomienda la insulina para las embarazadas con DM y aquellas que consideran embarazarse. Las pacientes que toman un hipoglucemiante oral o reciben un esquema mixto de insulina 70/30 (protamina neutra Hagedorn [NPH, por sus siglas en inglés]/regular) pueden cambiar a NPH y un análogo de insulina de acción rápida. Las pacientes con DM tipo 1 suelen requerir aumentos significativos de la dosis de insulina en la segunda mitad del embarazo. La dosificación de insulina para la DM tipo 2 con frecuencia es de más del doble durante el embarazo.
- Las bombas de insulina proveen una inyección subcutánea continua de la hormona, cuya dosis debe manejarse con cuidado por el riesgo de hipoglucemia grave que causa convulsiones y la muerte y es mayor durante el embarazo. Las pacientes deben ser cuidadosamente seleccionadas; sin embargo, pueden mejorar el control de la diabetes en la población correcta de pacientes.
- Para las pacientes que optan por un hipoglucemiante oral, se administra metformina, que se puede dar por la noche y en la mañana con el desayuno. Sin embargo, la regulación de la glucemia no es tan buena con este fármaco y a menudo ocurren elevaciones posprandiales.

- La **CAD durante el embarazo** requiere tratamiento intensivo. El inicial consta de hidratación intravenosa (IV) vigorosa seguida por insulina IV en solución y determinaciones frecuentes de la glucemia para titular la dosis. Pueden requerirse complementos de potasio y bicarbonato. No debe administrarse insulina si el potasio es menor de 3.0 mEq/L, porque la hormona introduce potasio a las células y puede causar una hipopotasemia intensa con arritmias cardiacas resultantes. Verifíquense los electrolitos cada 4 horas y la glucemia cada hora hasta resolver la CAD. La valoración de la causa subyacente y la búsqueda de su terapéutica (p. ej., administración de antibióticos para una infección de vías urinarias) son parte del tratamiento. Ver la tabla 11-3 para un algoritmo del tratamiento de la CAD.

Tabla 11-3	Tratamiento inicial de la cetoacidosis diabética[a]

Hidratación con soluciones IV
- 1-2 L de SSN en la primera hora
- 250-500 mL/h para las siguientes 8 h dependiendo del estado de hidratación. Si el sodio sérico está elevado, utilícese SSN al 0.45%.
- Cambie las soluciones a glucosada a 5% y SSN a 0.45% cuando la glucemia disminuya hasta 200 mg/dL.

Insulina en infusión (regular)
- Dosis de carga de 0.1-0.2 U/kg
- Solución IV de 0.1 U/kg/h (dupliques la velocidad de administración si la concentración de glucosa no disminuye por 50-70 mg/dL en la primera hora)
- Cuando la glucemia disminuya a 200 mg/dL, reduzca la infusión a 0.05-0.1 U/kg/h y continúe hasta que se eliminen las cetonas en la orina.
- Mantenga la glucemia entre 100 y 150 mg/dL hasta la resolución de la cetoacidosis diabética.
- Cuando la paciente pueda tolerar alimentos, iníciese el esquema de insulina usual.

Potasio (K)
- Si K es < 3.3 mEq/L, interrumpa la insulina y administre 20-30 mEq K/h hasta que se corrija.
- Si el K es de entre 3.3 y 5.3 mEq/L, administre 20-30 mEq de K en cada litro de solución IV para mantener su cifra entre 4 y 5 mEq/L.
- Si el K es > 5.3 mEq/L, no administre más K y verifique su cifra sérica cada 2 h.

Bicarbonato (HCO_3)
- pH > 7: no se requiere HCO_3.
  Añada una ampolleta de HCO_3 (44 mEq) a 1 L de SSN al 0.45%, si el pH es < 7.1.
- Si el pH es 6.9-7.0: diluya HCO_3 (50 mmol) en 200 mL de H_2O con 10 mEq KCL e infunda durante 1 hora. Repita cada 2 h hasta que el pH sea de 7.0. Vigile el K sérico.
- Si el pH < 6.9: diluya HCO_3 (100 mmol) en 400 mL de H_2O con 20 mEq KCL e infunda durante 2 h. Repita cada 2 h hasta que el pH sea de 7.0. Vigile el K sérico.

Abreviaturas: D5, solución glucosada a 5%; IV, intravenosa; KCL, cloruro de potasio; SSN, solución salina normal.
[a] Reimpreso de Gabbe SG, Niebyl JR, Simpson JL, et al, eds. *Obstetrics: Normal and Problem Pregnancies.* 7th ed. New York, NY: Churchill Livingstone; 2016:885. Copyright © 2017 Elsevier. Con autorización.

Valoración fetal en la diabetes pregestacional

La valoración y vigilancia fetales en la diabetes pregestacional varían según la edad gestacional.

- **Primer trimestre:** obténgase una ultrasonografía temprana de fechado para confirmar la edad gestacional y documentar la viabilidad fetal. También es útil la ultrasonografía durante el primer trimestre para la detección de aneuploidías. Además, la valoración de la translucencia nucal permite la identificación de fetos con riesgo de cardiopatía congénita.

- **Segundo trimestre:** se recomienda la ultrasonografía a las 18 a 20 semanas para la valoración completa de la anatomía fetal; también la ecocardiografía fetal a las 19 a 22 semanas en las pacientes con diabetes pregestacional, por el mayor riesgo de cardiopatía congénita.

- **Tercer trimestre:** deben iniciarse las pruebas prenatales dos veces por semana en todas las embarazadas con diabetes pregestacional a partir de las 32 a 34 semanas de gestación. Aquellas con afecciones comórbidas o mal control de la glucemia pueden iniciar la valoración tan temprano como a las 28 semanas, y después, en conjunción con la vigilancia fetal, a intervalos de 4 semanas. Puede requerirse velocimetría Doppler de la arteria umbilical para valorar el RCIU en las pacientes con enfermedad microvascular (ver el capítulo 4).

Trabajo de parto y parto en las embarazadas con diabetes

- Programación del parto (de acuerdo con las recomendaciones del ACOG):
  - Diabetes pregestacional bien regulada y sin complicaciones: de las 39 0/7 a 39 6/7 semanas
  - Diabetes pregestacional con complicaciones vasculares, control deficiente de la glucemia o antecedente de óbito fetal: de las 36 0/7 a las 38 6/7 semanas
- La regulación de la glucemia durante el trabajo de parto y parto debe mantener la euglucemia para mejorar los resultados neonatales. Pueden requerirse soluciones de insulina IV y glucosa continuas para hacer óptima la regulación de la glucemia. Al ingresar al hospital se inician soluciones IV junto con la vigilancia seriada de la glucemia (cada 1-2 h). Las soluciones inyectables se ajustan para mantener cifras de glucemia entre 70 y 90 mg/dL. Pueden requerirse cargas de insulina de acción breve además de la solución IV.
- La vía del parto se determina por las indicaciones obstétricas usuales. Si se sospecha macrosomía fetal > 4 500 g se considera la cesárea para disminuir el riesgo de distocia de hombros o lesión obstétrica.

Atención posparto de las pacientes con diabetes

- En aquellas con diabetes pregestacional se puede vigilar la glucemia con el mismo esquema de la paciente fuera del embarazo. La dosis de insulina es, por lo general, de la mitad de aquella al final del embarazo, y los hipoglucemiantes orales se disminuyen de manera significativa. Las pruebas de glucemia cada 4 a 6 horas durante 24 después de la cesárea con un aumento progresivo de la dosificación de insulina son de utilidad hasta que la paciente pueda reiniciar su esquema normal. Si se mantienen cifras de glucemia < 180 mg/dL esto puede ayudar a prevenir la dehiscencia de la herida, aunque se evitará su regulación muy estricta que conduzca a la hipoglucemia.

Diabetes gestacional

Detección y diagnóstico

- En Estados Unidos es una medida estándar la detección universal de DMG con pruebas de laboratorio, que suelen hacerse a las 24 a 28 semanas, pero cuando hay factores de

Tabla 11-4	Valoración del riesgo de diabetes gestacional

Bajo riesgo

Edad menor de 25 años

El no ser miembro de un grupo étnico con mayor riesgo de DM tipo 2 (latinos, afroestadounidenses, nativos estadounidenses, habitantes del sur o el oriente de Asia, o con ancestros de las Islas del Pacífico)

IMC < 25; peso normal al nacer

Sin antecedente de tolerancia anormal de la glucosa

Sin antecedente de malos resultados obstétricos

Sin parientes de primer grado con DM

Alto riesgo

Obesidad

Raza o grupo étnico de alto riesgo para la DM tipo 2

Antecedente familiar sólido de diabetes tipo 2

Antecedente de DMG o alteración del metabolismo de la glucosa

Un hijo previo con peso al nacer de 4 000 g o más

Antecedente de hipertensión, hipercolesterolemia, o síndrome de ovarios poliquísticos

Abreviaturas: IMC, índice de masa corporal; DM, diabetes mellitus; DMG, diabetes mellitus gestacional.

riesgo sólidos, como obesidad, antecedente familiar o personal de DMG, se puede hacer la determinación de la glucemia en la primera consulta prenatal (Tabla 11-4). Un resultado normal de la determinación temprana de la glucemia debe repetirse de nuevo en el momento usual, de las 24 a 28 semanas de gestación.

- El esquema más utilizado es el de detección/diagnóstico en dos pasos.
  - En esta detección, se hace un **reto con glucosa oral de 50 g**, seguido por la determinación de la glucosa sérica a la hora. No se requiere ayuno o preparación alimentaria. Una glucosa sérica ≥ 140 mg/dL identifica a 80% de las pacientes con DMG, en tanto el disminuir el límite ≥ 130 mg/dL identifica a 90%, pero con más resultados "falsos positivos". Una glucosa sérica ≥ 200 mg/dL es diagnóstica de DMG sin pruebas adicionales.
  - Si la prueba de detección resulta positiva, debe hacerse una **prueba de tolerancia oral a la glucosa de 3 horas** (PTOG), con una carga de glucosa oral de 100 g después de al menos 8 horas de ayuno (Tabla 11-5). Con una cifra en ayuno u otras dos, anormales, se hace el diagnóstico de DM. En las pacientes con alto riesgo de DMG con una PTOG normal, se puede hacer otra de seguimiento a las 32 a 34 semanas para identificar una diabetes de inicio tardío.
- Una alternativa de la detección en dos pasos es la PTOG de 2 horas, en la que se administra una carga de 75 g de glucosa y se diagnostica DMG con una sola cifra anormal (en ayuno > 92 mg/dL, a la hora > 180 mg/dL, o a las 2 h > 153 mg/dL).
- La clasificación de la DMG depende del tratamiento requerido para regular las cifras de glucosa sanguínea. En el **tipo A1** se logra la euglucemia exclusivamente con cambios de la alimentación. En el **tipo A2** se requiere tratamiento adicional (es decir, médico).

Tabla 11-5	Criterios para el diagnóstico de diabetes gestacional mediante pruebas de tolerancia oral a la glucosa[a]	
Tiempo transcurrido desde la carga de 100 g de glucosa (h)	Escala modificada de O'Sullivan	Escala de Carpenter y Coustan
Ayuno	≥ 105 mg/dL	≥ 95 mg/dL
1	≥ 190 mg/dL	≥ 180 mg/dL
2	≥ 165 mg/dL	≥ 155 mg/dL
3	≥ 145 mg/dL	≥ 140 mg/dL

[a] Adaptado de O'Sullivan JB, Mahan CM. Criteria for the oral glucose tolerance test in pregnancy. *Diabetes.* 1964;13:278-285 y Carpenter MW, Coustan DR. Criteria for screening tests for gestational diabetes. *Am J Obstet Gynecol.* 1982;144:768-773.

Complicaciones fetales y neonatales

- A semejanza de la diabetes pregestacional, las complicaciones fetales y neonatales aumentan en la DMG, e incluyen **macrosomía**, **distocia de hombros**, traumatismo obstétrico, hipoglucemia neonatal, hiperbilirrubinemia y óbito fetales.
- La DMG tiene también efectos importantes en la salud durante toda la vida de la descendencia, pues se ha mostrado en estudios que la exposición fetal a la diabetes materna contribuye a la obesidad en la infancia y la edad adulta, así como a la aparición de la diabetes tipo II.

Complicaciones maternas

- En el periodo preparto, a semejanza de las pacientes con diabetes pregestacional, aquellas con DMG tienen mayor riesgo de sufrir **preeclampsia**. El riesgo tiene correlación positiva con la regulación de la glucemia, porque aumenta a 9.8% en aquellas con una cifra < 115 mg/dL en ayuno y 18% cuando es > 115 mg/dL.
- Las mujeres con DMG también presentan un **mayor riesgo de cesárea**, más alto en las que requieren hipoglucemiantes, en comparación con aquellas que se regulan solo con dieta, 25 contra 17%.
- Además, las mujeres con DMG presentan un **mayor riesgo de diabetes**, sobre todo tipo II, en los decenios que siguen al embarazo, con influencia de la raza. Aunque se calcula que hasta 70% de las mujeres con DMG presentará diabetes entre 22 y 28 años después del embarazo, 60% de las latinas se encuentra en riesgo de desarrollar la diabetes tipo II en los 5 años siguientes.

Tratamiento de la diabetes mellitus gestacional

- Al inicio consta de **dieta y ejercicio**:
  - Las mujeres con DMG de reciente diagnóstico inician una dieta con regulación de carbohidratos, de tres comidas y tres colaciones al día. La composición recomendada de tal dieta es de 33 a 40% de carbohidratos, 20% de proteínas y 40% de grasas.

- El ejercicio moderado puede mejorar el control de la glucemia en la DMG. Se motiva a las pacientes para mantener un grado constante de actividad durante el embarazo, siempre y cuando no haya contraindicaciones (p. ej., trabajo de parto pretérmino).
- Las mujeres con diagnóstico de DMG deben ser objeto de revisión de sus cifras de glucosa cuatro veces al día: en ayuno y 1 o 2 horas después de cada comida. Las metas de regulación de la glucemia son las mismas que para las pacientes con diabetes pregestacional (ver la tabla 11-2).
- Cuando la dieta y el ejercicio no permiten el control de la glucemia, se recomienda iniciar el tratamiento farmacológico.
- La **insulina** es el tratamiento farmacológico ideal preferido para la DMG.
  - La insulina tradicionalmente se incluyó en el tratamiento de la DMG cuando la cifra de glucemia en ayuno era ≥ 95 mg/dL, la cifra 1 hora posprandial ≥ 140 mg/dL, o la de 2 horas posprandial ≥ 120 mg/dL.
  - Se pueden combinar diferentes tipos de insulina para mantener la euglucemia durante el día y la noche (Figura 11-1). La insulina NPH es de acción intermedia y suele administrarse por la mañana y en la noche, con actividad máxima a las 5 a 7 horas. La insulina de acción rápida (p. ej., Humalog o Novolog) por lo general se administra con las comidas, porque su inicio se presenta en 5 a 15 minutos y su actividad máxima ocurre en 1 a 3 horas.
  - Si hay cifras anormalmente elevadas de glucemia en momentos aislados y específicos consistentes del día, los médicos deben centrar su esquema de insulina para corregir la hiperglucemia específicamente programada. Por ejemplo, las pacientes que solo muestran hiperglucemia en ayuno se pueden mantener con solo insulina NPH por la noche.
- Aunque la insulinoterapia es la ideal, un hipoglucemiante oral puede ser una alternativa razonable para algunas mujeres con DMG, en particular quienes declinan usar la insulina, no se la pueden administrar con seguridad o no tienen los recursos para adquirirla.
  - La **metformina** se usa cada vez más para el tratamiento de la DMG, una biguanida que ayuda a regular la glucemia por dos mecanismos principales: (1) inhibición de la gluconeogénesis hepática y la absorción de glucosa, y (2) estimulación de la

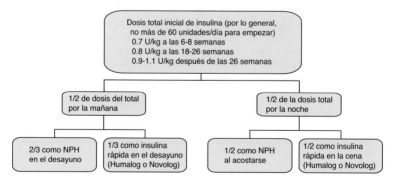

Figura 11-1. Cálculo y distribución del tratamiento insulínico inicial durante el embarazo. NPH, protamina neutra Hagedorn. Adaptada con autorización de Gabbe SG, Graves CR. Management of diabetes mellitus complicating pregnancy. *Obstet Gynecol.* 2003;102(4):857-868. Copyright © 2003 por The American College of Obstetricians and Gynecologists.

captación de glucosa en los tejidos periféricos. Si bien la metformina es un hipoglucemiante eficaz y conveniente para tratar la DMG, a diferencia de la insulina, atraviesa la placenta.

○ La **gliburida** es un hipoglucemiante oral de uso menos frecuente para tratar la DMG y también se cree que atraviesa la placenta. Es una sulfonilurea que aumenta la secreción de insulina por el páncreas y la sensibilidad a la hormona en los tejidos periféricos.

○ Dada la falta de pruebas de que la metformina o la gliburida sean mejores que la insulina y la ausencia de datos de los efectos a largo plazo de los hipoglucemiantes orales sobre la descendencia expuesta dentro del útero, la insulina sigue siendo ideal para el tratamiento de la DMG.

Valoración fetal ante la diabetes mellitus gestacional

• DMG no complicada y bien regulada con dieta y ejercicio: no hay consenso en cuanto a la necesidad de pruebas fetales preparto.
• DMG regulada con medicamentos: es razonable considerar pruebas bisemanales a las 32 semanas. Si hay otros factores de riesgo de un mal resultado del embarazo, considérense las pruebas todavía antes.

Trabajo de parto y parto

• Momento del parto (de acuerdo con las recomendaciones del ACOG):
  • Diabetes gestacional bien controlada con dieta y ejercicio: de las 39 0/7 a 40 6/7 semanas
  • Diabetes gestacional bien controlada con medicamentos: de las 39 0/7 a 39 6/7 semanas
  • Diabetes gestacional mal controlada: la decisión es individual
    ○ Las pacientes con DMG mal controlada están en alto riesgo de un óbito fetal, por lo que es apropiado el nacimiento antes de las 39 semanas. Cuando este ocurre en la fase pretérmino tardía, entre las 34 y 36 semanas y 6 días de gestación, puede también considerarse para las mujeres en quienes fracasan los métodos de hospitalización para disminuir la cifra de glucemia o presentan pruebas fetales preparto anormales.
• Dado que la macrosomía y la distocia de hombros son más frecuentes en las pacientes con DMG, además de la programación del nacimiento, debe considerarse su método. Cuando el peso fetal calculado es ≥ 4 500 g, las mujeres con DMG deben recibir asesoramiento en cuanto a los riesgos y beneficios de una cesárea programada.

Posparto

• Para la DMG no se requieren pruebas posparto inmediatas. La mayoría de las pacientes con DMG diagnosticados en el tercer trimestre presenta su resolución rápida después del parto. Sin embargo, hasta 33% de las afectadas presentará diabetes o alteración del metabolismo de la glucosa en la detección durante el intervalo posparto. Por lo tanto, se recomienda fuertemente que estas pacientes sean objeto de PTOG a las 4 a 12 semanas posparto. El método de detección preferido con base en las recomendaciones de la Fifth International Workshop-Conference on Gestational Diabetes Mellitus es el de 2 horas con carga de 75 g (Tabla 11-6).
• Dado que las mujeres con antecedente de DMG tienen riesgo siete veces mayor de sufrir diabetes tipo 2, aquellas con resultados normales de detección posparto deberán repetir las pruebas cada 1 a 3 años con su médico de atención primaria.

AFECCIONES TIROIDEAS

Las afecciones tiroideas son frecuentes en las mujeres en edad reproductiva y están presentes en 3 a 4% de los embarazos. Sin embargo, solo 10% presenta enfermedad sintomática.

Tabla 11-6	Prueba de tolerancia de glucosa posparto[a]		
	No hay DM	Alteración de la tolerancia de glucosa	DM manifiesta
Con 8 h de ayuno	< 100 mg/dL	100-125 mg/dL	> 126 mg/dL
2 h después de una carga de 75 g de glucosa	< 140 mg/dL	140-199 mg/dL	> 200 mg/dL

Abreviatura: DM, diabetes mellitus.
[a] Adaptado de Metzger BE, Buchanan TA, Coustan DR, et al. Summary and recommendations of the Fifth International Workshop-Conference on Gestational Diabetes Mellitus. *Diabetes Care.* 2007;30(2):S251 and American Diabetes Association. Standards of Medical Care in Diabetes-2010.
Diabetes Care. 2010;33(suppl 1):S11-S61.

Hormonas tiroideas durante el embarazo

- Las cifras de las hormonas tiroideas se modifican durante el embarazo (Tabla 11-7).
- La triyodotironina total (T_3) y la tiroxina (T_4) aumentan por estimulación de los receptores de la hormona estimulante de tiroides (TSH) por la gonadotropina coriónica humana (GCH). En el primer trimestre, la T_4 sérica total puede aumentar de 2 a 3 tantos y la TSH quizás disminuya, pero no hay enfermedad hipertiroidea porque los estrógenos estimulan el hígado para aumentar la globulina de unión de tiroxina y mantener así una relación

Tabla 11-7	Resultados de las pruebas de función tiroidea durante el embarazo en comparación con las de afecciones hipertiroideas e hipotiroideas		
Prueba	Embarazo normal	Hipertiroidismo	Hipotiroidismo
Hormona estimulante de tiroides (TSH)	Sin cambio	Disminuida	Aumentada
Globulina de unión a tiroxina (TBG)	Aumentada	Sin cambio	Sin cambio
Tiroxina total (T_4)	Aumentada	Aumentada	Disminuida
Tiroxina libre (FT_4) o índice de T_4 libre (FTI)	Sin cambio	Aumentada	Disminuida
Triyodotironina total (T_3)	Aumentada	Aumentada o sin cambio	Disminuida o sin cambios
Triyodotironina libre (FT_3)	Sin cambio	Aumentada o sin cambio	Disminuida o sin cambios
Captación de resina T_3 (T_3RU)	Disminuida	Aumentada	Disminuida
Captación de yodo	Aumentada	Aumentada o sin cambio	Disminuida o sin cambios

Tabla 11-8	Indicaciones de las pruebas de función tiroidea durante el embarazo[a]

Paciente con tratamiento tiroideo
Bocio grande o hipernodularidad tiroidea
Antecedente de hipertiroidismo o hipotiroidismo
Antecedente de radiación del cuello
Antecedente de un hijo que nació con disfunción tiroidea
Diabetes mellitus tipo 1
Antecedente familiar de enfermedad tiroidea autoinmunitaria
Muerte fetal intrauterina

[a] Adaptado con autorización de Mestman JH. Thyroid diseases in pregnancy other than Graves' disease and postpartum thyroid dysfunction. *Endocrinologist.* 1999;9(4):294-307.

constante de T_3 libre activa y T_4 libre (FT4). Por lo tanto, la FT4 sérica puede ofrecer una mejor especificidad como prueba tiroidea durante el embarazo. Se puede usar el índice de T_4 libre como cálculo indirecto de la FT_4, pero se prefiere su medición directa.

- La concentración sérica de TSH es más útil para el diagnóstico del hipotiroidismo primario que de hipertiroidismo durante el embarazo. La TSH no se une a las proteínas y tampoco atraviesa la placenta. La TSH normal con FT_4 baja puede sugerir un hipotiroidismo secundario por un defecto hipofisario o hipotalámico central.

- La glándula tiroides misma crece de manera moderada en el embarazo normal, si bien su nodularidad o la franca tiromegalia deben dar origen a una evaluación exhaustiva.

- Hay pocas indicaciones sólidas para hacer pruebas tiroideas durante el embarazo (Tabla 11-8). No es necesario ni se recomienda el cribado universal.
  - En la Figura 11-2 se presenta un algoritmo de pruebas tiroideas.
  - La prueba de anticuerpos contra el receptor de TSH está indicada en ciertas circunstancias (Tabla 11-9). Los anticuerpos de tipo inmunoglobulina G atraviesan la

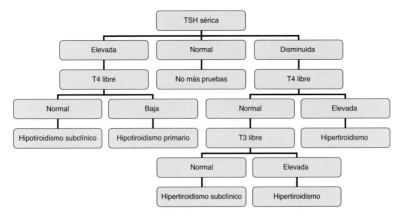

Figura 11-2. Algoritmo de pruebas tiroideas. TSH, hormona estimulante del tiroides. Adaptada de Mestman JH. Thyroid and parathyroid diseases in pregnancy. En: Gabbe SG, Niebyl JR, Simpson JL, eds. *Obstetrics: Normal and Problem Pregnancies.* 5th ed. Philadelphia, PA: Churchill Livingstone; 2007:1011-1037. Copyright © 2007 Elsevier. Con autorización.

Tabla 11-9	Indicaciones de pruebas de anticuerpos contra el receptor de TSH durante el embarazo[a]

Enfermedad de Graves (TSI)
   Hipertiroidismo fetal o neonatal en un embarazo previo
   Estado eutiroideo, posterior a ablación, en presencia de
     Taquicardia fetal
     RCIU
     Bocio fetal incidental por ultrasonografía
Bocio fetal incidental por ultrasonografía (TRAb)
Recién nacido con hipotiroidismo congénito (TRAb)

Abreviaturas: RCIU, restricción del crecimiento intrauterino; TRAb, anticuerpos bloqueadores del receptor de TSH; TSH, hormona estimulante del tiroides; TSI, inmunoglobulina estimulante del receptor de TSH.
[a] Adaptado de Mestman JH. Hyperthyroidism in pregnancy. *Best Pract Res Clin Endocrinol Metab.* 2004;18(2):267-288. Copyright © 2004 Elsevier. Con autorización.

placenta y pueden afectar la función tiroidea fetal. La inmunoglobulina estimulante de TSH activará, en tanto los anticuerpos bloqueadores del receptor de TSH (TRAb) inhibirán la función tiroidea fetal. La presencia de estos anticuerpos en altas titulaciones puede producir bocio e hipertiroidismo o hipotiroidismo fetales o neonatales, respectivamente.

Afecciones hipertiroideas

- Las afecciones hipertiroideas específicas incluyen la enfermedad de Graves, la hiperémesis gravídica, la enfermedad trofoblástica gestacional, el teratoma monodérmico especializado ovárico (*struma ovarii*), el adenoma tóxico, el bocio multinodular tóxico, la tiroiditis subaguda, el tumor hipofisario productor de TSH, el carcinoma metastásico de células foliculares y la tiroiditis linfocítica indolora. Ocurre tirotoxicosis en hasta 1 de 500 embarazos y aumenta el riesgo de complicaciones, como la preeclampsia, la crisis tiroidea, la insuficiencia cardiaca congestiva, el RCIU, el parto pretérmino, la pérdida fetal y las vasculitis.
  - Son signos clínicos de tirotoxicosis: taquicardia, exoftalmia, tiromegalia, onicólisis, intolerancia de calor, mixedema pretibial, irregularidades menstruales y disminución de peso. En la Tabla 11-7 se enlistan los resultados de las pruebas de diagnóstico del embarazo normal e hipertiroideo.
- La enfermedad de Graves es la principal causa de tirotoxicosis durante el embarazo y contribuye con 95% de los casos. Se trata de una afección autoinmunitaria en la que anticuerpos estimulantes o bloqueadores del tiroides (TRAb) se unen a los receptores tiroideos de TSH y activan o inhiben el crecimiento y la función tiroideas, respectivamente; también cruzan la placenta y afectan al feto. Hasta 5% de los fetos afectados puede presentar enfermedad de Graves neonatal, que no tiene relación con la función tiroidea materna. Los lactantes de mujeres que antes se trataron con yodo radiactivo o intervención quirúrgica pueden estar en mayor riesgo de complicaciones neonatales, porque las madres no mantienen el uso de los medicamentos supresores.
- La hiperémesis gravídica con cifras altas de GCH en etapas tempranas del embarazo puede producir un hipertiroidismo bioquímico, con TSH baja y FT_4 elevada (porque la subunidad activa de GCH simula a la TSH), que suele resolverse a la mitad del segundo trimestre. Rara vez se asocia la hiperémesis con un hipertiroidismo clínicamente significativo y no se recomiendan las pruebas tiroideas sistemáticas en ausencia de otros datos.

Tratamiento del hipertiroidismo

- El tratamiento médico es con propiltiouracilo (PTU) o metimazol. Ambos atraviesan la placenta y pueden causar hipotiroidismo y bocio fetales. La meta es mantener cifras de hormonas tiroideas en un rango normal alto con la dosis mínima del fármaco.
- El PTU bloquea la organificación del yodo en la tiroides y disminuye la conversión periférica de T_4 a T_3. Suele preferirse al metimazol durante el primer trimestre, si bien el transporte placentario de los dos fármacos es casi equivalente, con riesgos < 0.5% de agranulocitosis y < 1% de trombocitopenia, hepatitis y vasculitis. Se permite el amamantamiento a las mujeres que toman PTU porque solo una pequeña fracción del fármaco ingresa a la leche.
  - La dosis inicial de PTU es de 300 a 400 mg diarios (divididos en un esquema de cada 8 h). La FT_4 deberá determinarse en forma regular (cada 2-4 semanas) y ajustar la dosis de PTU hasta un máximo de 1 200 mg diarios para mantener sus cifras en el rango normal.
- También se puede usar metimazol durante el embarazo y la dosis es de 15 a 100 mg diarios (divididos en tres dosis). La asociación del metimazol con la aplasia del cutis fetal se ha refutado en gran parte. Se recomienda, en general, cambiar de PTU a metimazol después del primer trimestre, por el mayor riesgo de insuficiencia hepática asociada con el primero.
- Se usan bloqueadores β para el tratamiento de los síntomas de la tirotoxicosis hasta que las cifras de hormonas tiroideas se normalizan con la supresión. El más utilizado es el clorhidrato de propranolol, cuyos efectos secundarios adversos incluyen la disminución de la función ventricular con edema pulmonar resultante. La dosis de propranolol es de 20 a 80 mg por vía oral cada 4 a 6 horas para mantener la frecuencia cardiaca por debajo de 100 latidos por minuto.
- Está contraindicada la ablación de la tiroides con Yodo 131 durante el embarazo porque cruza con facilidad la placenta y puede bloquear la captación tiroidea y causar hipotiroidismo fetal.
- El tratamiento quirúrgico se reserva para los casos graves sin respuesta al tratamiento médico. Se puede hacer tiroidectomía subtotal en cualquier momento durante el embarazo, si se requiere.
- La **crisis o tormenta tiroidea** es una urgencia médica que se presenta en 1 a 2% de las embarazadas con hipertiroidismo. Por los efectos a largo plazo del aumento de T_4 es más frecuente la insuficiencia cardiaca y puede exacerbarse durante el embarazo por la preeclampsia, anemia o infección. Los signos clínicos incluyen fiebre mayor de 39.4 °C, taquicardia grave, mayor amplitud de la presión del pulso y cambios de la función mental.
  - El tratamiento por una serie estándar de medicamentos se inicia de inmediato para la crisis tiroidea. Se ordenan estudios sanguíneos de T_3 libre, FT_4 y TSH para confirmar el diagnóstico, pero no deben retrasar el tratamiento y se inician oxígeno, aplicación de lienzos fríos, antipiréticos e hidratación IV. Se realiza vigilancia fetal por medios electrónicos, cuando es apropiada.
    - Una carga de 1 000 mg de PTU por vía oral, y después, 200 mg cada 6 horas, bloquean la síntesis y conversión de hormonas.
    - La solución de yoduro de potasio, cinco gotas cada 8 horas o 500 a 1 000 mg IV de yoduro sódico cada 8 horas bloquean la secreción de hormonas tiroideas.
    - La dexametasona a razón de 2 mg IV cada 6 horas durante 24 disminuye la secreción de hormonas y su conversión periférica.
    - Se administran propranolol, labetalol, o esmolol para la taquicardia.
    - El fenobarbital a dosis de 30 a 60 mg cada 6 a 8 horas puede aliviar la inquietud extrema.

Afecciones hipotiroideas

- Es raro el hipotiroidismo durante la gestación (2-10 por 1 000 embarazos), porque cuando no es tratado se vincula con infecundidad. Son causas frecuentes la tiroiditis de Hashimoto, la tiroiditis subaguda, el tratamiento de radioablación previo y la deficiencia de yodo.
- La diabetes tipo 1 se asocia con una incidencia de 5% de hipotiroidismo durante el embarazo y una de hasta 25% de disfunción tiroidea posparto.
- Las complicaciones del hipotiroidismo durante el embarazo incluyen preeclampsia, desprendimiento prematuro de placenta normoinserta, anemia y hemorragia posparto. Las complicaciones fetales incluyen RCIU, cretinismo congénito (retraso del crecimiento y déficits neuropsicológicos) y el óbito. Los lactantes de madres hipotiroideas tratadas de manera óptima, por lo general, no presentan datos de disfunción tiroidea.
- La causa más frecuente de hipotiroidismo en Estados Unidos es la tiroiditis autoinmunitaria crónica de Hashimoto, producto de anticuerpos antimicrosomales y antitiroglobulina tiroideos. En todo el mundo, la causa más frecuente de hipotiroidismo es la deficiencia de yodo.
- El cuadro clínico puede ser asintomático o incluir un aumento de peso desproporcionado, letargo, debilidad, estreñimiento, el síndrome del túnel del carpo, hipersensibilidad al frío, pérdida de cabello, piel seca, y, en un momento dado, mixedema. En la Tabla 11-7 se enlistan los resultados de pruebas de la paciente hipotiroidea durante el embarazo.
- El **tratamiento** se inicia cuando las pruebas de función tiroidea son compatibles con el hipotiroidismo, al margen de los síntomas. La restitución de tiroxina se basa en los antecedentes clínicos de la paciente y las cifras de estudios de laboratorio, y se ajusta hasta que la TSH se mantiene normal y estable.
  - La dosis de inicio de levotiroxina es de 50 a 100 µg diarios. Pueden transcurrir varias semanas antes que se obtenga el efecto completo, por lo que deberá cuantificarse la TSH cada 4 a 6 semanas después de un cambio de dosis y cada trimestre. Tal vez sea necesario aumentar la dosis durante el embarazo por alteración de la biodisponibilidad/aumento del metabolismo.

Tiroides nodular

- La enfermedad de tiroides nodular debería valorarse cuando se detecta durante el embarazo. Ocurre cáncer de tiroides en 1 de 1 000 embarazos, y hasta 40% de los nódulos resultará maligno. Se pueden hacer ultrasonografía, aspiración con aguja fina o biopsia tisular durante el embarazo. La exéresis quirúrgica es el tratamiento definitivo y no debe posponerse por el embarazo, en tanto la radiación se difiere hasta después del parto.

AFECCIONES PARATIROIDEAS

Las afecciones paratiroideas y la regulación inapropiada del calcio son frecuentes durante el embarazo, con aumento de sus requerimientos, por lo que se recomiendan los complementos de 1 000 a 1 300 mg de calcio y 200 UI de vitamina D. La captación de calcio fetal, el aumento del volumen del plasma, la pérdida renal por mayor tasa de filtración glomerular y la hipoalbuminemia llevan a cifras de calcio sérico materno totales menores, pero el calcio ionizado se mantiene bastante constante.

- La concentración sérica de calcio es regulada por varias hormonas:
  - La hormona paratiroidea (PTH) aumenta la movilización del calcio desde el hueso, la recuperación de calcio en el riñón y su absorción en el intestino (indirectamente por

activación de la vitamina D). La PTH aumenta durante el embarazo hasta el término, tal vez para contrarrestar el efecto inhibitorio de los estrógenos sobre el hueso.

- El péptido relacionado con la hormona paratiroidea se produce en la placenta y la paratiroides fetal para activar el transporte activo de calcio en la placenta y, a semejanza de la PTH, moviliza las reservas de calcio maternas.
- La calcitonina se produce en las células parafoliculares del tiroides y actúa para disminuir las cifras séricas de calcio.

Hiperparatiroidismo

- El hiperparatiroidismo produce hipercalcemia. Las manifestaciones clínicas incluyen hiperémesis, debilidad, estreñimiento, poliuria, polidipsia, nefrolitiasis, cambios del estado mental, arritmias cardiacas y, en ocasiones, pancreatitis. Las complicaciones obstétricas y fetales incluyen preeclampsia, óbito fetal, parto prematuro, tetania y muerte neonatales. Una mala regulación del hiperparatiroidismo materno se vincula con morbilidad y mortalidad neonatales significativas.
- El diagnóstico diferencial de la hipercalcemia incluye tirotoxicosis, hipervitaminosis A y D, hipercalcemia hipocalciúrica familiar, enfermedad granulomatosa y cáncer.
- Los datos de laboratorio incluyen aumento del calcio sérico libre y disminución del fósforo. Se puede encontrar también una PTH desproporcionadamente alta en relación con el calcio sérico. Se pueden presentar algunas anomalías del ECG, incluidas arritmias. Se recomienda la ultrasonografía para localizar el proceso. Si es necesaria la exposición a la radiación para identificar una afección local, debe mantenerse en un mínimo.
- Se considera el tratamiento quirúrgico (p. ej., exéresis) de un adenoma paratiroideo en cualquier paciente con hiperparatiroidismo sintomático, después de la estabilización médica. La crisis de hipercalcemia se corrige con hidratación IV, furosemida, corrección de electrolitos y calcitonina. Se pueden usar fosfatos por vía oral como tratamiento de las pacientes con su forma leve o en preparación para una intervención quirúrgica.

Hipoparatiroidismo

- El hipoparatiroidismo es raro; suele ocurrir en forma yatrógena después de una intervención quirúrgica del cuello y es la causa más frecuente de hipocalcemia. Las pacientes presentan calambres, parestesias, dolor óseo, reflejos tendinosos profundos exaltados, tetania, prolongación del intervalo QT, arritmias cardiacas y laringoespasmo. El signo de Trousseau (espasmo carpopedal después de inflar un manguito de presión arterial por arriba de la presión sistólica durante varios minutos) o el signo de Chvostek (fasciculaciones del labio superior después de percutir el nervio facial). Pueden presentarse desmineralización esquelética fetal, resorción subperióstica, osteítis fibrosa quística, restricción del crecimiento e hiperparatiroidismo neonatal.
- El diagnóstico diferencial de la hipocalcemia incluye el antecedente de paratiroidectomía o intervención quirúrgica tiroidea, el tratamiento con yodo radiactivo o radiación, la deficiencia de vitamina D, hipomagnesemia o hipermagnesemia, afecciones autoinmunitarias (p. ej., enfermedad de Addison, tiroiditis linfocítica crónica), afecciones alimentarias, insuficiencia renal, síndrome de DiGeorge y seudohipoparatiroidismo (p. ej., resistencia a la PTH).
- La valoración por el laboratorio muestra calcio sérico y PTH bajos, así como elevación de las cifras séricas de fosfato. La concentración de 1,25-dihidroxivitamina D disminuye y los cambios del ECG incluyen la prolongación del intervalo QT.
- El tratamiento es con complementos de vitamina D (50 000-150 000 UI/día) y calcio (1 000-1 500 mg/día) y una dieta baja en fosfatos. Tal vez sea necesario aumentar la dosis durante el embarazo y disminuirla en el puerperio. La restitución materna con gluconato

de calcio durante el trabajo de parto y parto previene la tetania neonatal. La hipocalcemia sintomática aguda se trata con gluconato de calcio en solución IV.

AFECCIONES HIPOFISARIAS

No son frecuentes las afecciones hipofisarias durante el embarazo; la disfunción de la hipófisis suele vincularse con infecundidad anovulatoria. Ver los capítulos 40 y 43.

- La secreción de hormonas hipofisarias se encuentra bajo la dirección del hipotálamo. La hipófisis anterior (adenohipófisis) secreta adrenocorticotropina (ACTH), TSH, prolactina, hormona de crecimiento (GH), hormonas foliculoestimulante y luteinizante, y endorfinas. La hipófisis posterior (neurohipófisis) contiene las terminales nerviosas que se proyectan desde el hipotálamo y liberan oxitocina y hormona antidiurética (ADH; también llamada arginina vasopresina).

- Durante el embarazo normal, la hipófisis puede tener un tamaño mayor del doble. La proliferación de lactotropos en respuesta a los estrógenos lleva a un aumento de la cifra de prolactina sérica, en tanto la secreción de ACTH aumenta la respuesta a la hormona liberadora de corticotropina placentaria. La secreción de las hormonas luteinizante y foliculoestimulante disminuye durante el embarazo. La GH y la TSH hipofisarias disminuyen conforme la GH y la GCH aumentan, respectivamente. La secreción de ADH puede aumentar en el embarazo, pero la vasopresinasa placentaria incrementa su degradación, lo que lleva a un punto de ajuste de la osmolaridad del plasma disminuido (p. ej., decremento de 5-8 mOsm/kg).

- El diagnóstico diferencial de la disfunción hipofisaria incluye tumor, infarto, enfermedad autoinmunitaria/inflamatoria, infección, procesos infiltrativos, traumatismo cefálico, mutaciones genéticas esporádicas o familiares, antecedente de intervención quirúrgica o radioterapia, lesiones hipotalámicas y el síndrome de la silla turca vacía.

Prolactinoma

- El prolactinoma es el tumor hipofisario más frecuente en las mujeres de edad reproductiva. La prolactina elevada causa amenorrea, anovulación, infecundidad y galactorrea. Con un tamaño creciente y el efecto de masa ocupativa, el prolactinoma puede causar cefalea, cambios visuales y diabetes insípida (DI).

- Los adenomas hipofisarios se clasifican como **microadenomas**, cuando miden ≤ 10 mm y rara vez (menos de 2%) progresan a **macroadenomas**, que tienen un diámetro > 10 mm, y hasta 33% de los no tratados antes, sin embargo, se puede tornar sintomático durante el embarazo.

- El diagnóstico inicial es por antecedentes, exploración física y tomografía computarizada (TC) o resonancia magnética (RM) de la cabeza. La cuantificación de prolactina sérica tal vez no tenga utilidad durante el embarazo por su incremento normal. Las pacientes con microadenomas se pueden vigilar en cuanto a los síntomas en cada consulta prenatal, con pruebas de campos visuales y RM si se presentan síntomas visuales. Las pacientes con macroadenomas deberán ser objeto de una prueba de campos visuales basal en etapas tempranas del embarazo y el envío a interconsulta de endocrinología y oftalmología.

- El tratamiento de un prolactinoma sintomático es con agonistas de dopamina, que simulan la actividad de factor inhibidor de prolactina de la dopamina hipotalámica. La bromocriptina o la cabergolina pueden encoger el adenoma y disminuir la cifra de prolactina sérica. Las pacientes que toman estos medicamentos los deben interrumpir durante el embarazo, a menos que presenten un tumor sintomático o grande. La resección quirúrgica transesfenoidal del tumor está indicada ante los macroadenomas o cifras altas de prolactina que no se regulan con medicamentos. También se puede usar radioterapia para tratar una afección persistente. Después del tratamiento se harán pruebas de prolactina sérica y una valoración radiológica.

Acromegalia

* Es causada por un adenoma hipofisario secretor de GH, cuyos síntomas incluyen rasgos faciales toscos, mentón prominente, pies grandes, manos en espada, menstruación irregular, cefalea, cambios visuales, hiperhidrosis, artralgias y el síndrome del túnel del carpo. Por lo general, las mujeres afectadas son infecundas, con hiperprolactinemia y anovulación. En la rara paciente con acromegalia que se embaraza no hay efectos deletéreos o teratógenos para el feto. No obstante, la intolerancia de carbohidratos, hipertensión y anomalías cardiacas pueden complicar el embarazo. Las pruebas de laboratorio muestran aumento del factor 1 de crecimiento similar a insulina sérica y ausencia de supresión de GH durante pruebas de tolerancia de glucosa (la carga de 100 g de glucosa por lo regular suprime la secreción de GH). El diagnóstico durante el embarazo se complica por la secreción placentaria de GH. Se puede localizar el tumor por TC o RM de la cabeza. El tratamiento es de exéresis quirúrgica, radioablación, o médico con bromocriptina, análogos de somatostatina (p. ej., octreótido o lanreótido), o el más reciente antagonista del receptor de GH, pegvisomant.

Diabetes insípida

* La DI es resultado de una homeostasia anormal del agua. La DI central ocurre por disminución de la secreción de ADH/vasopresina por un tumor hipofisario, metástasis, un granuloma, infección, un traumatismo o la insuficiencia hipofisaria global. La DI nefrógena debida a resistencia renal a la ADH es rara y se presenta sobre todo en los hombres. La Di psicógena se debe al consumo masivo de agua libre. Se puede identificar la DI subclínica durante el embarazo, cuando aumenta el metabolismo de ADH/vasopresina. Hepatitis viral, preeclampsia, el síndrome de hemólisis, elevación de enzimas hepáticas y plaquetopenia, y el hígado graso agudo del embarazo, pueden también exacerbar o promover la DI. Son distintivas clínicas de la DI la poliuria (> 3 L/día) y la polidipsia.
* El diagnóstico se hace por la prueba de privación de agua, que muestra osmolaridad urinaria baja y osmolaridad plasmática alta, con la restricción de líquidos. La inyección de desmopresina (DDAVP, por sus siglas en inglés) corrige la DI central y puede ser útil para confirmar el diagnóstico. Se usan TC o RM de la cabeza para identificar lesiones hipofisarias.
* El tratamiento es con ADH sintética/vasopresina (p. ej., DDAVP; L-desamino-I-D-arginina vasopresina) a razón de 10 a 25 µg/día por vía intranasal. Se pueden requerir dosis mayores durante el embarazo.

Otras afecciones hipofisarias

* El **síndrome de Sheehan** ocurre por necrosis hipofisaria después de una pérdida sanguínea masiva. Los datos clínicos incluyen taquicardia, hipotensión postural, hipoglucemia, galactorrea, anorexia, náusea, letargo, debilidad, disminución de peso y de la pigmentación, edema periorbitario, anemia normocítica y DI. Alrededor de 4% de las pacientes con hemorragia obstétrica puede presentar disfunción hipofisaria leve, pero el síndrome de Sheehan franco tal vez se presente hasta 20 años después. El diagnóstico requiere pruebas de laboratorio de la secreción estimulada de hormonas hipofisarias (p. ej., después de inyectar hormonas liberadoras hipotalámicas). Las cifras aleatorias de hormonas sanguíneas carecen de utilidad.

- La hipofisitis linfocítica es causada por un infiltrado de linfocitos y células plasmáticas autoinmunitario, con destrucción de la glándula, a semejanza del síndrome de Sheehan. La disfunción hipofisaria puede variar ampliamente y el efecto de masa ocupativa causar cefalea con cambios visuales. La TC o RM de la cabeza es de utilidad para el diagnóstico. La intervención quirúrgica se reserva para los síntomas graves por el efecto de masa ocupativa.

AFECCIONES SUPRARRENALES

Las afecciones suprarrenales no son inducidas por el embarazo, pero persisten durante este y causan morbilidad significativa sin un diagnóstico rápido. La glándula suprarrenal se afecta de manera intensa por el embarazo y sus cambios fisiológicos. La placenta secreta la hormona liberadora de corticotropina, que estimula la secreción de ACTH de la hipófisis y aumenta la producción de cortisol en las glándulas suprarrenales maternas. Además, la depuración del cortisol está disminuida, lo que lleva a un aumento a más del doble en el cortisol sérico libre y total para el tercer trimestre. La producción de aldosterona es estimulada por elevación de la concentración de renina/angiotensina II durante el embarazo; la actividad de renina alcanza su máximo en el segundo trimestre. Las cifras de andrógenos aumentan de cinco a ocho tantos, en tanto el sulfato de dehidroepiandrosterona disminuye durante el embarazo.

Síndrome de Cushing

- El síndrome de Cushing (ver el capítulo 44) es resultado de la exposición a largo plazo a los glucocorticoides, ya sea por uso exógeno (como en el tratamiento del lupus eritematoso, la sarcoidosis o el asma grave) o por aumento de la producción endógena de hormonas (de ACTH hipofisaria, por hiperplasia o neoplasia suprarrenales). La hiperplasia suprarrenal es la causa más frecuente del síndrome de Cushing durante el embarazo (hasta 50%), con un decremento relativo de otras causas.
- Los signos y síntomas incluyen cara de luna, giba de búfalo, obesidad troncal, estrías, fatiga, debilidad, hirsutismo, equimosis de fácil aparición, nefrolitiasis, cambios del estado mental e hipertensión.
- El diagnóstico es por pruebas de laboratorio que muestran aumento de la cifra de cortisol plasmático o del cortisol libre urinario en 24 horas. Puede ser difícil identificar pacientes con formas leves por los cambios normales en la concentración de cortisol inducidos por el embarazo. Se puede usar la prueba de supresión con dexametasona para diferenciar una causa hipofisaria (p. ej., enfermedad de Cushing) de las fuentes suprarrenales o exógenas del cortisol aumentado. Se recomienda la TC o RM de cabeza o abdominal para localizar los tumores en la hipófisis o la glándula suprarrenal.
- El tratamiento del síndrome de Cushing abarca medicamentos para la presión arterial y la exéresis quirúrgica subsiguiente del adenoma hipofisario o suprarrenal. Suele preferirse el tratamiento médico de la embarazada hasta el parto, aunque la morbilidad materna quizá sea mayor con los adenomas suprarrenales, lo que indica un tratamiento quirúrgico más rápido. Se ha usado la metirapona para bloquear la secreción de cortisol ante la hiperplasia suprarrenal, aunque atraviesa la placenta, puede afectar la función suprarrenal fetal y se ha vinculado con la preeclampsia. El ketoconazol se ha vinculado con RCIU y puede tener actividad potencial antiandrogénica; la mifepristona está contraindicada durante el embarazo.
- El pronóstico mejora con la detección temprana y el tratamiento estricto, si bien estas pacientes tienen un mayor riesgo de complicaciones maternas que incluyen hipertensión, DM, preeclampsia, afecciones cardiacas y la muerte. Hay un aumento del riesgo de complicaciones perinatales que incluye RCIU, parto pretérmino (hasta 50%), óbito fetal y muerte neonatal.

Hiperaldosteronismo

- Puede ser resultado de un aldosteronoma o carcinoma suprarrenal (casi 75%) y la hiperplasia suprarrenal bilateral (casi 25%). Los síntomas incluyen hipertensión, hipopotasemia y debilidad. Las pruebas de laboratorio muestran aumento de la aldosterona sérica o urinaria y cifras bajas de renina plasmática. Se puede usar RM para identificar y localizar un tumor suprarrenal. El tratamiento definitivo es la resección del tumor, que se puede hacer por laparoscopia en el segundo trimestre. El tratamiento médico es con complementos de potasio y el tratamiento de la hipertensión. Se prefieren los bloqueadores de los canales del calcio o los beta bloqueadores para regular la presión arterial, en tanto que la espironolactona está contraindicada durante el embarazo.

Feocromocitoma

- El feocromocitoma es un raro tumor de células cromafines secretor de catecolaminas. De los casos, 90% surge en la médula suprarrenal y 10% en ganglios simpáticos. De los tumores, 10% es bilateral y otro 10%, maligno, lo que se vincula con el cáncer tiroideo medular y el hiperparatiroidismo en los síndromes de neoplasia endocrina múltiple tipo 2.
- Cuando se diagnostica durante el embarazo el feocromocitoma aumenta la mortalidad materna hasta casi 10%. La mortalidad fetal aumenta hasta casi 50%, aunque las catecolaminas no atraviesan la placenta o afectan de manera directa al feto. Es frecuente el RCIU, pero no hay mayor mortalidad neonatal posparto. Cuando el diagnóstico no se hace antes del parto la mortalidad materna posparto aumenta hasta casi 50%.
- Los signos y síntomas del feocromocitoma incluyen hipertensión paroxística o sostenida, cefalea, ansiedad, dolor torácico, cambios visuales, palpitaciones, diaforesis, náusea y vómito, palidez o rubor, dolor abdominal y convulsiones. El diagnóstico diferencial debe incluir a la preeclampsia y otras afecciones hipertensivas.
- El diagnóstico es por pruebas de laboratorio que muestran aumento de catecolaminas, metanefrinas y el ácido vanililmandélico en un espécimen de orina de 24 horas. Debe discontinuarse la metildopa antes de esta prueba, porque da lugar a un resultado falso positivo. Se pueden usar TC o RM abdominales para localizar el tumor durante el embarazo; una gammagrafía de perfusión miocárdica permite identificar sitios extrasuprarrenales.
- El tratamiento definitivo es la suprarrenalectomía, si bien el momento de la intervención quirúrgica es motivo de controversia: en general, se recomienda < 24 semanas de gestación o después del parto. El tratamiento médico es sobre todo con bloqueadores adrenérgicos α: fenoxibenzamina (10-30 mg por vía oral 2-4 veces al día) o fentolamina (para el tratamiento IV agudo). Los bloqueadores adrenérgicos β son útiles para tratar la taquicardia (p. ej., 20-80 mg de propranolol por vía oral 4 veces al día). Se recomienda la cesárea para evitar la secreción súbita de catecolaminas durante el trabajo de parto y parto, que pudiese aumentar la mortalidad.

Insuficiencia suprarrenal

- La insuficiencia suprarrenal puede ser primaria (enfermedad de Addison), o secundaria a una insuficiencia hipofisaria (síndrome de Sheehan) o la supresión suprarrenal después del uso de esteroides exógenos. Se requiere la destrucción de más de 90% de la glándula para consumir de modo significativo todas las hormonas esteroides y causar una insuficiencia primaria sintomática. Cuando es tratada, la insuficiencia suprarrenal no se vincula con resultados adversos fetales o neonatales.

- Los signos y síntomas incluyen hipotensión, debilidad, fatiga, anorexia, náusea y vómito, disminución de peso e hiperpigmentación cutánea. El embarazo puede exacerbar la insuficiencia suprarrenal resultante de la enfermedad de Addison.
- El diagnóstico diferencial incluye suprarrenalitis autoinmunitaria idiopática, tuberculosis, histoplasmosis, necrosis hemorrágica y neoplasias infiltrantes. Puede también estar presente otra enfermedad autoinmunitaria, como la tiroiditis de Hashimoto, la insuficiencia ovárica primaria, la DM tipo 1 y la enfermedad de Graves.
- El diagnóstico de la insuficiencia suprarrenal primaria es por pruebas de laboratorio que muestran cifras bajas de cortisol plasmático y un resultado anormal de la prueba de estimulación con ACTH (inyección de 0.25 mg de ACTH sin respuesta de cortisol plasmático a la hora).
- El tratamiento incluye la restitución de corticosteroides de mantenimiento, con hidrocortisona (20 mg cada mañana y 10 mg cada tarde, por vía oral) o prednisona (5 mg cada mañana y 2.5 mg cada tarde). Se administra fludrocortisona (0.05-0.1 mg por vía oral al día) para la restitución de mineralocorticoides. Las pacientes deben continuar su esquema usual durante el embarazo, con seguimiento cuidadoso. Se administrarán esteroides a dosis de estrés (p. ej., 100 mg de hidrocortisona IV cada 8 h con disminución gradual después) durante el trabajo de parto y parto, en el momento de procedimientos quirúrgicos mayores, ante infecciones graves u otros sucesos de estrés significativo.

LECTURAS SUGERIDAS

American College of Obstetricians and Gynecologists Committee on Practice Bulletins—Obstetrics. ACOG Practice Bulletin No. 148: thyroid disease in pregnancy. *Obstet Gynecol.* 2015;125:996-1005. (Reafirmado en 2017)

American College of Obstetricians and Gynecologists Committee on Practice Bulletins—Obstetrics. ACOG Practice Bulletin No. 190: gestational diabetes mellitus. *Obstet Gynecol.* 2018;131:e49-e64.

American College of Obstetricians and Gynecologists Committee on Practice Bulletins—Obstetrics. ACOG Practice Bulletin No. 201: pregestational diabetes mellitus. *Obstet Gynecol.* 2018;132:e228-e248.

Cooper MS. Disorders of calcium metabolism and parathyroid disease. *Best Pract Res Clin Endocrinol Metab.* 2011;25(6):975-983.

De Groot L, Abalovich M, Alexander EK, et al. Management of thyroid dysfunction during pregnancy and postpartum: an Endocrine Society clinical practice guideline. *J Clin Endocrinol Metab.* 2012;97(8):2543-2565.

Karaca Z, Kelestimur F. Pregnancy and other pituitary disorders (including GH deficiency). *Best Pract Res Clin Endocrinol Metab.* 2011;25(6):897-910.

Lekarev O, New MI. Adrenal disease in pregnancy. *Best Pract Res Clin Endocrinol Metab.* 2011;25(6):959-973.

Lowe LP, Metzger BE, Dyer AR, et al. Hyperglycemia and Adverse Pregnancy Outcome (HAPO) Study: associations of maternal A1C and glucose with pregnancy outcomes. *Diabetes Care.* 2012;35(3):574-580.

Nicholson W, Baptiste-Roberts K. Oral hypoglycaemic agents during pregnancy: the evidence for effectiveness and safety. *Best Pract Res Clin Obstet Gynaecol.* 2011;25(1):51-63.

Schnatz PF, Thaxton S. Parathyroidectomy in the third trimester of pregnancy. *Obstet Gynecol Surv.* 2005;60(10):672-682.

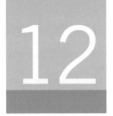

12 Trastornos hipertensivos del embarazo

Arthur Jason Vaught y Braxton Forde

DEFINICIONES DE LAS AFECCIONES HIPERTENSIVAS

Los **trastornos hipertensivos** se presentan en 5 a 10% de los embarazos.

- Se define a la **hipertensión** por una presión sistólica ≥ 140 mm Hg o una diastólica ≥ 90 mm Hg en dos ocasiones separadas por al menos 6 horas, pero no más de 7 días de intervalo.

- La **hipertensión crónica** es un aumento de la presión arterial que se diagnostica antes del embarazo o de las 20 semanas de gestación o se detecta por primera vez durante esta, pero persiste durante más de 12 semanas posparto. ***Nota:*** *ahora en la* American Heart Association (AHA) *se define a la hipertensión como una presión arterial ≥ 130/80 mm Hg; sin embargo, durante el embarazo la hipertensión aún se define por los criterios previos.*

- La **hipertensión gestacional**, antes conocida como hipertensión transitoria o inducida por el embarazo, ahora corresponde a una cifra de presión ≥ 140/90 mm Hg en dos ocasiones separadas, con al menos 4 horas de intervalo después de las 20 semanas de edad gestacional. También puede diagnosticarse en las primeras 2 semanas posparto sin antecedente de hipertensión crónica o signos y síntomas de preeclampsia. Sin embargo, si la presión arterial persiste elevada en el puerperio justifica el diagnóstico de hipertensión crónica.

- La **preeclampsia** es diagnosticada por una elevación de la presión arterial y proteinuria después de las 20 semanas de gestación en una paciente que se sabía antes normotensa. En la enfermedad trofoblástica gestacional y en los embarazos múltiples, la preeclampsia puede presentarse antes de las 20 semanas de gestación.
  - Se define a la **preeclampsia leve** por los siguientes criterios:
    - **Presión arterial** ≥ 140/90 mm Hg confirmada en dos determinaciones con al menos 4 horas de intervalo.
    - **Proteinuria** ≥ 300 mg en la orina colectada durante 24 horas o un cociente de proteínas/creatinina en tira reactiva de 0.3 o mayor en la orina. Si no se dispone de esas pruebas, una opción menos confiable es la de los resultados de dos determinaciones con tira reactiva de al menos 30 mg/dL ("1 +") en la orina.
    - La recolección de orina de 24 horas sigue siendo el estándar ideal para el diagnóstico de la preeclampsia.
  - La **preeclampsia con datos de severidad** se clasifica por los siguientes criterios:
    - **Presión arterial** sistólica ≥ 160 mm Hg o diastólica ≥ 110 mm Hg persistentes.
    - **Signos, síntomas** o **cifras de laboratorio** de preeclampsia grave, con cualquier aumento.
    - Es digno de mención que la **proteinuria ya no es un marcador diagnóstico de la preeclampsia severa,** porque su intensidad no tiene relación con los resultados maternos o fetales.
    - Los **signos y síntomas** de preeclampsia severa incluyen alteraciones cerebrales o visuales (p. ej., cefalea persistente, visión borrosa, escotomas), dolor epigástrico o de cuadrante superior derecho abdominal persistente y edema pulmonar.
    - Las manifestaciones que se pueden presentar en la preeclampsia severa pero no son diagnósticas incluyen náusea y vómito, disminución del gasto urinario, hematuria o

aumento rápido de peso > 2.5 kg en 1 semana. Un signo adicional que no establece el diagnóstico de preeclampsia, pero justifica mayor vigilancia respecto de la enfermedad, es la elevación de 15 mm Hg en la cifra diastólica y 30 mm Hg en la sistólica respecto a la presión arterial basal de la paciente.

- Los **datos de laboratorio** diagnósticos de preeclampsia severa incluyen una cifra menor de 100 000 plaquetas por µL, creatinina sérica mayor de 1.1 mg/dL O una duplicación de la cifra de creatinina basal de la paciente, y el aumento de enzimas hepáticas (aminotransferasa de aspartato/alanina) de más del doble del límite superior normal.

- Otras anomalías de laboratorio no diagnósticas, pero que pueden presentarse, son las de disminución de la hemoglobina por hemólisis grave, aumento de las enzimas hepáticas y plaquetopenia (síndrome de HELLP), anemia por microangiopática hemolítica con datos anormales en el frotis de sangre periférica, aumento de la bilirrubina sérica, de la deshidrogenasa láctica y del ácido úrico séricos, disminución de la haptoglobina sérica, signos de coagulopatía, como la prolongación del tiempo parcial de tromboplastina y el tiempo de protrombina, así como la disminución del fibrinógeno.

- Los **datos fetales** vinculados con la preeclampsia pueden incluir restricción del crecimiento intrauterino (RCIU), oligohidramnios y otros signos de insuficiencia uteroplacentaria. Sin embargo, ninguno de esos datos es diagnóstico de preeclampsia o su variante con datos de severidad.

- Se define a la **preeclampsia agregada** como aquella en el contexto de la hipertensión crónica materna, que se presenta en 13 a 40% de los embarazos con esa complicación. Puede ser difícil distinguir entre la exacerbación de la hipertensión crónica y la preeclampsia agregada, en especial si hay proteinuria basal. La **preeclampsia agregada con datos de severidad** se define con cualquiera de las anomalías de laboratorio antes mencionadas, elevación de la presión arterial y proteinuria de reciente aparición/que empeora en una paciente con hipertensión crónica. La presión arterial persistentemente elevada (sistólica ≥ 160 mm Hg o diastólica ≥ 110 mm Hg) sin proteinuria en una paciente con hipertensión crónica *no* es diagnóstica de la preeclampsia agregada con manifestaciones graves.

- El **síndrome de hemólisis, elevación de enzimas hepáticas y plaquetopenia** es una variante de la preeclampsia que se define por los siguientes criterios:
  - **Hemólisis** identificada por la presencia de crenocitos y esquistocitos en un frotis anormal de sangre periférica, aumento de bilirrubina sérica (> 1.2 mg/dL) o de la deshidrogenasa de lactato (> 600 UI/L), así como una haptoglobina sérica baja.
  - La **trombocitopenia** con ≤ 100 000 plaquetas/µL es el dato más consistente en el síndrome de HELLP.
  - La **elevación de las pruebas de función hepática** (p. ej., transaminasas) a más del doble del límite superior normal.
  - Nótese que puede estar ausente la hipertensión (12-18% de los casos), ser leve (15-50%) o grave (50%). También puede estar ausente la proteinuria (13%).

- La **eclampsia** es una afección convulsiva o un coma no explicado en una paciente con preeclampsia y rara vez se presenta sin hipertensión (16%) o proteinuria (14%) y, si las convulsiones ocurren sin hipertensión o proteinuria, deben valorarse otros orígenes.

HIPERTENSIÓN CRÓNICA

La **hipertensión crónica** conlleva un mayor riesgo de preeclampsia agregada, parto pretérmino, desprendimiento prematuro de placenta normoinserta y RCIU. Hay hipertensión crónica en hasta 5% de los embarazos y la AHA ajustó su definición en el año 2017, con disminución de los criterios para la hipertensión crónica a una cifra sistólica ≥ 130 mm Hg o diastólica ≥ 80 mm Hg en dos ocasiones separadas por más de 4 horas de intervalo, lo que quizá dé como resultado un mayor número de pacientes a quienes se diagnostica hipertensión crónica. Sin embargo, la definición actual de hipertensión crónica que afecta el embarazo por el American College of Obstetricians and Gynecologists (ACOG) es aún de una presión arterial sistólica ≥ 140 mm Hg o diastólica ≥ 90 mm Hg en dos ocasiones separadas, que se presenta antes de las 20 semanas de edad gestacional o que ya estaba presente antes de la concepción.

- El **diagnóstico diferencial** de la hipertensión crónica durante el embarazo incluye lo siguiente:
  - Hipertensión esencial, que representa 90% de los casos de hipertensión no relacionada con el embarazo.
  - Nefropatía, afecciones suprarrenales (p. ej., aldosteronismo primario, hiperplasia suprarrenal congénita, síndrome de Cushing, feocromocitoma), hipertiroidismo, enfermedad vascular de la colágena de nuevo inicio, lupus eritematoso sistémico, coartación de la aorta, apnea del sueño obstructiva crónica y uso de cocaína.
- Los datos sugerentes de hipertensión secundaria incluyen los siguientes:
  - Hipertensión resistente a múltiples medicamentos
  - Potasio < 3.0 mEq/L
  - Disfunción renal (creatinina > 1.1 mg/dL)
- Durante el embarazo es difícil diferenciar entre la hipertensión crónica que empeora y la preeclampsia agregada, en especial en aquellas pacientes con proteinuria antes de las 20 semanas de gestación. Es más probable la preeclampsia agregada en los siguientes escenarios:
  - Una exacerbación súbita de la hipertensión o la necesidad de aumentar la dosis de fármacos antihipertensivos, en especial cuando antes estaba bien regulada
  - Una manifestación súbita de otros síntomas/signos, como un aumento de las enzimas hepáticas hasta cifras anormales
  - Descenso de las plaquetas por debajo de 100 000/μL
  - Manifestación de síntomas como el dolor en el cuadrante superior derecho abdominal y cefalea intensa
  - Desarrollo de edema pulmonar
  - Desarrollo de insuficiencia renal en pacientes sin otra nefropatía
  - Desarrollo de un aumento súbito, sustancial y sostenido en la excreción de proteínas
- De manera ideal, debe hacerse asesoramiento preconcepcional en las pacientes con hipertensión crónica. Se les informa acerca de los riesgos vinculados con la hipertensión y se les instruye en cuanto a los signos y síntomas de preeclampsia. Se les debe asesorar respecto a factores de riesgo específicos de la preeclampsia agregada, que incluyen diabetes, obesidad, nefropatía, antecedente de preeclampsia o presencia de hipertensión secundaria.
- También se debe asesorar a las pacientes en cuanto a medicamentos que pudieran tener efectos fetales adversos. En particular, hoy están contraindicados los inhibidores de la enzima convertidora de angiotensina, los bloqueadores del receptor de angiotensina y los antagonistas de mineralocorticoides. Las estatinas, utilizadas para el colesterol elevado y, por lo general, tomadas por pacientes con hipertensión crónica, también deben discontinuarse durante el embarazo.
- Debe obtenerse **información basal** de la hipertensión crónica en etapas tempranas del embarazo, incluyendo lo siguiente:
  - Antecedente del primer diagnóstico, su etiología, duración y los tratamientos actual y previos
  - Interrogatorio médico completo que incluya los factores de riesgo cardiovasculares (p. ej., tabaquismo, aumento de las cifras de lípidos plasmáticos, obesidad y diabetes

mellitus), así como factores médicos de complicación (p. ej., cefalea, antecedente de dolor torácico, infarto al miocardio, accidente vascular cerebral, nefropatía)

- Un listado completo de medicamentos que incluyan los de vasoconstrictores de venta libre (p. ej., aminas simpaticomiméticas, descongestionantes nasales, píldoras para dieta)
- Biometría hemática completa (BHC) basal, estudio metabólico completo, cociente de proteínas/creatinina en orina (o proteínas en orina de 24 h)
- Electrocardiograma (ECG) basal si no se documentó en los 6 meses previos. Puede estar indicada la ecocardiografía si hay anomalías en el ECG o signos de hipertrofia ventricular izquierda.

- El **tratamiento** se ajusta a la gravedad de la enfermedad y la presencia de alteraciones comórbidas.

  - También debe promoverse una modificación del estilo de vida en las pacientes que cumplen los criterios de la AHA para la hipertensión, pero no los del ACOG. Esto incluye la disminución de la sal en los alimentos (a menos de 100 mEq/día); con abundancia de frutos y vegetales; mantener un peso corporal ideal y el ejercicio aeróbico moderado o regular. NO debe recomendarse una menor actividad y el reposo en cama, porque no se ha mostrado que mejoren el resultado del embarazo. Se alentará a las pacientes para verificar su presión arterial a diario con un aparato casero.
  - Si la presión arterial se mantiene de manera consistente en 130 a 140/80 a 90, no deben iniciarse antihipertensivos por preocupaciones respecto a los efectos maternos y fetales lesivos de la hipotensión y la hipoperfusión fetal. Sin embargo, ante presiones arteriales consistentemente con sistólica ≥ 150 mm Hg o diastólica ≥ 100 mm Hg, se pueden iniciar los siguientes medicamentos durante el embarazo:
    - **Labetalol:** un antagonista adrenérgico β no selectivo y α$_1$ que se puede usar como monoterapia o parte de una combinación. La dosis usual es de 200 a 2 400 mg/día en dos a tres tomas divididas (por lo general se inicia con 100 mg cada 12 horas), contraindicado en las pacientes con un bloqueo cardiaco mayor que el del primer grado. El labetalol es aceptable, pero debe usarse con cuidado en las pacientes con asma grave, por sus efectos secundarios de broncoconstricción. También está contraindicado en aquellas con insuficiencia cardiaca congestiva. El uso crónico de un bloqueador β durante el embarazo ha tenido una asociación leve con la RCIU.
    - **Nifedipina:** bloqueador de conductos del calcio que se usa con frecuencia durante el embarazo, que permite una dosificación diaria conveniente gracias a su fórmula de liberacion prolongada. Un estudio prospectivo multicéntrico de exposición a antagonistas del calcio en el primer trimestre no señaló aumento de la teratogenicidad. La dosis usual es de 30 a 120 mg/día de un preparado de liberación prolongada (de inicio por lo general con 30-60 mg diarios). Hay un riesgo teórico de bloqueo neuromuscular o edema pulmonar cuando se administran magnesio y nifedipina juntos; sin embargo, esto no tuvo el respaldo de estudios retrospectivos. Algunas pacientes presentarán taquicardia y cefalea reflejas con el uso de la nifedipina.
    - **Metildopa** (Aldomet): un inhibidor de la salida de impulsos simpáticos de acción central que disminuye la resistencia vascular sistémica y es seguro durante el embarazo. La dosis usual es de 500 a 3 000 mg/día en dos a cuatro dosis divididas (por lo general, se inicia con 250 mg cada 8 horas). Sus efectos secundarios incluyen daño hepático; por lo tanto, deben hacerse pruebas de función hepática al menos una vez por trimestre. La metildopa tiene características de gran seguridad durante el embarazo, pero con frecuencia fracasa en la regulación de la hipertensión.
    - **Hidralacina:** un vasodilatador periférico directo que se puede combinar con metildopa o un bloqueador β. No suele considerarse de primera línea para el tratamiento de la hipertensión. La dosis oral inicial es de 10 mg cada 6 horas y puede aumentarse hasta 200 mg/día máximo.

○ Los **diuréticos** a veces pueden mejorar la regulación de la presión arterial si los medicamentos antes mencionados fracasan. Se estudiaron los diuréticos tiacídicos durante el embarazo y se encontró que son muy eficaces; sin embargo, debe hacerse una interconsulta con un especialista en medicina materno-fetal y el seguimiento seriado de los electrolitos cuando se inicia un diurético durante el embarazo. Los diuréticos de asa pueden ser eficaces en el contexto agudo, en especial ante la combinación de presión arterial posparto elevada y edema; sin embargo, no deben considerarse de primera línea para regular la presión arterial.

• Tratamiento de la presión arterial en rango alto. La presión arterial elevada sistólica ≥ 160 mm Hg o diastólica ≥ 110 mm Hg sostenida puede justificar el tratamiento inmediato a corto plazo con antihipertensivos intravenosos (IV), que incluyen labetalol o hidralacina, para la prevención de la morbilidad aguda por una urgencia hipertensiva. Ver el tema "Tratamiento antihipertensivo" en la sección de "Preeclampsia".

• **Vigilancia fetal:** se recomienda realizar pruebas de bienestar fetal, pero hay datos limitados acerca del momento y el intervalo óptimo de las pruebas. Es razonable realizar ultrasonografía seriada para valorar el crecimiento fetal cada 4 a 6 semanas después de la ultrasonografía de las 20 semanas, en particular en pacientes con hipertensión más grave, que requiere medicamentos. A menudo se recomienda a estas pacientes la evaluación del bienestar fetal mediante prueba sin estrés (PSS) o perfil biofísico (PBF) y la toma de la presión arterial dos veces por semana, con inicio a las 28 a 32 semanas (o antes si la hipertensión es grave o se sospecha RCIU).

• **Nacimiento:** el momento del parto deberá individualizarse a la paciente. En general, aquellas que no requieren medicamentos antihipertensivos el nacimiento debe resolverse entre las 38 y 39 semanas. En quienes requirieron medicamentos antihipertensivos el embarazo debería resolverse entre las 37 y 39 semanas y en aquellas de difícil control entre las 36 y 37 semanas. Ver más adelante para la programación del parto en la preeclampsia agregada.

HIPERTENSIÓN GESTACIONAL

La **hipertensión gestacional** es la causa más frecuente de hipertensión durante el embarazo; afecta a 6 a 7% de las nulíparas y a 2 a 4% de las que tienen un parto previo. La incidencia aumenta con el antecedente de preeclampsia y en los embarazos múltiples. Un diagnóstico más temprano de la hipertensión gestacional se asocia con mayor riesgo de preeclampsia; hasta 50% de aquellas pacientes con hipertensión antes de las 30 semanas desarrollará preeclampsia.

• **El pronóstico y tratamiento** dependen del momento y la gravedad.
  • Antes de las 37 semanas vigile de manera estrecha el avance a la hipertensión grave, preeclampsia y la restricción del crecimiento fetal.
  • Está indicado el parto entre las 37 0/7 a 38 6/7 semanas de gestación para pacientes sin presión arterial en rango de severidad, y tan temprano como a las 34 semanas para aquellas con rango grave.
  • Si se indica el parto antes de las 37 semanas y la paciente aún tiene que recibir un ciclo de corticosteroides prenatal, este se puede administrar. *Sin embargo*, NO debe retrasarse el parto para concluir dicho ciclo, en especial en el contexto de un estado materno o fetal que empeora.

• La hipertensión gestacional puede ser predictiva de la hipertensión crónica en etapas posteriores de la vida y es importante al respecto el asesoramiento de la paciente y las intervenciones médicas preventivas.

PREECLAMPSIA

La **preeclampsia** ocurre en 2 a 7% de las nulíparas sanas y en 1 a 5% de aquellas con parto previo. La incidencia es mayor en los embarazos gemelares (14%) y en las pacientes con antecedente de preeclampsia (18%). Se trata de la tercera causa de mortalidad materna, responsable de más de 17% de las muertes maternas y una causa mayor de morbilidad y mortalidad neonatales.

- Los **factores de riesgo** para preeclampsia incluyen los siguientes:
  - Nuliparidad
  - Embarazo múltiple
  - Obesidad
  - Hipertensión crónica
  - Lupus eritematoso sistémico u otra afección autoinmunitaria
  - Trombofilia
  - Diabetes pregestacional
  - Nefropatía
  - Antecedente de preeclampsia o eclampsia
  - Bajo nivel socioeconómico
  - Antecedente familiar de preeclampsia, eclampsia o enfermedad cardiovascular
  - Embarazo molar
  - Concepción mediante tecnologías de reproducción asistida
  - Edad materna avanzada (> 40 años)
- La **fisiopatología** de la preeclampsia se estudió de manera amplia en la última década y es claro que se trata de una enfermedad sistémica en la que la placenta es la causa medular. La lesión propuesta de la placenta es una alteración inmunitaria en la función del trofoblasto y la disminución de su invasión. Esto a su vez aminora el remodelado vascular, disminuye la perfusión y aumenta la velocidad sanguínea en el espacio intervelloso, lo que lleva a la inflamación, el daño y la disfunción endoteliales. Debido a ello se ha estudiado de forma amplia la angiogénesis y sus factores. Dos proteínas de interés particular son la forma soluble de la tirosina cinasa 1 (sFlt-1), que es una sustancia antiangiogénica, y el factor de crecimiento placentario. Se ha mostrado que en particular la sFlt-1 aumenta 4 a 5 semanas antes de cualquier manifestación clínica de preeclampsia (ver "Predicción de la preeclampsia" en la sección "Preeclampsia").
- También se emitió la hipótesis de que una alteración del equilibrio prostaciclina-tromboxano tiene participación en la preeclampsia, por lo que se estudió el **ácido acetilsalicílico a dosis baja** (81 mg) como preventivo de la preeclampsia, pues bloquea la producción de tromboxano. En estudios iniciales pequeños se mostraron resultados promisorios, pero en los aleatorios más grandes no hubo disminución significativa de la preeclampsia. El más grande metaanálisis mostró una disminución de 17% del riesgo en las mujeres en quienes era alto para la enfermedad. Las pacientes con alto riesgo de preeclampsia incluyen aquellas con lo siguiente:
  - Preeclampsia en un embarazo previo
  - Hipertensión crónica
  - Nefropatía
  - Embarazo múltiple
  - Diabetes gestacional
  - Lupus eritematoso sistémico u otra afección autoinmunitaria (síndrome antifosfolípidos)
- **Para embarazos con alto riesgo de preeclampsia (los que cumplen los criterios antes mencionados), se recomienda iniciar el ácido acetilsalicílico a dosis baja entre las 12 y 28 semanas (lo ideal es antes de las 16) y continuar hasta el parto.** No se ha visto aumento del riesgo de hemorragia significativa o desprendimiento prematuro de placenta normoinserta con el ácido acetilsalicílico a dosis baja.

- Otros factores que aumentan el riesgo de preeclampsia incluyen nuliparidad, antecedente familiar de preeclampsia, factores sociodemográficos (nivel socioeconómico bajo, un grupo étnico afroestadounidense), edad materna > 35 años, obesidad, fecundación *in vitro* y malos resultados previos del embarazo. No se sabe si el ácido acetilsalicílico profiláctico brinda algún beneficio en estas condiciones. Si una paciente presenta uno o más de los factores mencionados, debe tenerse con ella una conversación informada en cuanto a los posibles beneficios del ácido acetilsalicílico a dosis baja.
- Otras medidas importantes para la prevención de la preeclampsia son la valoración temprana y una disminución del riesgo por optimización de la salud pregestacional y materna. Las mujeres con preeclampsia en el segundo trimestre presentan una tasa de recurrencia tan alta como de 65%. En aquellas con alto riesgo de desarrollo de preeclampsia se estudió la complementación con aceite de pescado y vitaminas C y E y se mostró que era ineficaz. No se ha mostrado tampoco que las metas estrictas de hipertensión disminuyan los riesgos de preeclampsia. Los complementos de calcio en pacientes con deficiencia del ion *han* mostrado aminorar el riesgo de preeclampsia, si bien es muy poco probable que una paciente presente deficiencia de calcio en Estados Unidos, y en la actualidad no se recomiendan sus complementos. También se ha estudiado la restricción de sal en los alimentos para la prevención de la preeclampsia; sin embargo, no se ha visto que brinde beneficio alguno.
- La **predicción** de la preeclampsia ha sido un tema de investigación y controversia crecientes. La velocimetría Doppler de la arteria uterina y diversos biomarcadores (sFlt-1, endoglina soluble, factor de crecimiento placentario) en pequeños estudios han mostrado predecir el desarrollo de preeclampsia futura, en especial cuando son estudiados en el segundo trimestre. Sin embargo, el uso de estos biomarcadores tiene aún que mostrar mejora en los resultados maternos y fetales durante el embarazo y ninguno tiene aprobación de la FDA para su uso clínico. Hay estudios en proceso de valoración de la combinación de biomarcadores más estudios Doppler de la arteria uterina para crear un algoritmo de predicción y se justifica la investigación continua.
  - **Ácido úrico:** una prueba disponible con facilidad es la cuantificación del ácido úrico y en un estudio prospectivo reciente se mostró que una concentración de 5.2 mg/dL tenía correlación con un valor predictivo positivo de 91.4%. El uso de la determinación del ácido úrico en raras circunstancias para valorar a una paciente con hipertensión gestacional que empeora en cuanto a su posible progreso a la preeclampsia es una opción razonable, si bien la verificación de la concentración de ácido úrico en forma regular no debe ser parte de la atención sistemática y tampoco la principal guía del tratamiento de la paciente.
- El **diagnóstico** de preeclampsia se basa en los síntomas y signos, incluyendo presión arterial alta, proteinuria y datos de laboratorio anormales (descritos antes).

Tratamiento de la preeclampsia

- El **tratamiento** definitivo de la hipertensión gestacional, preeclampsia y eclampsia es el parto, porque la placenta es la sede de la lesión y su retiro llevará a la resolución del proceso patológico.

Tratamiento de la preeclampsia sin manifestaciones graves

- En general, la **preeclampsia sin manifestaciones graves** (también conocida como preeclampsia **leve**; ver las definiciones previas) a término se trata con el parto, por lo general a las 37 semanas o en el momento del diagnóstico si ya se rebasó esa edad.
  - El tratamiento óptimo antes de las 37 semanas suele ser expectante. No están bien establecidos los beneficios de los medicamentos antihipertensivos y la hospitalización temprana. Carece de utilidad el reposo en cama para el tratamiento de la preeclampsia sin manifestaciones graves.

- Es indispensable la observación estrecha materna y fetal, pero no hay protocolo estándar para los estudios o su frecuencia.
- La vigilancia fetal puede incluir ultrasonografía para valorar el crecimiento y la determinación de líquido amniótico cada 3 a 4 semanas, velocimetría Doppler de arteria umbilical y PSS o PBF una o dos veces por semana.
- La vigilancia materna puede incluir la toma de presión arterial semanal o bisemanal y la valoración por pruebas de laboratorio y periódicas, como proteínas en orina de 24 horas o el cociente proteína/creatinina en orina, la creatinina sérica, el recuento de plaquetas y las transaminasas séricas, para detectar el avance a la preeclampsia grave.
- Una edad gestacional > 34 semanas con hipertensión no regulada y pruebas fetales anormales justificaría mayor investigación y, si se identifican manifestaciones graves, el parto en breve.

Tratamiento de la preeclampsia con manifestaciones graves

- La prioridad para el tratamiento de la **preeclampsia con manifestaciones graves** es valorar y estabilizar a la madre.
  - **A ≥ 34 semanas** está indicado el parto, si bien no suele justificarse la cesárea inmediata y más bien está indicado el nacimiento *después* de la estabilización materna.
    - Las pacientes con un feto en presentación de vértice sin contraindicación del trabajo de parto pueden tenerlo por vía vaginal.
    - Debe mantenerse la vigilancia cuidadosa, al menos con valoraciones cada hora y los registros estrictos de ingestas/excretas. Además, la valoración por estudios de laboratorio, como RHC y los metabólicos amplios, debe realizarse en forma seriada (por lo general cada 6-12 h) durante la inducción del trabajo de parto en una paciente con preeclampsia grave, para estar alertas del desarrollo de un síndrome de HELLP.
  - **Entre las 24 y 34 semanas** es aceptable el tratamiento expectante cuando la presión arterial se regula de forma adecuada con antihipertensivos, el estado fetal es alentador y la madre no está desarrollando un síndrome de HELLP.
    - Se pueden administrar sulfato de magnesio ($MgSO_4$) y antihipertensivos IV al inicio, mientras se administra betametasona para la maduración pulmonar fetal.
    - Debe vigilarse el estado de los líquidos corporales.
    - Se harán a diario RHC, plaquetas y pruebas de función hepática.
    - Se realizará la vigilancia fetal con PSS o PBF al menos cada semana y se instruirá a la paciente en cuanto a la valoración materna de los movimientos fetales.
    - Está indicado el parto por lo siguiente: RCIU que empeora, un registro poco alentador de la frecuencia cardiaca fetal, eclampsia, déficits neurológicos, edema pulmonar, dolor abdominal de cuadrante superior derecho/epigástrico, un estado renal que empeora, coagulación intravascular diseminada, síndrome de HELLP, desprendimiento prematuro de placenta normoinserta o una presión arterial grave no regulada.
  - **Antes de las 24 semanas de gestación** el tratamiento expectante se vincula con una morbilidad materna alta y limitado beneficio perinatal.
  - El tratamiento expectante de la preeclampsia grave con RCIU se ha vinculado con un mayor riesgo de muerte fetal (tasa de mortalidad perinatal de 5.4%) y debe realizarse con cuidado.
- Se recomienda la **profilaxis de las convulsiones** durante el trabajo de parto y en las 24 horas posparto en las pacientes con preeclampsia. Algunas con preeclampsia grave persistente quizá requieran profilaxis de las convulsiones durante periodos más prolongados *antes y después* del parto.
  - El **sulfato de magnesio** es el fármaco ideal para la profilaxis de las convulsiones eclámpticas. Se ha visto que el $MgSO_4$ disminuye el riesgo de eclampsia en más de 50%.
    - Para la profilaxis los autores administran una dosis de carga de 6 g de $MgSO_4$ por vía intravenosa durante 15 a 20 minutos.

o La dosis de mantenimiento es de 2 g/h por vía intravenosa (que debe titularse en descenso si la paciente presenta un gasto urinario insuficiente, una función renal deficiente o elevación de la creatinina sérica).

o Si no hay acceso IV, la dosis de carga es de 5 g de $MgSO_4$ (solución al 50%) que se administra por vía intramuscular en cada nalga (10 g en total), con una dosis de mantenimiento de 5 g alternando de lado cada 4 horas.

o La concentración terapéutica de magnesio sérico para la profilaxis de las convulsiones depende del laboratorio. En general, el rango terapéutico es de 4.8 a 8.4 mg/dL o 4 a 6 mEq/L. Sin embargo, es práctica de los autores el seguimiento de la concentración de magnesio solo para aquellas pacientes en quienes hay preocupación inusual del desarrollo de cifras supraterapéuticas. Para tales pacientes verifíquese la concentración de magnesio sérico 4 horas después de la dosis de carga y, a continuación, cada 6 horas, según se requiera, o si los síntomas sugieren toxicidad del magnesio.

o Se vigila a las pacientes cada hora en cuanto a signos y síntomas de toxicidad del magnesio:

  o Pérdida de reflejos rotulianos con 8 a 10 mEq/L
  o Depresión o paro respiratorio con 12 mEq/L
  o Cambios del estado mental con > 12 mEq/L, seguidos por cambios ECG y arritmias
  o Si ocurre toxicidad por el magnesio verifique los signos vitales de la paciente, interrumpa su administración y cuantifique su concentración plasmática, administre 1 g de gluconato de calcio IV en 3 minutos y considérese el uso de diuréticos (p. ej., furosemida, manitol).

• La **fenitoína (Dilantin)** es un fármaco secundario para la profilaxis de convulsiones eclámpticas. El magnesio resultó claramente superior en un estudio clínico aleatorio grande y se prefiere. Pudiese, no obstante, estar contraindicado, como en las pacientes con miastenia grave.

o La dosis de carga se basa en el peso materno. Para aquel < 50 kg, la carga es de 1 000 mg; para el de 50 a 70 kg de 1 250 mg, y para > 70 kg, de 1 500 mg de fenitoína.

o Los primeros 750 mg de la dosis de carga deben administrarse a razón de 25 mg/min y el resto a 12.5 mg/min. Si la paciente conserva un ritmo cardiaco normal y no tiene antecedente de cardiopatía, no se requiere vigilancia por ECG con esta velocidad de inyección.

o Verifique la concentración sérica de fenitoína 30 a 60 minutos después de su inyección.

o La de más de 12 μg/mL es una cifra terapéutica; repita su determinación en 12 horas.

o Si la concentración es < 10 μg/mL, repita la carga con 500 mg y cuantifique otra vez en 30 a 60 minutos.

o Si la concentración es de 10 a 12 μg/mL, administre una recarga de 250 mg y verifique la concentración en 30 a 60 minutos.

• Está indicado el **tratamiento antihipertensivo** en las pacientes con presión arterial sistólica ≥ 160 mm Hg o diastólica ≥ 110 mm Hg. El tratamiento agudo pretende disminuir la presión arterial en una forma regulada, sin comprometer la perfusión uteroplacentaria.

• Es razonable disminuir la presión arterial sistólica de la paciente hasta 140 a 155 mm Hg y hasta a 90 a 100 mm Hg la diastólica.

• Mientras se administra magnesio, los antihipertensivos útiles para el tratamiento agudo incluyen los siguientes:

o **Nifedipina bucal de liberación inmediata:** es en particular útil en las pacientes sin acceso IV. Tiene un inicio de acción de 15 minutos y alcanza un máximo a la hora. La dosis inicial debe ser de 10 mg por vía oral. Se pueden administrar dosis subsiguientes cada 20 minutos y son de 20 mg. Se puede usar un total de tres dosis cada 20 minutos para disminuir la presión arterial. Si en algún punto dicha presión disminuye por debajo de 160/110 mm Hg se mantiene a la paciente bajo observación. Mientras se administran antihipertensivos de acción breve debe revisarse la presión arterial al menos cada 20 minutos. Una vez que alcanza una cifra menor de 160/110 mm Hg debe revisarse cada 10 minutos durante 1 hora y después cada 15 minutos por otra y a continuación cada 30 minutos por 1 hora más, para después hacerlo en forma horaria durante al menos las siguientes 4 horas. Si con tres dosis de nifedipina no se mejora la presión arterial de la paciente, se debe usar uno de los siguientes fármacos.

- **Clorhidrato de hidralacina:** de administración intravenosa, tiene un inicio de acción en 10 a 20 minutos y una duración de 4 a 6 horas.
  - Inicie con 5 a 10 mg IV en carga rápida o durante 2 minutos y revise la presión arterial en 20 minutos. Si persiste la presión arterial alta debe administrarse una dosis de 10 mg adicional. No se administren más de 20 mg durante 20 minutos. Si la presión arterial se mantiene alta después de dos dosis, debe utilizarse un antihipertensivo adicional. Si la presión arterial desciende por debajo de 160/110 mm Hg, se inicia su vigilancia como se describió antes.
- **Clorhidrato de labetalol:** de administración intravenosa, tiene un inicio de acción en 5 a 10 minutos y una duración de 3 a 6 horas. Está contraindicado ante un bloqueo cardiaco materno mayor que el de primer grado y debe usarse con cuidado en las pacientes con asma grave.
  - Inicie con una carga de 20 mg IV súbita durante 2 minutos y después verifique la presión arterial pasados 20 minutos. Si persiste en rango alto, deben administrarse 40 mg por vía intravenosa (durante 2 minutos o más) y revisar la presión arterial en 20 minutos más. Si persiste la presión arterial en rango alto, administre 80 mg IV. Cuando la presión arterial se mantiene elevada hasta ese momento, debe usarse un antihipertensivo adicional. Si la presión arterial disminuye por debajo de 160/110 mm Hg, se inicia su vigilancia como se describió antes.
  - Cuando se administra labetalol IV debe hacerse con una dosis máxima de 300 mg/ 24 horas.
- **Tratamiento con soluciones:** las pacientes con preeclampsia a menudo presentan hipovolemia por un tercer espacio secundario a la presión oncótica sérica baja y el aumento de la permeabilidad capilar, las mismas anomalías que aumentan el riesgo de edema pulmonar. En las pacientes con preeclampsia se pueden usar diuréticos para tratar el edema pulmonar, pero no como antihipertensivos primarios.
  - Se define a la oliguria por un gasto urinario < 100 mL en 4 horas y se trata con una carga de 500 mL de solución cristaloide si los pulmones están bien ventilados. Si no hay respuesta, se administra otra carga de 500 mL. Si no hay respuesta después de administrar 1 L, se puede considerar la vigilancia hemodinámica por catéter central.
    - La vigilancia de la presión venosa central no tiene buena correlación con la presión capilar pulmonar en cuña. Rara vez se puede requerir un catéter Swan-Ganz para ayudar a guiar el tratamiento de líquidos y prevenir el edema pulmonar. De manera más práctica, la valoración por exploración pulmonar cada 2 horas puede ayudar a identificar el inicio del edema pulmonar.
  - Las pacientes suelen iniciar una diuresis efectiva casi 12 a 24 horas después del parto. En casos de compromiso renal grave pueden transcurrir 72 horas o más para el reinicio de la diuresis adecuada.
- Las **complicaciones maternas** de la preeclampsia grave requieren un elevado índice de sospecha clínica e incluyen insuficiencia renal, insuficiencia cardiaca aguda, edema pulmonar, trombocitopenia, coagulopatía intravascular diseminada y accidentes vasculares cerebrales.
- **Resultado perinatal:** hay una elevada morbilidad y mortalidad perinatal en los embarazos complicados por preeclampsia grave. Las tasas de mortalidad fetal van desde 5 hasta más de 70%, dependiendo de la edad gestacional.

SÍNDROME DE HELLP

El **síndrome de HELLP** a menudo se presenta con manifestaciones inespecíficas, como malestar general, dolor abdominal, vómito, disnea o hemorragia.

- El **diagnóstico diferencial** del síndrome de HELLP incluye lo siguiente:
  - Hígado graso agudo del embarazo
  - Púrpura trombocitopénica trombótica
  - Síndrome urémico hemolítico
  - Púrpura trombocitopénica inmunitaria
  - Brote de lupus eritematoso sistémico
  - Síndrome de anticuerpos antifosfolípidos
  - Colecistitis
  - Hepatitis fulminante (de cualquier causa)
  - Pancreatitis aguda
  - Herpes zóster diseminado
- El **tratamiento** es el mismo que el de la preeclampsia grave. Se puede requerir transfusión de eritrocitos, plaquetas o factores de la coagulación justo antes del parto, dependiendo de la gravedad de la anemia y la trombocitopenia. En un muy selecto grupo de pacientes con HELLP antes de las 34 semanas *puede* ser posible el tratamiento expectante a corto plazo para permitir la administración de betametasona para la maduración pulmonar fetal; sin embargo, no hay datos que sugieran mejores resultados perinatales con este esquema.

ECLAMPSIA

La **eclampsia** debe ser el diagnóstico presuncional en las pacientes obstétricas con convulsiones o coma, sin un antecedente conocido de epilepsia. La incidencia de eclampsia es entre uno en 2 000 y 3 500 embarazos en los países desarrollados. Ocurre eclampsia en casi 1% de las pacientes con preeclampsia. Casi toda eclampsia es precedida por la preeclampsia.

- Se desconoce la **fisiopatología** de las convulsiones eclámpticas, pero tiene relación con el vasoespasmo arterial y puede ocurrir cuando la presión arterial media rebasa la capacidad de autorregulación cerebral, lo que lleva al edema cerebral y el aumento de la presión intracraneal.
- La eclampsia puede presentarse en los periodos preparto, periparto y posparto y se ha comunicado tan tarde como de 3 a 4 semanas posparto. Las pacientes pueden presentar hipertensión asociada y proteinuria; un pequeño porcentaje no las muestra.
- El **tratamiento** de la eclampsia es una urgencia obstétrica que requiere intervención inmediata e incluye:
  - Resolución apropiada de ABC (vía aérea, respiración y circulación) con medidas para evitar la aspiración.
  - Yugulación de las convulsiones con 6 g de $MgSO_4$ en carga IV. Si la paciente presenta una convulsión durante o después de la dosis de carga, se puede administrar una adicional de 2 g IV.
  - Regular las convulsiones refractarias a $MgSO_4$ con fenitoína IV o una benzodiacepina (p. ej., lorazepam).
  - Resolver la *crisis epiléptica* con 0.1 mg/kg IV de lorazepam a una velocidad ≥ 2 mg/min. Las pacientes con *crisis epiléptica* pueden requerir intubación para corregir la hipoxia y la acidosis y mantener una vía aérea permeable y segura.
  - Evitar la lesión materna con los barandales acojinados de la cama y una posición apropiada.
  - Regulación de la hipertensión grave (ver los medicamentos en líneas previas).

- **Está indicado el parto después de la estabilización materna.**
  - Durante las crisis eclámpticas agudas es frecuente la bradicardia fetal, que suele resolverse en 3 a 5 minutos. Lo óptimo es permitir que el feto se recupere dentro del útero de la convulsión, hipoxia e hipercapnia maternas antes del parto. Sin embargo, cuando la bradicardia fetal persiste más de 10 minutos, debe sospecharse un desprendimiento prematuro de placenta normoinserta.
  - Siempre deberá prepararse una cesárea de urgencia para el caso del deterioro rápido materno o fetal.
- Los **resultados** dependen de la gravedad de la enfermedad. La mortalidad perinatal en Estados Unidos va de 5.6 a 11.8%, sobre todo debida a prematurez extrema, desprendimiento prematuro de placenta normoinserta y RCIU. La tasa de mortalidad materna es de menos de 1.8% en los países desarrollados y de hasta 14% en los subdesarrollados. Las complicaciones maternas incluyen neumonitis por aspiración, hemorragia, insuficiencia cardiaca, hemorragia intracraneal y ceguera retiniana transitoria o permanente.
- Las secuelas neurológicas a largo plazo de la eclampsia son raras. Deberán obtenerse imágenes del sistema nervioso central por tomografía computarizada o resonancia magnética si las convulsiones son de inicio tardío (más de 48 h después del parto) o si hay déficits neurológicos clínicamente evidentes. Los signos y síntomas de la preeclampsia suelen resolverse de 1 a 2 semanas posparto. Alrededor de 25% de las pacientes con eclampsia presenta preeclampsia en embarazos subsiguientes, con recurrencia de la eclampsia hasta en 2% de los casos.

LECTURAS SUGERIDAS

American College of Obstetricians and Gynecologists Committee on Obstetric Practice. ACOG Committee Opinion No. 743: low-dose aspirin use during pregnancy. *Obstet Gynecol*. 2018;132:e44-e52.

American College of Obstetricians and Gynecologists Committee on Obstetric Practice. ACOG Committee Opinion No. 767: emergent therapy for acute-onset, severe hypertension during pregnancy and the postpartum period. *Obstet Gynecol*. 2019;133:e174-e180.

American College of Obstetricians and Gynecologists Committee on Obstetric Practice, Society for Maternal-Fetal Medicine. ACOG Committee Opinion No. 652: magnesium sulfate use in obstetrics. *Obstet Gynecol*. 2016;127:e52-e53. (Reafirmado en 2018)

American College of Obstetricians and Gynecologists Committee on Obstetric Practice, Society for Maternal-Fetal Medicine. ACOG Committee Opinion No. 764: medically indicated late-preterm and early-term deliveries. *Obstet Gynecol*. 2019;133:e151-e155.

American College of Obstetricians and Gynecologists Committee on Practice Bulletins—Obstetrics. ACOG Practice Bulletin No. 202: gestational hypertension and preeclampsia. *Obstet Gynecol*. 2019;133:e1-e25.

American College of Obstetricians and Gynecologists Committee on Practice Bulletins—Obstetrics. ACOG Practice Bulletin No. 203: chronic hypertension in pregnancy. *Obstet Gynecol*. 2019;133:e26-e50.

LaMarca BD, Gilbert J, Granger JP. Recent progress toward the understanding of the pathophysiology of hypertension during preeclampsia. *Hypertension*. 2008;51:982-988.

Ukah UV, De Silva DA, Payne B, et al. Prediction of adverse maternal outcomes from preeclampsia and other hypertensive disorders of pregnancy: a systematic review. *Pregnancy Hypertens*. 2018;11:115-123.

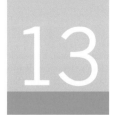

13 Afecciones cardiopulmonares durante el embarazo

Reneé Franklin Moss y Ernest M. Graham

AFECCIONES CARDIACAS

Las **afecciones cardiacas** complican 1 a 4% de los embarazos en las mujeres sin anomalías cardiacas previas; en estos casos ocurren modificaciones importantes en la fisiología circulatoria, y, en Estados Unidos, las enfermedades cardiovasculares contribuyen con casi 25% de las muertes relacionadas con el embarazo.

Cambios hemodinámicos durante el embarazo

- Se presentan importantes **modificaciones hemodinámicas** durante el embarazo, el trabajo de parto, el parto y el puerperio. Estos cambios inician durante las primeras 5 a 8 semanas y alcanzan su máximo a fines del segundo trimestre. El embarazo normal se vincula con fatiga, disnea, disminución de la capacidad de ejercicio físico, edema periférico y distensión de las venas yugulares. La mayoría de las embarazadas presenta soplos sistólicos fisiológicos audibles, secundarios al aumento del riego sanguíneo y un tercer ruido cardiaco fisiológico (S_3), que refleja el estado de expansión de volumen. Los enormes cambios en el aparato cardiovascular durante la gestación conllevan muchas implicaciones para la atención de las pacientes con cardiopatías.
- El **volumen sanguíneo** aumenta 40 a 50% durante el embarazo normal, en parte debido a la activación del eje renina-aldosterona, mediada por los estrógenos, que lleva a la retención de sodio y agua. El incremento en el volumen sanguíneo es mayor que el de la masa eritrocítica (20-30%), lo que contribuye al descenso de la concentración de hemoglobina que causa la anemia fisiológica del embarazo, por una dilución que alcanza el máximo entre las 24 y 26 semanas.
- El **gasto cardiaco** aumenta 30 a 50% respecto al basal para las 20 a 26 semanas de gestación, alcanza el máximo al final del segundo trimestre, y después, se estabiliza hasta el parto. El cambio en el gasto cardiaco está mediado por: (1) aumento de la precarga por el incremento del volumen sanguíneo, (2) disminución de la poscarga por un descenso de la resistencia vascular sistémica y (3) aumento de la frecuencia cardiaca materna de 10 a 15 latidos por minuto. El volumen sistólico aumenta durante el primer y segundo trimestres, pero declina en el tercero por la compresión de la vena cava por el útero grávido. El gasto cardiaco en los embarazos gemelares es 20% mayor que el de los únicos. La presión arterial, por lo general, desciende un poco durante el primer y segundo trimestres por una disminución de la resistencia vascular sistémica relacionada con el aumento de producción de la progesterona.
- **Trabajo de parto y parto:** durante el trabajo de parto y el parto las fluctuaciones hemodinámicas pueden ser intensas. Cada contracción uterina da como resultado el desplazamiento de 300 a 500 mL de sangre hacia la circulación general. El volumen sistólico aumenta, y causa un incremento en el gasto cardiaco de 50% adicional con cada contracción. La presión sistémica media también aumenta por la secreción de catecolaminas debida a la respuesta del sistema nervioso simpático al dolor y la ansiedad maternos, que la analgesia y anestesia eliminan eficazmente. Los bloqueos neuroaxiales pueden causar hipotensión materna o alteración de la perfusión uteroplacentaria. Si se administran hasta el punto de la toxicidad, tal vez se presenten arritmias cardiacas o una hipotensión

más intensa. La pérdida sanguínea durante el parto puede modificar todavía más el estado hemodinámico.

- **Puerperio:** justo después del parto la involución del útero lleva a una autotransfusión, que aumenta el gasto cardiaco de manera notoria. Además, desaparece la compresión de la vena cava. El aumento del retorno venoso incrementa el gasto cardiaco y causa una diuresis intensa. El aparato cardiovascular retorna al estado pregestacional 3 a 4 meses posparto.

Cardiopatías durante el embarazo

- Los **signos y síntomas** de las cardiopatías se superponen con las manifestaciones frecuentes del embarazo e incluyen fatiga, disnea, ortopnea, palpitaciones, edema, un soplo sistólico y un tercer ruido cardiaco.
- La **valoración** de las cardiopatías incluye un interrogatorio y una exploración física exhaustivos. Las pruebas no invasivas incluyen un electrocardiograma (ECG), una radiografía de tórax y un ecocardiograma. El primero puede revelar una desviación a la izquierda del eje eléctrico cardiaco, en especial durante el tercer trimestre cuando el diafragma es impulsado hacia arriba por el útero. Las extrasístoles ventriculares son un dato frecuente. Se usan radiografías de tórax sistemáticas para valorar la cardiomegalia y la prominencia vascular pulmonar. La valoración ecocardiográfica de la función ventricular y las anomalías estructurales es invaluable para el diagnóstico de las cardiopatías durante el embarazo. Muchos cambios, incluidos una regurgitación valvular y un crecimiento de las cámaras cardiacas leves, son datos normales en la ecocardiografía durante el embarazo.

Tratamiento de las pacientes con cardiopatía conocida

- **Antes de la concepción:** siempre que sea posible, las mujeres con afecciones cardiacas deben recibir asesoramiento preconcepcional en cuanto a los riesgos maternos y fetales de la gestación, y la morbilidad y mortalidad maternas a largo plazo. Se utiliza la clase funcional de la New York Heart Association (NYHA) (Tabla 13-1) para predecir los resultados. Las mujeres de las clases III y IV de NYHA enfrentan una tasa de mortali-

Tabla 13-1	Clasificación funcional[a] de la New York Heart Association (NYHA)
Clase NYHA	**Síntomas**
I	No hay síntomas o limitación de la actividad física usual, como disnea al caminar o subir escaleras
II	Síntomas leves (disnea leve o angina) y limitación ligera durante la actividad ordinaria
III	Limitación notoria de la actividad por síntomas, incluso durante una actividad menor que la ordinaria, como caminar distancias breves (20-100 m); con comodidad solo en reposo
IV	Limitaciones importantes. Experimentan síntomas incluso en reposo; la mayoría confinada a una cama

[a] Fuente: American Heart Association, Inc.

dad de 7% y una de morbilidad mayor de 30%, por lo que debería recomendárseles de manera importante que no se embaracen. Un índice de riesgo que utiliza cuatro factores mostró predecir de manera precisa la probabilidad de una mujer de presentar complicaciones cardiacas y neonatales: (1) un suceso cardiaco previo, (2) cianosis o una clase funcional mala, (3) obstrucción de cavidades cardiacas izquierdas y (4) disfunción ventricular sistémica. Con dos o más factores de riesgo, la probabilidad de sufrir un suceso cardiaco alcanza 75%. Otro recurso útil para el asesoramiento preconcepcional es de The Modified World Health Organization Risk Classification of Cardiovascular Disease and Pregnancy (Tabla 13-2), ya que señala el riesgo materno vinculado con diversas afecciones cardiovasculares. Se usan cuatro categorías progresivamente peores para dividir el riesgo materno y está contraindicado el embarazo para las pacientes de la clase IV.

- **Después de la concepción.** Las embarazadas con antecedentes significativos requieren una valoración cardiaca tan pronto como sea posible. Si el embarazo conlleva una amenaza grave para la salud materna, se asesorará a la paciente en cuanto a la opción de interrumpirlo. Las pacientes que lo continúan requieren vigilancia estrecha y seguimiento tanto por un subespecialista en medicina materno-fetal como por un cardiólogo, con atención especial a los signos y síntomas que empeoran la insuficiencia cardiaca congestiva (ICC). Cada consulta debe incluir lo siguiente: (1) exploración cardiaca y revisión de aparatos y sistemas; (2) documentación de peso, presión arterial y pulso, y (3) valoración de edema periférico.

- **Durante el embarazo.** Las complicaciones cardiacas más frecuentes durante la gestación incluyen arritmias e ICC. Si los síntomas empeoran, quizá se requiera hospitalización, reposo en cama, diuresis o la corrección de una arritmia subyacente. En ocasiones se hace necesaria la corrección quirúrgica durante el embarazo. Cuando sea posible, los procedimientos deben realizarse durante la etapa temprana del segundo trimestre, para evitar el periodo de organogénesis fetal y antes de que se presenten los cambios hemodinámicos gestacionales más significativos. El embarazo es también un periodo de hipercoagulabilidad y debe iniciarse la anticoagulación si está indicada.

Profilaxis de la endocarditis con antibióticos

- En el American College of Obstetricians and Gynecologists (ACOG) se respaldaron las guías de la American Heart Association (AHA) del 2007 para la prevención de la endocarditis infecciosa (EI), que incluye cambios notorios respecto a las previas. Ya no se recomienda la profilaxis con antibióticos, puesto que la EI tiene más probabilidad de presentarse por una bacteriemia aleatoria, frecuente con las actividades diarias, que por la causada por procedimientos odontológicos, gastrointestinales y genitourinarios (GU) específicos. La profilaxis se basa ahora en el riesgo de un resultado adverso por el procedimiento y no se recomienda para aquellos genitourinarios, excepto en las pacientes de alto riesgo con infección, para prevenir la infección de la herida quirúrgica y la septicemia. Ya no se recomiendan los antibióticos profilácticos para la EI en el parto vaginal.

Cardiopatías congénitas

- Durante el embarazo, las mujeres con **cardiopatía congénita** tienen mayor riesgo de sucesos cardiacos, que incluyen edema pulmonar y arritmias sintomáticas sostenidas (taquicardias supraventricular y ventricular). En la Tabla 13-3 se incluyen los factores de riesgo de sucesos cardiacos en estas mujeres, que también enfrentan un mayor riesgo de resultados neonatales adversos que incluyen parto pretérmino y lactantes con restricción del crecimiento, el síndrome de dificultad respiratoria y la hemorragia intraventricular. El riesgo de muerte intrauterina o neonatal es de casi 12 y 4% respectivamente. Además, hay una mayor incidencia de cardiopatías congénitas en los hijos de mujeres con una anomalía de ese tipo, que van de alrededor de 3% global a 50% en aquellas con defectos monogénicos

Tabla 13-2	Clasificación modificada del riesgo del embarazo con una enfermedad cardiovascular de la Organización Mundial de la Salud[a]

Categoría de riesgo	Afecciones relacionadas
OMS I: sin mayor riesgo detectable de mortalidad materna y sin aumento de la morbilidad o con uno leve	Estenosis pulmonar pequeña o leve no complicada Persistencia del conducto arterioso Prolapso de la válvula mitral Lesiones simples con reparación exitosa: Comunicación interauricular o interventricular Persistencia del conducto arterioso Conexión venosa pulmonar anómala
OMS II: pequeño aumento del riesgo de mortalidad materna o uno moderado en la morbilidad	Desde otros puntos de vista, en buen estado y sin complicaciones: Comunicación interauricular o interventricular sin intervención Tetralogía de Fallot sin reparación
OMS II o III: depende del caso individual	Alteración ventricular izquierda leve Cardiopatía valvular tisular o nativa que no se considera de las clases I o IV de la OMS Síndrome de Marfan sin dilatación aórtica Aorta < 45 mm en relación con la valvulopatía aórtica bicúspide Coartación aórtica reparada
OMS III: aumento significativo del riesgo de mortalidad materna o morbilidad grave. Se requiere asesoramiento experto. Si se decide el embarazo se requiere vigilancia por un especialista en cuidados intensivos cardiacos y vigilancia obstétrica durante el embarazo, parto y puerperio	Válvula mecánica Ventrículo derecho sistémico Circulación de Fontan Cardiopatía cianótica no reparada Otra enfermedad cardiaca congénita compleja Dilatación aórtica de 40-45 mm en el síndrome de Marfan Dilatación aórtica de 45-50 mm en la valvulopatía aórtica bicúspide
OMS IV: riesgo extremo de mortalidad materna o morbilidad grave; está contraindicado el embarazo y si se presenta se dialogará con la paciente respecto a su terminación. Si el embarazo continúa atiéndase como para la clase III de la OMS	Hipertensión arterial pulmonar de cualquier causa Disfunción ventricular sistémica grave (FEVI < 30%, clase funcional III-IV de la NYHA) Estenosis mitral grave; estenosis aórtica sintomática grave Síndrome de Marfan con aorta dilatada > 45 mm Dilatación aórtica > 50 mm en las afecciones aórticas vinculadas con una válvula bicúspide Coartación grave de la aorta nativa

Abreviaturas: FEVI, fracción de eyección ventricular izquierda; NYHA, *New York Heart Association*; OMS, Organización Mundial de la Salud.

[a] Datos de Balci A, Sollie-Szarzynska KM, van der Bijl AG, et al., for the ZAHARA-II Investigators. Prospective validation and assessment of cardiovascular and offspring risk models for pregnant women with congenital heart disease. *Heart.* 2014; 100(17):1373-1381.

Tabla 13-3	Factores de riesgo de sucesos cardiacos en las pacientes con cardiopatía congénita

Antecedente de insuficiencia cardiaca
Clase funcional III de la NYHA
Disminución de la FE ventricular subpulmonar
Regurgitación pulmonar grave
Tabaquismo

Abreviaturas: FE, fracción de eyección; NYHA, *New York Heart Association.*

y herencia autosómica dominante (p. ej., síndrome de Marfan). Debido a la heterogeneidad de las lesiones cardiacas congénitas, cada paciente requiere una valoración individual respecto a su capacidad para tolerar los cambios hemodinámicos del embarazo.

- **Las lesiones con riesgo mínimo** incluyen comunicaciones interventriculares pequeñas (CIV), comunicaciones interauriculares (CIA) y válvulas aórticas bicúspides sin estenosis, insuficiencia o dilatación aórtica. Estas pacientes presentan una fisiología casi normal con un riesgo apenas aumentado durante el embarazo y pueden ser objeto de cuidados sistemáticos.

- **Las lesiones de riesgo moderado** incluyen la tetralogía de Fallot reparada sin insuficiencia pulmonar o estenosis significativa, cardiopatía congénita compleja con el ventrículo derecho anatómico que ejerce la función de uno sistémico y una estenosis leve de la válvula izquierda.

- **Las lesiones de alto riesgo** en las que debe aconsejarse a las pacientes no embarazarse por el riesgo de descompensación cardiaca y muerte incluyen el síndrome de Eisenmenger, la hipertensión pulmonar grave (HPG), la estenosis aórtica grave (EA) o la obstrucción de la vía de salida ventricular izquierda, el síndrome de Marfan con dilatación aórtica > 45 mm o la disfunción ventricular sintomática con una fracción de eyección (FE) < 40%. Las pacientes con riesgo moderado y alto deben tratarse en un centro de atención terciaria con subespecialistas de medicina materno-fetal y cardiólogos experimentados en la atención de embarazadas con cardiopatía congénita.

- **La tetralogía de Fallot**, caracterizada por obstrucción de la vía de salida ventricular derecha, CIV, hipertrofia ventricular derecha y cabalgamiento de aorta, se relaciona con una derivación derecha e izquierda y cianosis. Si el defecto no se corrige, la paciente afectada rara vez vive más allá de la infancia. En los países desarrollados casi todas las pacientes han sido objeto de corrección quirúrgica con tasas de supervivencia (85-86% a los 32-36 años) y una calidad de vida buenas. El embarazo, en general, es bien tolerado en las pacientes que fueron objeto de reparación quirúrgica, si bien tienen mayor riesgo de insuficiencia cardiaca derecha y arritmias.

- **Coartación de la aorta:** los casos graves de coartación de la aorta suelen corregirse durante la infancia. Se recomienda la corrección quirúrgica durante el embarazo solo si se presenta disección aórtica. Algunos estudios sugieren que las pacientes con el antecedente de coartación aórtica presentan tasas aumentadas de preeclampsia, HPG gestacional y trabajo de parto pretérmino. La coartación de la aorta se vincula con otras lesiones cardiacas, como los aneurismas en baya. De los hijos de madres con coartación de la aorta, 2% puede presentar otras lesiones cardiacas. La coartación de la aorta se caracteriza por un gasto cardiaco fijo. Por lo tanto, el corazón de la paciente no puede aumentar su frecuencia para cumplir con las mayores demandas del embarazo y debe tenerse cuidado extremo de prevenir la hipotensión, como con la EA.

- **HPG pulmonar:** en la actualidad, el sistema de clasificación clínica (Tabla 13-4) de la HPG pulmonar incluye cinco grupos de afecciones. Las del grupo 2 tienen máxima frecuencia en embarazadas, en tanto que las del 3 al 5 no suelen visualizarse en mujeres jóvenes sanas. Las afecciones pulmonares hipertensivas no son equivalentemente peligrosas. En las embarazadas se han comunicado tasas de mortalidad tan altas como 23% ante afecciones del grupo 1, en tanto que en los restantes es de 5%. Casi 80% de las muertes ocurre durante el primer mes posparto. Por lo tanto, el embarazo está contraindicado ante la afección grave (sobre todo en las integrantes del grupo 1). Las lesiones menos graves, con un mejor pronóstico, hoy son discernibles por ecocardiografía y cateterización de la arteria pulmonar, que pueden ayudar a identificar a las pacientes que toleran bien el embarazo, y tienen máximo riesgo durante el trabajo de parto y parto, cuando disminuye el llenado de retorno venoso y ventricular derecho. Para evitar la hipotensión debe prestarse gran atención a la inducción de analgesia epidural, la prevención de pérdidas sanguíneas y el tratamiento durante el parto.
- **Defectos septales.** Las mujeres jóvenes con CIA no complicada de tipo segundo o CIV aislada suelen tolerar bien el embarazo. La CIA es la lesión congénita cardiaca más frecuente en los adultos y suele ser muy bien tolerada, a menos que se vincule con HPG pulmonar. Las complicaciones como las arritmias auriculares, la HPG pulmonar y la insuficiencia cardiaca no suelen surgir hasta la quinta década de la vida y, por lo tanto, son raras durante el embarazo. Las CIV suelen cerrarse de manera espontánea, o quirúrgica cuando son grandes. Por ese motivo rara vez se detectan CIV significativas durante el embarazo. También poco frecuentes, las lesiones no corregidas llevan a una derivación significativa de izquierda a derecha con HPG pulmonar, insuficiencia ventricular derecha, arritmias y reversión de la derivación. La incidencia de CIV en la descendencia de padres afectados es de 4%; sin embargo, las CIV pequeñas a menudo son difíciles de detectar en la etapa prenatal.
- **Conducto arterioso persistente (CAP):** no se vincula con riesgo materno adicional de complicación cardiaca si su derivación es pequeña a moderada y la presión de la arteria pulmonar es normal. Los CAP moderados a grandes pueden vincularse con aumento de volumen, insuficiencia cardiaca izquierda y HPG u otras anomalías pulmonares. Por lo tanto, no se recomienda el embarazo a las pacientes con CAP grande y complicaciones vinculadas.
- El **síndrome de Eisenmenger** se presenta cuando una derivación inicial de izquierda a derecha causa obliteración arterial y HPG pulmonares, que en un momento dado llevan a la derivación de derecha a izquierda. Esta grave afección conlleva una tasa de mortalidad materna de más de 50% en presencia de cianosis. Además, 30% de los fetos muestra restricción del crecimiento intrauterino. Debido a la mayor mortalidad materna, el embarazo, en general, está contraindicado y debe dialogarse con la paciente acerca de su terminación. Si el embarazo continúa, se toman precauciones especiales durante el periodo periparto. Las mujeres con el síndrome de Eisenmenger toleran mal la hipotensión, por lo que se les debe vigilar con un catéter de Swan-Ganz y tener cuidado de evitar la hipovolemia. La muerte posparto suele ocurrir en la semana que sigue al nacimiento; sin embargo, hay informes de muertes hasta de 4 a 6 semanas después del parto.
- El **síndrome de Marfan** es una afección autosómica dominante del gen de fibrilina caracterizada por fragilidad del tejido conectivo. Sus manifestaciones cardiovasculares incluyen dilatación y disección de la raíz aórtica, prolapso de la válvula mitral y aneurismas. Se recomienda el asesoramiento genético. De acuerdo con las guías del 2010 del American College of Cardiology/AHA/American Association of Thoracic Surgeons, las pacientes con dilatación de la raíz aórtica > 40 mm se consideran de alto riesgo. Si la afección cardiovascular es menor y el diámetro de la raíz aórtica está por debajo de 40 mm, el riesgo del embarazo es menor de 1%. Si la afección cardiovascular es más amplia o la raíz aórtica mayor de 40 mm, aumentan significativamente las complicaciones durante

Tabla 13-4	Clasificación clínica amplia de la hipertensión pulmonar[a]
Grupo 1: HPG de la arteria pulmonar	Idiopática Hereditaria Inducida por drogas y sustancias tóxicas Asociada con una enfermedad del tejido conectivo, infección por VIH, HPG portal, cardiopatías congénitas, esquistosomiasis Enfermedad venooclusiva pulmonar o hemangiomatosis capilar pulmonar • Idiopática • Hereditaria • Inducida por drogas, sustancias tóxicas y radiación • Asociada con una enfermedad del tejido conectivo, infección por VIH HPG pulmonar persistente del recién nacido
Grupo 2: HPG pulmonar por cardiopatía izquierda	Disfunción sistólica ventricular izquierda Disfunción diastólica ventricular izquierda Enfermedad valvular Obstrucción congénita/adquirida de la vía de entrada o salida del ventrículo izquierdo, y miocardiopatías congénitas Estenosis de vena pulmonar congénita/adquirida
Grupo 3: HPG pulmonar por enfermedades pulmonares o hipoxia	Enfermedad pulmonar obstructiva crónica Enfermedad pulmonar intersticial Otras enfermedades pulmonares con un patrón restrictivo y obstructivo mixto Respiración desorientada del sueño Afección de hipoventilación alveolar Exposición crónica a grandes altitudes Enfermedades pulmonares congénitas
Grupo 4: HPG pulmonar tromboembólica crónica; otras obstrucciones de la arteria pulmonar	HPG pulmonar tromboembólica crónica Otras obstrucciones de la arteria pulmonar, es decir, por tumores, arteritis, estenosis pulmonar, parasitosis
Grupo 5: HPG pulmonar con mecanismos no definidos o multifactoriales	Afecciones hematológicas: hemólisis crónica, afecciones mieloproliferativas, esplenectomía Afecciones sistémicas: sarcoidosis, histiocitosis pulmonar, neurofibromatosis Afecciones metabólicas: enfermedad de almacenamiento de glucógeno, enfermedad de Gaucher, afecciones tiroideas Otras: mediastinitis fibrosante, insuficiencia renal crónica

Abreviaturas: VIH, virus de la inmunodeficiencia humana; HPG, hipertensión.
[a] Adaptado de Galiè N, Humbert M, Vachiery JL, et al. 2015 ESC/ERS guidelines for the diagnosis and treatment of pulmonary hypertension: the Joint Task Force for the Diagnosis and Treatment of Pulmonary Hypertension of the European Society of Cardiology (ESC) and the European Respiratory Society (ERS): respaldado por: Association for European Paediatric and Congenital Cardiology (AEPC), International Society for Heart and Lung Transplantation (ISHLT). *Eur Heart J.* 2016; 37(1):67-119. Reproducido con autorización de la European Society of Cardiology & European Respiratory Society.

el embarazo y la disección aórtica. Debe vigilarse a las pacientes mediante exploraciones físicas seriadas y ecocardiografía. Se debe evitar la HPG. Se recomienda el bloqueo β para aquellas con síndrome de Marfan del segundo trimestre en adelante, en particular si hay dilatación de la raíz aórtica. La anestesia regional durante el trabajo de parto se considera segura. Las mujeres deben mantener el decúbito lateral izquierdo durante el trabajo de parto, con acortamiento del segundo periodo con un parto vaginal quirúrgico. La cesárea debe reservarse para indicaciones obstétricas.

- La **estenosis subaórtica hipertrófica idiopática** es una afección autosómica dominante que se manifiesta como obstrucción de la vía de salida ventricular izquierda secundaria a un tabique interventricular hipertrófico. Se recomienda el asesoramiento genético de las pacientes afectadas. Sus condiciones mejoran cuando se lleva al máximo el volumen diastólico final ventricular izquierdo. Las embarazadas evolucionan bastante bien al inicio por un aumento en el volumen sanguíneo circulante. Hay menos progreso de la enfermedad en aquellas asintomáticas antes del embarazo. En etapas avanzadas de la gestación, sin embargo, la menor resistencia vascular sistémica y la disminución del retorno venoso pueden empeorar la obstrucción, lo que puede causar insuficiencia ventricular izquierda, así como arritmias supraventriculares por la distensión auricular izquierda. Deben tenerse en mente los siguientes puntos de tratamiento del trabajo de parto: (1) los fármacos inotrópicos pueden exacerbar la obstrucción; (2) deben evitarse o limitarse los medicamentos que disminuyen la resistencia vascular sistémica; (3) se vigilará el ritmo cardiaco y se tratará rápido la taquicardia, y (4) la paciente debe mantener el decúbito lateral izquierdo durante el trabajo de parto con acortamiento del segundo periodo por un parto quirúrgico vaginal.

- La **transposición de las grandes arterias** se caracteriza por conexiones auriculoventriculares correctas y ventriculoarteriales inapropiadas; la aorta nace en la parte anterior del ventrículo derecho y la pulmonar en la parte posterior del ventrículo izquierdo. Las operaciones de Senning (con uso de tejidos auriculares y septales) y de Mustard (con uso de material extrínseco como el pericardio) redirigen el riego sanguíneo a través de deflectores para proveer sangre venosa pulmonar oxigenada al ventrículo derecho sistémico y desoxigenada al ventrículo izquierdo pulmonar. El seguimiento a largo plazo muestra una supervivencia de 80% a los 28 años, con la mayoría de las supervivientes en la clase I de NYHA. El embarazo después de una operación de Senning o Mustard se vincula con arritmias (taquicardia ventricular o supraventricular, aleteo auricular), insuficiencia cardiaca y un deterioro de la clase funcional de NYHA, así como una elevada incidencia de complicaciones obstétricas graves (65%) y mortalidad de la descendencia (11.7%).

- **Bloqueo auriculoventricular congénito:** si bien las pacientes afectadas pueden requerir un marcapasos, suelen evolucionar bastante bien y no necesitan tratamiento especial durante el embarazo.

Receptoras de trasplante cardiaco

- De acuerdo con las recomendaciones actuales de la *International Society of Heart and Lung Transplantation*, no se desalienta embarazarse a las receptoras de trasplante cardiaco estables 1 año después; requerirían una atención muy especializada por un equipo multidisciplinario.

Afecciones cardiacas específicas

Miocardiopatía

- La **miocardiopatía** puede ser genética, idiopática o causada por miocarditis o sustancias tóxicas y se manifiesta durante el embarazo con signos y síntomas de ICC, que incluyen dolor de tórax, disnea, disnea paroxística nocturna y tos. La ecocardiografía muestra crecimiento de las cámaras cardiacas y disminución de la función ventricular. El corazón se dilata de manera uniforme, sus presiones de llenado aumentan y el gasto cardiaco disminuye. En un momento dado, se presenta insuficiencia cardiaca que suele ser refractaria al tratamiento. La tasa de supervivencia a 5 años es de casi 50%; por lo tanto, es importante el asesoramiento preconcepcional cuidadoso, incluso si la paciente cursa asintomática.

- La **miocardiopatía hipertrófica** con o sin obstrucción de la vía de salida ventricular izquierda es una afección autosómica dominante con fenotipo variable e incidencia de 0.1 a 0.5% durante el embarazo. La mayoría de las mujeres con miocardiopatía hipertrófica evoluciona bien en la gestación y son raras las complicaciones, con una estratificación del riesgo pregestacional a través de la clase funcional de NYHA y la atención multidisciplinaria por especialistas. El riesgo aumenta en las pacientes sintomáticas o cuando hay obstrucción significativa de la salida ventricular izquierda. Existe el potencial de mala tolerancia de la sobrecarga circulatoria de la gestación. Las principales complicaciones incluyen edema pulmonar secundario a disfunción diastólica, disrritmias secundarias a desarreglos miofibrilares, declinación de la clase funcional, complicaciones obstétricas y malos resultados fetales. Durante el embarazo deben continuarse los bloqueadores β y quizá se requiera el uso juicioso de diuréticos para tratar la disnea.

- La **miocardiopatía periparto** es una afección de dilatación idiopática del corazón que suele desarrollarse en el último mes del embarazo o en los 5 meses que siguen al parto, sin otra causa identificable de insuficiencia cardiaca. Se caracteriza por una disfunción sistólica ventricular izquierda con FE < 45%. Su incidencia es de 1 en 1 300 a 15 000. Los factores de riesgo incluyen edad materna avanzada; multiparidad; embarazo múltiple; raza negra; obesidad; desnutrición; HPG gestacional; preeclampsia; atención prenatal deficiente; amamantamiento; cesárea; bajo nivel socioeconómico; antecedentes familiares y abuso de tabaco, alcohol o cocaína. Las manifestaciones clínicas más frecuentes son disnea, tos, ortopnea, disnea paroxística nocturna y hemoptisis. El estudio y diagnóstico se completan con ECG, ecocardiografía y los de laboratorio, como la cuantificación del péptido natriurético cerebral.
  - De las pacientes que sobreviven, casi 50% recupera la función ventricular izquierda normal. La tasa de mortalidad es de 25 a 50%; la mitad de los decesos ocurre en el primer mes del cuadro clínico y la mayoría, en los 3 meses posparto. El pronóstico se relaciona con una disfunción ventricular izquierda en el momento de inicio del cuadro clínico. La muerte es producto de ICC progresiva, sucesos tromboembólicos y arritmias.
  - El tratamiento médico incluye restricción de líquidos y sal, digoxina, diuréticos, vasodilatadores y anticoagulantes; el reposo en cama puede predisponer a las tromboembolias. Tal vez se requiera trasplante cardiaco ante una afección avanzada que no se resuelve. Para las pacientes con diagnóstico prenatal debe considerarse la vigilancia cardiaca invasiva durante el trabajo de parto y hasta al menos 24 horas posparto. Se administrarán oxígeno complementario y analgesia regional, así como se acortará el segundo periodo del trabajo de parto mediante el nacimiento quirúrgico vaginal pasivo. Se reserva la cesárea para las indicaciones obstétricas. Justo después del parto se hará vigilancia en la unidad de cuidados intensivos con inclusión de la detección y el tratamiento de un probable edema pulmonar inducido por autotransfusión.

Afecciones valvulares

- El **prolapso de la válvula mitral** es la afección congénita cardiaca más frecuente en las embarazadas; rara vez tiene implicaciones para los resultados maternos o fetales. Se trata de la causa más frecuente de la regurgitación mitral en las mujeres.
- Una **regurgitación mitral** suele ser bien tolerada durante el embarazo. El descenso de la vasorresistencia sistémica mejora el gasto cardiaco durante la gestación. El tratamiento

médico incluye diuréticos, en el raro caso de una congestión pulmonar, o vasodilatadores para la HPG sistémica. Puede ocurrir empeoramiento agudo grave de la regurgitación mitral por rotura de las cuerdas tendinosas, que debe repararse con cirugía. Las mujeres con regurgitación mitral grave antes del embarazo deben ser objeto de reparación quirúrgica preconcepcional. Aquellas con enfermedad avanzada quizá requieran vigilancia a través de catéter central durante el trabajo de parto.

• Puede ocurrir **regurgitación aórtica (RA)** en las mujeres con cardiopatía reumática, una válvula aórtica congénita bicúspide o deformada, EI o enfermedad del tejido conectivo. La RA en general es bien tolerada durante el embarazo. El tratamiento médico incluye diuréticos y vasodilatadores. Idealmente, aquellas con RA grave deben ser objeto de reparación quirúrgica antes de la concepción; como en la regurgitación mitral, la intervención quirúrgica durante el embarazo debe considerarse solo para aliviar los síntomas refractarios de una clase funcional III o IV de la NYHA.

• **Estenosis aórtica:** la causa más frecuente de estenosis aórtica (EA) en las embarazadas es una válvula bicúspide congénita. La EA leve con función ventricular izquierda normal suele ser bien tolerada durante la gestación. La estenosis asintomática grave se trata de manera conservadora con reposo en cama, oxígeno y bloqueo β. La EA moderada a grave aumenta de forma notoria el riesgo médico durante el embarazo; se recomienda a las pacientes retrasar la concepción hasta que se realice su corrección. Los síntomas como disnea, angina de pecho o síncope suelen hacerse aparentes en etapas tardías del segundo trimestre o al inicio del tercero. Las mujeres con válvulas aórticas bicúspides también tienen mayor riesgo de disección aórtica y deben vigilarse con cuidado. La dilatación de la raíz aórtica > 40 mm o un incremento en sus dimensiones durante el embarazo son factores de riesgo de la disección. En estas pacientes pueden estar indicados los bloqueadores β.

• La EA grave sintomática se puede tratar por valvuloplastia percutánea con balón antes del trabajo de parto y parto, pero con riesgo significativo para madre y feto. Si la paciente acude en etapas tempranas del embarazo, deberá dialogarse con ella acerca de su interrupción, antes de la corrección quirúrgica de la EA grave (FE < 40%). No se recomiendan la anestesia raquídea o epidural por sus efectos vasodilatadores. La afección se caracteriza por una poscarga fija; por lo tanto, es necesario mantener un volumen diastólico final adecuado y, en consecuencia, una presión de llenado apropiada para conservar el gasto cardiaco. Así, se debe tener cuidado para prevenir la hipotensión, la taquicardia y la hipoperfusión causadas por pérdida sanguínea, anestesia regional u otros medicamentos. Se debe hidratar a las pacientes de manera adecuada y colocarlas en decúbito lateral izquierdo, para llevar al máximo el retorno venoso. Como con la estenosis mitral (EM), deberá considerarse la vigilancia hemodinámica con un catéter de arteria pulmonar durante el trabajo de parto y parto.

• La **estenosis pulmonar** con frecuencia acompaña a otras anomalías congénitas cardiacas, pero como lesión aislada rara vez complica el embarazo. Las pacientes con cardiopatía congénita acianótica toleran mejor el embarazo que aquellas con cianosis. La valvulotomía percutánea guiada por ecocardiografía es una opción terapéutica potencial.

• La **estenosis mitral** en las mujeres en edad de procrear suele deberse a fiebre reumática. Las pacientes con EM moderada a grave a menudo experimentan deterioro hemodinámico durante el tercer trimestre o el trabajo de parto y parto. Los volúmenes y la frecuencia cardiaca aumentados llevan a una elevación de la presión auricular izquierda, con edema pulmonar resultante. El desplazamiento adicional del volumen sanguíneo hacia la circulación sistémica que las contracciones hace en particular peligroso el trabajo de parto. Se puede tratar la EM leve a moderada con diuresis juiciosa y bloqueo β, si bien se evitará la diuresis intensiva para conservar la perfusión uteroplacentaria. Los bloqueantes β cardioselectivos, como el metoprolol y el atenolol, se usan para tratar o prevenir la taquicardia, lo que optimiza el llenado diastólico mientras se evitan los efectos deletéreos del bloqueo de la epinefrina sobre la actividad miocárdica. Las pacientes con EM grave que presentan síntomas de las clases funcionales III o IV de la NYHA durante el embarazo deben ser objeto de valvulotomía percutánea con balón.

- La fibrilación auricular en las embarazadas con EM puede causar su descompensación rápida. La digoxina y los bloqueadores β disminuyen la frecuencia cardiaca y se pueden usar diuréticos para aminorar el volumen sanguíneo y la presión auricular izquierda. Ante la fibrilación auricular y el deterioro hemodinámico se puede hacer electrocardioversión con seguridad y rapidez. La fibrilación auricular también aumenta el riesgo de accidente cerebrovascular y requiere anticoagulación.

- La mayoría de las pacientes con EM puede tener un parto vaginal. Sin embargo, aquellas con síntomas de ICC o EM moderada a grave deben ser objeto de vigilancia hemodinámica con un catéter de Swan-Ganz durante el trabajo de parto, el parto y varias horas posparto. La anestesia epidural suele ser mejor tolerada a nivel hemodinámico que la general.

Arritmias

Los **complejos auriculares o ventriculares prematuros** no se vinculan con resultados maternos o fetales adversos y no requieren tratamiento antiarrítmico. La **fibrilación** y el **aleteo auriculares** son raros durante el embarazo. Se puede lograr la regulación de la frecuencia cardiaca con seguridad mediante digoxina o bloqueadores β. Se hace cardioversión eléctrica con seguridad durante cualquier etapa del embarazo. Otras arritmias se deben tratar con el auxilio de un cardiólogo. Las arritmias no sostenidas en ausencia de cardiopatía orgánica es mejor dejarlas sin tratamiento o tratarlas con modificaciones del estilo de vida y alimentación (p. ej. disminución del tabaquismo, cafeína y estrés). Las arritmias graves que ponen en riesgo la vida, vinculadas con una vía de reingreso aberrante, deben tratarse antes del embarazo por ablación. Si se requiere tratamiento médico durante la gestación, se utilizarán fármacos bien establecidos, como los bloqueadores β. El marcapasos artificial, la desfibrilación eléctrica y la cardioversión no deberían tener efecto sobre el feto.

Cardiopatía isquémica

- La **cardiopatía isquémica** es un suceso raro, pero potencialmente devastador durante el embarazo. Los factores de riesgo incluyen HPG, trombofilia, diabetes, tabaquismo, transfusión, infección posparto, obesidad y edad > 35 años. Los infartos miocárdicos (IM) de la pared anterior son los más frecuentes. El diagnóstico y la valoración de los sucesos cardiacos agudos son similares a los de las pacientes sin embarazo. Alrededor de 67% de los IM durante el embarazo se presenta en el tercer trimestre. Si ocurre antes de las 24 semanas de gestación, debe dialogarse con la paciente acerca de la terminación del embarazo debido a la elevada incidencia de mortalidad materna. Si el parto ocurre en las 2 semanas siguientes a un suceso agudo, la tasa de mortalidad alcanza 50%; la supervivencia mejora mucho cuando el nacimiento ocurre más de 2 semanas después del suceso agudo.

- La angioplastia coronaria es el tratamiento preferido de reperfusión en casos de IM con elevación del segmento ST. El tratamiento médico del IM agudo debe modificarse en la embarazada. Los fármacos trombolíticos aumentan el riesgo de hemorragia materna hasta 8% en quienes los reciben poco después del parto. El ácido acetilsalicílico a dosis baja y los nitratos se consideran seguros. Los bloqueadores β son seguros, si bien algunos se han vinculado con un ligero descenso del crecimiento fetal. La administración de heparina a corto plazo no se ha vinculado con mayores efectos adversos maternos o fetales. Los inhibidores de la enzima convertidora de angiotensina y las estatinas están contraindicados durante el embarazo. Se pueden usar hidralacina y nitratos como sustitutos de los inhibidores de la enzima convertidora de angiotensina.

Fármacos cardiovasculares durante el embarazo

- En la Tabla 13-5 se muestran los fármacos cardiovasculares más usados y sus efectos adversos potenciales durante el embarazo.
- **Anticoagulación:** varias afecciones requieren el inicio o mantenimiento de la anticoagulación durante el embarazo y la opción depende de las preferencias de paciente y médico, después de considerar los riesgos maternos y fetales. Los tres fármacos más usados durante el embarazo son: heparina no fraccionada (HNF), heparina de bajo peso molecular (HBPM) y warfarina.

Tabla 13-5	Fármacos cardiovasculares durante el embarazo[a]
Fármaco	**Efectos secundarios**
Amiodarona	Bocio, hipo e hipertiroidismo, RCIU
Inhibidores de la ECA	Contraindicados; oligohidramnios, RCIU, insuficiencia renal, osificación ósea anormal; clase X de la FDA
Ácido acetilsalicílico	La dosis baja no es lesiva
Bloqueadores β	Relativamente seguros; RCIU, bradicardia e hipoglucemia neonatales
Bloqueadores de los canales del calcio	Relativamente seguros; se cuenta con pocos datos; hay preocupación respecto del tono uterino en el momento del parto
Digoxina	Segura; sin efectos adversos
Flecainida	Relativamente segura; se cuenta con datos limitados; se usa para tratar las arritmias fetales
Hidralacina	Segura; sin efectos adversos mayores
Furosemida	Segura; con precaución respecto de hipovolemia materna y disminución del riego sanguíneo placentario
Lidocaína	Segura; las dosis altas pueden causar depresión del sistema nervioso central del neonato
Metildopa	Segura
Procainamida	Relativamente segura; se cuenta con datos limitados; se ha usado para tratar arritmias fetales, sin efectos secundarios mayores
Propafenona	Datos limitados
Quinidina	Relativamente segura; rara vez relacionada con trombocitopenia neonatal; mínimo efecto oxitócico
Warfarina	Embriopatía fetal, anomalías del SNC del feto, hemorragia placentaria y fetal; clase X de la FDA

Abreviaturas: ECA, enzima convertidora de angiotensina; SNC, sistema nervioso central; FDA, *US Food and Drug Administration*; RCIU restricción del crecimiento intrauterino.
[a] Adaptada de Elkayam U. Pregnancy and cardiovascular disease. En: Braunwald E, ed. *Braunwald's Heart Disease: A Textbook of Cardiovascular Medicine*. 10th ed. Philadelphia, PA: WB Saunders; 2015:1764. Copyright © 2015 Elsevier. Con autorización.

- La **HNF** no atraviesa la placenta y es segura para el feto. Sin embargo, su uso se ha vinculado con osteoporosis materna, hemorragia de la unión uteroplacentaria, trombocitopenia (inducida por heparina), trombosis y una elevada incidencia (12-24%) de sucesos tromboembólicos con las válvulas mecánicas de generación antigua. A menudo se requieren dosis altas de HNF para alcanzar el tiempo parcial de tromboplastina activada deseado, por el estado hipercoagulable vinculado con el embarazo. Las infusiones parenterales deben interrumpirse al menos 4 horas antes de una cesárea. La HNF puede revertirse con sulfato de protamina.

- La **HBMP**, en comparación con la HNF, produce una respuesta anticoagulante más predecible, es menos posible que cause una trombocitopenia inducida por heparina, más fácil de administrar y vigilar, y conlleva menor riesgo de osteoporosis y complicaciones hemorrágicas. No atraviesa la placenta y es segura para el feto. Se pueden verificar las concentraciones de anticuerpos contra el factor Xa 4 horas después de la dosis matutina, y ajustarla para alcanzar cifras de 0.7 a 1.2 U/mL. Aunque los datos respaldan el uso de HBPM para tratar la trombosis venosa profunda en las embarazadas, no hay datos para guiar su uso en aquellas con prótesis valvulares mecánicas y en varios estudios pequeños se ha mostrado una mayor tasa de complicaciones graves.

- La **warfarina**, un antagonista de la vitamina K, atraviesa libremente la placenta y puede dañar al feto. La incidencia de embriopatía por warfarina (anomalías de la formación de hueso y cartílago fetales) se calcula de 4 a 10% y es máxima cuando se administra durante las semanas 6 a 12 de gestación. A nivel clínico se puede disminuir el riesgo de embriopatía importante si la dosis de warfarina es < 5 mg/día. Pueden presentarse anomalías del sistema nervioso central del feto después de su exposición durante cualquier trimestre de la gestación. No obstante, algunas afecciones pueden justificar el tratamiento con warfarina durante el embarazo. En el contexto de las válvulas cardiacas protésicas mecánicas la warfarina se ha vinculado con un menor riesgo de complicaciones tromboembólicas maternas, en comparación con la heparina (por cerca de 2-4%). Para el tratamiento de esa población de alto riesgo se debe sopesar la profilaxis tromboembólica potencialmente mejor con los riesgos de embriopatía. Algunos grupos de autoridades en la materia recomiendan la profilaxis para las pacientes con válvulas mecánicas cardiacas con heparina en el primer trimestre, y considerar su transición a warfarina hasta las últimas semanas de la gestación, y deberán cambiar de nuevo a heparina varias semanas antes del parto para evitar el riesgo de hemorragia fetal.

AFECCIONES RESPIRATORIAS

Cambios pulmonares durante el embarazo

- El embarazo causa cambios mecánicos y bioquímicos que afectan la función respiratoria materna y el intercambio de gases. Los factores más notorios son el efecto mecánico del útero grávido sobre el diafragma y el aumento de la progesterona circulante sobre la ventilación, que se cree aumenta la sensibilidad del centro respiratorio ante el dióxido de carbono.

- La elevación del diafragma en la segunda mitad del embarazo disminuye la capacidad funcional residual, el volumen pulmonar en reposo de los pulmones al final de la exhalación normal. A pesar de la alteración en la posición del diafragma en reposo, su excursión no se modifica y, por lo tanto, se conserva la capacidad vital. La función de las vías aéreas también se mantiene durante embarazo, ya que VEF_1 (volumen espiratorio forzado en un segundo) y VEF_1/capacidad vital forzada son normales. La ventilación minuto en reposo aumenta 50%, por un mayor volumen de ventilación pulmonar de 40%. Tanto

VEF_1 como el flujo exhalatorio máximo se mantienen sin cambios. Como resultado de la mayor ventilación minuto, la PCO_2 arterial disminuye, lo que es contrarrestado por la excreción renal de bicarbonato, y la cifra de PO_2 arterial aumenta un poco. El consumo de oxígeno aumenta 15 a 20% durante el embarazo, compensado por el mayor gasto cardiaco. El pH arterial aumenta un poco por la disminución de la PCO_2, con el resultado de una alcalosis respiratoria materna leve.

Afecciones respiratorias específicas

Asma

- El **asma** es la enfermedad respiratoria crónica más frecuente durante el embarazo y afecta a 3 a 12% de las embarazadas. El bajo peso al nacer es frecuente en los hijos de madres que manifiestan síntomas diarios de asma moderada, afección con más probabilidad de empeorar en aquellas con el antecedente pregestacional de la forma grave. En quienes presentan asma grave deberá hacerse una exploración pulmonar, la determinación del flujo máximo y la revisión de los síntomas en cada consulta. Se alentará el cese del tabaquismo. Además, las pacientes pueden vigilar su flujo máximo en casa e iniciar el tratamiento antes de presentar síntomas peligrosos. Las embarazadas tienden a disminuir el uso de medicamentos para el asma enlistados en la Tabla 13-6 debido al temor de malformaciones fetales. Los médicos deben proveer aliento en el sentido de que es más seguro tomar los medicamentos para el asma durante el embarazo que correr el riesgo de resultados perinatales adversos por su exacerbación grave, que tiene máxima frecuencia entre las 24 y 36 semanas, y es más a menudo precipitada por infecciones respiratorias víricas y el incumplimiento con los esquemas de corticosteroides inhalados. Debido a que las exacerbaciones del asma pueden ser graves, deben tratarse de manera intensiva durante el embarazo, con un umbral más bajo para la hospitalización.
- Las **exacerbaciones agudas del asma** que requieren observación o ingreso hospitalarios se tratan de inicio con oxígeno humidificado al 40% y agonistas β. Debe ordenarse una radiografía de tórax. Se pueden agregar anticolinérgicos y esteroides inhalados o sistémicos, según se requiera. Debe considerarse la intubación si la PCO_2 es > 40 mm Hg o se presenta hipoxia.
- Las **exacerbaciones durante el trabajo de parto** son raras, tal vez por el aumento en el cortisol endógeno. Las pacientes que recibieron esteroides durante el embarazo pueden requerir estos en dosis de estrés durante el trabajo de parto y parto. Debe evitarse la anestesia general endotraqueal, de ser posible, por la mayor incidencia de broncoespasmo y atelectasia.

Influenza

- Cada año 10% de las mujeres presenta **influenza**, cuyos síntomas incluyen fiebre, tos, mialgias y calosfríos de 1 a 4 días después de la exposición. La complicación más frecuente de la influenza es la neumonía y las embarazadas tienen más probabilidad de hospitalización o ingreso a una unidad de cuidados intensivos cuando son afectadas. Ver el capítulo 8 para una descripción más amplia, incluida la terapéutica.

Fibrosis quística

- La **fibrosis quística (FQ)** es una afección autosómica recesiva que se presenta en casi uno de 2 500 embarazos con nacidos vivos y se caracteriza por el transporte anormal de cloro por las células epiteliales y el espesamiento de las secreciones glandulares. El diagnóstico se confirma por aumento de la concentración de cloro en el sudor, por iontoforesis con pilocarpina o por análisis de mutación del gen regulador de la conductancia

Tabla 13-6	Medicamentos para el asma durante el embarazo
Corticosteroides inhalados	• Constituyen la piedra angular del tratamiento del asma persistente de todas las intensidades • Se mantienen activos en forma local con poca absorción sistémica, previenen eficazmente las exacerbaciones • Alentar a las pacientes de que los efectos secundarios no son iguales para los esteroides orales con el fin de asegurar su cumplimiento • Ejemplos: beclometasona, fluticasona, budesonida, flunisolida, triamcinolona
Corticosteroides orales/ IV	• Están indicados para las exacerbaciones agudas cuando las pacientes no responden a otras medidas • En contextos agudos: hidrocortisona, 100 mg IV cada 8 h, o metilprednisolona, 125 mg IV cada 6 h, seguidos por disminución gradual de la prednisona oral
Simpaticomiméticos β	• Ayudan a regular el asma por relajación del músculo liso bronquial • Se pueden usar para el alivio sintomático en conjunción con los corticosteroides inhalados • Los preparados de acción breve son seguros durante el embarazo • Pocos datos disponibles sobre los preparados de acción prolongada
Anticolinérgicos	• Se usan para tratar los síntomas graves • Sus efectos secundarios incluyen taquicardia • Ejemplo: bromuro de ipratropio o glucopirrolato en aerosol
Cromolina y antagonistas de leucotrieno	• Alternativas útiles para el asma persistente leve • Se puede usar como tratamiento adicional de las exacerbaciones más graves
Teofilina	• Inhibidor de la fosfodiesterasa • Última opción terapéutica en el asma moderado o grave • Se requiere cuantificar sus cifras sanguíneas durante el tercer trimestre porque en ese periodo aumenta su depuración

Abreviatura: IV, intravenoso.

transmembrana de la fibrosis quística (CFTR, por sus siglas en inglés). Debido a mejores modalidades terapéuticas, las mujeres con FQ viven más tiempo, con una supervivencia media de 37 años, y con mayor frecuencia alcanzan la edad de procrear.

• En informes recientes se describen mejores resultados maternos y perinatales de las mujeres con FQ. El mejor factor de predicción del embarazo y la evolución materna a largo plazo es la gravedad de la enfermedad, determinada por estudios de la función pulmonar. Cuando son comparadas con mujeres sin embarazo de acuerdo con la gravedad de la enfermedad, la gestación no compromete la supervivencia a largo plazo. Son factores de mal pronóstico un $FEV_1 < 60\%$ del predicho, el corazón pulmonar y la HPG pulmonar. Si el FEV_1 pregestacional es $< 60\%$ del predicho, el riesgo de parto pretérmino, complicaciones respiratorias y muerte de la madre en unos cuantos años después aumenta de forma significativa.

- El asesoramiento preconcepcional debe incluir ofrecer detección de portador del compañero no afectado y si se encuentra que lo es, el riesgo de tener un hijo afectado es de 50%. Debe tenerse un diálogo cuidadoso entre la pareja, el médico especialista en FQ, el especialista en medicina materno-fetal y un genetista médico.

- Es vital un abordaje de equipo multidisciplinario para la atención de la paciente con FQ embarazada. Durante todo el embarazo debe haber colaboración entre el especialista de medicina materno-fetal, el médico especialista en FQ, el neonatólogo, el anestesiólogo, el farmacéutico y el nutriólogo.

- El efecto del embarazo en una paciente con FQ es impredecible; por lo tanto, deberá considerarse siempre de alto riesgo para madre y feto. Durante el embarazo es obligatoria la vigilancia estrecha de la función pulmonar y la microbiología del esputo. Deben hacerse pruebas de función pulmonar cada mes y tratar de manera intensiva las infecciones pulmonares durante el embarazo. Las pacientes afectadas pueden también presentar insuficiencia pancreática, que se manifiesta como diabetes, absorción intestinal deficiente o cirrosis hepática, por lo que está indicada la detección temprana de la diabetes durante el embarazo. Debido a la absorción intestinal deficiente, las madres con FQ deben ingerir una dieta con 120 a 150% de la ingestión recomendada para pacientes sin FQ y procurar aumentar > 11 kg de peso corporal.

- Durante el trabajo de parto se vigilarán estrechamente los líquidos y electrolitos. El mayor contenido de sodio en el sudor de las pacientes afectadas puede hacerlas más susceptibles a la hipovolemia durante el trabajo de parto. En conjunto, 70 a 80% de las embarazadas con FQ tiene partos exitosos con neonatos sanos.

- Deberá estudiarse la leche materna en cuanto al contenido de sodio antes de permitir el amamantamiento; en el caso de una elevación significativa del sodio, este está contraindicado.

Tuberculosis

- La **tuberculosis (TB)** es un problema de salud pública mundial altamente prevalente en muchas zonas urbanas.

  - La detección es por inyección subcutánea del derivado proteínico purificado (PPD, por sus siglas en inglés); Solo 80% de los resultados es positivo en el contexto de la reactivación de la enfermedad; no obstante, y si una paciente recibió antes la vacuna del bacilo de Calmette-Guérin el resultado del PPD puede mantenerse positivo toda la vida. Si el PPD es positivo o se sospecha TB, debe hacerse una radiografía de tórax con protección abdominal, de preferencia después de las 20 semanas de gestación. Se están desarrollando métodos alternativos de detección, pero aún tienen que ser ampliamente aceptados para sustituir al PPD.

  - Se puede hacer un diagnóstico definitivo de TB con el cultivo de *Mycobacterium tuberculosis* o la tinción acidorresistente. Se pueden inducir las muestras de esputo con solución salina en aerosol; se colectará el primer esputo de la mañana durante 3 días consecutivos y si resulta positivo para bacilos acidorresistentes, se iniciará antibioticoterapia mientras esperan los resultados finales del cultivo y las pruebas de sensibilidad.

  - El tratamiento estándar durante el embarazo consta de isoniazida (INH) con complementos de piridoxina, etambutol y pirazinamida. Se evitará el sulfato de estreptomicina por el riesgo de daño del VIII par craneal fetal. También deberá evitarse la rifampicina durante el embarazo, a menos que no se puedan usar INH y etambutol. Se recomienda la profilaxis con INH durante 6 a 9 meses en las pacientes asintomáticas menores de 35 años con resultado positivo del PPD y datos negativos en la radiografía de tórax.

- Si la paciente cambió a un resultado positivo del PPD en los últimos 2 años, debe iniciarse tratamiento con INH durante el embarazo después del primer trimestre. Si se desconoce el tiempo transcurrido desde la conversión o es mayor de 2 años, se inicia INH durante el periodo posparto. No se recomienda la profilaxis con INH en las pacientes mayores de 35 años por su hepatotoxicidad. Cuando es tratada, la TB no debería afectar el embarazo y este no modificará la evolución de la enfermedad.

Síndrome de dificultad respiratoria aguda

El **síndrome de dificultad respiratoria aguda (SDRA)** es una lesión pulmonar aguda que lleva al edema pulmonar por permeabilidad importante e insuficiencia respiratoria. Se han comunicado tasas de mortalidad tan altas como 25 a 40% durante el embarazo.

- La sepsis y la neumonía infecciosa difusa son las dos causas más frecuentes de SDRA durante el embarazo, y las correspondientes de septicemia son corioamnionitis, pielonefritis e infección pélvica puerperal. La preeclampsia severa y la hemorragia obstétrica también se vinculan con edema por la mayor permeabilidad.

- La insuficiencia respiratoria aguda se caracteriza por hipoxemia, disnea y taquipnea. Conforme aumenta el edema y ocurre pérdida del volumen pulmonar, la distensión de los pulmones empeora y se presenta derivación sanguínea intrapulmonar. Las anomalías pulmonares se detectan por auscultación y la radiografía de tórax es notoria por su afectación bilateral.

- En el tratamiento del SDRA se sopesa la provisión de oxigenación adecuada con el agravamiento de la lesión pulmonar. Es vital el respaldo por perfusión sistémica con sangre y soluciones cristaloides intravenosas; sin embargo, el tratamiento conservador de líquidos, más que liberal, se vincula con menos días de ventilación mecánica. La infección debe tratarse con antimicrobianos. Se prefiere la intubación temprana durante el embarazo si la insuficiencia respiratoria es inminente.

LECTURAS SUGERIDAS

Cunningham FG, Leveno KJ, Bloom SL, et al, eds. Cardiovascular disorders. En: *Williams Obstetrics*. 25th ed. New York, NY: McGraw-Hill; 2018:948-974.

Cunningham FG, Leveno KJ, Bloom SL, et al, eds. Pulmonary disorders. En: *Williams Obstetrics*. 25th ed. New York, NY: McGraw-Hill; 2018:987-1003.

Deen J, Chandrasekaran S, Stout K, Easterling T. Heart disease in pregnancy. En: Gabbe SG, Niebyl JR, Simpson JL, et al, eds. *Obstetrics: Normal and Problem Pregnancies*. 7th ed. Philadelphia, PA: Elsevier; 2017:803-827.

Whitty JE, Dombrowski MP. Respiratory disease in pregnancy. En: Gabbe SG, Niebyl JR, Simpson JL, et al, eds. *Obstetrics: Normal and Problem Pregnancies*. 7th ed. Philadelphia, PA: Elsevier; 2017:828-849.

Wilson W, Taubert KA, Gewitz M, et al. Prevention of infective endocarditis: guidelines from the American Heart Association: a guideline from the American Heart Association Rheumatic Fever, Endocarditis and Kawasaki Disease Committee, Council on Cardiovascular Disease in the Young, and the Council on Clinical Cardiology, Council on Cardiovascular Surgery and Anesthesia, and the Quality of Care and Outcomes Research Interdisciplinary Working Group. *J Am Dent Assoc*. 2007;138:739-745, 747-760.

14 Valoración genitourinaria y enfermedad renal durante el embarazo

Lauren M. Kucirka y Cynthia H. Argani

El embarazo se vincula con cambios significativos en la estructura y función de los riñones y el aparato urinario, y sus afecciones son frecuentes.

ENFERMEDADES DEL RIÑÓN Y LAS VÍAS URINARIAS

Fisiología renal durante el embarazo

- El aparato urinario presenta muchos cambios fisiológicos durante un embarazo normal y, además, conforme el útero grávido aumenta de volumen, tiene un efecto de masa ocupativa sobre el aparato urinario.
- **Cambios estructurales.** Durante el embarazo los riñones aumentan 1 a 1.5 cm de longitud y 30% de volumen. El sistema colector se expande más de 80%, con una dilatación más notoria del lado derecho.
  - Se presenta hidronefrosis fisiológica leve del lado derecho tan temprano como a las 6 semanas de gestación. El volumen renal retorna a lo normal en la primera semana posparto, pero la hidronefrosis y el hidrouréter tal vez no se normalicen hasta pasados 3 a 4 meses del parto. Por lo tanto, la pielografía electiva debe diferirse hasta al menos las 12 semanas posparto.
  - Estos cambios estructurales aumentan el riesgo de pielonefritis en el contexto de la bacteriuria asintomática (BAS) y las infecciones del aparato urinario (IAU).
- **Filtración renal.** La expansión del volumen sanguíneo durante el embarazo aumenta el flujo plasmático renal de 50 a 80%, lo que a su vez causa un incremento de la tasa de filtración glomerular (TFG), que se puede detectar en el mes que sigue a la concepción, con un máximo de 40 a 50% por arriba de la cifra pregestacional para el final del primer trimestre.
  - El aumento de la TFG incrementa la depuración de creatinina, por lo que las fórmulas para obtenerla con base en la edad, la talla y el peso no son aplicables; la depuración de creatinina durante el embarazo debe calcularse con una recolección de orina de 24 horas.
  - El aumento de la TFG causa disminución del nitrógeno de urea sanguíneo (BUN, por sus siglas en inglés) medio y de la creatinina sérica durante el embarazo (8.5 y 0.46 mg/dL, respectivamente). Una creatinina sérica que puede considerarse normal fuera del embarazo quizá sugiera una insuficiencia renal durante la gestación.
- **Función tubular renal.** La disminución de la resorción tubular durante el embarazo aumenta la excreción urinaria de electrolitos, glucosa, aminoácidos y proteínas.
  - El aumento de la depuración del calcio es equilibrado por el incremento de su absorción en el tubo digestivo. El calcio ionizado se mantiene estable a pesar de la cifra sérica total disminuida, debido a la menor concentración de albúmina sérica.
  - Ocurre hiponatremia fisiológica con una concentración de sodio en plasma que decrece 5 mEq/L durante el embarazo. Las cifras de sodio retornan a la basal entre 1 y 2 meses posparto.
  - La excreción urinaria de glucosa aumenta 10 a 100 tantos y se presenta glucosuria de manera sistemática en el embarazo normal. El aumento de la glucosa urinaria incrementa el riesgo de bacteriuria e IAU.

- La resorción renal de bicarbonato disminuye para compensar la alcalosis respiratoria durante el embarazo, con disminución por casi 5 mEq/L del bicarbonato sérico.
- **Valoración sistemática de la función renal.** Aunque es frecuente la detección prenatal sistemática de proteinuria, hay pocos datos que respaldan su eficacia. Si hay sospecha de preeclampsia, se puede valorar la proteinuria por cuantificación del cociente de proteínas: creatinina en la orina, o una cuantificación de proteínas en orina de 24 horas, y cuando el cociente es ≥ 0.3 mg/dL, con una proteinuria > 300 mg/dL, son diagnósticos, en combinación con la elevación de la presión arterial.
- Las pacientes con hipertensión crónica, diabetes, nefropatía previa u otras enfermedades presentan cifras anormales de proteinuria antes del embarazo y deben ser objeto de una recolección de orina de 24 horas basal para su cuantificación en etapas tempranas de la gestación.
- La creatinina sérica persistentemente > 0.9 mg/dL debe dar lugar al estudio de una enfermedad renal intrínseca. Debe precisarse la presencia de afecciones comórbidas y tener en mente una valoración adicional. Se considerará la biopsia renal durante el embarazo cuando los resultados lleven a un cambio en el tratamiento antes del parto

Afecciones de las vías urinarias durante el embarazo

Infección de vías urinarias

- Las **infecciones de vías urinarias** son frecuentes durante el embarazo. La estasis de la orina secundaria a hidrouréter e hidronefrosis, el traumatismo vesical por compresión o edema, el reflujo vesicoureteral y el aumento de la glucosuria pueden contribuir al mayor riesgo de infección. En las mujeres con dos o más IAU o el diagnóstico de pielonefritis durante el embarazo se debe considerar el tratamiento supresor diario con antibióticos hasta el parto.
- La **bacteriuria asintomática** es la presencia de bacterias en las vías urinarias, con excepción de la uretra distal, sin causar signos o síntomas de infección. La prevalencia de BAS durante el embarazo va de 2 a 7%. Sin tratamiento, 20 a 30% de las BAS en las embarazadas avanza a la pielonefritis; el tratamiento disminuye a 3% esas cifras. La pielonefritis se vincula con lactantes de bajo peso al nacer y parto pretérmino. En consecuencia, está indicado su tratamiento durante el embarazo. Se recomienda la detección de bacteriuria con un urocultivo en la primera consulta prenatal. Las mujeres con el rasgo de drepanocitemia presentan una duplicación del riesgo de BAS y se pueden estudiar en cada trimestre.
  - Un urocultivo de una muestra de chorro medio con más de 10 000 colonias de una sola cepa bacteriana/mL o el que se obtuvo de un espécimen por sonda con > 100 colonias/mL justifica el tratamiento.
  - *Escherichia coli* contribuye con 75 a 90% de las infecciones, las especies de *Klebsiella, Proteus, Pseudomonas, Enterobacter* y *Staphylococcus* coagulasa negativo son otros microorganismos patógenos frecuentes. Cuando la mujer es infectada por una bacteriuria con estreptococos del grupo B debe tratarse con antibióticos apropiados al inicio del trabajo de parto o ante la rotura de membranas para prevenir una infección neonatal.
  - El tratamiento inicial suele ser empírico y se puede modificar con base en los resultados de sensibilidad del urocultivo. Un tratamiento de ciclo corto de 3 a 7 días es tan eficaz como el continuo. Se repite el urocultivo 1 a 2 semanas después del tratamiento y, otra vez, cada trimestre. Si la bacteriuria persiste después de dos o más ciclos de tratamiento, se tendrá en mente el tratamiento supresor por el resto del embarazo. Se pueden usar sulfonamidas y nitrofurantoína como tratamiento ideal y

el de supresión durante el segundo y tercer trimestres. Hay evidencias encontradas acerca de los vínculos entre estos fármacos y los defectos al nacer cuando son usados en el primer trimestre; sin embargo, se pueden utilizar cuando no se dispone de alternativas adecuadas. Ambos fármacos están contraindicados en las mujeres con deficiencia de la glucosa 6 fosfatasa.

- Ocurre **cistitis aguda** en casi 1 a 3% de las embarazadas. Los síntomas incluyen frecuencia y urgencia urinarias, disuria, hematuria o malestar suprapúbico. Los esquemas de tratamiento empíricos son los mismos que para la BAS. De ser posible, se ordenará un urocultivo antes de iniciar la antibioticoterapia.
- La **uretritis** suele ser causada por *Chlamydia trachomatis* y debe sospecharse en las pacientes con síntomas de cistitis aguda y un urocultivo negativo. También puede haber cervicitis mucopurulenta. El tratamiento ideal es con azitromicina 1 g como dosis oral única para ambos, la paciente y su pareja. Debe hacerse una prueba de curación 3 a 4 semanas después del tratamiento.

Pielonefritis

- Ocurre **pielonefritis aguda** en casi 1 a 2% de las embarazadas y es la principal causa de choque séptico durante la gestación, cuyas complicaciones incluyen trabajo de parto pretérmino, rotura prematura de membranas pretérmino (RPMPP), bacteriemia, septicemia, síndrome de dificultad respiratoria aguda y anemia hemolítica. Son cruciales el diagnóstico y el tratamiento rápidos de la pielonefritis durante el embarazo.
- Los síntomas incluyen fiebre, calosfríos, dolor de flanco, náusea y vómito. Frecuencia, urgencia y disuria tienen una presencia variable.
- La pielonefritis es un diagnóstico clínico. Deben ordenarse urocultivo, recuento hematológico completo, creatinina sérica y electrolitos en el momento del ingreso hospitalario. También se harán hemocultivos a las pacientes con sospecha de septicemia.
- El tratamiento incluye la administración de antibióticos de amplio espectro por vía intravenosa, hidratación y antipiréticos. Suele usarse ceftriaxona y es equivalente a la combinación de ampicilina más gentamicina. Para las pacientes alérgicas a la penicilina es apropiado un esquema con clindamicina más gentamicina. En general, las fluoroquinolonas se evitan durante el embarazo.
- Las embarazadas con pielonefritis tienen un mayor riesgo del síndrome de dificultad respiratoria aguda y deben ser vigiladas de manera estrecha en cuanto a datos de sintomatología respiratoria, con provisión de respaldo ventilatorio, según sea necesario.
- La transición a un esquema oral es apropiada después de un periodo afebril de más de 48 horas. El esquema de antibióticos debe elegirse con base en las pruebas de sensibilidad del urocultivo. El tratamiento se continúa por vía oral hasta concluir un ciclo de 14 días. Después, se inicia el tratamiento supresor diario por el resto del embarazo, porque el riesgo de recurrencia es de casi 20%.
- Si no hay respuesta al tratamiento con antibióticos en 48 horas, revise la dosis y sensibilidad, repita el urocultivo y ordene una ultrasonografía renal para valorar anomalías anatómicas, nefrolitiasis y un absceso intrarrenal o perinéfrico.

Nefrolitiasis

- Deberá tenerse en mente la **nefrolitiasis** en embarazadas con inicio agudo de dolor abdominal o de flanco, cuya incidencia es de entre 0.3 y 4 por 1 000 embarazos. La mayor excreción de calcio en la orina, la estasis urinaria y la deshidratación son factores de riesgo vinculados con la formación de cálculos renales durante el embarazo.
  - El diagnóstico es sobre todo clínico. Los síntomas clásicos incluyen inicio agudo de dolor cólico en un flanco, hematuria y piuria. En más de 50% de los casos el cálculo

se expulsa de manera espontánea después de la hidratación y se puede observar en forma directa por filtrado de la orina de la paciente. Debe hacerse ultrasonografía renal para descartar una obstrucción, pero debe diferenciarse, cuando es patológica por un cálculo renal, de la hidronefrosis fisiológica del embarazo. Si el diagnóstico sigue siendo incierto y hay una ultrasonografía negativa, debe tenerse en mente la urografía por resonancia magnética o la tomografía computarizada sin contraste.

- El tratamiento inicial es de hidratación intravenosa y analgesia con la paciente en decúbito lateral, con el costado donde presenta síntomas arriba, lo que ayuda a disminuir la presión del útero grávido en el lado afectado. Casi 75% de los cálculos se expulsa de manera espontánea. Las infecciones vinculadas se deben tratar de forma intensiva. Las indicaciones de intervención quirúrgica incluyen alteración de la función renal, obstrucción, dolor intenso prolongado o signos de septicemia. Está contraindicada la litotripcia extracorpórea por ondas de choque durante el embarazo.

Enfermedad renal poliquística

- La enfermedad renal poliquística autosómica dominante (ERPAD) afecta a entre 1:400 y 1 000 individuos y se caracteriza por la presencia de grandes quistes llenos de líquido en los riñones.
- Las complicaciones incluyen hipertensión, IAU recurrentes, dolor de flanco, nefrolitiasis y hematuria. Hay un mayor riesgo de desarrollo de aneurismas aórticos o en baya. Las embarazadas con ERPAD tienen mayor riesgo de crisis hipertensivas, preeclampsia, IAU y disfunción renal. Es importante informar a las pacientes que su hijo tiene probabilidad de 50% de heredar la ERPAD.

Enfermedad glomerular

- La **enfermedad glomerular** es causada por una amplia variedad de afecciones y su cuadro clínico varía desde asintomática hasta insuficiencia renal. Se definen síndromes clínicos para diferenciar a estas pacientes, con nefrítico y nefrótico como los más comunes. El diagnóstico definitivo requiere una biopsia renal. Sin embargo, ante los riesgos potenciales debe intentarse una biopsia renal durante el embarazo si sus resultados van a cambiar la terapéutica.
- **Síndrome nefrítico agudo**
  - Suele presentarse con hipertensión, hematuria, cilindros eritrocíticos urinarios, piuria y proteinuria leve a moderada.
  - Sus causas incluyen glomerulonefritis posestreptocócica, nefritis lúpica, nefropatía por inmunoglobulina A (IgA), glomerulonefritis membranoproliferativa, glomerulonefritis asociada con endocarditis, enfermedad de la membrana basal contra los glomérulos, síndromes de Goodpasture y de Wegener, así como el de Churg-Strauss.
  - También pueden presentarse el síndrome de Goodpasture, de Wegener, Churg-Strauss, la púrpura de Henoch-Schönlein, o la crioglobulinemia, como un síndrome pulmonar renal, con hemoptisis significativa aunada a la glomerulonefritis.
- **Síndrome nefrótico**
  - Suele presentarse con proteinuria intensa (> 3.5 g/día), hipertensión, edema, hiperlipidemia y hematuria mínima. Se encuentran células o cilindros mínimos, además de los cilindros grasos, en la orina.
  - Las causas incluyen una enfermedad de cambio mínimo, la glomeruloesclerosis segmentaria focal, a menudo secundaria a la infección por el virus de la inmunodeficiencia humana, la glomerulonefritis membranosa, la nefropatía diabética, la hepatitis C, el lupus eritematoso sistémico y la amiloidosis.

- Las complicaciones de la enfermedad glomerular durante el embarazo incluyen parto pretérmino, restricción del crecimiento intrauterino (RCIU), óbito fetal, hipertensión materna, preeclampsia y alteración de la función renal.

Lesión renal aguda

- La **lesión renal aguda** es una pérdida súbita de la función de los riñones. Los criterios de consenso para el diagnóstico incluyen aumento de la creatinina sérica ≥ 0.3 mg/dL (27 μmol/L) en 48 horas, un incremento ≥ 1.5 veces de su cifra basal en 7 días, con reducción del volumen de orina hasta < 3 mL/kg en 6 horas. Se desconoce la utilidad de estos criterios durante el embarazo: los cambios fisiológicos del aparato renal causan disminución de la creatinina y sus incrementos más pequeños pueden representar grandes declinaciones de la función renal.

- **Causas:** las más frecuentes durante el embarazo temprano incluyen hiperémesis gravídica y aborto infectado, y en etapas posteriores de la gestación y en el puerperio incluyen infección viral o bacteriana grave, preeclampsia severa, síndrome urémico hemolítico (SUH), púrpura trombocitopenia trombótica (PTT), hígado graso agudo del embarazo (HGAE), pielonefritis, compresión o lesión ureteral y hemorragia obstétrica. Deben también tenerse en mente las causas no relacionadas con el embarazo, como glomerulonefritis y necrosis tubular aguda por fármacos o sustancias tóxicas.

- **Tratamiento:** los principios terapéuticos generales incluyen reanimación con soluciones, evitación de sustancias nefrotóxicas, manejo de las complicaciones como la hiperpotasemia, y el inicio oportuno del tratamiento de restitución renal, cuando sea necesario. Las indicaciones de diálisis son las mismas que en la mujer sin embarazo, con la adición de BUN > 50, porque es fetotóxico. Es imperativa la identificación de la causa subyacente y, por lo general, se clasifica como (1) prerrenal, (2) intrínseca renal (3) y obstructiva.

  o *Prerrenal:* son de importancia capital la restitución intensiva del volumen con soluciones y los antimicrobianos de amplio espectro para las infecciones. La hipotensión grave en el contexto del embarazo se relaciona con la necrosis cortical aguda, un diagnóstico histopatológico que puede llevar a la insuficiencia renal permanente.

  o *Intrínseca renal:* muchas causas renales específicas, como la preeclampsia, la hemólisis, la elevación de las enzimas hepáticas y la plaquetopenia (HELLP, por sus siglas en inglés), el HGAE, el SUH y la PTT tienen manifestaciones que se superponen y pueden dificultar el diagnóstico. La presencia de esquistocitos en un frotis de sangre periférica ayuda a distinguir SUH y PTT de preeclampsia/HELLP y el principal recurso terapéutico para el SUH es la plasmaféresis y el eculizumab. La presencia de ascitis e hipoglucemia sugiere más un HGAE que el síndrome de HELLP; el parto en breve es el principal método terapéutico de ambos.

  o *Posrenal.* Son críticos la identificación y el alivio rápido de la obstrucción o la reparación de una lesión ureteral yatrógena. El tratamiento de la compresión ureteral uterina depende de la edad gestacional; si es muy pronto para el parto, se puede considerar la amniotomía para el polihidramnios, un cabestrillo ureteral, la colocación de una sonda de nefrostomía y la diálisis.

Nefropatía crónica

- Ocurre **nefropatía crónica** en menos de 0.2% de los embarazos. Se define como la alteración de la función o el daño renales durante 3 meses o más. Las causas más frecuentes son diabetes, hipertensión, glomerulonefritis y enfermedad poliquística renal.

- El grado de afección renal es el principal determinante del resultado del embarazo y se puede clasificar como *leve* (creatinina sérica < 1.5 mg/dL), moderada (creatinina sérica de 1.5-3.0 mg/dL) o grave (creatinina sérica > 3.0 mg/dL). En general, las pacientes con disfunción renal leve experimentan poco avance de la enfermedad durante el embarazo, en tanto aquellas con insuficiencia renal moderada a grave tienen alto riesgo de una potencial pérdida irreversible de la función renal. La nefropatía crónica en el contexto de una hipertensión mal regulada aumenta de manera notoria los riesgos tanto maternos como fetales, por lo que es muy importante optimizar la presión arterial además de otras afecciones comórbidas, como la diabetes o las enfermedades del tejido conectivo, que pudiesen empeorar la nefropatía.

- Las **complicaciones del embarazo** en la nefropatía crónica incluyen muerte y restricción del crecimiento fetales, preeclampsia, eclampsia y parto pretérmino. Los resultados maternos y fetales tienen correlación con la gravedad de la función renal basal y la presencia de afecciones comórbidas.
- El **tratamiento preparto** incluye los siguientes:
  - Diagnóstico y fechado temprano del embarazo
  - Se recomiendan la planeación y el asesoramiento preconcepcionales
  - Estudios basales de laboratorio que incluyen creatinina sérica, electrolitos, BUN, proteína y depuración de creatinina en orina de 24 horas, análisis de orina y urocultivo; vigilancia seriada de la función renal materna, según indique la clínica.
  - Mayor frecuencia de consultas prenatales, según la gravedad de la enfermedad
  - Ultrasonografía seriada para el estudio del crecimiento fetal
  - Pruebas fetales preparto en el tercer trimestre

Diálisis renal

- Ocurre la concepción en casi 1% de las mujeres de edad reproductiva bajo diálisis cada año, y entre 40 y 75% culminan en el nacimiento de un neonato que sobrevive. Hay una elevada tasa de aborto espontáneo y complicaciones del embarazo. La mayoría nacen prematuros, por lo general, en forma secundaria a la hipertensión o preeclampsia severa. Estas pacientes también tienen mayor riesgo de RCIU, polihidramnios, RPMPP, pruebas no alentadoras del estado fetal y desprendimiento prematuro de placenta normoinserta. Con el riesgo materno significativo de las embarazadas bajo diálisis, que incluye hipertensión grave, sucesos cardiacos y la muerte, el retrasar el embarazo hasta después del trasplante renal puede constituir una ventaja.
  - Los resultados neonatales mejoran con el mantenimiento del BUN < 50 mg/dL bajo diálisis, lo que se logra, por lo general, por el aumento de la frecuencia de la diálisis hasta 5 a 7 días por semana.
  - Los resultados son similares con hemodiálisis o diálisis peritoneal. Así, es razonable dejar que una mujer bien regulada con un método particular continúe con este método.
  - Debe regularse la presión arterial, en especial durante la diálisis, para evitar el compromiso fetal.
  - Se vigilarán los electrolitos y se corregirán de manera apropiada. La concentración de bicarbonato, por ejemplo, debe tratarse con cuidado para evitar la alcalemia inducida por la diálisis. Puede ser difícil calcular las metas de un ultrafiltrado y se tendrá en mente el crecimiento fetal y placentario, así como la expansión del volumen plasmático vinculada con el embarazo.
  - La vigilancia fetal continua durante la diálisis después de las 24 semanas de gestación debe considerarse para valorar la tolerancia del feto ante los cambios hemodinámicos.
  - La anemia es frecuente por los efectos combinados de la insuficiencia renal y el embarazo. La mujer gestante puede requerir dosis mayores de eritropoyetina o transfusiones sanguíneas para mantener una cifra de hemoglobina de 10 a 11 mg/dL.

Trasplante renal

* Alrededor de 5 a 12% de las pacientes con trasplante renal de edad reproductiva se embaraza. Las aberraciones hormonales vinculadas con la nefropatía terminal suelen revertirse después del trasplante renal y las mujeres rápidamente reinician la ovulación cíclica y la menstruación regular. Las complicaciones del embarazo de estas pacientes incluyen aumento de las infecciones por inmunosupresión crónica, hipertensión, preeclampsia, trabajo de parto pretérmino, RPMPP y RCIU.

* En general, se recomienda a las pacientes con trasplante renal de un donador emparentado esperar al menos 1 año, y hacerlo durante 2 años después del correspondiente de cadáver, antes de intentar embarazarse.

* Los factores vinculados con resultados favorables incluyen creatinina sérica < 1.5 mg/dL, presión arterial bien regulada, proteinuria < 500 mg/día, sin crisis recientes de rechazo agudo, con el mantenimiento del grado de inmunosupresión y el aspecto normal del riñón trasplantado por ultrasonografía.

* Suelen usarse ciclosporinas y tacrolimus como inmunosupresores, con características de seguridad favorables durante el embarazo. La vigilancia frecuente de las cifras farmacológicas y la función renal es imperativa para evitar su potencial toxicidad.

* Es preferible evitar el micofenolato mofetilo y el sirolimus durante el embarazo, porque se han vinculado con efectos fetales adversos. Las pacientes que tratan de concebir o deben cambiar de estos medicamentos a tacrolimus o ciclosporina, cuando sea posible.

* La vía del nacimiento se basa en las indicaciones obstétricas. El aloinjerto pélvico no suele obstruir el conducto del parto y se prefiere que ocurra por vía vaginal. Cuando está indicada la cesárea, se recomiendan los antibióticos profilácticos y la atención cuidadosa al cierre de la herida para llevar al mínimo las complicaciones infecciosas. Además, es esencial conocer la ubicación del aloinjerto para evitar lesiones quirúrgicas, si bien el riñón trasplantado no suele alojarse en una región vulnerable cuando se usan los abordajes estándar de la cesárea.

LECTURAS SUGERIDAS

American College of Obstetricians and Gynecologists Committee on Obstetric Practice. ACOG Committee Opinion No. 717: sulfonamides, nitrofurantoin, and risk of birth defects. *Obstet Gynecol*. 2017;130:e150-e152. (Reafirmado en el 2019)

American College of Obstetrics and Gynecologists. Hypertension in pregnancy. Report of the American College of Obstetricians and Gynecologists' Task Force on Hypertension in Pregnancy. *Obstet Gynecol*. 2013;122(5):1122-1131.

Henderson JT, Thompson JH, Burda BU, Cantor A. Preeclampsia screening: evidence report and systematic review for the US Preventive Services Task Force. *JAMA*. 2017;317(16):1668-1683

Jim B, Garovic VD. Acute kidney injury in pregnancy. *Semin Nephrol*. 2017;37(4):378-385.

Macejko AM, Schaeffer AJ. Asymptomatic bacteriuria and symptomatic urinary tract infections during pregnancy. *Urol Clin North Am*. 2007;34(1):35-42.

Nevis IF, Reitsma A, Dominic A, et al. Pregnancy outcomes in women with chronic kidney disease: a systematic review. *Clin J Am Soc Nephrol*. 2011;6(11):2587-2598.

Smaill FM, Vazquez JC. Antibiotics for asymptomatic bacteriuria in pregnancy. *Cochrane Database Syst Rev*. 2015;(8):CD000490.

Vidaeff AC, Yeomans ER, Ramin SM. Pregnancy in women with renal disease. Part I: general principles. *Am J Perinatol*. 2008;25(7):385-397.

Vidaeff AC, Yeomans ER, Ramin SM. Pregnancy in women with renal disease. Part II: specific underlying renal conditions. *Am J Perinatol*. 2008;25(7):399-405.

15 Afecciones gastrointestinales durante el embarazo

Steve C. Amaefuna y Abimbola Aina-Mumuney

Durante el embarazo, los cambios anatómicos y fisiológicos que presenta el tubo digestivo pueden tener influencia sobre el diagnóstico de las afecciones gastrointestinales. El desplazamiento de los órganos digestivos por el útero grávido cambia la localización, características e intensidad de los síntomas gastrointestinales. En este capítulo se resumen los cambios normales durante el embarazo en comparación con las afecciones patológicas.

AFECCIONES GASTROINTESTINALES NO HEPÁTICAS

Náusea y vómito del embarazo

- La náusea (con o sin vómito) se presenta en hasta 80% de los embarazos a cualquier hora del día, a pesar de la denominación general de *náusea matutina*. La media de inicio de los síntomas es de las 5 a 6 semanas de gestación y aunque por lo general se abarquen de las 16 a 18, continúan en el tercer trimestre en 15 a 20% de las pacientes y hasta el parto en 5%.
- La **hiperémesis gravídica** es una forma grave de náusea y vómito durante el embarazo caracterizado por vómito incoercible, deshidratación, alcalosis, hipopotasemia y disminución de peso que suele rebasar 5% del corporal pregestacional. Afecta 0.3 a 2% de los embarazos y alcanza su máximo entre las semanas 8 y 12. Su etiología puede ser multifactorial e incluye factores hormonales, neurológicos, metabólicos, tóxicos y psicosociales.
- En la hiperémesis gravídica real el vómito persistente lleva a un consumo del volumen plasmático y elevación del hematocrito, así como a alteraciones metabólicas que incluyen incremento del nitrógeno ureico sanguíneo, hiponatremia, hipopotasemia, hipoclorémica y alcalosis metabólica. Un estudio completo incluye la ultrasonografía pélvica para identificar un embarazo múltiple o molar y pruebas de función tiroidea para valorar el hipertiroidismo. Algunas pacientes con hiperémesis gravídica presentan hipertiroidismo benigno transitorio con toda probabilidad debido a la estimulación tiroidea por la molécula de gonadotropina coriónica humana (GCH), estructuralmente similar a la TSH y se ha mostrado en estudios de animales que es una tirotropina débil, lo que suele resolverse de manera espontánea conforme avanza el embarazo.
- El **tratamiento** depende de la intensidad de los síntomas. Por lo general, la hidratación intravenosa (IV) y el tratamiento antiemético son suficientes. Las pacientes quizá requieran hospitalización por una emesis incoercible, anomalías de electrolitos e hipovolemia grave. Se administran complementos de tiamina (100 mg diarios por vía intramuscular o intravenosa) antes de la glucosa para prevenir la encefalopatía de Wernicke. Debe iniciarse lentamente una dieta blanda tan pronto como se tolere la alimentación oral.
- No hay fármacos aprobados de manera específica para el tratamiento de la náusea y el vómito durante el embarazo; sin embargo, los siguientes han mostrado eficacia clínica (ver Capítulo 5, Figura 5-1):
  - Piridoxina (vitamina B$_6$), 10 a 25 mg por vía oral 3 a 4 veces al día.
  - Succinato de doxilamina, 20 mg, con 20 mg de piridoxina por vía oral al acostarse. El preparado de comprimidos de liberación prolongada de 10 mg de doxilamina y

10 mg de piridoxina recién se puso a la disponibilidad en Estados Unidos y se puede tomar cuando sea necesario, hasta cuatro comprimidos por día; uno en la mañana, uno en la tarde y dos por la noche.

- Clorhidrato de prometacina (Phenergan), 12.5 a 25 mg por vía oral o rectal cada 4 a 6 horas.
- Proclorperacina (Compazine), 25 mg por vía rectal cada 12 horas, o 5 a 10 mg por vía oral, IV o intramuscular cada 6 horas.
- Clorhidrato de metoclopramida (Reglan), 5 a 10 mg por vía oral o intramuscular cada 8 horas.
- Clorhidrato de ondansetron (Zofran), 4 mg por vía oral o IV cada 8 horas.
- Metilprednisolona (Medrol), 16 mg por vía oral o IV cada 8 h durante 3 días para aquellas pacientes con síntomas refractarios después de las 10 semanas de gestación. Hay un riesgo teórico de labio y paladar hendido cuando se administran esteroides en las etapas temprana a media del primer trimestre.

- En pacientes graves que requieren hidratación prolongada IV y presentan un mal estado nutricional, el tratamiento inicial es con alimentación enteral a través de sonda nasogástrica. Las complicaciones de la nutrición parenteral, incluso mediante catéteres centrales de inserción periférica, son frecuentes y graves; por lo tanto, debe usarse solo en las pacientes más graves que no pueden tolerar la alimentación normal.

Reflujo ácido

- La **enfermedad por reflujo gastroesofágico (ERGE)** y el síntoma resultante, pirosis ("acedía"), son frecuentes durante el embarazo por la posición modificada del estómago, la disminución del tono del esfínter esofágico inferior (por el aumento de la cifra de progesterona), y las menores presiones intraesofágicas. La incidencia es de 30 a 50%, pero puede acercarse a 80% en poblaciones seleccionadas. Los síntomas inician al final del primer trimestre y se hacen más frecuentes e intensos conforme avanza la edad gestacional. La multiparidad y el antecedente de ERGE son factores de riesgo.
- El **tratamiento** pretende neutralizar el ácido o disminuir el reflujo.
  - La modificación del estilo de vida es clave para tratar la afección leve. Elevar la cabecera de la cama por la noche, evitar comida en las 3 horas previas a acostarse y consumir porciones más pequeñas, pero más frecuentes, quizás ayude. Se recomienda la modificación alimentaria, que incluye menor consumo de alimentos grasos o ácidos, chocolate y cafeína. El tabaquismo de cigarrillos y el consumo de alcohol exacerban la ERGE.
  - Los síntomas intermitentes leves se pueden tratar con antiácidos de venta libre (p. ej., carbonato de calcio). Los síntomas más persistentes e intensos se tratan con bloqueadores de los receptores H_2 de la histamina (p. ej., ranitidina) o los inhibidores de la bomba de protones (p. ej., omeprazol).

Enfermedad ulceropéptica

- La **enfermedad ulceropéptica (EUP)** no es frecuente durante el embarazo, pues los cambios hormonales suelen disminuir sus síntomas e intensidad.
- El **tratamiento** durante el embarazo es similar al de la ERGE y consiste en modificar la alimentación, evitar fármacos antiinflamatorios no esteroides e iniciar con un inhibidor de la bomba de protones. Se evitará la indometacina para tocólisis en las pacientes con EUP y se recomiendan las pruebas en busca de *Helicobacter pylori*; los esquemas de tratamiento, en caso de resultar positivas, no deberían incluir tetraciclina o levofloxacina.

Efectos del antecedente de operaciones bariátricas sobre el embarazo

- Las operaciones bariátricas pueden ser restrictivas (de banda o manga gástricos) o su combinación con la absorción deficiente (técnica en Y de Roux). La disminución rápida de peso es frecuente después de la intervención quirúrgica y se ha mostrado que disminuye las tasas de diabetes pregestacional y gestacional, hipertensión y preeclampsia. Se recomienda retrasar el embarazo después de una operación bariátrica durante al menos 12 a 24 meses. Si bien hay una disminución del incremento ponderal durante la gestación, la tasa de obesidad puede mantenerse tan alta como de 80% en las pacientes que se embarazan después de una operación bariátrica. En comparación con la población general, las pacientes con obesidad, incluidas aquellas que fueron objeto de una operación bariátrica, tienen más probabilidad de un parto por cesárea que, sin embargo, no debe ser indicación aislada de cesárea. Las tasas de macrosomía fetal disminuyen después de una derivación gástrica en Y de Roux.

- Las deficiencias nutricionales después de una derivación en Y de Roux gástrica pueden incluir proteínas, hierro, vitamina B_{12}, folato, vitamina D y calcio, y deben identificarse y corregirse las de micronutrimentos individuales. Deben iniciarse complementos multivitamínicos orales; sin embargo, la deficiencia continua tal vez requiera complementos parenterales, dada la absorción deficiente del tubo digestivo. Un exceso de vitamina A puede causar defectos en el feto y sus complementos no deben rebasar 5 000 UI/día durante la gestación. Se puede considerar la vigilancia del recuento sanguíneo, el hierro, la ferritina, el calcio y la vitamina D en cada trimestre. Ocurren deficiencias nutricionales en los bebés amamantados por pacientes sometidas a una intervención quirúrgica bariátrica.

- Los escapes anastomóticos, la obstrucción intestinal, las hernias internas y ventrales, y la erosión y migración de la banda son complicaciones quirúrgicas relacionadas con las operaciones bariátricas y se pueden presentar durante el embarazo. Las manifestaciones gastrointestinales frecuentes durante el embarazo, como náusea, vómito y dolor abdominal, deben valorarse de manera exhaustiva en las pacientes con el antecedente de una operación bariátrica. La distensión abdominal, los cólicos, la náusea y el vómito pueden ser síntomas del síndrome de evacuación gástrica rápida, que se presenta después de la ingestión de azúcares refinadas o carbohidratos de alto índice glucémico, que causan un vaciamiento rápido del estómago y la distensión del intestino delgado. La hiperinsulinemia y la hipoglucemia subsiguiente pueden aparecer después, con el resultado de taquicardia, palpitaciones, ansiedad y diaforesis. Las pacientes que fueron objeto de una operación de derivación gástrica tal vez no soporten la prueba de tolerancia de glucosa a las 28 semanas en busca de diabetes gestacional. Se puede considerar como alternativa la vigilancia de la glucosa en casa durante 1 semana (en ayuno y 2 horas posprandial) a las 24 a 28 semanas. No se recomiendan los preparados de liberación prolongada de muchos medicamentos en las pacientes sometidas a la derivación gástrica en Y de Roux, dada su menor superficie de absorción intestinal. Una bolsa gástrica más pequeña puede llevar a la aparición de úlceras con el uso de fármacos antiinflamatorios no esteroides en el puerperio a las pacientes que se sometieron a operaciones de derivación gástrica.

Enfermedad inflamatoria intestinal

- La **enfermedad inflamatoria intestinal (EII)**, incluyendo **colitis ulcerativa** y **enfermedad de Crohn**, suele presentarse en mujeres de edad reproductiva. Una EII aumenta el riesgo de parto pretérmino, bajo peso al nacer y restricción del crecimiento fetal, en particular si no se alcanza la remisión antes o durante el embarazo. No hay pruebas de que el embarazo influya en la actividad de la enfermedad; sin embargo, las pacientes con su forma activa cerca del momento de la concepción a menudo no logran la remisión durante el embarazo.

- El **tratamiento** es en gran parte farmacológico. Si una paciente está bien regulada con medicamentos antes del embarazo, los autores, por lo general, continúan el tratamiento, con las escasas excepciones que se señalan a continuación. Los medicamentos de uso frecuente incluyen preparados de mesalazina (5-ASA) y corticosteroides, y debido a que la sulfasalazina puede interferir con la absorción del folato, deben prescribirse complementos de folato (2 mg diarios por vía oral). Los inmunosupresores, como la azatioprina, la 6-mercapropurina, la ciclosporina o el infliximab, se usan para la forma más grave de la enfermedad. La experiencia limitada muestra que todos estos medicamentos son seguros durante el embarazo, excepto el metotrexato y el micofenolato. Los antibióticos, en particular metronidazol y cefalosporinas, se usan para tratar abscesos y fístulas perirrectales. Hay datos limitados acerca de la seguridad de los medicamentos antidiarreicos, como caolín y pectina, loperamida y su clorhidrato durante el embarazo, pero es poco probable que conlleven una teratogenicidad significativa. Está indicada la intervención quirúrgica solo ante complicaciones graves de la EII.
- La **vía del nacimiento** puede afectarse por la EII, dependiendo de su actividad y de los antecedentes quirúrgicos. Suele intentarse el parto vaginal, a menos que haya una afección perianal grave o el antecedente de una operación colorrectal. Se evitarán, de ser posible, el parto quirúrgico vaginal y la episiotomía, para impedir un traumatismo perineal excesivo. Puede considerarse la cesárea en la paciente con afección perianal activa por el riesgo de complicaciones de la herida quirúrgica y la formación de fístulas.

Pancreatitis

- La **pancreatitis** es una causa poco frecuente de dolor abdominal durante la gestación, con incidencia de 1 en 1 000 a 10 000 embarazos.
- El **cuadro clínico** suele ser dolor medio epigástrico o del cuadrante superior izquierdo abdominal, con irradiación hacia el dorso, náusea, vómito, íleo y un poco de fiebre. La colelitiasis es la causa más frecuente de pancreatitis durante el embarazo. Otras incluyen el abuso de alcohol, las hiperlipidemia, drogas y la pancreatitis autoinmunitaria. La ultrasonografía es de uso limitado en la pancreatitis aguda durante el embarazo por la presencia del útero crecido y el gas intestinal suprayacente. Las concentraciones de amilasa y lipasa séricas suelen elevarse de forma notoria. Sin embargo, el grado de aumento de las enzimas y la intensidad de la enfermedad no tienen una correlación confiable.
- El **tratamiento** es de soporte y consta de hidratación IV, analgésicos, antibióticos cuando es apropiado, y reposo intestinal. La mayoría de los casos de pancreatitis por cálculos biliares se puede tratar médicamente. En las mujeres con pancreatitis inducida por cálculos biliares debe considerarse la colecistectomía después de una infección vesicular aguda, para prevenir la recurrencia.

Apendicitis

- La **apendicitis** puede ser un diagnóstico desafiante en la embarazada, por los cambios que se presentan durante la gestación (ver el capítulo 23).

AFECCIONES DE LA VESÍCULA BILIAR

- Ocurre **colelitiasis** en hasta 10% de los embarazos y a menudo es clínicamente silente. La estasis biliar por la relajación del músculo liso inducida por la progesterona y el efecto prolitógénico del aumento de la concentración de estrógenos durante el embarazo predisponen la formación de cálculos biliares. Las pacientes sintomáticas suelen manifestar una molestia vaga intermitente del cuadrante superior derecho abdominal que se presenta con las comidas. La colelitiasis asintomática no requiere tratamiento durante la gestación.
- **Colelitiasis sintomática** y **colecistitis aguda:** ver el capítulo 23.

Tabla 15-1	Cambios de las pruebas de función hepática durante el embarazo normal
Fosfatasa alcalina	↑
Aminotransferasas	↔
Bilirrubina	↔
Albúmina	↓
Proteínas fijadoras de hormonas	↑
Lípidos	↑
Fibrinógeno	↑
TP/TPTa	↔

Abreviaturas: TPTa, tiempo parcial de tromboplastina activada; TP, tiempo de protrombina; ↑ aumentado(a); ↓, disminuido(a); ↔, sin cambios.

AFECCIONES HEPÁTICAS

Fisiología del hígado durante el embarazo

- Conforme el útero grávido se expande hacia la porción superior del abdomen, el hígado se desplaza hacia atrás y a la derecha, lo que disminuye la estimación de su tamaño a la exploración física. Un hígado palpable durante el embarazo es anormal e indica estudio. En la Tabla 15-1 se resumen los cambios normales de las pruebas de función hepática durante el embarazo, algunos de los cuales se consideran en pacientes no embarazadas.

Trastornos hepáticos exclusivos del embarazo

Colestasis gestacional

- La **colestasis intrahepática durante el embarazo (CIE)** es la hepatopatía más frecuente durante la gestación, con tasas que van de 0.5 a 5.5% en Estados Unidos, y en forma global presenta variaciones genéticas y geográficas significativas. Los factores de riesgo incluyen el antecedente personal o familiar de CIE, el embarazo múltiple, la fecundación *in vitro*, la edad materna avanzada y la hepatitis C crónica. Aunque la causa no se conoce del todo, tal vez sea secundaria a una depuración incompleta de los ácidos biliares resultante del aumento de las hormonas de la reproducción en mujeres genéticamente susceptibles. Las complicaciones de la CIE incluyen trabajo de parto pretérmino, íleo meconial, síndrome de dificultad respiratoria neonatal y muerte fetal intrauterina, cuyo riesgo aumenta de manera progresiva conforme avanza la edad gestacional y tiene relación con las concentraciones maternas de ácidos biliares, al margen de los síntomas. Aunque se desconoce la causa de la muerte fetal, se cree relacionada con arritmias cardiacas o vasoespasmo placentario secundario a las cifras altas de ácidos biliares.
- El **diagnóstico inicial de CIE** es sobre todo clínico, con confirmación por pruebas de laboratorio para descartar otros probables. El síntoma cardinal es el prurito, en especial en las palmas de las manos y las plantas de los pies, que empeora por la noche. Otras manifestaciones frecuentes son anorexia, malestar general, esteatorrea y coluria. Ocurre ictericia en 15% de las pacientes, pero se resuelve rápido después del parto. Suelen estar ausentes la fiebre, el dolor abdominal, la hepatoesplenomegalia y los estigmas de la hepatopatía crónica. El inicio, por lo general, ocurre en etapas avanzadas del embarazo (80% después de la semana 30), pero en ocasiones se presenta en el segundo trimestre.

- El **diagnóstico diferencial** incluye preeclampsia, hepatitis viral y enfermedades de la vesícula biliar.
- Los **datos de laboratorio** incluyen bilirrubinas totales, aminotransferasas y ácidos biliares totales séricos en ayuno (> 10-14 μmol/L) elevados. El ácido cólico aumenta más que el quenodesoxicólico, lo que da como resultado un incremento del cociente de ácidos cólico/quenodesoxicólico, en comparación con embarazadas sin CIE. Las anomalías de laboratorio pueden surgir hasta 4.5 semanas después del prurito. La concentración de fosfatasa alcalina y transaminasas séricas puede estar un poco elevada. La γ glutamil transpeptidasa sérica, la albúmina y el tiempo de protrombina se mantienen normales.
- El **tratamiento** pretende sobre todo aliviar los síntomas hasta el parto, que es la terapéutica definitiva. Se pueden usar difenhidramina y emolientes tópicos para aliviar el prurito. La dexametasona no ha mostrado proveer alivio sintomático en la CIE. El ácido ursodesoxicólico (15 mg/kg/día) constituye un tratamiento más eficaz y actúa por incremento del flujo biliar, disminuyendo así la concentración de ácidos biliares séricos y el prurito. La colestiramina (4-16 g, 2-4 veces al día) disminuye la absorción intestinal de sales biliares y es eficaz para tratar los síntomas leves a moderados, pero no mejora las cifras de laboratorio. Puede considerarse adyuvante del ácido desoxicólico en casos refractarios de CIE. Deberán cuantificarse de forma periódica las cifras de vitaminas liposolubles (A, D, E y K) y el tiempo de protrombina en las pacientes que toman colestiramina en forma prolongada.
- La CIE a término se vincula con un riesgo < 3% de muerte fetal. Se recomiendan las pruebas fetales preparto, aunque quizás ocurra la muerte intrauterina a pesar de sus resultados tranquilizadores. El parto no debe prolongarse de las 38 semanas de gestación y se puede considerar a las 36 en el contexto de prurito intenso, ictericia, ácidos biliares séricos totales altos (> 100 μm/L) y el antecedente de muerte fetal pretérmino en presencia de CIE.
- El riesgo recurrente en embarazos subsiguientes es de casi 70% y su gravedad varía.

Hígado graso agudo durante el embarazo

- El **hígado graso durante el embarazo** es raro y se presenta en alrededor de 1 de 10 000 gestaciones. Por lo general ocurre en primigestas durante el tercer trimestre y se relaciona con embarazo múltiple, bajo peso materno y mutación de un gen mitocondrial fetal que causa deficiencia de la deshidrogenasa de 3-hidroxilacil-CoA de cadena larga. Las pacientes pueden presentar náusea, vómito, dolor epigástrico, anorexia, ictericia o malestar general. La hemorragia intraabdominal o la alteración del estado mental pueden indicar el avance de la enfermedad a la coagulación intravascular diseminada o la insuficiencia hepática. Las pruebas de laboratorio revelan hipoglucemia, aumento de aminotransferasas hasta 1 000 UI/L, leucocitosis, trombocitopenia, coagulopatía, cifras notoriamente disminuidas de antitrombina III, acidosis metabólica, hiperuricemia e insuficiencia renal. El tratamiento incluye la estabilización materna con cuidados intensivos de soporte y el parto temprano, ya sea por inducción del trabajo de parto con estrecha vigilancia materna y fetal o cesárea. La función hepática suele normalizarse en la semana que sigue al parto y es posible la recurrencia del proceso en una gestación futura.

Trastornos hepáticos no relacionados directamente con el embarazo

Hepatitis

- **Hepatitis aguda y crónica:** ver el capítulo 8.

Cirrosis

- La **cirrosis hepática** lleva a alteraciones metabólicas y hormonales que suelen inducir anovulación, amenorrea e infecundidad. Se vincula con una tasa de aborto espontáneo tal alta como de 26%, una de parto pretérmino entre 40 y 60% y una de mortalidad neonatal de casi 15%. Se calcula una mortalidad materna de 10%, pero puede alcanzar 50% en pacientes con hipertensión porta que presentan hemorragia digestiva durante el embarazo. Los resultados suelen ser malos; la disfunción hepática antes del embarazo y la presencia de hipertensión porta tienen relación con un peor pronóstico materno y fetal.
- La **hemorragia de várices esofágicas** es la complicación más frecuente de la cirrosis y se presenta en 18 a 25% de las embarazadas que la padecen. Para disminuir la presión porta y el riesgo de hemorragia aguda deben considerarse los bloqueadores β, como el propranolol. Como en las pacientes no gestantes, la ligadura endoscópica de las várices es el principal recurso terapéutico para las crisis agudas de hemorragia. Se requiere una derivación de descompresión porta cuando la hemorragia no se puede cohibir por endoscopia. Si no se dispone de endoscopia, se puede emplear el taponamiento con globo para detener una hemorragia grave. Otras complicaciones incluyen ascitis, peritonitis bacteriana, aneurisma de la arteria esplénica, trombosis de la vena porta, hipertensión porta, encefalopatía o coma hepáticos, hemorragia uterina posparto y muerte.
- Se prefiere el parto vaginal a la cesárea por la elevada tasa de complicaciones trans y posoperatorias. En los pacientes con hipertensión porta, no obstante, la maniobra de Valsalva repetitiva en el segundo periodo del trabajo de parto puede aumentar el riesgo de una hemorragia significativa de las várices. Es de beneficio lograr un segundo periodo del trabajo de parto pasivo mediante la aplicación de fórceps. La hemorragia posparto es una fuente significativa de morbilidad y mortalidad en este grupo de pacientes.

Síndrome de Budd-Chiari

- El **síndrome de Budd-Chiari** es una enfermedad oclusiva de la vena hepática, que aumenta la presión de los sinusoides hepáticos y puede causar hipertensión porta o necrosis del hígado. La enfermedad se presenta con dolor abdominal y el inicio abrupto de ascitis y hepatomegalia. A menudo es causada por anomalías vasculares congénitas, afecciones mieloproliferativas o trombofílicas. El diagnóstico se hace por ultrasonografía Doppler hepática para identificar la oclusión venosa y valorar la dirección y amplitud del riego sanguíneo. El tratamiento agudo incluye el uso de trombolíticos selectivos y una derivación quirúrgica o portosistémica intrahepática transyugular para la hipertensión porta. El síndrome de Budd-Chiari crónico se trata con anticoagulantes.

LECTURAS SUGERIDAS

Adams TD, Hammoud AO, Davidson LE, et al. Maternal and neonatal outcomes for pregnancies before and after gastric bypass surgery. *Int J Obes (Lond)*. 2015;39(4):686-694.

American College of Obstetricians and Gynecologists Committee on Practice Bulletins—Obstetrics. ACOG Practice Bulletin No. 105: bariatric surgery and pregnancy. *Obstet Gynecol*. 2009;113:1405-1413. (Reafirmado en el 2017)

American College of Obstetricians and Gynecologists Committee on Practice Bulletins—Obstetrics. ACOG Practice Bulletin No. 189: nausea and vomiting of pregnancy. *Obstet Gynecol*. 2018;131:e15-e30.

Bacq Y, Sentilhes L, Reyes HB, et al. Efficacy of ursodeoxycholic acid in treating intrahepatic cholestasis of pregnancy: a meta-analysis. *Gastroenterology*. 2012;143(6):1492-1501.

Joshi D, James A, Quaglia A, Westbrook RH, Heneghan MA. Liver disease in pregnancy. *Lancet.* 2010;375(9714):594-605.

Ogura JM, Francois KE, Perlow JH, Elliot JP. Complications associated with peripherally inserted central catheter use during pregnancy. *Am J Obstet Gynecol.* 2003;188(5):1223-1225.

Palatnik A, Rinella ME. Medical and obstetric complications among pregnant women with liver cirrhosis. *Obstet Gynecol.* 2017;129(6):1118-1123.

Poitou Bernert C, Ciangura C, Coupaye M, Czernichow S, Bouillot JL, Basdevant A. Nutritional deficiency after gastric bypass: diagnosis, prevention and treatment. *Diabetes Metab.* 2007;33(1):13-24.

Williamson C, Geenes V. Intrahepatic cholestasis of pregnancy. *Obstet Gynecol.* 2014;124(1):120-133.

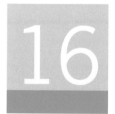

Enfermedades autoinmunitarias durante el embarazo

Elizabeth Oler y Donna Maria Neale

Una enfermedad autoinmunitaria se caracteriza por la producción de anticuerpos contra antígenos propios del paciente. El embarazo crea un medio inmunitario único y con el tiempo han ocurrido avances importantes en la comprensión de la participación de los componentes autoinmunitarios en la enfermedad. En este capítulo se pretende revisar la adaptación básica del sistema inmunitario y el tratamiento de las enfermedades autoinmunitarias frecuentes, durante la gestación. Muchas de ellas se abordan de manera breve en este capítulo y de una forma más amplia en aquellos que hablan de manera específica de los órganos, aparatos y sistemas respectivos.

FISIOPATOLOGÍA

Durante el embarazo el sistema inmunitario materno presenta diversos cambios. La instrucción tradicional sugiere que el embarazo refleja un cambio del estado normal, predominantemente proinflamatorio (células T colaboradoras de tipo 1), a uno antiinflamatorio (células T colaboradoras de tipo 2), transición que se cree protege del rechazo por su madre al feto con antígenos diferentes. Estudios más recientes sugieren que los cambios inmunitarios durante el embarazo no son tan simples, sino que representan un intervalo constante entre los sistemas proinflamatorio y antiinflamatorio. Debido a estos cambios en las características inmunitarias maternas, se pueden presentar enfermedades autoinmunitarias y se conducen de manera diferente durante cada trimestre del embarazo y también fuera de la gestación. Además, el retorno al estado proinflamatorio predominante en el periodo posparto puede modificar entonces la actividad de la enfermedad. La aplicación clínica de estos cambios ayuda a explicar las exacerbaciones de las enfermedades promovidas por linfocitos T colaboradores de tipo 2, como el lupus eritematoso sistémico (LES) y la mejoría de las enfermedades promovidas por los linfocitos T colaboradores de tipo 1, como la artritis reumatoide, la esclerosis múltiple y la tiroiditis autoinmunitaria gestacional, a menudo con un "recrudecimiento" posparto.

PREOCUPACIONES TERAPÉUTICAS GENERALES FRECUENTES

- Debe tenerse cuidado en la consulta preconcepcional o la primera prenatal para definir la función/discapacidad basal, los antecedentes recientes y los síntomas de recrudecimiento. De manera ideal, las pacientes deben presentar una enfermedad estable o su remisión, antes de pretender un embarazo. Si la enfermedad no se encuentra estable o el embarazo no se planeó, deberá hacerse una vigilancia apropiada con consultas frecuentes y el envío temprano al servicio de medicina maternofetal y a especialistas en el padecimiento específico. Las pacientes con cualquier enfermedad autoinmunitaria, inclusive cuando está estable al inicio del embarazo, deben ser interrogadas en cuanto a síntomas de recrudecimiento específicos en cada consulta prenatal. Debe tenerse cuidado de asegurar que las pacientes con una enfermedad autoinmunitaria sean valoradas respecto a otras, porque con frecuencia coexisten.

- La enfermedad autoinmunitaria no diagnosticada antes puede desenmascararse durante el embarazo, con frecuencia a fines del primero y principios del segundo trimestres, cuando son más pronunciados los cambios hemodinámicos de la gestación. Las enfermedades autoinmunitarias deben ocupar un lugar preferencial en el diagnóstico diferencial ante el deterioro súbito e inesperado de la salud materna.

- Muchas características y complicaciones de las enfermedades autoinmunitarias se presentan en múltiples de ellas, y antes de abordarlas de manera individual se describirán a continuación.

  - **Los anticuerpos anti-Ro y anti-La**, también conocidos como anti-SSA y anti-SSB, respectivamente, se encuentran a menudo en las pacientes con LES y enfermedad de Sjögren, y en ocasiones en la esclerodermia y la afección mixta del tejido conectivo. Se ha visto que estos anticuerpos se relacionan con cardiopatías congénitas (casi 5%) y bloqueo cardiaco (casi 2%) fetales, y lupus cutáneo neonatal (15-20%). Si la paciente tiene antecedente de un parto afectado por estas enfermedades, la tasa de recurrencia es tan alta como 25% y se deberá estudiar respecto a estos anticuerpos en la etapa preconcepcional o en la primera consulta prenatal. Si los anticuerpos están presentes, debe hacerse ecocardiografía fetal a las 22 semanas de gestación. Se inician las mediciones del intervalo PR a las 16 y se repiten cada semana hasta la 26, porque se cree que ese es el periodo más importante para el desarrollo de un bloqueo cardiaco congénito. Después de las 26 semanas de gestación se hace la determinación del intervalo PR en forma bisemanal hasta las 34, para valorar un posible bloqueo cardiaco fetal. Algunas pruebas sugieren un menor riesgo del bloqueo cardiaco recurrente con la continuación de la hidroxicloroquina, por lo que debe seguirse usando durante la gestación si ya se estaba recibiendo. Se recomendó antes la administración materna de dexametasona para proteger al tejido cardiaco fetal de un mayor daño; sin embargo, los estudios de seguimiento han mostrado que tal vez no conlleva beneficio alguno. El momento del parto depende de la gravedad del proceso. Se recomienda en gran medida el envío a un centro de atención terciaria con servicio de neonatología. Después del parto, en presencia de anticuerpos anti-Ro o anti-La, puede presentarse el bloqueo cardiaco congénito hasta el primer mes, y algunos niños necesitarán un marcapasos por toda la vida, en particular cuando el bloqueo es completo.

  - **Riesgo aumentado de disfunción renal.** Debe determinarse la función renal basal en todas las pacientes con enfermedad autoinmunitaria porque muchas afectan el riñón. Los cambios fisiológicos durante el embarazo modifican mucho la función renal, lo que pone a las mujeres en un estado de alto riesgo de su empeoramiento e incluso de insuficiencia renal. Debe valorarse con cuidado a las pacientes en etapas tempranas del embarazo con la determinación de proteínas y creatinina en orina de 24 horas respecto a la función basal. Si resultan anormales, se les asesorará en cuanto al alto riesgo de complicaciones fetales así como de morbilidad y mortalidad maternas. Las pacientes con afección renal significativa (creatinina sérica > 2.5 mg/dL) en general reciben la recomendación de no embarazarse, por el riesgo extremadamente alto de morbilidad y mortalidad maternas y fetales.

- **Mayor riesgo de restricción de crecimiento fetal (RCF).** Varias enfermedades autoinmunitarias conllevan un mayor riesgo de RCF para las pacientes, incluyendo LES, esclerodermia, enfermedad mixta del tejido conectivo, dermatomiositis/polimiositis, síndrome antifosfolípidos y la afección ampollosa autoinmunitaria. Deberá hacerse ultrasonografía cada 3 a 4 semanas después del estudio anatómico fetal. En presencia de RCF deben hacerse estudios seriados de ultrasonografía Doppler de la arteria umbilical fetal.
- **Mayor riesgo de preeclampsia.** La mayoría de las pacientes con enfermedad autoinmunitaria presenta un mayor riesgo de preeclampsia, en particular aquellas con disfunción renal basal. Deberán ser objeto de una colección de orina de 24 horas basal para la determinación de proteínas totales y creatinina, incluso en ausencia de nefropatía conocida. Se colectarán muestras seriadas al menos una vez por trimestre en las pacientes de alto riesgo. En aquellas con antecedente de preeclampsia se iniciará ácido acetilsalicílico a dosis baja a las 12 semanas de gestación.
- **Mayor riesgo de óbito fetal.** Por lo general, se inician las pruebas fetales prenatales a las 32 semanas de gestación, a menos que haya datos de compromiso materno/fetal antes.
- **Aumento de riesgo de parto prematuro.** Se debe administrar betametasona a las pacientes con malos resultados de las pruebas fetales o enfermedad de gravedad creciente. El momento de su administración se ajustará en forma individual.

TRASTORNOS AUTOINMUNITARIOS QUE SE PRESENTAN DURANTE EL EMBARAZO

Las siguientes secciones están organizadas por enfermedad y aquellas más frecuentes se estratifican en tres fases: preconcepcional, prenatal y posparto.

Lupus eritematoso sistémico

- El **lupus eritematoso sistémico** es una enfermedad autoinmunitaria crónica de órganos, aparatos y sistemas múltiples que afecta con máxima frecuencia a mujeres entre los 20 y 30 años.
- La afección de aparatos y sistemas es heterogénea e incluye artritis, exantema fotosensible, alopecia, lesiones mucocutáneas, nefritis/insuficiencia renal, fenómeno de Raynaud, daño pulmonar y gastrointestinal (GI), síntomas neurológicos, pericarditis y cambios hematológicos. Los autoanticuerpos involucrados incluyen a los antinucleares (ANA), anti-Ro, anti-La, anti-Sm, anti-ADNds y antifosfolípidos (AAF). Las cifras de complemento pueden también disminuir por su consumo en las fases activas de la enfermedad.
- El lupus eritematoso sistémico se vincula con malos resultados obstétricos, que incluyen RCF, prematurez, óbito fetal y aborto espontáneo. La **nefritis lúpica activa conlleva el máximo riesgo materno.**

Preconcepción

- La fecundidad *no* se afecta de forma intrínseca por la enfermedad, pero debe tenerse precaución con las mujeres que toman medicamentos teratógenos (Tabla 16-1). La enfermedad deberá mantenerse inactiva y de preferencia bien regulada, con fármacos no teratógenos durante al menos 6 meses antes de la concepción.
- Se hará valoración renal, cardiaca, pulmonar y hematológica antes de la concepción, para precisar por completo la actividad de la enfermedad.

Tabla 16-1   Medicamentos de uso frecuente en las mujeres de edad reproductiva con enfermedad autoinmunitaria

Nombre del fármaco	Indicaciones	Embarazo	Amamantamiento	Notas
Hidroxicloroquina	Lupus eritematoso sistémico Artritis reumatoide	✓	✓	• De primera línea para el tratamiento del lupus. • En especial importante continuarla en las pacientes con SSA/SSB+.
Tacrolimus	Lupus eritematoso sistémico y sus recrudecimientos	✓	✓	• En general considerado de segunda línea. • Si se usa, debe vigilarse su concentración.
Prednisona	Muchas	✓	✓	• Se puede usar ante casi cualquier recrudecimiento de enfermedad autoinmunitaria. • Es frecuente a disminución gradual de la dosis para el tratamiento externo, después de la estabilización inicial.
Metilprednisolona	Muchas	✓	✓	• Medicamento exclusivamente IV. • En general se usa en dosis pulsátiles, más que su disminución gradual.
Azatioprina	Lupus eritematoso sistémico Granulomatosis de Wegener Pénfigo vulgar Miositis Esclerodermia EII	✓	✓	• Tratamiento de primera o de segunda línea para muchos trastornos autoinmunitarios. • Cuando se amamanta puede ser más seguro retrasar la alimentación 4 h, para mitigar el riesgo de neutropenia asintomática en los lactantes alimentados solo con leche materna.
Ciclofosfamida	Lupus eritematoso sistémico y sus recrudecimientos Poliarteritis nudosa Granulomatosis de Wegener	✓ (Solo en el segundo y tercer trimestres, con precaución)	✗	• Considerada de última línea solo para los recrudecimientos graves si otros medicamentos fracasaron. • Evitar su uso durante el primer trimestre porque es un teratógeno conocido. • Hay pocos datos del segundo y tercer trimestres respecto a sus efectos fetales adversos a largo plazo, aunque parece conllevar menos riesgo.

Medicamento	Enfermedad	Embarazo	Lactancia	Comentarios
Metotrexato	Lupus eritematoso sistémico, Artritis reumatoide, Esclerodermia	✗	✗	• Teratógeno conocido; descontinúese y déjese pasar un tiempo de eliminación antes de la concepción. • Si ocurre un embarazo no planeado mientras se usa, descontinúelo de inmediato y administre ácido fólico a dosis alta. Asesoramiento acerca de la probabilidad de defectos al nacer. • Pequeñas cantidades se excretan en la leche materna y las dosis bajas pueden ser más seguras para el amamantamiento.
Micofenolato mofetilo	Lupus eritematoso sistémico, Miastenia grave, Esclerodermia	✗	✗	• Teratógeno conocido; descontinúese antes de la concepción.
Sulfasalacina	EII	✓	✓	• De primera línea junto con glucocorticoides para tratar recrudecimientos de la EII.
Propiltiouracilo (PTU)	Enfermedad de Graves, Hipertiroidismo	✓ (Solo en el primer trimestre)	✓	• Riesgo de hepatotoxicidad materna; se deben vigilar de cerca las enzimas hepáticas.
Metimazol	Enfermedad de Graves, Hipertiroidismo	✓ (Solo en el segundo y tercer trimestres)	✓	• Asociado con atresia de coanas y esofágica, y aplasia del cutis si se usa en el primer trimestre.
Piridostigmina	Miastenia grave	✓	✓	• No se requiere ante la ausencia de síntomas de la enfermedad. • La crisis de miastenia a menudo requiere agregar glucocorticoides, azatioprina o IVIG o hacer plasmaféresis.

(Continúa)

Tabla 16-1   Medicamentos de uso frecuente en las mujeres de edad reproductiva con enfermedad autoinmunitaria *(Continuación)*

Nombre del fármaco	Indicaciones	Embarazo	Amamantamiento	Notas
Teriflunomida	Esclerosis múltiple	✗	✗	• Teratógeno conocido; descontinúese y déjese pasar un tiempo para su eliminación antes de la concepción.
Natalizumab	Esclerosis múltiple Enfermedad de Crohn	✓	✗	• Datos limitados muestran en forma global una tasa mayor de defectos al nacer cuando se toma 3 meses antes de la concepción o durante el embarazo, pero sin teratogénesis específica. • Quizá de uso seguro como de segunda línea respecto al interferón β. • En ocasiones se excreta en la leche materna y hay datos limitados al respecto. Téngase precaución o úsese un fármaco alterno.
Interferón β	Esclerosis múltiple	✓	✓	• Mayor riesgo de bajo peso al nacer o parto pretérmino; sin datos de propiedades teratógenas. • Tal vez seguro durante el amamantamiento; téngase precaución.
Acetato de glatiramer	Esclerosis múltiple	✓	✓	• El fármaco modificador de la enfermedad preferido durante el amamantamiento.
Mitoxantrona	Esclerosis múltiple	✗	✗	• Teratógeno conocido; descontinúese y déjese pasar un tiempo para su eliminación antes de la concepción.

Abreviaturas: EII, enfermedad inflamatoria intestinal; IV, intravenosa(o); IVIG, inmunoglobulina intravenosa.

- Ver "Síndrome antifosfolípidos" para los aspectos del tratamiento relacionado con este subtipo de enfermedad.
- Se recomienda mucho la consulta preconcepcional a medicina maternofetal y reumatología, cuando sea posible.

Periodo prenatal

- Ocurren recrudecimientos de lupus eritematoso sistémico en 33% de las pacientes durante el embarazo y, por lo tanto, deben indagarse en cada consulta síntomas específicos de la enfermedad. Se recomienda la interconsulta a reumatología.
- En la Tabla 16-1 se describen los fármacos usados para el tratamiento.
- Cuando una paciente que se sabe padece lupus eritematoso sistémico presenta hipertensión y proteinuria mayor que la basal, puede ser difícil distinguir entre la preeclampsia y el recrudecimiento del lupus. Los datos de laboratorio y de exploración física enlistados en la Tabla 16-2 pueden ser útiles para diferenciarlos. Ambos se caracterizan por proteinuria, trombocitopenia, hipertensión o hiperuricemia. El aumento de las transaminasas respalda al diagnóstico de preeclampsia. La disminución de las cifras de complemento o la presencia de cilindros eritrocíticos urinarios respalda un recrudecimiento del lupus. En estos casos se recomienda la interconsulta a medicina maternofetal, reumatología y nefrología.
- Se recomiendan ultrasonografías seriadas para la valoración del crecimiento fetal en el tercer trimestre porque el RCF es una complicación frecuente del LES.
- Las pacientes con positividad para anticuerpos anti-Ro (SSA) y anti-La (SSB) deben ser objeto de valoración por ultrasonografía de modo-M para detectar un bloqueo cardiaco congénito fetal, como se describió antes.

Tabla 16-2	Diferenciación entre la preeclampsia y el recrudecimiento del lupus	
Prueba de laboratorio o dato clínico	**Recrudecimiento de lupus**	**Preeclampsia**
Creatinina	A menudo aumentada	A menudo aumentada
Pruebas de función hepática	Rara vez aumentadas	A menudo aumentadas
Complemento sérico (C3/C4)	A menudo disminuido	Puede disminuir pero, por lo general, sin cambios
Plaquetas séricas	Pueden estar disminuidas	Pueden disminuir
Ácido úrico sérico	De bajo a normal	La cifra > 5.5 es altamente sugerente
ADN bicatenario sérico	Puede estar aumentado	Sin cambios
Anticuerpos antinucleares séricos	Pueden estar aumentados	Sin cambios
Frotis de sangre periférica	Sin cambios	Pueden visualizarse esquistocitos en el síndrome de HELLP
Análisis de orina	Cilindros eritrocitarios	Orina acelular
Edema/aumento de peso	A menudo presentes	A menudo presentes

Abreviaturas: HELLP, síndrome de hemólisis, elevación de enzimas hepáticas y plaquetopenia.

Posparto

- Pueden ocurrir recrudecimientos del lupus eritematoso sistémico después del parto, al margen del estado de la enfermedad en los periodos preconcepcional y prenatal. Se recomienda la detección mediante pruebas de laboratorio al menos una vez cada 4 a 6 semanas posparto, y antes, si se sospecha un recrudecimiento.
- Se recomienda el amamantamiento en las mujeres con LES porque se ha mostrado que la mayoría de los medicamentos es segura. Debe recomendarse a las mujeres que amamantan evitar la ciclofosfamida (Tabla 16-1).
- El **síndrome de lupus neonatal** es una secuela rara, caracterizada por lesiones cutáneas, cambios hematológicos y otras lesiones sistémicas por el lupus en el neonato. Hay un riesgo de recurrencia de hasta 25% en los embarazos subsiguientes.

Síndrome antifosfolípidos

- El **síndrome antifosfolípidos** está presente en un subgrupo de pacientes de LES. Los AAF interfieren con la coagulación, la formación de trombos y las vías del complemento.
- El diagnóstico requiere *positividad de anticuerpos en dos ocasiones diferentes con al menos 12 semanas de intervalo*, más al menos un criterio clínico (Tabla 16-3). De 1 a 5% de los individuos sanos puede tener un resultado positivo a los AAF.
- Las embarazadas tienen mayor riesgo de trombosis venosa o arterial, pérdida gestacional temprana, RCIU, pérdida gestacional en el segundo trimestre, preeclampsia e hipertensión inducida por el embarazo.

Tabla 16-3	Criterios de diagnóstico del síndrome antifosfolípidos[a,b]
	Criterios clínicos
Trombosis vascular	Una o más crisis de trombosis arterial, venosa o de pequeños vasos en cualquier tejido u órgano
Morbilidad durante el embarazo	Una o más muertes fetales no explicadas con morfología normal a las 10 semanas de gestación o después
	Uno o más partos prematuros de un feto morfológicamente normal antes de las 34 semanas de gestación, por preeclampsia o insuficiencia placentaria
	Tres o más abortos espontáneos consecutivos sin explicación antes de las 10 semanas de gestación
	Criterios de laboratorio
Anticoagulante lúpico	Presente en el plasma en dos o más ocasiones con al menos 12 semanas de intervalo
Anticardiolipina	IgG o IgM presentes en el medio, o con una titulación alta o por arriba del percentil 99º, con al menos 12 semanas de intervalo
Antiglucoproteína I β_2	Presencia IgG o IgM en el suero o plasma por arriba del percentil 99º, en dos o más ocasiones con al menos 12 semanas de intervalo

Abreviaturas: IgG, inmunoglobulina G; IgM, inmunoglobulina M.
[a] El síndrome de antifosfolípidos se diagnostica si se cumplen *al menos un criterio clínico y uno de laboratorio.*
[b] Adaptado de Miyakis S, Lockshin MD, Atsumi T, et al. International consensus statement on an update of the classification criteria for definite antiphospholipid syndrome (APS). *J Thromb Haemost* 2006;4(2):295-306. Reimpreso con autorización de John Wiley & Sons, Inc.

- El tratamiento farmacológico difiere de acuerdo con los antecedentes de la paciente. Durante el periodo preparto y 6 semanas posparto, las mujeres con
  - **Antecedente de trombosis** deben recibir anticoagulación profiláctica.
  - **Sin antecedente de trombosis**, pero con criterios clínicos positivos, deben ser objeto de vigilancia clínica o anticoagulación profiláctica.
  - **Pérdida gestacional recurrente** deben recibir anticoagulación profiláctica y administración de ácido acetilsalicílico a dosis baja.
  - Se prefiere la anticoagulación profiláctica con heparina de bajo peso molecular y el cambio a la no fraccionada a las 36 semanas. Si las pacientes no pueden tolerar análogos de heparina, tienen antecedentes de trombocitopenia inducida por heparina o un peso corporal > 150 kg, se recomienda la interconsulta a hematología.
- La **trombosis neonatal** atribuible a AAF es rara. Los factores fetales, como la trombofilia o la prematurez, a menudo contribuyen al riesgo en aquellos afectados.

Síndrome de Sjögren

- El **síndrome de Sjögren** es una enfermedad inflamatoria crónica con disminución de la función de las glándulas lagrimales y salivales y, en ocasiones, síntomas extraglandulares.
- El tratamiento y seguimiento son similares a los del LES, dependiendo de qué autoanticuerpos estén presentes, que por lo general incluyen anti-Ro; anti-La; ANA, factor reumatoide, y más rara vez, anti-Sm, anti-ribonucleoproteínas (RNP), anticardiolipina, y el anticoagulante lúpico.
- El tratamiento sintomático de la boca seca implica modificaciones alimentarias, hidratación y atención odontológica regulares. Se pueden administrar gotas oculares para lubricar los ojos secos. Los síntomas extraglandulares pueden requerir tratamiento inmunosupresor, semejante al empleado para el LES (ver Tabla 16-1).

Enfermedad de Addison

- La **enfermedad de Addison** es autoinmunitaria y se caracteriza por la insuficiencia suprarrenal.
- El tratamiento de restitución de glucocorticoides puede continuarse con seguridad durante el embarazo.
- Antes del advenimiento del tratamiento con glucocorticoides, la mortalidad materna era tan alta como de 45%. En general, los resultados son buenos con un tratamiento de restitución de glucocorticoides adecuado; sin embargo, deberá vigilarse de forma estrecha a las pacientes en cuanto a sus electrolitos.
- Como a cualquier paciente bajo tratamiento crónico con corticosteroides, deben administrarse dosis de esteroides durante el trabajo de parto o en el momento de la cesárea.

Enfermedad tiroidea autoinmunitaria

- La **enfermedad tiroidea inmunitaria** se caracteriza por la presencia de autoanticuerpos que afectan a la glándula tiroides y llevan al hipo o hipertiroidismo. La enfermedad materna no tratada puede tener consecuencias significativas, un espectro de afecciones que se describe con más detalle en el capítulo 11.
- La **enfermedad de Graves** involucra a las inmunoglobulinas estimulantes del tiroides que se unen al receptor de TSH y causan hipertiroidismo y una potencial tirotoxicosis. La tiroidectomía médica o quirúrgica con restitución tiroidea de toda la vida es el estándar ideal terapéutico.
- La **tiroiditis de Hashimoto** implica la destrucción del tiroides por autoanticuerpos, con hipotiroidismo resultante. El más frecuente de ellos es aquel contra la peroxidasa tiroidea (anti-TPO). El principal recurso terapéutico es la restitución de hormonas tiroideas.

Diabetes tipo I

Ver el capítulo 11.

Artritis reumatoide

- La **artritis reumatoide** es una poliartritis crónica de causa incierta, caracterizada por rigidez matutina y disminución del rango de movimiento en las articulaciones afectadas.
- El diagnóstico se basa en los síntomas y datos de laboratorio, como el factor reumatoide, los anticuerpos contra CCP o la elevación de VSG. Los síntomas mejoran en 50 a 90% de las pacientes durante el embarazo; sin embargo, hasta 90% experimentará recrudecimientos posparto, en particular en los primeros 3 meses. No se conocen efectos fetales adversos obvios.
- El tratamiento sintomático es la piedra angular terapéutica fuera del embarazo e incluye fármacos antiinflamatorios no esteroides, ácido acetilsalicílico a dosis baja, glucocorticoides y, en ocasiones, hidroxicloroquina. El metotrexato es un recurso terapéutico frecuente para las pacientes con la forma grave de la enfermedad y se debe descontinuar antes de la concepción.

Esclerodermia

- La **esclerodermia** es una enfermedad inflamatoria crónica con afección dermatológica casi universal, caracterizada por esclerosis de la piel (endurecimiento). Las pacientes también pueden presentar grados variables de fibrosis pulmonar, hipertensión pulmonar y sistémica, insuficiencia renal, dismotilidad GI, manifestaciones cardiacas y afección musculoesquelética.

Preconcepción

- El tratamiento de la esclerodermia depende de las manifestaciones clínicas de la paciente individual (p. ej., cutáneas, renales o pulmonares). Algunos medicamentos usados para regular la esclerodermia grave, como el metotrexato y el micofenolato mofetil, son teratógenos (ver Tabla 16-1). Se cambiará a las pacientes a medicamentos no teratógenos antes de la concepción.
- Debe valorarse la función renal antes del embarazo. Si bien no hay un claro impacto del embarazo sobre los recrudecimientos de la esclerodermia, ocurren crisis renales asociadas con morbilidad significativa de ambos, madre y feto, como hipertensión y RCF.

Prenatal

- El embarazo a menudo exacerba la morbilidad GI. Los inhibidores de la bomba de protones pueden ser útiles en esos casos.
- Cuando está presente, la afección perineal/de cérvix puede impactar en el parto vaginal y conllevar un mayor riesgo de distocia de hombros. Se recomienda una exploración pélvica amplia prenatal. En casos de afección perineal importante se considerará hacer una cesárea.

Posparto

- No hay mayor incidencia de recrudecimientos de la enfermedad en el periodo posparto.
- El amamantamiento no está contraindicado, pero depende de los medicamentos utilizados (ver Tabla 16-1).

Dermatomiositis y polimiositis

- **Dermatitis y polimiositis** son miopatías inflamatorias idiopáticas heterogéneas caracterizadas por debilidad proximal e inflamación del músculo esquelético. La dermatomiositis se vincula más con manifestaciones cutáneas. Algunas pacientes presentan autoanticuerpos específicos de miositis, como anti-Jo 1, anti-Mi-2, o anti-SRP.

- El diagnóstico se ve apoyado por la presencia de estos anticuerpos, el aumento de las enzimas musculares y la electromiografía anormal, pero se confirma solo por biopsia. Estas enfermedades son en extremo raras y hay datos limitados incluso en la población sin embarazo.
- El tratamiento implica glucocorticoides o azatioprina. Hay un mayor riesgo de RCIU y muerte perinatal y la enfermedad activa se vincula con un peor resultado, aunque estas conclusiones se basan solo en series de casos pequeñas.

Enfermedad mixta del tejido conectivo

- La **enfermedad mixta de tejido conectivo** es una afección autoinmunitaria relacionada con anticuerpos anti-U1RPN caracterizada por una combinación de síntomas de LES, esclerodermia, artritis reumatoide y miositis. Otros autoanticuerpos a veces vinculados con la afección incluyen los anti-ADNds, anti-Sm y anti-Ro.
- El cuadro clínico es muy variable. Las pacientes con predominio de las manifestaciones de esclerodermia o miositis, en general, tienen un peor pronóstico.
- El tratamiento se ajusta a las manifestaciones de la enfermedad, que, por lo general, responden a los glucocorticoides cuando son parecidas a las de LES, en tanto aquellas similares a la esclerodermia, no.

Enfermedad de Crohn y colitis ulcerativa

- La **enfermedad de Crohn** y la **colitis ulcerativa** constituyen la denominada **enfermedad inflamatoria intestinal**, una afección compleja caracterizada por inflamación aguda y crónica del tubo digestivo. Aunque se sabe de manera amplia que tiene su origen en el sistema inmunitario, no se conoce bien el grado de participación de sus componentes de mediación inmunitaria o autoinmunitaria, y hay investigación activa al respecto. Algunos anticuerpos vinculados con estas enfermedades incluyen aquellos contra células epiteliales intestinales, anticuerpos perinucleares anticitoplasma de neutrófilo en la colitis ulcerativa, y contra *Saccharomyces cerevisiae* en la enfermedad de Crohn.
- Los medicamentos usados para tratar estas afecciones son similares a los de otras de origen autoinmunitario, incluyendo inmunorreguladores y esteroides. Además, los aminosalicilatos como la sulfasalacina se utilizan en los recrudecimientos y, en general, se consideran seguros durante el embarazo. Ver el capítulo 15 para más información acerca de la enfermedad inflamatoria intestinal durante el embarazo.

Miastenia grave

- La **miastenia grave** se caracteriza por el daño de los receptores de acetilcolina mediado por la inmunoglobulina G (IgG) o la cinasa de tiroxina específica del músculo en la unión neuromuscular, que causa debilidad contráctil muscular de la cara, la orofaringe, los ojos, las extremidades y los músculos respiratorios.
- Las mujeres con una afección bien regulada se pueden alentar en el sentido de que son raros los recrudecimientos. Aquellas con una enfermedad mal regulada deben asesorarse respecto al riesgo de **crisis de miastenia**, que puede poner en riesgo la vida, en particular con la afección bucofaríngea o respiratoria.
- Se usa piridostigmina, una anticolinesterasa, para el tratamiento sintomático. En los casos graves se puede considerar el uso de glucocorticoides y azatioprina. Quizá se necesite plasmaféresis o inmunoglobulina intravenosa (IVIG) para tratar las crisis. *El sulfato de magnesio puede precipitar una crisis y está contraindicado.* En el capítulo 17 hay una descripción más amplia de la miastenia grave durante el embarazo.

Esclerosis múltiple

- La **esclerosis múltiple** es una enfermedad autoinmunitaria heterogénea del sistema nervioso central caracterizada por desmielinización, inflamación y degeneración axónica. Se han mencionado como partícipes a varios tipos de células, incluidos linfocitos T colaboradores 17 y T y B inflamatorios. La enfermedad tiene formas de recaída-remisión y progresiva. Los síntomas neurológicos y la debilidad y pérdida visuales y sensoriales varían dependiendo de los tejidos afectados.

- En el estudio Pregnancy In Multiple Sclerosis se sugiere que las pacientes presentan menos recaídas durante la gestación y tienden a presentar recrudecimiento en el posparto. Por lo tanto, muchos expertos recomiendan descontinuar los medicamentos que modifican la enfermedad antes del embarazo (Tabla 16-1). En el capítulo 17 se cuenta con más información acerca de la esclerosis múltiple durante el embarazo.

Púrpura trombocitopénica inmunitaria

Ver el capítulo 20.

Anemia hemolítica autoinmunitaria

- La **anemia hemolítica autoinmunitaria** se caracteriza por la anemia materna causada por autoanticuerpos que se dirigen contra los eritrocitos. La enfermedad se clasifica de acuerdo con el tipo de autoanticuerpo.

- La **enfermedad de aglutininas frías** es causada por la inmunoglobulina M (rara vez por anticuerpos de tipo inmunoglobulina A o IgG) contra componentes polisacáridos de los eritrocitos. Los síntomas son notorios ante temperaturas frías. Los descensos rápidos de la hemoglobina pueden causar pérdida gestacional u óbito fetal. Los efectos fetales son raros porque la inmunoglobulina M no atraviesa la placenta. El tratamiento es de soporte e incluye ropa abrigadora. En casos graves se utiliza rituximab. Rara vez se requiere plasmaféresis. Si hay necesidad de transfusión, las soluciones deben entibiarse.

- La **enfermedad de aglutininas calientes** se debe a anticuerpos IgG y pueden vincularse con LES, infecciones virales, enfermedades del tejido conectivo o deficiencia inmunitaria. Cuando los anticuerpos IgG atraviesan la placenta, los efectos fetales suelen ser leves o estar ausentes. Las opciones de tratamiento maternas incluyen glucocorticoides y azatioprina. La esplenectomía puede llevar a la remisión y se usa IVIG para los casos refractarios. Los neonatos serán positivos para la prueba de Coombs de forma transitoria y rara vez requieren transfusión o plasmaféresis.

Neutropenia autoinmunitaria

- La **neutropenia autoinmunitaria** se caracteriza por la presencia de anticuerpos específicos contra granulocitos y una cifra absoluta < 1500 granulocitos/μL que, por lo general, se desarrolla en la infancia con remisiones en la edad adulta. Se ha documentado el paso transplacentario de anticuerpos en las embarazadas afectadas. El efecto transitorio en los neonatos es leve; sin embargo, pueden ocurrir infecciones graves.

Síndromes de vasculitis

- Los **síndromes de vasculitis** implican daño de vasos sanguíneos, a menudo por complejos inmunitarios. Relativamente raros durante el embarazo, la información se limita a pequeñas series de casos e informes.

- La **poliarteritis nudosa** es una vasculitis necrosante que afecta a las arterias de calibre pequeño y mediano, y se caracteriza por neuropatía, hipertensión, afecciones GI e insuficiencia renal. El tratamiento consta de glucocorticoides, ciclofosfamida e inhibidores de la enzima convertidora de angiotensina (ECA), esquema que debe revalorarse durante el embarazo. De los casos, 30% se vincula con la hepatitis B y requiere tratamiento antiviral. Aunque rara, la poliarteritis nudosa puede ser devastadora cuando se detecta durante el embarazo, con tasas de mortalidad mayores de 50%.

- La **granulomatosis de Wegener** es una vasculitis granulomatosa necrosante, con afección pulmonar, de senos paranasales y renal, cuyo tratamiento incluye corticosteroides, ciclofosfamida, rituximab o azatioprina.

- La **arteritis de Takayasu** es una vasculitis que afecta a los grandes vasos, incluyendo la porción alta de la aorta y sus ramas. La intervención quirúrgica antes del embarazo puede mejorar la supervivencia. La mayoría de la series de casos informa buenos resultados fetales; sin embargo, la incidencia de sucesos adversos maternos varía de manera amplia. La función basal, la afección de la aorta abdominal y la atención prenatal pueden explicar tales diferencias. La hipertensión posee riesgo significativo y debería tratarse de manera intensiva. Puede ser necesaria la vigilancia invasiva.

- La **púrpura de Henoch-Schönlein** es una vasculitis de vasos pequeños caracterizada por dolor abdominal, hematuria, púrpura y artritis, más frecuente en la infancia. El tratamiento es de soporte y el embarazo, por lo general, tiene un resultado favorable.

- La **enfermedad de Behçet** es una vasculitis sistémica caracterizada por uveítis y úlceras bucales y genitales que suele permanecer estable durante el embarazo con tasas de pérdida gestacional temprana más altas.

Enfermedad ampollosa autoinmunitaria

- Esta enfermedad corresponde a un grupo de afecciones dermatológicas causadas por anticuerpos cuyo objetivo son los componentes cutáneos maternos.

- El **pénfigo vulgar** es causado por anticuerpos IgG contra las desmogleínas, que dan como resultado ampollas intradérmicas de piel y membranas mucosas. Su variante más leve, el pénfigo foliáceo, no incluye la afección de las membranas mucosas. El tratamiento incluye glucocorticoides sistémicos y, en ocasiones, azatioprina. Los casos refractarios se tratan con rituximab e IVIG.

- El **pénfigo ampolloso** es causado por anticuerpos IgG contra los hemidesmosomas de la membrana basal que originan ampollas subepidérmicas. Si inicia durante el embarazo, se llama *penfigoide gestacional* o *herpes gestacional*. Las exacerbaciones se pueden presentar en el puerperio o en embarazos subsiguientes. El tratamiento materno incluye corticosteroides y antihistamínicos tópicos, y, en casos refractarios, por vía sistémica.

- Se han comunicado muertes fetales en mujeres con cifras altas de anticuerpos en estas dos últimas enfermedades, por lo que deben vigilarse de forma estrecha y si aumentan, administrar un tratamiento materno intensivo.

- Debido al riesgo de óbito fetal, prematurez y RCIU, están indicadas las pruebas prenatales.

- Ocurre enfermedad ampollosa prenatal en 3 a 40% de los lactantes. El tratamiento es de soporte; las lesiones se resuelven conforme se degradan los anticuerpos maternos.

Hepatitis autoinmunitaria

- La **hepatitis autoinmunitaria** muestra un cuadro clínico heterogéneo, que va desde la afección asintomática hasta la insuficiencia hepática. Los anticuerpos presentes en el tipo 1 incluyen ANA antiactina y antimúsculo liso. Los de tipo 2 incluyen a los antimicrosomas de tipo 1 hepáticos/renales y los anticitosólicos hepáticos de tipo 1.

- Es posible un resultado saludable del embarazo, aunque con un mayor riesgo de prematurez, bajo peso al nacer y óbito fetal. Las opciones de tratamiento comunes incluyen glucocorticoides y azatioprina.

LECTURAS SUGERIDAS

American College of Obstetricians and Gynecologists Committee on Practice Bulletins—Obstetrics. ACOG Practice Bulletin No. 132: antiphospholipid syndrome. *Obstet Gynecol.* 2012;120:1514-1521. (Reafirmado en el 2017)

Cunningham F, Leveno KJ, Bloom SL, et al, eds. Connective tissue disorders. En: *Williams Obstetrics.* 25th ed. New York, NY: McGraw-Hill; 2018:chap 59.

Cunningham F, Leveno KJ, Bloom SL, et al, eds. Gastrointestinal disorders. En: *Williams Obstetrics.* 25th ed. New York, NY: McGraw-Hill; 2018:chap 54.

Cunningham F, Leveno KJ, Bloom SL, et al, eds. Preconceptional care. En: *Williams Obstetrics.* 25th ed. New York, NY: McGraw-Hill; 2018:chap 8.

Fischer-Betz R, Specker C. Pregnancy in systemic lupus erythematosus and antiphospholipid syndrome. *Best Pract Res Clin Rheumatol.* 2017;31(3):397-414.

Miyakis S, Lockshin MD, Atsumi T, et al. International consensus statement on an update of the classification criteria for definite antiphospholipid syndrome (APS). *J Thromb Haemost.* 2006;4:295-306.

US National Library of Medicine, National Institutes of Health. Developmental and Reproductive Toxicology Database (DART). US National Library of Medicine Web site. https://www.ncbi.nim.nih.gov.pubmed. Acceso en marzo 3, 2019.

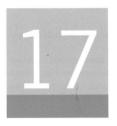

17 Afecciones neurológicas durante el embarazo

Ana M. Angarita e Irina Burd

Las mujeres con afecciones neurológicas complejas a menudo se embarazan y requieren que el proveedor obstétrico esté bien versado en su tratamiento e implicaciones únicos en el contexto de la gestación. Algunas afecciones se presentan más a menudo durante el embarazo. En esta sección se revisan las manifestaciones neurológicas comunes y las afecciones neurológicas previas y su tratamiento durante la gestación.

CEFALEA

- Se trata de una manifestación frecuente durante el embarazo.
- Aunque la mayoría de las cefaleas se debe a causas benignas, es imperativo que los obstetras hagan un interrogatorio y una exploración física exhaustivos para identificar aquellos que justifican más estudio (Tabla 17-1).
- En presencia de signos o síntomas preocupantes, deberán hacerse interconsulta a neurología y estudios de diagnóstico.

Métodos de diagnóstico/imagen

- Ante una cefalea con manifestaciones preocupantes se pueden considerar la punción lumbar (PL), la resonancia magnética (RM) y la tomografía computarizada (TC).

Tabla 17-1	Datos de interrogatorio y exploración física que deben dar lugar a un estudio adicional de la cefalea[a]

Interrogatorio	Exploración física
• Inicio intenso o abrupto • Cambio en las características de la cefalea • Aura atípica (> 1 h o con debilidad motora) • Alteración visual/escotomas • Infección previa o concomitante • Inicio durante el esfuerzo • Antecedente de infección por VIH, sífilis o cáncer • Exposición ambiental • Sin alivio con analgésicos	• Aspecto tóxico • Fiebre • Alteración del estado mental • Edema de papila • Cualquier signo de localización o lateralización • Déficits neurológicos (debilidad, pérdida sensorial, disfagia) • Meningismo

Abreviatura: VIH, virus de la inmunodeficiencia humana.
[a] Adaptado de Contag SA, Bushnell C. Contemporary management of migrainous disorders in pregnancy. *Curr Opin Obstet Gynecol.* 2010;22:437-445.

- La RM no conlleva riesgo de exposición del feto a la radiación y es el estudio de imagen ideal para las embarazadas. Sin embargo, es onerosa y a menudo no fácilmente disponible.
- La TC de la cabeza es el estudio de imagen ideal para las no embarazadas, porque es menos cara y está más disponible en la mayoría de los ámbitos. Aunque la TC expone al feto a alguna radiación, esta es de alrededor de 0.05 rad, geométricamente por debajo de la exposición de 5 rad vinculada con el riesgo de anomalías fetales o pérdida gestacional. En consecuencia, el beneficio diagnóstico de la TC de la cabeza, como con cualquier prueba clínica, deberá sopesarse con sus riesgos.
- Una LP no está contraindicada durante el embarazo y debería usarse cuando se indica en la clínica.

Causas obstétricas frecuentes de cefalea

- Cualquier cefalea después de las 20 semanas de gestación y hasta las 12 posparto, en especial si no se alivia con analgésicos, debe incluir la valoración de una **preeclampsia**.
- La cefalea posterior a la punción de la duramadre debe tenerse en mente en las pacientes puérperas, en particular si experimentan su forma postural (que empeora al sentarse o adoptar la bipedestación y que mejora con el decúbito dorsal). Aunque el paracetamol, los fármacos antiinflamatorios no esteroides (AINE) y la cafeína a menudo son eficaces para aliviar el dolor, debe considerarse la interconsulta a anestesia para la aplicación de un parche hemático a las pacientes refractarias a los tratamientos conservadores.

Cefaleas primarias

Migraña

- Aunque muchas pacientes con migraña crónica informan disminución de los síntomas durante el embarazo, todavía es un padecimiento frecuente.
- Casi 2% de las mujeres presenta su primera migraña durante el embarazo.

- Los **síntomas típicos de migraña** incluyen crisis de cefalea punzante unilateral que duran entre 4 y 72 horas y se vinculan con náusea, vómito, fonofobia y fotofobia. Algunas pacientes también experimentan un fenómeno conocido como aura, que se define como la aparición de síntomas visuales (p. ej., un escotoma centellante, la pérdida parcial de un campo visual) con duración de 20 minutos, seguidos por cefalea.
- **Imágenes:** si hay síntomas o signos de alarma se puede usar la RM del encéfalo sin contraste para descartar otras causas de cefalea.
- **Tratamiento:** muchos de los mismos tratamientos, farmacológicos y no farmacológicos, que son útiles fuera del embarazo, también se usan durante la gestación. Limite el tratamiento a un máximo de 2 a 3 días por semana, para evitar la cefalea por abuso de medicamentos.
  - Tratamiento conductual y no farmacológico: evítese el uso de alcohol y tabaco. Manténgase un patrón regular de comida y sueño. Promuévase el ejercicio regular y la hidratación adecuada. Otras opciones son relajación, biorretroalimentación y acupuntura.
  - Tratamiento de los síntomas agudos: puede incluir diversos medicamentos (Tabla 17-2).
    - Amamantamiento: las mujeres que amamantan tienen menos probabilidad de padecer migraña recurrente en el periodo posparto. Se pueden usar el paracetamol, los AINE, la metoclopramida, los triptanos y los opioides. Evítese el ácido acetilsalicílico a dosis alta, y están contraindicados los derivados del cornezuelo de centeno.
    - Tratamiento profiláctico: se pueden usar bloqueadores β (metoprolol, propranolol y atenolol), bloqueadores de los canales del calcio (nifedipina), antiepilépticos (gabapentina) y antiplaquetarios (ácido acetilsalicílico a dosis ≤ 150 mg/día) durante el embarazo y también los inhibidores selectivos de la recaptación de serotonina (citalopram, escitalopram, fluoxetina, sertralina), los inhibidores de la recaptación de serotonina-norepinefrina (venlafaxina) y los antidepresivos tricíclicos (amitriptilina y nortriptilina a dosis baja), en las pacientes con depresión comórbida.

Cefaleas tensionales

- Son el tipo más frecuente de cefalea.
- Las pacientes describen rigidez o tensión en la cabeza, a menudo con irradiación al cuello. No hay síntomas o discapacidad vinculados.
- La frecuencia de las cefaleas tensionales no suelen modificarse durante el embarazo.
- **Tratamiento:** el conductual incluye evitar saltarse comidas, mantener un patrón de ejercicio y sueño regulares, así como la hidratación adecuada, y evitar el uso de alcohol y tabaco. Los tratamientos no farmacológicos, como la aplicación de calor, el masaje, la relajación, la fisioterapia y la acupuntura, suelen ser útiles. El tratamiento farmacológico con paracetamol es el de primera línea. Se pueden utilizar AINE en el segundo trimestre, pero se evitará su uso crónico. Los relajantes musculares a menudo son adyuvantes útiles.

Cefaleas en racimo

- Estas son recurrentes y unilaterales, acompañadas por síntomas autonómicos, como congestión nasal, lagrimeo, edema facial o de párpados. Pueden durar hasta 2 horas y se presentan en racimos, que suelen durar de 6 a 8 semanas.
- **Tratamiento agudo:** el oxígeno (al 100% a razón de 10-15 L/min a través de una mascarilla facial sin reciclaje) al inicio de la crisis es el tratamiento de primera línea. También son útiles los triptanos subcutáneos e intranasales y la lidocaína intranasal, como tratamiento adyuvante.
- La **profilaxis** durante el embarazo y el amamantamiento incluye verapamilo y prednisona/prednisolona.

| **Tabla 17-2** | Opciones terapéuticas para la migraña aguda durante el embarazo |

Tratamiento	Comentarios
De primera línea	
Paracetamol	• Hay pruebas extensas de su seguridad durante el embarazo • Barato • Se puede usar en combinación con otros fármacos • Máximo 4 g diarios para evitar la toxicidad hepática
Cafeína	• Hasta 200 mg diarios se consideran seguros durante el embarazo • Se puede usar en combinación con el paracetamol
Metoclopramida	• A menudo útil, con disminución de la cefalea y alivio de la náusea vinculada • Puede causar una reacción distónica
De segunda línea	
AINE/ácido acetilsalicílico	• No usar en el primer trimestre por posible teratogenicidad • Seguros en el segundo trimestre • Su uso en el tercer trimestre debe limitarse a 48 h o menos, por el posible cierre prematuro del conducto arterioso, la disfunción plaquetaria y el oligohidramnios
De tercera línea	
Opioides	• Deben usarse por un tiempo breve, porque puede aparecer dependencia en la madre o el feto con las dosis altas durante un periodo prolongado • Pueden causar estreñimiento y empeorar la náusea/el vómito vinculados con las migrañas • No hay efectos teratógenos relacionados
Ante síntomas graves	
Triptanos	• Para las crisis graves que no responden a los fármacos de primera línea • Los estudios no muestran vínculo entre los triptanos y los defectos congénitos • Su uso en el tercer trimestre se asocia con un riesgo un poco mayor de atonía uterina y una pérdida sanguínea más cuantiosa durante el parto
Sulfato de magnesio	• 1 o 2 g IV durante 15 minutos
Contraindicado	
Ergotamina	• Se asocia con contracciones uterinas hipertónicas

Abreviaturas: IV; intravenosa(o); AINE, antiinflamatorios no esteroides.

Cefaleas secundarias

Trombosis venosa cerebral

- Esta trombosis es la de máxima frecuencia en el periodo posparto y en las mujeres con trombofilia.
- Se caracteriza por cefalea progresiva, difusa, que no remite. Se acompaña de convulsiones, signos neurológicos focales y los de aumento de la presión intracraneal por fundoscopia.
- **Imágenes:** la TC sin contraste a menudo no aporta datos. La RM cerebral sin contraste y la venografía por resonancia magnética muestran un infarto de un territorio no arterial.
- **Tratamiento:** se recomienda la anticoagulación intravenosa (IV) con heparina no fraccionada o de bajo peso molecular durante el embarazo. Se deberá continuar la HBPM o la warfarina durante al menos 6 semanas posparto. Considérese el estudio de la trombofilia, en especial cuando hay antecedentes de crisis de trombosis o el familiar de trombofilia.

Seudotumor cerebral (hipertensión intracraneal idiopática)

- El seudotumor cerebral se caracteriza por cefalea difusa no punzante diaria, agravada por la tos y el pujo. Se puede vincular con edema de papila, defectos de los campos visuales o parálisis del sexto par craneal.
- **Imágenes:** descarte una masa intracraneal o una trombosis venosa cerebral con una TC o RM sin contraste de la cabeza y la venografía por RM, respectivamente.
- **Diagnóstico:** incluye el aumento de la presión del líquido cefalorraquídeo en la LP, con química normal. La LP seriada también es terapéutica.
- **Tratamiento:** disminuir la presión intracraneal es el principal recurso terapéutico. Considérese la acetazolamida y la regulación del aumento de peso durante el embarazo. Puede ser necesario el tratamiento sintomático de la cefalea (ver Tabla 17-2).

SÍNDROME DEL CONDUCTO DEL CARPO

- Este síndrome se diagnostica por clínica. Sus síntomas incluyen dolor y entumecimiento en la distribución del nervio mediano. Las embarazadas tienen mayor riesgo por el edema del conducto del carpo que causa compresión del nervio mediano.
- Los síntomas se presentan con máxima frecuencia en el tercer trimestre y pueden permanecer hasta durante 1 año después del parto.
- El tratamiento con medidas conservadoras, como una muñequera, suele ser eficaz y en raros casos está indicada la inyección de corticosteroides o la intervención quirúrgica.

ENFERMEDADES NEUROLÓGICAS CRÓNICAS

Esclerosis múltiple

- La esclerosis múltiple (EM) afecta predominantemente a las mujeres en edad de procrear (15-50 años).
- Es una enfermedad autoinmunitaria desmielinizante que se caracteriza por déficits neurológicos que recidivan y remiten.
- Los síntomas frecuentes durante una crisis incluyen neuritis óptica, entumecimiento asimétrico, debilidad o ataxia.

Antes de la concepción

- Son puntos importantes por tratar con las mujeres los siguientes:
  - Una EM no tiene impacto significativo en la capacidad de concebir o sobre el embarazo, el bienestar fetal o el parto, a menos que la paciente presente una discapacidad importante.

- Las mujeres con EM no tienen un riesgo significativamente mayor de complicaciones obstétricas o neonatales.
- El periodo preparto se vincula con un menor riesgo que recrudecimientos de la EM.
- La EM no es una enfermedad hereditaria y tiene un componente ambiental principal. El riesgo para un niño cuando el padre presenta EM es de 2 a 2.5%, y cuando un hermano no gemelo presenta la enfermedad, es de 2.7%.
- Muchas de las opciones terapéuticas comunes para tratar la EM son teratógenas. Las mujeres que tratan de embarazarse con frecuencia reciben el consejo de descontinuar los fármacos modificadores de la enfermedad, por preocupaciones respecto a su teratogenicidad. El interferón β, el acetato de glatiramer y el dimetilfumarato suelen interrumpirse alrededor de 1 mes antes de intentar concebir. El fingolimod suele dejarse 2 meses antes y el natalizumab 1 trimestre antes.

Preparto

- Las recaídas disminuyen en el tercer trimestre del embarazo.
- **Diagnóstico:** se puede usar RM durante el embarazo. Evite el gadolinio (Figura 17-1).
- **Tratamiento:** los fármacos que modifican la enfermedad no suelen usarse en las embarazadas. Considérense en aquellas con EM muy intensa o activa. Las crisis agudas durante el embarazo suelen tratarse con glucocorticoides IV o por vía oral (el equivalente de 1 g de metilprednisolona diario durante 3 a 7 días). Los glucocorticoides recomendados son prednisona, prednisolona o metilprednisolona. No se hace disminución gradual de la dosis oral.
- La **vía del nacimiento** no se ve modificada por la EM y debe basarse en indicaciones obstétricas, a menos que la paciente presente una afección muy incapacitante que altere la movilidad o la capacidad de pujar, o si muestra manifestaciones respiratorias.
- Clásicamente la EM se consideró una contraindicación de la anestesia raquídea. En fecha más reciente los datos respaldaron individualizar el plan de atención anestésica y raquídea.

Posparto

- Durante los primeros 3 meses posparto la recaídas aumentan a 70% respecto a la cifra pregestacional.
- Los factores de riesgo de un recrudecimiento en este periodo son: una tasa elevada de recaídas en el año previo al embarazo, más discapacidad pregestacional y la frecuencia de las recaídas durante la gestación.

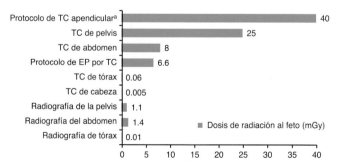

Figura 17-1. Cantidades de radiación que recibe el feto de acuerdo con su fuente. Abreviaturas: TC, tomografía computarizada; EP, embolia pulmonar. [a]Rango, 20-40. Adaptada de Nguyen CP, Goodman LH. Fetal risk in diagnostic radiology. *Semin Ultrasound CT MR*. 2012;33)1):4-10.

- Si la paciente presenta una recaída durante el embarazo, dialóguese sobre la necesidad de reiniciar o empezar el tratamiento modificador de la enfermedad después del parto.
- **Amamantamiento:** las mujeres que amamantan no deben usar tratamientos modificadores de la enfermedad.

Epilepsia

Preconcepcional

- Antes de intentar el embarazo deben estar bien reguladas las convulsiones.
- Muchos de los fármacos usados para tratar la epilepsia son teratógenos y, por lo tanto, debe disminuirse la dosis a la mínima eficaz posible antes del embarazo o retirarla por completo.
- Las mujeres con epilepsia que planean embarazarse, o ya cursan una gestación, deben recibir complementos de *4 mg de ácido fólico* diarios para ayudar a prevenir defectos del tubo neural.

Preparto

- Valproato, carbamacepina, fenobarbital y lamotrigina son antiepilépticos de uso frecuente y se vinculan con un mayor riesgo de defectos del tubo neural. La monoterapia se asocia con defectos congénitos graves menos frecuentes (Figura 17-2).

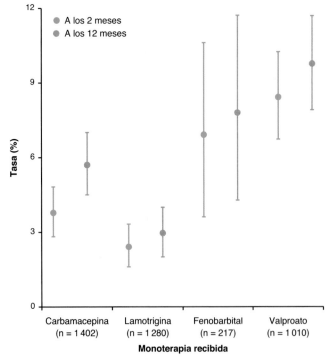

Figura 17-2. Tasas de las principales anomalías vinculadas con la exposición intrauterina a diversos medicamentos antiepilépticos a los 2 y 12 meses de vida. Reimpresa con autorización de Tomson T, Battino D. Teratogenic effects of antiepileptic drugs. *Lancet Neurol.* 2012;11(9):803-813.

- Las cifras hormonales altas y la variabilidad genética/interindividual aumentan el metabolismo de los fármacos antiepilépticos. Por lo tanto, deben vigilarse las concentraciones de algunos durante el embarazo y ajustar la dosis, según sea apropiado.
- Náusea y emesis deben regularse bien, en especial en el primer trimestre, para evitar expulsar los fármacos antiepilépticos en el vómito.
- El embarazo, por lo general, no modifica la frecuencia de las convulsiones. Sin embargo, un factor de confusión es que las embarazadas a menudo no cumplen con los medicamentos por temor a su teratogenicidad o no pueden tomarlos por la náusea y la emesis.
- Las convulsiones durante el embarazo pueden causar hipoxia fetal, que durante la vigilancia electrónica se presenta durante hasta 30 minutos después de la convulsión. No está indicado el parto urgente con base solo en los trazos electrocardiográficos.
- La preeclampsia debe considerarse en el diagnóstico diferencial de las convulsiones, en particular durante el tercer trimestre.

Posparto

- Debe dialogarse con el neurólogo respecto a un plan de medicamentos posparto, porque quizá se requiera ajustar los antiepilépticos, en especial del contexto de la privación del sueño y fatiga.
- **Amamantamiento:** los cálculos de la exposición a fármacos antiepilépticos en la leche materna son escasos, pero las publicaciones disponibles sugieren que es baja para muchos. En general, se alienta el amamantamiento.

Miastenia grave

- La miastenia grave (MG) es una enfermedad autoinmunitaria caracterizada por fatiga y debilidad fluctuantes del músculo esquelético por la presencia de autoanticuerpos contra los receptores de acetilcolina.
- De dos tipos:
  - MG ocular: solo se afectan los músculos de los párpados y los extraoculares
  - MG generalizada: se afectan los músculos oculares, bulbares, de extremidades y respiratorios

Antes de la concepción

- Debe informarse a las mujeres con MG que desean embarazarse de que si desde otros puntos de vistas se encuentran saludables, pudiesen tener un embarazo sin complicaciones, bajo vigilancia estrecha.
- El riesgo de MG generalizada y sus exacerbaciones es máximo en los primeros 2 a 3 años después del inicio de la enfermedad, por lo que se recomienda retrasar el embarazo hasta al menos un par de años después del diagnóstico, para valorar la intensidad de la enfermedad y la respuesta al tratamiento.
- Cuando se descontinúa el tratamiento inmunosupresor, debe continuarse la anticoncepción durante 6 meses antes de intentar concebir.
- Suele evitarse el inicio de uso de fármacos inmunosupresores diferentes a la prednisona antes del embarazo.
- Presentar MG no aumenta el riesgo de un neonato con la enfermedad. Hasta 10 a 20% de los neonatos desarrolla MG transitoria posparto que dura hasta 3 meses.

Preparto

- Durante el embarazo la MG empeora en 40% de las mujeres, mejora en 30% y se mantiene estable en el otro 30%. Las exacerbaciones son más probables durante el primer trimestre, en las 4 semanas finales de la gestación y en el puerperio inmediato. El estado clínico antes del embarazo o en los previos, no predice la evolución de la MG en el actual.

- Las intervenciones quirúrgicas y las infecciones predisponen a la exacerbación de la enfermedad.
- **Tratamiento:**
  - Los inhibidores de la acetilcolinesterasa son el tratamiento de primera línea de las mujeres (embarazadas o no).
  - Glucocorticoides, azatioprina y ciclosporina son opciones de segunda línea seguras durante el embarazo. El metotrexato está contraindicado.
  - Otras alternativas cuando la exacerbación aguda no responde al tratamiento médico ideal incluyen el recambio del plasma y la inmunoglobulina IV.
  - Si se considera la timectomía, debe hacerse antes de la concepción o en el puerperio, porque hay un efecto terapéutico diferido.
- Interacciones de los medicamentos: las pacientes con MG a menudo constituyen un reto terapéutico, por la amplia variedad de medicamentos que pueden exacerbar los síntomas e incluyen los siguientes:
  - Azitromicina y eritromicina
  - Gentamicina
  - Esteroides (prednisona)
  - Sales de magnesio (sulfato de magnesio, antiácidos que contienen magnesio). *Está contraindicado el sulfato de magnesio* en estas pacientes, porque puede tener un efecto paralizante. En el contexto de la preeclampsia debe utilizarse un anticonvulsivo alternativo.
  - Bloqueadores β (propranolol, atenolol, maleato de timolol en gotas oculares).
  - Bloqueadores de los canales del calcio
  - Litio
  - Medios de contraste yodados
- Preocupaciones durante el trabajo de parto:
  - El primer periodo del trabajo de parto no se afecta por la MG, porque es mediado por el músculo liso. La MG solo afecta al músculo esquelético.
  - Se puede afectar el segundo periodo del trabajo de parto y las mujeres desarrollan fatiga cada vez peor con el pujo. Considere "aminorar el trabajo de parto" o recurrir al parto quirúrgico para disminuir la fatiga al mínimo.
  - Forma de nacimiento: la MG no es indicación de cesárea, que deberá reservarse para las indicaciones obstétricas estándar.
- Preocupaciones fetales:
  - Los anticuerpos contra el receptor de acetilcolina de tipo inmunoglobulina G pueden cruzar la placenta y causar manifestaciones fetales de MG.
  - En los fetos de pacientes con MG se pueden presentar polihidramnios, por alteración de la deglución, disminución de los movimientos y una menor ventilación.
  - La prueba sin estrés a menudo no es confiable, porque la MG puede alterar los movimientos fetales y, por lo tanto, las aceleraciones. Puede ser de utilidad la prueba de estrés por contracciones.

Posparto

- Las mujeres pueden presentar exacerbación de la enfermedad 6 a 8 semanas después del parto.
- Provea asesoramiento anticonceptivo para aquellas que inician o continúan el inmunosupresor después del parto e insista en la importancia de la anticoncepción eficaz.
- La anticoncepción debe iniciarse 4 semanas antes de hacer lo propio con el tratamiento médico de la MG.
- **Amamantamiento:** se pueden usar inhibidores de la acetilcolinesterasa, prednisona y prednisolona para el tratamiento de las exacerbaciones, e inmunosupresores según su indicación, excepto por el metotrexato, que está contraindicado.

Lesión de la médula espinal

Las complicaciones del embarazo en las pacientes con antecedente de lesiones de la médula espinal a menudo tienen relación con su nivel.

* Las pacientes con lesiones bajas (en T11 e inferiores) con toda probabilidad percibirán el dolor del trabajo de parto. La mayoría de las complicaciones de sus embarazos tiene relación con infecciones recurrentes de las vías urinarias y úlceras de decúbito.

* Las pacientes con lesiones intermedias (T5-T10) suelen tener partos sin dolor y se les asesorará con cuidado y vigilará de manera estrecha para evitar un trabajo de parto y parto no detectados y pueden usar aparatos de vigilancia uterina caseros o ser instruidas para la palpación del útero. Se considerarán las exploraciones semanales del cérvix cerca del término.

* Las lesiones más altas (por arriba de T6) se asocian con la **disreflexia autonómica**, que lleva a una hiperactividad simpática que potencialmente pone en riesgo la vida y se manifiesta por hipertensión grave, pérdida del estado de vigilia, cefalea, congestión nasal, rubor facial, sudoración, piloerección, bradicardia, taquicardia o arritmias. Puede constituir un reto importante distinguir esta afección de la preeclampsia. La anestesia epidural hasta T10 es crítica en las pacientes con lesiones altas de la médula espinal, para prevenir esta complicación. En el contexto de la disreflexia autonómica aguda se pueden usar labetalol o nifedipina para regular la presión arterial. Se ha mostrado que el sulfato de magnesio tiene algún beneficio en el contexto de la disreflexia autonómica (aunque no es un fármaco de primera línea) y debe considerarse si no se puede descartar de manera definitiva la preeclampsia.

Parálisis de Bell durante el embarazo

* La parálisis de Bell es unilateral y afecta al nervio facial. La mayoría de los casos durante el embarazo se presenta en el tercer trimestre y a los 7 días posparto.

* Etiología: con máxima probabilidad es idiopática. Las infecciones pueden también vincularse con la parálisis de Bell, incluidas la activación de virus del herpes simple o el herpes zóster y la enfermedad de Lyme.

* Las embarazadas tienen más probabilidad de progresar a una parálisis completa que las no gestantes y los hombres con parálisis de Bell. Sin embargo, esta diferencia se puede atribuir al hecho de que se tratan menos mujeres durante el embarazo.

* Los síntomas incluyen el inicio súbito durante 1 día o 2, ya que el máximo de los síntomas ocurre en 3 semanas o menos a partir del primer día de debilidad visible. Las pacientes suelen presentar cambios del gusto; sequedad ocular y dificultad para levantar el párpado, parpadear o cerrar el ojo. No hay antecedentes de traumatismo, intervención quirúrgica reciente o infección.

* Exploración física: los nervios craneales están íntegros, excepto el facial. Los datos incluyen incapacidad de cerrar el ojo o generar arrugas en la frente, caída de las cejas y de la comisura bucal del lado afectado. Para descartar una causa infecciosa revísese el conducto auditivo externo en busca de vesículas o costras. Si hay debilidad asociada de extremidades u oftalmoplejía, o disminución de los reflejos tendinosos profundos, considere otras causas.

* Imágenes: está indicada su obtención si hay signos físicos atípicos o ninguna mejoría en 4 meses.

* Tratamiento:
  * Protección corneal con gotas hidratantes y parches oculares.
  * Un ciclo corto de corticoesteroides orales.
  * Corticoesteroides y antivirales orales combinados. Los antivirales aumentan la probabilidad de recuperación en los casos de infección herpética concomitante. El tratamiento debe administrarse en etapas tempranas del cuadro clínico.

Tabla 17-3	Parálisis nerviosas frecuentes posparto y sus mecanismos de lesión	
Nervio dañado	**Mecanismo común de lesión**	**Déficit**
Peroneo	• Flexión prolongada de la rodilla durante el trabajo de parto • Presión sobre la cabeza del peroné por los estribos • Presión palmar durante el pujo	• Incapacidad de dorsiflexión del pie, o sea, pie péndulo
Femoral	• Flexión prolongada de la cadera con la maniobra de McRoberts	• Debilidad del cuádriceps que lleva a la incapacidad para flexionar la cadera • Pérdida sensorial sobre las caras anterior y medial del muslo
Femorocutáneo lateral	• Compresión prolongada	• Defecto puramente sensorial; a menudo, parestesias de la cara externa del muslo

LESIONES NERVIOSAS POSPARTO POR COMPRESIÓN

- Los factores de riesgo incluyen macrosomía fetal, anestesia epidural, segundo periodo prolongado, mala posición en los estribos.
- El pujo prolongado y la maniobra de McRoberts "demasiado intensa" durante el segundo periodo del trabajo de parto pueden vincularse con neuropatías posparto, algo en particular válido en las pacientes objeto de anestesia epidural durante el segundo periodo del trabajo de parto.
- Ver la tabla 17-3 para las parálisis nerviosas comunes y el mecanismo de lesión vinculado.
- La mayoría de las pacientes se recupera por completo. La fisioterapia puede ser útil.

LECTURAS SUGERIDAS

Coyle PK. Multiple sclerosis in pregnancy. *Continuum (Minneap Minn)*. 2014;20(1):42-59.

Haider B, von Oertzen J. Neurological disorders. *Best Pract Res Clin Obstet Gynaecol*. 2013; 27(6):867-875.

Harden CL. Pregnancy and epilepsy. *Continuum (Minneap Minn)*. 2014;20(1):60-79.

Massey JM, De Jesus-Acosta C. Pregnancy and myasthenia gravis. *Continuum (Minneap Minn)*. 2014;20(1):115-127.

Nguyen CP, Goodman LH. Fetal risk in diagnostic radiology. *Semin Ultrasound CT MR*. 2012; 33(1):4-10.

O'Neal MA. Headaches complicating pregnancy and the postpartum period. *Pract Neurol*. 2017;17(3):191-202.

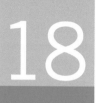

18 Afecciones psiquiátricas en la paciente embarazada y puérpera

Jaden R. Kohn y Lauren M. Osborne

Durante el embarazo y la lactancia las enfermedades psiquiátricas y el uso de medicamentos psicotrópicos no son raros. El trabajo en colaboración de ginecobstetras y psiquiatras es esencial para su tratamiento exhaustivo y puede mejorar los resultados de las pacientes.

- La depresión prenatal se asocia con un mayor riesgo de complicaciones del embarazo, del neonato y el niño.
- El ginecobstetra debe ser capaz de realizar un tamizaje validado para enfermedades psiquiátricas, tratar aquellas leves a moderadas en el contexto de la atención sanitaria perinatal y trabajar en colaboración con los psiquiatras y otros proveedores de atención de la salud mental para el envío de las pacientes con las afecciones más graves.
- En el American College of Obstetricians and Gynecologists se promueve hoy centrarse en el "cuarto trimestre", el periodo posparto, durante el cual las mujeres están en riesgo de afecciones nuevas de la salud mental o su empeoramiento. El Colegio recomienda que las mujeres reciban guías de forma anticipada acerca de los signos y síntomas de la depresión y ansiedad perinatales y que se realice un tamiz de estas afecciones con un instrumento validado.
- En la Tabla 18-1 se incluye el tamiz recomendado para la detección de los trastornos psiquiátricos a realizar por el ginecobstetra.
- En el sitio de internet (https://www.mcpapformoms.org/) se dispone de herramientas didácticas y cursos para proveedores de la salud por parte del Massachusetts Child Psychiatry Access Program for Moms.
- En la Tabla 18-2 se incluyen las indicaciones de envío urgente a un psiquiatra.

TRASTORNOS DEL ESTADO DE ÁNIMO Y EMBARAZO

Trastorno depresivo mayor

- Durante los años reproductivos, el trastorno depresivo mayor (TDM) tiene una frecuencia doble en mujeres y hombres. Ver la tabla 18-3 para los criterios de diagnóstico.
- El riesgo de presentar un trastorno depresivo mayor durante la vida de una mujer es de 10 a 25%.
- Se recomienda la Edinburgh Postnatal Depression Scale de 10 reactivos para su tamizaje durante el embarazo y el puerperio. Las respuestas se califican con 0, 1, 2 o 3 puntos. Una calificación ≥ 10 indica síntomas depresivos sustanciales y aquella ≥ 13, una probable depresión mayor.
- Antes de iniciar el tratamiento antidepresivo es *indispensable* realizar un tamiz que incluya antecedentes personales o familiares de manía o hipomanía.
- Es importante valorar las ideas, los planes e intentos suicidas, y la capacidad de cumplirlos. Si hay un riesgo inminente de suicidio, es indispensable la atención de urgencia en instalaciones con psiquiatras disponibles.

Trastornos depresivos posparto

- La depresión posparto (DPP) es la forma más frecuente después de un nacimiento y la experimentan casi 20% de las nuevas madres, con cifras mayores en aquellas que tienen factores de estrés psicosocial significativos.

Tabla 18-1	Valoraciones psiquiátricas recomendadas para las pacientes de obstetricia y ginecología

Tipo de valoración	Descripción/ejemplos
Antecedentes personales	Síntomas psiquiátricos previos o actuales, en especial de manía/hipomanía, si hay depresión
Antecedentes familiares	Trastorno bipolar (con un fuerte componente genético) Aumenta el riesgo de la paciente del intento o la consecución del suicidio
Exploración del estado mental	Aspecto, orientación, habla, estado de ánimo, ideas suicidas, alucinaciones, delirios, obsesiones, compulsiones, fobias

Detección de los trastornos psiquiátricos

Depresión	
En cualquier momento	Patient Health Questionnaire de 2 o 9 reactivos (PHQ-2, PHQ-9)
En el periodo perinatal	Edinburgh Postnatal Depression Scale (EPDS)
Trastorno bipolar	Cuestionario de los trastornos del estado de ánimo
Ansiedad	
En cualquier momento	Generalilzed Anxiety Disorder de 7 reactivos (GAD-7) Beck Anxiety Inventory (BAI)
Específica perinatal	Edinburgh Postnatal Depression Score-Anxiety (EPDS-A)[a] Perinatal Anxiety Screening Scale (PASS) Pregnancy-Related Anxiety Questionnaire-Revised (PRAQ-R)
Trastorno de estrés postraumático	Posttraumatic Stress Disorder Checklist (PCL-5)
Trastorno obsesivo-compulsivo	Obsessive-Compulsive Inventory-Revised (OCI-R)
VCI	Daño, insulto, amenaza, grito (HITS), violencia del compañero íntimo (VCI), del ACOG, Woman Abuse Screening Tool (WAST)

ACOG, American College of Obstetricians and Gynecologists.
[a] Las preguntas 3, 4 y 5 de la Edinburgh Postnatal Depression Scale abarcan una subescala para la detección de la ansiedad perinatal específica.

- El riesgo de suicidio aumenta notoriamente en el año que sigue al parto y en muchos países es la causa principal de muerte en el primer año posparto.
- Factores de riesgo:
  - Depresión o ansiedad prenatales
  - Antecedente personal o familiar de DPP
  - Dificultad con el amamantamiento

Tabla 18-2	Indicaciones del envío a un psiquiatra

Urgencia

- Inclinación suicida (intento, planes, capacidad o creencia de que pudiese efectuarla)
- Inclinación al homicidio (intento, planes, capacidad o creencia de tenerlos)
- Síntomas psicóticos activos
- Conducta o pensamiento desorganizados que alteran el desempeño

Envío apremiante a un psiquiatra

- Ausencia de respuesta a múltiples antidepresivos en dosis máximas
- Preocupación por el trastorno bipolar
- Sospecha de síntomas psicóticos
- Trastorno de alimentación
- Inclinación al suicidio sin intento/planes
- Lesiones autoinfringidas
- Complicaciones (alteraciones de la personalidad, traumatismos, abuso de sustancias, ansiedad significativa, factores de estrés vital importantes)

- Pérdida fetal o de un neonato
- Carencia de recursos personales o comunitarios
- Retos económicos
- Trastorno de abuso de sustancias
- Complicaciones del embarazo, trabajo de parto/parto, o muerte del neonato
- Embarazo de una adolescente
- Embarazo no planeado
- Relaciones violentas o de abuso
- Aislamiento de la familia o los amigos
- Otros factores de estrés vital importantes
- Temperamento difícil del lactante
- Se puede tratar exitosamente a una mujer con solo psicoterapia si la depresión es leve; puede cuidarse a sí misma/su bebé; no tiene ideas suicidas, y cuenta con un buen respaldo social, acceso a la psicoterapia, un esquema de ejercicios y protección de la privación del sueño.

Tabla 18-3	Criterios diagnósticos del trastorno depresivo mayor

Estado de ánimo depresivo
Cambios del sueño (insomnio o hipersomnia)
Interés (pérdida de interés o del placer)
Culpa (o pensamientos de inutilidad)
Energía (su carencia, o fatiga)
Problemas de concentración
Apetito (cambios del deseo de comer)
Retardo o agitación psicomotores
Ideas suicidas

Nota: la paciente debe mostrar cinco o más de los síntomas previos durante al menos 2 semanas, más una alteración de su desempeño, para cumplir con los criterios.

- La farmacoterapia está indicada en presencia de depresión moderada a grave (actual o previa), ideas suicidas (actuales o previas), dificultad de atender a su persona y al neonato, síntomas psicóticos, ansiedad comórbida o la carencia de acceso al tratamiento no farmacológico.
- Indicaciones de hospitalización/atención inmediata por un psiquiatra: incapacidad de cuidar de sí misma o del bebé y pensamientos de lesionarlo (no intrusivos, egosintónicos o que no molestan a la paciente); intento y plan de suicidio; creencias ilusorias; manía; psicosis; distorsión de la realidad.
- La prevención de la DPP en mujeres sin antecedente de depresión: son indispensables la vigilancia estrecha y el respaldo social. Los medicamentos antidepresivos durante el embarazo (depresión prenatal) o justo después (paciente eutímica y sin medicamento durante el embarazo) pueden prevenir las recurrencias y prolongar el tiempo trascurrido hasta presentarse una. Las mejores pruebas se han dado con el uso de inhibidores selectivos de la recaptación de serotonina (ISRS), pero es importante tomar en cuenta lo que ha funcionado antes en la paciente individual.

Trastornos afectivos bipolares

- La participación del factor genético es más fuerte en los trastornos afectivos bipolares (TABP) que en el TDM (70 *vs.* 30-40%), por lo que se sospechará el trastorno bipolar si hay antecedente familiar de TABP (aunque el TDM es aún la afección de estado de ánimo más frecuente en las pacientes con antecedente familiar de TABP).
- Es importante distinguir los TABP del TDM, el trastorno de ansiedad, el abuso de sustancias y los trastornos de personalidad. Se pueden pasar por alto los TABP si no se detectan manía o hipomanía.
- Sospeche posibles TABP (más que TDM) si una paciente informa ausencia de respuesta o tolerancia repetida a múltiples antidepresivos.
- Sospeche probables TABP (más que TDM) si la paciente presenta el antecedente significativo de ruptura de relaciones, pérdida del empleo o abuso de sustancias.
- Manía: un estado de ánimo elevado anormal o persistentemente irritable y una mayor energía (grandiosidad, menor necesidad de dormir, locuacidad, lluvia de ideas, distracción, agitación, actividad dirigida a una meta, síntomas psicóticos).
- Debido a la naturaleza tan recurrente de los TABP (*hasta 85% de recurrencias durante el embarazo si se descontinúan los estabilizantes del estado de ánimo*), se recomienda la farmacoterapia durante la gestación.
- Las pacientes con TABP confirmados o que se sospechan deben enviarse a psiquiatría para su valoración.

Manía y psicosis posparto

- La psicosis posparto es una enfermedad afectiva que se presenta en una a dos mujeres por 1 000 nacimientos, por lo general, en las 2 semanas que siguen al parto.
- Las mujeres con TABP previas o su antecedente familiar tienen alto riesgo.
- Se asume que una paciente con psicosis posparto como su primera crisis psiquiátrica presenta TABP hasta que se demuestre lo contrario. No obstante, algunas sufren crisis confinadas solo al periodo puerperal.
- Las madres con psicosis posparto tienen mayor riesgo de suicidio que aquellas con TABP y se ha visto que 4% de estas últimas comete un infanticidio.
- El cuadro clínico inicial es bastante similar al delirio y es importante descartar sus causas médicas. Incluye alucinaciones, ilusiones; desorientación respecto de persona, lugar o tiempo; pérdida y recuperación de la conciencia; agitación; insomnio; estado de ánimo

elevado; manía; paranoia, síntomas depresivos y mixtos e incapacidad de cuidar de sí misma y del bebé.

- Son indispensables la hospitalización, la consulta urgente a psiquiatría y el tratamiento con litio y antipsicóticos.

TRASTORNOS DE ANSIEDAD Y EMBARAZO

Ansiedad relacionada con el embarazo

- Los factores de riesgo incluyen ansiedad general elevada, nuliparidad y un mayor grado de escolaridad.
- Los riesgos asociados incluyen parto pretérmino, un menor desarrollo motor y mental del lactante y abuso del alcohol durante el embarazo.
- Tamizaje: con el cuestionario de ansiedad relacionado con el embarazo-revisado
- La psicoterapia de respaldo puede ayudar al tratamiento.

Trastorno de ansiedad generalizado

- De los adultos con el trastorno de ansiedad generalizado, 66% es de sexo femenino y la media de su inicio corresponde a los años reproductivos.
- El trastorno de ansiedad generalizado se caracteriza por la preocupación persistente y excesiva que no se puede controlar, asociada con síntomas físicos (cefalea, fatiga, tensión muscular, malestar digestivo, dolor de tórax, palpitaciones).
- Los factores de riesgo incluyen edad joven, mínimo respaldo social, los antecedentes familiares y sucesos estresantes durante la vida.
- Tratamiento: ISRS, tratamiento cognitivo-conductual. Las benzodiacepinas y la gabapentina pueden brindar alivio inmediato, pero no son apropiadas para su uso prolongado, en tanto los ISRS requieren titulación y tiempo para alcanzar su efecto, pero constituyen el tratamiento de primera línea a largo plazo.
- A menudo asociado con el abuso de sustancias como mecanismo de afrontamiento. Es importante hacer la detección del abuso de sustancias.

Trastorno de pánico

- Los ataques de pánico se caracterizan por el súbito inicio de temor, sudoración, palpitaciones, dolor de tórax o disnea. Se pueden presentar en cualquier trastorno psiquiátrico; aquellos individuos con ataques de pánico frecuentes y ansiedad en cuanto a su recurrencia presentan un trastorno de pánico, que es altamente perturbador del desempeño y a menudo causa la evitación de los potenciales desencadenantes.
- Las pacientes pueden tener antecedentes de abuso físico o sexual.
- Refiérase para tratamiento cognitivo-conductual, con ISRS o un inhibidor de la recaptación de norepinefrina o serotonina. Las benzodiacepinas son útiles para tratar los síntomas de una crisis aguda, pero no resuelven la afección.

TRASTORNO DE ESTRÉS POSTRAUMÁTICO Y EMBARAZO

- El trastorno de estrés postraumático puede presentarse cuando una persona tiene experiencia previa de una real amenaza de muerte, una lesión grave o violencia sexual. Se caracteriza como una respuesta emocional, la evitación de los desencadenantes y el malestar intenso con estos, la experiencia de sucesos inquietantes (pesadillas, escenas retrospectivas), sobresaltos fáciles y conducta agresiva.
- El síndrome de estrés agudo tiene las mismas características, pero dura < 1 mes.

- La ansiedad/depresión que ocurre después de un suceso estresante o traumático no califica como estrés postraumático.
- Las mujeres, en particular, pueden haber experimentado una violación o la violencia por su compañero íntimo, lo que quizá complique las exploraciones con espejo vaginal, las del cérvix y el proceso del parto.
- Son ideales la psicoterapia dirigida al trauma y los ISRS. Las mujeres pueden también experimentar síntomas psicóticos, trastornos problemáticos del sueño y el trastorno de abuso de sustancias, casos en los que se recomienda la consulta con un psiquiatra.

TRASTORNO OBSESIVO COMPULSIVO Y EMBARAZO

- El trastorno obsesivo compulsivo (TOC) es igual o más frecuente durante el embarazo o el puerperio, en comparación con el riesgo de la población basal femenina. Aunque los datos son limitados, el TOC puede ser más frecuente en el periodo posparto y la presencia de DPP aumenta el riesgo de ambos, TOC y los síntomas obsesivo compulsivos subumbrales.
- Las obsesiones son pensamientos no deseados, repetitivos, perturbadores, que se pueden dirigir al feto/neonato, como el temor de pérdida o muerte, de contaminación y de daño intencional o accidental. La paciente considera las obsesiones como irracionales y producto de su mente, pero no puede asimilarlas, frente a una ilusión, que es una creencia falsa que considera que es real a pesar de las pruebas en contra.
- Las compulsiones pueden incluir limpieza de lavado excesivo de sí misma durante el embarazo o del lactante en el puerperio, la conducta de evitación, la revisión compulsiva del lactante, o cualquier otra conducta habitual que disminuya el estrés (incluida la revisión mental ritual), como la búsqueda excesiva en internet acerca de los síntomas, o la necesidad excesiva de aliento por los médicos y los seres amados.

TRASTORNOS PSICÓTICOS PRIMARIOS Y EL EMBARAZO/PUERPERIO

- Las mujeres con psicosis tienen un riesgo elevado de cesárea, hemorragia, desprendimiento prematuro de placenta normoinserta, parto pretérmino, rotura prematura de membranas pretérmino, restricción del crecimiento fetal, riesgo de pérdida del bienestar fetal y de óbito.
- El médico debe indagar qué síntomas son primarios o inducidos por sustancias.
- El cuadro clínico de la esquizofrenia incluye alucinaciones (auditivas, visuales), delirio, pensamiento y conducta desorganizados, apatía, estado de ánimo plano, de expresión limitada, energía baja y función cognitiva lenta.
- Si la paciente presenta síntomas de trastornos del estado de ánimo, pudiesen corresponder ya sea al trastorno esquizoafectivo o al TABP con manifestaciones psicóticas. Aquellas con el trastorno esquizoafectivo tienen episodios distintos de alteraciones en el estado de ánimo, con síntomas psicóticos que aparecen ya sea con trastornos del estado de ánimo o con eutimia. En aquellas con TABP, los síntomas psicóticos se presentan *solo* en el contexto de una alteración del estado de ánimo.
- Las mujeres con trastornos psicóticos previos pueden acudir con psicosis en el periodo posparto; por lo general, sus síntomas serán similares a aquellos durante las crisis de psicosis previas y tienen menos probabilidad de incluir los puntos distintivos de la psicosis posparto (estado de ánimo, manía y síntomas similares al delirio).

TRATAMIENTO DE LAS ENFERMEDADES PSIQUIÁTRICAS PERIPARTO

Farmacoterapia

En la Tabla 18-4 se revisan los medicamentos que suelen usarse para tratar las enfermedades psiquiátricas.

* Las concentraciones plasmáticas de todos descienden 40 a 50% durante el embarazo y aumentan de manera abrupta en el puerperio, por lo que es esencial incrementar las dosis de forma apropiada durante la gestación y disminuirlas a cifras pregestacionales en el puerperio.
* Ocurre transporte por debajo de 10% de *todos* los medicamentos psicotrópicos en la leche materna, límite recomendado por la American Academy Pediatrics, y, por lo tanto, deben, en general, considerarse seguros durante el amamantamiento.
* Riesgos de la farmacoterapia durante el embarazo y la lactancia: de 1979 al 2015 se usaron las categorías, A, B, C, D y X para indicar el potencial de daño del feto o neonato por los medicamentos usados durante el embarazo y la lactancia. No obstante, tal sistema era demasiado simple, no tomaba en cuenta el efecto de los metabolitos e incluía la agrupación inapropiada de fármacos con diferentes grados de riesgo.
* Es inapropiado usar estas categorías antiguas para informar la toma de decisiones respecto de la farmacoterapia durante el embarazo y el amamantamiento.
* La New Pregnancy and Lactation Labeling Rule del 2015 incluye: "Resumen de riesgos", "Consideraciones clínicas" y "Datos" para el embarazo y la lactancia, así como información acerca de "Pruebas durante el embarazo", "Anticoncepción" e "Infecundidad".

Estrategias para la planeación gestacional y el embarazo no planeado

* Dialogar con la paciente respecto de las modificaciones del estilo de vida que pueden mejorar los trastornos psiquiátricos (Tabla 18-5).
* Debe individualizarse la decisión de continuar con los medicamentos psiquiátricos durante el embarazo y depende de la gravedad de la enfermedad, los efectos adversos de fármacos específicos y su presencia durante y después de embarazos previos.

Tratamientos no farmacológicos

* Son procedimientos terapéuticos seguros y eficaces durante el embarazo el de electroconvulsión, la estimulación magnética transcraneal y la aplicación de luz brillante.
* No se recomiendan los tratamientos de herbolaria, complementos y medicina complementaria, porque hay pruebas mínimas o nulas acerca de su seguridad y eficacia durante el embarazo.

CUIDADOS DE LA EMBARAZADA DIFÍCIL

* Cualquiera de las enfermedades descritas en las secciones precedentes puede constituir retos terapéuticos por síntomas de trastornos del estado de ánimo o psicóticos. Además, algunas pacientes sin afecciones mentales del eje I pueden ser difíciles de tratar por trastornos de personalidad, hostilidad interpersonal o desagrado general.
* Para aminorar el empeoramiento de una situación se pueden usar de manera eficaz las siguientes estrategias:
  * Respetar el espacio físico de la paciente (> 2 longitudes de los brazos, cuando sea posible) y evitar el lenguaje corporal provocativo (evadir el contacto ocular directo excesivo y la flexión de los brazos; mantener las manos visibles y abiertas).

Tabla 18-4 Medicamentos usuales para tratar las enfermedades psiquiátricas y sus riesgos vinculados durante el embarazo y la lactancia

| Genérico (marca comercial) | Consideraciones de dosis durante el embarazo | | | Riesgos durante el embarazo y la lactancia | | |
	De inicio	Titulación	Máxima	Farmacocinética y vigilancia	Preocupaciones gestacionales	Preocupaciones durante el amamantamiento
ANTIDEPRESIVOS						
Inhibidores selectivos de la recaptación de serotonina						
Citalopram (Celexa)	10-20 mg		20-40 mg		Sin riesgo de defectos congénitos (no hay datos concluyentes de defectos cardiovasculares, incluyendo la paroxetina)	Parece haber poco riesgo
Escitalopram (Lexapro)	5-10 mg	10 mg/ semana	10-20 mg			
Fluoxetina (Prozac, Sarafem, Selfemra)	10-20 mg		40-120 mg	Inicio: 1-4 semanas Máximo efecto: 8-12 semanas Familia de CYP450	Riesgo de síndrome de adaptación neonatal (30%)	No de primera línea durante el amamantamiento, pero se puede usar si la paciente respondió antes
Fluvoxamina (Faverin, Luvox)	25-50 mg	50 mg/ semana	100-300 mg		Bajo riesgo de hipertensión pulmonar persistente del neonato	
Paroxetina (Paxil, Pexeva)	10-20 mg	10 mg/ semana	40-60 mg		Riesgo leve de aborto espontáneo y parto pretérmino	Parece ser de bajo riesgo
Sertralina (Zoloft)	25-50 mg	25-50 mg/ semana	150-250 mg			Mínima transmisión en la leche materna
Inhibidores de la recaptación de serotonina-norepinefrina						
Desvenlafaxina (Pristiq)	50 mg	Después de 7 días	100-150 mg	Familia de CYP450	Pruebas limitadas	No es de primera línea durante el amamantamiento por pruebas limitadas

Duloxetina (Cymbalta)	20-30 mg	20-30 mg/ semana	30-120 mg		No es de primera línea durante el amamantamiento por pruebas limitadas
Venlafaxina (Effexor)	37.5-75 mg	≤ 75 mg > 3 días de intervalo	75-350 mg	Familia de CYP450	No hay pruebas de defectos congénitos Riesgo un poco aumentado de aborto espontáneo	Somnolencia y poco aumento de peso solo en algunos informes

Antidepresivos tricíclicos

Clomipramina (Anafranil)			150-250 mg		> 300 mg/día aumentan el riesgo de convulsiones Riesgo de hipotensión ortostática Posible riesgo cardiaco fetal, pero con pocas pruebas	Pruebas limitadas
Amitriptilina (Elavil)			75-300 mg		Vigilar las cifras plasmáticas Aumentar la dosis en el tercer trimestre Riesgo de hipotensión ortostática	La mayoría de los datos acerca de amitriptilina; pruebas limitadas de los otros No se prefieren en el amamantamiento
Desipramina (Norpramin)			150-300 mg	Máximo efecto en 4- 8 semanas Familia de CYP450		
Doxepina (Sinequan)	25 mg	25 mg cada 3-7 días	100-300 mg			
Imipramina (Tofranil)			100-300 mg			
Nortriptilina (Pamelor)			75-150 mg		Se prefieren los antidepresivos tricíclicos por la gran cantidad de datos y menores efectos secundarios (menor riesgo de ortostatismo)	No hay preocupación en la lactancia

(Continúa)

Tabla 18-4 Medicamentos usuales para tratar las enfermedades psiquiátricas y sus riesgos vinculados durante el embarazo y la lactancia (Continuación)

| Genérico (marca comercial) | Consideraciones de dosis durante el embarazo | | | Riesgos durante el embarazo y la lactancia | | |
	De inicio	Titulación	Máxima	Farmacocinética y vigilancia	Preocupaciones gestacionales	Preocupaciones durante el amamantamiento
ANTIDEPRESIVOS (continuación)						
Otros antidepresivos						
Bupropion (Wellbutrin)	150 mg XL, 100 mg LS	Después de 3-7 días	300-450 mg XL, 200-450 mg LS		Disminuye el umbral de las convulsiones Contraindicado si hay preeclampsia Aumento de peso o efectos secundarios sexuales mínimos	Riesgo teórico de convulsiones en los neonatos, con pruebas limitadas
Mirtazapina (Remeron)	10-15 mg	Después de 7 días	15-60 mg	Inicio: de 1 a 2 semanas (Bupropion) Inicio: en 6 semanas (Trazodona) Familia de CYP450	Vigilar la neutropenia; puede ser buena para la hiperémesis gravídica con el propósito de aumentar de peso y disminuir náusea/vómito	El fabricante recomienda tener precaución
Trazodona (Desyrel)	25-50 mg	50 mg cada 3-4 días	50-200 mg (sueño), 150-400 mg (TDM, rara)		Pruebas limitadas	No es de primera línea durante el amamantamiento
Vilazodona (Viibryd)	10 mg	10 mg cada 3-4 días	10-40 mg		Sin pruebas	Sin pruebas
Vortioxetina (Brintellix)	10 mg	Una vez tolerada	5-20 mg			

ANSIOLÍTICOS

Benzodiacepinas

Alprazolam (Xanax)	0.75-1.5 mg	Cada 3-4 días	1-4 mg (ansiedad), 5-6 mg LI (pánico), 30 mg LP (pánico)	Semivida: 6-27 h Familia de CYP450	Úsese juiciosamente Con el uso crónico y dosis alta, mayor riesgo de depresión respiratoria, sedación, irritabilidad y alimentación deficiente
Clonazepam (Klonopin)	0.5-1 mg	Cada 3 días	0.5-4 mg en dosis divididas	Inicio: 20-40 min Semivida: 17-60 h Familia de CYP450	Parto prematuro, bajo peso al nacer, dificultad respiratoria en informes de casos No hay buena evidencia de un mayor riesgo de defectos congénitos (incluido el riesgo de paladar hendido)
Diazepam (Valium)	2-10 mg en dosis divididas	NA	4-40 mg en dosis divididas	Inicio (IV): 1-3 min Semivida: > 40 h Familia de CYP450	Se prefieren las dosis bajas de una benzodiacepina de acción más corta El lorazepam es compatible con el amamantamiento
Lorazepam (Ativan)	0.5-1 mg en dosis divididas	NA	2-6 mg en dosis divididas	Inicio (IV): 2-3 min Semivida: 12-14 h Familia de CYP450	
Temazepam (Restoril)	15 mg (insomnio)	NA	15-30 mg	Semivida: 4-18 h Familia de CYP450	

Otros

Buspirona (Buspar)	10 mg c/12 h	5-10 mg cada 3 a 7 días	15-60 mg diarios	Primer paso de metabolismo hepático Semivida: 2-3 h Máximo efecto 2-4 semanas Familia de CYP450	Pruebas limitadas; no hay estudios con grupo testigo en humanos

(Continúa)

Tabla 18-4 Medicamentos usuales para tratar las enfermedades psiquiátricas y sus riesgos vinculados durante el embarazo y la lactancia *(Continuación)*

Genérico (marca comercial)	Consideraciones de dosis durante el embarazo			Farmacocinética y vigilancia	Riesgos durante el embarazo y la lactancia	
	De inicio	Titulación	Máxima		Preocupaciones gestacionales	Preocupaciones durante el amamantamiento
ANTIPSICÓTICOS						
Aripiprazol (Abilify)	2-5 mg (con aumento) 5-10 mg (de talante), 10-15 mg (psicosis)	2 semanas	5-10 mg (aumento) 10-20 mg (de talante) 15-30 mg (psicosis)			Pruebas limitadas del riesgo de fracaso del amamantamiento No se prefiere durante el amamantamiento
Lurasidona (Latuda)	20-40 mg	1 semana	40-120 mg		Vigílese en cuanto a macrosomía	No hay datos en humanos
Olanzapina (Zyprexa)	2.5-5 mg (con aumento) 5-10 mg (de talante, psicosis)	1 semana	10-15 mg (de talante), 20-30 mg (psicosis)	Familia de CYP450	SEP neonatal (agitación, tono o movimientos musculares anormales, dificultad de alimentación o respiración, letargo, temblor)	Se prefiere durante el amamantamiento Vigilar la sedación
Quetiapina (Seroquel)	25 mg cada 12 h	50 mg diarios	200-300 mg (TABP) 100-400 mg (de talante) 400-1 200 mg (manía aguda o psicosis)			Parece ser de bajo riesgo
Risperidona (Risperdal)	0.5 mg	1 mg diario si se tolera	2-8 mg (manía aguda, psicosis)		Riesgo de hipertensión ortostática Riesgo de SEP dependiente de la dosis	No se prefiere durante el amamantamiento Riesgo elevado de hiperprolactinemia Riesgo de SEP neonatal

ESTABILIZADORES DEL ESTADO DE ÁNIMO

Litio	300 mg	Gradual con base en la tolerancia y respuesta	900-1 200 mg (mantenimiento) 1 800 mg (aguda)	Vigilar las cifras séricas (< 1.2 mEq/L, hasta una meta de 0.8-1.2 mEq/L) Titular la dosis durante el embarazo para mantener la concentración (debido al volumen de distribución creciente)	Interrúmpase 24-48 h antes del parto; reiníciese cuando haya estabilidad médica con la dosis pregestacional Riesgo de 0.7-1% de malformación cardiaca (anomalía de Ebstein cuando usado en el primer trimestre) Riesgo de polihidramnios, arritmias cardiacas, diabetes insípida, disfunción tiroidea, parto prematuro, síndrome del neonato hipotónico	Es adecuado el amamantamiento si los padres y el pediatra están involucrados Es necesario vigilar al lactante en cuanto a la deshidratación y toxicidad del litio

Antiepilépticos

Carbamacepina (Tegretol)	200 mg c/12 h	200 mg/ semana	400-1 200 mg dos veces al día	Vigilar la concentración sérica (4-12 mg/L)	Riesgo de retraso del desarrollo, defectos del tubo neural (folato 4-5 g diarios) También riesgo de defectos craneofaciales, cardiovasculares e hipospadias	Sin preocupación

(Continúa)

Tabla 18-4 Medicamentos usuales para tratar las enfermedades psiquiátricas y sus riesgos vinculados durante el embarazo y la lactancia *(Continuación)*

| Genérico (marca comercial) | Consideraciones de dosis durante el embarazo | | | Riesgos durante el embarazo y la lactancia | | |
	De inicio	Titulación	Máxima	Farmacocinética y vigilancia	Preocupaciones gestacionales	Preocupaciones durante el amamantamiento
ESTABILIZADORES DEL TALANTE *(continuación)*						
Antiepilépticos (continuación)						
Gabapentina (Neurontin)	300 mg c/12 h	Aumentar a c/12 h durante 3 días	1 200-3 600 mg 2-3 dosis/día	Ninguno	Restricción del crecimiento fetal, retraso del desarrollo en estudios de animales Pruebas limitadas, pero sin datos de riesgo en estudios de humanos	Sin preocupaciones
Lamotrigina (Lamictal)	25 mg	25 mg diarios por 2 semanas 50 mg diarios por 2 semanas 100 mg diarios	100-400 mg	Vigilar la concentración en el segundo y tercer trimestres y el puerperio Meta: titular la dosis para mantener la concentración pregestacional necesaria para la eutimia (requiere aumento por la interacción de estrógenos y el incremento del volumen de distribución)	Evitar el uso concomitante de carbamacepina, fenitoína, primidona, fenobarbital, rifampicina, ritonavir, ácido valproico Ninguna prueba sólida sugiere el riesgo de paladar hendido	Vigilar en cuanto al síndrome de exantema de Stevens-Johnson (raro)

Oxcarbacepina (Trileptal)	300 mg cada 12 h	600 mg/ semana	1 200- 2 400 mg en dosis divididas	Vigilar la concentración en el segundo y tercer trimestres y el puerperio	Posibles malformaciones cardiacas y craneofaciales	Pruebas limitadas
Topiramato (Topamax)	25 mg	50 mg/ semana	50-300 mg	Vigilar la concentración en el segundo y tercer trimestres y el puerperio	Riesgo si la madre desarrolla acidosis metabólica; mayor riesgo de labio/paladar hendido, feto pequeño para la edad gestacional	Pruebas limitadas
Ácido valproico (Depakote)	250-500 mg	Se puede ajustar tan rápido como sea posible para tratar la manía	1 200-1 500 mg	Vigilar la concentración (meta sérica) 50-125 µg/ mL Es necesario vigilar de manera estrecha una coagulopatía	Riesgo dependiente de la dosis de defectos del tubo neural (tan alto como 10% a las dosis usadas para TABP, se requieren 4-5 g diarios de folato) IQ disminuido, defectos cognitivos Úsese solo si otros medicamentos no han controlado el talante	Riesgo de hepatotoxicidad neonatal Vigilar en cuanto a ictericia

Abreviaturas: TABP, trastornos afectivos bipolares; CYP450, citocromo P450; SEP, síntomas extrapiramidales, LP, de liberación prolongada; LI, de liberación inmediata; IV, intravenosa(o); LS de liberación sostenida; XL, de liberación ampliada.

Tabla 18-5	Modificaciones del estilo de vida para tratar los trastornos psiquiátricos
Nivel de evidencia	Modificación del estilo de vida
Sustancial	Ejercicio
	Yoga
	Hábitos de sueño saludable
	Meditación y atención plena
	Psicoterapia (de soporte, interpersonal, cognitiva-conductual, dialéctica conductual o basada en la atención plena)
Intermedio	Acupuntura
Limitado	Cese del tabaquismo
	Eliminación o limitación de la ingestión de cafeína y alcohol
	Biorretroalimentación
	Entrenamiento de relajación

- Disminuir al mínimo el número de miembros del personal en contacto con la paciente.
- Dirigirse a la paciente como ella lo prefiera (por nombre o apellido).
- Ser conciso y mantener un vocabulario simple, para darle tiempo a procesarlo.
- Utilizar declaraciones de escucha y aclaración activas: "lo que estoy oyendo es …", o "dígame si la estoy entendiendo … "
- Identificar las expectativas y los deseos de la paciente de manera que se pueda responder con empatía y expresar el deseo de trabajar juntos para alcanzar las metas.
- Nunca engañar a una paciente prometiéndole algo que no se le puede brindar.
- Encontrar algo acerca de la posición de la paciente con la que usted puede estar de acuerdo.
- Establecer límites claros acerca de la conducta aceptable. Indicar de manera gentil, pero firme, que se establecen límites respecto a su deseo de ayudar.

LECTURAS SUGERIDAS

American College of Obstetricians and Gynecologists Committee on Practice Bulletins—Obstetrics. ACOG Practice Bulletin No. 92: use of psychiatric medications during pregnancy and lactation. *Obstet Gynecol.* 2008;111(4):1001-1020. (Reafirmado en el 2018)

Byatt N, Straus J, Stopa A, Biebel K, Mittal L, Moore Simas TA. Massachusetts Child Psychiatry Access Program for Moms: utilization and quality assessment. *Obstet Gynecol.* 2018;132(2):345-353.

Eke AC, Saccone G, Berghella V. Selective serotonin reuptake inhibitor (SSRI) use during pregnancy and risk of preterm birth: a systematic review and meta-analysis. *BJOG.* 2016;123(12):1900-1907.

Molyneaux E, Telesia LA, Henshaw C, Boath E, Bradley E, Howard LM. Antidepressants for preventing postnatal depression. *Cochrane Database Syst Rev.* 2018;(4):CD004363.

Osborne LM, Payne JL. Clinical updates in women's health care summary: mood and anxiety disorders: primary and preventive care review. *Obstet Gynecol.* 2017;130(3):674.

Ross LE, Grigoriadis S, Mamisashvili L, et al. Selected pregnancy and delivery outcomes after exposure to antidepressant medication: a systematic review and meta-analysis. *JAMA Psychiatry.* 2013;70(4):436-443.

Russell EJ, Fawcett JM, Mazmanian D. Risk of obsessive-compulsive disorder in pregnant and postpartum women: a meta-analysis. *J Clin Psychiatry.* 2013;74(4):377-385.

19 Afecciones por uso de sustancias durante el embarazo

Marielle S. Gross y Lorraine A. Milio

DEFINICIONES Y PRINCIPIOS GENERALES

- En años recientes, las afecciones por uso de sustancias han aumentado en prevalencia en muchas partes del mundo, en especial en Estados Unidos, en todos los grupos raciales, étnicos, demográficos y socioeconómicos; estas abarcan el uso de tabaco y alcohol, el abuso de los medicamentos de prescripción y el de drogas. Juntos contribuyen de manera sustancial a la morbilidad y mortalidad global e incluyen a las poblaciones materna, fetal y neonatal.

- En el *Diagnostic and Statistical Manual of Mental Disorders* (5th. ed.) (*DSM-5*) se sustituyó la terminología de *abuso de sustancias* de la edición anterior con la de **trastorno de uso de sustancias** (TUS), un cambio que refleja el considerar la adicción como una enfermedad cerebral con datos físicos y conductuales. En la Tabla 19-1 se enlistan los criterios para el TUS del *DSM-5*.

- El diagnóstico de **adicción** sigue los criterios del TUS muy de cerca y se define como una enfermedad crónica primaria de la recompensa, motivación, memoria y los circuitos neurológicos relacionados del cerebro, según se define en la American Society of Addiction Medicine. Ocurre **dependencia de sustancias** cuando se precipitan los síntomas de abstinencia al descontinuar su uso de forma abrupta.

- La adicción causa el uso compulsivo de una o más sustancias, a pesar de las secuelas significativas personales y para la salud. Altera la actividad del cerebro encargada de la recompensa, la motivación, el juicio, el aprendizaje y la memoria, y al hacerlo modifica el funcionamiento de las familias, las relaciones y las comunidades. Así como la diabetes, las cardiopatías y el cáncer, la adicción es causada por un interjuego complejo de factores conductuales, biológicos, genéticos y ambientales. Un TUS es una **enfermedad recidivante crónica**, y es frecuente el uso simultáneo de múltiples sustancias (o "abuso de polisustancias"). Sin tratamiento lleva a otras alteraciones físicas y de la salud mental, y con el transcurso del tiempo se puede convertir en más grave, discapacitante, y poner en riesgo la vida. La **recuperación** es el proceso durante el cual los pacientes se abstienen de ciertas sustancias importantes y se esfuerzan por mejorar su salud global con una vida autodirigida (en lugar de la dirigida por las sustancias).

- Un TUS es diferente de los síndromes de dolor crónico, aunque también implica tolerancia y dependencia física de las sustancias y ambas afecciones pueden ser concomitantes.

EPIDEMIOLOGÍA, FISIOPATOLOGÍA Y EFECTOS MATERNOFETALES POR CATEGORÍA DE FÁRMACO

Alcohol

- **Epidemiología:** de las embarazadas, 11% informa uso de alcohol durante el embarazo, 4% en borracheras (> 5 tragos por ocasión) y 1% manifiesta dipsomanía cuantiosa. De las mujeres de 15 a 44 años, 10% informa borracheras durante el primer trimestre, la mayoría antes de saber que estaba embarazada. El trastorno por uso de alcohol se asocia

Tabla 19-1	Criterios del *DSM-5* para el trastorno por uso de sustancias

Un patrón de uso problemático que lleva a la alteración o el malestar clínico significativos y se manifiesta por dos o más de los siguientes en un periodo de 12 meses:

- La sustancia a menudo se toma en grandes cantidades o durante un periodo más prolongado de lo previsto
- Un deseo persistente o esfuerzos infructuosos para reducir o controlar el uso de la sustancia
- La dedicación de mucho tiempo a las actividades necesarias para obtener, usar y recuperarse de los efectos de la sustancia
- El deseo imperioso o la urgencia de usar la sustancia
- El uso recurrente de la sustancia con el resultado de incumplir las principales obligaciones en el trabajo, la escuela o el hogar
- El uso continuo de la sustancia a pesar de los problemas persistentes o recurrentes sociales o interpersonales causados o exacerbados por sus efectos
- El abandono o la disminución de actividades sociales, ocupacionales o recreativas importantes por el uso de la sustancia
- Su uso recurrente en situaciones en que es físicamente peligroso
- Su uso continuo a pesar de saber que se presenta un problema físico o psicológico persistente o recurrente que quizá fue causado o exacerbado por la sustancia
- Tolerancia
- Abstinencia

Leve = 2-3 criterios; moderado = 4-5; grave = 6 o más

Abreviatura: *DSM-5, Diagnostic and Statistical Manual of Mental Disorders* (5th. ed).

con elevada paridad, tabaquismo, el antecedente de abuso o encarcelación, antecedentes familiares y otros factores de estrés socioeconómicos.
- El síndrome alcohólico fetal (SAF) afecta 1 a 2/1 000 neonatos estadounidenses en comparación con 3 a 6/1 000 con el trastorno del espectro de alcohol fetal. El SAF es la causa más frecuente de retraso mental en Estados Unidos.
- **Mecanismo de acción:** el alcohol produce una amplia variedad de efectos que dependen de la dosis, la duración y el tiempo de exposición. Ejerce acciones lesivas sobre las enzimas involucradas en la regulación del desarrollo y los factores que dictan la neurogénesis. También ocurren cambios epigenéticos en la metilación del ADN y la expresión del microARN.
- **Cuadro clínico de la intoxicación**
  - Síntomas: euforia, alteración de la memoria
  - Signos: déficits cognitivos, habla mal articulada, conducta desinhibida, incoordinación, marcha inestable, nistagmo, estupor o coma. Pueden ocurrir hipotensión y taquicardia como resultado de ambas, la vasodilatación periférica o la deshidratación inducidas por el etanol.
- **Cuadro clínico de la abstinencia**
  - Signos/síntomas menores (transcurridas 6-36 h desde el último trago): temblores, ansiedad leve, cefalea, diaforesis, palpitaciones, anorexia, malestar digestivo, pero con un estado mental normal.

- Convulsiones (6-48 h después del último trago): convulsiones breves o únicas en ráfaga o generalizadas tonicoclónicas, con un breve periodo posictal; son raras las crisis epilépticas.
- Alucinaciones alcohólicas (12-48 horas después del último trago): alucinaciones visuales, auditivas o táctiles, con orientación íntegra y signos vitales normales.
- Delirio alcohólico (*delirium tremens*) (48-96 h después del último trago): delirio, agitación, taquicardia, hipertensión, fiebre, diaforesis.
- **Complicaciones maternas:** hipertensión y enfermedad cardiovascular, hepatopatía, pancreatitis, gastritis, esofagitis, supresión de la médula ósea, anemia, neumonía, neuropatía periférica, cáncer (de boca, esófago, faringe, hígado, mama); las complicaciones psiquiátricas incluyen depresión, ansiedad e irritabilidad; las conductuales incluyen prácticas sexuales de alto riesgo (mayor incidencia de la infección por el virus de la inmunodeficiencia humana [VIH]/hepatitis B y C), violencia y lesiones accidentales (p. ej., accidentes en vehículos, caídas). La mortalidad global es mayor.
- **Efectos fetales, en lactantes y niños**
  - **Feto:** se considera que presenta los efectos neuroconductuales más graves de todas las sustancias de abuso, que dependen del momento y del patrón de la exposición; el alcohol recircula dentro del compartimiento fetal mucho tiempo después de la ingestión materna. No hay umbral de ingestión de alcohol durante el embarazo que se vincule con los efectos fetales. Aumenta el riesgo de muerte fetal intrauterina.
  - **Lactante/niño:** se diagnostica el SAF después del parto e incluye bajo peso al nacer, efectos dismórficos faciales y de extremidades, así como una disminución de las dimensiones y el desarrollo cerebrales. El trastorno del espectro de alcohol fetal, a menudo subcomunicado, suele diagnosticarse en la infancia temprana y sus manifestaciones incluyen retraso del crecimiento y desarrollo; alteración del desarrollo intelectual y motor con déficits de atención, memoria, del funcionamiento verbal y ejecutivo; y retraso del tiempo de reacción y del aprendizaje motor.

Benzodiacepinas

- **Epidemiología:** su uso durante el embarazo ha sido difícil de cuantificar y, sin embargo, aumentó de forma significativa en los últimos 20 años. En un informe reciente se señaló el uso de benzodiacepinas por casi 4% de las embarazadas estadounidenses con seguro médico. Los trastornos de ansiedad afectan hasta a una de cada tres embarazadas y las benzodiacepinas son un tratamiento usual, aunque no se recomienda como primera línea. Debido a que la ansiedad tiene vínculo independiente con un resultado perinatal adverso, puede confundirse la interpretación de los resultados relacionados con el uso de benzodiacepinas.
- **Mecanismo de acción:** los efectos de las benzodiacepinas en el sistema nervioso central son mediados por su unión a los receptores de tipo A del ácido γ aminobutírico ($GABA_A$), que produce un efecto desinhibidor por desregulación de la inhibición de las neuronas dopaminérgicas mediada por GABA, que también puede inducir apoptosis y neuroplasticidad, con el resultado de una mayor expresión de los receptores glutamatérgicos excitatorios por la abstinencia de benzodiacepinas después de su exposición crónica.
- **Cuadro clínico de la intoxicación**
  - Síntomas: euforia, desinhibición, relajación, somnolencia.
  - Signos: conducta errática, habla mal articulada, marcha inestable, incoordinación, alteración cognitiva (en especial amnesia anterógrada), nistagmo, estupor o coma y depresión respiratoria.
- **Cuadro clínico de la abstinencia:** crisis de ansiedad/pánico, irritabilidad, hiperactividad autonómica, temblores (en especial de las manos), insomnio, diaforesis, disminución de peso, cefalea, dolor muscular, mala concentración, palpitaciones y náusea o vómito. Son efectos más graves las alucinaciones transitorias, convulsiones tonicoclónicas generalizadas, la psicosis y el delirio. La abstinencia puede poner en *riesgo la vida* con su discontinuación

abrupta, en especial con las dosis más altas, la mayor duración de uso o el concomitante de alcohol u opioides.

- **Complicaciones maternas:** elevada probabilidad de una recaída por cambios neurológicos subyacentes al uso crónico de las benzodiacepinas; aumento de la mortalidad de todas las causas, incluyendo aquella por sobredosis; aumento del riesgo de caídas y las lesiones vinculadas. Los riesgos obstétricos incluyen uno mayor de cesárea.
- **Efectos fetales, en lactantes y niños**
  - **Feto:** aborto espontáneo; parto pretérmino; probable aumento del riesgo de hendiduras bucales, atresia del tubo digestivo y estenosis pilórica.
  - **Lactante/niño:** prematurez; bajo peso al nacer con una circunferencia cefálica más pequeña. Puede ocurrir abstinencia neonatal (en especial con el uso en etapas avanzadas del embarazo) pero está menos bien definida que con la exposición a opioides. Los signos/síntomas de abstinencia neonatal son los siguientes: baja calificación de Apgar, apnea, hipotermia, hiperreflexia, hiper o hipotonía, irritabilidad, letargo, inquietud, temblor, diarrea, alimentación deficiente, vómito.

Drogas de discoteca o club (que incluyen MDMA [éxtasis] y LSD [ácido])

- **Epidemiología:** afecta a los individuos más jóvenes, solteros, de raza blanca, bebedores sobreindulgentes, con alta prevalencia de síntomas psiquiátricos comórbidos.
- **Mecanismo de acción:** los derivados de la anfetamina inducen una secreción intensa de serotonina, norepinefrina, dopamina y se unen a los receptores de adrenalina y serotonina.
- **Cuadro clínico de la intoxicación**
  - Síntomas: mayor estado de alerta, disminución de la fatiga, sensación de aumento del poder físico y mental, euforia, náusea, visión borrosa.
  - Signos: hipertensión, taquicardia, hipertermia, agitación, bruxismo, ataxia, diaforesis.
- **Cuadro clínico de la abstinencia:** confusión, depresión, dificultad para conciliar el sueño, ansiedad, crisis de pánico.
- **Complicaciones maternas:** inestabilidad de la temperatura corporal, hiponatremia, riesgo de convulsiones, **síndrome de serotonina**, rabdomiólisis, daño hepático, renal, cardiovascular y potencial muerte. Puede requerirse ingreso a la unidad de cuidados intensivos y la participación de un especialista en cuidados intensivos por el potencial de una rápida descompensación.
- **Efectos fetales, en lactantes y niños**
  - **Feto:** aborto espontáneo, muerte por aumento de la temperatura materna, defectos congénitos, anomalías cardiovasculares y musculoesqueléticas, parto pretérmino.
  - **Lactante/niño:** posible alteración del desarrollo intelectual y motor; resultados mucho peores con el uso sobreindulgente concomitante de alcohol.

Cocaína

- **Epidemiología:** los datos varían, pero puede afectar a 0.3% de las mujeres en edad reproductiva o 1.6 % de las estadounidenses mayores de 14 años; su uso es máximo entre quienes utilizan otras sustancias ilegales, beben de manera cuantiosa o presentan afecciones comórbidas psiquiátricas. Hay disparidades significativas raciales y socioeconómicas en el uso y criminalización de la cocaína en polvo (por aspiración nasal o inyectada) en comparación con la sólida "roca" (que se fuma), esta última una forma más económica, vinculada con minorías de bajo nivel socioeconómico y mayores tasas de encarcelación.
- **Mecanismo de acción:** inhibe la recaptación de múltiples monoaminas en la unión presináptica, aumenta la concentración de dopamina, serotonina y norepinefrina en las hendiduras sinápticas y causa potentes efectos vasoconstrictores arteriales.

- **Cuadro clínico de la intoxicación**
  - Síntomas: activación cerebral, mejor vigilancia y alerta, autoconfianza, euforia, sensación de bienestar, cefalea.
  - Signos: hipertensión (**evitar los bloqueadores β**; la hidralacina es el tratamiento ideal durante el embarazo), taquicardia, agitación psicomotriz, hipertermia, déficits neurológicos focales, conducta suicida.
- **Cuadro clínico de la abstinencia:** manifestaciones psicológicas notorias de antojos, potencial de depresión grave, ideas suicidas, ansiedad, fatiga, dificultad de concentración, anhedonia, aumento del apetito, somnolencia, aumento del sueño de movimientos oculares rápidos, retardo psicomotor. La abstinencia física es relativamente leve e incluye dolor musculoesquelético, temblores, calosfríos y movimientos involuntarios, pero también un posible vasoespasmo coronario.
- **Complicaciones maternas:** isquemia cardiaca, insuficiencia ventricular izquierda aguda, arritmias, convulsiones, coma, la muerte, accidente vascular isquémico o hemorrágico cerebral, dificultades pulmonares (con el uso de inhalantes) que incluyen broncoespasmo, neumotórax, angioedema y quemaduras faríngeas, rabdomiólisis.
  - Con el uso a largo plazo: aterogénesis, hipertrofia ventricular izquierda, miocardiopatía dilatada, rinitis crónica, perforación del tabique nasal, úlceras bucofaríngeas, colitis isquémica, enfermedad ulceropéptica perforada, anomalías de electrolitos, lesiones cutáneas de seudovasculitis.
  - Las complicaciones obstétricas incluyen trabajo de parto pretérmino, desprendimiento prematuro de placenta normoinserta y la exacerbación de las complicaciones cardiovasculares.
- **Efectos fetales, en lactantes y niños**
  - **Feto:** aborto espontáneo, restricción del crecimiento intrauterino, parto pretérmino.
  - **Lactante/niño:** prematurez, feto pequeño para la edad gestacional, bajo peso al nacer, disminución de la talla y la circunferencia cefálica, resultados conductuales anormales que incluyen menor activación cerebral, mala autorregulación, mayor excitabilidad, agitación, alteración de los reflejos y de las destrezas del lenguaje, problemas del comportamiento, deficiente funcionamiento ejecutivo.

Inhalantes

- **Epidemiología:** su uso es de frecuencia máxima en los adolescentes jóvenes (edades de máximo uso de 11-14 años) con aumento en las regiones rurales. El uso de los inhalantes y las muertes vinculadas alcanzaron el máximo en el decenio de 1990 y han declinado a partir de entonces.
- **Mecanismo de acción:** moléculas altamente lipofílicas que ingresan con rapidez al torrente sanguíneo, con especial susceptibilidad de las neuronas, que ejercen su efecto en segundos y dura de 15 a 45 minutos, con mantenimiento de la intoxicación por la inhalación continua. Depresión del sistema nervioso central mediada por alteración de la función de la membrana neuronal en los receptores de glutamato o GABA. Los nitritos, que se consideran una clase especial de inhalante que se usa para la estimulación sexual, producen vasodilatación intensa que causa una sensación de calor. Su absorción es rápida a través del lecho pulmonar, y los efectos son breves, de menos de 5 minutos.
- **Cuadro clínico de la intoxicación**
  - Síntomas: euforia inicial seguida de letargo, desorientación, cefalea.
  - Signos: alteración del juicio y la coordinación, se puede detectar en el aire exhalado un olor dulce de solventes hidrocarburos halogenados o de "pegamento", mala articulación del habla, ataxia, alucinaciones, agitación, conducta violenta y convulsiones.

- Nitritos: síntomas: aumento del placer sexual; el incremento de la presión intracraneal causa una "sensación de apresuramiento", cefalea, náusea, prurito. Signos: hipotensión de inicio abrupto y taquicardia refleja, posible síncope y sibilancias.
- **Cuadro clínico de la abstinencia:** ansiedad, irritabilidad, fatiga, cefalea, deseo inmediato y compulsivo de la sustancia, agresión, temblores y mala concentración.
- **Complicaciones maternas:** predominio de la toxicidad cardiaca y neurológica por hidrocarburos; alteración neurocognitiva a largo plazo, disfunción cerebelosa, neuropatía periférica; disminución de la masa encefálica y degeneración de la materia blanca, miopatía, parkinsonismo, intoxicación por plomo; arritmias, miocarditis o infarto al miocardio, neumonitis, hipoxia, broncoespasmo, edema pulmonar, anorexia, disminución de peso, hepatotoxicidad, acidosis metabólica, cálculos urinarios, glomerulonefritis, anemia aplásica o cáncer hematológico.
  - Nitritos: irritación cutánea, traqueobronquitis, reacciones alérgicas, polineuropatía, psicosis, ataxia, anemia megaloblástica, neumotórax, depresión mayor, tendencia al suicidio, trastorno de conducta, metahemoglobinemia adquirida con depresión respiratoria potencial, alteración del estado de vigilia, estado de choque, convulsiones y la muerte.
  - Muchos vapores son altamente inflamables y su uso se vincula con quemaduras.
- **Efectos fetales, en lactantes y niños**
  - **Feto:** aborto espontáneo, parto prematuro, malformaciones congénitas que incluyen hendiduras faciales, micrognatia, microcefalia, restricción del crecimiento intrauterino.
  - **Lactante/niño:** síndrome de abstinencia en los neonatos y retraso del desarrollo.

Marihuana

- **Epidemiología:** la sustancia de uso ilícito más frecuente en Estados Unidos, en forma global en casi 10% de las mujeres de edad reproductiva, con tasas durante el embarazo que van de 3 a 34% y son máximas en las adolescentes; su uso disminuye en etapas posteriores del embarazo; **su descriminalización y legalización hacen surgir preocupaciones respecto de su mayor uso durante el embarazo y el amamantamiento.** La criminalización del uso de la marihuana, incluyendo aquel durante embarazo, afecta de manera desproporcionada a las mujeres de raza negra.
- **Mecanismo de acción:** el Δ-9-tetrahidrocanabinol (THC) se une al receptor de canabinoides-1 en el sistema nervioso central e induce un efecto similar al de los sedantes por inhibición de la secreción de múltiples neurotransmisores presinápticos; la concentración de THC en los productos de marihuana aumentó más de 10 tantos en los últimos 30 años.
- **Cuadro clínico de la intoxicación**
  - Síntomas: sedación; euforia; disminución de la ansiedad/vigilia; aumento de la sociabilidad frente a la abstinencia social; distorsión de la percepción de colores, ruidos, espacio y tiempo; paranoia; grandiosidad; aumento del apetito.
  - Signos: mala articulación del habla; alteración de la atención, concentración, la memoria a corto plazo y la función ejecutiva, psicosis.
- **Cuadro clínico de la abstinencia:** irritabilidad, ira, ansiedad, depresión y trastornos del sueño. Los síntomas físicos (dolor abdominal, cefalea, temblores musculares, o fasciculaciones) son relativamente raros.
- **Complicaciones maternas:** taquicardia, aumento de la presión arterial y la frecuencia respiratoria, inyección conjuntival, xerostomía, ataxia, nistagmo; pueden presentarse exacerbaciones agudas de un asma subyacente, el neumomediastino y neumotórax, como complicaciones raras de la inhalación; conllevan un mayor riesgo de infarto al miocardio.
- **Efectos fetales, en lactantes y niños**
  - **Feto:** hay pruebas inconsistentes de restricción del crecimiento intrauterino; los datos parecen confundirse por los factores de riesgo subyacentes de la población.

- **Lactante/niño:** posible trastorno del sueño neonatal, llanto de tono alto, respuesta alterada a los estímulos visuales, temblores; diferencias en las calificaciones mentales de lactantes (que no persisten pasados los 12 meses), atenuación del desarrollo cognitivo (memoria a corto plazo, habilidades verbales y visuales), que incluyen la atención a déficits de hiperactividad, ansiedad, depresión y posible susceptibilidad a TUS, dado el aumento de los receptores D2 en el sistema de recompensa, que se mostró en modelos animales.

Metanfetaminas

- **Epidemiología:** 1 a 2% de la población estadounidense informa su uso; en regiones de alto riesgo lo hacen hasta 5% de las embarazadas.
- **Mecanismo de acción:** aumenta serotonina, dopamina, norepinefrina y epinefrina al desplazar las reservas en las vesículas citoplasmáticas presinápticas, lo que causa su secreción y por inhibición de su recaptación desde la sinapsis.
- **Cuadro clínico de la intoxicación**
  - Síntomas: aumento del estado de alerta, dolor torácico, irritabilidad, agitación, inquietud, somnolencia, náusea, insomnio, paranoia, alucinaciones, delirios, ideas suicidas u homicidas, formicación (sensación de un recorrido de hormigas por la piel).
  - Signos: aumento de la presión arterial y de la frecuencia cardiaca, así como de la temperatura; midriasis, vómito, diarrea, diaforesis intensa, conducta anormal, movimientos coreiformes, problemas respiratorios, hemorragias nasales; el dolor abdominal fuera de proporción con la exploración puede señalar una isquemia intestinal.
- **Cuadro clínico de la abstinencia:** el cuadro clínico inicial se asocia con deseo compulsivo intenso de la sustancia y un síndrome de abstinencia que alcanza el máximo en 1 a 2 días y dura hasta 3 semanas. Los signos y síntomas incluyen disforia, depresión, ideas suicidas, anhedonia, fatiga, aumento del sueño, sueños vívidos, insomnio e hipersomnio, agitación, ansiedad y aumento del apetito.
- **Complicaciones maternas:** riesgo de arritmia, ataque cardiaco, accidente vascular cerebral, edema pulmonar e hipertensión, pérdida de la memoria, daño cerebral por convulsiones ante la sobredosis; son estigmas del uso crónico los siguientes: desnutrición, aspecto desaliñado, agitación, hipertrofia gingival, desgaste dental excesivo ("boca de metanfetaminas"), quemaduras orofaríngeas y mucosas, excoriaciones extensas y lesiones traumáticas y térmicas de las extremidades.
  - Los riesgos obstétricos incluyen aumento de la insuficiencia placentaria, vasoconstricción, desprendimiento prematuro de placenta normoinserta, rotura prematura de membranas, hemorragia, y dificultad para el amamantamiento por el decremento de la prolactina.
- **Efectos fetales, en lactantes y niños**
  - **Feto:** aborto espontáneo/pérdida gestacional, sufrimiento fetal, parto pretérmino, restricción de crecimiento intrauterino, posible riesgo cardiovascular aumentado y anomalías de vías genitourinarias.
  - **Lactante/niño:** pequeño para la edad gestacional y con bajo peso al nacer, con aumento de la mortalidad perinatal; en forma secundaria a la intoxicación materna durante el parto puede presentar irritabilidad, temblores, rigidez muscular, vómito y diarrea; disregulación durante la infancia, posibles deficiencias de aprendizaje y del desarrollo neurológico.

Opioides

- **Epidemiología:** uso mayor significativo en Estados Unidos durante los últimos 20 años, en especial en individuos entre los 18 y 25 años; la prevalencia del trastorno de uso de opioides aumentó cuatro veces en las embarazadas de 1999 al 2014, por lo que ahora afecta a 6.5 pacientes por cada 1 000 partos; el uso erróneo de opioides prescritos es más predominante en la población rural blanca. De los actuales usuarios de heroína, 66% empezó su utilización con el uso inapropiado de un opioide obtenido por prescripción.

* **Mecanismo de acción:** los receptores de opioides son de tres tipos, acoplados a la proteína G (μ, δ, κ), que inician la comunicación intracelular; la activación de los μ media los efectos secundarios sobre las enzimas generadoras de mensajeros (adenililciclasa y fosfolipasa C), que llevan a una disminución del monofosfato cíclico de adenosina; su activación crónica tiene un efecto opuesto, lleva a la regulación ascendente del monofosfato cíclico de adenosina. Hay receptores de opioides en el sistema nervioso central (analgesia, miosis, depresión respiratoria) y periférico (supresión de la tos, estreñimiento).
* **Cuadro clínico de la intoxicación**
  * Síntomas: euforia, analgesia, sedación, confusión, letargo, náusea y anorexia, disminución del impulso sexual, somnolencia, cefalea, agitación, psicosis.
  * Signos: miosis (pupilas puntiformes) con disminución o ausencia de la respuesta a la luz; disminución de la frecuencia cardiaca y la presión arterial, respiración superficial, sudación, emesis, habla mal articulada.
* **Cuadro clínico de la abstinencia:** síntomas similares a los gripales, que incluyen náusea, vómito, diarrea, sudación, mialgias, calosfríos, rinorrea, lagrimeo; además insomnio, ansiedad, deseo intenso y compulsivo de una droga, disforia, cólicos abdominales e irritabilidad uterina.
* **Complicaciones maternas:** dependencia física y psicológica y tolerancia a largo plazo, estreñimiento intenso; **su uso IV aumenta el riesgo de infecciones, que incluyen aquellas por VIH y hepatitis B/C,** endocarditis, osteomielitis y las de tejidos blandos (en especial con la administración subcutánea), menstruación irregular, cambios de talante recurrentes, hiperalgesia, sobredosis y muerte relacionada con traumatismos. La metadona puede causar arritmias, en especial QT prolongado, paro cardiaco, hipomagnesemia y edema pulmonar.
  * Las complicaciones obstétricas incluyen preeclampsia, trabajo de parto prematuro, rotura prematura de membranas, corioamnionitis, insuficiencia placentaria, desprendimiento prematuro de placenta normoinserta, hemorragia posparto y tromboflebitis séptica.
* **Efectos fetales, en lactantes y niños**
  * **Feto:** aborto espontáneo, trabajo de parto prematuro, restricción del crecimiento intrauterino, expulsión de meconio, muerte fetal intrauterina, posible aumento de los defectos cardiacos congénitos y disregulación autonómica.
  * **Lactante/niño:** pequeño para la edad gestacional; bajo peso al nacer; disminución de la circunferencia cefálica; síndrome de abstinencia neonatal (SAN): sudación, irritabilidad, vómito, heces acuosas, llanto de tono alto, temblores, convulsiones, tono muscular anormal, aumento de peso deficiente y efectos vasomotores y respiratorios (pueden ser más graves con la metadona frente a otros opiáceos legales e ilegales); aumento del riesgo de síndrome de muerte súbita del lactante; alteración motora y cognitiva (de la memoria y, en especial, del aprendizaje); trastorno de hiperactividad por déficit de atención, y alteración del sistema de receptores de opiáceos.

Tabaco

* **Epidemiología:** en Estados Unidos, 12.3% de las embarazadas fuma. Su uso es máximo en el primer trimestre y disminuye conforme avanza la gestación, con hasta 75% que interrumpe el hábito y la mayoría recae en el año posparto. El tabaquismo es más frecuente en las que acuden a atención prenatal más tarde y es más prevalente en las de razas caucásica y afroamericana, en comparación con las latinas. Se atribuyeron al tabaquismo

prenatal de 5 a 8% de los partos pretérmino, 13 a 19% de los recién nacidos de término con restricción del crecimiento intrauterino, 5 a 7% de las muertes pretérmino y 23 a 34% de las muertes por el síndrome de muerte súbita del lactante. El uso de tabaco es la principal causa de muerte prevenible en Estados Unidos.

- **Mecanismo de acción:** la nicotina es el principal componente psicoactivo del tabaco, un agonista del receptor nicotínico de acetilcolina y aumenta la secreción de neurotransmisores, que incluyen epinefrina, norepinefrina, dopamina, acetilcolina, serotonina, vasopresina, glutamato, óxido nítrico, el péptido relacionado con el crecimiento, la calcitonina y β endorfinas. Tanto la nicotina como su metabolito, cotinina, atraviesan fácilmente la placenta y alcanzan mayores concentraciones en el feto que en la madre.

- **Cuadro clínico de la intoxicación**
  - Síntomas: aumento de la alerta y del centrar la atención, ansiólisis, relajación, euforia, mejoramiento de la memoria, disminución del apetito y del dolor, náusea, vómito, diarrea, dolor torácico.
  - Signos: aumento de la presión arterial, la frecuencia cardiaca y respiratoria.

- **Cuadro clínico de la abstinencia:** la fuerte dependencia física y tolerancia llevan a un síndrome de abstinencia intenso, que alcanza el máximo en los primeros 3 días y cede pasadas 3 a 4 semanas, aunque puede persistir el deseo intenso y compulsivo de la sustancia durante años. Los síntomas de abstinencia incluyen aumento del apetito, del peso, disforia, depresión, anhedonia, insomnio, irritabilidad, frustración, ira, ansiedad, dificultad de concentración e inquietud.

- **Complicaciones maternas:** aumento de la morbilidad y mortalidad por afecciones relacionadas con el tabaquismo, que incluyen enfermedad cardiovascular, cánceres (de pulmón, colorrectal y gástrico, de cabeza y cuello, de riñones, de hígado, de vías urinarias bajas, de cérvix, de páncreas), neumopatía (enfermedad pulmonar obstructiva crónica, infecciones pulmonares agudas y crónicas), diabetes, osteoporosis y las posoperatorias.
  - Los riesgos obstétricos incluyen disminución del riego sanguíneo uterino, alteración de la función placentaria, placenta previa y desprendimiento prematuro de placenta normoinserta, pérdida gestacional, parto pretérmino y rotura prematura de membranas pretérmino.

- **Efectos fetales, en lactantes y niños**
  - **Feto:** restricción del crecimiento intrauterino, alteración del desarrollo pulmonar, aceleración de la frecuencia cardiaca y disminución de la respiratoria, aumento del riesgo de anomalías cromosómicas.
  - **Lactante/niño:** alteración del sistema colinérgico y de la regulación cardiovascular en el neonato.

DETECCIÓN Y ATENCIÓN SISTEMÁTICA

- La detección del uso de drogas, incluidas sustancias legales e ilegales, alcohol y tabaco, debe ser **universal, no enjuiciante** y hacerse en la primera consulta prenatal, al menos una vez por trimestre, al ingreso para el parto y en las consultas del puerperio. Se pasarán por alto muchos casos si se hace detección selectiva o si no se tiene cuidado de asegurar las valoraciones sin sesgos. Se requiere sensibilidad porque las mujeres pueden estar preocupadas respecto a los riesgos legales de su revelación, incluyendo los correspondientes a la custodia de los hijos. Debe incluirse una detección estructurada en el interrogatorio de la paciente (ya sea por escrito o por entrevista con el médico o el personal de respaldo) y puede acompañarse de la identificación de drogas y fármacos en orina. Un ejemplo de recurso estandarizado y validado para el efecto es la prueba de 4P + T (Tabla 19-2), que permite detectar pacientes de alto riesgo con resultado positivo para el uso de drogas, alcohol o **t**abaco en el **p**asado, durante su **p**reñez actual, de su **p**areja, o de un **p**rogenitor).

Tabla 19-2	Formato de muestra de detección: cuestionario 4P + Tᵃ

1. ¿Alguna vez usó drogas, alcohol o tabaco durante esta preñez?
2. ¿Tuvo problemas con drogas, alcohol o tabaco en el pasado?
3. ¿Su pareja tiene un problema con drogas, alcohol o tabaco?
4. ¿Considera que uno de sus progenitores es adicto, alcohólico o incapaz de dejar el tabaco?

ᵃ La prueba de 4P + T es una modificación de la de 4P. Datos de Ewing H. *A practical guide to intervention in health and social services with pregnant and postpartum addicts and alcoholics: theoretical framework, brief screening tool, key interview questions, and strategies for referral to recovery resources.* Martinez, CA: The Born Free Project, Contra Costa County Department of Health Services; 1990.

- El modelo de Screening, Brief Intervention, and Referral to Treatment ha sido respaldado por el Institute of Medicine y deben documentarse sus resultados. Cualquier respuesta positiva debe dar lugar a un interrogatorio adicional y la valoración del riesgo, seguidos por una intervención breve de asesoramiento y el envío para tratamiento adicional, según se requiera.

- Las pacientes con ciertas afecciones neuropsiquiátricas y biomédicas comunes tienen un riesgo en especial alto de TUS concomitante, e incluyen ansiedad, depresión, trastorno de estrés postraumático, drepanocitemia y otras con un componente de dolor crónico. La pobreza, la inseguridad alimentaria, la violencia del compañero íntimo y el trabajo sexual se vinculan con un mayor riesgo de TUS, que también aumenta el de infecciones de transmisión sexual, que incluyen las de VIH/sida, hepatitis B y C, gonorrea, clamidiasis, tricomoniasis y sífilis. Se recomienda la detección de infecciones de transmisión sexual durante la consulta prenatal inicial y suele estar indicada su repetición.

- Las mujeres con TUS durante el embarazo deben considerarse de alto riesgo y a menudo se benefician de una vigilancia materna y fetal más estrecha, que incluye más consultas y estudios de ultrasonografía para valorar el peso fetal, si hay preocupaciones respecto de un estado nutricional materno deficiente o su aumento de peso insuficiente. Quizá se consideren las pruebas fetales prenatales en el tercer trimestre, en particular en las pacientes cuyo uso de sustancias se relaciona con anomalías placentarias, o que tienen el antecedente de una muerte fetal intrauterina.

- Las mujeres posparto con TUS tienen mayor riesgo de un intervalo breve no pretendido entre embarazos, y durante la atención prenatal debe hacerse de forma temprana un asesoramiento de anticoncepción centrado en la paciente, para darle la oportunidad de desarrollar un plan anticonceptivo con la información adecuada.

TRATAMIENTO Y DERIVACIÓN

- El asesoramiento debe ser específico para los aspectos individuales. La intervención tratará de ayudar a la paciente a apreciar los riesgos del uso de sustancias, en especial los específicos de la gestación y el amamantamiento, con acceso al tratamiento adicional, según esté indicado.

- La **entrevista motivacional** es una forma útil de asesoramiento centrado en la paciente, en el que los clínicos colaboran con las pacientes para ayudar a explorar y resolver su ambivalencia en cuanto a cambiar conductas no sanas, haciendo énfasis en "si" y "por qué" más bien que en "cómo". El proceso clave incluye compromiso, enfoque, evocación y planeación. Recurrir a una actitud cálida no enjuiciante que se dedica primero a cómo se siente la paciente en cuanto a su uso actual de sustancias y cómo esto se ajusta a sus propias esperanzas y valores. Después, la atención se centra en cambios específicos que desea hacer y qué motivos tiene para el cambio (referida como "charla respecto del cambio"). Por último, cuando una paciente está resuelta a hacer los cambios, el médico se dedica a respaldarla para desarrollar y activar un plan al respecto.

- Las pacientes deben enviarse para el tratamiento profesional del uso de sustancias cuando una intervención breve sea insuficiente, presente un TUS moderado a grave, utilice múltiples sustancias o requiera terapéutica para la abstinencia o de mantenimiento supervisada por el médico.
  - El primer paso es ayudar a la paciente a encontrar un proveedor de atención que acepte su seguro y solicitar una cita inicial en la que el profesional valorará el grado apropiado de atención (p. ej., intensivo externo *versus* intrahospitalario). Para las pacientes sin seguro de salud, éntrese en contacto con el departamento sanitario local para un tratamiento directo o el envío a un proveedor comunitario que ofrezca una escala móvil de honorarios por consulta.
  - Tradicionalmente las modalidades de tratamiento del uso de sustancias incluyen una combinación de asesoramiento, psicoterapia, medicamentos y apoyo por grupos de ayuda mutua. El asesoramiento para las adicciones incluye sobre todo terapias grupales e individuales de soporte y orientadas a la comprensión, que pretenden disminuir el uso de sustancias y mantener la recuperación. La psicoterapia incluye de forma principal métodos cognitivos y conductuales, que ayudan a la paciente a identificar y corregir creencias maladaptativas distorsionadas y a mejorar el funcionamiento por incremento de la autoobservación y disminución de la reactividad ante los estímulos. En la farmacoterapia se aplican medicamentos para disminuir el uso de las sustancias. Por último, en los grupos de ayuda mutua, como los programas de 12 pasos semejantes al de alcohólicos anónimos, sus miembros ayudan a otros a alcanzar y mantener la abstinencia de alcohol y fármacos.
  - Para las pacientes con el trastorno de uso de opioides puede ser apropiado referirlas directamente a un centro de farmacoterapia de agonistas de opioides, también conocida como tratamiento asistido por medicamentos.
  - Para las pacientes que sufren las secuelas del uso de drogas o alcohol quizás esté indicada una derivación (p. ej., al psiquiatra, odontólogo, infectólogo, gastroenterólogo). El **remitirlas al psiquiatra** es de particular importancia porque hasta 70% de las mujeres con uso erróneo de sustancias presenta una enfermedad psiquiátrica concomitante significativa. Además, casi la mitad de las embarazadas con TUS sufre trastorno de estrés postraumático, a menudo resultante del abuso físico o sexual durante la infancia. El uso de sustancias es a menudo una forma de automedicación para quienes presentan enfermedades psiquiátricas.
  - Además del envío a proveedores de atención médica, es importante la colaboración con trabajo social para optimizar la atención completa de la embarazada con TUS, grupo de profesionales que a menudo sirven como abogados de las pacientes, les ayudan a conducirse en el sistema de salud, responder a obstáculos prácticos, asegurar el acceso a otros recursos por los que pudiesen optar, o planear la atención del neonato.
  - También debe asesorarse a las mujeres acerca del riesgo de SAN, incluyendo qué esperar y cómo proveer atención de respaldo para los neonatos con síntomas. Ocurre SAN en 30 a 80% de los lactantes con exposición crónica intrauterina a opioides (p. ej., casi 60% de los neonatos expuestos a metadona se afecta, al margen de la dosis de mantenimiento materna). El uso de fármacos múltiples puede aumentar tanto la gravedad como la duración del SAN. Muchos no opioides, como las benzodiacepinas, tienen relación con síntomas de abstinencia del neonato.

- El SAN se caracteriza por trastornos gastrointestinales, del sistema nervioso autónomo y central, y síntomas que incluyen irritabilidad, llanto de tono alto, sueño insuficiente, dificultad respiratoria y reflejos de succión no coordinados, con la mala alimentación resultante y el potencial retraso del crecimiento. Está indicada la farmacoterapia para los lactantes con síntomas graves de SAN, e incluye morfina y metadona para los expuestos a opioides con posible adición de clonidina o fenobarbital, por lo general, para las exposiciones a otras sustancias.

TRATAMIENTO

- Ver la tabla 19-3 para la descripción de cómo tratar la abstinencia aguda con un plan terapéutico de disminución gradual (desintoxicación) o su sustitución (mantenimiento).
- Para las embarazadas con el trastorno por uso de opioides, es preferible la farmacoterapia con sus agonistas (sustitución/mantenimiento) a la abstinencia bajo supervisión médica, que a menudo requiere un protocolo de disminución gradual para la desintoxicación. Las pacientes sin tratamiento de mantenimiento por farmacoterapia (p. ej., metadona, buprenorfina) tienen alto riesgo de recaídas y peores resultados.

TRATAMIENTO DEL DOLOR DURANTE EL TRABAJO DE PARTO Y EL PARTO

- Las mujeres bajo tratamiento de mantenimiento con opioides deben continuarlo durante el trabajo de parto y en el periodo posparto. La dosis total diaria de metadona o buprenorfina se puede administrar en tres o cuatro dosis cada 6 a 8 horas para ayudar a aliviar el dolor durante la hospitalización. Se ofrecerá el tratamiento estándar del dolor durante el trabajo de parto, como la anestesia epidural o raquídea; sin embargo, deben evitarse los agonistas parciales de opioides (p. ej., butorfanol) que en ocasiones se incluyen en los preparados de anestesia regional, para impedir la precipitación de un síndrome de abstinencia.
- Posparto: continúe la misma dosis del tratamiento de mantenimiento, considere la administración programada de fármacos antiinflamatorios no esteroides (p. ej., ketorolaco) y paracetamol, y use opioides de acción rápida, según esté indicado para cada paciente.
- Los estudios muestran que las mujeres con mantenimiento de opioides pueden requerir 50 a 70% más de esos medicamentos para el alivio adecuado del dolor en los contextos posoperatorio/posparto inmediatos. El antagonismo parcial de la buprenorfina dificulta en especial aliviar el dolor en esa población. El aumento gradual de la dosis en las mujeres que reciben metadona es frecuente en el tercer trimestre, y es en especial importante vigilar a quienes reciben tanto el tratamiento de mantenimiento de opioides como el analgésico, respecto de signos de sedación excesiva.
- Para las mujeres a quienes se hacen cesárea o reparaciones perineales después del parto vaginal, considere el uso local de analgésicos para ayudar a yugular la respuesta inicial al dolor y potencialmente disminuir su dosis total.
- Hablar de la estrategia de tratamiento del dolor posoperatorio con la paciente en el preoperatorio crea una oportunidad de colaborar en una meta compartida de recuperación posoperatoria, que es sinérgica con los propósitos del tratamiento del abuso de sustancias.
- Como con otras pacientes, debe prestarse atención a evitar enviarlas a casa con un exceso de analgésicos opioides y aquellas que sufren TUS tienen mayor riesgo de daño por la sobreprescripción. Se sugiere dar de alta a las mujeres con TUS a casa con no más de 3 a 4 días de analgésicos opioides y con un plan para seguimiento estrecho en alrededor de 2 semanas o menos, según sus procesos comórbidos. Deben revisarse los métodos

Tabla 19-3	Esquemas farmacológicos sugeridos para el tratamiento agudo de la abstinencia y el mantenimiento	
Sustancia	Protocolo	Notas/precauciones
	Gradual (de desintoxicación)	
Alcohol o benzodiacepinas	• **Tiamina 100 mg por vía oral diarios por 3 días**	• Esperar los síntomas de abstinencia antes de iniciar la disminución gradual, a menos que haya antecedente de convulsiones o *delirium tremens* por abstinencia.
	• **En las primeras 24 h[a]**	
	• Diazepam, 10 mg IM/vía oral al ingreso y repetir en 4 h, seguidos por	• Evitar la difenhidramina y la hidroxicina durante la disminución gradual.
	• Diazepam, 10 mg IM/por vía oral cada 6 h por tres dosis; interrúmpase si ocurre sedación	• Usar un fármaco de acción más breve (p. ej., lorazepam) si se prevé el nacimiento en aproximadamente 1 semana.
	• **En las siguientes 25-48 h[b]**	• Continuar las vitaminas prenatales y la hidratación adecuada IV/oral.
	• Diazepam, 5 mg por vía oral cada 4 h por seis dosis; interrúmpase si ocurre sedación	• La desintoxicación posparto puede incluir otros medicamentos: disulfiram, acamprosato o naltrexona.
	• **En las siguientes 49-72 h[b]**	
	• Diazepam, 5 mg por vía oral cada 6 h por cuatro dosis; interrúmpase si ocurre sedación	
	• **En las siguientes 73-96 h[b]**	
	• Diazepam, 5 mg por vía oral cada 8 h por tres dosis, según se requiera	
Opioides	Buprenorfina (**no iniciar hasta que se presenten síntomas de abstinencia**)	• Se prefiere el inicio o la titulación del *tratamiento de mantenimiento* a la *desintoxicación* durante el embarazo; sin embargo, este no suele iniciarse en el hospital, a menos que se cuente con la cooperación de un programa de tratamiento de opioides certificado, que pueda continuarse en casa después del alta.
	• Día 1 (inducción): 4 mg sublinguales; si los síntomas graves persisten más de 1 hora, se pueden administrar 4 mg adicionales (dosis total máxima, 8 mg)	
	• Días 2-4 (estabilización): la dosis se puede aumentar por 4 mg cada día ante síntomas persistentes de abstinencia, hasta alcanzar 16 mg diarios. Si no hay buena regulación con 16 mg, agregue tratamientos adyuvantes (p. ej., clonidina)	

(Continúa)

Tabla 19-3 Esquemas farmacológicos sugeridos para el tratamiento agudo de la abstinencia y el mantenimiento *(continuación)*

Sustancia	Protocolo	Notas/precauciones
	Disminución gradual: después de 24 h de buena regulación de los síntomas, se puede disminuir gradualmente por 2 mg diarios	• Hacer la disminución gradual solo en quienes no estén registradas en un tratamiento asistido con medicamentos, cuando no se disponga de su registro inmediato o si la paciente la declinó.
	0	• Efectos secundarios: síntomas leves de abstinencia, estreñimiento, sedación e hipotensión con la clonidina.
	Clonidina, 0.1 mg × vía oral	
	• Cada 4 h × seis dosis	
	• Cada 6 h × cuatro dosis	
	• Cada 8 h × tres dosis	
	• Cada 12 h × dos dosis	
	• Una dosis en el día 5	
	Más	
	• Diciclomina (Bentyl), 10 mg por vía oral cada 6-8 h, según se requiera para los cólicos abdominales	
	• Hidroxicina (Vistaril), 25 mg por vía oral cada 6 h, según se requiera para la ansiedad e inquietud	
	• Loperamida (Imodium), 4 mg por vía oral, seguidos por 2 mg, según sea necesario por la presencia de heces sueltas, hasta 16 mg diarios	
Nicotina	• Iniciar el parche de nicotina de 21 mg si el consumo era > 10 cigarrillos/día, o 14 mg para ≤ 10 cigarrillos/día.	• La recomendación ideal es la de cese del tabaquismo.
Tratamiento de restitución de nicotina (TRN)	• Puede agregarse una goma de mascar o un trocisco de nicotina cada 1-2 h en el deseo inmediato y compulsivo (hasta 24 y 20 al día, respectivamente)	• Prevenir a las pacientes para no fumar mientras reciban TRN, por las preocupaciones en cuanto a los efectos cardiovasculares de las dosis altas.
Tratamiento adyuvante	**0**	
	Bupropion LS por vía oral, en particular si también hay depresión	

Tratamiento de sustitución (mantenimiento)

Metadona Inicio, titulación y continuación del tratamiento	
Inicio y titulación	

Inicio y titulación

- Por lo general, se inicia con 30 mg, y se pueden administrar 10 mg adicionales varias horas después si los síntomas de abstinencia grave persisten, pero sin rebasar 40 mg en el primer día
- La dosis se puede titular hasta 5-10 mg cada 3-5 días en un rango de 60-80 mg, y después, continuar el aumento por 5-10 mg cada semana hasta que la paciente esté estable

Continuación después de pasar dosis por alto

- Reiniciar la dosis de metadona usual, si se puede confirmar (las regulaciones federales obligan a la confirmación de la *fecha y cantidad de la última dosis* en el programa de tratamiento, antes de prescribir la restitución)
- Si no se puede confirmar la dosis usual, se pueden administrar 30 mg con seguridad para prevenir la abstinencia aguda
- Si la paciente informa de dosis de intervalo faltantes:
  - 1 día faltante: prescriba la dosis completa
  - 2 días faltantes: prescriba la mitad de la dosis normal
  - 3 días faltantes: no prescriba hasta la interconsulta con el director médico o su programa terapéutico

- Ideal para el tratamiento asistido por medicamentos durante el embarazo
- Agonista de opioides completo
- Semivida de 24-36 h
- Administrar por vía oral (píldora o líquido)
- Uso típico: 30-140 mg diarios
- Se puede requerir aumento gradual de la dosis ante síntomas de abstinencia crecientes, en especial en el tercer trimestre, dado el volumen plasmático, la unión a tejidos y el metabolismo más altos, así como la menor unión a proteínas, pero la dosis no debe disminuirse durante el embarazo excepto que la paciente esté muy sedada.
- Evitar la prometacina (Phenergan) porque "aumenta" los efectos de depresión respiratoria de la metadona y las benzodiacepinas.

(Continúa)

Tabla 19-3 Esquemas farmacológicos sugeridos para el tratamiento agudo de la abstinencia y el mantenimiento *(continuación)*

Sustancia	Protocolo	Notas/precauciones
Buprenorfina (Subutex)/ buprenorfina-naloxona (Suboxone) Inicio, titulación y continuación del tratamiento	**Inicial y de titulación:** *por lo general, no se inicia durante el embarazo* • Esperar hasta los síntomas de abstinencia leves a moderados antes de iniciarlo, para prevenir la precipitación de una abstinencia aguda • La dosis de inicio es de 4 mg SL; si persisten los síntomas de abstinencia después de 1-2 h, se pueden agregar 2-4 mg adicionales • La dosis se puede administrar por incrementos de 4 mg al día ante los síntomas de abstinencia persistentes, hasta una dosis de 16 mg diarios. En casos aislados se pueden requerir dosis mayores. **Continuación** después de pasar dosis por alto • Administrar la dosis usual si la más reciente fue hace < 3 días. • Si se han pasado por alto tres dosis, administrar 4 mg de dosis de inicio y titular de acuerdo con el protocolo anterior.	• Agonista parcial de opioides • Semivida: 24-60 h • Administración sublingual • Dosis típica: 4-32 mg diarios • El dolor intenso puede ser difícil de yugular en las mujeres que se mantienen con buprenorfina, por el bloqueo competitivo de los receptores de opioides. • Se prefiere la monoterapia con buprenorfina al preparado que contiene naloxona, por contar con pruebas de seguridad insuficientes durante el embarazo, y las pacientes que recibían tratamiento combinado cuando se embarazaron pueden cambiarse al de solo buprenorfina.

Abreviaturas: IM, intramuscular; IV, intravenosa; SL, sublingual; LS, de liberación sostenida.

[a] Se puede agregar diazepam, 10 mg IM/oral cada hora, según se requiera, para la abstinencia de alcohol, por tres dosis en las primeras 24 horas.

[b] Se puede agregar diazepam, 5 mg por vía oral cada 2 h, según se requiera, para la abstinencia de alcohol por hasta tres dos s en las 25-96 h siguientes al inicio del protocolo.

para descartar con seguridad cualquier exceso de opioides, o los proveedores de atención deben pedir a las pacientes que lleven consigo los medicamentos sobrantes a su siguiente consulta.

AMAMANTAMIENTO Y SUCESOS POSPARTO

- La mayoría de las sustancias descritas en la sección previa se encuentra hasta cierto grado en la leche materna; sin embargo, su concentración relativa difiere y las recomendaciones para las mujeres con TUS que lactan varían con base en circunstancias individuales, la(s) sustancia(s) de abuso y el juicio clínico.
- El uso de tabaco no es una contraindicación del amamantamiento. Sin embargo, debe informarse a las pacientes en cuanto a los riesgos de asma e infecciones de vías respiratorias altas/oído de los lactantes expuestos al humo del cigarrillo de manera pasiva. Las recomendaciones de disminución del daño incluyen fumar lejos del bebé, de manera ideal en exteriores y usar ropa de protección para disminuir al mínimo la exposición a sustancias químicas que se adhieren a la usual.
- Las mujeres con antecedente de TUS o ingestión cuantiosa de alcohol deben evitar su uso durante el amamantamiento; sin embargo, no están contraindicadas pequeñas cantidades de su consumo en las no afectadas, a quienes debe recomendárseles esperar 3 a 4 horas después de ingerir un solo trago antes de amamantar, para asegurar una exposición mínima del lactante.
- Para las mujeres bien reguladas con metadona o buprenorfina (± naloxona) que no usan otras sustancias u opioides ilícitos, los beneficios del amamantamiento, en general, rebasan a los riesgos. La lactancia se vincula con una menor tasa y gravedad del SAN.
- Para las mujeres que amamantan y requieren benzodiacepinas se recomienda utilizar una dosis baja de una con semivida breve sin metabolitos activos (p. ej., lorazepam, zolpidem). Evitar el diazepam y el clonazepam por sus efectos en el neonato.
- Se debe recomendar a las mujeres que usan de manera activa heroína u otros opioides ilícitos, que eviten el amamantamiento por la exposición a sustancias, VIH y complicaciones conductuales relacionadas con el uso de múltiples sustancias (p. ej., quemaduras, lecho compartido).
- Las mujeres que usan de forma activa cocaína o metanfetaminas no deben amamantar, porque ambas sustancias se concentran en la leche materna y pueden causar toxicidad del lactante que pone en riesgo su vida.
- Las mujeres lactantes no deben usar marihuana. Debe informarse a quienes lo hacen que el THC pasa a la leche materna y puede alterar el neurodesarrollo del neonato. Sin embargo, las pruebas del daño por la exposición perinatal a la marihuana son limitadas y el decidir si los beneficios superan al riesgo de exposición al THC en la leche materna debe individualizarse.
- Aunque la mayoría de las mujeres con TUS disminuye de forma significativa su uso de sustancias o lo elimina durante el embarazo, muchas son en especial vulnerables a las recaídas durante el puerperio, dadas las variaciones hormonales, el estrés de los cuidados del recién nacido, la fatiga y los cambios de la dinámica familiar. Por lo tanto, asegurar la continuidad del tratamiento por uso de sustancias y el acceso a servicios de respaldo son componentes esenciales de la atención posparto.
- Las mujeres con antecedente de trastornos psiquiátricos y uso de sustancias son en especial vulnerables a la depresión posparto, lo que recalca la importancia de establecer o restablecer la atención psiquiátrica durante el embarazo. Los médicos deben estar al tanto de cualquier informe requerido de la exposición intrauterina a sustancias de los recién nacidos, de manera que se pueda informar o asesorar de manera apropiada a las pacientes. Las consultas de seguimiento posparto de mujeres con TUS deben programarse en 1 mes, y a las 2 semanas en aquellas con mayor riesgo de depresión posparto.

LECTURAS SUGERIDAS

American College of Obstetricians and Gynecologists Committee on Obstetric Practice. ACOG Committee Opinion No. 711: opioid use and opioid use disorder in pregnancy. *Obstet Gynecol.* 2017;130:e81-e94. (Reafirmado en el 2019)

Landau R. Post-cesarean delivery pain. Management of the opioid-dependent patient before, during and after cesarean delivery. *Int J Obstet Anesth.* 2019;39:105-116.

Reddy UM, Davis JM, Ren Z, Greene MF. Opioid use in pregnancy, neonatal abstinence syndrome, and childhood outcomes: executive summary of a joint workshop by the Eunice Kennedy Shriver National Institute of Child Health and Human Development, American College of Obstetricians and Gynecologists, American Academy of Pediatrics, Society for Maternal-Fetal Medicine, Centers for Disease Control and Prevention, and the March of Dimes Foundation. *Obstet Gynecol.* 2017;130(1):10-28.

Ross EJ, Graham DL, Money KM, Stanwood GD. Developmental consequences of fetal exposure to drugs: what we know and what we still must learn. *Neuropsychopharmacology.* 2015;40(1):61-87.

The Regional Perinatal Advisory Group. Substance use in pregnancy: a clinician's toolkit for screening, counseling, referral and care. Baltimore County Government Web site. https://www.baltimorecountymd.gov/go/perinatal. Acceso en septiembre 3, 2019.

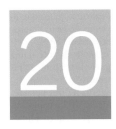

20 Afecciones hematológicas durante el embarazo

Christopher M. Novak y Rita W. Driggers

AFECCIONES HEMATOLÓGICAS MATERNAS

Anemia

- La definición de **anemia durante el embarazo** de los Centers for Disease Control and Prevention es una hemoglobina (Hb) o un hematócrito (Hto) menores que el percentil 5º en una población saludable de referencia en la misma etapa de la gestación. Utilizando esta definición se diagnostica anemia cuando la Hb es < 11.0 g/dL en el primero y tercer trimestres y < 10.5 g/dL en el segundo.

- Se han visto diferencias raciales con cifras de Hb y Hto menores en las mujeres afroestadounidenses, en comparación con las caucásicas. En el Institute of Medicine se sugiere disminuir la cifra normal de Hb por 0.8 g/dL y el Hto por 2% en ellas.

- La anemia, por lo general, se clasifica según el volumen corpuscular medio (VCM) como normocítica (80-100 fL), microcítica (< 80 fL) y macrocítica (> 100 fL) ya que el diagnóstico diferencial es diverso de acuerdo con el VCM (Tabla 20-1). La anemia se puede clasificar además como hipocrómica (Hb corpuscular media baja o hipocromía en el frotis periférico) o normocrómica.

- Los tipos frecuentes de anemia que se encuentran durante el embarazo incluyen a la fisiológica de la gestación, la debida a deficiencia de hierro y, menos a menudo, la megaloblástica (Tabla 20-2). Los estudios del hierro pueden ayudar a diferenciar los diferentes tipos de anemia (Tabla 20-3).

Tabla 20-1	Clasificación de la anemia según el volumen corpuscular medio (VCM)[a]	
Microcítica (VCM < 80 fL)	**Normocítica** (VCM 80-100 fL)	**Macrocítica** (VCM > 100 fL)
Deficiencia de hierro	Deficiencia temprana de hierro	Deficiencia de vitamina B_{12}
Talasemias	Pérdida sanguínea aguda	Deficiencia de ácido fólico
Anemia de la enfermedad crónica (tardía)	Drepanocitemia	Inducida por fármacos (zidovudina)
Anemia sideroblástica	Anemia de la enfermedad crónica	Por abuso de etanol
Por la intoxicación por plomo	Infección (osteomielitis, VIH, especies de *Mycoplasma*, VEB)	Por hepatopatía
Por deficiencia de cobre	Enfermedad de la médula ósea	Por síndromes mielodisplásicos
	Insuficiencia renal crónica	
	Hipotiroidismo	
	Anemia hemolítica autoinmunitaria	

Abreviaturas: VEB, virus de Epstein-Barr; VIH, virus de la inmunodeficiencia humana.
[a] Adaptado de American College of Obstetricians and Gynecologists Committee on Practice Bulletins-Obstetrics. ACOG Practice Bulletin No. 95: anemia in pregnancy. *Obstet Gynecol.* 2008; 112:201-207. (Reafirmado en el 2017.)

Hemoglobinopatías

- Las hemoglobinopatías son anomalías genéticas de la porción globina de la molécula de Hb que puede ser cualitativa, lo que resulta en anomalías estructurales como la drepanocitemia, o cuantitativa, lo que resulta en un menor número de cadenas de globina normales como en las talasemias. La Hb normal de adulto está constituida por dos cadenas de globina α y dos de globina β (HbA, 96-97%), dos cadenas δ (HbA2, 2-3%) o dos cadenas γ (HbF, < 1%). Tener ancestros africanos, del sureste asiático y mediterráneos se relaciona con un mayor riesgo de ser portadora de una hemoglobinopatía y debe ofrecerse su detección u obtenerse una electroforesis de Hb al inicio del embarazo, si no se hizo antes.

- La **drepanocitemia** (**ECF**, enfermedad de células falciformes) es un grupo de hemoglobinopatías autosómicas recesivas resultantes de una hemoglobina anormal falciforme (HbS), que incluye a la hemoglobina falciforme homocigota (HbSS, a menudo causa de la llamada "anemia de células falciformes"), la hemoglobina C de células falciformes (HbSC) y la hemoglobina depranocítica/de talasemia β (HbS/Tal β). La HbS difiere de la HbA por la sustitución de una valina por ácido glutámico en la posición seis de la cadena de globina β. La anemia de células falciformes (HbSS) corresponde al fenotipo más frecuente que se presenta en personas del África subsahariana, de Centro y Sudamérica, de Arabia Saudita, de la India y de los países del mediterráneo. Alrededor de uno de cada 12 afroestadounidenses presenta el rasgo de drepanocitemia (HbAS) y uno de 300 recién nacidos afroestadounidenses presenta alguna forma de ECF. Cuando está desoxigenada, la HbS es menos soluble y tiende a polimerizarse en agregados rígidos que distorsionan los eritrocitos de manera falciforme, que presentan hemólisis intravascular y los pacientes afectados muestran anemia hemolítica, dolor recurrente y crisis vasooclusivas por obstrucción microvascular por las células falciformes, infarto de múltiples órganos, aparatos y sistemas e infección, porque funcionalmente son asplénicos. Las

Tabla 20-2 Anemias frecuentes durante el embarazo

Tipo de anemia	Diagnóstico	Datos de laboratorio	Tratamiento	Comentarios
Fisiológica	Hemodilución por un mayor aumento del volumen plasmático (25-50%) que de la masa eritrocítica (10-25%)	Hto disminuido 3 a 5%	Ninguno	Los cambios se inician a la 6ª semana de gestación y se resuelven a la 6ª posparto
Por deficiencia de hierro	Microcítica hipocrómica con inicio insidioso resultante, casi siempre debilidad y letargo; las formas graves pueden causar glositis, estomatitis, coiloniquia, pica y gastritis.	Ver la tabla 20-3. Las cifras séricas de ferritina tienen la máxima sensibilidad y especificidad; las concentraciones < 10-15 ng/mL en general indican anemia por deficiencia de hierro.	Iniciar con 60-120 mg de hierro elemental por vía oral al día.[a] Si la paciente no responde, no puede tolerar el hierro por vía oral o hay anem a grave, se puede administrar hierro intravenoso. Tal vez esté indicada la transfusión en casos de anemia grave (Hb < 6 g/dL).	La anemia más frecuente en el embarazo que contribuye con 50 a 75% de los casos. Causada por aumento de los requerimientos de hierro necesarios para respaldar el aumento de la masa de eritrocitos y el desarrollo fetal y placentario.
Megaloblástica	Macrocítica hipocrómica, se encuentra con máxima frecuencia en el tercer trimestre y causa síntomas de anemia, disminución de peso, anorexia, aspereza cutánea y glositis; las pacientes con la forma grave pueden mostrar trombocitopenia y leucopenia.	El frotis de sangre periférica muestra neutrófilos hipersegmentados, macrocitos ovales y cuerpos de Howell-Jolly. Folato sérico bajo (< 2 ng/mL) o vitamina B_{12} (< 200 pg/mL), según la causa	Ácido fólico 1 mg diario o Vitamina B_{12} administrada por vía oral (1 mg diario) o parental (1 mg intramuscular, mensual) según la causa de la deficiencia	Causada por deficiencias de folato (las más frecuentes) o vitamina B_{12}, con el resultado de alteración del ADN y eritropoyesis refleja. Las deficiencias a menudo son alimentarias o debidas a absorción deficiente, como ocurre en los procedimientos de cirugía bariátrica.

Abreviaturas: Hb, hemoglobina; Hto, hematócrito; RBC, eritrocito.
[a] El sulfato ferroso de 325 mg contiene 65 mg de hierro elemental; el gluconato ferroso de 300 mg contiene 34 mg de hierro y emental.

Tabla 20-3	Estudios de laboratorio en las diversas anemias[a]		
Tipo de anemia	Hierro sérico	Ferritina sérica	Capacidad total de unión de hierro
Por deficiencia de hierro	↓	↓	↑
De la enfermedad crónica	↓	↑	↓
Sideroblástica	↑	↑	↓
Talasemia	↔	↔	↓

Abreviaturas: ↓, disminuida; ↑, aumentada; ↔, sin cambios.
[a] Adaptado con autorización del American College of Obstetricians and Gynecologists Committee on Practice Bulletins-Obstetrics. ACOG Practice Bulletin No. 95: anemia in pregnancy. *Obstet Gynecol.* 2008; 112(1):201-207. (Reafirmado en el 2017.) Copyright © 2008 por The American College of Obstetricians and Gynecologists.

crisis de vasooclusión se pueden desencadenar por infección, hipoxia, acidosis, deshidratación o estrés psicológico, y pueden causar dolor intenso, fiebre, disfunción de órganos y necrosis de tejidos. Es una complicación grave el síndrome de tórax agudo, una de las principales causas de hospitalización y muerte de las pacientes con ECF caracterizada por una combinación de síntomas respiratorios, con hipoxemia, infiltrados pulmonares no infecciosos y fiebre.

- **Diagnóstico.** El diagnóstico se confirma por electroforesis de Hb que suele mostrar 80 a 95% de HbS, ausencia de HbA, HbA2 normal y HbF un poco elevada (por lo general, menor de 15%). La anemia es normocítica y normocrómica con una concentración de Hb de 6 a 10 g/dL y un Hto de 18 a 30%. La cifra de reticulocitos aumenta hasta 3 a 15%. La deshidrogenasa de lactato se encuentra elevada y la haptoglobina disminuida. En el frotis de sangre periférica se muestran drepanocitos, células diana y cuerpos de Howell-Jolly. Quizás ocurra icteria por la destrucción de eritrocitos, que lleva a una hiperbilirrubinemia no conjugada.

- **Tratamiento.** Se puede usar hidroxiurea para disminuir el cambio falciforme de los eritrocitos y con frecuencia las crisis dolorosas, pero no se recomienda durante el embarazo porque es teratógena en estudios de animales, si bien no hay informes de casos en seres humanos que sugieran un aumento comparable del riesgo. Las infecciones se tratan de manera intensiva con antibióticos, la anemia grave con transfusión sanguínea y las crisis de dolor con oxígeno, hidratación y analgesia. Hay controversia en cuanto a la exanguinotransfusión profiláctica y se reserva para los casos más graves. Además, deben tomarse en cuenta los riesgos de las transfusiones, como el de aloinmunización materna, infección, sobrecarga de hierro y reacciones transfusionales, agudas y diferidas. Las ventajas de la transfusión son el aumento de la cifra de HbA, que mejora la capacidad de transporte de oxígeno, y un decremento de los eritrocitos que portan HbS. Si se administra una transfusión se usarán paquetes eritrocíticos sin leucocitos, con la fenotipificación previa de antígenos mayores y menores.

- **Consideraciones durante el embarazo.** Las pacientes con ECF tienen un mayor riesgo de cambio falciforme de los eritrocitos durante el embarazo, por el aumento de los requerimientos metabólicos, la estasis vascular y el estado de relativa hipercoagulabilidad. Las complicaciones durante el embarazo en las pacientes con ECF incluyen un mayor riesgo de aborto espontáneo, restricción del crecimiento intrauterino (RCIU), muerte fetal intrauterina, bajo peso al nacer, preeclampsia y parto prematuro. También experimentan un mayor riesgo de infecciones de vías urinarias

(IVU), bacteriuria, infecciones e infarto pulmonares y posiblemente crisis más dolorosas. Para optimizar la atención de la paciente durante el embarazo se recomienda un abordaje multidisciplinario que incluya hematólogos y anestesiólogos. Debido al riesgo elevado de IVU se ordenará un urocultivo, como mínimo cada trimestre, y se tratará de manera correspondiente. Las mujeres con ECF deben recibir la vacuna contra neumococos y complementos de 1 a 4 mg/día de folato antes del embarazo. Se prescribirán complementos de hierro solo si hay deficiencia del metal, para evitar su sobrecarga. La intensidad de la vigilancia fetal varía de acuerdo con la gravedad clínica de la enfermedad. En casos graves se iniciará la valoración del bienestar fetal a las 32 semanas de gestación y deberá hacerse una ultrasonografía mensual para valorar el crecimiento del feto. Todos las pacientes afroestadounidenses deben ser objeto de electroforesis de Hb para valorar su estado de portador. Si ambos, la paciente y el padre del bebé, resultan portadores de la hemoglobinopatía, está indicado el asesoramiento genético. Se pueden ofrecer amniocentesis o biopsia de vellosidades coriónicas (BVC) para el diagnóstico prenatal. La vía del parto es dictada por las indicaciones obstétricas usuales. Después del nacimiento, las pacientes deben practicar la ambulación temprana y usar medias de compresión para prevenir las tromboembolias.

- **En cuanto a la anticoncepción**, el dispositivo intrauterino (DIU) que contiene levonorgestrel y los implantes de solo progestágenos se consideran excelentes opciones para las pacientes con ECF. En ningún estudio con grupo testigo adecuado se valoraron los anticonceptivos orales en las mujeres con ECF; sin embargo, los anticonceptivos combinados a dosis baja parecen ser una buena opción en algunas. Los beneficios de los DIU que contienen cobre son motivo de controversia por el potencial aumento de la pérdida sanguínea pero, en general, se consideran un método seguro y eficaz de anticoncepción en las mujeres con ECF. Las píldoras de solo progestágenos, la medroxiprogesterona de depósito y los dispositivos de barrera también son seguros para la anticoncepción. Las inyecciones de acetato de medroxiprogesterona (Depo-Provera) pueden disminuir el número de crisis de dolor.

- Las mujeres con el **rasgo de drepanocitemia** (HbAS) tienen una frecuencia casi doble de IVU en comparación con la población general, en especial durante el embarazo, y deben ser objeto de detección cada trimestre. No hay compromiso fetal directo por el rasgo materno de drepanocitemia. Debe hacerse detección de los cónyuges por el riesgo de procrear a un hijo con ECF cuya probabilidad se torna de uno en cuatro si el padre también es portador.

- Las **talasemias** abarcan a un grupo de afecciones sanguíneas heredadas que pueden causar anemia hipocrómica microcítica grave. Las talasemias α y β son resultado de la ausencia o menor producción de cadenas de globulinas α y β estructuralmente normales, respectivamente, lo que genera un cociente anormal de cadenas α y otras (Tabla 20-4). Las cadenas excesivas forman agregados que llevan a una eritropoyesis ineficaz o hemólisis. Es posible un amplio espectro de síndromes, que van desde ausencia de síntomas hasta la anemia dependiente de transfusiones y la muerte. Ambas enfermedades se heredan en forma autosómica recesiva.

  - La **talasemia α** se asocia con un origen en el sureste asiático, África, el Caribe o el Mediterráneo y es resultado de la deleción de uno o los cuatro genes de globina α localizados en el cromosoma 16. Los individuos de origen en el sureste asiático tienen más probabilidad de portar deleciones del gen de dos genes de globina α en cis, o en el mismo cromosoma ($--/\alpha\alpha$). Su descendencia tiene más probabilidad de afectarse por la deleción de tres genes de globina α (HbH, $--/-\alpha$) o cuatro genes de globina α (Hb Barts, $--/--$). Un feto se afectaría porque su Hb también requiere cadenas α. Los individuos de origen africano tienen más probabilidad de portar dos deleciones del gen de globina α en trans, o en cada cromosoma ($\alpha-/\alpha-$) y su descendencia, por lo general, no desarrolla la hemoglobina de Barts.

Tabla 20-4	Datos de las talasemias[a]

	Genotipo[b]	Datos clínicos y de laboratorio	Especificidades
Talasemias α			
Portador asintomático	$-\alpha/\alpha\alpha$	Normal o ligera microcitosis	Asintomático; 25 a 30% de los afroestadounidenses
Rasgo de talasemia α	$--/\alpha\alpha$ (asiático) $-\alpha/-\alpha$ (africano)	Microcitosis leve, hipocromía Hb normal en la electroforesis	Anemia asintomática no tratable con hierro Ambos fenotipos idénticos en clínica; la ubicación de los genes con deleción determina la gravedad en la descendencia ($--/\alpha\alpha$ en riesgo de un feto con HbH o hidropesía)
Enfermedad de HbH	$--/-\alpha$	Anemia microcítica hipocrómica moderada a grave (Hb de 8-10 g/dL) ↑ reticulocitos (5-10%) HbH = 2-40% ↓ HbA2, HbF normal Hierro sérico normal Cuerpos de Heinz en el frotis de sangre periférica Esplenomegalia, anomalías óseas	La anemia empeora durante el embarazo, las infecciones y con el uso de fármacos oxidantes Tratar con transfusión a largo plazo, esplenectomía y quelación del hierro Puede presentar colelitiasis
Hidropesía fetal (enfermedad de Hb de Barts)	$--/--$	Anemia intensa (Hb 3-10), ↑ eritrocitos nucleados, 80-90% Hb de Barts; 10-20% HbH, sin HbA Hidropesía, insuficiencia cardiaca, edema pulmonar, defectos de disminución transversa de las extremidades, hipospadias	El diagnóstico a menudo se hace durante el embarazo por ultrasonografía, donde se visualiza un feto hidrópico Por lo general, causa la muerte Posible supervivencia con una transfusión intrauterina

(Continúa)

Tabla 20-4   Datos de las talasemias[a] *(Continuación)*

	Genotipo[b]	Datos clínicos y de laboratorio	Especificaciones
Talasemias β			
Talasemia β menor	β⁰/β	Sin síntomas o con anemia microcítica leve (Hb 8-10 g/dL) ↑ HbA2, ↑ HbF, ↓ HbA	Heterocigota Confiere resistencia contra el paludismo por *P. falciparum* A menudo se diagnostica erróneamente como deficiencia de hierro
Rasgo de talasemia β	β+/β	Anemia leve o ninguna Puntilleo basófilo ↔ ↑ eritrocitos Sin esplenomegalia, VCM de 60 a normal	
Talasemia β intermedia	Varía, 2 mutaciones β (al menos una leve)	Anemia leve a moderada Esplenomegalia prominente, deformidades óseas, retraso del crecimiento, sobrecarga de hierro	Diagnóstico clínico Puede ser desde asintomática hasta importantemente sintomática Se presenta con síntomas en etapas posteriores de la vida No se requieren transfusiones crónicas
Talasemia β mayor (anemia de Cooley)	β⁰/β⁰ β+/β+	Hb tan baja como de 2-3 g/dL VCM, 67 fL ↓ reticulocitos ↑↑ HbF, HbA2 variable, sin HbA ↑ HbF, ↓ HbA, HbA2 variable Esplenomegalia; cambios óseos (mayor hematopoyesis), sobrecarga importante de hierro	Homocigota La gravedad depende de cantidad de globinas producidas (β⁰/β⁰ más grave, sin globinas) Se manifiesta a los 6 a 9 meses, cuando la HbF cambia a HbA Con transfusiones y quelación puede haber supervivencia hasta el tercero a quinto decenios Muerte a edad joven por complicaciones infecciosas o cardiacas

Abreviaturas: ↓, disminuida; ↑, aumentada; ↔, sin cambios; Hb, hemoglobina; VCM, volumen corpuscular medio.

[a] Adaptado con autorización del American College of Obstetricians and Gynecologists Committee on Practice Bulletins-Obstetrics. ACOG Practice Bulletin No. 78: hemoglobinopathies in pregnancy. *Obstet Gynecol.* 2007; 109(1):229-237. (Reafirmado en el 2018.) Copyright © 2007 por The American College of Obstetricians and Gynecologists.

[b] Genotipo: β y δ, un solo gen por cromosoma. El gen de la cadena α se duplica y produce dos por conjunto haploide y cuatro por conjunto diploide.

- La **talasemia β** se asocia con un origen mediterráneo, asiático, del Medio Oriente, del Caribe y latino. Se han comunicado más de 200 alteraciones (sobre todo mutaciones puntuales) en los genes de globina β localizados en el cromosoma 11. Las dos consecuencias de estos defectos génicos son las siguientes: β 0, que es la ausencia completa de cadenas β, y β+ que es la síntesis disminuida de la cadena β, afecciones que causan ausencia de HbA.
  - **Diagnóstico.** La talasemia suele ser microcítica e hipocrómica con un VCM < 80 fL, a semejanza de la anemia por deficiencia de hierro, pero con diferencias importantes en el cuadro clínico y los resultados de laboratorio.
  - **Pruebas de laboratorio.** En general, las talasemias, en especial sus rasgos, a menudo se diagnostican de manera errónea como anemia por deficiencia de hierro que, sin embargo, no se corrige con la restitución. Una anemia microcítica en ausencia de deficiencia de hierro sugiere talasemia y se justifican pruebas adicionales que incluyan electroforesis de hemoglobina y estudios del hierro. La sospecha de la presencia de talasemia α aumenta con el hallazgo de microcitosis y un ancho de distribución eritrocítica normal, con mínima o ninguna anemia en ausencia de deficiencia de hierro o talasemia β. Los estudios del árbol genealógico suelen ser útiles en las pacientes con talasemia α. Se requieren pruebas genéticas moleculares, como la reacción en cadena de polimerasa cuantitativa, para el diagnóstico. Para la evaluación de talasemia β es necesaria una electroforesis de Hb cuantitativa y debe sospecharse en casos de aumento de HbA2 (> 3.5%) y HbF.
  - **Consideraciones gestacionales.** Las mujeres con diagnóstico o un alto riesgo de talasemia deben ser objeto de asesoramiento preconcepcional y recibir información respecto de la disponibilidad de diagnóstico prenatal. Se dispone de pruebas prenatales basadas en el ADN durante el primer trimestre (BVC) cuando ambos miembros de la pareja son portadores. El diagnóstico genético preimplantatorio puede también ser una opción para los padres afectados.
    - Las mujeres con el rasgo de cualquiera de las talasemias no requieren atención especial.
    - El embarazo puede exacerbar la anemia, requerir transfusión y ubicar a las mujeres en un mayor riesgo de insuficiencia cardiaca congestiva y parto prematuro.
    - La talasemia puede conferir un mayor riesgo de defectos del tubo neural (DTN) secundario a la deficiencia de ácido fólico, por lo que se recomiendan complementos de la vitamina de hasta 4 mg/día periconcepcionales. Deben prescribirse complementos de hierro solo si hay deficiencia del metal; de otra manera, podría ocurrir su sobrecarga.
    - Las mujeres con HbH pueden presentar embarazos exitosos con el resultado materno relacionado con la gravedad de la anemia.
    - Los embarazos afectados por un feto con Hb de Barts tienen relación con hidropesía fetal, muerte intrauterina y preeclampsia.
    - La información acerca del embarazo en mujeres con talasemia β mayor o intermedia es más limitada, aunque se han comunicado éxitos gestacionales. Estas mujeres requieren estrecha valoración y seguimiento.
    - En pacientes con asplenia (HbS/Tal β) es necesario actualizar y mantener las vacunaciones contra neumococos, *Haemophilus influenzae* y meningococos.
    - Se recomienda la ultrasonografía periódica para valorar el crecimiento fetal en las pacientes de talasemia. Se considerarán las pruebas fetales preparto en aquellas con talasemia, en especial en casos en que se retrasa el crecimiento fetal.
    - La ultrasonografía es también útil para detectar la hidropesía fetal, pero, por lo general, a una edad gestacional avanzada. Las transfusiones sanguíneas intrauterinas han tenido éxito en los fetos con hidropesía.

Trombocitopenia

- La **trombocitopenia**, definida por una cifra < 150 000 plaquetas/μL, es causada por su mayor destrucción o menor producción y se presenta en casi 10% de los embarazos. Por lo general no se observan los signos clínicos, como petequias, fácil formación de equimosis, epistaxis, hemorragia gingival y hematuria, hasta que la cifra es < 50 000 plaquetas/μL, que también aumenta la hemorragia quirúrgica. El riesgo de hemorragia espontánea aumenta solo cuando la cifra desciende por debajo de 20 000 plaquetas/μL y ocurre hemorragia significativa con las cifras < 10 000/μL. La trombocitopenia, según su gravedad y etiología, puede o no vincularse con morbilidad y mortalidad materna o fetal grave. Muchas afecciones causan trombocitopenia durante el embarazo.

- La **trombocitopenia gestacional**, también conocida como trombocitopenia incidental del embarazo o esencial, afecta hasta 8% de las pacientes gestantes y contribuye con 80% de los casos de trombocitopenia leve. En general, se presenta ya avanzada la gestación y la incidencia de trombocitopenia fetal o neonatal es baja. La cifra de plaquetas disminuida quizá se deba a hemodilución y un aumento de su recambio fisiológico, y retorna a lo normal entre 2 y 12 semanas después del parto. La trombocitopenia gestacional puede recurrir en embarazos posteriores, si bien se desconoce su frecuencia.

  - **Diagnóstico.** La trombocitopenia gestacional es un diagnóstico de exclusión; por lo tanto, el primer paso es hacer un interrogatorio cuidadoso para descartar otras causas. Deberán revisarse las cifras de plaquetas obtenidas antes del embarazo y cualquier dato de laboratorio disponible de gestaciones previas.

  - Requiere cumplir con cuatro criterios: (1) trombocitopenia leve (75 000-150 000 plaquetas/μL); (2) ningún antecedente de trombocitopenia, excepto durante el embarazo; (3) ninguna manifestación de hemorragia, y (4) las cifras de plaquetas deben retornar a lo normal entre 2 y 12 semanas posparto.

  - No hay pruebas de diagnóstico específicas para distinguir la trombocitopenia gestacional de la púrpura trombocitopénica idiopática (PTI) leve. De hecho, muchas mujeres con trombocitopenia gestacional presentan la inmunoglobulina G (IgG) asociada con las plaquetas e IgG antiplaquetaria sérica, lo que dificulta distinguir el proceso de la PTI con el uso de pruebas de anticuerpos antiplaquetarios.

  - **Tratamiento.** En la trombocitopenia gestacional no se requiere intervención. Las mujeres que la padecen no tienen riesgo de hemorragia materna o fetal o complicaciones hemorrágicas.

  - Vigilar las plaquetas de manera estrecha para detectar disminuciones por debajo de 50 000/μL.

  - Documentar la cifra neonatal normal de plaquetas. Alrededor de 2% de la descendencia de las madres con trombocitopenia gestacional presenta trombocitopenia leve (< 50 000/μL). Sin embargo, los lactantes no suelen sufrir una deficiencia grave de plaquetas.

  - Revalorar la cifra de plaquetas en el puerperio para asegurar que retorne a lo normal. Si persiste la trombocitopenia, considérese enviar a la paciente para su valoración por un hematólogo.

- El **síndrome de hemólisis, elevación de enzimas hepáticas y plaquetopenia (HELLP)** es la causa patológica más frecuente de trombocitopenia materna. Se presenta en casi 10 a 20% de las pacientes de preeclampsia con datos de severidad, con una cifra menor de 100 000 plaquetas/μL como criterio de diagnóstico hematológico para la preeclampsia. Las plaquetas suelen alcanzar un nadir de 24 a 48 horas después del parto, pero, por lo general, no descienden por debajo de 20 000/μL. Rara vez ocurre hemorragia clínica, a menos que la paciente desarrolle coagulopatía intravascular diseminada, pero es importante señalar que la función de las plaquetas puede alterarse incluso con una cifra normal. Se recomienda el parto después de la estabilización materna. Si bien rara, la trombocitopenia puede continuar por un periodo prolongado. El tratamiento con corticosteroides, sin embargo, no ha disminuido la morbilidad o mortalidad maternas.

- La **púrpura trombocitopénica idiopática** se presenta en casi 1 de 1 000 embarazos y contribuye con 5% de las trombocitopenias relacionadas con la gestación. La PTI es la causa más frecuente de trombocitopenia en el primer trimestre. Hay anticuerpos antiplaquetarios dirigidos contra las glucoproteínas de la superficie de los trombocitos, lo que lleva a su mayor destrucción por el sistema reticuloendotelial (sobre todo en el bazo), que rebasa a su síntesis por la médula ósea. La PTI puede ser una afección de adquisición primaria, en la que no se identifica etiología subyacente, o secundaria a una afección o exposición a un fármaco previas. La evolución de la PTI no suele afectarse por el embarazo.

  - **Diagnóstico.** Se basa en el interrogatorio, la exploración física, el recuento hematológico completo y un frotis de sangre periférica. Las mujeres con PTI manifiestan síntomas de formación fácil de equimosis, petequias, epistaxis o hemorragia gingival antes del embarazo. La PTI es un diagnóstico de exclusión y no hay prueba específica al respecto. Si la trombocitopenia es leve, es difícil distinguir la PTI de la trombocitopenia gestacional; sin embargo, una cifra menor de 100 000 plaquetas/μL es más sugerente de PTI. La detección de anticuerpos relacionados con plaquetas es compatible con la PTI, pero no diagnóstica, debido a que pudiera también presentarse en las pacientes con trombocitopenia gestacional y preeclampsia. Las pruebas de anticuerpos plaquetarios tienen una sensibilidad bastante baja (49-66%). Sin embargo, la ausencia de IgG asociada con las plaquetas hace menos probable al diagnóstico de PTI, que tiene más probabilidad si la cifra de plaquetas es < 50 000/μL o en presencia de una enfermedad autoinmunitaria o el antecedente de trombocitopenia. En contraste con la trombocitopenia gestacional, la asociada con PTI suele hacerse evidente temprano durante la gestación. Sus manifestaciones son las siguientes:
    - Trombocitopenia persistente (cifra < 100 000 plaquetas/μL con o sin megatrombocitos acompañantes en el frotis de sangre periférica).
    - Megacariocitos normales o aumentados en el estudio de la médula ósea.
    - Deben descartarse las causas secundarias de trombocitopenia materna (p. ej., preeclampsia, infección por virus de la inmunodeficiencia humana [VIH], lupus eritematoso sistémico y fármacos).
    - Ausencia de esplenomegalia

- **Tratamiento prenatal.** De acuerdo con la American Society of Hematology, cualquier adulto con diagnóstico reciente de PTI requiere pruebas de VIH y hepatitis C. Se considera el tratamiento si la cifra es menor de 30 000 a 50 000 plaquetas/μL o si la paciente muestra síntomas hemorrágicos. El tratamiento ideal de la PTI es con corticosteroides, inmunoglobulina intravenosa (IVIG), o ambos.
  - Los glucocorticoides suprimen la producción de anticuerpos, inhiben el secuestro de plaquetas recubiertas de anticuerpos e interfieren con la interacción entre las plaquetas y los anticuerpos. Se inicia prednisona por vía oral a razón de 0.5 a 2 mg/kg/día y se disminuye de forma gradual hasta la menor dosis que mantenga una cifra aceptable de plaquetas (por lo general > 50 000/μL) y efectos secundarios tolerables. Ocurre una respuesta inicial, por lo general, en 4 a 14 días, y alcanza el máximo en 1 a 4 semanas. De las pacientes, 25% puede alcanzar una

remisión completa. Se pueden administrar glucocorticoides a dosis alta, como la metilprednisolona, a razón de 1 a 1.5 mg/kg IV en fracciones. Muy poca atraviesa la placenta y suele observarse la respuesta en 2 a 10 días. Los efectos secundarios maternos del tratamiento prolongado con glucocorticoides incluyen mayor riesgo de hipertensión, preeclampsia, aumento de peso, hiperglucemia, inmunosupresión y úlceras gastrointestinales. Los efectos fetales incluyen rotura prematura de membranas pretérmino y RCIU.

o La IVIG es otra opción terapéutica, pero suele reservarse para las pacientes refractarias a los corticosteroides o cuando se requiere un aumento más rápido de las plaquetas. Debe administrarse inicialmente a razón de 1 g/kg como dosis única, pero se puede repetir. La respuesta inicial suele presentarse en 1 a 3 días y alcanza su máximo en 2 a 7. El mecanismo propuesto de la actividad de la IVIG es una prolongación del tiempo de depuración por el sistema reticuloendotelial materno de las plaquetas recubiertas por IgG.

o La esplenectomía es una opción en el segundo trimestre en mujeres en quienes fracasa el tratamiento con glucocorticoide e IVIG y experimentan hemorragia en presencia de cifras < 10 000 plaquetas/µL. La esplenectomía sigue siendo el único tratamiento que provee remisión prolongada durante 1 año y más; con ella se presenta la remisión en 75% de las mujeres; sin embargo, los datos referentes al embarazo son limitados. Se puede hacer esplenectomía con seguridad durante el embarazo, de manera ideal en el segundo trimestre. Las pacientes con esplenectomía deben inmunizarse contra neumococos, *H. influenzae* y meningococos.

o **Tratamiento intraparto.** Conforme el embarazo se acerca al término, están indicadas las medidas para aumentar la cifra de plaquetas materna para permitir una hemostasia adecuada durante el parto y la anestesia epidural. Las cifras de 50 000 plaquetas/µL suelen ser adecuadas para el parto vaginal o la cesárea. La anestesia epidural o raquídea se considera segura en las pacientes con cifras de al menos 80 000 plaquetas/µL. Puede ser apropiada la transfusión profiláctica de plaquetas ante una cifra < 10 000 a 20 000/µL antes del parto vaginal, o < 50 000/µL antes de una cesárea o en presencia de hemorragia. Para el parto vaginal la transfusión debe iniciarse tan cerca del momento del parto como sea razonablemente posible. Para la cesárea la transfusión se inicia en el momento de la incisión. Un "paquete" de plaquetas aumentará la cifra de 5 000 a 10 000 plaquetas/µL y las transfundidas tendrán una semivida más breve por la presencia de anticuerpos circulantes.

• Las **microangiopatías trombóticas**, como la púrpura trombocitopénica trombótica (PTT) y el síndrome urémico hemolítico (SUH), se pueden manifestar durante el embarazo, con frecuencia máxima en el tercer trimestre o el puerperio, y debido a las similitudes clínicas debe diferenciarse de la preeclampsia/el síndrome HELLP. Las manifestaciones frecuentes de PTT/SUH incluyen anemia hemolítica, trombocitopenia notoria y lesión renal aguda grave. Puede también presentarse fiebre y alteración neurológica con la PTT, que es evidente por una deficiencia heredada o adquirida de la proteasa ADAMTS13, que es causa de la fragmentación de multímeros del factor von Willebrand (vWF) para prevenir la formación de trombos plaquetarios. El SUH atípico resultante de la disregulación del complemento puede ser heredado o adquirido y es más frecuente durante el embarazo que el SUH típico resultante de la producción de la toxina similar a la de Shiga en el contexto de la enfermedad diarreica por *Escherichia coli*. A diferencia de la preeclampsia/el síndrome HELLP, la PTT y el SUH no se tratan de manera definitiva con el parto y se requiere una terapéutica más dirigida. El tratamiento de estas afecciones implica los cuidados de soporte apropiados y se dirige a la causa subyacente. La PTT se trata por recambio de plasma (PEX) para retirar los anticuerpos contra ADAMTS13 y restablecer su funcionalidad. El SUH atípico se trata con PEX y fármacos contra el complemento, con el propósito de bloquear su cascada.

Enfermedad tromboembólica

- Esta enfermedad se vincula con resultados adversos de ambos, madre y feto/neonato. La denominación *tromboembolia venosa* (TEV) abarca a la trombosis venosa profunda (TVP) y la embolia pulmonar (EP). Alrededor de 80% de las TEV durante embarazo son TVP y 20%, EP. Las embarazadas tienen cuatro a cinco veces más probabilidad de experimentar una TEV que las mujeres sin embarazo pareadas para la edad. Ocurre casi la mitad de las TVP/TEV en el periodo anteparto y parece dividirse de manera equitativa entre los tres trimestres. La cesárea imparte un riesgo de tres a cinco veces mayor que el parto vaginal. El riesgo de TEV es mayor en el puerperio.

- Se considera al embarazo un estado hipercoagulable. Las cifras de fibrinógeno, factores de coagulación y el inhibidor 1 del activador de plasminógeno, así como el inhibidor 2 del activador de plasminógeno, están aumentadas; las cifras de proteína S libre disminuyen y la actividad fibrinolítica también. Además, el riesgo de TEV aumenta por los cambios anatómicos del embarazo, incluyendo una estasis venosa mayor y la compresión de la vena cava inferior y las venas pélvicas por el útero en crecimiento.

- Uno de los factores de riesgo más significativos es el antecedente personal de TEV. Las afecciones médicas maternas, incluyendo cardiopatías, ECF, lupus eritematoso sistémico, obesidad, diabetes e hipertensión, aumentan el riesgo. Son factores de riesgo adicionales una intervención quirúrgica reciente, el antecedente familiar de TEV, el reposo en cama o la inmovilización prolongados, el tabaquismo, la edad > 35 años, el embarazo múltiple, la preeclampsia y la infección posparto.

- Las **trombofilias** pueden ser heredadas o adquiridas. El embarazo quizá desencadene un suceso en las mujeres con trombofilias subyacentes. Se ha correlacionado a la muerte fetal intrauterina, la restricción grave de crecimiento fetal, el desprendimiento prematuro de placenta normoinserta y la preeclampsia severa de inicio temprano, con trombofilias subyacentes que afectan la circulación uteroplacentaria; sin embargo, el tema es controvertido y en estudios recientes no se puede establecer de manera confiable un vínculo de causa entre las trombofilias y tales resultados gestacionales adversos.

  - Las **trombofilias heredadas** (Tabla 20-5) aumentan el riesgo de un suceso tromboembólico materno y están presentes en hasta la mitad de los trombóticos. La deficiencia de antitrombina, la homocigosidad para la mutación del factor V de Leiden o para la mutación G20219A de la protrombina, y la heterocigosidad compuesta para ambos, el factor V de Leiden y la protrombina G20219A, son las más potentes de las trombofilias heredadas.

  - Las **trombofilias adquiridas** incluyen a los síndromes de anticuerpos antifosfolípidos persistentes (anticoagulante lúpico, anticardiolipina o contra la glicoproteína 1 β_2). Estos anticuerpos se han vinculado con trombosis arterial y venosa, trombocitopenia autoinmunitaria y complicaciones obstétricas, que incluyen preeclampsia, RCIU, insuficiencia placentaria y parto pretérmino.

  - No se recomienda la detección sistemática de trombofilias en todas las embarazadas y las indicaciones son controvertidas. En el American College of Obstetricians and Gynecologists no se recomiendan las pruebas de trombofilias en las mujeres con pérdida fetal recurrente, desprendimiento prematuro de placenta normoinserta, restricción

Tabla 20-5	Trombofilias heredadas y riesgo de tromboembolia venosa (TEV) durante el embarazo[a]		
Trombofilia	**Riesgo de TEV por embarazo (sin su antecedente) (%)**	**Riesgo de TEV por embarazo (con su antecedente) (%)**	**Porcentaje de todas las TEV**
Homocigosidad para el factor V de Leiden	2-14	17	2
Homocigosidad para la protrombina G20210A	2-4	> 17	0.5
Heterocigosidad para el factor V de Leiden	0.5-3	10	40
Heterocigosidad para la protrombina G20210A	0.4-2.6	> 10	17
Deficiencia de proteína C	0.1-1.7	4-17	14
Deficiencia de antitrombina	0.2-11.6	40	1
Deficiencia de proteína S	0.3-6.6	0-22	3
Heterocigosidad compuesta para el factor V de Leiden + protrombina G20210A	4-8	> 20	1-3

[a] Adaptado con autorización del American College of Obstetricians and Gynecologists Committee on Practice Bulletins-Obstetrics. ACOG Practice Bulletin No. 197: inherited thrombophilias in pregnancy. *Obstet Gynecol*. 2018;132(1):e18-e34. Copyright © 2018 por The American College of Obstetricians and Gynecologists.

del crecimiento fetal o preeclampsia. Debe considerarse un estudio de trombofilias (Tabla 20-6) ante todos los siguientes:

o Antecedente personal de TEV relacionada con un factor de riesgo no recurrente, como la inmovilización prolongada.

o Un pariente de primer grado con antecedente de trombofilia de alto riesgo.

o La detección del síndrome de anticuerpos antifosfolípidos puede ser apropiada para las mujeres con una o más muertes de fetos morfológicamente normales no explicadas con un embarazo de 10 semanas o mayor; uno o más partos prematuros de neonatos morfológicamente normales antes de las 34 semanas por eclampsia, preeclampsia o insuficiencia placentaria; o tres o más pérdidas gestacionales espontáneas consecutivas antes de la semana 10.

• Manifestaciones y diagnóstico de TEV durante el embarazo

• TVP

o Más de 70% de las TVP durante el embarazo se presenta en las venas iliofemorales, que tienen más probabilidad de enviar émbolos, la mayoría del lado izquierdo. El diagnóstico de TVP es difícil durante el embarazo, porque los cambios gestacionales esperados pueden simular sus síntomas. Además, muchas pacientes cursan asintomáticas. Cuando se presentan síntomas, los más frecuentes incluyen edema, dolor o hipersensibilidad, aumento de temperatura local y eritema de la pantorrilla o la extremidad inferior. El signo de Homan (dolor de la pantorrilla con la

Tabla 20-6	Pruebas de trombofilia[a,b]

Pruebas principales (recomendadas por el ACOG)

Análisis de ADN del factor V de Leiden
O
Análisis de resistencia a la proteína C activada (segunda generación), seguido por análisis del ADN del factor V de Leiden si resulta positivo
Genotipo de la protrombina G20210A
Actividad antitrombina
Actividad de la proteína C
Actividad de la proteína S
Anticoagulante lúpico
Anticuerpos anticardiolipina (IgG e IgM)
Anticuerpos contra la glucoproteína β2 (IgG e IgM)

Otras pruebas (no recomendadas por el ACOG)

De mutación 4G/4G de PAI-1 (si no está disponible, actividad de PAI-1 en plasma)
Detección de la mutación MTHFR o concentración de homocisteína plasmática en ayuno

Abreviaturas: ACOG, American College of Obstetricians and Gynecologists; IgG, inmunoglobulina G; IgM, inmunoglobulina M; MTHFR, reductasa de metilentetrahidrofolato; PAI-1 inhibidor del factor 1 activador del plasminógeno; PCR, reacción en cadena de polimerasa.
[a] Las pruebas deben ser remotas al suceso trombótico, no durante el embarazo, y sin uso de anticoagulantes, excepto las pruebas de ADN.
[b] Adaptado con autorización del American College of Obstetricians and Gynecologists Committee on Practice Bulletins-Obstetrics. ACOG Practice Bulletin No. 197: inherited thrombophilias in pregnancy. *Obstet Gynecol.* 2018;132(1):e18-e34. Copyright © 2018 por The American College of Obstetricians and Gynecologists.

dorsiflexión pasiva del pie) está presente en < 15% de los casos y hay un cordón palpable en menos de 10%. Los síntomas de una TVP iliaca incluyen dolor abdominal, dolor dorsal y edema de toda la extremidad inferior. En las embarazadas con sospecha clínica de TVP el diagnóstico se confirma en < 10%.

o La ultrasonografía doble venosa incluyendo aquella por compresión, en color y Doppler espectral, sustituyó a la venografía con contraste como estándar ideal y es el método de diagnóstico no invasivo más disponible, con una sensibilidad de 97% y especificidad de 94% en la TVP proximal sintomática. Si el sistema venoso profundo es normal, es poco probable la presencia de un trombo significativo a nivel clínico. Las limitaciones incluyen su mala sensibilidad para la enfermedad asintomática y la dificultad para detectar trombosis de venas iliacas.

o Se recomiendan las imágenes por resonancia magnética cuando los resultados de ultrasonografía con compresión son negativos o equívocos y se sospecha trombosis de venas iliacas. Los estudios en pacientes no embarazadas muestran una sensibilidad de 100% y especificidad de 98 a 99% para la TVP pélvica y proximal, en tanto se mantiene una elevada precisión para la detección de TVP por debajo de la rodilla.

o La prueba del dímero D es sensible, pero inespecífica, para la TVP; sin embargo, por lo regular aumenta con la edad gestacional. Un resultado normal del dímero D puede ser alentador si la sospecha clínica es baja, pero incluso este no predice las TEV durante el embarazo.

• La EP todavía es una de las principales causas de mortalidad materna en los países desarrollados, donde contribuye con casi 20% de los decesos. El riesgo de EP es máximo justo después del parto, en particular de una cesárea, con una tasa de mortalidad de casi 15%. Una EP casi siempre se origina de la TVP en las extremidades inferiores y ocurre en casi 50% de las pacientes con TVP proximal cuyos síntomas asociados son todos frecuentes durante el embarazo, como disnea súbita, dolor de tórax y tos o los signos de taquipnea y taquicardia. Debido a las consecuencias graves potenciales de la EP y su mayor incidencia durante el embarazo, los médicos deben tener un bajo umbral para su valoración.

o El **diagnóstico** se inicia con un interrogatorio y la exploración física cuidadosos, seguidos por pruebas de diagnóstico para descartar otras posibles causas, como asma, neumonía o edema pulmonar.

- Deben ordenarse gasometría arterial, electrocardiograma y radiografía de tórax. Las cifras de gases sanguíneos arteriales se modifican durante el embarazo y deben interpretarse con las cifras normales ajustadas para la gestación. Más de la mitad de las embarazadas con EP demostrada presenta un gradiente alveoloarterial normal.

- Una radiografía de tórax ayuda a descartar otros procesos patológicos y facilita la interpretación de la gammagrafía de ventilación-perfusión (V/Q). Los riesgos vinculados con diversas pruebas radiológicas indicadas para estudiar la EP son mínimos, en comparación con las consecuencias de pasar por alto el diagnóstico.

- La angiografía pulmonar es el estándar ideal para el diagnóstico de la EP, pero es cara e invasiva.

- La angiografía por tomografía computarizada (pulmonar) (ATC) se está tornando el estudio de imagen recomendado en las embarazadas con sospecha de EP, pues es más fácil de realizar, con mayor disponibilidad y más eficaz en cuanto a costo, que expone a una menor dosis de radiación al feto que la gammagrafía V/Q. La ATC también es útil para detectar otras anomalías que pudiesen contribuir a los síntomas de la paciente (p. ej., neumonía, disección aórtica). La tecnología más reciente, de ATC por detector múltiple, permite la visualización de los detalles vasculares pulmonares más finos y provee una mayor precisión de diagnóstico.

- Históricamente la gammagrafía V/Q ha sido la principal prueba de diagnóstico de la EP, que se interpreta como probabilidad baja, intermedia o alta. Los estudios de probabilidad alta (p. ej., con defectos de perfusión segmentarios ante la ventilación normal) confirman la EP con un valor predictivo positivo mayor de 90% cuando la probabilidad prueba es alta. Las gammagrafías V/Q se ven limitadas en su utilidad por el gran porcentaje de resultados indeterminados. La mayor parte de la radiación fetal ocurre cuando se excretan los marcadores radiactivos hacia la vejiga materna. Por lo tanto, se puede limitar la exposición mediante la micción rápida y frecuente después del procedimiento. Si la paciente se encuentra en el periodo posparto y amamanta, no debe usarse la leche materna durante 2 días después de una gammagrafía V/Q.

- Si una embarazada presenta una gammagrafía pulmonar no diagnóstica se recomienda la ultrasonografía doble venosa bilateral de las extremidades inferiores para valorar una TVP y si se detecta se puede diagnosticar la EP. Cuando no se encuentra TVP se hace arteriografía para una valoración adicional antes de iniciar la anticoagulación a largo plazo, o se puede repetir la ultrasonografía venosa doble en 1 semana.

- De acuerdo con los Centers for Disease Control and Prevention, en todas las etapas de la gestación una dosis de exposición a la radiación < 5 rads (0.05 Gy) no representa efectos cancerígenos mesurables para la salud. Después de las 16 semanas de gestación son poco probables los efectos congénitos con la exposición menor de 50 rads. El riesgo de cáncer infantil por la exposición prenatal es de 0.3 a 1% para 0 a 5 rads. Cualquiera de las modalidades propuestas para el diagnóstico de EP está bastante por debajo de la dosis que aumenta las anomalías congénitas. La exposición a la radiación con una radiografía de tórax en dos planos es < 0.001 rad. Se aplica una mayor dosis de radiación fetal con la gammagrafía V/Q (0.064-0.08 rad) en comparación con la ATC (0.0003-0.0131 rad).

En la angiografía pulmonar se aplican alrededor de 0.2 a 0.4 rad con el abordaje femoral y < 0.05 con el humeral. La dosis de radiación materna es mayor con la ATC que con la gammagrafía V/Q.

- Tratamiento de la TEV durante el embarazo
  - Cuando se sospecha TEV, debe iniciarse la anticoagulación con heparina no fraccionada (HNF) o de bajo peso molecular (HBPM) hasta descartar el diagnóstico. Ninguna de estas heparinas atraviesa la placenta o se secreta en la leche materna. Aunque la HNF ha sido el tratamiento estándar para la prevención y terapéutica de la TEV durante el embarazo, en las guías de práctica clínica basadas en pruebas recientes ahora se recomienda la HBPM. En la Tabla 20-7 se enlistan los esquemas de dosificación. Se utilizarán medias de compresión para la tromboembolia y elevación de las extremidades inferiores ante una TVP.
  - Se usará HBPM ajustada para el peso en el tratamiento de la TEV (ver la tabla 20-7). Las ventajas de la HBPM incluyen menos complicaciones hemorrágicas, menor riesgo de trombocitopenia inducida por heparina (TIH) y de osteoporosis, una semivida plasmática más prolongada y una relación de dosis-respuesta más predecible. Han surgido preocupaciones teóricas acerca de la dosificación una vez al día, en comparación con aquella cada 12 horas (p. ej., profiláctica o terapéutica) en forma secundaria a su mayor depuración renal durante el embarazo, que quizá prolongue la concentración constante de la HBPM. Sin embargo, no hay datos disponibles de comparación de los dos esquemas. Además, los más recientes sugieren que la dosis diaria es eficaz para el tratamiento de la TEV aguda. La vigilancia de la concentración de HBPM sigue siendo controvertida. No se puede vigilar la HBPM con uso del tiempo parcial de tromboplastina activada (TPTa) porque con toda probabilidad resultará normal. Se pueden determinar las cifras de actividad máxima de anticuerpos contra el factor Xa 4 horas después de la inyección subcutánea (SC), con un propósito terapéutico de 0.6 a 1.0 U/mL (un poco mayor si se usa la dosis única al día); sin embargo, no se recomienda, la vigilancia frecuente, excepto ante extremos de peso corporal. Si se valoran las cifras constantes con la dosificación terapéutica (p. ej., 12 h después de su administración), la de 0.2 a 0.4 UI/mL constituye el propósito. En las guías actuales no se proveen recomendaciones de vigilancia definitivas; sin embargo, algunos investigadores recomiendan verificar las concentraciones de manera periódica (cada 1-3 meses).
  - La HNF se administra por vía IV o SC. La vía IV puede ser una mejor opción terapéutica inicial en las pacientes inestables (p. ej., EP grande con hipoxia y afección iliofemoral extensa) o aquellas con alteración renal significativa (p. ej., depuración de creatinina < 30 mL/min). El propósito de la dosis de carga inicial (por lo general 80 U/kg) y la de mantenimiento subsiguiente (por lo común de 18 U/kg/h), es alcanzar un TPTa terapéutico de 1.5 a 2.5 veces lo normal. En muchas instalaciones se cuenta con protocolos estándar para la titulación de la heparina. El tratamiento IV debe mantenerse en el rango terapéutico durante al menos 5 días, pasados los cuales se puede descontinuar con inyecciones de heparina SC de dosis ajustada o HBPM. Si se mantiene la HNF debe vigilarse el TPTa a la mitad del intervalo (6 h después de la inyección) cada 1 a 2 semanas. La cuantificación de la concentración de anticuerpos contra el factor Xa puede ayudar a valorar la dosificación de heparina (concentración objetivo de 0.3-0.7 UI/mL). La respuesta de TPTa a la heparina en las embarazadas suele ser atenuada por la elevación de las proteínas de unión de heparina y el aumento del factor VIII y el fibrinógeno. Tal vez se requiera ajustar la dosis terapéutica. Por lo tanto, puede ser difícil alcanzar cifras de TPTa objetivo en etapas avanzadas del embarazo. Las principales preocupaciones con el uso de HNF durante el embarazo son hemorragia, osteopenia y trombocitopenia. El mayor riesgo de hemorragia con la HNF es de casi 2% y se han comunicado disminuciones de la densidad mineral ósea

Tabla 20-7	Esquemas de anticoagulación durante el embarazo[a]	

	Tipo de anticoagulación	Esquema de dosificación
Profiláctica	HBPM	Enoxaparina, 40 mg SC cada 24 h Dalteparina, 5 000 U SC cada 24 h Tinzaparina, 4 500 U SC cada 24 h o 75 U/kg SC cada 24 h
	HNF	HNF, 5 000 U SC cada 12 h
	Alternativa	HNF, 5 000-7 500 U SC cada 12 h en el primer trimestre HNF, 7 500-10 000 U SC cada 12 h en el segundo trimestre HNF, 10 000 U SC cada 12 h en el tercer trimestre (a menos que el TPTa esté elevado)
De dosis intermedia	HBPM	Enoxaparina, 40 mg SC cada 12 h Dalteparina, 5 000 U SC cada 12 h
Terapéutica (ajustada para el peso)	HBPM	Enoxaparina, 1 mg/kg SC cada 12 h Dalteparina, 200 U/kg SC cada 24 h o 100 U/kg SC cada 12 h Tinzaparina, 175 U/kg SC cada 24 h
	HNF	HNF, 10 000 U o más SC cada 12 h; dosis ajustadas para obtener un intervalo terapéutico medio (6 h posinyección) del TPTa (a menudo un cociente de 1.5-2.5)
Para anticoagulación posparto (durante 4-6 semanas)[b]	Warfarina	Ajustar la dosis al INR objetivo de 2.0-3.0 con HNF inicial o HBPM superpuesta, hasta que el INR sea > 2.0 por 2 días
	HBPM o HNF	Dosis profiláctica, intermedia o terapéutica

Abreviaturas: TPTa, tiempo parcial de tromboplastina activada; INR, cociente internacional normalizado; HBPM, heparina de bajo peso molecular; SC, subcutánea; HNF, heparina no fraccionada.

[a] Adaptado de Bates SM, Middeldorp S, Rodger M, James AH, Greer I. Guidance for the treatment and prevention of Obstetric-associated venous thromboembolism. *J Thromb Thrombolysis*. 2016; 41:92-128 y American College of Obstetricians and Gynecologists Committee on Practice Bulletins-Obstetrics. ACOG Practice Bulletin No. 196: thromboembolism in pregnancy. *Obstet Gynecol*. 2018;132:e1-e17.

[b] La anticoagulación posparto debe ser mayor o equivalente a la preparto.

en 30% de las pacientes que reciben heparina durante más de 1 mes. Ocurre TIH en hasta 3% de las pacientes sin embarazo y debe sospecharse cuando la cifra desciende < 100 000 plaquetas/μL o resulta < 50% de la cifra basal 5 a 15 días después de iniciar la heparina o antes, con la exposición reciente. En 25 a 30% de las pacientes que presentan TIH su inicio es rápido (en 24 h) después de iniciar la heparina y tiene relación con la exposición reciente. Acto seguido de obtener una concentración plaquetaria inicial, en el American College of Obstetricians and Gynecologists se recomienda cuantificarlas de nuevo en el día 5, y a continuación de forma periódica durante las primeras 2 semanas de tratamiento. Otros autores sugieren vigilar las plaquetas a las 24 horas, y después, cada 2 a 3 días durante las primeras 2 semanas, o en forma semanal en las primeras 3. Si se adquiere TIH y se requiere tratamiento anticoagulante constante, se pueden usar fondaparinux (inhibidor del factor Xa) o argatroban (inhibidor directo de la trombina). No se recomienda usar anticoagulantes nuevos u orales directos, como el dabigatrán, el rivaroxabán, el apixabán o el edoxabán durante el embarazo o en el periodo posparto inmediato.

- La warfarina sódica atraviesa la placenta y, por lo tanto, es un teratógeno potencial y puede causar hemorragia fetal. Quizá sea segura durante las primeras 6 semanas de gestación, pero entre las 6 y 12 conlleva el riesgo de embriopatía esquelética con puntilleo de epífisis e hipoplasia nasal y de extremidades. De los fetos expuestos a la warfarina en etapas avanzadas del embarazo, 33% presenta lesiones del sistema nervioso central, hemorragias o anomalías oftalmológicas. La warfarina se puede usar en el periodo posparto y administrarse a las madres que amamantan, porque no ingresa a la leche materna. Su uso preparto se puede considerar en las pacientes con válvulas cardiacas mecánicas, para las que la HBPM o la heparina no fraccionada brindan una anticoagulación inadecuada.
- Está indicado usar filtros de vena cava inferior en forma temporal en las pacientes en quienes están contraindicados los anticoagulantes y se pueden insertar en la semana previa a la inducción del trabajo de parto o la cesárea, y retirarse pasadas al menos 6 semanas (para la TVP) o hasta 4 a 6 meses (para la EP) posparto.
- Profilaxis para la TEV durante el embarazo
  - **Preparto.** Hay datos limitados acerca del uso de la anticoagulación profiláctica para la TEV durante el embarazo. Es necesario estratificar a las mujeres de acuerdo con el riesgo y aplicar el juicio clínico cuando se hacen recomendaciones de profilaxis, y aunque varía, aquellas con uno muy aumentado de TEV quizá se beneficien del uso de la HNF en forma profiláctica o a dosis intermedia, o la HBPM, durante la gestación y en el puerperio. Como mínimo, suele recomendarse la profilaxis posparto a quienes tienen un riesgo elevado de TEV.
  - **Intraparto.** El riesgo de hemorragia materna se puede llevar al mínimo con un parto planeado. De ser posible, se considerará la inducción del trabajo de parto o se programará una cesárea en aquellas bajo esquemas de dosificación de anticoagulación terapéutica, a modo de poderla discontinuar en el momento apropiado. Cuando se usan dosis terapéuticas, la HBPM debe discontinuarse 24 horas antes de la inducción electiva del trabajo de parto o la cesárea. No debe administrarse anestesia epidural o raquídea en las 24 horas que siguen a la última dosis terapéutica de HBPM. Un esquema usual es el de transición de HBPM a HNF a las 36 a 38 semanas de gestación. Si la paciente inicia trabajo de parto espontáneo y está recibiendo HNF SC, podría recibir analgesia regional si el TPTa es normal. En caso de que resulte significativamente prolongado, se puede administrar sulfato de protamina a razón de 1 mg/100 U de HNF. Si la paciente está en muy alto riesgo de TEV, se inicia HNF IV, y después, se discontinúa 4 a 6 horas antes del parto esperado. Cuando recibe HBPM una vez al día para profilaxis, se le puede administrar anestesia regional 12 horas después de la última dosis y, además, se debe evitar durante al menos 2 a 4 horas después del retiro de un catéter epidural.

- **Posparto.** La anticoagulación posparto puede reiniciarse, por lo general 6 a 12 horas después de una cesárea y 4 a 6 después de un parto vaginal. Si hay riesgo de hemorragia posparto, se puede elegir al inicio HNF IV porque su efecto se disipa más rápido y se revierte con sulfato de protamina. Una vez que se asegura una hemostasia adecuada, se puede iniciar warfarina por su adición inicial a HNF o HBPM hasta alcanzar un cociente internacional normalizado de 2.0 durante 2 días consecutivos, con una diana de 2.0 a 3.0. La anticoagulación debe administrarse al menos durante 6 semanas posparto para la TVP y de 4 a 6 meses para la EP.
- Opciones de anticoncepción de las pacientes con antecedente de TEV o aquellas con alto riesgo de trombofilia.
- Debido al potencial trombogénico de los anticonceptivos que contienen estrógenos, se recomiendan los anticonceptivos de solo progestágenos o no hormonales. La planeación familiar natural, los condones, las píldoras de solo progestágeno, el DIU que libera levonorgestrel, el DIU de cobre y la ligadura tubaria son métodos que se pueden ofrecer a las pacientes con alto riesgo de TEV.

Enfermedad de Von Willebrand

- La enfermedad de Von Willebrand (vWD) es una afección hemorrágica congénita heredada que implica una deficiencia cualitativa o cuantitativa del vWF. Hay tres tipos principales de vWD (Tabla 20-8). El vWF se une al subendotelio en sitios de lesión endotelial y se requiere para la adhesión apropiada de las plaquetas. También sirve como proteína acarreadora del factor VIII, que prolonga su semivida. La vWD es la afección hemorrágica heredada más frecuente en las mujeres estadounidenses, con una prevalencia de casi 1%.
- **Diagnóstico.** Debe haber sospecha clínica del diagnóstico en cualquier mujer con antecedente personal, aunado o no al familiar, de equimosis de fácil aparición y hemorragia cuantiosa o prolongada. Los datos clínicos que justifican una valoración adicional incluyen los siguientes:

Tabla 20-8	**Clasificación de la enfermedad de Von Willebrand[a]**		
	Tipo 1	**Tipo 2**	**Tipo 3**
Modo de herencia	AD	AD o AR	AR
Porcentaje de casos	75	Alrededor de 25	Raros
Fisiopatología	Deficiencia parcial de vWF	vWF cualitativamente anormal	vWF notoriamente disminuido o ausente
Cuadro clínico	Hemorragia asintomática a grave	Hemorragia modera a grave	Hemorragia grave

Abreviaturas: AD, autosómica dominante; AR, autosómica recesiva; vWF, factor de Von Willebrand.
[a] Adaptado de American College of Obstetricians and Gynecologists Committee on Adolescent Health Care. ACOG Committee Opinion No. 580: von Willebrand disease in women. *Obstet Gynecol.* 2013;122:1368-1373. (Reafirmado en el 2017.)

○ Hemorragia menstrual cuantiosa desde la menarquia
○ Antecedente personal de hemorragia posparto, hemorragia en relación con intervenciones quirúrgicas o vinculada con procedimientos odontológicos
○ Dos o más de las siguientes circunstancias:
  ○ Epistaxis una o dos veces por mes
  ○ Hemorragia frecuente de las encías
  ○ Antecedente familiar de síntomas hemorrágicos

- **Pruebas de laboratorio.** Si se requiere el estudio de diagnóstico después de una detección clínica positiva, deben obtenerse pruebas de laboratorio de vWD e incluir al antígeno contra vWF, la actividad del cofactor de ristocetina-Von Willebrand y la concentración del factor VIII. En algunos casos se necesitan pruebas genéticas para confirmar ciertos tipos de vWD.

- **Tratamiento.** Las opciones terapéuticas de los pacientes con vWD incluyen desmopresina (DDAVP), la restitución con concentrados que vWF y antifibrinolíticos.
  ○ La DDAVP es un análogo sintético de la hormona antidiurética que promueve la secreción de vWF de los sitios de almacenaje endotelial. Se puede usar en las pacientes con vWD de tipo 1 y algunas del tipo 2. La administración es IV o por nebulizado intranasal, como profilaxis antes de procedimientos invasivos o ante crisis de hemorragia aguda.
  ○ El tratamiento de restitución del vWF se puede usar en todos los tipos de vWD, en especial en casos de hemorragia más grave, cuando han fracasado otros métodos o se requiere un tratamiento prolongado. La terapia es por infusión IV en solución para controlar la hemorragia y cuya dosificación es empírica y basada en el peso, con el propósito de mantener una actividad del vWF por arriba de 50%.
  ○ El tratamiento antifibrinolítico con ácidos aminocaproico y tranexámico actúa inhibiendo la conversión del plasminógeno en plasmina, lo cual previene la fibrinólisis y estabiliza los coágulos para tratar la hemorragia. Se administran IV o por vía oral tres o cuatro veces al día, según sea necesario para detener la hemorragia.
  ○ **Consideraciones durante el embarazo.** Se recomienda el envío temprano a hematología durante el embarazo para confirmar el diagnóstico y establecer un plan terapéutico; también la interconsulta a anestesia, dado el mayor riesgo de hematomas epidurales o raquídeos. Debe ofrecerse, además, el asesoramiento genético para dialogar acerca de la posibilidad de tener un hijo afectado. Se puede hacer la valoración periódica de vWF y determinar la concentración del factor VIII durante el embarazo, pero es importante recordar que ambos aumentan durante la gestación, por lo que muchas pacientes con vWD presentarán cifras normales cerca del término. Los procedimientos más invasivos (p. ej., amniocentesis o BVC) son seguros con el mantenimiento del vWF y el factor VIII por arriba de 50%. Es mejor evitar, de ser posible, los procedimientos fetales invasivos, como la colocación de un electrodo de cuero cabelludo y el parto quirúrgico vaginal, si se desconoce el estado fetal respecto de vWD. La vía del parto está determinada por las indicaciones obstétricas usuales.

AFECCIONES HEMATOLÓGICAS FETALES

Anemia y aloinmunización fetales

- La anemia fetal es una afección rara, pero que pone en riesgo la vida del feto en desarrollo. Históricamente, la aloinmunización de eritrocitos ha sido la causa más frecuente de anemia fetal, que se define por una concentración de Hb más de dos desviaciones estándar por debajo de la media para la edad gestacional, ya que aumenta conforme avanza el embarazo. De manera alternativa, también se usa en la clínica un Hto menor de 30% para el diagnóstico de anemia fetal.

- La **aloinmunización** durante el embarazo se refiere a la formación materna de anticuerpos contra eritrocitos o antígenos plaquetarios del feto, que pueden cruzar la placenta y cubrirlos, y su sistema inmunitario los destruye, lo que le lleva a la anemia y trombocitopenia. Los anticuerpos se forman después de una transfusión sin pruebas cruzadas o la hemorragia fetomaterna (HFM), cuando componentes sanguíneos extraños o fetales ingresan a la circulación materna. La aloinmunización sin tratamiento puede causar morbilidad y mortalidad significativas del feto y neonato por anemia hemolítica (hidropesía) o trombocitopenia aloinmunitaria neonatal (TAIN).

- Ocurre la **aloinmunización eritrocítica** contra antígenos clínicamente significativos en casi 25 de 10 000 partos. El más frecuentes de estos antígenos es el Rhesus D (o Rh D). El tipo sanguíneo materno suele describirse como ABO+ o ABO−, signos que señalan la presencia (+) o ausencia (−) del antígeno Rh D. La introducción y la administración sistemática de la inmunoglobulina anti-D a las madres Rh D− en riesgo durante los últimos 40 años disminuyó mucho la incidencia de la anemia fetal por aloinmunización Rh D. La prevalencia del tipo sanguíneo Rh D− varía según el grupo étnico. Un 15% de las mujeres de raza blanca y 8% de las afroestadounidenses y latinas estadounidenses son Rh D−. El sistema Rhesus también incluye a los antígenos C, c, E y e. Otros antígenos eritrocíticos importantes son los de los grupos sanguíneos ABO y más de 50 otros menores. Solo algunos de ellos se vinculan con la aloinmunización eritrocítica, como las de anticuerpos anti-Kell (K, k), anti-Duffy (Fy^a) y anti-Kidd (Jk^a, Jk^b) (Tabla 20-9).

- **Fisiopatología.** La exposición de una mujer que no porta antígeno eritrocítico alguno inicia una respuesta inmune que produce inmunoglobulina M (IgM) y anticuerpos IgG contra el antígeno, con linfocitos B de memoria resultantes, que producen IgG ante la reexposición al antígeno, un proceso denominado **sensibilización eritrocítica**. La HFM con paso transplacentario de eritrocitos fetales que contienen el antígeno ausente en los eritrocitos de la madre a su circulación es la principal causa de sensibilización, que puede ocurrir con el parto, traumatismos, procedimientos obstétricos invasivos, aborto espontáneo o inducido o el embarazo ectópico. Puede ocurrir también sensibilización de eritrocitos con la transfusión de sangre materna incompatible.

  ○ Durante el embarazo los eritrocitos fetales son el objetivo de la IgG materna, que puede atravesar la placenta. Ocurre anemia en el feto conforme secuestra y hemoliza sus eritrocitos cubiertos de anticuerpos.

  ○ La respuesta fetal a la anemia incluye el aumento de la producción de eritropoyetina y de la hematopoyesis. Conforme la hemólisis rebasa a la producción, aparecen más eritrocitos inmaduros en la circulación del feto, trastorno conocido como eritroblastosis fetal. Puede ocurrir hematopoyesis extramedular.

  ○ Si la anemia no se trata se desarrolla hidropesía fetal.

- **Prevención.** Está disponible solo para la aloinmunización Rh D. En el decenio de 1960 se perfeccionó la inmunoglobulina anti-D inyectable (RhoGAM) como medio para prevenir la aloinmunización Rh D. Constituida por anticuerpos IgG humanos estériles acumulados contra el antígeno Rh D. Con la detección sistemática y el uso de esta inmunoglobulina, solo 0.1 a 0.4% de los embarazos de madres Rh D− se complica con la producción de anticuerpos contra el antígeno Rh D.

  ○ La inmunoglobulina anti-D puede prevenir la aloinmunización al unirse a cualquier eritrocito fetal que ingresa a la circulación materna. A continuación, las células fetales son depuradas por el sistema inmunitario materno.

Tabla 20-9	Anticuerpos de grupos sanguíneos atípicos e incidencia de la enfermedad hemolítica del feto y recién nacido (EHFRN)		
Frecuencia de la EHFRN	**Intensidad de la enfermedad**	**Sistema de grupo sanguíneo**	**Anticuerpos**
Común	Leve a grave	Kell	K*
		Rh (no-D)	E*, c*
Rara	Leve a grave	Rh (no-D)	C*
		Duffy	Fy^{a}*
		Kidd	Jk^{a}
		MNSs	M, S, s, U
		Diego	D1^{a}, Di^{b}
	Leve	Duffy	By^{3}
		Kidd	Jk^{b}, Jk^{3}
		Kell	k, Ko, Kp^{a}, Kp^{b}, Js^{a}, Js^{b}
		MNSs	N
		MSSs	Vw, Mur, Hil, Hut
		Lutheran	Lu^{a}, Lu^{b}
	Moderada	MNSs	Mi^{a}
		MSSs	Mt^{a}
Nula	Nula	Lewis	NA
		I	NA
		Duffy	Fy^{b}

* Asociados con la hidropesía fetal.

o En Estados Unidos se administra inmunoglobulina anti-D a las mujeres Rh D– a las 28 semanas de edad gestacional calculada (EGC), y de nuevo en el puerperio si se confirma el estado Rh D+ del neonato. La administración posparto debe hacerse de manera ideal en las 72 horas que siguen al nacimiento para obtener el máximo efecto protector; sin embargo, se ha sugerido su beneficio con una administración tan tardía como a los 28 días posparto.
• La dosis estándar de inmunoglobulina anti-D para la profilaxis sistemática es de 300 µg IM.
• Los 300 µg de inmunoglobulina anti-D son suficientes para prevenir la sensibilización por 30 mL de sangre fetal que ingrese al sistema materno. Después de un suceso que quizá cause HFM, la cuantificación con la prueba de Kleihauer-Betke permite determinar cuándo se requieren dosis adicionales de inmunoglobulina anti-D.
  o La vida media de la inmunoglobulina anti-D es de 24 días, pero se puede detectar en la sangre materna durante hasta 12 semanas.
• **Tratamiento de las pacientes no sensibilizadas a Rh**
  o Se hace detección de anticuerpos en las embarazadas por la prueba de Coombs indirecta, en la que se expone el suero materno a los eritrocitos Rh D+. La ausencia de aglutinación significa que no hay anticuerpos maternos circulantes. Si la prueba de Coombs indirecta resulta positiva (p. ej., ocurre aglutinación), deberá diferenciarse en el laboratorio entre la sensibilización y la administración previa de inmunoglobulina anti-D.

- Las embarazadas Rh D– deben ser objeto de detección en la primera consulta prenatal y de nuevo a las 28 semanas de EGC. Cuando no están sensibilizadas, no se requiere intervención alguna. A las 28 semanas se administra una dosis estándar de 300 μg de inmunoglobulina anti-D si la detección resulta negativa. También debe administrarse durante el embarazo si se expone una madre Rh D– a un suceso sensibilizante potencial (traumatismo con HFM significativa o procedimientos obstétricos invasivos, como BVC, amniocentesis y versión cefálica externa). Si ocurre sensibilización materna en cualquier momento durante el embarazo su tratamiento es igual que para las pacientes sensibilizadas al Rh D, como se describe a continuación.
- En el momento del parto se hace detección tanto de la paciente como del neonato.
- Si el neonato es Rh D–, no se requiere inmunoglobulina anti-D.
- Si el neonato es Rh D+ y la madre negativa, se administra la dosis estándar de inmunoglobulina anti-D y se hace una prueba de Kleihauer-Betke para valorar si se requieren dosis adicionales.
- Si el neonato es Rh D+ y la madre también, no se le administra inmunoglobulina anti-D y se trata en su siguiente embarazo como si estuviera sensibilizada.
- Cuando hay duda, se administra la inmunoglobulina anti-D. El riesgo de administrar inmunoglobulina anti-D a una persona sensibilizada es mínimo, en comparación con las consecuencias de su sensibilización permanente.
- **Tratamiento de las pacientes sensibilizadas al Rh D**
  - Si la paternidad es absolutamente cierta, se hacen pruebas de tipificación sanguínea y cigosidad paternas, para determinar si el feto puede heredar el antígeno Rh D.
- Si el padre es heterocigoto para el Rh D, el feto tiene 50% de probabilidades de resultar Rh D+.
- Si el padre es homocigoto para el Rh D, el feto será Rh D+ y está en riesgo.
- Si el padre es Rh D–, no están indicadas más pruebas.
- De forma alternativa, se pueden hacer pruebas de ADN acelular respecto del estado fetal para el Rh D, con más de 99% de precisión en el segundo trimestre, según informes.
- Si se desconoce el estado fetal respecto del Rh D y el feto tiene riesgo de anemia se pueden hacer titulaciones de los anticuerpos anti-D maternos en forma seriada mensual hasta las 24 semanas, y después, cada 2 a 4 semanas.
- La mayoría de las pacientes sensibilizadas al Rh D presenta una titulación crónica baja de anticuerpos anti-D. El feto no está en riesgo de anemia hasta que alcance una titulación crítica, que varía según cada laboratorio, pero suele ser entre 1:8 y 1:16, por lo que las pruebas deben realizarse en el mismo laboratorio.
- En el primer embarazo afectado, las titulaciones se correlacionan bien con el estado fetal. En los subsiguientes pudiesen ser menos predictivas.
- Si se alcanza la titulación crítica y el feto está en riesgo de anemia con base en el genotipo paterno, las opciones de tratamiento incluyen determinar el estado de antígenos fetales por amniocentesis o pruebas de ADN acelular, para precisar el riesgo fetal.
- El uso de la ultrasonografía Doppler de la arteria cerebral media (ACM) como prueba no invasiva en busca de anemia fetal eliminó la necesidad de amniocentesis para precisar la absorbancia espectrofotométrica a 450 nm del líquido amniótico (ΔOD450). En la mayoría de los servicios sanitarios se hacen ultrasonografías Doppler de seguimiento cada 1 a 2 semanas para detectar la evolución de la anemia. La ultrasonografía Doppler se puede iniciar tan pronto como a las 16 a 18 semanas de EGA.
- La velocidad sanguínea sistólica máxima de la ACM aumenta ante la anemia grave, lo que refleja una menor viscosidad de la sangre. Una velocidad sistólica máxima > 1.5 múltiplos de la mediana sugiere una anemia clínicamente significativa con una sensibilidad cercana a 100% y una tasa de falsos positivos de 12%.
- La confiabilidad de la ultrasonografía Doppler de la ACM disminuye pasadas las 35 semanas y después de una transfusión fetal de sangre.

- La toma de muestras de sangre fetal a través de la vía intrahepática o por cordocentesis (también llamada toma sanguínea umbilical percutánea) permite la obtención directa de sangre del feto y es el único método para confirmar su diagnóstico de anemia. Se lleva a cabo entre las 18 y 35 semanas de gestación, por lo general, en respuesta a ultrasonografías Doppler de ACM con velocidad elevada.

- Si se detecta que el feto tiene anemia en el momento de tomar la muestra, se pueden administrar eritrocitos O–, negativos para citomegalovirus, irradiados y con leucorreducción, con una diana fetal de Hto de 40 a 50% postransfusión. En general, se requieren transfusiones intrauterinas seriadas una vez que se encuentra anemia en el feto, cuyo momento es dictado por la declinación esperada del Hto postransfusión (alrededor de 1% por día).

- Pueden hacerse pruebas sin estrés o perfil biofísico fetales seriadas cada semana, empezando a las 28 a 32 semanas de EGC, en presencia de una aloinmunización eritrocítica grave.

- El momento del parto se individualiza. La mayoría de los expertos recomienda efectuarlo a las 37 a 38 semanas de EGC, después de una toma final de sangre fetal y su transfusión no después de las semanas 34 a 35. En las pacientes muy sensibilizadas que requieren múltiples procedimientos invasivos el riesgo de continuarlos debe sopesarse con el de la prematurez y se puede considerar programar el nacimiento a las 32 a 34 semanas.

- Después del nacimiento el neonato quizás presente anemia o ictericia secundarias a la enfermedad hemolítica. Los casos leves se tratan por transfusión de eritrocitos para la anemia y fototerapia para la hiperbilirrubinemia. Quizá se requieran la IVIG o la exanguinotransfusión neonatal para las formas más graves de la enfermedad.

- El tratamiento de las pacientes con un embarazo previo afectado difiere del de una primigesta. En general, los efectos de la aloinmunización sobre el feto o lactante son más graves con cada embarazo subsiguiente.

- Si una paciente tuvo antes a un lactante afectado significativamente (p. ej., hidropesía fetal, necesidad de transfusión intrauterina o exanguinotransfusión neonatal), las titulaciones de anticuerpos séricos maternos carecen de utilidad para su atención, porque tal vez no se correlacionen bien con el estado fetal.

- De ser necesario, se determinará el tipo sanguíneo y el estado respecto del antígeno fetal paterno, como se describió antes. Si el feto es Rh D+ o está en riesgo, la valoración de la anemia fetal por ultrasonografía Doppler de ACM se inicia a las 16 a 18 semanas de EGC.

- Otros antígenos del sistema Rh incluyen C, c, E y e. Si la madre presenta sensibilización a alguno, el tratamiento, en general, es igual que para la aloinmunización Rh D. El antígeno Du, ahora conocido como D débil, es una variante del antígeno D importante en la clínica, con algunas pacientes con positividad débil D capaces de producir anticuerpos anti-D, por lo que rara vez se presenta la aloinmunización. Las pacientes débilmente positivas para D se consideran Rh D– para los fines de recibir una transfusión sanguínea, y deben ser objeto de administración de inmunoglobulina anti-D durante el embarazo.

- El grupo Kell es el de antígenos eritrocitarios menores más frecuente. Se han identificado al menos siete diferentes antígenos Kell, de los que el más común es el K. La aloinmunización contra Kell es con más frecuencia resultado de una transfusión materna previa. A diferencia de otros antígenos de células fetales, los anticuerpos anti-Kell causan tanto hemólisis como supresión de la eritropoyetina/eritropoyesis; por lo tanto, las cifras de anticuerpos séricos maternos no son de utilidad. El tratamiento clínico se guía por la ultrasonografía Doppler de ACM seriada.

- **Otras causas de anemia fetal.** Son otros orígenes frecuentes de la anemia fetal la infección primaria aguda por parvovirus junto con otras infecciones virales, bacterianas y parasitarias, como toxoplasmosis, citomegalovirosis y sífilis; talasemia α fetal; pérdida sanguínea fetal; mielopoyesis anormal que complica al síndrome de Down; la secuencia de anemia-policitemia gemelar que complica a los embarazos gemelares monocoriónicos; la deficiencia de la deshidrogenasa de glucosa 6 fosfato y la de la cinasa de piruvato, así como las afecciones genéticas, como las anemias de Fanconi y de Diamond Blackfan.

- La infección aguda por parvovirus es la causa infecciosa más frecuente de anemia fetal, que suele ser transitoria y es resultado de la inhibición de la eritropoyesis por los virus. Los casos graves requieren transfusión fetal. El riesgo de un mal resultado fetal, en general, es mayor con la infección congénita antes de las 20 semanas, con 15% de mortalidad fetal cuando se adquiere entre las 13 y 20 semanas, que disminuye a 6% cuando ocurre después de las 20.

- Después de la exposición a parvovirus debe determinarse el estado materno respecto de los anticuerpos IgG e IgM correspondientes para valorar su estado inmunitario. Si las pruebas indican una infección materna aguda (p. ej., IgM positiva) se hará ultrasonografía Doppler de ACM semanal para evaluar anemia fetal y se debe iniciar vigilancia por ultrasonido para valorar hidropesía fetal. Si las pruebas serológicas maternas indican susceptibilidad a la infección (p. ej., IgM e IgG negativas), deben repetirse las pruebas en alrededor de 3 a 4 semanas. Si alguna después resulta positiva, debe iniciarse la vigilancia fetal. El riesgo máximo de hidropesía es de 4 a 6 semanas después de la infección materna, pero la vigilancia fetal, en general, continúa por hasta 10 a 12 semanas después de la exposición.

Trombocitopenia fetal

- **Trombocitopenia relacionada con PTI materna.** En las madres con PTI el transporte de anticuerpos antiplaquetarios IgG puede causar **trombocitopenia neonatal** o fetal. Alrededor de 8 a 15% de los neonatos presentará trombocitopenia grave (< 50 000 plaquetas/μL). No se ha mostrado que los tratamientos médicos maternos para mejorar la cifra de plaquetas en caso de PTI prevengan de manera confiable la trombocitopenia fetal o mejoren los resultados fetales. El consenso general es que no hay correlación entre la cifra de plaquetas o la presencia de anticuerpos antiplaquetarios maternos y la fetal de plaquetas. El índice más confiable de la trombocitopenia fetal es el antecedente de trombocitopenia neonatal en un hermano. No puede predecirse la cifra fetal de plaquetas con precisión e incluso la toma de sangre de cuero cabelludo fetal o percutánea umbilical no provee cálculos fiables. En la PTI, la cifra neonatal de plaquetas declina después del parto y alcanza un nadir a las 48 a 72 horas de vida. Es muy importante la notificación a un pediatra para la vigilancia estrecha de la cifra plaquetaria neonatal y prevenir las secuelas de la hemorragia intracraneal (HIC) del neonato, un suceso raro. Algunos autores recomiendan obtener cifras de plaquetas de la sangre del cordón umbilical en el momento del parto.

  - **Vía del nacimiento.** No se recomienda usar la cifra de plaquetas fetal para determinar la vía del nacimiento, debido a que la HIC parece ser más un suceso neonatal que intraparto, y por las limitaciones para obtener una cifra precisa de plaquetas fetales. En una encuesta de perinatólogos de Estados Unidos se informó que la mayoría prefería no hacer pruebas invasivas para valorar las plaquetas fetales y respalda una prueba de trabajo de parto. Por desgracia, en ningún estudio aleatorio con grupo testigo se comparó la vía del nacimiento de tales neonatos. Antes, el asumir que un feto con una cifra < 50 000 plaquetas/μL estaba en riesgo significativo de HIC, junto con la creencia de que la cesárea es menos traumática que el parto vaginal espontáneo, llevaron a la recomendación de dicha operación ante la trombocitopenia fetal grave en las pacientes de PTI. Sin embargo, no hay pruebas de que la cesárea disminuya el riesgo de HIC y debe realizarse solo por indicaciones obstétricas. Si fuese necesario un parto quirúrgico vaginal, en general se acepta a la trombocitopenia fetal como contraindicación del parto vaginal asistido por vacío, dado el mayor riesgo fetal percibido, y debe abordarse con precaución.

- La **trombocitopenia aloinmunitaria neonatal,** también llamada trombocitopenia aloinmunitaria fetal, es el equivalente plaquetario de la enfermedad hemolítica del recién nacido por el factor Rh. Afecta a uno en 1 000 a 3 000 nacidos vivos, si bien su incidencia varía por grupo étnico. Se han identificado más de 15 antígenos plaquetarios a la fecha, con gravedad variable de la enfermedad. Los anticuerpos contra el antígeno plaquetario HPA-1a están involucrados en 80% de los casos de TAIN y 90% de los de forma grave. Las cifras plaquetarias maternas no se modifican.
  - **Fisiopatología.** A semejanza de la aloinmunización de eritrocitos, ocurre la aloinmunización materna a los antígenos plaquetarios fetales con la transferencia placentaria de anticuerpos específicos de plaquetas, que da lugar a la destrucción de las plaquetas fetales. Sin embargo, a diferencia de la aloinmunización de eritrocitos, la TAIN puede afectar al primer embarazo y presentarse transferencia de anticuerpos maternos tan temprano como en el primer trimestre. La destrucción de las plaquetas fetales mediada por anticuerpos puede dar como resultado en los casos más graves una HIC o hemorragia visceral fetal.
    - De los fetos con TAIN y cifras menores de 50×10^9 plaquetas/L, 10 a 20% presenta HIC. De 25 a 50% puede detectarse por ultrasonografía dentro del útero. Ocurre la muerte fetal intrauterina en casi 14% de los casos.
    - Se encuentran los mismos aloantígenos como antígenos de superficie celular endotelial; es posible que la hemorragia puede exacerbarse por el daño al revestimiento de los capilares fetales de mediación inmunitaria.
  - **Diagnóstico.** La sospecha clínica da lugar al estudio diagnóstico. En la actualidad no hay una prueba sistemática de detección de la TAIN y puede iniciarse su valoración por cualquiera de los siguientes medios: detección ultrasonográfica de hemorragia fetal intrauterina, trombocitopenia neonatal o el antecedente de una TAIN o hemorragia fetal. También debe iniciarse el estudio si la madre tiene una hermana cuyo embarazo se complicó por TAIN y es HPA-1a negativa.
    - El diagnóstico de TAIN se inicia con la determinación del tipo de HPA y la cigosidad paternos. La detección de anticuerpos antiplaquetarios maternos específicos de las plaquetas paternas y el antígeno incompatible confirma el diagnóstico. No siempre están presentes los anticuerpos antiplaquetarios, o pudieran estarlo solo de manera intermitente y, por lo tanto, se deben hacer pruebas en un laboratorio con especial interés y experiencia en la TAIN. Si no hay anticuerpos antiplaquetarios específicos de antígeno en la sangre materna, la discordancia del genotipo plaquetario paterno puede ayudar a confirmar el diagnóstico de TAIN.
- Si el genotipo paterno es heterocigoto para un antígeno plaquetario específico del que carece el genotipo materno, hay 50% de probabilidad (para cada antígeno discordante) de que un feto esté en riesgo de TAIN. Debe hacerse la genotipificación plaquetaria en sangre fetal o líquido amniótico.
- Si el genotipo paterno es homocigoto para un antígeno plaquetario específico del que carece el genotipo materno, entonces todos los embarazos están en riesgo.
- Si los genotipos materno y paterno son iguales, el riesgo de afección del embarazo es muy bajo.
  - **Tratamiento.** La atención de las embarazadas con riesgo de TAIN varía entre los centros hospitalarios y debe individualizarse. No hay consenso respecto a un tratamiento óptimo cuyo principal propósito sea prevenir la HIC. Las titulaciones de anticuerpos maternos no son útiles para guiar la terapéutica. En un consenso reciente de expertos, se recomendó el tratamiento estratificado con base en los resultados de embarazos previos, que incluyen la presencia o ausencia de HIC y la edad gestacional cuando

se manifestó. Los embarazos con el máximo riesgo de HIC incluyen aquellos con un feto o neonato previos afectados por HIC. El tratamiento y las guías maternos se ajustan entonces de manera acorde.

o La IVIG con o sin corticosteroides (prednisona 0.5-1 mg/kg/día) en la actualidad constituye el tratamiento no invasivo recomendado. En embarazos con el máximo riesgo de HIC, la IVIG materna a dosis de 1 a 2 g/kg/semana se puede iniciar a las 12 semanas de gestación y continuar durante el resto del embarazo.

o La toma de muestra de sangre del feto es la única forma de determinar su cifra plaquetaria en los embarazos con riesgo de TAIN. Se pueden usar la cordocentesis o la toma de muestra de sangre venosa intrahepática. Si una paciente tuvo un embarazo previo gravemente afectado por la TAIN, se le puede ofrecer la toma de muestra de sangre fetal a las 32 semanas de gestación si se planea un parto vaginal, para verificar la respuesta de las plaquetas fetales al tratamiento. Se pueden transfundir plaquetas con detección de antígenos en la trombocitopenia fetal grave; sin embargo, la semivida breve de las plaquetas transfundidas requiere procedimientos y transfusiones semanales, que pueden empeorar la aloinmunización. Para una posible anemia coincidental o una hemorragia relacionada con un procedimiento agudo, también se pone a la disposición el paquete de eritrocitos durante la toma de muestra de sangre fetal.

o Suele hacerse la valoración ultrasonográfica fetal del crecimiento y en busca de cualquier dato de hemorragia durante el embarazo.

o El parto vaginal no está indicado en los fetos con cifras mayores de 100×10^9 plaquetas/L, pero se recomienda la cesárea para aquellos con cifras menores, si bien esto no les protege por completo respecto a la aparición de HIC. En el momento del parto se obtiene un recuento plaquetario completo de la sangre del cordón.

o Después del parto las cifras de plaquetas neonatales alcanzan un nadir en los primeros días y de manera gradual mejoran durante semanas, conforme se eliminan los anticuerpos antiplaquetarios maternos. Se hace ultrasonografía craneal para descartar una HIC cuando la cifra es < 50 000 plaquetas/mL al nacer.

o La tasa de recurrencias es alta en los embarazos subsiguientes (85-90%), en los que los fetos pueden afectarse de forma más grave y a una edad gestacional menor.

LECTURAS SUGERIDAS

American College of Obstetricians and Gynecologists Committee on Adolescent Health Care. ACOG Committee Opinion No. 580: von Willebrand disease in women. *Obstet Gynecol.* 2013;122:1368-1373. (Reafirmado en el 2017)

American College of Obstetricians and Gynecologists Committee on Practice Bulletins—Obstetrics. ACOG Practice Bulletin No. 78: hemoglobinopathies in pregnancy. *Obstet Gynecol.* 2007;109:229-237. (Reafirmado en el 2018)

American College of Obstetricians and Gynecologists Committee on Practice Bulletins—Obstetrics. ACOG Practice Bulletin No. 95: anemia in pregnancy. *Obstet Gynecol.* 2008;112:201-207. (Reafirmado en el 2017)

American College of Obstetricians and Gynecologists Committee on Practice Bulletins—Obstetrics. ACOG Practice Bulletin No. 132: antiphospholipid syndrome. *Obstet Gynecol.* 2012;120(6):1514-1521. (Reafirmado en el 2017)

American College of Obstetricians and Gynecologists Committee on Practice Bulletins—Obstetrics. ACOG Practice Bulletin No. 181: prevention of Rh D alloimmunization. *Obstet Gynecol.* 2017;130:e57-e70.

American College of Obstetricians and Gynecologists Committee on Practice Bulletins—Obstetrics. ACOG Practice Bulletin No. 192: management of alloimmunization during pregnancy. *Obstet Gynecol.* 2018;131:e82-e90.

American College of Obstetricians and Gynecologists Committee on Practice Bulletins—Obstetrics. ACOG Practice Bulletin No. 196: thromboembolism in pregnancy. *Obstet Gynecol.* 2018;132:e1-e17.

American College of Obstetricians and Gynecologists Committee on Practice Bulletins—Obstetrics. ACOG Practice Bulletin No. 197: inherited thrombophilias in pregnancy. *Obstet Gynecol.* 2018;132:e18-e34.

American College of Obstetricians and Gynecologists Committee on Practice Bulletins—Obstetrics. ACOG Practice Bulletin No. 207: thrombocytopenia in pregnancy. *Obstet Gynecol.* 2019;133:e181-e193.

Croles FN, Nasserinejad K, Duvekot JJ, Kruip MJ, Meijer K, Leebeek FW. Pregnancy, thrombophilia, and the risk of a first venous thrombosis: systematic review and Bayesian meta-analysis. *BMJ.* 2017;359:j4452. doi:10.1136/bmj.j4452.

Kadir RA, McLintock C. Thrombocytopenia and disorders of platelet function in pregnancy. *Semin Thromb Hemost.* 2011;37(6):640-652.

Kearon C, Akl EA, Ornelas J, et al. Antithrombotic therapy for VTE disease: CHEST guideline and expert panel report. *Chest.* 2016;149(2):315-352.

Mari G, Norton ME, Stone J, et al. Society for Maternal-Fetal Medicine (SMFM) Clinical Guideline #8: the fetus at risk for anemia—diagnosis and management. *Am J Obstet Gynecol.* 2015;212(6):697-710.

Peterson JA, McFarland JG, Curtis BR, Aster RH. Neonatal alloimmune thrombocytopenia: pathogenesis, diagnosis and management. *Br J Haematol.* 2013;161(1):3-14.

Vaught AJ, Gavriilaki E, Hueppchen N, et al. Direct evidence of complement activation in HELLP syndrome: a link to atypical hemolytic uremic syndrome. *Exp Hematol.* 2016;44(5):390-398.

Ware RE, de Montalembert M, Tshilolo L, Abboud MR. Sickle cell disease. *Lancet.* 2017;390(10091):311-323.

Winkelhorst D, Murphy MF, Greinacher A, et al. Antenatal management in fetal and neonatal alloimmune thrombocytopenia: a systematic review. *Blood.* 2017;129(11):1538-1547.

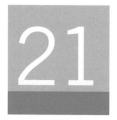

Afecciones neoplásicas durante el embarazo

Meghan McMahon y Jessica L. Bienstock

El cáncer es raro durante el embarazo, con una incidencia de 1 en 1 000 (0.1%) mujeres gestantes. Los cánceres más frecuentes durante el embarazo son los de mama, el melanoma y el de cérvix; sin embargo, en esta población también ocurren cánceres ováricos y hematológicos.

Un diagnóstico nuevo de cáncer durante el embarazo puede constituir un gran reto para la paciente y su proveedor de atención sanitaria, por la necesidad de sopesar los riesgos y beneficios del tratamiento para la madre y el feto. En estos escenarios es crítico un abordaje multidisciplinario y debe incluir a un obstetra, un especialista de medicina maternofetal, un neonatólogo, un oncólogo, un farmacéutico, un trabajador social y los servicios de respaldo psicosocial. En este capítulo se revisan los principios de tratamiento generales, se hace énfasis en los cánceres específicos más frecuentes en esa población y se describen los resultados a largo plazo para madre e hijo. Dada la rareza de su presentación, la mayoría de las publicaciones se basa en la opinión de expertos, informes de casos y estudios pequeños.

CONCEPTOS TERAPÉUTICOS GENERALES

Cuando hay sospecha de cáncer no debe retrasarse la valoración por el embarazo pues esto altera el tratamiento y, al final, el pronóstico.

Estudios de imagen

* En general, se pretende limitar la exposición a la radiación.
* La ultrasonografía es a menudo la modalidad ideal de obtención de imágenes y el método preferido. La resonancia magnética (RM) sin gadolinio también se puede usar con seguridad sin mayor riesgo para el feto. El gadolinio es una sustancia de clase C y atraviesa la placenta hacia la circulación fetal. En el American College of Obstetricians and Gynecologists se recomienda usar el gadolinio como medio de contraste en la RM si mejora el desempeño diagnóstico de manera significativa, así como los resultados maternos y fetales.
* Otras modalidades de imagen, como las radiografías, la tomografía computarizada (TC) y la mamografía, requieren el uso de radiación ionizante, que es teratógena y potencialmente lesiva para el feto. Los resultados adversos incluyen pérdida gestacional, retraso del desarrollo, malformación de órganos y aumento del riesgo de cáncer infantil, como la leucemia. Sin embargo, estos resultados dependen de la dosis de radiación y la edad gestacional en el momento de la exposición.
  * Las placas simples conllevan una dosis mínima de radiación al feto si no se encuentra en el campo de visión y se coloca el escudo recomendado sobre el abdomen materno (Tabla 21-1). Incluso las radiografías abdominales y lumbares conllevan una muy baja dosis de exposición a la radiación para el feto (1-3 mGy), en especial en comparación con la exposición general a la radiación ambiental (0.5-1 mGy).
  * En la Tabla 21-1 también se muestra la dosis fetal absorbida de radiación por TC, que incluso cuando es de abdomen y pelvis es segura durante el embarazo, porque la exposición (25 mGy) sigue siendo menor que la dosis umbral (100-200 mGy) que causa daño. También se puede hacer con seguridad una TC con medio de contraste yodado intravenoso y bucal durante el embarazo (producto de clase B), porque poco o ninguno atraviesa la placenta. Los estudios han mostrado que no hay efectos adversos del contraste intravenoso u oral en animales preñados.

Cirugía

* Puede requerirse una intervención quirúrgica para el diagnóstico o tratamiento del cáncer y se puede hacer a cualquier edad gestacional. No obstante, los datos muestran que hay un mayor riesgo de pérdida gestacional en el primer trimestre. En particular, las operaciones anexiales deben retrasarse, si es posible, hasta el segundo trimestre, cuando la placenta ya se encarga de la producción total de progesterona en lugar del cuerpo amarillo.
* El riesgo máximo de la intervención quirúrgica durante el embarazo es el trabajo de parto pretérmino con el nacimiento correspondiente. Debe hacerse valoración fetal antes y después de la operación mediante documentación ultrasonográfica o con sistema Doppler de la presencia de latido cardiaco fetal (< 24 semanas) o una prueba sin estrés (> 24 semanas). Se asesorará a las pacientes acerca de estos riesgos y la posible necesidad de un nacimiento de urgencia por cesárea ante un trazo no alentador de la frecuencia cardiaca fetal. Si la paciente se encuentra en una edad gestacional viable, el equipo tratante debe considerar la administración de betametasona y la interconsulta a la unidad de cuidados intensivos neonatales antes de la operación, y dialogar con la paciente acerca de su deseo de una potencial cesárea de urgencia.

Tabla 21-1	Exposición fetal a la radiación calculada con los estudios de imagen usuales

Estudio	Dosis fetal absorbida (mGy)[a]
Radiografía simple	
De tórax (PA, izquierda)	0.001-0.002
Abdominal (AP)	1-3
De extremidades	0.001
De columna cervical	< 0.001
De columna torácica	0.003
De columna lumbar (AP, lateral)	1
PIV limitada	6
Enema baritado	7
Mamografía	0.2
Tomografía computarizada	
De cabeza	0.5
De tórax	0.1
Angiografía pulmonar	0.2
De abdomen	4
De abdomen/pelvis	25
RUV	10
De fondo (testigo)	0.5-1
Riesgo umbral	100-200

Abreviaturas: AP, anteroposterior; PIV, pielografía intravenosa; RUV, de riñones, uréter y vejiga; lat, lateral; PA, posteroanterior.

[a] 1 rad = 10 mGy; 1 mGy = 0.001 Gy.

[b] Datos de Sadro CT, Dubinsky TJ. CT in pregnancy: risks and benefits. *Appl Radiol.* 2013; 42(10):6-16.

- Durante la intervención quirúrgica pueden constituir un reto las consideraciones especiales de los cambios fisiológicos del embarazo y las características de seguridad farmacológica de los medicamentos. La posición supina puede ser lesiva para el feto, sobre todo en el tercer trimestre, por la compresión de la vena cava inferior con disminución del retorno venoso, que causa una menor perfusión uterina. Las embarazadas pueden también experimentar retraso del vaciamiento gástrico, que las pone en un mayor riesgo de aspiración. El embarazo es también un estado hipercoagulable, que pudiese justificar la tromboprofilaxis en pacientes y operaciones quirúrgicas de alto riesgo. Por lo tanto, es importante trabajar de forma estrecha con el equipo de anestesia durante la intervención quirúrgica para mitigar estos riesgos para la madre y el feto.

Radioterapia

- En comparación con los estudios de imagen descritos en la sección "Estudios de imagen" dentro del tema "Conceptos terapéuticos generales", la radioterapia expone a una dosis mucho mayor de radiación al feto en desarrollo, quien es muy susceptible a sus efectos lesivos. Puede causar efectos fetales adversos graves que incluyen la restricción del crecimiento intrauterino (RCIU), el retraso del desarrollo, malformaciones, cáncer en la niñez o incluso la muerte. Tales resultados dependen de la edad gestacional, la dosis de radiación y el sitio de tratamiento.

- Durante la organogénesis, en las semanas 2 a 8, la exposición a la radiación conlleva el máximo riesgo de una malformación fetal. Durante las semanas 8 a 25 de la gestación, el sistema nervioso central es, en especial, sensible a la radiación. La exposición a 100 mGy puede causar un decremento del IQ y la exposición a dosis mayores de 500 mGy aumenta de modo significativo el riesgo de restricción de crecimiento y daño del sistema nervioso central. Los supervivientes a la radiación en Hiroshima y Nagasaki mostraron un alto riesgo de daño cerebral y retraso del desarrollo entre las 8 y 15 semanas de gestación. Después de las 20 semanas, las anomalías en la descendencia de las mujeres expuestas a las explosiones de bombas nucleares no fueron tan graves y los efectos adversos de anemia, cambios de pigmentación y eritema se presentaron con mayor frecuencia. También hay informes de cáncer en la infancia y esterilidad en los fetos expuestos a la radiación.

- El sitio de tratamiento tiene participación crítica. Cuando es supradiafragmático (p. ej., de cabeza, cuello, mamas y extremidades) con cobertura apropiada, quizá conlleve muy poca exposición fetal. La mayoría de los cánceres se ubica lejos de la pelvis, y se puede tratar con radiación durante el embarazo, cuando necesario. Sin embargo, los cánceres dentro de la pelvis no se pueden tratar de forma adecuada sin efectos potenciales graves o incluso letales en el feto. Por lo tanto, la radioterapia dirigida a la pelvis a menudo se pospone hasta el periodo posparto, de ser posible.

Quimioterapia

- Los fármacos quimioterapéuticos están diseñados para tener como objetivos las células en rápida división y, por lo tanto, a menudo son teratógenos. El tratamiento sistémico durante el primer trimestre conlleva un alto riesgo de pérdida gestacional y malformaciones fetales, de 7 a 17% con un solo medicamento y tan elevado como 25% cuando es una combinación. Por lo tanto, la quimioterapia, en general, se difiere hasta después del primer trimestre. No obstante, ante una enfermedad agresiva o avanzada, el retraso del tratamiento puede tener consecuencias adversas significativas y, por lo tanto, recomendarse incluso en el primer trimestre, y si se requiere, los fármacos más seguros incluyen antibióticos como la antraciclina, los alcaloides de *Catharantus roseus* o el uso de uno solo.

- Los resultados adversos potenciales en el segundo y tercer trimestres incluyen supresión hematológica fetal transitoria, restricción del crecimiento, prematurez, rotura prematura de membranas y óbito fetal. Se recomienda la vigilancia fetal, que incluye ultrasonografía para valorar el crecimiento cada 3 semanas, y las pruebas preparto sin estrés con inicio a las 32 semanas o antes. A diferencia de la radioterapia, varios estudios han mostrado que la quimioterapia administrada en el segundo y tercer trimestres no conlleva un impacto significativo sobre la capacidad del neurodesarrollo y cognitiva, cánceres futuros o la fecundidad de la descendencia.

- En general, los alquilantes (ciclofosfamida) y los antimetabolitos (metotrexato) tienen el máximo riesgo de resultados adversos durante el embarazo, en tanto que los derivados del platino (carboplatino), los taxanos (paclitaxel) y los antibióticos (doxorrubicina) conllevan el riesgo más bajo. Además, se recomienda descontinuar la quimioterapia después de las 35 semanas para permitir que el feto elimine el fármaco citotóxico con el fin de evitar su mielosupresión al nacer. Debe también evitarse el parto 2 a 3 semanas después del tratamiento, para evadir el nadir hematológico materno.

Tabla 21-2	Cánceres frecuentes durante el embarazo[a]		
Tipo de cáncer	**Incidencia**	**Síntomas**	**Valoración inicial**
Mamario	1:3000-10000	Masa palpable indolora Secreción sanguinolenta por el pezón Cambios cutáneos	Ultrasonografía Biopsia con aguja gruesa
Cervical	1-2:2000-10000	Citología anormal cervical Masa exofítica friable	Colposcopia/biopsia Conización
Ovárico	1:10000	Masa incidental durante la ultrasonografía Dolor anormal/ distensión abdominal	Ultrasonografía Intervención quirúrgica
Melanoma	1-2.6:1000	Una nueva lesión cutánea o en proliferación	Exéresis/biopsia del tumor
Linfoma	1:1000-6000	Linfadenopatía indolora, síntomas sistémicos: fiebre o calosfríos	Radiografía de tórax Biopsia de médula ósea Ultrasonografía abdominal
Tiroideo	0.2-1.4:10000	Nódulo tiroideo palpable	Aspiración con aguja fina
Colorrectal	1:13000	Sangre en heces Dolor abdominal Diarrea	Colonoscopia

[a] Adaptado de Salani R, Billingsley CC, Crafton SM. Cancer and pregnancy: an overview for Obstetricians and gynecologists. *Am J Obstet Gynecol*. 2014;211:7-14.

CARCINOMAS NEOPLÁSICOS ESPECÍFICOS

Carcinoma cervical

- Es el cáncer ginecológico más frecuente que se diagnostica durante el embarazo (ver la tabla 21-2). Se encuentran anomalías en la citología cervical en hasta 5 a 8% de las embarazadas. Sin embargo, el cáncer cervical invasor solo se presenta en casi 1 a 10 de 10000 embarazos.
- **Diagnóstico**
  - El embarazo implica la visualización del cérvix y la exploración ginecológica de manera sistemática, motivo por el cual la mayoría de las pacientes que se diagnostica durante la gestación se encuentra en etapas tempranas. De acuerdo con Zemlickis (1991), de las embarazadas con diagnóstico de cáncer cervical, 69 a 83% estaba en la

etapa I, 11 a 23% en la etapa II, 3 a 8% en la etapa III y 0 a 3% en la etapa IV de la International Federation of Gynecology and Obstetrics.

- Se recomienda la detección sistemática por el frotis de Papanicolaou durante el embarazo. Los cambios fisiológicos normales de la gestación (p. ej., vascularidad cervicouterina, hipertrofia e hiperplasia de las glándulas endocervicales) pueden causar resultados falsos positivos en los frotis de Papanicolaou y simular una displasia más grave, cambios que también constituyen un reto para la colposcopia durante el embarazo.

- Si un frotis de Papanicolaou resulta anormal, las pacientes deben ser objeto de tratamiento adicional, de acuerdo con las guías de la American Society for Colposcopy and Cervical Pathology, excepto por unas cuantas recomendaciones específicas durante la gestación:

  o Si el resultado de un frotis de Papanicolaou es de células escamosas atípicas de significado indeterminado, una lesión intraepitelial escamosa de bajo grado o una citología negativa con virus del papiloma humano +, es aceptable diferir la colposcopia hasta las 6 semanas posparto.

  o La conización cervical (incluyendo el procedimiento de exéresis electroquirúrgica con asa y el cono con bisturí [CCB]), en general, está contraindicada durante el embarazo por la alta tasa de complicaciones (hemorragia, aborto, trabajo de parto/parto prematuro, infección) y la elevada incidencia de lesiones residuales. Se puede usar la conización para confirmar la afección microinvasora cuando hay una sospecha muy alta y el diagnóstico modificará el momento o la vía del parto.

  o El legrado endocervical está relativamente contraindicado durante el embarazo, por el temor a afectarlo.

- La colposcopia y las biopsias cervicales son seguras durante el embarazo, por lo que, si el resultado de un frotis de Papanicolaou es de células escamosas atípicas, no se puede excluir una lesión intraepitelial escamosa de alto grado o células glandulares atípicas, se recomienda la colposcopia, durante la cual deben hacerse biopsias de las lesiones sospechosas de neoplasia intraepitelial cervical (NIC) 2 o 3 o cáncer. De otra manera, si se sospecha una NIC 1, de grado más bajo, se puede repetir la citología y la colposcopia a las 6 semanas posparto. Si la biopsia muestra que no hay NIC 2 o 3, se recomienda repetir el frotis de Papanicolaou en el puerperio; si muestra NIC 2 o 3, se repetirán la colposcopia y el Papanicolaou cada trimestre y en el puerperio. Deben tomarse biopsias repetidas si la lesión empeora o si la citología sugiere un carcinoma invasor.

- El progreso de las lesiones displásicas al carcinoma invasor durante el embarazo es raro (0 a 0.4%) e incluso puede ocurrir su remisión. Si se sospecha una enfermedad más avanzada, quizá se requieran estudios de imagen adicionales. Se recomienda la radiografía de tórax (con escudo abdominal) para valorar metástasis pulmonares. Se puede usar ultrasonografía para valorar las vías urinarias, incluyendo la hidronefrosis. También puede ser útil la RM para valorar el volumen del tumor y su diseminación a los órganos adyacentes. No obstante, para valorar la afección de ganglios linfáticos pequeños, la RM convencional es deficiente. La linfadenectomía laparoscópica es el estándar ideal para la valoración de los ganglios linfáticos y se puede hacer con seguridad durante el embarazo.

- **Tratamiento**
  - Si se diagnostica un carcinoma invasor durante el embarazo, es imperativo el envío de la paciente al oncólogo ginecológico. Las opciones terapéuticas durante el embarazo dependen del deseo de la paciente de continuarlo o terminarlo, así como de la etapa clínica de la enfermedad. Quienes desean conservar la gestación deben ser informadas de que no es el estándar de atención y comprender los riesgos vinculados. Para aquellas que desean continuar su embarazo, es crucial la vigilancia sistemática del progreso

de la enfermedad. En la afección microinvasora, deberán hacerse colposcopia y exploraciones clínicas cada trimestre. En todas las otras etapas se harán exploraciones ginecológicas cada 3 o 4 semanas durante el embarazo.

○ **Afección microinvasora (etapa IA1):** el estándar terapéutico es de CCB o histerectomía simple.

  ○ En los embarazos deseados se puede hacer CCB con asesoramiento acerca de los riesgos conocidos de hemorragia y aborto espontáneo y el procedimiento se considera, en general, de máxima seguridad en el segundo trimestre. Si los bordes resultan negativos, la paciente puede proceder al parto vaginal a término. Si se encuentra en una etapa gestacional más avanzada en el momento del diagnóstico, es apropiado retrasar el tratamiento hasta después del parto con vigilancia cada trimestre (es decir, por exploración clínica y colposcopia).

  ○ Si no se desea el embarazo, la paciente puede optar por su terminación, seguida por CCB o histerectomía simple, o esta última con el feto dentro del útero.

○ **Etapas de IA2 a IB1 con un tamaño tumoral < 2 cm**

  ○ Si la edad gestacional es de un feto previable, en la etapa de IA2 a un subgrupo de IB1 con dimensiones tumorales < 2 cm, se recomienda la disección de los ganglios linfáticos pélvicos. Si estos resultan negativos, se recomienda el tratamiento definitivo por conización o traquelectomía simple (la traquelectomía radical se ha vinculado con una elevada incidencia de pérdida fetal). Si los ganglios resultan positivos, la recomendación es de quimioterapia neoadyuvante.

  ○ Si el diagnóstico se hace a una edad gestacional posterior, la linfadenectomía quirúrgica se dificulta por el útero grande y conlleva un mayor riesgo de complicaciones relacionadas con la intervención quirúrgica (p. ej., trabajo de parto pretérmino). Es aceptable retrasar el tratamiento hasta después del parto, con vigilancia estrecha del avance de la enfermedad. Hay datos para respaldar que no hay cambio alguno en el pronóstico o la supervivencia por el retraso del tratamiento.

  ○ Si la paciente desea terminar el embarazo, se recomienda la histerectomía radical con linfadenectomía pélvica y el feto dentro del útero.

○ **Etapa IB1 (tumor ≥ 2 cm) o más avanzada:** para las pacientes con diagnóstico de etapa IB1 con dimensiones tumorales ≥ 2 cm, la recomendación es de valoración de los ganglios linfáticos o quimioterapia neoadyuvante. Si se realiza linfadenectomía, deben también valorarse los ganglios paraaórticos cuando las dimensiones del tumor son ≥ 4 cm. Si los ganglios linfáticos resultan negativos, es aceptable la quimioterapia neoadyuvante. Si resultan positivos, hay un mayor riesgo de avance de la enfermedad. Recomiende un mayor diálogo acerca de la terminación con el tratamiento definitivo, como alternativa de la quimioterapia neoadyuvante. No se recomienda el retraso del tratamiento de las pacientes en la etapa IB1 y tumores ≥ 2 cm. Si no se puede hacer la intervención quirúrgica con seguridad, recomiende la quimioterapia neoadyuvante.

○ **Afección metastásica:** el pronóstico del cáncer cervicouterino metastásico es malo, lo que hace al diagnóstico durante el embarazo un reto extremo para la paciente. En general, el tratamiento es médico, con el propósito de detener la enfermedad, por lo general con quimioterapia.

○ **Adenocarcinoma:** hay pruebas o recomendaciones limitadas para el adenocarcinoma durante el embarazo, pero, en general, etapa por etapa, se puede tratar de manera similar al carcinoma de células escamosas con un pronóstico comparable.

• El esquema de quimioterapia recomendado que se usa durante el embarazo es el mismo que para pacientes no embarazadas e incluye cisplatino cada 3 semanas durante hasta seis ciclos. La quimioterapia, por lo general, se administra hasta las 34 a 35 semanas de gestación, con planeación del parto a término (casi 3 semanas después de la última quimioterapia).

- **Nacimiento:** no hay estudios aleatorios de comparación de la vía del nacimiento (por vía vaginal o cesárea). Con base en informes de casos y estudios retrospectivos de pacientes con enfermedad microinvasora (etapas IA1 y IA2), el parto vaginal parece seguro; sin embargo, se evitará la episiotomía porque en informes de casos se ha encontrado recurrencia en el sitio en que se hizo. Aunque hay pocos datos, para las mujeres con etapa IB1 o mayor, en general, se evita el parto vaginal porque hay datos que sugieren peores resultados (p. ej., trabajo de parto obstruido y hemorragia). También se puede hacer el tratamiento definitivo en el momento del parto, con una histerectomía radical inmediata poscesárea.
- **Pronóstico:** en la mayoría de los estudios, después de la estratificación por etapas, se mostró que no hay diferencia entre el pronóstico de la mujer, con y sin embarazo. El efecto del cáncer cervical sobre la gestación es controvertido. En algunos estudios se sugiere que no hay diferencia (p. ej., parto pretérmino, RCIU y óbito fetal), en tanto en otros se indican tasas más bajas de parto y su forma pretérmino. Sin embargo, la mayoría de los partos pretérmino en esos estudios fue yatrógena.

Carcinoma ovárico

- Por lo general, se diagnostican tumores anexiales en estudios de ultrasonografía sistemáticos durante el embarazo, la mayoría benignos. Casi 1 a 3% de los tumores anexiales será maligno (ver la tabla 21-2).
- El cuadro clínico típico es de un hallazgo incidental de ultrasonografía. Sin embargo, otros incluyen dolor abdominal de cuadrante inferior derecho, distensión abdominal, síntomas intestinales y urinarios, una masa anexial palpable y, más rara vez, un dolor abdominal agudo secundario a la torsión o rotura. La mayoría de las masas anexiales durante el embarazo se puede tratar de manera conservadora porque hay un bajo riesgo de cáncer o complicaciones, y 50 a 90% se resuelve de manera espontánea.
- Durante el embarazo los cánceres ováricos más frecuentes son los de células germinales (p. ej., disgerminomas, tumores del seno endodérmico, teratomas inmaduros y tumores mixtos de células germinales), del estroma de los cordones sexuales (p. ej., de la granulosa y de Sertoli-Leydig), limítrofes (p. ej., epiteliales de bajo potencial maligno) y, más rara vez, epiteliales invasores.
- **Diagnóstico**
  - La valoración de las masas anexiales es similar a la de pacientes sin embarazo. Se puede usar ultrasonografía para caracterizar la masa anexial. Si se requieren estudios de imagen adicionales, la RM es la ideal. Por desgracia, los marcadores tumorales acostumbrados, como la gonadotropina coriónica humana, la fetoproteína α (AFP), el antígeno 125 (CA 125) y la inhibina A, pueden sesgarse durante el embarazo. La concentración de CA 125 alcanza el máximo en el primer trimestre y disminuye después, lo que lo hace un marcador tumoral útil en el segundo y tercero; las concentraciones mayores de 1 000 tienen poca probabilidad de ser consecuencia del embarazo y son más sugerentes de cáncer. La AFP también aumenta de manera normal durante el embarazo hasta el tercer trimestre. Sin embargo, sus cifras son mucho mayores ante tumores de células germinales que las vinculadas con DTN con una concentración por arriba de 9 múltiplos de la mediana. El antígeno carcinoembrionario, el antígeno 19-9 del cáncer y la deshidrogenasa de lactato se pueden usar de manera confiable durante el embarazo. La proteína 4 del epidídimo humano se usa cada vez más a menudo para detectar y tratar el cáncer ovárico, pero puede mostrar cifras bajas durante el embarazo y es menos estudiada.
  - El diagnóstico definitivo se puede hacer solo por estudio histopatológico. En general, los tumores ováricos se extirpan después del primer trimestre si presentan las siguientes características: (1) diámetro > 10 cm o (2) cambios relacionados con el carcinoma,

incluidos componentes papilares o sólidos, irregularidad, presencia de ascitis y un flujo elevado en la ultrasonografía Doppler en color.

- El momento óptimo para la intervención quirúrgica es el segundo trimestre. Pasado el primer trimestre, casi todos los quistes funcionales ya se resolvieron, la placenta se encarga de la producción de progesterona, por lo que el retirar un cuerpo amarillo no alterará el embarazo y hay un menor riesgo de pérdida gestacional espontánea. Además, en el segundo trimestre el tamaño uterino por lo general no dificulta un abordaje laparoscópico.
- Si hay elevada sospecha de cáncer, deben hacerse lavados peritoneales. Se recomienda la salpingooforectomía homolateral y su envío a estudio histopatológico. Debe revisarse el ovario contralateral y hacerse biopsia o resección en cuña si se encuentra afectado.
- **Tratamiento:** si se diagnostica cáncer por histopatología, se hará interconsulta con un especialista en oncología ginecológica. El procedimiento de clasificación por etapas incluye la toma de líquido libre o de lavados peritoneales para su estudio, la valoración sistémica de todos los órganos y superficies intraabdominales, biopsias peritoneales, de diafragma, omentectomía y el estudio de los ganglios linfáticos pélvicos y paraaórticos. Por lo general, esto se acompaña de histerectomía total abdominal y salpingooforectomía bilateral. Sin embargo, en el contexto del deseo de embarazo, no se realiza. El tratamiento subsiguiente se basa en el tipo histológico del cáncer ovárico, así como su etapa y grado.
  - **Cáncer ovárico epitelial:** la recomendación de tratamiento adyuvante y quimioterapia es similar en las embarazadas y en quienes no lo están. Los esquemas de quimioterapia suelen incluir un fármaco con platino más un taxano (p. ej., carboplatino y paclitaxel). Se recomienda iniciar la quimioterapia después del primer trimestre. Ante una enfermedad de etapa temprana se puede considerar el retraso del tratamiento hasta el puerperio.
  - **Tumores ováricos de células germinales:** suele recomendarse la quimioterapia adyuvante, excepto para el disgerminoma en etapa IA o el teratoma inmaduro de etapa I y grado 1. El esquema más usado es el de bleomicina, etopósido y cisplatino (BEP) que, no obstante, es relativamente tóxico (en especial el etopósido) y se asocia con restricción del crecimiento fetal y mielosupresión al nacer. Son esquemas alternativos aceptables el de cisplatino más paclitaxel, el de paclitaxel y carboplatino o el de cisplatino, vinblastina y bleomicina.
  - **Tumores de bajo potencial maligno (limítrofes):** el tratamiento, en general, es quirúrgico, sin necesidad de quimioterapia adyuvante.
  - **Tumores del estroma de los cordones sexuales:** la mayoría de estas neoplasias progresa lentamente y el beneficio de la quimioterapia adyuvante es variable, por lo que la recomendación es de tratamiento quirúrgico por ooforectomía y diferir la decisión de tratamiento adicional hasta el periodo posparto.
- **Pronóstico:** no hay pruebas de que el embarazo empeore el pronóstico cuando se ha comparado con el de mujeres sin embarazo con un tumor de etapa, grado e imagen histopatológica iguales. La mayoría de los cánceres ováricos diagnosticados durante el embarazo está en etapa temprana y, por lo tanto, conlleva buenas tasas de supervivencia a 5 años.

Carcinoma mamario

- Ocurre carcinoma de mama en casi 1 de 3 000 embarazadas. Alrededor de 1 a 2% de las mujeres con cáncer mamario se diagnostica por primera vez durante la gestación (ver la tabla 21-2).
- A semejanza de la población general, el cáncer mamario, por lo regular, se presenta con una masa palpable, cambios cutáneos o secreción sanguinolenta por el pezón. Por

desgracia, estos datos a menudo se atribuyen a los cambios mamarios inducidos por el embarazo y pueden dar lugar a un retraso del tratamiento de hasta 5 meses y el mayor riesgo de cáncer de etapa avanzada en el momento en que se diagnostica. En un estudio se mostró que 42% de las pacientes con el diagnóstico durante el embarazo estaba en etapa 3.

- **Diagnóstico**
  - A menudo el primer recurso de estudio incluye la ultrasonografía mamaria. Se puede hacer mamografía con seguridad durante el embarazo, con una exposición baja a la radiación (0.2 mGy), bastante por debajo de las cifras tóxicas de exposición. Sin embargo, su sensibilidad tal vez disminuya por la mayor nodularidad y contenido de agua de la mama durante el embarazo. Si hay elevada sospecha en las imágenes, deben tomarse medidas de diagnóstico por biopsia con aguja gruesa o excisional.
  - La valoración de las metástasis se hará solo si hay elevada sospecha con base en los datos clínicos adicionales y resultados de laboratorio, o si de alguna manera modificará el tratamiento a seguir. Los sitios más frecuentes de metástasis son los pulmones, el hígado y el hueso. Los estudios preferidos para las metástasis incluyen TC del cerebro, radiografía de tórax con cobertura por escudo, gammagrafías hepática y ósea; sin embargo, se pueden usar alternativas como la ultrasonografía del hígado o la RM de columna vertebral sin contraste.

- **Tratamiento**
  - Ante cualquier diagnóstico de cáncer durante el embarazo, cuando el diagnóstico es temprano, los médicos pueden ofrecer el aborto terapéutico. Sin embargo, respecto al cáncer mamario los informes no muestran una ventaja para la supervivencia después del aborto terapéutico. En general, el tratamiento del cáncer mamario debe seguir los mismos principios y criterios que los de pacientes sin embarazo. Hay una cuantas consideraciones especiales durante la gestación:
    - Si la paciente está cerca del término, se puede retrasar el tratamiento hasta el periodo posparto.
    - La quimioterapia es segura, pero a menudo se difiere hasta el segundo trimestre.
    - Se difieren la radioterapia y los tratamientos hormonales hasta el periodo posparto.
  - El tratamiento ideal es una mastectomía radical modificada para el cáncer en etapa temprana. El tratamiento conservador de la mama incluye tumorectomía más irradiación y ha mostrado ser equivalente a la mastectomía en las mujeres sin embarazo. En general, no se administra radioterapia durante la gestación por sus efectos lesivos sobre el feto. Por lo tanto, si va a ocurrir su retraso significativo > 6 meses, tal vez no se pueda recomendar la conservación mamaria, por el mayor riesgo de recurrencias locales.
  - La valoración de los ganglios linfáticos axilares es un componente sistemático del tratamiento del cáncer mamario respecto al pronóstico y la terapéutica adyuvante. En la biopsia del ganglio linfático centinela (BGLC) se predice con precisión el estado de los ganglios en las pacientes que por clínica resultarían negativos. Sin embargo, ante la afección positiva de los ganglios linfáticos se requiere la disección de la cadena axilar. Hay pocos datos acerca de la seguridad de la BGLC durante el embarazo, pero cifras crecientes de series de pacientes muestran que no ocurren defectos fetales con la BGLC y el uso de tecnecio-99.
  - El tratamiento sistémico adyuvante se basa entonces en las características del tumor, como tamaño, grado, ganglios linfáticos, estado de los receptores de estrógenos o progesterona y los receptores del receptor 2 del factor de crecimiento epidérmico humano (HER2).
    - **Endocrinológicamente sensible:** por lo general, los productos hormonales (p. ej., hormona liberadora de hormona luteinizante, tamoxifeno) están contraindicados

durante el embarazo. El tamoxifeno se vincula con pérdidas gestacionales, malformaciones congénitas y la muerte fetal. Además, se desconocen sus efectos a largo plazo sobre el feto femenino. Para la enfermedad negativa para ganglios y proliferación baja es aceptable la observación hasta el parto, y después, iniciar la hormonoterapia. Sin embargo, ante los signos ganglionares positivos de enfermedad agresiva o cáncer metastásico, se inicia la quimioterapia (con base en antraciclina) en el segundo trimestre.

○ **HER2 positivos:** los fármacos dirigidos a HER2 (es decir, trastuzumab) están contraindicados durante el embarazo. La exposición al trastuzumab puede llevar a oligohidramnios/anhidramnios, con secuelas graves que incluyen hipoplasia pulmonar, anomalías esqueléticas y la muerte neonatal. El tratamiento incluye la quimioterapia con base en la antraciclina, que se inicia en el segundo trimestre. Se pueden agregar también taxanos. Si la enfermedad es metastásica y se requiere iniciar la quimioterapia/trastuzumab en el primer trimestre, debe dialogarse con la paciente acerca de la terminación del embarazo.

○ **Negativo triple:** el tratamiento recomendado incluye quimioterapia basada en la antraciclina y se pueden agregar taxanos, si es necesario.

○ **Cáncer mamario avanzado local (subgrupo IIB, de IIIA a IIIC):** de tratamiento multimodal sistémico y regional. Las pacientes a menudo reciben tratamiento sistémico neoadyuvante, seguido por intervención quirúrgica y la valoración de los ganglios regionales. Menos a menudo, se someten a intervención quirúrgica primaria seguida por radioterapia posoperatoria y tratamiento sistémico adyuvante.

• Un esquema basado en la antraciclina incluye doxorrubicina más ciclofosfamida (AC), o fluorouracilo, doxorrubicina y ciclofosfamida (FAC), que en forma global son seguros durante el embarazo. A la fecha no hay estudios que muestren un mayor riesgo de cardiotoxicidad fetal.

• **Pronóstico:** Se ha visto que el pronóstico es similar en embarazadas o no con cáncer mamario, cuando son pareadas para la edad y la etapa del padecimiento. Sin embargo, las embarazadas tienen una mayor probabilidad de diagnóstico en una etapa más avanzada y, por lo tanto, experimentar un peor pronóstico. Además, como la mayoría de las mujeres jóvenes, las embarazadas a menudo presentan tumores negativos para el receptor de estrógenos, que no se afectan por las hormonas circulantes durante la gestación, pero conllevan un peor pronóstico.

Otros carcinomas frecuentes en las mujeres de edad reproductiva

Melanoma

• El melanoma es el cáncer más frecuente que se diagnostica durante el embarazo y representa 8% en esas circunstancias (ver la tabla 21-2). También tiene una incidencia creciente, en especial en las mujeres de 15 a 39 años. Hay pruebas sólidas que sugieren que el embarazo no tiene ningún efecto adverso sobre el desarrollo o pronóstico del melanoma.

• A semejanza de las pacientes sin embarazo, se debe buscar asimetría, irregularidad de bordes, color no uniforme, diámetro > 6 mm y lesiones pigmentadas con dimensiones en evolución. Sin embargo, durante el embarazo es normal la hiperpigmentación de las lesiones y puede llevar a un retraso del diagnóstico. Todas las lesiones preocupantes requieren estudio histopatológico por biopsia.

• El grosor del melanoma es el factor de máxima importancia para determinar la etapa de la lesión y también el borde de resección recomendado que se requiere. El tratamiento, en general, es por exéresis del tumor, cuyo propósito es el retiro completo con bordes negativos para disminuir el riesgo de recurrencias locales. Se recomienda una BGLC en las pacientes con melanoma y alto riesgo de metástasis de ganglios regionales. No obstante, la BGLC sigue siendo controvertida durante el embarazo por el uso de colorante azul y tecnecio-99, pero hay pruebas cada vez más numerosas de que es segura durante el embarazo. Sin embargo, algunos médicos aún retrasan la BGLC hasta después del parto.

- En casos de melanoma avanzado, se pueden considerar estudios adicionales de imagen, y las modalidades recomendadas por el American College of Obstetricians and Gynecologists incluyen radiografía de tórax con protección por escudo, ultrasonografía y RM. Los sitios frecuentes de metástasis son pulmones, hígado, suprarrenal, cerebro, riñón, hueso, intestino, páncreas, bazo, estómago y vejiga. El melanoma maligno es el que más frecuentemente produce metástasis a la placenta, aunque estas siguen siendo raras. Después del parto se recomienda una valoración exhaustiva de la placenta para identificar metástasis, incluido el estudio al microscopio, ya que solo 50% se visualiza. Si hay metástasis, conllevan un peor pronóstico para madre y feto, y debe vigilarse estrechamente al recién nacido en cuanto al cáncer.

Hematológicos

- **Leucemia**
  - El diagnóstico de leucemia es raro durante el embarazo; se presenta en casi 1 de 75 000 a 100 000 gestaciones y el tipo más frecuente es la linfoblástica aguda (28%). Por lo general se presenta con anomalías de laboratorio que incluyen anemia, granulocitopenia y trombocitopenia. A nivel clínico las pacientes pueden presentar esplenomegalia, adenopatía, infección grave o una diátesis hemorrágica. La leucemia aguda requiere tratamiento inmediato, al margen de la edad gestacional, porque el retraso de la terapéutica puede afectar de manera negativa el pronóstico.
  - Las recomendaciones de tratamiento son limitadas, dada la rareza del diagnóstico durante la gestación. Las dos revisiones más grandes, una de la Mayo Clinic con 17 casos y la otra de 13 centros hospitalarios franceses con 37, incluyeron pacientes tratadas con vincristina, daunorrubicina, idarubicina, citarabina, ciclofosfamida, asparaginasa, mercaptopurina, prednisona, metotrexato, mitoxantrona y ácido trans retinoico, que se administraron en todos los trimestres. Los efectos adversos incluyeron RCIU, anomalías congénitas y muertes fetales y neonatales. En general, la daunorrubicina es la antraciclina ideal para usarse durante el embarazo y, sin embargo, debe vigilarse la función cardiaca fetal por los raros casos de cardiotoxicidad.
  - Las tasas de remisión son altas y van de 60 a 80%; sin embargo, las recurrencias son frecuentes, a menudo con malos resultados.
- **Linfoma**
  - Su incidencia se calcula en alrededor de 1 en 1 000 a 6 000 embarazos (ver la tabla 21-2). El linfoma de Hodgkin se presenta en mujeres más jóvenes, en tanto el no hodgkiniano ocurre a una edad más avanzada. La linfadenopatía es el síntoma más frecuente de presentación y suele ser asintomática. Otras manifestaciones incluyen fiebre, sudores nocturnos, disminución de peso y prurito.
  - El tratamiento estándar en las pacientes sin embarazo es de radioterapia combinada con quimioterapia, con elevadas tasas de curación. El tratamiento de las embarazadas depende del trimestre y la extensión de la afección. Si se diagnostica en el tercer trimestre con afección localizada, se puede posponer la terapéutica hasta después del parto. Sin embargo, cuando el diagnóstico se hace en el primero o segundo trimestres o en pacientes con mal pronóstico, se puede considerar la terminación del embarazo para aplicar la radiación ganglionar. Si se desea continuar el embarazo, en general, el

tratamiento se limita a la quimioterapia de fármacos múltiples. Sin embargo, puede administrarse radioterapia, en especial en las regiones supradiafragmáticas.

RESULTADOS Y SEGUIMIENTO

Resultados neonatales

- No hay estudios clínicos prospectivos de valoración de los efectos a corto y largo plazos de la quimioterapia durante el embarazo, por lo que los datos se basan en estudios de casos y retrospectivos. Los resultados neonatales, incluidos pérdida gestacional, anomalías congénitas, parto pretérmino, RCIU y óbito fetal, dependen sobre todo de la edad gestacional y el tipo de fármaco de la quimioterapia. Hay tasas aumentadas de aborto espontáneo en las primeras 4 semanas y defectos al nacer durante las semanas 5 a 12 cuando se requieren fármacos citotóxicos. Los fetos expuestos en el segundo y tercer trimestres presentan la misma tasa de defectos al nacimiento que la población general, pero la exposición se ha vinculado con RCIU, prematurez y muerte.
- En los periodos periimplantatorio y posimplantatorio inmediato la radiación tiene un efecto de todo o nada, con pérdida gestacional o un embarazo normal resultantes. La exposición a la radiación a dosis alta suele diferirse durante el embarazo porque se vincula con malos resultados, incluidos aborto espontáneo, retraso del desarrollo, microcefalia y RCIU. No obstante, se puede usar radiación con seguridad fuera de la pelvis con coberturas apropiadas.
- Debe vigilarse de forma estrecha el bienestar fetal prenatal con la consulta a un especialista de medicina maternofetal. Las pruebas prenatales y las ultrasonografías seriadas para valoración del crecimiento, en general, están indicadas. Si se prevé un parto prematuro también se recomiendan los esteroides prenatales.

Amamantamiento

En general, el amamantamiento está contraindicado en las mujeres que reciben quimioterapia u hormonoterapia, porque no hay datos de su seguridad a corto o largo plazos. Una excepción de esta regla es la azatioprina, que no ha mostrado acumulación en la leche.

Embarazo futuro

- Un gran porcentaje de mujeres con diagnóstico de cáncer es menor de 40 años, con propósitos de reproducción futura. Las tasas subsiguientes de embarazo son 40% menores en las supervivientes del cáncer, en comparación con la población general, aunque dependen del tipo, donde las supervivientes del cáncer mamario tienen las tasas más bajas de embarazo exitoso y las que se embarazan no presentan diferencias en los resultados neonatales cuando son comparadas con la población general. No hay momento definido para cuándo las pacientes pueden intentar el embarazo después del tratamiento. Sin embargo, algunos especialistas recomiendan un periodo de 2 años sin enfermedad, porque ese es el intervalo más amplio para las recurrencias.
- Antes de iniciar el tratamiento del cáncer mamario en las mujeres, en la American Society of Clinical Oncology se recomienda que los médicos aborden las opciones y los resultados futuros de fecundidad y provean el envío rápido a especialistas de la reproducción. Las técnicas de preservación de la fecundidad incluyen bancos de oocitos/embriones, criopreservación de tejido ovárico, supresión ovárica con agonistas de la hormona liberadora de gonadotropinas, intervención quirúrgica de conservación de la fecundidad y transposición ovárica.

LECTURAS SUGERIDAS

American College of Obstetricians and Gynecologists Committee on Obstetric Practice. ACOG Committee Opinion No. 723: guidelines for diagnostic imaging during pregnancy and lactation. *Obstet Gynecol.* 2017;130(4):e210-e216. (Reafirmado en el 2019)

Cardonick E, Iacobucci A. Use of chemotherapy during human pregnancy. *Lancet Oncol.* 2004;5(5):283-291.

Kal HB, Struikmans H. Radiotherapy during pregnancy: fact and fiction. *Lancet Oncol.* 2005;6:328-333.

Koren G, Carey N, Gagnon R, Maxwell C, Nulman I, Senikas V. Cancer chemotherapy and pregnancy. *J Obstet Gynaecol Can.* 2013;35:263-280.

Peccatori FA, Azim HA Jr, Orecchia R, et al; for ESMO Guidelines Working Group. Cancer, pregnancy and fertility: ESMO clinical practice guidelines for diagnosis, treatment and follow-up. *Ann Oncol.* 2013;24(6):vi60-vi70.

Salani R, Billingsley CC, Crafton SM. Cancer and pregnancy: an overview for obstetricians and gynecologists. *Am J Obstet Gynecol.* 2014;211:7-14.

Yang KY. Abnormal Pap smear and cervical cancer in pregnancy. *Clin Obset Gynecol.* 2012;55(4):838-848.

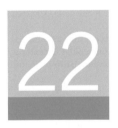

22 Afecciones cutáneas durante el embarazo

Angela K. Shaddeau y Crystal Aguh

Se sabe que el embarazo afecta a todos los órganos aparatos y sistemas, y la piel no es una excepción. Los cambios físicos y hormonales predominantes que se presentan durante la gestación pueden llevar a varias modificaciones habituales de la piel, tan frecuentes que se consideran efectos normales del embarazo. Además, hay varios exantemas patológicos y enfermedades que se manifiestan con cambios cutáneos específicos de la gestación y las pacientes pueden presentar afecciones previas que se ven afectadas por el embarazo. Es importante que el obstetra tenga un conocimiento básico de los cambios normales que ocurren durante el embarazo, además de las afecciones patológicas, para asegurar el tratamiento apropiado o la referencia correcta, cuando sean indicados. Además, dado que algunas de estas afecciones se vinculan con una mayor morbilidad o mortalidad fetal o neonatal, su detección temprana es de máxima importancia.

CAMBIOS NORMALES Y HABITUALES DURANTE EL EMBARAZO

Tejido conectivo

- Las estrías (o "marcas de distensión") y los papilomas cutáneos son afecciones que se pueden exacerbar por el embarazo, aunque no son exclusivas de este.
  - Las **estrías** son desgarros lineales en el tejido conectivo de la dermis, que a menudo al inicio son de color rojo o púrpura y se presentan en casi 50 a 80% de las mujeres. Estas marcas pueden ser pruriginosas y aparecer en múltiples localizaciones, inclu-

yendo el abdomen (lo más frecuente), las mamas, los muslos y las nalgas, así como la axila y la ingle. Los factores de riesgo de aparición de estrías incluyen el antecedente materno, la corta edad, la raza (más frecuente en las diferentes a la caucásica), un índice de masa corporal inicial mayor, un mayor aumento de peso, el aumento de la circunferencia abdominal y de la cadera y la macrosomía fetal. Las pacientes con estrías presentan una incidencia futura mayor de prolapso de órganos pélvicos. No hay un tratamiento tópico eficaz. Muchos dermatólogos recomiendan el uso frecuente de un humectante, porque la piel seca, en general, es más susceptible al desgarre. El láser de colorante pulsado es útil para disminuir el enrojecimiento de las estrías tempranas, pero en la actualidad no hay pruebas de que este tratamiento brinde mejores resultados que la observación a largo plazo.

- Los **papilomas cutáneos** son proliferaciones pedunculadas o papulares constituidas por tejido conectivo fibroso y epitelial, similares en color al tono de la piel de una persona o café oscuros. No son exclusivos del embarazo, pero las pacientes quizá noten un aumento de su número durante el periodo gestacional. Son localizaciones comunes el cuello, las axilas, las ingles, y tienden a persistir después del parto. El tratamiento es relativamente simple, de exéresis con bisturí o electrocauterización, en forma ambulatoria.

Cambios vasculares que afectan la piel

- Los cambios vasculares que afectan la piel durante el embarazo se deben sobre todo a incrementos de la proliferación vascular por los cambios en la concentración de las hormonas. Las **telangiectasias** son vasos sanguíneos persistentemente dilatados que se pueden observar a través de la piel. Un **angioma en araña** es una arteriola central con "proyecciones" vasculares radiantes y predominio máximo en zonas expuestas al sol, y la mayoría remite de manera espontánea, pero las que persisten se pueden tratar por ablación con láser o electrocoagulación de baja energía. Muchas embarazadas también experimentan **eritema palmar**, que no requiere tratamiento y se resuelve de forma espontánea después del parto.

- El **granuloma piógeno** es una lesión vascular que se puede presentar durante el embarazo y causar preocupación particular por los síntomas y el cuadro clínico. Se trata de lesiones rojas, nodulares y a menudo pedunculadas, suelen ulcerarse y pueden tener una secreción de aspecto purulento. Casi siempre aparecen en las encías, el cuero cabelludo, los dedos de los pies y de las manos y la parte superior del tronco, pero lo pueden hacer en cualquier lado. El nombre es erróneo porque un granuloma real tiene predominio de macrófagos y estas lesiones están constituidas sobre todo por vasos sanguíneos en proliferación y algunas otras células inflamatorias. El tratamiento es de exéresis quirúrgica o electrocauterización, pero suele diferirse hasta después del parto, porque algunas lesiones remiten de manera espontánea.

Cambios en la pigmentación cutánea durante el embarazo

- Los cambios de pigmentación son muy frecuentes durante el embarazo, con hasta 91% de las pacientes que experimenta **hiperpigmentación**. La areola y los genitales son las zonas de la piel afectadas con más frecuencia. Además, muchas embarazadas desarrollan una **línea negra** que corresponde a la hiperpigmentación de la línea alba (línea longitudinal que transcurre en la línea media del abdomen).

- El **melasma** es una hiperpigmentación de la cara que ocurre en hasta 70% de las embarazadas y suele aparecer en la frente, las mejillas y el puente nasal. Se recomienda a las mujeres usar pantallas solares (con protección de factor 15 o mayor) y evitar la exposición al sol para prevenir el melasma y disminuir al mínimo la hiperpigmentación. Este cambio de color mejora en la mayoría de las mujeres poco después del parto. En casos persistentes está disponible el tratamiento con una variedad de opciones tópicas, pero pueden requerir su uso prolongado.

• Las embarazadas pueden experimentar cambios o aumento de volumen de **nevos** existentes, o la aparición de unos nuevos durante el embarazo. La incidencia de los cambios en un melanoma o el desarrollo de uno nuevo durante el embarazo no es mayor que en las mujeres no gestantes. No obstante, se les debe recomendar un dermatólogo que revise cualquier cambio o nuevo nevo durante el embarazo.

AFECCIONES CUTÁNEAS EXCLUSIVAS DEL EMBARAZO

En general, los exantemas o las afecciones cutáneas específicos del embarazo tienen algunas manifestaciones comunes. Todos tienden a ser de naturaleza pruriginosa y la mayoría se resuelve en unas cuantas semanas. Sin embargo, algunas de estas afecciones pueden llevar a un mayor riesgo de mortalidad fetal o neonatal, lo que da importancia a un diagnóstico preciso y temprano. A continuación se describen los diagnósticos específicos, desde los más hasta los menos frecuentes.

• El **prurito del embarazo** se define como una comezón generaliza durante el embarazo sin presencia de exantema, si bien ocurren excoriaciones por el rascado persistente, en alrededor de 14% de las embarazadas. La afección, por lo general, se presenta en el tercer trimestre del embarazo y se caracteriza por prurito corporal generalizado. El prurito del embarazo se vincula con gestaciones gemelares, el tratamiento de la infecundidad, la diabetes o la nuliparidad. No hay resultados perinatales adversos vinculados y el tratamiento se basa en el alivio de los síntomas.

• **Colestasis intrahepática del embarazo.** En algunos casos, en casi 1.5 a 2% de las veces, el prurito generalizado que se experimenta durante el embarazo se asocia con la **colestasis intrahepática** en pacientes que pueden presentar elevaciones asociadas en las pruebas de función hepática y los ácidos biliares, si bien el prurito las precede. El prurito asociado con colestasis clásicamente es más notorio en las palmas de las manos y las plantas de los pies y se describe como peor por la noche.

  • A diferencia del prurito gestacional, la colestasis intrahepática del embarazo se asocia con un mayor riesgo de muerte fetal intrauterina, tinción meconial del líquido amniótico, parto pretérmino y el síndrome de dificultad respiratoria neonatal. No se comprende bien la fisiopatología de la muerte fetal súbita.

  • El tratamiento para aliviar los síntomas de la colestasis intrahepática es con ácido ursodesoxicólico, que se administra con ese propósito y para ayudar a aminorar el riesgo de morbilidad y mortalidad perinatales.

• Las **pápulas y placas urticariformes pruriginosas del embarazo** (a menudo designadas con las siglas "**PPUPE**") constituyen el exantema más frecuente durante la gestación, caracterizado por la aparición de placas, pápulas y lesiones urticariformes eritematosas, que por lo común surgen en el tercer trimestre del embarazo. En 80 a 90% de las mujeres que presentan esta afección las lesiones se inician en el abdomen y respetan el ombligo y con mucha frecuencia se afectan las estrías. En 80% de las pacientes el prurito es intenso y su tratamiento, por lo general, es con esteroides tópicos. Las PPUPE se asocian con embarazos gemelares, hipertensión gestacional y aumento de peso y no tiende a recurrir en embarazos futuros.

• El **penfigoide gestacional** es una variante del penfigoide ampolloso y es una rara afección autoinmunitaria con ampollas que se presenta durante el embarazo y el periodo posparto inmediato. Ocurre con frecuencia máxima en el segundo o tercer trimestres, pero en ocasiones puede presentarse también en el primero. La localización más usual de las lesiones es el ombligo, seguido por el tronco, las nalgas y las extremidades. Las lesiones casi siempre son vesículas y ampollas, pero las pacientes pueden también presentar placas eritematosas urticariformes similares a las de las PPUPE. Por lo tanto, se requiere biopsia para el estudio con tinción de hematoxilina y eosina e inmunofluorescencia para confirmar el diagnóstico.

• El tratamiento para esta afección varía con base en la gravedad de los síntomas. Para aquellos casos leves a moderados se usan esteroides tópicos potentes. Para los moderados a graves, prednisona a razón de 20 a 40 mg diarios. En los casos más graves se pueden usar plasmaféresis, inmunoglobulina intravenosa y ciclosporina. El tratamiento con esteroides sistémicos puede disminuir al mínimo el riesgo para el feto, pero el diagnóstico de penfigoide gestacional aumenta el riesgo de parto pretérmino y de pequeño para la edad gestacional.

• Los recrudecimientos posparto de la afección son frecuentes y ocurren en 50 a 75% de las embarazadas, y su tratamiento es reinstituir la prednisona. Es importante asesorar a las pacientes en el sentido de que esta afección quizá recurra en embarazos posteriores.

• La **psoriasis pustulosa del embarazo** se describe como una dermatosis generalizada grave, pustulosa, clásicamente descrita como de cientos de pústulas blancas estériles con una base eritematosa. Sin embargo, a veces esto no se presenta de inicio en forma generalizada, sino más bien en grupos dispersos de pústulas, lo que dificulta el diagnóstico. El momento usual de inicio es el segundo o tercer trimestres y las zonas afectadas pueden incluir las axilas, los pliegues inframamarios, las ingles, el surco interglúteo y el ombligo. La afección conlleva una muy alta mortalidad y una tasa de óbitos fetales, con informes en las publicaciones de hasta 50%. Debe referirse a las pacientes a un dermatólogo de inmediato para la confirmación clínica e histopatológica de la enfermedad, en cuyo caso se requieren corticosteroides sistémicos como terapéutica y quizá también antibióticos sistémicos si aparece una infección bacteriana secundaria. Debe vigilarse a las pacientes de manera estrecha y quizá requieran un parto temprano, dada la elevada tasa de complicaciones. La afección se resuelve después del embarazo, pero es posible que recurra en los subsiguientes.

• La **dermatitis autoinmunitaria por progesterona** es una afección rara y mal definida que se presenta con diferentes tipos de manifestaciones cutáneas, que incluyen urticaria, pápulas o pústulas, o puede ser eccematosa. Se cree que estas reacciones son causadas por una hipersensibilidad a la progesterona y los síntomas suelen presentarse en forma cíclica con la fase lútea del ciclo menstrual, pero unos cuantos casos se presentan al inicio del embarazo o empeoran mucho durante este.

AFECCIONES CUTÁNEAS FUERA DEL EMBARAZO Y LA RESPUESTA A ESTE

• El **acné** puede tener una respuesta variable al embarazo. En muchas mujeres la gestación puede llevar al desarrollo de nódulos dolorosos y pústulas que pueden resultar debilitantes. Por desgracia, las opciones terapéuticas son limitadas durante el embarazo, porque los tratamientos más eficaces pueden tener efectos teratógenos. Los fármacos ideales durante el embarazo son tópicos, como el peróxido de benzoílo, el ácido azelaico, la clindamicina o eritromicina tópicas, y el azufre coloidal. Para casos que requieren antibióticos orales son opciones frecuentes eritromicina, clindamicina, azitromicina y cefalexina. Es importante evitar para el tratamiento del acné durante el embarazo el sulfametoxazol-trimetoprim (Bactrim) cerca del término, las tetraciclinas, los derivados de la vitamina A, los retinoides y el tazaroteno.

• La **psoriasis** afecta a 1 a 3% de la población y la respuesta de la afección al embarazo puede ser variable, con algunas pacientes que notan mejoría en sus síntomas que suelen ser leves durante la gestación, pero pueden agravarse y conllevar la artritis asociada. Los casos leves se pueden tratar con corticosteroides tópicos y luz ultravioleta B, que es segura durante el embarazo. Los casos graves quizás requieran tratamiento con ciclosporina. Además, hay varios anticuerpos monoclonales disponibles para tratar la psoriasis.

- A menudo se hace referencia a la **dermatitis atópica** como "el prurito que erupciona". Se caracteriza por una erupción pruriginosa cutánea intensa con excoriación. La respuesta durante el embarazo es variable, pero se ha referido a las exacerbaciones como "erupción atópica del embarazo". Estas pacientes a menudo presentan un antecedente personal o familiar de asma, eccema, fiebre del heno, etc. El tratamiento incluye emolientes tópicos, esteroides, antihistamínicos orales y corticosteroides sistémicos en aquellas con la forma grave.

LECTURAS SUGERIDAS

Black MM, McKay M, Braude PR, eds. *Color Atlas and Text of Obstetric and Gynecologic Dermatology*. London, United Kingdom: Mosby-Wolfe; 1995.

Ingber A. *Obstetric Dermatology: A Practical Guide*. Berlin, Germany: Springer-Verlag; 2009.

Kroumpouzos G. *Text Atlas of Obstetric Dermatology*. Philadelphia, PA: Lippincott Williams & Wilkins; 2014.

Rapini RP. The skin and pregnancy. En: Resnik R, Lockwood C, Moore T, et al, eds. *Creasy & Resnik's Maternal Fetal Medicine: Principles and Practice*. 8th ed. Philadelphia, PA: Elsevier; 2019:1258-1268.

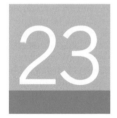

Enfermedades quirúrgicas y traumatismos durante el embarazo

23

Bernard D. Morris III y Nancy A. Hueppchen

CONSIDERACIONES PERIOPERATORIAS PARA LA CIRUGÍA NO OBSTÉTRICA

Cambios anatómicos y fisiológicos durante el embarazo

- El útero grávido desplaza a los órganos abdominales en dirección cefálica y lleva las estructuras anexiales hacia el abdomen, lo que pudiese cambiar el cuadro clínico usual de las enfermedades quirúrgicas.
- El desplazamiento del diafragma reduce la capacidad funcional y el volumen pulmonar residuales, lo que da lugar a un aumento del volumen de ventilación pulmonar y una alcalosis respiratoria fisiológica.
- La compresión uterina de la vena cava inferior (VCI) disminuye el retorno venoso y puede causar hipotensión supina, lo que a menudo se mitiga colocando a la paciente en decúbito lateral izquierdo para eliminar la presión sobre la VCI.
- El aumento del volumen plasmático, la disminución del hematocrito y, en general, una menor presión arterial, dificultan la valoración de una pérdida sanguínea aguda.
- La hipoalbuminemia del embarazo predispone a la paciente al edema y la formación de un tercer espacio con líquidos.

Programación de la intervención quirúrgica

* El embarazo no debe impedir ninguna operación quirúrgica indicada, al margen del trimestre en que se encuentre.
* La decisión de la intervención quirúrgica debe sopesar el riesgo para el feto con el de la madre por el retraso de la intervención y debe considerarse con un abordaje multidisciplinario.
* El segundo trimestre se considera, en general, el periodo preferido durante el embarazo para llevar a cabo las intervenciones quirúrgicas no obstétricas. Para entonces la organogénesis fetal concluyó y es menos probable que el útero grávido requiera manipulación o que obstruya el campo quirúrgico.
* Históricamente ha habido preocupaciones en cuanto a las operaciones quirúrgicas no obstétricas realizadas en el primer trimestre, por el riesgo de pérdida gestacional, y en el tercer trimestre por el riesgo de trabajo de parto pretérmino. La revisión reciente de los datos previos arroja dudas acerca de si las operaciones quirúrgicas no obstétricas conllevan de manera inherente el riesgo de tales complicaciones obstétricas o si la presencia de la enfermedad quirúrgica misma, junto con el retraso en la intervención quirúrgica indicada desde otros puntos de vista, constituyen el primer impulso para este riesgo.

Imágenes para el diagnóstico

* La ultrasonografía y la resonancia magnética (RM) no se vinculan con daño fetal y, en general, deben considerarse como modalidades ideales de obtención de imágenes en la embarazada.
* El contraste basado en gadolinio para uso con la RM es hidrosoluble y, por lo tanto, puede atravesar la placenta y llegar a la circulación fetal, lo que incrementa su potencial teratógeno. No hay pruebas consistentes de daño en los estudios de seres humanos. Sin embargo, dadas las preocupaciones teóricas, debe usarse gadolinio solo cuando el beneficio del estudio de diagnóstico claramente supere los riesgos potenciales.
* La cantidad de radiación ionizante que se considera teratógena con significación clínica o de efectos deletéreos sobre el feto en desarrollo está dentro del rango de 5 a 10 rads (50-100 mGy). La exposición a la radiación por rayos X, tomografía computarizada (TC) y estudios de medicina nuclear está, con raras excepciones, dentro de ese umbral y, por lo tanto, se considera segura durante el embarazo. Ver la tabla 23-1 para la exposición fetal calculada de radiación por diversas técnicas de imagen para el diagnóstico.
* Los riesgos para el feto por la exposición a radiaciones por arriba del umbral (50 mGy) antes mencionado incluyen restricción del crecimiento, microcefalia y discapacidad intelectual; estos son máximos durante la organogénesis (2-8 semanas) y disminuyen conforme avanza la edad gestacional.
* Los medios de contraste yodados usados por vía oral son seguros durante el embarazo. Hay preocupación teórica acerca del uso de medios de contraste yodados intravenosos, que pueden atravesar la placenta hacia la circulación fetal, si bien en estudios de animales no se ha mostrado efecto teratógeno o adverso de otro tipo. Por lo tanto, si se requiere un medio de contraste intravenoso para un estudio particular, los beneficios en general rebasan a los riesgos teóricos.
* Se puede continuar el amamantamiento sin interrupción después del uso de contrastes yodados o con base en gadolinio.

Anestesia y hemodinámica transoperatoria

* Los anestésicos usuales a las concentraciones estándar para la anestesia local, regional y general, que incluyen sedantes, analgésicos y paralizantes, son de uso seguro durante el embarazo.
* El soporte de la presión arterial en el rango normotenso es crítico durante una operación quirúrgica para mantener la perfusión fetal.

Tabla 23-1	Exposición fetal a la radiación de los procedimientos radiológicos frecuentes[a]
Procedimiento	**Dosis fetal (mGy)**
Radiografía de la columna cervical o de extremidad	< 0.001
TC de cabeza o cuello	0.001-0.01
Mamografía	0.001-0.01
Radiografía de tórax	0.0005-0.01
Radiografía abdominal	0.1-3.0
Radiografía de la columna lumbar	1-10
Pielografía intravenosa	5-10
Enema de bario de doble contraste	1-20
TC de tórax o angiografía pulmonar por TC	0.01-0.66
Gammagrafía ósea con tecnecio-99m	4-5
TC abdominal	1.3-35
TC pélvica	10-50
TC ^{18}F TEP de todo el cuerpo	10-50

Abreviaturas: TC, tomografía computarizada; TEP: tomografía por emisión de positrones.
[a] Adaptado del ACOG Committee Opinion, que se tomó de Tremblay E, Thérasse E, Thomassin-Naggara I, Trop I. Quality initiatives: guidelines for use of medical imaging during pregnancy and lactation. *Radiographics*. 2012; 32:897-911.

- Debe mantenerse la saturación de oxígeno por arriba de 95% en la embarazada.
- Cuando sea posible se utilizará una carga de líquidos en el preoperatorio para proteger contra una crisis de hipotensión después de una inyección de prueba epidural.

Técnica quirúrgica

- Se puede realizar la laparoscopia con seguridad durante el embarazo, incluso a una edad gestacional avanzada, y a menudo es la modalidad preferida para tratar diversas afecciones quirúrgicas.
- Se puede obtener acceso con técnicas de trocar abierto (Hasson), cerrado (aguja de Veress) u óptico directo; sin embargo, debe tenerse cuidado de estar al tanto de la altura del fondo uterino y ajustar el punto de ingreso y la colocación del trocar de manera acorde.
- Se ha descrito como técnica el ingreso guiado por ultrasonografía y se puede usar para disminuir el riesgo de lesiones uterinas.
- A pesar de las preocupaciones históricas acerca del dióxido de carbono y su asociación con la toxicidad fetal en estudios de animales, no hay pruebas que sugieran tal daño en los seres humanos.
- Se recomiendan presiones de insuflación de 10 a 15 mm Hg para la embarazada.

Vigilancia fetal

- El grado de vigilancia recomendado depende de la edad gestacional y viabilidad del feto, el tipo de anestesia que se administra y la naturaleza y agudeza de la intervención quirúrgica.

- Como mínimo debe documentarse el estado fetal antes y después de la intervención quirúrgica: para un feto previable menor de 23 a 24 semanas es suficiente la determinación de la frecuencia cardiaca.

- Se puede considerar la vigilancia fetal transoperatoria continua cuando se cumplen los siguientes criterios: capacidad logística para usar un monitor externo sin interferir con la operación o el campo estéril, disponibilidad de personal para interpretar los resultados y un médico disponible para intervenir, si está indicado.

- Un trazo poco alentador de la frecuencia cardiaca fetal en el transoperatorio a menudo puede mejorarse identificando y corrigiendo la hipotensión o la hipoxia maternas; no necesariamente requiere una cesárea urgente.

ENFERMEDADES QUIRÚRGICAS DURANTE EL EMBARAZO

Apendicitis aguda

- La **apendicitis aguda** es la enfermedad más frecuente que requiere intervención quirúrgica y se presenta en 1 de 800 a 1 500 embarazos. La tasa de perforación apendicular es mucho mayor durante el embarazo, supuestamente por mayores tasas de presentación atípica y rechazo a realizar los estudios de imagen apropiados, con retraso en el diagnóstico y tratamiento. El diagnóstico y el tratamiento oportunos son críticos, porque la apendicitis rota se asocia con tasas mucho mayores de pérdida fetal (36 *vs.* 1.5%), así como de morbilidad y mortalidad maternas, en comparación con la apendicitis no rota.

- El **cuadro clínico** puede incluir cualquiera de los siguientes: anorexia, náusea, vómito, fiebre, dolor abdominal, leucocitosis con o sin desviación a la izquierda, disuria y piuria. Es importante valorar la hipersensibilidad de rebote y otros índices de peritonitis durante la exploración física, si bien tales datos pueden solo presentarse en 50 a 80% de las embarazadas. Los cuadros clínicos no clásicos incluyen el dolor de cuadrante derecho superior abdominal o el abdominal difuso y son más frecuentes en la embarazada por sus cambios anatómicos. Debe tenerse particular cuidado para expandir el diagnóstico diferencial usual del dolor abdominal y considerar las afecciones relacionadas con el embarazo, incluidas preeclampsia, dolor del ligamento redondo, torsión ovárica, trabajo de parto pretérmino, desprendimiento prematuro de placenta normoinserta y corioamnionitis.

- La modalidad ideal de **valoración diagnóstica** por ultrasonografía bajo compresión gradual es ideal para identificar la apendicitis en la embarazada, con una sensibilidad de 67 a 100% y especificidad de 83 a 96%. Si la ultrasonografía resulta no concluyente y se sospecha apendicitis, se pueden considerar RM o TC, aunque se prefiere la primera (sensibilidad 94%; especificidad 97%), en general, en un esfuerzo por limitar la exposición fetal a la radiación.

- **Tratamiento**
  - La apendicectomía es el tratamiento estándar; no suele recomendarse el tratamiento médico solo con antibióticos, por los datos limitados acerca de esta estrategia en las embarazadas. No debe posponerse la intervención quirúrgica hasta que el cuadro clínico sea de peritonitis generalizada.
  - En el caso de una apendicitis rota con trabajo de parto activo puede ser apropiada la cesárea. Una paciente estable, sin septicemia, con apéndice roto en las etapas avanzadas del trabajo de parto puede intentar el parto vaginal.
  - Se administran antibióticos perioperatorios con una cefalosporina de segunda generación, una penicilina de espectro ampliado o el esquema triple (ampicilina, gentamicina, clindamicina) en todos los casos, y se continúan en el posoperatorio hasta pasadas 24 a 48 horas sin fiebre en casos de peritonitis, perforación o absceso periapendicular.

- La laparoscopia puede ser útil si el diagnóstico es incierto (p. ej., con el antecedente de enfermedad inflamatoria pélvica) y en especial en el primer trimestre. Se aconseja una técnica de laparoscopia de ingreso abierto después de las 12 a 14 semanas de gestación, por el mayor riesgo de perforación uterina al entrar al abdomen.
- Está indicada la laparotomía si hay sospecha elevada de apendicitis rota, al margen de la edad gestacional.

Colecistitis aguda

- La **colecistitis aguda** es la siguiente enfermedad quirúrgica más frecuente durante el embarazo y afecta a casi 1 de 1 000 pacientes. El vaciamiento retrasado de la vesícula biliar en respuesta a los cambios hormonales gestacionales predispone a la formación de cálculos y lodo biliares, que se pueden observar en 7% de las embarazadas. La gran mayoría de ellas cursará asintomática. Alrededor de 10% de las pacientes con síntomas presentará colecistitis aguda, que si se deja sin tratamiento puede progresar hasta causar complicaciones graves, como la colecistitis gangrenosa, la perforación de la vesícula biliar y las fístulas colecistoentéricas.
- El **cuadro clínico** incluye anorexia, náusea, vómito, fiebre y leucocitosis leve, que pueden también presentarse al inicio del embarazo. Los síntomas quizá se localicen en el flanco, la escápula o el hombro derechos. El signo de Murphy se detecta con menos frecuencia durante el embarazo o puede cambiar de ubicación.
- La **valoración diagnóstica** consta de interrogatorio y exploración física, así como pruebas de laboratorio (recuento de leucocitos, amilasa y lipasa séricas, bilirrubina total y pruebas de función hepática). Una ultrasonografía del cuadrante superior derecho abdominal es muy precisa para detectar la colecistitis aguda y debe considerarse la modalidad de obtención de imágenes ideal. Si hay sospecha elevada de un cálculo en el conducto biliar común, la colangiopancreatografía retrógrada endoscópica puede ser de beneficio tanto diagnóstico como terapéutico.
- **Tratamiento**
  - El tratamiento conservador inicial incluye reposo intestinal, hidratación intravenosa, analgesia y vigilancia fetal. Podría considerarse un ciclo breve de indometacina para disminuir la inflamación y aliviar el dolor.
  - Están justificados los antibióticos si los síntomas persisten 12 a 24 horas o hay sospecha de infección. Los esquemas empíricos de antibióticos recomendados incluyen ampicilina/sulbactam (Unasyn), piperacilina/tazobactam (Zosyn) o ceftriaxona más metronidazol (Flagyl).
  - Está indicado el tratamiento quirúrgico de la septicemia, la sospecha de perforación o el fracaso del tratamiento conservador. Incluso en casos no complicados, la operación definitiva durante la hospitalización inicial es una opción razonable, dado el alto riesgo de recurrencia cuando se trata de manera conservadora. Cuando es factible, la técnica preferida es de abordaje por laparoscopia.
  - La colangiografía transoperatoria se puede hacer con seguridad, de ser necesaria, con el uso de técnicas de cobertura fetal con un escudo.
  - La descompresión percutánea de la vesícula biliar ha sido motivo de informes para el tratamiento de los casos más graves o en pacientes malas candidatas quirúrgicas.

Obstrucción intestinal

- La **obstrucción intestinal** durante el embarazo es causada con máxima frecuencia por adherencias (60%) o vólvulos (25%).
- El tratamiento conservador incluye reposo intestinal, hidratación intravenosa y aspiración nasogástrica. Procédase con el tratamiento quirúrgico si la paciente desarrolla un abdomen agudo.

Quistes y torsión ováricos

- Ocurre **torsión** cuando una masa anexial gira sobre su pedículo vascular y se presenta un número desproporcionado de estos casos durante el embarazo (hasta 25% de todos los de torsión). Las causas frecuentes de torsión anexial incluyen quistes del cuerpo amarillo, tecaluteínicos, paratubarios, dermoides, y la inducción de ovulación. Las complicaciones de la torsión incluyen infarto anexial, peritonitis química y trabajo de parto pretérmino.
- El **cuadro clínico** incluye dolor agudo (por lo general unilateral) con o sin diaforesis, náusea y vómito. Puede palparse una masa anexial.
- La **valoración diagnóstica** es por interrogatorio, exploración física y ultrasonografía con la técnica Doppler de velocidad de flujo para valorar los anexos. Es importante señalar que un flujo normal por ultrasonografía Doppler no descarta la posibilidad de torsión.
- Está indicado el **tratamiento conservador** ante la rotura de quistes del cuerpo amarillo en pacientes hemodinámicamente estables, que suelen involucionar para las 16 semanas de la gestación.
- Está indicado el **tratamiento quirúrgico** del abdomen agudo, la torsión o el infarto.
  - Los quistes persistentes > 6 cm de diámetro o que contienen elementos sólidos pueden requerir intervención quirúrgica. Suele usarse un abordaje laparoscópico para tratar las masas anexiales durante el embarazo.
  - Si se rompe el cuerpo lúteo ovárico, se pueden usar progestágenos hasta las 10 semanas del embarazo, para prevenir una pérdida gestacional.

Masa mamaria durante el embarazo

- Casi 1 de 3 000 embarazadas en Estados Unidos se afecta por el cáncer mamario y tiende al diagnóstico tardío. El retraso promedio entre los síntomas y el diagnóstico es de 5 meses.
- La **valoración diagnóstica** es similar a la de la paciente sin embarazo.
  - La mamografía con cobertura abdominal es segura durante el embarazo; sin embargo, conlleva una tasa de falsos negativos de 50%.
  - La ultrasonografía mamaria permite diferenciar tumores sólidos y quísticos sin exposición a la radiación, pero también puede dar resultados falsos negativos.
  - Una masa mamaria clínicamente sospechosa, incluso con estudios de imagen negativos, debe ser objeto de biopsia, al margen del estado gestacional. La biopsia por aspiración con aguja fina y gruesa es segura durante el embarazo.
- **Tratamiento:** ver el capítulo 34.

Embarazo después de operaciones quirúrgicas bariátricas

- Las operaciones quirúrgicas bariátricas son cada vez más frecuentes en las mujeres de edad reproductiva.
- Debe retrasarse la concepción 12 a 24 meses después de una operación bariátrica, durante el periodo de máxima velocidad de la disminución de peso. En las pacientes que se someten a una operación quirúrgica bariátrica con un componente de absorción deficiente, como la de anastomosis en Y de Roux, hay una mayor tasa de fracaso de los anticonceptivos orales.
- Los datos limitados sobre el embarazo después de operaciones quirúrgicas bariátricas sugieren que no hay aumento de resultados fetales adversos. Las complicaciones, como la diabetes gestacional, la preeclampsia y la macrosomía fetal, pueden ser menos frecuentes en las pacientes que se sometieron antes a intervenciones quirúrgicas bariátricas que en sus contrapartes con obesidad; sin embargo, se presentan con mayor frecuencia que en la población general.
- Los pacientes que se sometieron a colocación de una banda gástrica pueden requerir su ajuste durante el embarazo.

- Los pacientes de cirugía bariátrica deben asesorarse de forma apropiada acerca de los propósitos y riesgos nutricionales. Se valorarán y tratarán las deficiencias de vitaminas y minerales, incluyendo B_1, B_6, B_{12}; folato; D; hierro, y calcio. En ausencia de alguna deficiencia se puede considerar el recuento hematológico, el de hierro, ferritina, calcio y vitamina D en cada trimestre. Se recomiendan los complementos de ácido fólico, vitamina B_{12}, calcio, hierro y vitamina D.
- Las complicaciones de las operaciones quirúrgicas bariátricas, como el escape de una anastomosis, la obstrucción intestinal y la erosión por una banda, pueden manifestarse con náusea, vómito y dolor abdominal.
- Debe evitarse el uso de fármacos antiinflamatorios no esteroides.

TRAUMATISMOS DURANTE EL EMBARAZO

Los **traumatismos** complican casi 1 de cada 12 embarazos y constituyen la principal causa de muerte materna no obstétrica. Los accidentes en vehículos motores contribuyen con la gran mayoría (70%) de los traumatismos durante el embarazo, con otras causas frecuentes que incluyen caídas, violencia del compañero íntimo, traumatismos penetrantes y quemaduras.

- Durante el primer trimestre el útero yace dentro de la pelvis ósea y está relativamente protegido de una lesión directa.
- Las complicaciones obstétricas por traumatismo incluyen pérdida gestacional temprana, trabajo de parto y parto pretérmino, rotura de membranas antes del trabajo de parto, desprendimiento prematuro de placenta normoinserta, rotura uterina, hemorragia fetomaterna con riesgo de aloinmunización, lesión directa y muerte fetales.
- La lesión fetal puede incluir fracturas de cráneo y hemorragia intracerebral, por traumatismos pélvicos contusos o por lesión directa de una herida penetrante.
- Ocurre hemorragia fetomaterna en 9 a 30% de los casos de traumatismo, cuyos signos incluyen taquicardia, anemia y muerte fetales. Debido al riesgo de hemorragia fetomaterna, todas las embarazadas Rh negativo deben recibir gammaglobulina anti-D de ser apropiado, después de un traumatismo.

Lesiones traumáticas específicas

Traumatismos contusos

- La colisión de vehículos motrices es la causa más frecuente de traumatismos contusos. Las embarazadas deben usar cinturones de seguridad con el de vientre tan bajo como sea posible sobre la pelvis ósea y no a través del fondo o la mitad del abdomen uterino. La cinta de hombro deberá colocarse a través del tórax de la paciente.
- Las complicaciones incluyen hemorragia retroperitoneal (más frecuente durante el embarazo por la notoria ingurgitación de los vasos pélvicos), desprendimiento prematuro de placenta normoinserta, trabajo de parto pretérmino y rotura uterina.
- Se identifica el desprendimiento prematuro de placenta normoinserta en 40% de los casos de traumatismo abdominal contuso grave y 3% de los menores.
- Ocurre rotura uterina en < 1% de los casos de traumatismo, por lo general, por un impacto abdominal de alta energía, y a menudo causa la muerte del feto.
- Las complicaciones son más probables en presencia de fracturas pélvicas, y cuando están aunadas a la hemorragia retroperitoneal en una embarazada causan pérdida sanguínea mucho mayor, en comparación con las pacientes sin embarazo.
- La rotura esplénica es la causa más frecuente de hemorragia intraperitoneal.
- La lesión fetal directa complica a < 1% de los traumatismos contundentes durante el embarazo.
- La muerte fetal es causada casi siempre por la muerte materna y se correlaciona con la gravedad de lesión, la expulsión fuera de un vehículo y la lesión cefálica materna.

Traumatismos penetrantes

- Las heridas por arma de fuego y blanca son las causas más frecuentes de traumatismos penetrantes.
- La salud de la madre es de preocupación principal y toma precedencia sobre la del feto, a menos que no se puedan mantener los signos vitales en cuyo caso debe considerarse la cesárea cerca de la muerte.
- Las heridas por arma de fuego en el abdomen conllevan una tasa de mortalidad fetal de hasta 71%. Su valoración incluye exploración exhaustiva de todas a las heridas de ingreso y salida, con radiografías o TC para ayudar a localizar el proyectil.
- Las heridas por arma blanca del abdomen tienen un pronóstico más favorable que aquellas por arma de fuego y conllevan una tasa de mortalidad fetal de hasta 42%. Una TC puede ayudar a valorar la extensión de las lesiones.
- Se hace laparotomía exploradora ante cualquier traumatismo penetrante del abdomen. La laparotomía por indicaciones maternas no se considera motivo para hacer una cesárea, a menos que haya indicación de esta o si el útero grávido impide una exploración intraabdominal apropiada.
- Debe considerarse la profilaxis del tétanos en las pacientes elegibles.

Lesiones térmicas/quemaduras

- Los resultados tanto maternos como fetales después de las lesiones por quemadura tienen relación predominante con la extensión de la superficie quemada. Conforme esta alcanza 40%, la tasa de mortalidad materna y fetal llega a 100%. La edad materna y la gestacional no parecen tener impacto sobre la supervivencia materna o fetal en casos de quemaduras graves.

Valoración de los traumatismos durante el embarazo

- La **valoración inicial de la embarazada con traumatismos** es la misma que en la que no presenta embarazo. Debe estabilizarse en primer término a la madre, hacer una revisión primaria, administrar oxígeno, según sea necesario, y obtener un acceso intravenoso. Deberá hacerse la intubación de forma temprana, de ser necesario, para mantener la oxigenación fetal y disminuir el riesgo de aspiración materna.
- **Valoración primaria**
  - Si la edad gestacional calculada es > 20 semanas, coloque a la paciente en decúbito lateral izquierdo con inclinación de 10 a 15 grados o en posición supina con una cuña bajo la cadera derecha, para desplazar el útero grávido lejos de la VCI.
  - Se insertarán dos catéteres intravenosos de gran calibre y se administrarán soluciones cristaloides con un volumen tres veces el de la pérdida sanguínea calculada.
  - Inicie la transfusión sanguínea ante pérdidas calculadas > 1 L de sangre. Las pacientes pueden perder hasta 1 500 mL de sangre antes de mostrar signos de inestabilidad hemodinámica, por el mayor volumen sanguíneo durante el embarazo.
  - Después de la reanimación intensiva con soluciones, se pueden usar vasopresores para mantener una perfusión uterina adecuada, de ser necesario. Ver el capítulo 61.
  - Si está indicada la colocación de sonda torácica en el caso de heridas penetrantes, deben hacerse uno o dos espacios intercostales por arriba de lo usual en el quinto espacio intercostal, dado el desplazamiento cefálico del diafragma durante el embarazo.
- Se hace una **valoración secundaria** después de la estabilización inicial.
  - Revise todo el cuerpo de la paciente, en particular el abdomen y el útero.
  - Valore el bienestar fetal y calcule la edad gestacional por ultrasonografía.
  - Valore la frecuencia cardiaca fetal en forma continua o con detectores portátiles, dependiendo de la edad gestacional, y coloque un tocodinamómetro para verificar las contracciones uterinas.

- Más de cuatro contracciones por hora durante las primeras 4 horas de vigilancia o un resultado positivo de una prueba de Kleihauer-Betke (KB) preocupan respecto a un desprendimiento prematuro de placenta normoinserta. Menos de cuatro contracciones por hora durante 4 horas de vigilancia fetal y una KB negativa no se vinculan con un aumento de los resultados adversos.
- Haga una exploración pélvica para valorar hemorragia, rotura de membranas y cambios cervicales.
- **Valoración diagnóstica**
  - Debe hacerse gammagrafía por TC que incluya la columna cervical si está indicada y la paciente se encuentra estable. No debe retrasarse por el embarazo.
  - Se puede usar ultrasonografía (valoración dirigida de traumatismos [FAST, por sus siglas en inglés]) para detectar lesiones abdominales y valorar la edad y viabilidad fetales. La ultrasonografía tiene 61% de sensibilidad y 94% de especificidad para detectar lesiones intraabdominales durante el embarazo ante los traumatismos (en comparación con 71% de sensibilidad y 97% de especificidad en la no embarazada).
  - El lavado peritoneal diagnóstico conlleva un mayor riesgo en las embarazadas que en las que no lo están, aunque la tasa total de complicaciones es todavía < 1%. Por lo general, son suficientes la TC y ultrasonografía y no se requiere lavado peritoneal.
  - Los estudios de laboratorio incluyen tipo sanguíneo y detección de anticuerpos, pruebas cruzadas ante una probable necesidad de transfusión, recuento hematológico completo, pruebas de KB y de coagulación, análisis de orina y la detección de toxicología que incluya la concentración de alcohol en sangre. Se sospecharán lesiones pélvicas en casos de hematuria macroscópica o microscópica.
  - La cesárea por un estado fetal no alentador, desprendimiento prematuro de placenta normoinserta, rotura uterina o una fractura pélvica o lumbosacra inestable durante el trabajo de parto se puede considerar si la madre se encuentra estable, según la edad gestacional, el estado fetal y la lesión uterina.
  - La tocólisis en casos de traumatismo es motivo de controversia, pero no está contraindicada. No obstante, los tocolíticos estándar producen síntomas que pueden complicar las valoraciones, como taquicardia (miméticos β), hipotensión (bloqueadores de los conductos del calcio) y alteración del sensorio (sulfato de magnesio).
  - Los protocolos de vigilancia fetal después de un traumatismo varían entre las instituciones y no se han valorado de manera rigurosa. Los autores, por lo general, vigilan a las pacientes durante 2 a 4 horas después de cualquier traumatismo. Si persisten las contracciones se amplía la vigilancia continua a 24 horas; las lesiones que son más graves, el dolor significativo, la hemorragia vaginal o un trazo no alentador de la frecuencia cardiaca fetal justifican también observaciones más amplias.

REANIMACIÓN CARDIOPULMONAR DURANTE EL EMBARAZO

- Las causas más frecuentes de paro cardiaco en las embarazadas incluyen traumatismos/hemorragias, embolia pulmonar o de líquido amniótico, accidente vascular cerebral, cardiopatía materna, complicaciones de la anestesia y edema pulmonar cardiógeno.
- Deben seguirse los protocolos del Standard Advanced Cardiac Life Support sin modificación por el embarazo.
- Se debe usar la inclinación lateral izquierda para desplazar el útero lejos de la VCI durante las compresiones torácicas, si esto no compromete su calidad.
- Administrar medicamentos y desfibrilación de acuerdo con el protocolo. No deben evitarse los fármacos presores, porque el resultado fetal depende de la reanimación materna exitosa.
- Considere la intubación temprana para disminuir el riesgo de aspiración, que aumenta por el propio embarazo.

- La **cesárea cercana a la muerte materna o de urgencia** rara vez se requiere, excepto en las pacientes con un feto viable que no responden a la reanimación. En la segunda mitad del embarazo pudiese mejorar la reanimación materna al aumentar el retorno venoso y el gasto cardiaco.
- La **decisión de proceder a una cesárea cercana a la muerte materna** debe hacerse en los 4 minutos que siguen al paro cardiaco, con extracción del feto tan pronto como sea posible para el mejor resultado.
- La **cesárea cercana a la muerte materna** debe hacerse de inmediato al lado de la cama. No es necesario un campo estéril. En general, se hace una incisión vertical media en el abdomen con bisturí y se prolonga hasta el útero. La histerotomía también se hace por incisión vertical media. Después del nacimiento del feto y la placenta, se cierra el útero con sutura anclada continua. Es importante **continuar la reanimación cardiopulmonar durante el procedimiento**. De ser posible la supervivencia materna, iníciense antibióticos de amplio espectro.
- Se comunica la supervivencia del bebé en 67% si nace en 15 minutos y 40% si nace entre 16 y 25. Intente el nacimiento ante cualquier signo de vida fetal.
- El nacimiento no requiere ser urgente ante la muerte cerebral materna, a menos que haya compromiso fetal.
- Son indispensables la documentación cuidadosa de las circunstancias y las indicaciones de la cesárea cercana a la muerte materna.

LECTURAS SUGERIDAS

American College of Obstetricians and Gynecologists Committee on Obstetric Practice. ACOG Committee Opinion No. 723: guidelines for diagnostic imaging during pregnancy and lactation. *Obstet Gynecol.* 2017;130(4):e210-e216. (Reafirmado en el 2019)

American College of Obstetricians and Gynecologists Committee on Obstetric Practice, American Society of Anesthesiologists. ACOG Committee Opinion No. 775: nonobstetric surgery during pregnancy (remplaza el Committee Opinion No. 696, April 2017). *Obstet Gynecol.* 2019;133:e285-e286.

American College of Obstetricians and Gynecologists Committee on Practice Bulletins—Obstetrics. ACOG Practice Bulletin No. 105: bariatric surgery and pregnancy. *Obstet Gynecol.* 2009;113:1405-1413. (Reafirmado en el 2017)

Brown HL. Trauma in pregnancy. *Obstet Gynecol.* 2009;114(1):147-160.

Dietrich CS III, Hill CC, Hueman M. Surgical diseases presenting in pregnancy. *Surg Clin North Am.* 2008;88:403-419.

Mendez-Figueroa H, Dahlke JD, Vrees RA, Rouse DJ. Trauma in pregnancy: an updated systematic review. *Am J Obstet Gynecol.* 2013;209(1):1-10.

Parangi S, Levine D, Henry A, Isakovich N, Pories S. Surgical gastrointestinal disorders during pregnancy. *Am J Surg.* 2007;193(2):223-232.

Tolcher M, Fisher W, Clark S. Nonobstetric surgery during pregnancy. *Obstet Gynecol.* 2018; 132:395-403.

Uzoma A, Keriakos R. Pregnancy management following bariatric surgery. *J Obstet Gynaecol.* 2013;33(2):109-141.

24 Cuidados posparto y amamantamiento

Timothee Fruhauf y Silka Patel

CUIDADOS SISTEMÁTICOS POSPARTO

Fisiología normal del puerperio

- **Involución uterina:** después del parto suele palparse el fondo uterino cerca del nivel del ombligo, y después retrocede alrededor de 1 cm/día con retorno a sus dimensiones no gestacionales entre las 6 y 8 semanas posparto. Este periodo puede variar en relación con la sobredistensión, paridad, vía del parto y el amamantamiento, pero las dimensiones uterinas no son predictivas de las complicaciones.
- **Loquios:** la secreción vaginal posparto (loquios) cambia de roja (loquios rojos), un desecho rojo pardo que contiene sangre y decidua en los primeros días, a una acuosa de color rosado pardo, los loquios serosos, 2 a 3 semanas después, y más adelante a loquios blancos, de tinte amarillento. El tiempo transcurrido hasta la resolución varía pero, por lo general, es de 6 semanas.
- **Tristeza posparto:** puede ser difícil de diagnosticar, porque muchos síntomas de depresión se superponen con los cambios normales en el sueño, la energía y el apetito puerperales. Sin embargo, deben valorarse los síntomas depresivos en el contexto de las expectativas normales posparto para identificar a aquellas pacientes cuyos síntomas de disforia, insomnio, fatiga y alteración de la concentración afectan su vida diaria. En comparación con la depresión posparto (ver capítulo 18), la tristeza posparto es leve y autolimitada, se desarrolla en unos cuantos días y se resuelve para las 2 semanas.
- **Amenorrea de la lactancia:** el amamantamiento puede suprimir la secreción de la hormona liberadora de gonadotropinas, con anovulación resultante. Sin embargo, esta relación es regulada por la extensión del amamantamiento y el estado nutricional y la masa corporal maternos. Solo en alrededor de 40% de las mujeres persiste la amenorrea 6 meses con el amamantamiento exclusivo. El tiempo promedio para el reinicio de la ovulación es de 190 días en quienes amamantan de manera exclusiva, en contraposición con un promedio de 45 en las pacientes que no.

El periné

- Cuidados perineales de rutina y recuperación normal: son frecuentes el dolor y el edema perineales durante los primeros 7 a 10 días posparto. Las laceraciones perineales de segundo grado, por lo general, requieren hasta 3 semanas para cicatrizar, en tanto las de tercero o cuarto grados lo hacen en 4 a 6 semanas. El uso de botellas exprimibles de higiene perineal durante la micción, baños de asiento frecuentes, anestésicos tópicos, almohadillas de *Hamamelis virginiana* y compresas frías o tibias pueden ayudar a la paciente a sentirse cómoda y recuperarse. Las laceraciones de cuarto grado se pueden acompañar de incontinencia fecal en el periodo posparto inmediato, pero es de esperar que esta disfunción del piso pélvico se resuelva con el transcurso del tiempo.
- Complicaciones perineales y aspectos a largo plazo
  - La **infección perineal** va desde celulitis y abscesos hasta la fascitis necrosante, pero, por lo general, se presenta con dolor creciente durante la primera semana posparto

y puede acompañarse de fiebre, eritema, piel brillante o tensa, secreción y edema. El tratamiento incluye antibióticos por vía oral y puede requerir abertura de la sutura, drenaje, irrigación, desbridación tisular o empaquetamiento, dependiendo de su profundidad y las dimensiones de la infección.

- La **abertura de la sutura (dehiscencia)** suele ocurrir 10 a 14 días posparto en relación con una infección y es más frecuente con las laceraciones de tercero y cuarto grados. Por lo general se presenta con aumento del dolor, secreción anormal y una sensación de "crepitación". Puede requerirse una segunda reparación diferida para las laceraciones más profundas.

- Suelen presentarse **hematomas** en las 24 horas que siguen al parto, al notar las pacientes una protrusión de rápida expansión y dolorosa en la vagina, la vulva o el periné, que puede tratarse de manera conservadora con cuidados de soporte, evacuación quirúrgica o, rara vez, por embolización arterial selectiva.

Inmunizaciones e inyecciones posparto

- A las mujeres que amamantan se les puede administrar con seguridad, sin efectos adversos, vacunas de virus vivos atenuados (excepto las de viruela y fiebre amarilla).

- **Inmunoglobulina anti-D:** una mujer Rh negativa no isoinmunizada que pare a un bebé Rh positivo debe recibir 300 µg de inmunoglobulina anti-D (RhoGAM) en las 72 horas que siguen al parto, incluso si se administró antes. Si hay pruebas de laboratorio de una hemorragia maternofetal excesiva, quizá se requieran dosis adicionales.

- **Vacuna de rubéola:** las madres no inmunes contra la rubéola deben recibir la vacuna de sarampión-parotiditis epidémica-rubéola antes del alta posparto. No se prefiere usar la vacuna de rubéola monovalente (p. ej., Rubivax) porque la triple mencionada es más eficaz en cuanto a costo y muchas mujeres sin inmunidad contra la rubéola también la carecen contra el sarampión. Se trata de una vacuna de virus vivos y, como tal, no se administra durante el embarazo.

- **Vacuna antivariolosa:** las madres no inmunes contra la varicela deben recibir la primera dosis de la vacuna Varivax antes del alta posparto y la segunda 4 a 8 semanas después, a menudo en el momento de la consulta posparto. Se trata de una vacuna de virus vivos y, como tal, no se administra durante el embarazo.

- Inmunizaciones de refuerzo: debe administrarse la **vacuna de tétanos-difteria y tosferina** en el puerperio, si no se hizo durante el embarazo, para disminuir la transmisión de la tosferina materna al neonato, aunque no habrá protección indirecta hasta 2 semanas después. También se pueden ofrecer las **vacunas contra la hepatitis A y B**, si está indicado.

- **Vacuna de la influenza:** debe administrarse en el puerperio durante la temporada de influenza, si no se hizo durante el embarazo (la vacuna atenuada de la influenza es segura durante la gestación) debido a que se ha vinculado a la influenza con una mayor morbilidad durante el embarazo y el puerperio.

Alta del hospital

Cuando no hay complicaciones, se puede dar de alta a las madres 24 a 48 horas después de un parto vaginal y 24 a 96 horas después una cesárea, con cumplimiento de los siguientes criterios:
- Signos vitales estables y dentro de límites normales.
- Fondo del útero firme en involución.

- Cantidad y color de los loquios apropiados, menor que una menstruación abundante y rojo decreciente.
- Gasto urinario adecuado.
- Alivio adecuado del dolor perineal.
- Cualquier sitio de incisión o reparación vaginal está cicatrizando bien, sin signos de infección.
- La madre puede comer, beber, ambular y orinar sin dificultad.
- No hay aspectos médicos o psicosociales detectados que impidan el alta.
- La madre mostró conocimiento del autocuidado y el de su bebé apropiados, incluyendo el método de su alimentación.
- Se abordó ya el tema de la anticoncepción posparto.
- Se administraron inmunizaciones e inmunoglobulina anti-D, si fue apropiado.
- Se programó ya la atención de seguimiento para la madre y el recién nacido.
- Se trataron las necesidades nutricionales del recién nacido.

El continuo de la atención posparto: el "cuarto trimestre"

- Guía y planeación posparto *durante* el periodo prenatal.
  - Debe iniciarse la **guía previsora** durante el periodo prenatal, porque el desarrollo de un plan de atención posparto para respaldar a las mujeres en su transición del embarazo a la maternidad y su bienestar sanitario harán óptimos los resultados para su salud. Se dialogará en cuanto a las expectativas respecto a la alimentación del recién nacido y otros cambios de los padres, la salud emocional y mental posparto, la recuperación del parto y el tratamiento de afecciones sanitarias crónicas que incluyan contar con un médico de atención primaria.
  - Planeación del embarazo futuro: se dialogará respecto de las intenciones reproductivas futuras desde la etapa prenatal, para informar los riesgos de los intervalos breves entre embarazos y guiar las tomas de decisión en cuanto a la anticoncepción posparto. La información respecto al ámbito completo de los métodos anticonceptivos se proveerá de manera que la paciente pueda seleccionar el mejor para lograr sus objetivos, lo que también incluirá la disponibilidad de uso de anticonceptivos posparto reversibles de acción prolongada (dispositivos intrauterinos [DIU] y el implante de etonogestrel).
  - Debe hacerse un plan de atención posparto durante el embarazo y actualizarse después del parto, antes del alta hospitalaria; debe incluir lo siguiente:
    - Información de contacto con todos los miembros del equipo de atención sanitaria, incluyendo el obstetra y otros (p. ej., trabajador social, psiquiatra).
    - Día, hora y lugar de las consultas posparto. Asegúrese de que la paciente conozca los números de teléfono apropiados para llamar y programar las citas que se le recomienden.
    - Recursos pertinentes para el método pretendido de alimentación del recién nacido, incluidos The Special Supplemental Nutrition Program for Women, Infants and Children (WIC) e interconsulta de lactancia. Cuando sea necesario, asistir a la paciente para obtener una bomba de extracción láctea.
    - Metas reproductivas e información anticonceptiva. Revise con la paciente el número deseado de hijos y el intervalo entre embarazos, las opciones anticonceptivas, incluyendo los riesgos, beneficios y efectos secundarios de los métodos ofrecidos.
    - Dialogue respecto a cualquier complicación del embarazo, incluidas las enfermedades cardiovasculares, la diabetes, la hipertensión y los planes de seguimiento posparto asociados, así como sus implicaciones para los embarazos futuros.

- ◦ Guía acerca de los síntomas y el tratamiento de la depresión, la ansiedad u otros trastornos psiquiátricos. Referir a trabajo social y psiquiatría, según se requiera.
- ◦ Recomendaciones de tratamiento de los problemas posparto frecuentes, incluyendo la disfunción del piso pélvico y la dispareunia.
- ◦ Seguimiento de planes para las afecciones crónicas de la salud. Según sea necesario, identifique al proveedor de atención primaria de la salud u otros (p. ej., psiquiatría, hematología, endocrinología), que continuarán al cuidado de los problemas médicos crónicos de la paciente después del periodo posparto.

- Valoración posparto inicial (en 3 semanas): dado que un porcentaje sustancial de la morbilidad se presenta en el periodo posparto temprano, es ideal hacer una valoración inicial en persona o por teléfono en las primeras 3 semanas para resolver cualquier proceso agudo.
  - Seguimiento de las **enfermedades hipertensivas gestacionales**: se recomienda una valoración de la presión arterial (PA) de 7 a 10 días posparto en las mujeres con afecciones hipertensivas. Aquellas con hipertensión grave deben ser citadas en los primeros 3 días posparto para realizar una valoración completa respecto de accidentes vasculares cerebrales.
  - Seguimiento de mujeres de alto riesgo: otras pacientes en riesgo de complicaciones, incluidas la depresión posparto, la infección de heridas, las dificultades de lactancia o las afecciones crónicas, pueden también beneficiarse de una consulta posparto en persona antes de la amplia posterior correspondiente.
  - Valoración de las mujeres sin factores de riesgo: aquellas pacientes sin factores de riesgo particulares pueden también beneficiarse de una valoración inicial por un proveedor de atención sanitaria en las primeras 3 semanas posparto y abordar cualquier proceso agudo. Esta valoración no requiere ser una consulta en persona y puede hacerse por visita domiciliaria, teléfono, aplicación telefónica o mensaje de texto.
- La consulta posparto amplia (en 12 semanas)
  - Componentes de la exploración física: cuantificación de PA y exploración de mamas, abdomen y pelvis (incluida la valoración de la reparación vaginal). Para las 6 a 8 semanas posparto, el útero debe haber retornado a sus dimensiones no gestacionales y los loquios estar casi ausentes.
  - Actividad sexual y **anticoncepción**: se puede reiniciar con seguridad la actividad sexual una vez que el periné cicatriza y disminuye la cantidad de pérdida sanguínea, por lo general, para las 6 semanas posparto. Sin embargo, es frecuente la dispareunia en el contexto del periné en proceso de cicatrización y la sequedad vaginal causada por el estado hipoestrogénico que produce el amamantamiento. Recomiende el uso de lubricantes a base de agua o silicona. Además, la libido puede disminuir conforme las mujeres se ajustan más a la atención del recién nacido. No obstante, deberá valorarse cualquier dispareunia significativa o persistente. La plática sobre anticoncepción debe incluir una explicación sobre el motivo de espaciar los nacimientos y evitar los intervalos intergestacionales breves. Ver el capítulo 28 para las opciones de anticoncepción. Si la paciente elige un anticonceptivo reversible de acción prolongada, debe colocarse durante la consulta posparto siempre que sea posible.
  - **Detección de la depresión** y el bienestar emocional: debe valorarse el bienestar psicosocial de la paciente con la detección específica de depresión y ansiedad mediante un instrumento validado, como la escala de **depresión posnatal de Edimburgo**. Si hay datos de depresión, debe considerarse el uso de antidepresivos y referir a la paciente para la atención de su salud mental (ver el capítulo 18). Si se elige iniciar un medicamento antidepresivo, debe también buscarse en la paciente el antecedente per-

sonal o familiar de un trastorno bipolar. La consulta posparto es también una oportunidad para detectar el trastorno de uso de sustancias y el seguimiento de afecciones de la salud mental previas.

- Complicaciones prenatales: las pacientes con **preeclampsia** deben ser objeto de seguimiento hasta asegurar la resolución de los síntomas y descartar una enfermedad renal o hipertensiva subyacente. Las mujeres con **diabetes gestacional** deben tamizarse para diabetes mellitus a través de la medición de glucosa en ayuno o una prueba de tolerancia oral a la glucosa con carga de 75 g en 2 horas en la primera consulta posparto, debido a su mayor riesgo de diabetes fuera del embarazo.

- Afecciones médicas crónicas y mantenimiento de la salud: deben revisarse los medicamentos prescritos para tratar procesos patológicos crónicos en cuanto a sus características de seguridad si la paciente amamanta o para cualquier ajuste de dosis posparto. Puede estar indicado el envío a un médico de atención primaria o a un especialista para el tratamiento adicional. La consulta posparto es también una oportunidad para tomar cualquier medida de mantenimiento de la salud necesaria, incluidas las inmunizaciones, el frotis de Papanicolaou y la exploración ginecológica de la mujer saludable.

- Atención del lactante: debe valorarse la comodidad de la paciente con el cuidado del recién nacido, incluyendo su alimentación, la estrategia de cuidado y la disponibilidad de su atención pediátrica. Se hará un recordatorio en cuanto a las prácticas seguras de sueño del lactante. Si la paciente amamanta, también se abordará cualquier tema relacionado.

- Cuidados posparto de las mujeres que experimentan pérdida gestacional, óbito fetal, muerte neonatal: las pacientes que sufren una pérdida gestacional deben ser objeto de programación de una consulta posparto para hablar del respaldo emocional, incluyendo su posible envío a asesores o grupos de respaldo, el asesoramiento respecto del luto, resultados de pruebas de histopatología relacionadas con la pérdida, el riesgo de recurrencias y la planeación de embarazos futuros. Será necesario que esto ocurra antes del momento usual de una consulta posparto amplia.

COMPLICACIONES FRECUENTES POSPARTO

- Se define a la **hemorragia posparto** como (1) una pérdida sanguínea calculada mayor de 1 000 mL en un parto vaginal o una cesárea, **o** (2) la hemorragia relacionada con síntomas de hipovolemia en las 24 horas que siguen al parto. La pérdida excesiva de sangre que ocurre en las 24 horas que siguen al parto se denomina hemorragia posparto *primaria* o *aguda*, en tanto la que se presenta pasadas 24 horas (hasta 6 semanas) es una hemorragia posparto *secundaria* o *tardía*. La incidencia de la hemorragia posparto es de alrededor de 1 a 5% de los nacimientos (ver el capítulo 3).

- Se define a la **morbilidad febril posparto** por una temperatura mayor de 38.0 °C en al menos dos ocasiones con 4 horas de intervalo, después de las primeras 24 horas posparto. Las causas frecuentes incluyen ingurgitación mamaria, atelectasia, infección de vías urinarias, endomiometritis, reacción farmacológica (en especial con el uso de misoprostol) e infección de una herida. Son causas menos frecuentes de la fiebre posparto la retención de productos de la concepción, el absceso pélvico, un hematoma infectado, la neumonía (en particular si la paciente recibió anestesia general), la trombosis venosa ovárica y la tromboflebitis pélvica séptica.

  - Las **infecciones de las vías urinarias** son frecuentes durante el embarazo y después del sondeo vesical; debe considerarse un urocultivo con base en la exploración física y se dará tratamiento con antibióticos por vía oral.

- La **endomiometritis** complica 1 a 3% de los partos vaginales y es cinco a 10 veces más frecuente después de una cesárea. Se manifiesta con fiebre, hipersensibilidad del fondo uterino, malestar general o loquios fétidos y suele ser una infección polimicrobiana por aerobios grampositivos (estreptococos de grupos A y B, enterococos), aerobios gramnegativos (*Escherichia coli*) y anaerobios (especies de *Peptostreptococcus*, *Peptococcus*, *Bacteroides*) del aparato genital. La endomiometritis debe tratarse con antibióticos intravenosos hasta que la paciente mejore clínicamente y permanezca afebril durante 24 a 48 horas. Ver el capítulo 3 para las recomendaciones de tratamiento. La respuesta al tratamiento con antibióticos suele ser rápida. La fiebre persistente pasadas 48 a 72 horas de tratamiento antibiótico requiere valoración adicional.
- La **tromboflebitis pélvica séptica** es rara y se relaciona más con una cesárea, se caracteriza por fiebre de picos altos a pesar del uso de antibióticos apropiados. Las pacientes a menudo se sienten mejor entre los picos febriles y no manifiestan dolor. Con frecuencia se obtienen imágenes en busca de un absceso, pero la trombosis de la tromboflebitis pélvica séptica no siempre se detecta en la tomografía computarizada o la resonancia magnética, por lo que el diagnóstico se hace con base en la exploración física y la exclusión de otras causas. Se ha sugerido la continuación de los antibióticos intravenosos y el potencial adición de anticoagulación con heparina para el tratamiento, si bien el esquema es controvertido (ver el capítulo 3).
- Se define a la **hipertensión** por una PA de 140/90 mm Hg o mayor, tomada con la paciente en posición sentada en dos o más ocasiones con al menos 6 horas de intervalo. Se pueden presentar preeclampsia o eclampsia posparto incluso en ausencia de su diagnóstico prenatal. Cualquier lectura de presión ≥ 140/90 mm Hg debe ser objeto de valoración por repetición de su determinación, evaluación de otros signos y síntomas de preeclampsia y la obtención de los estudios de laboratorio correspondientes (cuantificación de plaquetas, proteínas en orina y pruebas de función hepática). En mujeres que sufrieron preeclampsia prenatal, en general, se espera una diuresis posparto espontánea y la normalización de la PA. La hipertensión por preeclampsia puede persistir por hasta 6 semanas, no obstante, a veces, y quizás requiera valoración y tratamiento adicionales.
- Los **eventos tromboembólicos** son la principal causa de mortalidad materna directa, y más frecuente después del nacimiento, en especial cuando se hizo una cesárea y en presencia de factores de riesgo adicionales (antecedente de tromboembolia venosa, trombofilia, obesidad, tabaquismo, hemorragia posparto y trastornos médicos comórbidos). El riesgo es máximo justo después del nacimiento y declina de manera gradual hasta la basal pasadas 12 semanas. Debe individualizarse la profilaxis y se recomienda en las mujeres de alto riesgo (ver el capítulo 3).

AMAMANTAMIENTO

Recomendaciones

- En la American Academy of Pediatrics se recomienda el amamantamiento exclusivo durante los primeros 6 meses de la vida, y parcial (con alimentos complementarios) por al menos 12 meses. En la Organización Mundial de la Salud se recomienda continuar el amamantamiento parcial durante 2 o más años.
- Se tratarán las preferencias de alimentación durante las consultas prenatales y se asesorará en la etapa prenatal a quienes decidan amamantar posparto.
- Se alentará el inicio del amamantamiento tan pronto como sea posible después del nacimiento. Los lactantes y las madres que inician el amamantamiento dentro de la primera hora que sigue al nacimiento tienen una mayor tasa de éxito que aquellas en quienes se

retrasa. Quienes se separarán de sus recién nacidos en el periodo posparto inmediato (valoración/ingreso a la unidad de cuidados intensivos neonatales) deben recibir una bomba mamaria para iniciar la extracción de leche.

- Debe alimentarse a los recién nacidos cada 2 a 4 horas hasta su saciedad. Se debe despertar a los no demandantes cada 4 horas para que se alimenten. El amamantamiento frecuente establece el aporte de leche materno, impide la ingurgitación mamaria excesiva y minimiza la ictericia neonatal.
- El amamantamiento se puede vincular con malestar inicial. Se valorará el dolor mamario y revalorará la posición para el amamantamiento. Ofrezca primero la mama menos molesta, con rotación de los puntos de tensión en los pezones y eliminación de la aspiración antes de retirar al lactante de la mama. Se puede tratar la hipersensibilidad del pezón con compresas frías o tibias, aplicación de la leche extraída o analgésicos leves. No se ha mostrado que la crema de lanolina o los ungüentos para todo uso en el pezón provean beneficio, pero suelen usarse.
- El amamantamiento aumenta los requerimientos calóricos maternos por 500 a 1 000 kcal/día y el riesgo de deficiencias de magnesio, vitamina B_6, folato, calcio y zinc, por lo que se recomendará a las pacientes continuar tomando sus complementos multivitamínicos prenatales. La leche humana quizá no provea suficiente hierro para los recién nacidos prematuros o los lactantes mayores de 6 meses, quienes junto con los hijos de madres con deficiencia de hierro deben recibir complementos del metal. Los lactantes amamantados también deben recibir complementos de vitamina D, porque la leche humana no provee un aporte adecuado.
- En la Tabla 24-1 se enlistan los beneficios del amamantamiento.

Contraindicaciones del amamantamiento

- Algunos problemas estructurales dificultan el amamantamiento y, a veces, lo imposibilitan e incluyen mamas tubulares, tejido mamario hipoplásico, inversión real de los pezones (rara) y alteraciones quirúrgicas que dañan a los conductos galactóforos.
- Son contraindicaciones del amamantamiento las siguientes:
  - Uso activo de drogas por la madre, incluyendo el alcohol en exceso.
  - Lactante con galactosemia.
  - Infección por virus de la inmunodeficiencia humana materna en un país desarrollado. En los países en vías de desarrollo, los beneficios del amamantamiento pueden rebasar al pequeño riesgo de transmisión del virus de inmunodeficiencia humana.
  - Tuberculosis materna activa no tratada o pacientes con infección por virus linfotrópicos T humanos tipos I o II. Las mujeres pueden administrar a su lactante la leche que se extrajeron y amamantarlo una vez que esté bien establecido su tratamiento.
  - Varicela materna no tratada activa. Una vez que el lactante recibió la inmunoglobulina contra varicela zóster, se permite usar la leche extraída si no hay lesiones en la mama. En los 5 días siguientes a la aparición del exantema se producen anticuerpos maternos, lo que hace a la leche benéfica para la inmunidad pasiva.
  - Lesiones activas de herpes simple en la mama.
  - Madres que reciben isótopos radiactivos para diagnóstico o tratamiento, o que tuvieron exposición reciente a materiales radiactivos.
  - Madres que reciben antimetabolitos o preparados quimioterapéuticos.
- *Sin contraindicaciones*
  - Los lactantes de término sanos con citomegalovirosis adquirida o congénita se deben amamantar para obtener el beneficio de los anticuerpos maternos.
  - Los hijos de madres con hepatitis A o B pueden amamantarse tan pronto como reciban la inmunoglobulina apropiada y la primera dosis de la serie de vacunas de

Tabla 24-1	Beneficios del amamantamiento

Para los recién nacidos

- Excelente nutrición que cubre sus necesidades (el contenido de la leche cambia con las necesidades del desarrollo [p. ej., más proteínas y minerales después del parto y aumento de agua, grasa y lactosa a continuación]).
- IgA secretora en concentración alta en el calostro, que provee inmunidad pasiva al lactante.
- Refuerzo de la inmunidad celular por promoción de la fagocitosis por macrófagos y leucocitos.
- El factor bífido en la leche promueve la proliferación de *Lactobacillus bifidus*, que protege de la proliferación de los microorganismos patógenos causales de diarrea.
- Disminuye la frecuencia o gravedad de la meningitis bacteriana, la bacteriemia, la diarrea, las infecciones de vías respiratorias, la enterocolitis necrosante, la otitis media, las infecciones de vías urinarias y la septicemia de inicio tardío en los lactantes pretérmino.
- En Estados Unidos, la mortalidad de los lactantes disminuye por 21% en los amamantados.
- Las proteínas de la leche materna son específicas del ser humano, por lo que retrasan o disminuyen algunas alergias ambientales.

Para las madres

- Puede respaldar el enlace temprano entre madre y lactante.
- La secreción de oxitocina durante la bajada de la leche aumenta las contracciones uterinas y así aminora la pérdida sanguínea posparto y facilita la involución del útero.
- Menor riesgo de toda la vida de cáncer ovárico y mamario premenopáusico, de manera proporcional con la duración del amamantamiento.
- Menor incidencia de osteoporosis y fracturas de cadera en la posmenopausia.
- Posible menor costo en comparación con la alimentación con leche de vaca.
- Facilita el espaciamiento de los embarazos por la amenorrea de la lactancia.
- Puede ayudar a una disminución de peso más rápida posparto.

Abreviatura: IgA, inmunoglobulina A.

hepatitis. Se recomienda especial atención para evitar la pérdida de continuidad de la piel en o alrededor de los pezones de las madres con hepatitis B.
- Las madres con hepatitis C pueden amamantar, pues no hay pruebas de su transmisión en la leche materna. De nuevo, se recomienda no amamantar si hay pérdida de continuidad de la piel en o cerca de los pezones.

Amamantamiento y medicamentos maternos

- La mayoría, pero no todos los fármacos, es compatible con el amamantamiento y en la American Academy of Pediatrics se recomienda sopesar los beneficios del amamantamiento para la madre y el lactante frente a los riesgos de la exposición a un fármaco.
- Se puede encontrar la información más actualizada sobre la compatibilidad con el amamantamiento de los medicamentos obtenidos por prescripción y de venta libre en la base

de datos LactMed, disponible en línea por la National Library of Medicine y a través de aplicaciones móviles.

- En general, casi todos los medicamentos antineoplásicos, tirotóxicos e inmunosupresores están contraindicados durante el amamantamiento. En cuanto a la antibioticoterapia materna, esta sí puede continuar durante la lactancia. Aunque todos los anticonvulsivos principales se secretan en leche materna, no es necesario descontinuarlos o desalentar el amamantamiento, a menos que el lactante muestre sedación excesiva.

Amamantamiento y anticoncepción

- El **método de amenorrea de la lactancia** protege del embarazo en 95 a 99% en los primeros 6 meses posparto, si se cumplen los criterios estrictos en presencia de amenorrea. Las tetadas deben ser cada 4 horas durante el día y cada 6 durante la noche y los alimentos complementarios no deben rebasar 5 a 10% de las calorías.
- Los **anticonceptivos de solo progestágeno** (p. ej., minipíldora, inyectables e implantes de progestágenos y el DIU de levonorgestrel) no afectan la calidad de la leche y pueden aumentar su volumen. Estos anticonceptivos son de los métodos preferidos de tipo hormonal en el periodo posparto inmediato. Los progestágenos son detectables en la leche materna, pero ninguna prueba sugiere que haya efectos adversos sobre el lactante. El DIU de levonorgestrel o el implante de etonogestrel (Nexplanon) son las opciones de solo progestágeno con la máxima eficacia; se puede insertar cualquiera justo en el puerperio o en la consulta de 6 semanas posparto. Las píldoras de noretisterona (Micronor) deben tomarse a la misma hora durante el día para ser eficaces.
- Los **métodos no hormonales de anticoncepción** (p. ej., condones, DIU de cobre, esterilización) no tienen impacto sobre la producción de leche.
- Los estrógenos en los **anticonceptivos combinados de estrógenos-progestágenos** (píldoras, parche, anillo) pueden disminuir la cantidad y duración de la leche materna. Si estos representan el método anticonceptivo preferido deben iniciarse a las 6 semanas posparto y solo después de que la lactancia esté bien establecida y el estado nutricional del lactante sea apropiado. Algunos proveedores de atención sanitaria inician las píldoras anticonceptivas orales tan pronto como al mes posparto, si la lactancia está bien establecida, la paciente declina otras formas de anticoncepción, el riesgo de repetir un embarazo es significativo y si la paciente no presenta otros factores de riesgo de tromboembolia venosa.

Mastitis durante la lactancia

- La **mastitis** es una infección mamaria que se presenta en 1 a 2% de las mujeres que amamantan, por lo general, entre las semanas 1 y 5 posparto; se caracteriza por una zona hipersensible enrojecida e indurada localizada en la mama y a menudo se acompaña de fiebre, escalofríos y malestar general. De las mastitis, 45% se debe a una infección por *Staphylococcus aureus*. Otros microorganismos causales frecuentes incluyen estreptococos β hemolíticos, *E. coli* y *Haemophilus influenzae*.
- **Diagnóstico diferencial** (Tabla 24-2)
  - **Dolor del pezón:** por lo general ocurre *hipersensibilidad del pezón* al inicio del amamantamiento en las primeras semanas posparto, con frecuencia relacionada con lesiones (abrasión, equimosis, grietas, ampollas), equimosis por la posición o el acoplamiento de la boca del bebé incorrectos. La *dermatitis areolar* se presenta con un exantema rojo, escamoso, prurigitoso, y puede originarse por la exposición a irritantes o alérgenos y requerir esteroides tópicos, además de evitar los irritantes. Puede ocurrir *vasoconstricción del pezón* en las madres con el fenómeno de Raynaud, hipersensibilidad al frío o traumatismos del pezón.

Tabla 24-2	Hipersensibilidad mamaria posparto[a]		
	Ingurgitación	**Mastitis**	**Conducto obstruido**
Inicio	Gradual	Súbito	Gradual
Localización	Bilateral	Unilateral	Unilateral
Edema	Generalizado	Localizado	Localizado
Dolor	Generalizado	Intenso, localizado	Localizado
Síntomas sistémicos	La madre se siente bien	La madre se siente enferma	La madre se siente bien
Fiebre	No	Sí	No

[a] Reimpreso con autorización de Beckmann CRB, Ling FW, Barzansky BM, et al. *Obstetrics and Gynecology*. 4th ed. Baltimore, MD: Lippincott Williams & Wilkins; 2002:158.

- **Obstrucción de los conductos galactóforos:** un aumento de volumen hipersensible de la mama que no se acompaña de síntomas sistémicos y se resuelve con la aplicación de compresas tibias y masaje. Se trata de una zona localizada de estasis láctea por distensión de los tejidos. Sin resolverse, los conductos obstruidos pueden llevar a los *galactoceles*, masas solidoquísticas al inicio llenas de leche, que se puede convertir en una sustancia caseosa espesa difícil de drenar. Los galactoceles rara vez requieren tratamiento por ultrasonografía o aspiración con aguja si los métodos conservadores fracasan.
- **Ingurgitación mamaria:** hipersensibilidad generalizada bilateral de las mamas que a menudo se presenta 2 a 4 días posparto y se vincula con fiebre de bajo grado. Es producto del edema intersticial con el inicio de la lactancia o la acumulación de leche en exceso. Puede tratarse con aplicación de compresas tibias, seguida por la extracción manual de leche o con bomba eléctrica y la continuación del amamantamiento.
- **Cáncer mamario inflamatorio:** una rara enfermedad que se presenta con hipersensibilidad mamaria y cambios de la piel de la mama, y, a menudo, se vincula con linfadenopatía axilar. Debe tenerse en mente si la mastitis no se resuelve con el tratamiento apropiado.
- **Absceso mamario:** una masa firme, hipersensible, fluctuante y, a menudo, bien circunscrita en la mama, que puede requerir ultrasonografía para el diagnóstico así como para facilitar el drenaje guiado o la incisión y el drenaje quirúrgicos (I&D), que pueden necesitarse para el tratamiento.
- **Candidosis mamaria:** es un diagnóstico clínico frecuente a pesar de pruebas limitadas de su presencia. Suele diagnosticarse con base en un dolor desproporcionado de la mama, el antecedente de infección vaginal o la del lactante por especies de *Candida*, piel brillante o escamosa alrededor del pezón y un cultivo areolar o lácteo positivo para especies de *Candida*. El tratamiento puede incluir antimicóticos tópicos, sistémicos, o violeta de genciana.
- El **tratamiento** de la mastitis incluye continuar el amamantamiento, antiinflamatorios no esteroideos y antibióticos. La antibioticoterapia inicial suele iniciarse con 500 mg de **dicloxacilina** por vía oral cada 6 horas durante 10 días. Puede usarse clindamicina a razón de 300 mg cada 6 horas por día en las pacientes con alergia a los lactámicos β. Las mujeres deben continuar extrayendo su leche, con inicio en el lado afectado, para impulsar su vaciamiento completo. Si no hay mejoría en 48 horas, debe cambiarse el antibiótico a cefalexina o ampicilina con clavulanato (Augmentin) y ordenar estudios de imagen para descartar un absceso mamario.

Disminución del aporte mamario

- El volumen normal de leche que se produce al final de la primera semana posparto es de 550 mL/día. Para las semanas 2 a 3, la producción de leche aumenta a casi 800 mL diarios, y alcanza su máximo de 1.5 a 2.0 L/diarios. El amamantamiento frecuente y la buena nutrición materna ayudan a mantener las reservas de leche. Puede ocurrir un aporte inadecuado de leche por un estado nutricional deficiente, deshidratación, desarrollo insuficiente de la mama durante el embarazo por una anomalía congénita, antecedente de operación quirúrgica o irradiación mamarias, resistencia a la insulina, concentraciones altas de andrógenos o anomalías endocrinas. El **síndrome de Sheehan** (necrosis hipofisaria posparto) puede causar ausencia de la producción de leche por cifras bajas de prolactina.
- **Tratamiento:** las intervenciones para aumentar el aporte de leche variarán de acuerdo con la causa, pero en conjunto pretenden incrementar la eficacia y frecuencia del amamantamiento con el uso de bombas eléctricas o la expresión manual de la leche. A menudo es necesario hacer énfasis en una mayor confianza materna.

Destete

- El destete abrupto quizá lleve a la ingurgitación mamaria en 3 días y debe evitarse tanto como sea posible. Se recomiendan el vendaje de las mamas, las compresas frías y evitar la estimulación del pezón a las mujeres que no amamantan o aquellas que hacen el destete de manera abrupta.
- El destete sistemático (por lo general después de los 6 meses) es guiado por el bebé y, como tal, ocurre de manera gradual y así, evita la ingurgitación. Las estrategias incluyen disminución de las sesiones de alimentación mamaria, su acortamiento o un intervalo más prolongado entre las tetadas.

LECTURAS SUGERIDAS

American College of Obstetricians and Gynecologists Committee on Obstetric Practice. ACOG Committee Opinion No. 756: optimizing support for breastfeeding as part of obstetric practice. *Obstet Gynecol.* 2018;132:e187-e196.

American College of Obstetricians and Gynecologists Committee on Obstetric Practice, Presidential Task Force on Redefining the Postpartum Visit. ACOG Committee Opinion No. 736: optimizing postpartum care. *Obstet Gynecol.* 2018;131:e140-e150.

American College of Obstetricians and Gynecologists Women's Health Care Physicians, Committee on Health Care for Underserved Women. ACOG Committee Opinion No. 570: breastfeeding in underserved women: increasing initiation and continuation of breastfeeding. *Obstet Gynecol.* 2013;122:423-428. (Reafirmado en el 2018)

Curtis KM, Tepper NK, Jatlaoui TC, et al. U.S. medical eligibility criteria for contraceptive use, 2016. *MMWR Recomm Rep.* 2016;65(3):1-103.

Anestesia obstétrica

Kristen Ann Lee y Jamie Murphy

Las opciones para el alivio del dolor periparto se eligen de acuerdo con la preferencia de la paciente y las indicaciones médicas. Se dispone de múltiples técnicas y procedimientos para el alivio del dolor durante el proceso del parto. Con un asesoramiento apropiado respecto de los riesgos y beneficios, las pacientes pueden elegir sus tratamientos de analgesia preferidos.

VÍAS DEL DOLOR

- En la primera etapa del trabajo de parto (de dilatación del cérvix), el dolor es visceral, secundario a la distensión de la porción baja del útero y el cérvix y a la isquemia de estos tejidos. Las señales del dolor visceral atraviesan los *ramos comunicantes* blancos de T10-L1 e ingresan a la médula espinal.
- La segunda etapa del trabajo de parto implica dolor tanto visceral como somático y la parturienta experimenta más de este último en su etapa final (7-10 cm de dilatación cervical), al ingreso a la segunda etapa, por la distensión de la vagina, el periné y el piso pélvico. Las señales del dolor somático transcurren por el nervio pudendo (S2-S4) e ingresan a las astas anteriores de la médula espinal, y la paciente también experimenta presión rectal.

GENERALIDADES DE LA ANALGESIA Y ANESTESIA OBSTÉTRICAS

- El tipo de parto indica el método de analgesia y anestesia por usar: local, regional o sistémico, que incluye inyección en el sitio, bloqueo de nervios periféricos y regional. Los métodos sistémicos se pueden administrar por vía intramuscular, intravenosa o inhalatoria. A menudo se usa anestesia general en casos en que se requiere una pérdida de actividad motora y sensorial completa (Tabla 25-1) o cuando hay contraindicaciones de la anestesia neuraxial.
- En los **partos vaginales**, el propósito es bloquear las señales nociceptivas mientras se conserva la función motora, de manera que la mujer se encuentre cómoda, pero pueda participar de forma activa en el esfuerzo expulsivo de la segunda etapa de trabajo de parto. Durante la primera etapa, el dolor visceral se modifica por el uso preferido de anestesia regional, como la epidural, la raquídea, o una combinación de ambas. En la segunda etapa del trabajo de parto los estímulos de dolor se transmiten por el nervio pudendo con el descenso de las partes fetales. Se puede usar anestesia local o bloqueo de nervios periféricos con inyección pudenda o bloqueo raquídeo/epidural durante la segunda etapa del trabajo de parto. La tercera etapa del trabajo de parto, de nacimiento de la placenta, no se prolonga por la analgesia epidural.
- En la **cesárea**, la selección del anestésico suele determinarse por el estado de la madre y el feto, la urgencia del procedimiento y la preferencia del médico. La anestesia quirúrgica requiere un bloqueo motor y sensorial más intenso que el usado para el parto vaginal. A menudo el método preferido que se usa es la anestesia neuraxial, porque provee un alivio adecuado del dolor en tanto disminuye al mínimo el riesgo materno de aspiración o de una dificultad de las vías aéreas no prevista. Además, la anestesia neuraxial disminuye la secreción sistémica de catecolaminas y la respuesta a la intervención quirúrgica, evita los efectos secundarios de los narcóticos intravenosos posoperatorios (IV) y permite a la

Tabla 25-1	Uso de la anestesia en los procedimientos obstétricos[a]

Situación	Local	Bloqueos de nervios periféricos	Regional	Sistémica	General	Analgésicos orales
Primera etapa de trabajo de parto		X (paracervical)	X	X	N/A	X (a menudo se usa morfina VO al principio de la primera etapa)
Parto vaginal	X	X (pudendo)	X	X	N/A	
Cesárea electiva	X		X	(X) se usa como adyuvante de la anestesia neuraxial	X	
Cesárea urgente	X		X		X	
Dolor posparto			X	X		X
Dolor posoperatorio		(X) (TAP y QL)	X	X		X

X, indica las opciones usuales de anestesia obstétrica.
[a] Para más información sobre los patrones de práctica de la anestesia obstétrica, ver Traynor A, Aragon M, Ghosh D, et al. Obstetric Anesthesia Workforce Survey: a 30-year update. *Anesth Analg.* 2016;122(6):1939-1946.

madre interactuar con el recién nacido después del parto. Se puede lograr una anestesia neuraxial eficaz por los métodos epidural, raquídeo, o combinado (CER), que también provee la opción de cambiar rápidamente a la anestesia general, si es necesario, que es apropiada cuando la paciente presenta contraindicaciones de la anestesia neuraxial (ver más adelante), indicaciones médicas, o en casos de urgencia en los que no se puede administrar la anestesia neuraxial de manera oportuna. Se puede usar también la anestesia local complementaria por el obstetra en el campo quirúrgico.

TIPOS DE ANALGESIA Y ANESTESIA OBSTÉTRICAS

Inyección local (bloqueo del campo)

- **Indicaciones**
  - Se usa para reparar episiotomías o laceraciones después del parto.
    - Los fármacos usuales incluyen **lidocaína** (al 1-2%) o **2-clorprocaína** (al 1 a 3%), que proveen anestesia durante 20 a 40 minutos. La dosis máxima permitida de lidocaína inyectada es de 4.5 mg/kg.

- En raras circunstancias de urgencia, donde no es posible administrar anestesia general o la analgesia neuraxial está contraindicada, se puede usar con seguridad la anestesia local para la cesárea en las pacientes de alto riesgo.
- **Ventajas.** La anestesia local puede proveer alivio del dolor sin necesidad de equipo o personal especiales. El bloqueo local alivia la mayor parte del dolor durante la reparación de una laceración simple, con mínimos efectos sistémicos si se administra de manera correcta.
- **Limitaciones.** Puede cubrir bien todo el campo o quizás no impida por completo la percepción del dolor.
- **Riesgos/complicaciones.** La inyección IV inadvertida puede llevar a complicaciones sistémicas graves. Son raras la hipotensión, las arritmias y las convulsiones.

Bloqueo de nervios periféricos (pudendos, paracervical)

- **Indicaciones.** Se puede usar el **bloqueo pudendo** para obtener analgesia complementaria durante la segunda etapa del trabajo de parto o antes de un parto quirúrgico si no se logró un alivio adecuado por la anestesia neuraxial. Antes se usaba el **bloqueo paracervical** durante la primera etapa del trabajo de parto, pero ya no suele hacerse, por el mayor riesgo de complicaciones (ver más adelante).
- **Técnica para el bloqueo de pudendos:** se inyectan 5 a 10 mL de anestésico local (p. ej., lidocaína al 1%) por vía transvaginal casi 1 cm por dentro y detrás de la espina ciática, a lo largo del ligamento sacrociático menor a una profundidad de casi 1 cm a ambos lados. Debe tenerse cuidado de evitar inyectar directamente en los vasos pudendos (Figura 25-1).
- **Ventajas.** El bloqueo de nervios periféricos es muy eficaz. Cinco minutos después de la inyección, las pacientes pueden empezar a sentir su efecto.
- **Limitaciones.** Hay límites de la inyección total de anestésicos. En algunos casos, el alivio puede ser adecuado. El bloqueo pudendo puede ser ineficaz en hasta 50% de las pacientes, con frecuencia unilateral y dura 30 a 60 minutos.
- **Riesgos/complicaciones.** La inyección intravascular puede causar complicaciones sistémicas, que incluyen toxicidad de los medicamentos, formación de hematomas e infección pélvica. La bradicardia fetal es un efecto secundario conocido del bloqueo

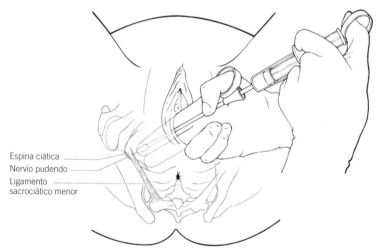

Espina ciática
Nervio pudendo
Ligamento
sacrociático menor

Figura 25-1. Técnica del bloqueo pudendo. Tomada de Callahan T, Caughey AB. *Blueprints: Obstetrics & Gynecology.* 7th ed. Philadelphia, PA: Wolters Kluwer; 2018.

paracervical y se presenta en casi 15% de los casos. También hay riesgo de inyección fetal directa con el bloqueo paracervical, que causa toxicidad cardiaca. Excepto en casos seleccionados, en los que no se dispone de otro tipo de analgesia, suele evitarse el bloqueo paracervical.

Anestesia regional (epidural, raquídea)

- En Estados Unidos los métodos preferidos para aliviar el dolor obstétrico son los de **anestesia epidural y raquídea.** Se pueden administrar de manera separada o como CER. Se presenta la analgesia a nivel de los dermatomas T8-T10, con grados variables de bloqueo motor.
- **Indicaciones.** La anestesia neuraxial es el método *preferido* de alivio del dolor, por su eficacia y seguridad. La anestesia general se asocia con una mayor morbilidad materna, relacionada con un riesgo más alto de aspiración e intubación difícil no prevista. Se puede usar cuando se prevé dificultad con la intubación; con el antecedente de hipertermia maligna, afecciones cardiovasculares o respiratorias, o la necesidad de prevenir la hiperreflexia autónoma en las pacientes con lesiones altas de la médula espinal. Se prefiere la anestesia regional en las mujeres con preeclampsia debido a que puede aumentar el riego sanguíneo intravelloso y disminuir la necesidad de anestesia general, si se indica una cesárea. La sola *solicitud materna* es motivo suficiente para administrar anestesia regional.
- **Técnica**
  - En la Tabla 25-2 se enlistan los fármacos de uso frecuente para la anestesia regional obstétrica.
  - **Epidural** (Figura 25-2): se introduce un catéter en el espacio epidural lumbar a través de una aguja epidural y se asegura al dorso de la paciente con cinta adhesiva. A continuación se administra el medicamento por una bomba de inyección continua (de preferencia) o por cargas intermitentes, para proveer alivio consistente del dolor. Se usa un anestésico local, un opioide neuraxial, o la combinación de ambos. Debe administrarse una dosis de prueba (por lo general, 3 mL de lidocaína al 1.5% con epinefrina 1:200 000) para descartar la colocación intratecal o intravascular del catéter y evitar complicaciones. La anestesia epidural regulada por la paciente permite que se autoadministre pequeñas cargas al presionar un botón de solicitud de dosis. Puede mejorar aún más el alivio del dolor por el uso de una combinación de dosificación continua más la regulada por la paciente.

Tabla 25-2	Anestésicos epidurales/raquídeos	
Clase	**Acción**	**Ejemplos**
Anestésicos locales	Bloquea la conductancia a través de los conductos del sodio en los axones Efecto reversible	Amidas: lidocaína, bupivacaína, ropivacaína Éster: clorprocaína
Opioides	Actúan sobre los receptores de opioides en el asta dorsal de la médula espinal	Morfina, fentanilo, sufentanilo, alfentanilo
Agonistas adrenérgicos	Se unen a receptores α_2 en la médula espinal	Epinefrina, clonidina, dexmedetomidina
Agonistas colinérgicos	Aumentan el efecto colinérgico a través de receptores muscarínicos en el asta dorsal de la médula espinal	Neostigmina

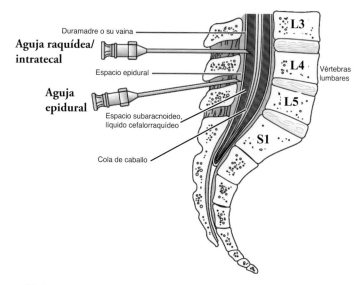

Figura 25-2. Aplicación de la anestesia raquídea y epidural. La médula espinal termina en el cono medular, cerca de los cuerpos vertebrales lumbares L1-L2 en los adultos, con extensión de los nervios de la cola de caballo más abajo. Se inyecta directo el anestésico raquídeo al líquido cefalorraquídeo del espacio subaracnoideo, en tanto la anestesia epidural se hace por depósito del anestésico en el espacio epidural (cerca de L3-L4). Se puede administrar analgesia combinada raquídea-epidural con una sola aguja que permita la inyección intratecal seguida por la colocación de un catéter epidural. Adaptada con autorización de Taylor C, Lillis CA, LeMone P. *Fundamentals of Nursing.* 2nd ed. Philadelphia, PA: JB Lippincott; 1993.

- **Raquídea.** Se inyecta un anestésico local, con frecuencia en combinación con un opioide, en el espacio subaracnoideo, y su inicio de acción es rápido. Se puede administrar anestesia raquídea continua a través de un catéter intratecal, aunque hay riesgo de un síndrome neurológico transitorio, en especial con infusiones de lidocaína a dosis alta.
- **CER.** Este es un abordaje a través de aguja en el que se coloca una aguja raquídea de diámetro más pequeño (p. ej., 25-27 G) dentro de una aguja epidural. Se inyecta una sola carga raquídea de opioide, a veces junto con un anestésico local, en el espacio subaracnoideo a través de la aguja raquídea, y después se retira la aguja más pequeña y se introduce un catéter epidural al espacio epidural, como se señaló antes. En este método se combina el rápido inicio de la anestesia raquídea con el alivio de duración más prolongada de un método epidural.
- **Ventajas.** La anestesia regional provee excelente alivio del dolor, pero permite que la paciente participe de forma activa en el proceso del trabajo de parto y parto. El uso creciente de la anestesia neuraxial y el menor de la anestesia general durante el parto ha llevado a decrementos significativos en la morbilidad y mortalidad maternas vinculadas, en relación con la neumonía por aspiración y la imposibilidad de intubación.
- **Limitaciones.** No se puede usar la anestesia regional en todos los casos por limitaciones de tiempo, consideraciones anatómicas, afecciones comórbidas o contraindicaciones. Se requieren 20 a 30 minutos para obtener el efecto completo de un bloqueo epidural. La anestesia raquídea dura solo 30 a 250 minutos, dependiendo del fármaco inyectado. El

CER se asocia con una mayor incidencia de bradicardia fetal, por lo que se recurre a una cesárea de urgencia en 1 a 2% de los casos. Se puede presentar fracaso del componente raquídeo en 4% de los casos de uso de CER.

- **Contraindicaciones**
  - Rechazo por la paciente
  - Coagulopatía
  - La trombocitopenia es una contraindicación relativa del bloqueo neuroaxial, pero no se ha establecido un límite inferior seguro de la cifra de plaquetas. Se considera aceptable la anestesia epidural o raquídea y el riesgo de un hematoma epidural es excepcionalmente bajo en las mujeres con cifras de *70 × 10⁹ plaquetas/L o mayores*, considerando que dicha concentración se mantenga estable, que no haya otra coagulopatía adquirida o congénita, que la función de los trombocitos sea normal y que las pacientes no estén bajo tratamiento antiplaquetario o anticoagulante.
  - Infección en el sitio de inyección
  - Septicemia
  - Inestabilidad hemodinámica o hipotensión refractaria
  - Aumento de la presión intracraneal causada por una lesión ocupativa.
- **Riesgos/complicaciones**
  - **Infección:** meningitis, absceso epidural, reactivación del herpes simple latente (asociada con el uso de morfina por vía neuroaxial) y fiebre materna.
  - **Complicaciones neurológicas:** hematoma epidural, lesión nerviosa, cefalea raquídea, las relacionadas con el catéter y la aguja, dolor dorsal y parálisis nerviosa.
    - **Cefalea raquídea.** Si se ingresa al espacio subaracnoideo con la aguja epidural, puede presentarse cefalea raquídea en hasta 70% de las pacientes. Su tratamiento incluye analgésicos, posición supina, hidratación, cafeína y una faja abdominal. Se puede ofrecer un tratamiento más invasivo, como el de **parche hemático**, cuando el tratamiento conservador fracasa y la paciente lo desea.
    - **Dolor dorsal.** No hay datos que señalen a la anestesia epidural como causa de dolor dorsal crónico.
    - **Parálisis nerviosas.** Se han comunicado lesiones del tronco lumbosacro, del nervio femorocutáneo femoral, del crural y el ciático poplíteo externo.
  - **Reacciones adversas a los fármacos.** Son posibles complicaciones la toxicidad del anestésico local, un bloqueo raquídeo alto/dificultad respiratoria, una reacción alérgica y la alteración neurológica transitoria.
    - **Toxicidad de los anestésicos locales.** Sus síntomas incluyen acúfenos, sabor metálico, entumecimiento peribucal o de la lengua, desorientación y convulsiones; los síntomas cardiovasculares incluyen hipotensión, disritmias y paro cardiaco. El tratamiento incluye lo siguiente: interrumpir la inyección del anestésico local, llamar al personal de respuesta rápida y asegurar la vía aérea por ventilación con mascarilla o, según se requiera, por medios más invasivos (p. ej., intubación o vía aérea por mascarilla laríngea).
    - **Bloqueo raquídeo alto.** Ocurre afección respiratoria si el bloqueo avanza por arriba del nivel del dermatoma C6.
    - **Bloqueo motor.** La alteración motora puede disminuir los esfuerzos de expulsión maternos y alterar el proceso del parto y la experiencia de la parturienta.
  - Los opioides intratecales pueden causar **depresión respiratoria materna** e hipoxemia.
  - **Hipotensión.** Ocurre presión arterial baja por la anestesia regional debido a vasodilatación inducida por el bloqueo simpático o la disminución del retorno venoso dependiente de la posición. La hipotensión es significativa cuando aparecen síntomas, como mareo materno o bradicardia fetal. Las crisis se pueden tratar con cargas de

soluciones IV, efedrina a dosis baja (5 mg) o fenilefrina (100 µg). Debe contarse con una hidratación IV adecuada antes del acceso epidural o raquídeo.

- **Complicaciones fetales**
  - ○ **Monitoreo fetal no tranquilizador.** Pueden presentarse bradicardia y desaceleraciones transitorias de la frecuencia cardiaca fetal. La hidratación suele ser una terapéutica adecuada, si bien tal vez esté indicado el respaldo por sustancias presoras (ver Hipotensión). También debe intentarse el cambio de posición.
  - ○ **Instrumentación.** Hay evidencia contradictoria que atribuye a la anestesia regional un aumento en la frecuencia de aplicación de fórceps o vacuum.

Analgesia sistémica

Se usan opioides (morfina, fentanilo) o la mezcla de sus agonistas-antagonistas (butorfanol, nalbufina) para el alivio del dolor sistémico y se pueden administrar por inyección IM o IV dependiendo del inicio y la duración del alivio deseados. No hay un opioide parenteral ideal. La selección de un opioide parenteral requiere valoración cuidadosa de sus características (Tabla 25-3).

- **Indicaciones:** solicitud materna.
- **Fármacos parenterales**
  - El **fentanilo** tiene inicio rápido y acción de duración breve, es más potente que la morfina por su elevada liposolubilidad; la exposición repetida puede causar su acumulación, y tiene una semivida más prolongada.
  - La **morfina** depende de la dosis y provee un equilibrio de alivio del dolor con efecto de sedación adverso.
  - La **nalbufina (Nubain)** es similar a la morfina en su efecto analgésico, pero conlleva menos riesgo de depresión respiratoria grave.
  - El **butorfanol (Stadol)** es más potente que la morfina para el alivio analgésico, pero con menos efectos secundarios adversos (p. ej., náusea, vómito).
  - El **remifentanilo** tiene inicio rápido y breve duración de acción, con eliminación rápida de sus metabolitos.
- **Ventajas.** La analgesia sistémica tiene un inicio rápido y es fácil de administrar, con la probabilidad de hacerlo la paciente por vía IV bajo su regulación.
- **Limitaciones.** Hay estudios controlados aleatorizados que mostraron mayor calificación del dolor durante el trabajo de parto con la anestesia parenteral, en comparación con la regional. Es difícil obtener una regulación adecuada del dolor durante el trabajo de parto con solo la analgesia por narcóticos.
- **Riesgos/complicaciones**
  - Náusea, vómito, mareo y prurito son posibles efectos secundarios.
  - La depresión respiratoria materna requiere vigilancia estrecha.
  - Los efectos sedantes pueden aumentar el riesgo de aspiración.
  - Todos los opiáceos atraviesan la placenta y afectan el estado fetal y del recién nacido. Los registros de la frecuencia cardiaca fetal pueden mostrar disminución de la variabilidad con la analgesia materna por narcóticos. El uso de opioides durante el trabajo de parto o parto puede causar depresión respiratoria del neonato o mal acoplamiento bucal a la mama.
- En Estados Unidos y todo el mundo, el **óxido nítrico** brinda analgesia sistémica cuando se usa como complemento para el trabajo de parto.
  - **Indicaciones.** Útil en circunstancias en que las pacientes requieren alivio del dolor, pero declinan el uso de narcóticos sistémicos o la anestesia neuraxial (o no están disponibles).
  - **Ventajas.** No hay límite para la movilidad de la paciente ni requerimiento de vigilancia adicional.

Tabla 25-3	Medicamentos parenterales para analgesia durante el trabajo de parto[a]		
Fármaco	**Dosis usual**	**Pros**	**Contras**
Morfina	2-5 mg IV o 5-10 mg IM cada 4 h	Ansiolítico Sedante	Inicio prolongado (10 min IV; 20-40 min IM) Larga duración (4-6 h) Depresión respiratoria neonatal Hipotensión (secreción de histamina) Náusea
Fentanilo	1 µg/kg o 50-100 µg IV cada h; dosis de carga de ARP de 50 µg cada 10-25 min	De rápido inicio (2-4 min IV) Sin metabolitos Mínimo efecto fetal Sedación mínima Náusea mínima Se puede usar como ARP	Duración breve (45 min) Depresión respiratoria potente Se acumula con las dosis repetidas Sedación mínima
Butorfanol	1-2 mg IV o IM cada 4 h	De inicio rápido (5-10 min IV; 30-60 min IM) Sedante Mínimo efecto fetal Náusea mínima "Límite superior" para la depresión respiratoria	Reacciones disfóricas "Límite superior" para la analgesia Abstinencia en pacientes susceptibles Bloquea a los narcóticos intratecales
Nalbufina	10-20 mg IM, SC, o IV cada 3 h	De inicio rápido (5 min IV; 10-15 min IM o SC) Sedante Náusea mínima Se puede usar como ARP "Límite superior" para la depresión respiratoria Mínimos efectos fetales	Reacciones disfóricas "Límite superior" para la analgesia Puede precipitar la abstinencia Bloquea a los narcóticos intratecales
Remifentanilo	ARP 0.2 µg/kg IV cada 2 min	De rápido inicio (1 min IV) Se puede usar como ARP	Puede no proveer analgesia adecuada en la segunda etapa del trabajo de parto De breve duración Potente depresor respiratorio Náusea Depresión respiratoria neonatal

Abreviaturas: IM, intramuscular; IV, intravenoso(a); ARP, analgesia regulada por la paciente; SC, subcutáneo(a).
[a] Modificado de Gibbs RS, Danforth DN (2008). *Danforth's Obstetrics and Gynecology.* 10th ed. Baltimore, MD: Lippincott Williams & Wilkins.

- **Limitaciones.** Tiene una menor eficacia para el alivio del dolor que la analgesia neuraxial (lo que hace que muchas veces se cambie al bloqueo epidural) pero aumenta la satisfacción materna por su efecto eufórico y cambio de la percepción del dolor.
- **Riesgos/complicaciones.** Se pueden presentar náusea, vómito, somnolencia y mareo.

Anestesia general

- **Indicaciones.** La anestesia general es útil en situaciones urgentes en las que no se dispone de métodos epidural/raquídeo, en casos donde está contraindicada la anestesia regional y en parturientas con problemas médicos que la requieren.
- **Técnica**
  - Antes de la intubación, la paciente recibe un antiácido no particulado, como citrato de sodio, para neutralizar el pH gástrico y disminuir el riesgo de aspiración. Se administra oxígeno al 100% durante 3 a 5 minutos antes de la inducción e intubación para fortalecer la reserva de oxígeno.
  - Se usan fármacos IV en la inducción de secuencia rápida para disminuir al mínimo la aspiración por la distención abdominal/presión del útero grávido.
  - Se ingresa a la tráquea con rapidez con un tubo endotraqueal con manguito, mientras se aplica presión cricoidea para disminuir el riesgo de aspiración.
- **Mantenimiento de la anestesia.** Los fármacos inhalatorios, como isoflurano/desflurano/sevoflurano con un opioide/benzodiacepina adyuvante, permiten un abordaje multimodal de anestesia sinérgica y disminuyen la demanda de fármacos inhalatorios.
- **Ventajas.** Se puede hacer la intubación con rapidez en casos urgentes. Los anestésicos fluorados inhalados causan relajación uterina rápida, que se puede usar para corregir la inversión del útero o facilitar la versión interna/externa, o resolver un atrapamiento de la cabeza fetal. La paciente se mantiene quieta durante el procedimiento y no recuerda un procedimiento extenso o prolongado.
- **Limitaciones.** La parturienta no puede atestiguar el parto de su hijo. Todos los fármacos inhalatorios atraviesan la placenta y pueden afectar al feto, lo que causa una breve depresión respiratoria neonatal posparto.
- **Riesgos/complicaciones.** Hay un **aumento de la morbilidad materna** relacionado con la anestesia general/intubación. La **aspiración** e hipoxemia pueden llevar a complicaciones médicas posoperatorias. Se presenta **depresión respiratoria neonatal**. La relajación uterina puede causar mayor **pérdida sanguínea** quirúrgica; por lo tanto, debe contarse con uterotónicos a la mano en el momento de la anestesia general obstétrica.

Consulta de anestesia

Las siguientes son indicaciones para solicitar una consulta de anestesia preoperatoria:
- **Cardiopatías.** Congénitas o adquiridas, miocardiopatía, valvulopatía, hipertensión pulmonar, marcapasos implantado.
- **Anomalías hematológicas.** Coagulopatía, uso de anticoagulante, testigos de Jehová.
  - **Tromboelastografía (TEG).** En circunstancias como la hemorragia obstétrica y la transfusión masiva, una prueba rápida en el punto de atención y TEG pueden ser invaluables para precisar una coagulopatía. Una TEG determina las características de la formación de un coágulo de sangre total de un paciente y puede guiar las opciones terapéuticas (p. ej., plasma fresco congelado, crioprecipitados, D-amino D-arginina vasopresina, ácido tranexámico).
- **Enfermedad neurológica.** Lesión previa de la médula espinal, alteración patológica del sistema nervioso central (p. ej., malformación arteriovenosa ante operaciones quirúrgicas raquídeas previas).
- **Hepatopatía o nefropatía graves.** Hepatitis/cirrosis, insuficiencia renal crónica.

- **Antecedentes de complicaciones anestésicas.** Apnea obstructiva del sueño, hipertermia maligna, alergia a los anestésicos locales, dificultad de vías respiratorias prevista.
- **Complicaciones obstétricas que pueden afectar el tratamiento anestésico.** Placenta acreta, operaciones quirúrgicas no obstétricas durante el embarazo, cesárea planeada con un procedimiento abdominal mayor concomitante.
- **Otras afecciones médicas.** Índice de masa corporal > 50, drepanocitemia, miastenia gravis, antecedente de trasplante de órgano sólido, neurofibromatosis.

LECTURAS SUGERIDAS

American College of Obstetricians and Gynecologists Committee on Practice Bulletins—Obstetrics. ACOG Practice Bulletin No. 209: obstetric analgesia and anesthesia. *Obstet Gynecol.* 2019;133(3):e208-e225.

Bucklin BA, Santos AC. Local anesthetics and opioids. En: Chestnut DH, Wong CA, Tsen LC, et al, eds. *Chestnut's Obstetric Anesthesia: Principles and Practice.* 5th ed. Philadelphia, PA: Mosby Elsevier; 2014.

Nathan N, Wong CA. Spinal, epidural, and caudal anesthesia. En: Chestnut DH, Wong CA, Tsen LC, et al, eds. *Chestnut's Obstetric Anesthesia: Principles and Practice.* 5th ed. Philadelphia, PA: Mosby Elsevier; 2014.

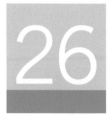

II Ginecología general

26 Cuidados primarios y preventivos

Sandy R. Truong y Tochi Ibekwe

Los ginecoobstetras están en una posición única para interactuar con las pacientes en el ámbito de la edad reproductiva y muchas los consideran los únicos proveedores de **atención primaria y preventiva de la salud**. Las responsabilidades de un médico de atención primaria incluyen la detección y el tratamiento de las enfermedades seleccionadas, el asesoramiento y la provisión de inmunizaciones. Además, por lo general, los ginecoobstetras deben conocer afecciones no ginecológicas frecuentes, como asma, rinitis alérgica, infecciones de los aparatos respiratorio y urinario, y los padecimientos cutáneos.

CONSULTA DE BIENESTAR DE LA SALUD FEMENINA ANUAL

- Antecedentes: además de los antecedentes ginecológicos, se hará un interrogatorio de las manifestaciones o síntomas como los mamarios (masas, secreción, dolor), los patrones de hemorragia menstrual, la función o disfunción sexuales (dispareunia, secreción), y la violencia doméstica. Los antecedentes familiares deben incluir los factores de riesgo de enfermedad cardiovascular y cáncer.
- Exploración: se debe hacer una exploración general de cabeza a pies, con especial énfasis en la tiroides, nódulos, el bocio, las mamas (masas, secreción, cambios cutáneos) y la pelvis (lesiones, masas).
- Detección: la mayoría de las muertes de mujeres menores de 65 años es prevenible o conlleva factores de riesgo modificables (Tabla 26-1). La *prevención primaria* es la identificación y regulación de los factores de riesgo antes de que se presente una enfermedad, y la *prevención secundaria* corresponde al diagnóstico para disminuir la morbilidad/mortalidad por la enfermedad. A continuación, se tratan la detección y el asesoramiento sobre temas específicos, con base en los factores de riesgo de la paciente.

CÁNCER

Detección del cáncer mamario

- Ver el capítulo 34.
- Excluyendo al cáncer de piel, el mamario es el más frecuente en las mujeres (con una incidencia de 12% en toda la vida) y la segunda causa de muertes relacionadas. En el 2019

Tabla 26-1 Principales causas de muerte de las mujeres de todas las razas en Estados Unidos (2017)[a]

	1-19 años	20-44 años	45-64 años	65-84 años	85 años o más	De todas las edades
1	Lesiones no intencionales	Lesiones no intencionales	Cáncer	Cáncer	Cardiopatías	Cardiopatías
2	Cáncer	Cáncer	Cardiopatías	Cardiopatías	Enfermedad de Alzheimer	Cáncer
3	Suicidio	Cardiopatías	Lesiones no intencionales	Enfermedades crónicas de la porción baja del aparato respiratorio	Cáncer	Enfermedades crónicas de la porción baja del aparato respiratorio
4	Homicidio	Suicidio	Enfermedades crónicas de la porción baja del aparato respiratorio	Accidente vascular cerebral	Accidente vascular cerebral	Accidente vascular cerebral
5	Defectos al nacer	Homicidio	Diabetes	Enfermedad de Alzheimer	Enfermedades crónicas de la porción baja del aparato respiratorio	Enfermedad de Alzheimer

[a] Adaptado de Centers for Disease Control and Prevention. Leading causes of death-females-all races and origins-United States, 2017. Sitio de internet de los Centers for Disease Control and Prevention. https://www.cdc.gov/women/lcod/2017/all-races-origins/incex.htm. Con acceso en enero 17 del 2020.

se calculaba el diagnóstico de cáncer mamario en 268 600 mujeres y el fallecimiento de 41 760 por la enfermedad.

- Para las mujeres con riesgo promedio, las guías de detección por mamografía sistemática y exploración clínica mamaria varían con base en la organización.
  - En el American College of Obstetricians and Gynecologists (ACOG) se recomienda la exploración clínica mamaria cada 1 a 3 años en las mujeres de 25 a 39 años, y de manera anual en las de 40 y mayores. Se debe ofrecer la mamografía sistemática con inicio entre los 40 y 49 años, si la paciente lo desea, y se recomienda hacerla cada 1 a 2 años entre los 50 y 75 años.
  - En la National Comprehensive Cancer Network se recomienda la exploración clínica mamaria cada 1 a 3 años para las mujeres entre 25 y 39 años, y cada año para las de 40 y mayores, junto con una mamografía anual hasta que la expectativa de vida sea de 10 años o menos.
  - En la American Cancer Society (ACS) no se recomiendan las exploraciones clínicas mamarias, pero si
    - *Ofrecer* la mamografía de detección anual a las mujeres de 40 a 44 años
    - Mamografía de detección anual para las de 45 a 54 años
    - Mamografía de detección anual o cada 2 años desde los 55 años o más, hasta que la expectativa de vida sea menor de 10 años
  - En la US Preventive Services Task Force (USPSTF) no aconseja ni desaconseja las exploraciones clínicas mamarias, pero sí de la mamografía bianual entre los 50 a 74 años.
- En el ACOG se recomienda el envío para asesoramiento genético y pruebas a las pacientes con riesgo aumentado del síndrome de cáncer hereditario (p. ej., *BRCA*, síndromes de Peutz-Jeghers, de Li-Fraumeni, de Cowden) y, para revisar quiénes están en mayor riesgo, ver, en el capítulo 53, pacientes que pueden ser objeto de una mayor vigilancia o mastectomía para disminuirlo.

Detección del cáncer pulmonar

- En las mujeres, el cáncer pulmonar es el segundo de más frecuente diagnóstico y la principal causa de muerte de tipo oncológico. En el 2019 se calculaba el diagnóstico de 111 710 mujeres con cáncer pulmonar y la muerte de 66 020 por la enfermedad.
- Los factores de riesgo incluyen el tabaquismo de cigarrillos (vinculado con 80% de los cánceres de pulmón en las mujeres), la radioterapia, las sustancias tóxicas ambientales, como los asbestos, el antecedente personal de enfermedad pulmonar y el familiar de cáncer de pulmón.
- La mayoría de los estudios de revisión de las modalidades de detección del cáncer pulmonar (por radiografía de tórax, citología del esputo, o tomografía computarizada [TC]) no ha podido mostrar beneficio para la mortalidad de la identificación temprana. En el 2011, el National Lung Screening Trial fue el primero en mostrar un beneficio de alrededor de 20% respecto de la mortalidad en las grandes fumadoras asintomáticas (antecedente de > 30 cajetillas al año) estudiadas por TC de dosis baja. La recomendación actual del ACS es de asesoramiento y toma de decisiones individual con base en la información antes de iniciar la detección por TC de dosis baja anual en individuos de alto riesgo, definidos como aquellos de 55 a 74 años con antecedente de tabaquismo ≥ 30 cajetillas al año que siguen con el hábito o lo dejaron en los 15 años previos.
- El cese del tabaquismo, así como la abstinencia continua en quienes no fumaban, es el factor de riesgo aislado modificable más importante del cáncer pulmonar.

Detección del cáncer colorrectal

- En las mujeres, el cáncer colorrectal constituye el tercero de más frecuente diagnóstico y la tercera causa principal de muerte relacionada con la enfermedad. En el 2009 se calculaba el diagnóstico de 67 100 mujeres con cáncer colorrectal y la muerte de 23 380 por la enfermedad. La mayoría de los cánceres colorrectales presenta un prolongado periodo de latencia y es curable o rápidamente tratable si se detecta en una etapa temprana.

- Los factores de riesgo incluyen un antecedente personal o familiar de cáncer colorrectal o de pólipos adenomatosos del colon, tabaquismo, ingestión excesiva de alcohol, obesidad, dietas ricas en carne roja y bajas en frutos y vegetales, enfermedad inflamatoria intestinal, poliposis adenomatosa familiar, síndrome de Lynch y la radiación abdominal previa. Las pacientes de alto riesgo deben estudiarse mediante colonoscopia, con inicio a edades más tempranas dependiendo del riesgo.

- Para los individuos con riesgo promedio, en el USPSTF se recomienda la detección del cáncer colorrectal entre los 50 a 75 años y debe individualizarse la decisión de detectar el padecimiento de los 76 a 85 años, y la de interrumpir el estudio dependerá de la expectativa de vida de la paciente. En un USPSTF no se recomienda la detección sistemática del cáncer colorrectal en adultas de 86 años y mayores. En el 2018, en el ACS se recomendó que todos los adultos iniciasen la detección sistemática del cáncer colorrectal a los 45 años, si bien tal recomendación no ha sido adoptada por otras sociedades a la fecha.

- Hay muchos esquemas de detección, divididos sobre todo entre las pruebas basadas en las heces y las de visualización directa. En los primeros se incluye una prueba anual de sangre oculta en heces o inmunoquímica fecal, o ADN de heces cada 1 a 3 años. Las pruebas de visualización directa incluyen colonoscopia cada 10 años, colonografía por TC cada 5 años, sigmoidoscopia flexible cada 5 años, o cada 10 años aunada a la prueba inmunoquímica fecal anual. En el USPSTF se recomienda compartir la toma de decisiones para identificar el método de detección regular que se ajuste mejor a las preferencias de la paciente con el fin de llevar al máximo su cumplimiento.

- Las mujeres con diagnóstico del síndrome de Lynch deben iniciar la detección entre los 20 a 25 años, o 10 años antes de la edad más temprana del diagnóstico de cáncer colorrectal en la familia. La colonoscopia es el método de detección preferido.

Detección del cáncer endometrial

- Ver el capítulo 51.
- El cáncer endometrial es el cuarto más frecuente de diagnóstico y el sexto como causa de muerte relacionada con la enfermedad, con una elevada tasa de supervivencia a 5 años, porque a menudo se presenta en etapa temprana como hemorragia transvaginal anormal.
- No se recomienda la detección sistemática en mujeres asintomáticas de la población general.
- La hemorragia en la posmenopausia o un cambio significativo en su patrón en las mujeres en la premenopausia con factores de riesgo de cáncer endometrial (p. ej., obesidad, uso de estrógenos sin oposición) justificaría un mayor estudio por ultrasonografía o biopsia endometrial.
- Las mujeres con el síndrome de Lynch deben ser objeto de biopsia endometrial e histerectomía para la disminución del riesgo (ver el capítulo 53).

Detección del cáncer cutáneo

- El melanoma es la quinta causa de cáncer en las mujeres, cuyos factores de riesgo incluyen el antecedente familiar, el tono claro de la piel, la exposición a los rayos ultravioleta, el antecedente de radioterapia por cáncer infantil y la inmunosupresión. Las personas con 50 a 100 nevos típicos o grandes nevos congénitos también tienen mayor riesgo (riesgo relativo de 5-17 y > 100, respectivamente).
- La mayoría de los grupos de profesionales no recomienda la detección sistemática del cáncer de piel. En el ACS se sugiere la exploración mensual por el propio paciente de manera sistemática ante nuevas lesiones de sospecha, en especial en aquellos de alto riesgo. En el USPSTF se encontraron pruebas insuficientes para recomendar las exploraciones de la piel por el propio paciente o el médico, pero se sugiere el asesoramiento de aquellos de piel clara en cuanto a disminuir al mínimo la exposición a la radiación ultravioleta.
- Las guías acerca de lesiones sospechosas son las siguientes:
  - **A**simetría
  - **B**ordes irregulares
  - **C**olor jaspeado
  - **D**iámetro > 6 mm
  - **E**volución/crecimiento, cambio del color, la forma o los síntomas

Detección del cáncer ovárico

- Ver el capítulo 52.
- No se recomienda la detección del cáncer ovárico en las mujeres con riesgo promedio. Es importante determinar los antecedentes familiares y reproductivos de una paciente para valorar su riesgo de sufrirlo.
- En las mujeres con alto riesgo de cáncer ovárico (p. ej., con mutaciones de *BRCA1* o *BRCA2*) se puede considerar la detección por ultrasonografía transvaginal y el antígeno CA-125 cada 6 meses, con inicio a los 30 años, o 5 a 10 años antes de la edad más temprana del primer diagnóstico de cáncer ovárico en la familia (ver el capítulo 53 para mayores detalles). Se puede hacer salpingooforectomía bilateral de disminución del riesgo después de que concluya la procreación.

Detección del cáncer cervical

- Ver los capítulos 49 y 50.
- La incidencia del cáncer cervical en Estados Unidos disminuyó de forma significativa por la detección sistemática mediante la prueba de Papanicolaou, que se recomienda a partir de los 21 años, al margen de la edad de la primera actividad sexual. En el USPSTF, la American Society for Colposcopy and Cervical Pathology y el ACOG se recomienda que las mujeres entre los 21 a 29 años sean objeto de detección por citología sola cada 3 años, siempre y cuando no tengan antecedente de neoplasia intraepitelial 2 o peor, que no sean positivas para el virus de la inmunodeficiencia humana (VIH) o presenten inmunosupresión, y que no tengan antecedente de exposición al dietilestilbestrol. No se recomiendan las pruebas sistemáticas del virus del papiloma humano (VPH) en este grupo de edad, dada la elevada incidencia de la infección asintomática transitoria. Se puede estudiar a las mujeres de los 30 a los 65 años cada 5 años con pruebas concomitantes (citología y de VPH de alto riesgo) o solo la prueba de VPH de alto riesgo. De forma alternativa se puede hacer la detección con solo citología (sin pruebas de VPH) cada 3 años, pero este método es el de menor sensibilidad.

- La detección de mujeres VIH positivo o con inmunosupresión debe iniciarse en el año que sigue al inicio de la actividad sexual y no después de los 21 años. Las pruebas deben repetirse en forma anual durante tres pruebas consecutivas; cuando son normales se pueden espaciar a cada 3 años.
- Después de los 65 años, no se recomiendan más pruebas de detección si una paciente ha tenido resultados negativos previos adecuados, definidos como tres citología negativa o dos resultados de estudios concomitantes negativos, consecutivos, en los últimos 10 años, y la más reciente prueba en los últimos 5 años. Las mujeres con antecedente de procedimientos de exéresis o crioterapia deben continuar la detección con base en la edad durante al menos 20 años a partir de su realización.
- El ACOG y el USPSTF están de acuerdo en que puede descontinuarse la detección del cáncer cervical en quienes fueron objeto de una histerectomía total por indicaciones benignas *y* sin antecedente de una neoplasia intraepitelial 2 del cérvix o peor.
- Las mujeres con frotis de Papanicolaou anormales se pueden tratar de acuerdo con las guías de la American Society for Colposcopy and Cervical Pathology.
- Prevención primaria. Gardasil 9 es una vacuna contra VPH aprobada para la prevención primaria de las enfermedades relacionadas, incluyendo el cáncer cervical (cubre a las cepas 6, 11, 16, 18, 31, 33, 45, 52, y 58); ha sido recomendada para mujeres de 9 a 26 años (edades objetivo 11-12 años) y en los varones de 9 a 21 años. A finales del 2018, la vacuna se aprobó para su uso en pacientes de mayor edad, hasta de 45 años. El número de dosis de la vacuna de VPH depende de la edad en el momento de su aplicación inicial. Las mujeres que recibieron la vacuna contra VPH deben ser objeto de detección del cáncer cervical con el mismo esquema que las no vacunadas. Ver el capítulo 49.

AFECCIONES CARDIACAS Y VASCULARES

Detección de la cardiopatía coronaria

- La cardiopatía coronaria es la principal causa de muerte de mujeres en Estados Unidos (1 de cada 5 en el 2017). De las de 20 años y mayores, 6% presenta la afección, y las tasas aumentan conforme avanza la edad. Son factores de riesgo la diabetes, obesidad, hipertensión, dislipidemia, el tabaquismo y el antecedente familiar de cardiopatía coronaria prematura o muerte cardiaca súbita (a una edad < 55 años de un pariente masculino de primer grado o < 65 en uno del sexo femenino). Un antecedente de preeclampsia y diabetes gestacional puede también aumentar el riesgo de enfermedad cardiovascular.
- En el USPSTF no se respalda la detección sistemática de las pacientes asintomáticas de bajo riesgo de cardiopatía coronaria con el uso de electrocardiograma (ECG) en reposo, ambulatorio, o de esfuerzo por ejercicio. Sin embargo, se recomienda un interrogatorio y una exploración física exhaustivos para valorar los factores de riesgo de enfermedad cardiovascular al menos cada 5 años a partir de los 20 años de edad. El asesoramiento ante factores de riesgo modificables (tabaquismo, obesidad) y la conversación acerca de tratamientos de prevención primaria, como el ácido acetilsalicílico y las estatinas, deben iniciarse cuando sea apropiado.
- La prevención primaria de la enfermedad cardiovascular incluye cambios alimentarios; actividad física; tratamiento de la diabetes, hipertensión e hiperlipidemia; cese del tabaquismo, y uso de ácido acetilsalicílico a dosis baja y estatinas. De acuerdo con las guías del 2019 del American College of Cardiology (ACC)/American Heart Association (AHA), debe considerarse el uso del ácido acetilsalicílico a dosis baja en los pacientes de alto riesgo de 40 a 70 años que no muestran un mayor riesgo de hemorragia.

Detección de la dislipidemia

- La dislipidemia es un factor de riesgo directo y modificable de cardiopatía coronaria, cuyas guías de detección varían. Para las mujeres con factores de riesgo de cardiopatía coronaria, en el USPSTF se recomienda iniciar la detección de la dislipidemia a los 45 años (y tal vez a una edad tan joven como de 20). En el USPSTF ya no se proveen recomendaciones de detección de la dislipidemia en individuos sin factores de riesgo de cardiopatía coronaria. En el ACOG se recomienda la valoración de lípidos cada 5 años, con inicio a los 45 años de edad.
- El diagnóstico de la dislipidemia y el cálculo del riesgo de enfermedad cardiovascular aterosclerótica a 10 años (ECVAE) requiere el estudio de un perfil de lípidos (ver http://tools.acc.org/ASCVD-Risk-Estimator-Plus/#!/calculate/estimate/).
- De acuerdo con la Guideline on the Management of Blood Cholesterol del ACC del 2018, la prevención primaria depende de la modificación del estilo de vida y el posible uso de estatinas, según la edad y el riesgo de ECVAE.
- Los cambios del estilo de vida incluyen limitar la ingestión de grasas (en particular las saturadas y *trans*), aumentar la ingestión de fibra y esteroles vegetales, disminuir de peso y aumentar la actividad física.
- Los tratamientos farmacológicos de uso más frecuente para la dislipidemia incluyen estatinas, resinas de unión de ácidos biliares, ácido nicotínico, derivados del ácido fíbrico e inhibidores de la absorción del colesterol. La decisión para el inicio del tratamiento y su selección depende de las características particulares de los lípidos estudiados, los factores de riesgo y el calculado de ECVAE a 10 años. Las estatinas son fármacos ideales para la cardioprotección.

Detección de la hipertensión

- La hipertensión es un factor de riesgo primordial de cardiopatía coronaria, insuficiencia cardiaca congestiva, accidente vascular cerebral, rotura de aneurisma aórtico, nefropatía y retinopatía. Se informa la regulación subóptima de la presión arterial como el factor de riesgo principal de muerte en el mundo, que afecta a alrededor de 30% de la población adulta.
- Recién cambiaron las guías para el diagnóstico de la hipertensión, que antes se definía como una cifra sistólica ≥ 140 mm Hg o una diastólica ≥ 90 mm Hg en dos o más consultas (o por detección casera/ambulatoria). En 2017, en ACC/AHA se cambió la definición de la hipertensión para incluir la de etapa 1 con una cifra sistólica de 130 a 139 mm Hg o una diastólica de 80 a 89 mm Hg, y la de etapa 2, con una sistólica ≥ 140 mm Hg o una diastólica ≥ 90 mm Hg.
- En el USPSTF se recomienda la detección de la hipertensión en los adultos de 18 años o mayores y la correspondiente *anual* en los de 40 años y mayores, o aquellos con mayor riesgo de la afección (individuos con presión arterial normal alta, de 130 a 139/85 a 89 mm Hg, con sobrepeso u obesidad, o afroestadounidenses). Los adultos de 18 a 39 años con presión arterial normal y sin factores de riesgo deben someterse a una nueva detección cada 3 a 5 años. En el ACOG se recomienda la detección de la presión arterial anual en las consultas de bienestar de la salud femenina.
- La hipertensión esencial o primaria es resultado del exceso de ingestión de sal, la obesidad, ingestión baja de frutos/vegetales, el potasio bajo y el uso excesivo de alcohol. Las causas de hipertensión secundaria incluyen nefropatía crónica, coartación de la aorta, feocromocitoma, enfermedad de Cushing, aldosteronismo primario, enfermedad renovascular, apnea del sueño o tiroidopatía.
- Se recomiendan las modificaciones del estilo de vida a todas las pacientes con presión arterial subóptima e incluyen disminución de peso, de la ingestión de sodio en los ali-

Tabla 26-2	Guías de tratamiento y seguimiento de la hipertensión (2017)[a] del American College of Cardiology/American Heart Association		

Clasificación de presión arterial	Tratamiento	Seguimiento
Normal < 120/80	Promover hábitos óptimos del estilo de vida	Revaloración en 1 año
Elevada 120-129/< 80	Tratamiento no farmacológico	Revaloración en 3-6 meses
Hipertensión etapa 1 130-139/80-89		
Sin enfermedad clínica cardiovascular o con un riesgo calculado < 10% a 10 años	Tratamiento no farmacológico	Revaloración en 3-6 meses
Enfermedad clínica cardiovascular o un riesgo calculado de ≥ 10% a 10 años	Tratamiento no farmacológico Y antihipertensivo	Revaloración en 1 mes
Hipertensión etapa 2 ≥ 140/80 mm Hg	Tratamiento no farmacológico Y antihipertensivo	Revaloración en 1 mes

[a] Datos de Whelton PK, Carey RM, Aronow WS, et al. 2017 ACC/AHA/AAPA/ABC/ACPM/AGS/APhA/ASH/ASPC/NMA/PCNA guideline for the prevention, detection, evaluation, and management of high blood pressure in adults: a report of the American College of Cardiology/American Heart Association Task Force on Clinical Practice Guidelines. *Hypertension.* 2018;71(6):e13-e115.

mentos, un consumo moderado de alcohol, mayor actividad física y el uso de los Dietary Approaches to Stop Hypertension (DASH, una dieta rica en vegetales, frutos secos, productos lácteos bajos en grasa, granos integrales, aves o pescado y nueces).

- En el ACC/AHA se recomienda el tratamiento farmacológico de los pacientes con presiones ≥ 135 mm Hg sistólica o ≥ 85 mm Hg diastólica, y aquellos con presiones arteriales ≥ 130 mm Hg sistólica o ≥ 80 mm Hg diastólica, con enfermedad cardiovascular, diabetes, nefropatía crónica, edad ≥ 65 años y un cálculo de riesgo de enfermedad cardiovascular a 10 años de al menos 10% (Tabla 26-2). La selección de fármacos se determina de acuerdo con las afecciones comórbidas y contraindicaciones y puede incluir el tratamiento con un solo agente o varios en combinación, con uso de diuréticos tiacídicos, inhibidores de la enzima convertidora de angiotensina, bloqueadores del receptor de angiotensina II, β o de los canales del calcio.

AFECCIONES METABÓLICAS, ENDOCRINAS Y NUTRICIONALES

Detección de la diabetes

- En el USPSTF se recomienda la detección de la diabetes tipo II en los adultos asintomáticos de 40 a 70 años con sobrepeso u obesidad. Los médicos pueden considerar la detección a una menor edad o con un índice de masa corporal (IMC) menor si hay factores de riesgo, como el antecedente familiar de diabetes, una diabetes gestacional o el síndrome de ovarios poliquísticos previos, o en ciertos grupos raciales o étnicos (afroestadounidenses, aborígenes estadounidenses o de Alaska, estadounidenses con ancestros asiáticos, latinos o aborígenes de Hawái o las Islas del Pacífico). En el ACOG se recomienda la detección de diabetes cada 3 años, con inicio a partir de los 45 años de edad.

- Pruebas de detección y sus cifras de acuerdo con el USPSTF.
  - Glucosa plasmática en ayuno (GPA).
    - Las cifras < 5.6 mmol/L o < 100 mg/dL se consideran normales
    - Las cifras entre 5.6 y 6.9 mmol/L o de 100 a 125 mg/dL se consideran de alteración de la glucosa en ayuno (AGA) o alteración de la tolerancia de la glucosa (ATG).
    - Las cifras ≥ 7.0 mmol/L o ≥ 126 mg/dL se consideran de diabetes tipo 2.
  - Prueba de 2 h con carga de glucosa de 75 g (PCG)
    - Una cifra de 7.8 mmol/L se considera normal
    - Las cifras entre 7.8 y 11.0 mmol/L o 140 y 199 mg/dL se consideran de AGA o ATG
    - Las cifras ≥ 11.1 mmol/L o ≥ 200 mg/dL se consideran de diabetes tipo 2
  - Hemoglobina A_{1C}.
    - Se considera normal una cifra < 5.7%
    - Las cifras entre 5.7 y 6.4% se consideran de AGA o ATG
    - Una cifra ≥ 6.5% se considera de diabetes tipo 2.
- Los pacientes con alteración de la tolerancia de glucosa o el diagnóstico de diabetes tipo 2 deben enviarse a asesoramiento para disminuir de peso, seguir una dieta y hacer ejercicio. Se puede intentar modificar el estilo de vida en aquellos con diagnóstico de diabetes tipo 2 y hemoglobina A_{1c} cerca del objetivo (p. ej., < 7.5%). En caso contrario, debe iniciarse la farmacoterapia en los pacientes con diabetes tipo 2 para mejorar la regulación de su glucemia. Una vez hecho el diagnóstico de diabetes, debe hacerse detección de retinopatía, nefropatía, neuropatía, cardiopatía coronaria, enfermedad vascular cerebral, arteriopatía periférica y odontopatías.

Detección de las afecciones tiroideas

- En el USPSTF no se recomienda la detección de hipotiroidismo en las personas asintomáticas. En el ACOG se recomienda la detección en mujeres mayores de 50 años con cifras de hormona estimulante de tiroides cada 5 años, lo que también debe considerarse en las más jóvenes con enfermedades autoinmunitarias o antecedentes familiares sólidos de tiroidopatías.

Detección de la osteoporosis

- Ver el capítulo 45.
- Alrededor de la mitad de las mujeres en la posmenopausia presentará una fractura por osteoporosis durante su vida. La detección de la osteoporosis permite el tratamiento para prevenir la mortalidad y morbilidad vinculadas con las fracturas. En el USPSTF se recomienda el estudio sistemático de la densidad mineral ósea con inicio en las mujeres de 65 años. En el ACOG se recomienda estudiar a todas las mujeres de 65 años o mayores y aquellas en la posmenopausia menores de esa edad que presenten uno o más factores de riesgo.
- Los factores de riesgo de una densidad mineral ósea baja incluyen un peso corporal bajo (< 70 kg), el antecedente de osteoporosis familiar, el tabaquismo, el antecedente de frac-

turas, el uso crónico de corticosteroides, un estilo de vida sedentario, el uso de alcohol o cafeína, la inmovilización, el uso de medicamentos antiepilépticos, las afecciones endocrinas (como el hiperparatiroidismo, el hipotiroidismo, el hipogonadismo, el síndrome de Cushing, la menopausia prematura), una ingestión baja de calcio o vitamina D, la absorción intestinal deficiente, la enfermedad inflamatoria intestinal o la hepatopatía crónica.

- La radioabsorciometría de energía doble es el estándar de atención para determinar la densidad ósea. El parámetro más importante por considerar es la calificación T de la paciente, que refleja su densidad ósea en comparación con la de una mujer sana de 30 años de la misma edad.
    - Una calificación T de −1.0 a −2.5 indica osteopenia.
    - Una calificación T menor de −2.5 indica osteoporosis.
- Se recomienda repetir la detección cada año si la calificación T se encuentra entre −2 y −2.5, o en presencia de factores de riesgo de pérdida ósea constante, cada 5 años si la calificación T es −1.5 y −2 en cualquier sitio, y cada 15 años si resulta normal o entre −1 y −1.5.
- Todas las mujeres en la posmenopausia y, en especial aquellas con osteopenia, deben asesorarse respecto a la modificación del estilo de vida para disminuir la pérdida ósea, lo que incluye una ingestión adecuada de calcio (1 200 mg diarios) y vitamina D (800 UI diarias), disminuir el uso de alcohol, interrumpir el tabaquismo y ejercitarse al menos 30 minutos tres veces por semana.
- Se recomienda la farmacoterapia en las mujeres en la posmenopausia con antecedente de fractura o con osteoporosis, con base en una calificación T ≤ −2.5. También se podría considerar en mujeres con osteopenia o de alto riesgo, con calificación T entre −1.0 y −2.5, según la calificación de la Fracture Risk Assessment (FRAX) (ver el capítulo 45). El tratamiento ideal es con bisfosfonato. Otras opciones incluyen hormona paratiroidea, reguladores selectivos del receptor de estrógenos y estrógenos/progestágenos.

Detección de la obesidad

- En la National Health and Nutrition Examination Survey del 2013 al 2014 se informó que 40.4% de las mujeres adultas presenta obesidad (IMC ≥ 30 kg/m^2). Se calcula que 66.5% de ellas presenta sobrepeso (IMC de 25-29.9 kg/m^2) u obesidad.
- La obesidad se vincula con un mayor riesgo de morbilidad, incluidos diabetes tipo II, hipertensión, infecundidad, cardiopatías, enfermedades de la vesícula biliar, cáncer uterino y de colon, así como complicaciones relacionadas con el embarazo.
- En la detección de obesidad debe incluirse el cálculo del IMC, la medición de la circunferencia de la cintura y la del riesgo global de afecciones comórbidas.
- El IMC es una medida de la obesidad que se correlaciona con el contenido de grasa corporal.
    - Bajo peso = IMC < 18.5 kg/m^2
    - Sobrepeso = IMC 25 a 29.9 kg/m^2
    - Obesidad = IMC ≥ 30 kg/m^2
        - De clase I = IMC 30 a 34.9 kg/m^2
        - De clase II = IMC 35 a 39.9 kg/m^2
        - De clase III (mórbida) = IMC ≥ 40 kg/m^2
- En el USPSTF se recomienda que todas las pacientes identificadas con obesidad se envíen para asesoramiento intensivo e intervenciones conductuales con el propósito de mejorar la alimentación y la actividad física. En el ACOG se recomienda mayor valoración y tratamiento, así como intervenciones quirúrgicas bariátricas, si la paciente presenta un IMC ≥ 40, o de 35 aunado a afecciones médicas comórbidas, o en quien han fracasado intervenciones previas. En esos grupos, las operaciones bariátricas pueden mejorar los resultados respecto a las afecciones comórbidas, como la diabetes.

Asesoramiento sobre la nutrición

- En las guías de alimentación del US Department of Agriculture de 2015 se recomienda el consumo de una diversidad de alimentos densos en nutrimentos, y bebidas con un aporte calórico apropiado. La alimentación debe centrarse en vegetales de todos los subgrupos (verde oscuros, rojos y anaranjados, legumbres, con almidón); frutos; granos integrales; productos lácteos bajos en grasa o sin ella (como leche, yogur, queso y bebidas de soya); y proteínas como mariscos, carnes magras y aves, huevos, legumbres, nueces, semillas y productos de soya. Además, se recomienda limitar la ingestión de grasas saturadas y *trans*, sodio (2 300 mg), colesterol, azúcares añadidos, granos refinados y alcohol (hasta un trago diario en las mujeres).
- Las embarazadas y las mujeres en edad de procrear deben consumir alimentos ricos en hierro y ácido fólico. Se recomienda un complemento de al menos 400 µg de ácido fólico diario a las mujeres con capacidad de embarazarse o que están pensando en hacerlo. Los alimentos ricos en hierro deben tomarse de preferencia junto con la vitamina C, para aumentar su absorción. Se evitará el consumo de alcohol.
- Los adultos mayores, las personas con tonos de piel más oscuros y quienes tienen exposición mínima a la luz del sol deben consumir al menos 600 a 800 UI/día de vitamina D complementaria. Las mujeres en la posmenopausia deben consumir 1 200 mg de calcio al día, ya sea en forma de alimentos ricos en él o complementos.
- Los requerimientos calóricos calculados de las mujeres adultas no embarazadas varían entre 1 800 y 2 400 kcal, con base en su grado de actividad.

ENFERMEDADES INFECCIOSAS

Las mujeres con el máximo riesgo de enfermedades de transmisión sexual incluyen a aquellas con antecedentes de múltiples compañeros sexuales, enfermedades de transmisión sexual, uso inconstante del condón, trabajo sexual comercial y uso de drogas. Las estrategias preventivas, como la abstinencia sexual, la disminución del número de compañeros sexuales y los métodos anticonceptivos de barrera, deben ser objeto de una plática con todas las pacientes.

Detección de virus de la inmunodeficiencia humana

- En las guías del 2015 de los Centers for Disease Control and Prevention (CDC) en Estados Unidos se recomienda la detección sistemática de VIH en todos los adultos y adolescentes de 13 a 64 años, así como las embarazadas, al margen de sus factores de riesgo, con el uso de protocolos de exclusión voluntaria. Se recomienda repetir las pruebas en las mujeres que buscan la valoración y el tratamiento de infecciones de transmisión sexual.

Detección de clamidiasis y gonorrea

- En las guías del 2015 de los CDC se respalda la detección de clamidiasis y gonorrea (con pruebas de cérvix/vagina en muestras tomadas con hisopo o en la orina) cada año en todas las mujeres con actividad sexual o embarazadas menores de 25 años, y en las de esa edad y mayores con nuevos/múltiples compañeros sexuales o conducta de alto riesgo. En caso de un resultado positivo, se recomienda repetir las pruebas casi 3 meses después del tratamiento.
- En el USPSTF y los CDC no se recomienda la detección sistemática de hepatitis B, sífilis, herpes simple en individuos asintomáticos, y de tricomoniasis en las pacientes de bajo riesgo sin embarazo. Las mujeres nacidas entre 1945 y 1965 con factores de riesgo deben ser objeto de detección de la hepatitis C al menos una vez.

DETECCIÓN DE OTRAS AFECCIONES MÉDICAS

Detección de la depresión

* La depresión afecta a más de 30 millones de adultos estadounidenses cada año. El riesgo de toda la vida de las mujeres de presentar un trastorno depresivo mayor es de 10 a 25%, doble a triple respecto al de los hombres. Las tasas de depresión son mayores en las mujeres, los adultos jóvenes y maduros, y las personas de raza diferente a la caucásica.

* Los factores que pueden predisponer a las mujeres a la depresión incluyen pérdida perinatal, infecundidad o pérdida gestacional, abuso físico o sexual, privación socioeconómica, carencia de respaldo, aislamiento y sentimientos de inutilidad, el antecedente personal o familiar de trastornos de talante, la pérdida de un padre durante la infancia (antes de los 10 años), el antecedente de abuso de sustancias y la menopausia.

* Los síntomas de la depresión se resumen con las siglas SIG EM CAPS (deben estar presentes cinco de nueve síntomas durante más de 2 semanas para cumplir con la definición de depresión mayor, incluido el talante depresivo o la pérdida de interés).

  * **S**ueño, insomnio o hipersomnio
  * **I**nterés, notoriamente disminuido en las actividades o el placer
  * Culpa (del inglés **G**uilt), pensamientos inapropiados de inutilidad o culpa, casi todos los días
  * **E**nergía, su pérdida, o fatiga
  * Talante (del inglés **M**ood), con depresión casi todo el día
  * **C**oncentración, disminución de la capacidad de pensar, enfocarse o tomar decisiones
  * **A**petito, su cambio significativo o del peso
  * **P**sicomotor, su retardo observable, o agitación
  * **S**uicidio, pensamientos recurrentes de muerte o suicidio

* En el USPSTF se recomienda la detección de la depresión en los adultos. Hay muchos cuestionarios de autoinforme para el paciente, como el Patient Health Questionnaire (PHQ) y la Edinburgh Postnatal Depression Scale (EPDS) para pacientes puérperas y embarazadas. Además, es indispensable cuestionar directamente a las pacientes que informan de depresión acerca de ideas suicidas u homicidas.

* Se puede usar tratamiento psicosocial solo o junto con medicamentos antidepresivos. Para las pacientes con depresión leve a moderada, se ha visto que los tratamientos psicosociales son tan eficaces como el farmacológico. Los métodos de uso frecuente incluyen el tratamiento conductual, el cognitivo conductual y el interpersonal.

* El tratamiento farmacológico de la depresión incluye inhibidores selectivos de la recaptación de serotonina, de la recaptación de la norepinefrina, y antidepresivos tricíclicos. Las pacientes con depresión grave o crónica o sin respuesta después de 12 semanas de psicoterapia deben iniciar medicamentos. Un gran porcentaje de las pacientes experimenta mejoría significativa, o incluso la remisión completa, con el tratamiento médico.

Detección de la violencia por el compañero íntimo

* Ver el capítulo 37.
* Las consultas de mantenimiento de la salud deben incluir la valoración de la violencia por el compañero íntimo, con uso de entrevista directa, cuestionarios, o ambos (de preferencia cuando la paciente se encuentra sola).

Detección y asesoramiento respecto al abuso de sustancias

Abuso de alcohol

* Se calcula que 30% de la población estadounidense está afectada por el uso erróneo del alcohol, con la mayoría que participa en "usos de riesgo", que en el National Institute on Alcohol Abuse and Alcoholism y el US Department of Agriculture se definen como el consumo

de más de tres tragos en cualquier día, o siete por semana, en las mujeres. El uso excesivo del alcohol es una de las principales causas prevenibles de muerte en Estados Unidos.

* Todas las pacientes de 18 años o mayores deben ser interrogadas respecto del abuso de sustancias; hay diversos recursos de detección, por ejemplo, los cuestionarios CAGE (*Cut down, Annoyed, Guilty, and Eye opener*, abandonar, molestia, culpa y abre ojos), AUDIT-C, TWEAK y CRAFFT.

* El cuestionario CAGE ha mostrado carecer de sensibilidad en las mujeres, en especial cuando están embarazadas, y en las minorías. Por lo tanto, en el ACOG se recomienda una versión modificada, el cuestionario T-ACE con una calificación positiva correspondiente a 2 o más puntos:
  * **T**olerancia: ¿cuántos tragos la hacen sentirse mareada? (> 2 tragos = 2 puntos)
  * **A**lterado: ¿la ha molestado la gente al criticar su forma de beber? (Respuesta positiva = 1 punto)
  * **C**ese del hábito: ¿alguna vez ha sentido que debería abandonar su forma de beber? (Respuesta positiva = 1 punto)
  * **E**ye opener (Abre ojos): ¿alguna vez ha tomado usted un trago como primera actividad en la mañana para apaciguar sus nervios o curarse de una resaca? (Respuesta positiva = 1 punto)

* En el USPSTF se recomienda el asesoramiento para disminuir el consumo de alcohol; se ha mostrado que las intervenciones de asesoramiento breve de 15 minutos disminuyen la sobreindulgencia en el beber (borracheras). Ver la sección de "Asesoramiento" para más información.

Uso de tabaco

* El uso del tabaco es la principal causa de muerte prevenible en Estados Unidos. En el USPSTF se recomienda en gran medida la detección del uso del tabaco y el asesoramiento para su interrupción, porque se ha mostrado que un asesoramiento de 1 a 3 minutos aumenta de forma significativa las tasas de abstinencia. En el ACOG se recomienda también incluir en los cigarrillos electrónicos en las preguntas de detección del tabaquismo.

* Las intervenciones conductuales incluyen soporte y asesoramiento conductual en persona y telefónico, así como materiales de autoayuda. Las intervenciones médicas incluyen el tratamiento de restitución de nicotina, el bupropión y la vareniclina.

ASESORAMIENTO

* La consulta sistemática de mantenimiento de la salud es un momento ideal para asesorar a las pacientes en cuanto a muchas conductas relacionadas con su salud.

* Se han perfeccionado varias técnicas de asesoramiento breve por el médico, incluyendo el modelo de cinco A, las etapas de cambio y la entrevista motivacional.

* El modelo de cinco A implica
  * *Asesoramiento* para el problema.
  * *Aconsejar* hacer un cambio.
  * *Acordar* la acción a tomar.
  * *Asistir* con el respaldo del autocuidado para lograr el cambio.
  * *Arreglar* el seguimiento para mantener el cambio.

* También es importante identificar el estado de disposición de una paciente, porque se calcula que 80% de las personas no está preparado para comprometerse a un cambio del estilo de vida en un encuentro inicial. Las etapas del modelo de cambio incluyen las siguientes:
  * Precontemplación: sin intento de cambiar la conducta; propósito del asesoramiento = establecer ambivalencia
  * Contemplación: se considera hacer un cambio; meta del asesoramiento = explorar ambos lados de la actitud de la paciente y ayudar a definir la conducta

- Preparación: resolución para hacer un cambio; propósito del asesoramiento = identificar estrategias exitosas para el cambio
- Acción: hacer un cambio de conducta; propósito del asesoramiento = proveer soluciones para evitar los desencadenantes específicos de recaídas
- Mantenimiento: compromiso para el cambio; propósito del asesoramiento = solidificar el compromiso de la paciente para un cambio continuo
- La entrevista motivacional es una técnica de asesoramiento que se usa al inicio para el abuso de sustancias y se puede aplicar a otros propósitos, como la disminución de peso. Los cinco principios de la entrevista motivacional son:
  - Expresar empatía mediante la escucha con reflexión
  - Definir las discrepancias entre las metas o los valores de las pacientes y su conducta actual
  - Evitar discusiones y la confrontación directa
  - Ajustarse a la resistencia de la paciente, más que oponerse de manera directa
  - Respaldar la autoeficacia y el optimismo
- Hay pruebas de que incluso una entrevista motivacional breve puede desencadenar cambios significativos del estilo de vida.

CUIDADOS DE LA SALUD DE MUJERES LESBIANAS, BISEXUALES Y TRANSEXUALES

- Los datos de la National Survey of Family Growth sugieren que 1.1 a 3.5% de las mujeres se identifica como lesbianas o bisexuales, respectivamente, una población que enfrenta barreras de atención de la salud, como seguros, actitudes discriminatorias y preocupación por la confidencialidad y revelación. La papelería del consultorio debe ser más incluyente y hacer uso de los términos "compañeros" más que "cónyuges" o "esposos".
- Debe ofrecerse a toda paciente la detección sistemática y el asesoramiento, como se señaló antes. No debe omitirse la detección sistemática del cáncer cervical y la violencia del compañero íntimo. Además, el asesoramiento incluirá anticoncepción y prácticas sexuales seguras, como el uso del condón en juguetes sexuales o el evitar compartirlos. Se ofrecerá el envío apropiado a especialistas en fecundidad.
- La prevalencia de la población transexual no se conoce bien, pero los estudios han mostrado que tienen una probabilidad mayor desproporcionada de presentar trastornos de salud mental, abuso de sustancias e infecciones de transmisión sexual, como por VIH. También experimentan barreras significativas para su atención, con pocos planes de seguros que cubran el costo de los servicios de salud mental, hormonoterapia, o intervención quirúrgica de afirmación del sexo. Puede llamarse a los ginecoobstetras para realizar una histerectomía como operación quirúrgica de afirmación del sexo y deben estar preparados para referir pacientes a los especialistas apropiados para su hormonoterapia. Se ofrecerá detección adecuada para la edad de los cánceres de mama, cervical y de próstata, si no se han hecho mastectomía o histerectomía.

INMUNIZACIONES

- Las inmunizaciones son componentes integrales de la atención de la salud primaria y preventiva. Deben revisarse los antecedentes de vacunación de la paciente a intervalos regulares y actualizarse según sea apropiado (Figuras 26-1 y 26-2).

OTROS PROBLEMAS DE LA ATENCIÓN PRIMARIA

- **Infecciones de vías urinarias (IVU):** para la cistitis no complicada, el tratamiento antibiótico empírico sin urocultivo es apropiado en la paciente sin embarazo si refiere disuria o presenta leucocitos y nitritos en el análisis de orina. Los fármacos de primera línea

Se recomienda la vacunación de los adultos que cumplan el requerimiento de edad, carezcan de documentación de la vacunación o de pruebas de una infección previa

Se recomienda la vacunación de los adultos con un factor de riesgo adicional u otra indicación

No se recomienda

Vacuna	19-21 años	22-26 años	27-49 años	50-64 años	65 años y mayores
De virus inactivados de influenza (IIV) o la recombinante de virus de influenza (RIV)	1 dosis anual				
De influenza de virus vivos atenuados (LAIV)	1 dosis anual				
De tétanos, difteria, tosferina (Tdap o Td)	1 dosis de Tdap, y después el refuerzo con Td cada 10 años				
De sarampión, parotiditis epidémica, rubéola (MMR)	1 o 2 dosis, dependiendo de la indicación (si nacieron en 1957 o después)				
De varicela (VAR)	2 dosis (si nacieron en 1980 o después)				
De virus de herpes zóster recombinante (RZV) (preferida)				2 dosis	2 dosis
De virus varicela zóster vivos (ZVL)					1 dosis
De virus del papiloma humano (VPH) femenina	2 o 3 dosis, dependiendo de la edad en la vacunación inicial				
De virus del papiloma humano (VPH) masculina	2 o 3 dosis, dependiendo de la edad en la vacunación inicial				
Conjugada de neumococos (PCV13)					1 dosis
De polisacáridos de neumococos (PPSV23)	1 o 2 dosis, dependiendo de la indicación				1 dosis
De hepatitis A (HepA)	2 o 3 dosis, dependiendo de la vacuna				
De hepatitis B (HepB)	2 o 3 dosis, dependiendo de la vacuna				
De meningococos A, C, W, Y (MenACWY)	1 o 2 dosis, dependiendo de la indicación, y después, un refuerzo cada 5 años si persiste el riesgo				
De meningococos B (MenB)	2 o 3 dosis, dependiendo de la vacuna y la indicación				
De *Haemophilus influenzae* tipo b (Hib)	1 o 3 dosis, dependiendo de la indicación				

Figura 26-1. Esquema de inmunización recomendado para adultos de 19 años o mayores, Estados Unidos, 2019. De Centers for Disease Control and Prevention. Recommended adult immunization schedule for ages 19 years or older. Sitio de Internet de los Centers for Disease Control and Prevention: https://www.cdc.gov/vaccines/schedules/downloads/adult/adult-combined-schedule.pdf. Con acceso en enero 17, 2020.

Leyenda:

- Se recomienda la vacunación de adultos que cumplen el requerimiento de edad, carecen de documentación de vacunación o no presentan pruebas de una infección previa
- Retrasar la vacunación hasta después del embarazo, si está indicada
- Recomiende la vacunación para los adultos con factores de riesgo adicionales u otra indicación
- Vacuna contraindicada que no debe administrarse por el riesgo de una reacción adversa grave
- Precaución: la vacuna pudiese estar indicada si el beneficio de protección supera al riesgo de una reacción adversa
- No se recomienda

Vacuna	Embarazo	Con inmunosupresión (excluyendo la infección por VIH)	Cifra de CD4 en la infección por VIH <200	Cifra de CD4 en la infección por VIH ≥200	Asplenia, deficiencias del complemento	Nefropatía de etapa terminal bajo hemodiálisis	Enfermedad cardiaca o pulmonar, alcoholismo[1]	Hepatopatía crónica	Diabetes	Personal de atención sanitaria[2]	Hombres que tienen actividad sexual con hombres
IIV o RIV / LAIV							1 dosis anual			1 dosis anual	
Tdap o Td	1 dosis de Tdap en cada gestación						1 dosis de Tdap, y después, el refuerzo de Td cada 10 años	PRECAUCIÓN			
MMR	CONTRAINDICADA	CONTRAINDICADA					1 o 2 dosis dependiendo de la indicación				
VAR	CONTRAINDICADA	CONTRAINDICADA					2 dosis				
De RZV (preferida) / ZVL	DIFIÉRASE / CONTRAINDICADA						2 dosis a los 50 años o más / 1 dosis a los 60 años o más				
VPH femenina	DIFIÉRASE	3 dosis hasta la edad de 26 años					2 o 3 dosis hasta los 26 años				
VPH masculina		3 dosis hasta la edad de 26 años					2 o 3 dosis hasta los 21 años				2 o 3 dosis hasta los 26 años
PCV13							1 dosis				
PPSV23							1, 2 o 3 dosis, dependiendo de la edad y de la indicación				
HepA							2 o 3 dosis, dependiendo de la vacuna				
HepB							2 o 3 dosis, dependiendo de la vacuna				
MenACWY							1 o 2 dosis, dependiendo de la indicación, y después, un refuerzo cada 5 años si persiste el riesgo				
MenB	PRECAUCIÓN						2 o 3 dosis, dependiendo de la vacuna y de la indicación				
Hibb		3 dosis, solo quienes reciben HSCT[3]					1 dosis				

Figura 26-2. Esquema de inmunización de los adultos recomendada de acuerdo con las afecciones médicas y otras indicaciones, Estados Unidos, 2019. HepA, hepatitis A; HepB, hepatitis B; Hib, *Haemophilus influenzae* tipo b; VIH, virus de la inmunodeficiencia humana; VPH, virus del papiloma humano; HSVCT, trasplante de blastocitos hematopoyéticos; MenACWY, meningococos A, C, W, Y; MenB, meningococos B; MMR, sarampión, parotiditis epidémica, rubéola; PCV13, conjugada de neumococos; PPSV23, polisacárido de neumococos; RZV, recombinante de virus varicela zóster; Td, de tétanos y difteria; Tdap, de tétanos, difteria y tosferina; VAR, varicela; ZVL, recombinante de virus varicela zóster. [1]La precaución para las dosis de LAIV no aplica ante el alcoholismo. [2]Ver notas para las vacunas de influenza. [3]Trasplante de citoblastos hematopoyéticos. Tomada de los Centers for Disease Control and Prevention. Recommended adult immunization schedule for ages 19 years or older. Sitio de Internet de los Centers for Disease Control and Prevention. https://www.cdc.gov/vaccines/schedules/downloads/adult/adult-combined-schedule.pdf. Con acceso en enero 17, 2020.

incluyen nitrofurantoína, 100 mg cada 12 horas por 5 días, trimetoprim-sulfametoxazol 160/800 mg cada 12 horas por 3 días, o fosfomicina 3 g en dosis única. Si hay alguna contraindicación de los tratamientos ideales, los β lactámicos y las fluoroquinolonas son de segunda y tercera líneas, respectivamente. La presencia de fiebre o hipersensibilidad del ángulo costovertebral sugiere una infección de vías urinarias altas, que requiere un tratamiento más intensivo. Las IVU recurrentes justifican el urocultivo para identificar el microorganismo patógeno y usar el antibiótico adecuado.

- **Infecciones de vías respiratorias altas:** por lo general de origen vírico, las infecciones leves de vías respiratorias altas deben tratarse con reposo, hidratación, uso de humidificador y fármacos de venta libre (supresores de la tos y descongestionantes). No se recomiendan los antibióticos como tratamiento ideal de las enfermedades respiratorias altas no complicadas. Se sugiere la presencia de infección bacteriana secundaria por la persistencia de síntomas de rinosinusitis durante 7 a 10 días y secreción nasal purulenta, dolor odontológico, facial o maxilar unilateral; o síntomas que empeoran después de su mejoría inicial. Las pacientes con fiebre, dolor intenso y ausencia de mejoría después de un periodo de observación deben tratarse con antibióticos de espectro estrecho.

- **Asma:** además de vigilar la función pulmonar y disminuir la exposición a los desencadenantes, el tratamiento farmacológico se administra en una forma gradual. El asma leve intermitente puede tratarse con agonistas β inhalados de acción rápida, como el albuterol. Para el asma leve persistente, añádase un glucocorticoide inhalado a dosis baja o un bloqueador de leucotrieno. Los pacientes con asma persistente moderada pueden tratarse con glucocorticoides inhalados a dosis intermedia más un agonista β inhalado de acción prolongada o un glucocorticoide inhalado de dosis alta. Las exacerbaciones agudas del asma grave pueden requerir corticosteroides orales o intravenosos o el ingreso de la paciente al hospital. Además de los signos vitales y la exploración física, la determinación del flujo máximo puede ayudar a dirigir los cambios de la farmacoterapia en los pacientes con asma. Aquellos con asma grave deben remitirse a un neumólogo o alergólogo para su tratamiento adicional.

- **Acné:** se trata con una combinación de métodos tópicos y orales y debe enviarse a la paciente al dermatólogo. Los tratamientos hormonales con anticonceptivos orales pueden ser eficaces para el acné. En la US Food and Drug Administration se aprobaron tres anticonceptivos orales para el tratamiento del acné: etinilestradiol 20/30/35 µg/noretindrona 1 mg (Estrostep), etinilestradiol 35 µg/norgestimato 180/215/250 µg (Ortho Tri-Cyclen) y etinilestradiol 20 µg/drospirenona 3 mg (Yaz). Algunos tratamientos para el acné son teratógenos, por lo que se recomienda mucho usar una forma confiable de anticoncepción.

LECTURAS SUGERIDAS

American College of Obstetricians and Gynecologists Committee on Gynecologic Practice. ACOG Committee Opinion No. 755: well-woman visit (replaces Committee Opinion No. 534, August 2012). *Obstet Gynecol.* 2018;132:e181-e186.

American College of Obstetricians and Gynecologists Committee on Health Care for Underserved Women. ACOG Committee Opinion No. 512: health care for transgender individuals. *Obstet Gynecol.* 2011;118:1454-1458. (Reafirmado en el 2019)

American College of Obstetricians and Gynecologists Committee on Health Care for Underserved Women. ACOG Committee Opinion No. 525: health care for lesbians and bisexual women. *Obstet Gynecol.* 2012;119:1077-1080. (Reafirmado en el 2018)

American College of Obstetricians and Gynecologists Committee on Practice Bulletins—Gynecology. ACOG Practice Bulletin No. 168: cervical cancer screening and prevention. *Obstet Gynecol.* 2016;128:e111-e130. (Reafirmado en el 2019)

American College of Obstetricians and Gynecologists Committee on Practice Bulletins— Gynecology. ACOG Practice Bulletin No. 179: breast cancer risk assessment and screening in average-risk women. *Obstet Gynecol.* 2017;130(1):e1-e16.

American Diabetes Association. Classification and diagnosis of diabetes mellitus. *Diabetes Care.* 2015;38:S8-S16.

Goff DC Jr, Lloyd-Jones DM, Bennett G, et al. 2013 ACC/AHA guideline on the assessment of cardiovascular risk: a report of the American College of Cardiology/American Heart Association Task Force on Practice Guidelines. *J Am Coll Cardiol.* 2014;63(25, pt B):2935-2959.

Grundy SM, Stone NJ, Bailey AL, et al. 2018 AHA/ACC/AACVPR/AAPA/ABC/ACPM/ADA/ AGS/APhA/ASPC/NLA/PCNA guideline on the management of blood cholesterol: a report of the American College of Cardiology/American Heart Association Task Force on Clinical Practice Guidelines. *J Am Coll Cardiol.* 2019;73(24):e285-e350.

Lin JS, Piper MA, Perdue LA, et al. Screening for colorectal cancer: updated evidence report and systematic review for the US Preventive Services Task Force. *JAMA.* 2016;315(23):2576-2594.

US Department of Health and Human Services, US Department of Agriculture. Dietary guidelines for Americans 2015-2020. 8th ed. Washington, DC: Office of Disease Prevention and Health Promotion; 2015. https://health.gov/dietaryguidelines/2015/guidelines/. Accessed March 18, 2018.

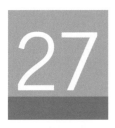

Infecciones del aparato genital

Amanda C. Mahle y Jenell S. Coleman

Las infecciones de transmisión sexual (ITS) son frecuentes, con casi 20 millones de infecciones nuevas cada año en Estados Unidos. La mayoría de las pacientes cursa asintomática, en especial en las etapas iniciales, y se calcula que hasta 50% de las mujeres con una ITS puede presentar coinfección por otro microorganismo. Por lo tanto, cuando se confirma una infección deben considerarse pruebas de ITS adicionales.

DETECCIÓN

En los Centers for Disease Control and Prevention (CDC) se recomienda la prevención de ITS con base en cinco estrategias principales:

1. Valoración del riesgo, instrucción y asesoramiento respecto a las formas de evitar las ITS mediante cambios de la conducta sexual y el uso de los servicios de prevención recomendados
2. Vacunación preexposición de las personas en riesgo de ITS prevenibles por inmunización
3. Identificación de las personas infectadas, con o sin síntomas de ITS
4. Diagnóstico, tratamiento, asesoramiento y seguimiento eficaces de las personas infectadas
5. Valoración, tratamiento y asesoramiento de los compañeros sexuales de las pacientes con una ITS

Los factores de riesgo de infección incluyen un nuevo compañero en los últimos 60 días, múltiples compañeros sexuales concomitantes, trabajo sexual actual o previo, antecedente de ITS, edad menor de 25 años, uso de fármacos ilícitos, encarcelamiento o clase socioeconómica baja. De acuerdo con la meta de la prevención primaria, en los CDC se recomienda que los proveedores de atención de la salud hagan interrogatorios sexuales sistemáticos a sus pacientes para la estratificación del riesgo. La importancia de la detección y el asesoramiento eficaces se recalca por el aumento continuo de sífilis, gonorrea y clamidiasis en años recientes.

INFECCIONES DE LA PORCIÓN BAJA DEL APARATO GENITAL FEMENINO

Los síntomas causados por las infecciones de la porción baja del aparato genital femenino son algunas de las manifestaciones ginecológicas más frecuentes. En esta sección se revisan las infecciones vulvares, parasitosis, vaginitis, lesiones ulcerativas y cervicitis.

Infecciones vulvares

Virus del papiloma humano

- La ITS por **virus del papiloma humano (VPH)** es la más frecuente en Estados Unidos (ver el capítulo 49). La prevalencia de una infección genital por VPH es de casi 40% en los adultos estadounidenses de 18 a 59 años y máxima en los adolescentes y adultos jóvenes. Hay más de 120 tipos diferentes de VPH, de los que alrededor de 40 causan infección genital baja, que en su mayoría se resolverá de manera espontánea en los 2 años que siguen a su inicio; sin embargo, la capacidad de eliminar la infección tiene relación inversa con la edad del paciente.
- Hay dos tipos principales de infecciones por VPH: oncógenas, por VPH de alto riesgo (p. ej., VPH- 16 y 18), y no oncógenas, de bajo riesgo (p. ej., por VPH-6 y 11). Ver los capítulos 49 y 50 para más información sobre VPH, displasia y cáncer de cérvix. Los tipos de VPH de bajo riesgo se relacionan con el **condiloma acuminado** (verrugas genitales) y la displasia de bajo grado. De los casos de verrugas genitales, 90% es secundario a la infección por VPH-6 y VPH-11.
- Los **factores de riesgo** de la infección por VPH incluyen el número de compañeros sexuales, el antecedente de otra ITS, el tabaquismo, la inmunodeficiencia (p. ej., la infección por el virus de la inmunodeficiencia humana [VIH]), y el uso de medicamentos inmunosupresores (p. ej., de esteroides en forma crónica) o en una receptora de trasplante de un órgano.
- **Signos y síntomas.** Las verrugas genitales son lesiones blandas, sésiles, verrucosas, carnosas que surgen en la vulva, la vagina, el cérvix, el meato uretral, el periné, el ano y la cavidad bucal, que suelen ser multifocales y asintomáticas, pero quizá se vinculen con prurito, ardor, hemorragia y/o secreción y dolor vaginales.
- **Diagnóstico.** Se basa en la inspección macroscópica. Debe considerarse una biopsia si las lesiones se muestran hiperpigmentadas, induradas, fijas, ulceradas, sangrantes o atípicas, en particular si la paciente se encuentra en la posmenopausia. Además, se justifica una biopsia si no responde al tratamiento.
- **Tratamiento.** Está indicado para el alivio estético y sintomático. Las opciones se enlistan en la Tabla 27-1. Ninguna modalidad terapéutica aislada ha mostrado más eficacia que otra. Los factores clínicos que influyen en la selección de la modalidad de tratamiento incluyen la localización anatómica, el tamaño, la morfología y el número de las lesiones.

Tabla 27-1	Tratamiento del condiloma acuminado

Terapia	Aplicación	Uso durante el embarazo
Aplicada por la paciente		
Imiquimod, crema al 3.75 o 5%	3 veces a la semana al acostarse por hasta 16 semanas. Lave la zona con jabón y agua 6-10 h después.	Contraindicado
Podofilox al 0.5%, en solución o gel	Aplíquese dos veces al día por 3 días, ningún tratamiento con 4 días de duración, repítase el ciclo hasta 4 veces. No rebase el volumen de 0.5 mL diarios. Intervalos de 4 días sin tratamiento	Contraindicado
Sinecatequinas al 15% en ungüento	Aplicar cada 8 h por hasta 16 semanas. No se use en pacientes con inmunosupresión o aquellas con herpes genital o úlceras abiertas.	Contraindicado
Administrada por el proveedor		
Resina de podofilina al 10-20% en benzoína	Se puede repetir 1 o 2 veces por semana, según se requiera	Contraindicado
Gel de 5-fluorouracilo y epinefrina	Inyección intralesional cada semana por hasta 6 semanas	Contraindicado
Interferones	Inyectar en el borde o detrás de la verruga.	No se recomienda
Ácido tricloroacético tópico (solución al 80-90%)	Aplíquese una pequeña cantidad, 1 o 2 veces por semana. El ciclo usual es de 6 tratamientos.	Permitido
Operación de exéresis	Exéresis por electrocauterio o bisturí	Solo en el parto vaginal con obstrucción
Crioterapia con nitrógeno líquido	Se puede repetir 1 o 2 veces por semana hasta que se resuelva	Permitida
Exéresis con láser de CO_2		No se recomienda

Abreviaturas: CO_2, dióxido de carbono.

El costo del tratamiento, su conveniencia y los efectos secundarios son factores adicionales por considerar.

- Las lesiones pueden remitir de manera espontánea y recidivar, y la mayoría se resuelve en 3 meses de tratamiento. No obstante, las tasas de recurrencia van de 30 a 70% y se puede requerir una combinación de las modalidades terapéuticas. Es importante asesorar a las pacientes en el sentido de que ninguna modalidad terapéutica asegura la erradicación completa del virus y que no se ha precisado si el tratamiento disminuye el riesgo de transmisión adicional.
- Ver el capítulo 54 para la descripción de la neoplasia intraepitelial vulvar.

Molusco contagioso

- El **molusco contagioso** es un poxvirus ADN muy contagioso que infecta la piel y tiene distribución mundial; sin embargo, es más prevalente en los países en vías de desarrollo. Se puede diseminar por contacto directo con la piel (sexual o no), fómites y autoinoculación. El periodo de incubación va de varias semanas a meses.
- **Síntomas y signos.** La infección se caracteriza por la presencia de pápulas pequeñas indoloras cupuliformes con umbilicación central, lesiones que a menudo se encuentran en la región genital, las caras internas de los muslos y las nalgas. Pueden surgir múltiples lesiones, sin embargo, a menudo hay menos de 20, que varían en tamaño en 2 a 5 mm de diámetro y suelen cursar asintomáticas, pero quizá produzcan prurito, edema e inflamación. A menudo, la infección se resuelve de forma espontánea en 6 meses a 1 año; sin embargo, puede persistir hasta 4 años. Las pacientes con inmunosupresión quizá desarrollen grandes lesiones (> 15 mm), que pueden ser resistentes al tratamiento estándar.
- El **diagnóstico** suele basarse en el estudio macroscópico de las lesiones. Cuando es incierto, se puede confirmar por estudio histopatológico.
- **Tratamiento.** La infección suele ser autolimitada y la mayoría de los esquemas terapéuticos estudiados no ha mostrado eficacia. Por lo tanto, la mayoría de los expertos recomienda el tratamiento expectante. Debe considerarse el tratamiento, no obstante, en las pacientes con inmunosupresión y aquellas con lesiones de transmisión sexual y riesgo de diseminarlas a sus compañeros que, además, puede verse apresurado por la preferencia de la paciente y la visibilidad de las lesiones. Este consta de la evacuación del material central por congelación, ablación con láser o legrado. También pueden considerarse los tratamientos tópicos, incluidos el ácido tricloroacético y el peróxido de benzoílo.

Parasitosis

Pediculosis púbica

- El **piojo del pubis** (*Pthirus pubis*) es un ectoparásito que suele infectar las regiones púbica, perineal y perianal, pero que también puede afectar los párpados y otras partes corporales. El piojo deposita huevecillos en la base de un folículo piloso, el periodo de incubación es de 1 semana, y puede vivir hasta 6 semanas. Se transmite por contacto sexual o al compartir la cama o la ropa.
- Los **síntomas** incluyen prurito intenso en el sitio de afección, que puede acompañarse de un exantema maculopapular. Pueden presentarse síntomas sistémicos, que incluyen fiebre, malestar general y mialgias.
- El **diagnóstico** se hace por visualización directa de los piojos similares a cangrejos, sus larvas o liendres en el vello púbico, o por su identificación al microscopio, bajo inmersión en aceite.

Sarna

- La **sarna** es causada por el ácaro *Sarcoptes scabiei* variedad *hominis*. Es muy contagiosa, se transmite por estrecho contacto prolongado (sexual o no) y puede infectar cualquier parte del cuerpo, en especial las superficies de flexión de codos, muñecas, pliegues interdigitales, axilas, mamas, genitales y nalgas. Es posible la transmisión por fómites a través de la ropa corporal, de cama y toallas. El parásito femenino adulto hace túneles bajo la piel, deposita huevecillos y se traslada rápidamente a través de la piel.
- **Síntomas.** La sarna suele presentarse con un inicio insidioso de prurito intermitente intenso de 3 a 6 semanas después de la exposición inicial. Las infecciones subsiguientes se tornan sintomáticas en 24 horas de iniciadas. La lesión característica es un túnel de 1 a 10 mm de trayecto sinuoso, que sirve para alojar al parásito. Otras lesiones incluyen pápulas y vesículas.

- **Diagnóstico.** El aspecto de una lesión pruriginosa con lesiones y distribución característica es diagnóstico. Se puede obtener material por raspado cutáneo que revela la presencia de los ácaros, huevecillos o heces bajo su estudio al microscopio con inmersión en aceite.
- **Tratamiento de pediculosis púbica y sarna.** El primer paso terapéutico es la descontaminación de la ropa personal y la de cama por lavado y secado con la lavadora en ciclo caliente o por lavado en seco. El prurito se trata con antihistamínicos. En la Tabla 27-2 se enlistan otros tratamientos tópicos. Se debe dar tratamiento a los contactos sexuales y del hogar.

Úlceras genitales

Las causas infecciosas más frecuentes de las úlceras genitales en las mujeres con actividad sexual son el herpes genital y la sífilis, y lo son menos el chancroide y la donovanosis. Considere el diagnóstico de úlceras de Lipschütz en las mujeres jóvenes, en particular si aún no tienen actividad sexual.

Herpes genital

- El **herpes genital** es causado por virus ADN del herpes simple (VHS), muy contagiosos, que infectan a una de cada seis personas entre los 14 y 49 años en Estados Unidos. Se calculan 800 000 nuevos casos al año y hay dos tipos de VHS genitales: 1 y 2. El virus se disemina por contacto directo con una úlcera herpética, saliva y secreciones genitales. El VHS-1 se asocia, por lo general, con úlceras bucolabiales que se pueden diseminar desde la boca a los órganos genitales por la actividad sexual correspondiente. El VHS-2 suele vincularse con infecciones genitales, pero hoy se calcula que el VHS-1 contribuye con 50% de los primeros episodios de infección genital. El VHS-2, más a menudo que el VHS-1, se vincula con descamación vírica asintomática intermitente y contribuye con la mayoría de los contagios.
- **Signos y síntomas.** El herpes genital por lo común se presenta con lesiones múltiples dolorosas, vesiculares o ulcerativas. Sin embargo, en algunos casos se acompañan de un cuadro clínico leve, subclínico o asintomático. El periodo de incubación es, por lo general, de 4 días (rango de 2-12).
  - La infección primaria suele vincularse con los síntomas más intensos, que incluyen los parecidos a los gripales, linfadenopatía hipersensible, dolor y prurito locales, cefalea y disuria. Después aparecen vesículas múltiples, que pueden coalescer y formar úlceras dolorosas. Los brotes son autolimitados (pueden durar hasta 6 semanas) y las lesiones se curan sin formar cicatriz patológica.
  - Los brotes recurrentes son menos sintomáticos y de duración más breve, por lo general hasta 7 días, por lo regular precedidos por síntomas prodrómicos de dolor genital localizado, y punzadas en las piernas, las caderas y las nalgas, que pueden ocurrir horas o días antes de la aparición de las lesiones herpéticas. El número de brotes sintomáticos recurrentes a menudo disminuye con el tiempo.
- **Diagnóstico.** La sospecha clínica se basa en los antecedentes y la aparición de las lesiones; sin embargo, es insensible e inespecífica. Obtenga confirmación por el laboratorio mediante pruebas serológicas y de virología específica. La determinación de VSH-1 o VSH-2 es útil para el pronóstico y el asesoramiento.
  - Los métodos preferidos para confirmar el diagnóstico son el *cultivo celular* y la *reacción en cadena de polimerasa* (*PCR*, por sus siglas en inglés), así como las *pruebas de amplificación de ácidos nucleicos* (*NAAT*, por sus siglas en inglés), que se emplean más a menudo por su mayor sensibilidad en comparación con el cultivo celular de los virus. Los virus aislados deben tipificarse para determinar si corresponden a VHS-1 o VHS-2. Puesto que la descamación viral es intermitente, un cultivo o una NAAT negativos no descartan el diagnóstico de VHS genital.

Tabla 27-2	Tratamiento de la pediculosis púbica y la sarna

Tratamiento	Instrucciones	Consideraciones especiales
Pediculosis púbica		
Permetrina (Nix) en crema al 1%	Aplicar en las zonas afectadas y lavar pasados 10 minutos. Pasar un peine de dientes finos por las zonas afectadas.	Segura durante el embarazo
Piretrinas con butóxido de piperonilo	Aplicar en la zona afectada y lavar pasados 10 minutos.	Seguras durante el embarazo
Ivermectina	250 µg/kg por vía oral y repetir en 2 semanas	No se recomienda durante el embarazo
Malatión	Loción al 0.5% que se aplica durante 8-12 h, con lavado posterior	Precaución en las mujeres que amamantan
Sarna		
Permetrina (Nix) en crema al 5%	Aplicar en la zona afectada del cuerpo, del cuello hacia abajo. Lavar pasadas 8-14 h.	Segura durante el embarazo
Ivermectina	200 µg/kg por vía oral, se repite en 2 semanas	
Lindano (Kwell), en loción	Aplicar 30 mL de loción o 30 g de crema en una capa delgada en todas las regiones del cuerpo, del cuello hacia abajo, y lavar de manera exhaustiva pasadas 8 h.	No segura durante el embarazo o el amamantamiento No se recomienda para niños < 10 años No es el ideal por sus efectos secundarios, que incluyen convulsiones y anemia aplásica
Sarna encostrada		
Benzoato de bencilo tópico al 25% O crema de permetrina al 5% MÁS ivermectina oral	Tratamiento tópico: aplicar en todo el cuerpo, del cuello hacia abajo, a diario por 1 semana, y después, dos veces por semana hasta su resolución Ivermectina: 200 µg/kg en los días 1, 2, 8, 9 y 15	

- Se puede confirmar la sospecha clínica por estudios de *serología* cuando el cultivo y las NAAT resultan negativos. Se desarrollan anticuerpos en semanas y persisten de manera indefinida. Es importante destacar que las pruebas de anticuerpos de inmunoglobulina M no son específicas y pueden ser positivas durante brotes recurrentes o crisis de infección oral por VHS. Se recomiendan los análisis serológicos de inmunoglobulinas G específicas de tipo que permiten diferenciar VHS-1 de VHS-2. Se presentan falsos negativos, no obstante, en las etapas tempranas de la infección. Por lo tanto, si hay una elevada sospecha clínica, la prueba se debe repetir 3 a 4 semanas después.

- No se recomienda la detección serológica sistemática de VHS. En los CDC se sugiere hacer pruebas serológicas en ciertos escenarios:
  - Síntomas genitales recurrentes o atípicos con estudios de VSH, NAAT o cultivo negativos
  - Diagnóstico clínico de herpes genital sin confirmación por el laboratorio
  - Una paciente cuyo compañero presenta herpes genital
  - Pacientes que acuden para la valoración de ITS
  - Personas que viven con la infección por VIH

- **Tratamiento.** Sin tratamiento, la mayoría de las lesiones remitirá de manera espontánea en 2 a 3 semanas. No se ha mostrado que el tratamiento antiviral tópico sea eficaz. Los antivirales sistémicos pueden disminuir los síntomas y las complicaciones de la infección por VHS (Tabla 27-3). En los CDC se recomienda que todas las pacientes que presentan una infección por VHS de reciente adquisición reciban tratamiento. Al margen del tratamiento, el virus no se puede erradicar por completo y permanece latente en los cuerpos celulares de los nervios sacros S2-S4.

- Las **complicaciones** incluyen encefalitis herpética (una infección rara, pero puede ser amenazadora para la vida), meningitis aséptica, neumonía, infección diseminada y las del aparato urinario (que pueden causar dolor intenso y retención urinaria). *Los médicos deben diferenciar la disuria de la retención urinaria secundaria de la pérdida de la sensibilidad sacra por radiculomielitis lumbosacra, que es transitoria, pero puede requerir el uso de una sonda Foley.*

- **Asesoramiento.** Se recomendará a las pacientes la abstinencia sexual desde el inicio de los síntomas prodrómicos hasta la completa reepitelización de las lesiones. Las parejas deben dialogar respecto de la utilidad del tratamiento supresor para disminuir el riesgo de transmisión. Debe recalcarse que los condones pueden disminuir, pero no eliminan, el riesgo de transmisión. Hay un aumento de 2 a 4 tantos en la adquisición de la infección por VIH, incluso sin lesiones físicas presentes.

- **Poblaciones especiales**
  - **Pacientes con infección por VIH.** Las lesiones de los individuos con infección por VIH pueden ser más graves y dolorosas, con aspecto atípico. Además, la descamación de VHS aumenta, por lo que en esta población debe considerarse de manera importante el tratamiento antiviral supresor diario (ver la tabla 27-3).
  - Las **embarazadas** con un brote de VHS se deben tratar. Se recomienda el tratamiento supresor, con inicio, por lo general, a las 36 semanas de gestación, para todas las mujeres con antecedente de infección por VHS genital, ya que se recomendará una cesárea si manifiestan síntomas prodrómicos o tienen un brote activo en el momento del nacimiento (ver el capítulo 8).

Sífilis

- La **sífilis** es una enfermedad causada por la espiroqueta *Treponema pallidum*, cuya transmisión es por contacto directo con una lesión mucocutánea, trátese de chancro, condiloma plano o de la mucosa. El periodo de incubación es de 10 días a 3 meses. La sífilis tiene una evolución compleja, caracterizada por la respuesta inmunitaria a la espiroqueta.

Tabla 27-3	Tratamiento de la infección por virus del herpes simple[a]	

Etapa	Esquemas de tratamiento recomendados	Duración
Brote primario	Aciclovir, 400 mg por vía oral cada 8 h	7-10 días
	Aciclovir, 200 mg por vía oral 5 veces al día	
	Famciclovir, 250 mg por vía oral 3 veces al día	
	Valaciclovir, 1 g por vía oral 2 veces al día	
Recurrencias episódicas (iniciar el tratamiento al principio de los síntomas prodrómicos o 1 día tras la aparición de lesiones)	Aciclovir, 400 mg por vía oral cada 8 h	5 días
	Aciclovir, 800 mg por vía oral cada 8 h	2 días
	Aciclovir, 800 mg por vía oral cada 12 h	5 días
	Famciclovir, 125 mg por vía oral cada 12 h	5 días
	Famciclovir, 1 g por vía oral 2 veces al día	1 día
	Valaciclovir, 1 g por vía oral diario	5 días
	Valaciclovir, 500 mg por vía oral cada 12 h	3 días
Tratamiento supresor	Aciclovir, 400 mg por vía oral cada 12 h	Por día
	Valaciclovir, 500 mg diarios por vía oral	
	Valaciclovir, 1 g diario por vía oral	
	Famciclovir, 250 mg por vía oral cada 12 h	
Forma grave de la enfermedad	Aciclovir, 5-10 mg/kg IV cada 8 h, seguido por el tratamiento antivírico oral	Continuar el tratamiento IV durante 2-7 días o hasta que haya mejoría clínica. Continuar los antivirales orales durante un total de 10 días[b]
Personas con infección por VIH, tratamiento supresor diario	Aciclovir, 400-800 mg por vía oral cada 8 o 12 h	Diario
	Valaciclovir, 500 mg por vía oral cada 12 h	
	Famciclovir, 500 mg por vía oral cada 12 h	
Personas con infección episódica por VIH	Aciclovir, 400 mg por vía oral cada 8 h	5-10 días
	Valaciclovir, 1 g por vía oral cada 12 h	
	Famciclovir, 500 mg por vía oral cada 12 h	
Supresión durante el embarazo	Aciclovir, 400 mg por vía oral cada 8 h	Con inicio a las 36 semanas y continuación hasta el nacimiento
	Valaciclovir, 500 mg cada 12 h	

Abreviaturas: VIH, virus de la inmunodeficiencia humana; IV, intravenosa.

[a] Adaptado de Centers for Disease Control and Prevention. Sexually transmitted diseases treatment guidelines, 2015. *MMWR Recomm Rep.* 2015;64(RR-3):1-137.

[b] La encefalitis por virus del herpes simple requiere 21 días de tratamiento total.

- La enfermedad se divide en etapas que se superponen: sífilis primaria, secundaria, terciaria y latente. Las pacientes, por lo general, presentan sífilis primaria o secundaria.
  - La **sífilis primaria** suele presentarse con un chancro duro indoloro, solitario en la vulva, la vagina, o el cérvix; sin embargo, ocurren lesiones extragenitales. Las de cérvix o vagina a menudo no se detectan. Es frecuente la linfadenopatía inguinal no hipersensible. El chancro primario suele resolverse de manera espontánea en 2 a 6 semanas.
  - Ocurre **sífilis secundaria** después de la diseminación hematógena de la espiroqueta, por lo general, 4 a 8 semanas después de la infección primaria. Sin embargo, puede presentarse hasta 6 meses después. Esta etapa se caracteriza por un exantema papuloesquamoso no generalizado típico en las palmas de las manos y las plantas de los pies, una erupción irregular, parches mucosos o de alopecia, condiloma plano y linfadenopatía generalizada. Pueden también presentarse síntomas sistémicos, como fiebre, cefalea y malestar general.
  - La **sífilis latente** se define por la seropositividad sin manifestaciones clínicas, y la documentada como adquirida durante el año previo se considera una *sífilis latente temprana*. De otra manera, la infección se denomina *sífilis latente tardía* o *de duración desconocida*. Es significativo que la sífilis latente tardía no se transmita por vía sexual.
  - La **sífilis terciaria** se desarrolla en hasta 33% de las pacientes tratadas de manera inadecuada o sin terapéutica y se caracteriza por la presencia de **gomas**, lesiones destructivas locales de hueso, piel y otros órganos. La afección cardiovascular incluye al aneurisma y la insuficiencia de la válvula aórtica.
  - Puede ocurrir **neurosífilis** durante cualquier etapa de la enfermedad y no es sinónimo de sífilis terciaria. Los síntomas neurológicos pueden presentarse en los primeros meses a años (hasta 10-30 años) después de la infección e incluyen parálisis de nervios craneales, meningitis, accidente vascular cerebral, anomalías auditivas y oftálmicas. Los signos neurológicos tardíos incluyen tabes dorsal y paresia general. Todos los pacientes con datos clínicos de afección del SNC, de sífilis terciaria activa o fracaso del tratamiento deben ser objeto de estudio del líquido cefalorraquídeo (LCR).
- **Detección.** Los pacientes con signos o síntomas de sífilis deben ser objeto de pruebas de diagnóstico. Además, las personas asintomáticas con alto riesgo de adquirir sífilis deben someterse a su detección. Los factores de riesgo incluyen encarcelamiento, trabajo sexual comercial, hombres que tienen actividad sexual con hombres, infección por VIH y el diagnóstico reciente de otra ITS. A todas las embarazadas debe hacérseles detección de sífilis en las etapas tempranas de su atención prenatal. En pacientes de alto riesgo o regiones de alta prevalencia de la enfermedad, las pruebas se repetirán durante el tercer trimestre y en el momento del parto.
- **Diagnóstico.** No se puede cultivar *T. pallidum in vitro*. El diagnóstico definitivo de sífilis se hace al identificar la espiroqueta mediante microscopia de campo oscuro o por pruebas de anticuerpos fluorescentes directas del exudado o los tejidos de la lesión. Sin embargo, en la mayoría de los laboratorios se hace el diagnóstico con una combinación de pruebas serológicas no treponémicas y treponémicas. Las primeras incluyen a las del Venereal Disease Research Laboratory (VDRL) o la regina rápida en plasma; sin embargo, cuando son positivas requieren confirmación con pruebas treponémicas porque hay probabilidad de resultados falsos positivos. Las pruebas treponémicas incluyen la de absorción de anticuerpos treponémicos fluorescentes (FTA-ABS, por sus siglas en inglés), el análisis de aglutinación pasiva de partículas de *T. pallidum*, inmunoanálisis enzimáticos y de quimioluminiscencia. Los resultados falsos positivos de pruebas no treponémicas se vinculan con infección por VIH, edad avanzada, embarazo, afecciones autoinmunitarias, hepatitis crónica activa, uso de drogas intravenosas, enfermedades febriles e inmunización. Las pruebas serológicas se positivizan 4 a 6 semanas

después de la exposición, por lo general 1 a 2 semanas después de la aparición de chancros primarios.

- Las titulaciones de anticuerpos no treponémicos se correlacionan con la actividad de la enfermedad y se pueden usar para el seguimiento de la respuesta al tratamiento. Un cambio cuádruple de la titulación de la misma prueba no treponémica se considera evidencia de la respuesta al tratamiento.

- Las pruebas no treponémicas pueden tornarse no reactivas después del tratamiento; sin embargo, en algunos individuos persisten, fenómeno conocido como "reacción serológica rápida". La prueba de FTA-ABS por lo general se mantiene positiva de manera indefinida, al margen del tratamiento.

- En la mayoría de los laboratorios se empezó a usar un algoritmo de detección de sífilis inverso, en el que se hacen primero las pruebas treponémicas, seguidas por una no treponémica. Las primeras serán positivas en los individuos con sífilis previamente tratada y también en aquellos tratados de manera incompleta o nula. Una prueba treponémica positiva es seguida por una no treponémica con titulación. Si esta última resulta negativa, debe hacerse una prueba treponémica diferente para verificar los resultados de la primera. Si la segunda prueba treponémica resulta positiva, los pacientes sin antecedente de tratamiento deben recibirlo para la sífilis latente tardía.

- El diagnóstico de neurosífilis no se puede hacer con una sola prueba, requiere una combinación de varias serológicas, análisis de LCR (prueba de FTA-ABS) y VDRL-LCR, reactivas, con o sin síntomas clínicos.

- Todas las pacientes con diagnóstico de sífilis deben ser objeto de detección de la infección por VIH y otras ITS.

- **Tratamiento.** En los CDC se recomienda la penicilina G benzatínica parenteral como tratamiento preferido para todas las etapas de la infección. La preparación específica, su dosis y duración de administración se determinan por la etapa y las manifestaciones clínicas de la enfermedad (Tabla 27-4). La penicilina G es la única forma de tratamiento con eficacia documentada y recomendada durante el embarazo, por lo que las pacientes alérgicas al antibiótico deben desensibilizarse y tratarse con penicilina.

- La **reacción de Jarisch-Herxheimer** (cefalea, mialgias, fiebre) es una respuesta aguda que puede presentarse al inicio del tratamiento de la sífilis (ver el capítulo 8).

- **Seguimiento**
  - En los CDC se recomienda la valoración serológica y clínica repetida a los 6 y 12 meses después del tratamiento (o a los 3, 6, 9, 12 y 24 meses si la paciente es positiva para VIH). El fracaso en la declinación de las titulaciones por cuatro tantos después del tratamiento de la sífilis primaria o secundaria puede deberse al fracaso terapéutico o a una reinfección. Tales pacientes deben ser objeto de pruebas repetidas de VIH y recibir nuevo tratamiento. Además, puesto que el fracaso del tratamiento puede corresponder a una neurosífilis no diagnosticada, se considerará el estudio del LCR.

Ulceración genital aguda (úlceras de Lipschütz)

Aunque a menudo son consideradas raras, en un estudio reciente se calculó que hasta 30% de las mujeres que acuden con ulceración vulvar aguda tiene úlceras de Lipschütz, que a menudo se presentan en adolescentes sin actividad sexual y mujeres jóvenes. La etiología más frecuente de estas lesiones es una enfermedad viral sistémica, como la correspondiente a virus de Epstein-Barr y, menos a menudo, una citomegalovirosis. En muchos casos no se identifica una causa específica.

- **Síntomas y signos.** Las úlceras de Lipschütz se pueden presentar con inicio súbito de una o más aftas dolorosas en la vulva o la porción baja de la vagina, con edema labial, fiebre y linfadenopatía inguinal, por lo general de más de 1 cm de diámetro, profundas, con un borde rojo violáceo y una base necrótica, cubierta por un exudado grisáceo o

Tabla 27-4	Tratamiento de la sífilis[a]

Etapa	Esquema recomendado	Duración
Sífilis primaria y secundaria		
Sífilis primaria y secundaria	PCN G benzatínica, 2.4 millones de unidades IM	Dosis única
Retratamiento de la sífilis primaria y secundaria	PCN G benzatínica, 2.4 millones de unidades IM	Semanal durante 3 semanas
Infección primaria o secundaria fuera del embarazo con alergia a la PCN	Doxiciclina, 100 mg cada 12 h	14 días
		14 días
	Tetraciclina, 500 mg cada 6 h	10-14 días
	Ceftriaxona, 1-2 g diarios IM o IV	Dosis única (no es la ideal, y no debe usarse para personas con infección por VIH)
	Azitromicina, 2 g por vía oral	
Sífilis latente		
Temprana	PCN G benzatínica, 2.4 millones de unidades IM	Dosis única
Tardía o de duración desconocida	PCN G benzatínica, 7.2 millones de unidades en total	Se administra en 3 dosis de 2.4 millones de unidades IM con intervalos de 1 semana
Fuera del embarazo con alergia a la PCN	Doxiciclina, 100 mg cada 12 h	28 días
		28 días
	Tetraciclina, 500 mg cada 6 h	
Sífilis terciaria		
Sífilis terciaria con estudio normal del LCR	PCN G benzatínica, 7.2 millones de unidades IM	Se administra en 3 dosis de 2.4 millones de unidades IM a intervalos de 1 semana
Neurosífilis		
Neurosífilis y sífilis ocular	PCN G cristalina acuosa, 18-24 millones de unidades por día	Se administra como 3-4 millones de unidades IV cada 4 h o en solución continua durante 10-14 días
Esquema alternativo si se puede asegurar su cumplimiento[a]	PCN G procaínica, 2.4 millones de unidades MÁS probenecida, 500 mg por vía oral cada 6 h	Una vez al día, ambas durante 10-14 días

Abreviaturas: LCR, líquido cefalorraquídeo; VIH, virus de inmunodeficiencia humana; IM, intramuscular; IV, intravenosa; PCN, penicilina.

[a] Adaptado de Centers for Disease Control and Prevention. Sexually transmitted diseases treatment guidelines, 2015. *MMWR Recomm Rep.* 2015;64(RR-3):1-137, con autorización.

una costra adherente. Puede haber otros signos y síntomas de infección por virus de Epstein-Barr (es decir, mononucleosis infecciosa) que incluyen malestar general, cefalea, faringitis, amigdalitis, linfadenopatía cervical y aumento de las aminotransferasas.

- **Diagnóstico.** Se hace por clínica, después de descartar otras posibles causas, que incluyen la infección por VSH y la sífilis. Los criterios propuestos abarcan los siguientes:
- Primer episodio de ulceración genital aguda
- Edad menor de 20 años
- Presencia de una o múltiples úlceras dolorosas, bien delimitadas, profundas, con base necrótica en los labios mayores o menores
- Patrón bilateral con imagen en espejo
- Ausencia de antecedentes sexuales o de contacto sexual en los últimos 3 meses
- Ausencia de inmunodeficiencia
- Evolución aguda, con inicio abrupto y recuperación en 6 semanas
- Síntomas recientes similares a los gripales
- El **tratamiento** pretende el alivio sintomático, por lo general con baños de asiento y anestésicos tópicos. La enfermedad es autolimitada y suele resolverse en 2 a 6 semanas. Si una paciente presenta úlceras necróticas profundas múltiples y dolor intenso que no se alivia con analgésicos tópicos u orales, puede estar indicado un ciclo de esteroides. Valore los signos de superinfección bacteriana y trátense según corresponda.

Otras lesiones ulcerativas

- El **chancroide**, que rara vez ocurre en Estados Unidos, causado por *Haemophilus ducreyi*, es llamado también chancro blando. Si bien aún ocurre en África y el Caribe, su incidencia está declinando en todo el mundo. La presencia de chancroide es un factor de riesgo de transmisión de VIH. Las pacientes a menudo se presentan con una o más úlceras genitales en extremo dolorosas de 1 a 2 cm de diámetro y una base eritematosa con bordes bien definidos. La base de la úlcera suele cubrirse con un exudado purulento gris o amarillo que sangra con el rascado. Algunas mujeres pueden presentar linfadenopatía inguinal hipersensible. Cuando están presentes, los ganglios linfáticos quizá presenten licuefacción y bubones fluctuantes, que pueden romperse de manera espontánea. El diagnóstico definitivo es por detección de *H. ducreyi* en medios de cultivo especiales no ampliamente disponibles, aunque puede hacerse el de probabilidad por clínica después de descartar las infecciones por VSH y sífilis. El tratamiento recomendado es con azitromicina 1 g VO en dosis única; ceftriaxona, 250 mg IM dosis única; ciprofloxacina, 500 mg VO cada 12 h durante 3 días, o eritromicina, 500 mg VO cada 8 h durante 7 días.
- El **granuloma inguinal (donovanosis)** es otra causa rara de úlceras genitales en Estados Unidos, pero endémico en algunas regiones tropicales y de países en desarrollo. La afección es lentamente progresiva, indolora, ulcerativa, del perineo o los genitales, sin linfadenopatía regional, causada por *Klebsiella granulomatis*, difícil de cultivar y que no cuenta con análisis de detección aprobados por la *US Food and Drug Administration* (FDA) en la actualidad. El diagnóstico se hace por tinción de Warthin-Starry de la secreción y la visualización de cuerpos de Donovan. El tratamiento ideal es con doxiciclina, 100 mg cada 12 h durante 3 semanas.
- El **linfogranuloma venéreo (LGV)** es causado por las variedades serológicas L1, L2 o L3 de *Chlamydia trachomatis*. La manifestación típica es de linfadenopatía inguinal y/o femoral unilateral hipersensible. Puede presentarse una úlcera o pápula autolimitante en el sitio inicial de inoculación. La exposición rectal puede causar colitis, caracterizada por una secreción mucoide hemorrágica y dolor anal, tenesmo, y síntomas sistémicos como fiebre y calosfríos. Sin tratamiento, la infección puede causar fístulas y estenosis colorrectales crónicas. El diagnóstico se basa en la sospecha clínica, la información epidemioló-

gica y el descartar otras causas que pudiesen producir síntomas similares. Se pueden usar las pruebas de clamidiasis en especímenes de ganglios linfáticos y genitales por cultivo, inmunofluorescencia directa o NAAT, para confirmar el diagnóstico. La genotipificación por NAAT para diferenciar LGV de serovariedades de *C. trachomatis* diferentes no está ampliamente disponible; por lo tanto, las pacientes con sospecha clínica de LGV deben tratarse. El esquema terapéutico recomendado es doxiciclina, 100 mg cada 12 horas por vía oral durante 21 días.

Vaginitis

* Las vaginitis se caracterizan por la presencia de prurito, dispareunia y secreción fétida. La microbiota vaginal es diversa y puede incluir lactobacilos (p. ej., *Lactobacillus crispatus*, *Lactobacillus gasseri* y *Lactobacillus jensenii*), difteroides, *Candida albicans*, *Gardnerella vaginalis*, *Escherichia coli*, micoplasmas y estreptococos del grupo B. Su pH fisiológico es de alrededor de 4, con la influencia primordial del ácido láctico producido por *L. crispatus*, que inhibe la sobreproliferación de las bacterias patógenas. La secreción vaginal fisiológica, por lo común, es blanca, inodora y se observa en zonas declives de la vagina a la exploración.

* Los tipos más frecuentes de vaginitis son la vaginosis bacteriana (VB), la tricomoniasis y la candidosis (Tabla 27-5), cuyo diagnóstico se basa en los síntomas, los antecedentes sexuales y la exploración física. Un interrogatorio enfocado debe incluir información acerca de los síntomas, su duración, la relación con el ciclo menstrual, el uso de tratamiento previo, las duchas y los antecedentes sexuales. La exploración física debe iniciarse con la inspección de la vulva e incluir la toma de muestras para determinar el pH vaginal, hacer la prueba de aminas ("del tufo"), una preparación en fresco con solución salina y la microscopia con adición de hidróxido de potasio (KOH). El diagnóstico se confirma por estudio al microscopio de la secreción, incluida la preparación en fresco con solución salina y la visualización después de agregar KOH, el pH vaginal y las pruebas moleculares disponibles en el comercio.

Tabla 27-5	Cuadros clínicos de las vaginitis		
	Vaginosis bacteriana	Tricomoniasis	Candidosis vulvovaginal
pH vaginal	> 4.5	5.0-7.0	4.0
Características de la secreción	Poco espesa, grisácea, adherente, con olor a pescado al aplicar KOH (prueba del tufo)	Poco espesa, espumosa, blanca/ gris/verde amarillenta, copiosa	Espesa, blanca, a semejanza del requesón
Preparación en fresco	Células clave	Tricomonas, Leu	Hifas, seudohifas, levaduras en gemación (preparación con KOH)

Abreviaturas: KOH, hidróxido de potasio; Leu, leucocitos.

Vaginosis bacteriana

- La **vaginosis bacteriana** es la causa más frecuente de vaginitis, aunque la mayoría de las mujeres que cumplen con los criterios de diagnóstico cursa asintomática. El motivo más frecuente para que una paciente busque atención médica es la secreción fétida. La VB es polimicrobiana, no causada por una sola especie específica de bacterias, sino más bien una desviación de la flora vaginal normal, que se caracteriza por un cambio del predominio de lactobacilos al de bacterias anaerobias, en especial *G. vaginalis*, *Mycoplasma hominis*, además de especies de *Bacteroides*, *Peptostreptococcus* y *Fusobacterium*. Aunque la VB no se considera una enfermedad de transmisión sexual, se relaciona con múltiples compañeros masculinos y femeninos, una nueva pareja sexual y no usar condón. Otros vínculos incluyen las duchas vaginales, el mayor riesgo de ITS, la enfermedad pélvica inflamatoria (EPI), y las infecciones después de procedimientos ginecológicos.

- **Diagnóstico.** Se diagnostica VB por la presencia de al menos tres de los cuatro criterios clínicos de Amsel: (1) secreción líquida homogénea que cubre las paredes vaginales, (2) pH vaginal mayor de 4.5, (3) más de 20% de células clave en el estudio al microscopio y (4) olor a pescado antes o después de añadir KOH al 10% a la muestra (prueba del tufo). La detección de tres de estos criterios se ha correlacionado con la tinción de Gram, que se considera el estándar ideal para el diagnóstico. Hoy se dispone de pruebas moleculares de PCR disponibles en el comercio, que se basan en análisis del microbioma y pueden ser útiles si no se dispone de inmediato de microscopia. Debe tenerse cuidado cuando se interpretan los resultados de las pruebas de PCR que incluyan solo a un microorganismo (p. ej., *G. vaginalis*) porque puede estar presente en mujeres sanas. En su lugar, se prefieren los estudios de PCR que permiten detectar múltiples microorganismos. También hay PCR disponibles comercialmente para detectar VB, la candidosis vulvovaginal (CVV) y la tricomoniasis; sin embargo, en los CDC se declara que se requiere validación adicional antes de poder usar tales pruebas en la práctica clínica.

- **Tratamiento.** Se recomienda el tratamiento de la VB en pacientes sintomáticas, sin importar si están o no embarazadas (Tabla 27-6). Debe recomendárseles evitar el consumo de alcohol cuando tomen metronidazol por el riesgo de una reacción de tipo disulfiram. El tratamiento del compañero es motivo de controversia, porque en la actualidad no hay pruebas de que disminuya la tasa de recurrencias.

- **Embarazo.** La VB durante el embarazo se ha vinculado con aborto espontáneo, bajo peso al nacer, rotura prematura de membranas y parto pretérmino. Las mujeres con VB y un genotipo del factor α de necrosis tumoral susceptible muestran un aumento de 6 a 9 tantos en el parto pretérmino. Si bien se ha mostrado que la antibioticoterapia resuelve la VB, los estudios terapéuticos en mujeres asintomáticas no han mostrado disminución

Tabla 27-6	Tratamiento de primera línea de la vaginosis bacteriana
Esquema	**Duración**
Metronidazol, 500 mg VO cada 12 h	7 días
Metronidazol en gel al 0.75%, un aplicador completo (5 g) intravaginal	Una vez al día por 5 días
Secnidazol, 2 g en gránulos orales	Una vez
Clindamicina en crema al 2%, un aplicador completo (5 g) intravaginal	Insertar durante 7 días al acostarse

del riesgo de parto pretérmino. Por lo tanto, en el ACOG no se recomienda la detección sistemática y el tratamiento de la VB en las pacientes asintomáticas de la población obstétrica general. Además, hay datos insuficientes para recomendar la detección y el tratamiento de las embarazadas asintomáticas con antecedente de parto pretérmino. Se trata a las pacientes que presentan síntomas. Las pruebas actuales sugieren que el tratamiento del compañero masculino no disminuye el riesgo de recurrencia.

- **Pacientes en periodo preoperatorio.** Antes del uso de profilaxis antimicrobiana preoperatoria sistemática, los estudios antiguos mostraron que la VB era un factor de riesgo de infección de la herida quirúrgica y dehiscencia de la cúpula vaginal después de una histerectomía. Tales resultados de estudios no se han repetido desde el uso sistemático de la profilaxis sistémica preoperatoria con antibióticos. Dado el bajo riesgo de la detección y el tratamiento de la VB, se puede considerar su detección en la consulta preoperatoria, e iniciar la terapéutica en las pacientes que se van a someter a histerectomía.

- **Recurrencia.** La tasa de recurrencias de VB es tan alta como 30% en 3 meses y más de 50% en 12. Si hay recurrencia, o si los síntomas persisten a pesar del tratamiento, un abordaje aceptable es repetirlo con el mismo esquema recomendado. Si se presentan recurrencias múltiples, no obstante, debe considerarse el tratamiento supresor a largo plazo, que suele iniciarse con un esquema de inducción que consta de metronidazol en gel al 0.75% o nitroimidazol por vía oral durante 7 a 10 días, seguidos por una dosificación dos veces por semana del gel durante 4 a 6 meses. De manera alternativa, se pueden añadir óvulos de ácido bórico vaginales durante 30 días al tratamiento de inducción con nitroimidazol oral. También es una opción la de 2 g de metronidazol mensuales, administrados junto con fluconazol profiláctico, 150 mg, por vía oral.

Tricomoniasis

- La **tricomoniasis** es la ITS no viral más frecuente en Estados Unidos, con un cálculo de cinco millones de nuevas infecciones al año, causada por un protozoario unicelular, *Trichomonas vaginalis*, con un periodo de incubación de 4 a 28 días. Es interesante que, a diferencia de otras ITS, haya disparidades raciales sólidas vinculadas con la infección por *T. vaginalis*, donde las mujeres afroestadounidenses tienen una prevalencia 1.5 a 4 veces mayor que las de otros grupos raciales/étnicos. Como otras ITS, la tricomoniasis se asocia con un mayor riesgo de EPI e infección por VIH.

- Los **síntomas** incluyen una secreción vaginal copiosa, fétida, amarilla verdosa, que puede relacionarse con prurito vulvar. Otras manifestaciones frecuentes incluyen dispareunia, disuria, hemorragia poscoital, dolor abdominal bajo y cólicos. Sin embargo, hasta 85% de las personas infectadas presentará síntomas mínimos o ninguno.

- **Diagnóstico.** La exploración puede revelar una secreción vaginal espumosa, fétida y decolorada. El cérvix se muestra friable y eritematoso, llamado *en fresa*. La preparación en fresco con solución salina revela protozoarios móviles flagelados; sin embargo, su sensibilidad es solo de 55 a 70%. Existe una prueba de diagnóstico inmediato que puede ser útil cuando no se dispone fácilmente de microscopia. Además, los análisis de NAAT están aprobados por la FDA para la detección de *T. vaginalis* en especímenes vaginales, endocervicales o de orina, cuya sensibilidad es de tres a cinco veces mayor que la de un preparado en fresco.

- Debe considerarse el **tratamiento** de todas las mujeres sintomáticas, sin importar si están o no embarazadas, y consta de una dosis oral de 2 g de metronidazol o tinidazol. De forma alternativa, se puede usar metronidazol a razón de 500 mg cada 12 h durante 7 días por vía oral. Si bien la tricomoniasis durante el embarazo se ha vinculado con morbilidad perinatal (bajo peso al nacer, parto pretérmino, rotura prematura de membranas), no se ha mostrado que su tratamiento disminuya el riesgo de tales resultados y tampoco que el metronidazol en gel sea eficaz, por lo que no se recomienda. Las pacientes con alergia al metronidazol se pueden enviar para desensibilización y tratamiento posterior con ese fármaco. El tinidazol es más caro que el metronidazol; sin embargo, mostró alcanzar concentraciones más altas en el aparato genitourinario, con menos efectos gastrointestinales secundarios.

- **Tratamiento de los compañeros.** Todas las pacientes con tricomoniasis de reciente diagnóstico deben asesorarse para evitar el coito hasta que junto con sus compañeros hayan concluido el tratamiento. Todos los compañeros sexuales en los últimos 60 días deben enviarse para valoración y tratamiento presuncional. En algunos estados de la Unión Americana se permite el tratamiento rápido del compañero (TRC) cuando es poco probable su valoración.

- **Seguimiento.** En los CDC se recomienda a todas las mujeres con actividad sexual ser objeto de un estudio de reinfección 3 meses después del tratamiento, debido a su elevada frecuencia. Se pueden hacer pruebas por NAAT tan pronto como 2 semanas después de concluirlo. La mayoría de los microorganismos responde bien al tratamiento estándar, pero se ha documentado una resistencia relativa al metronidazol. Si el tratamiento fracasa y se descartó una reinfección, se puede considerar el uso de 500 mg de metronidazol por vía oral cada 12 h durante 7 días. Si este esquema fracasa, se recomienda usar 2 g de metronidazol o tinidazol por vía oral diarios durante 1 semana.

- **Infección por VIH.** Hasta 50% de las mujeres con infección por VIH también presenta la causada por *T. vaginalis*. Se recomienda el tratamiento de todas las mujeres VIH positivas, al margen de los síntomas o si están embarazadas, porque se vincula con una menor carga viral de VIH en el aparato genital y la disminución de su descamación. El tratamiento recomendado para las mujeres VIH positivas infectadas por *T. vaginalis* es de 500 mg de metronidazol cada 12 h durante 7 días por vía oral.

Candidosis vulvovaginal

- La especie vinculada con más frecuencia con la **candidosis vulvovaginal** (CVV) es *C. albicans*; sin embargo, otras especies de *Candida* o levaduras pueden causar síntomas. Las mujeres a menudo presentan prurito vaginal, ardor, irritación, dispareunia, disuria externa y una secreción vaginal blanca espesa. La incidencia de toda la vida de CVV es de 75%, con 40 a 45% de las pacientes que muestran infecciones repetidas.

- **Diagnóstico.** Los signos de CVV pueden incluir una secreción vaginal grumosa, fisuras, excoriaciones, eritema y edema vulvares. El pH vaginal suele ser normal, entre 4 y 4.5. El diagnóstico de una CVV no complicada puede hacerse con base en los signos y síntomas clínicos, además de la presencia de hifas y esporas en el preparado en fresco con adición de solución salina o KOH al 10%. La tinción de Gram de la secreción vaginal es positiva para levaduras, hifas, o seudohifas, o resulta positivo el cultivo de hongos. Se pueden usar también análisis moleculares cuando no se dispone con facilidad de microscopia. Debe hacerse cultivo de la secreción vaginal a las mujeres que no responden al tratamiento, aquellas en quienes se sospechan como causa especies diferentes a la *albicans*, o en la CVV recurrente para identificar la especie y hacer pruebas de sensibilidad a los derivados azólicos.

- El diagnóstico debe clasificarse como **CVV no complicada** o **complicada**, para guiar la terapéutica (Tabla 27-7). Ocurre CVV complicada en casi 5 a 20% de las mujeres tratadas y estas tienen más probabilidad de fracaso de los esquemas de tratamiento estándar.

- **Tratamiento.** Puesto que se pueden encontrar levaduras como parte de la microbiota vaginal endógena, su hallazgo en el preparado en fresco de la secreción vaginal de una mujer asintomática no por fuerza justifica el tratamiento. Todas las pacientes con síntomas, incluidas aquellas embarazadas, deben tratarse. Se puede considerar el tratamiento empírico de las pacientes con signos y síntomas clínicos de CVV, pero un preparado en fresco negativo.
  - El tratamiento de la CVV no complicada se enlista en la Tabla 27-8. Es en extremo rara la *C. albicans* resistente a los derivados azólicos; sin embargo, debe tenerse en mente en las mujeres con exposición prolongada a tales fármacos.

Tabla 27-7	Manifestaciones de la candidosis vulvovaginal[a]

CVV no complicada	CVV complicada
Crisis esporádicas o infrecuentes	CVV recurrente (4 o más crisis al año)
Y	O
Síntomas leves a moderados de CVV	Síntomas graves de CVV
Y	O
Probabilidad de que se deba a *Candida albicans*	Candidosis por especies diferentes a la *albicans* (p. ej., *Candida glabrata*)
E	O
Inmunocompetencia	Diabetes, infección por VIH, inmunodepresión, debilitación, inmunosupresión, tratamiento crónico con corticosteroides

Abreviaturas: VIH, virus de la inmunodeficiencia humana; CVV, candidosis vulvovaginal.
[a] De los Centers for Disease Control and Prevention. Sexually transmitted diseases treatment guidelines, 2015. *MMWR Recomm Rep.* 2015;64(RR-3):1-137.

- Para los casos de CVV grave, se recomienda el tratamiento extendido con azoles tópicos por hasta 14 días o fluconazol, 150 mg por vía oral en dos a tres dosis, con 72 horas de intervalo. Ver la tabla 27-8 para el tratamiento de inducción y mantenimiento de la CVV complicada, este último eficaz para disminuir las recurrencias en hasta 50% de las mujeres.
- Sigue sin definirse el tratamiento óptimo de la CVV por especies diferentes a la *albicans* (p. ej., *Candida glabrata*). El ideal actual es un ciclo de azoles tópicos diferentes al fluconazol de 7 a 14 días. Si hay una recurrencia existen varias opciones: (1) 600 mg de ácido bórico en un óvulo vaginal de gelatina una vez al día durante 2 semanas, (2) crema de flucitosina compuesta al 17% o en combinación con anfotericina B al 3% por vía vaginal diario durante 2 semanas, o (3) nistatina 100 000 unidades diarias por vía vaginal durante 2 semanas.
- No está indicado el **tratamiento de los compañeros**, a menos que presenten síntomas, o en los casos de CVV recurrente.

Cervicitis

- Las **cervicitis** se caracterizan por la presencia de secreción mucopurulenta o hemorragia inducida por la manipulación suave durante la exploración del cérvix. Las pacientes pueden cursar asintomáticas, y cuando no, suelen quejarse de secreción vaginal anormal, hemorragia intermenstrual o poscoital. La cervicitis puede ser manifestación de una infección alta del aparato genital, incluyendo EPI y es casi siempre causada por *C. trachomatis* o *Neisseria gonorrhoeae*. Otras causas incluyen *T. vaginalis*, *Mycoplasma genitalium*, y VHS; sin embargo, en la mayoría de las pacientes no se encuentra una causa infecciosa.

Tabla 27-8	Tratamiento de la candidosis vulvovaginal			

	Fármaco	Fórmula	Dosis	Duración
CVV no complicada	Clotrimazol (VL)	Crema al 1%	5 g diarios	7 días
		Crema al 2%	5 g diarios	3 días
		Óvulo vaginal de 100 mg	100 mg diarios	7 días
		Óvulo vaginal de 200 mg	200 mg diarios	3 días
		Óvulo vaginal de 500 mg	500 mg diarios	1 día
	Miconazol (VL)	Crema al 2%	5 g diarios	7 días
		Óvulo vaginal de 100 mg	100 mg diarios	7 días
		Óvulo vaginal de 200 mg	200 mg diarios	3 días
		Comprimido vaginal de 1 200 mg	1 200 mg diarios	1 día
	Ticonazol (VL)	Crema al 2%	5 g intravaginales	3 días
		Ungüento al 6.5%	5 g intravaginales	Una vez
	Butoconazol	Crema de liberación sostenida al 2%	5 g diarios	1 día
	Fluconazol	Comprimido de 150 mg VO	150 mg una vez	Una vez
	Nistatina	Comprimido vaginal de 100 000 unidades	Diario	14 días
	Terconazol	Crema al 0.4%	5 g diarios	7 días
		Crema al 0.8%	5 g diarios	3 días
CVV complicada				
Tratamiento de inducción	Fluconazol	150 mg VO en el día 1, que se repite en los días 4 y 7		
Tratamiento de mantenimiento	Fluconazol	150 mg VO cada semana durante 6 meses		
	Clotrimazol	500 mg semanales VV o 200 mg dos veces por semana		

Abreviaturas: VL, de venta libre; CVV, candidosis vulvovaginal; VO, vía oral; VV, vía vaginal.

Clamidiasis

- La **clamidiasis** es la ITS bacteriana de más frecuente informe en Estados Unidos. Es causada por el patógeno intracelular *C. trachomatis*, el cual afecta de manera prefente a las células escamocilíndricas de la zona de transición del cérvix. En los CDC se recomienda la detección anual en todas las mujeres con actividad sexual menores de 25 años y en las de edad mayor con factores de riesgo, incluyendo un nuevo compañero sexual, más de un compañero sexual concomitante, un compañero sexual con compañeros concomitantes o el diagnóstico de una ITS reciente en la paciente o su compañero. La clamidiasis se vincula con la EPI, y las pruebas sugieren que los programas de detección han disminuido su frecuencia.
- **Síntomas.** La cervicitis por *Chlamydia trachomatis* es asintomática en casi 75% de los casos; la ausencia de síntomas lleva a su elevada prevalencia. Las manifestaciones sintomáticas incluyen secreción vaginal anormal (amarilla o mucopurulenta), disuria leve o hemorragia poscoital.
- **Diagnóstico.** Las infecciones por especies de *Chlamydia* se diagnostican sobre todo por NAAT. Se prefieren las muestras tomadas con hisopo vaginal por la paciente o el clínico. La NAAT puede también hacerse en una muestra de orina (de manera ideal la primera de la mañana). Todas las mujeres que presentan síntomas de cervicitis deben ser también valoradas en cuanto a gonorrea y tricomoniasis.
- **Tratamiento** (Tabla 27-9). Se recomienda en el momento del diagnóstico para prevenir secuelas adversas (EPI, embarazo ectópico, dolor pélvico crónico, infecundidad). Se puede iniciar el tratamiento presuncional con base en los datos clínicos y la valoración del riesgo de ITS.

Tabla 27-9	Tratamiento de las infecciones por especies de *Chlamydia*[a]
Esquema	**Duración**
Recomendado	
Azitromicina, 1 g VO	Dosis única
Doxiciclina, 100 mg VO	2 veces al día durante 7 días
Alternativos	
Eritromicina base, 500 mg VO	4 veces al día durante 7 días
Etilsuccinato de eritromicina, 800 mg VO	4 veces al día durante 7 días
Levofloxacina, 500 mg VO	1 vez al día durante 7 días
Ofloxacina, 300 mg VO	2 veces al día durante 7 días
Durante el embarazo	
Azitromicina, 1 g VO (se prefiere)	Dosis única
Amoxicilina, 500 mg VO	3 veces al día durante 7 días
Eritromicina base, 500 mg VO	4 veces al día durante 7 días
Eritromicina base, 250 mg VO	4 veces al día durante 14 días
Etilsuccinato de eritromicina, 800 mg VO	4 veces al día durante 7 días
Etilsuccinato de eritromicina, 400 mg VO	4 veces al día durante 14 días

Abreviatura: VO, vía oral.
[a] Adaptado de Centers for Disease Control and Prevention. Sexually transmitted diseases treatment guidelines, 2015. *MMWR Recomm Rep.* 2015;64(RR-3):1-137.

- **Seguimiento.** Las pacientes deben abstenerse del coito durante 7 días después del tratamiento, para evitar la reinfección. No se necesita una prueba de curación 3 a 4 semanas después, a menos que persistan los síntomas o la paciente esté embarazada. Sin embargo, se recomienda dicha prueba 3 meses después del tratamiento. Todas las pacientes con el diagnóstico de clamidiasis también deberán ser objeto de estudio de otras ITS, incluidas sífilis, infección por VIH, hepatitis B, tricomoniasis y gonorrea.
- **Compañeros sexuales.** Todos los compañeros sexuales de una paciente durante los 60 días previos al inicio de los síntomas deben buscar asesoría para la valoración y el tratamiento presuncional. Si no es probable la valoración de los compañeros sexuales, se puede considerar el TRC si lo permiten las leyes estatales.

Gonorrea

- La **gonorrea** es la ITS bacteriana de más frecuente informe en Estados Unidos. Infección causada por *N. gonorrhoeae*, un diplococo intracelular gramnegativo, con un periodo de incubación de 3 a 5 días, pero que puede ser tan prolongado como de 14. El sitio con mayor frecuencia infectado es el endocérvix; sin embargo, también se infectan la faringe, la uretra y el recto. Rara vez ocurren infecciones diseminadas. Debido al potencial de complicaciones significativas por una infección no tratada, en los CDC se recomienda la detección anual en todas las mujeres con actividad sexual menores de 25 años y también para las de mayor edad con factores de riesgo, incluyendo aquellas con un nuevo compañero sexual, más de un compañero sexual concomitante, un compañero sexual con otros concomitantes o el diagnóstico de una ITS reciente en la paciente o su compañero.
- **Signos y síntomas.** Los síntomas a menudo pasan inadvertidos, y las pacientes no acuden al médico hasta que presentan las secuelas de EPI. Si aparecen síntomas, los más frecuentes son secreción vaginal purulenta, disuria, hemorragia intermenstrual o cólicos.
- **Diagnóstico.** Se dispone de una NAAT aprobada por la FDA para el estudio de muestras endocervicales, vaginales y de orina, con mayor sensibilidad que el cultivo. Se prefieren las tomas de muestra con hisopo vaginal por la paciente o el médico. Se utilizará el cultivo cuando estén indicadas las pruebas de sensibilidad a antibióticos, en especial si se sospecha un fracaso terapéutico.
- **Tratamiento.** Se ha visto complicado por la resistencia a los antimicrobianos de las infecciones gonocócicas. En el 2007, dado el aumento de la resistencia a las fluoroquinolonas, en los CDC se recomendó no usar estos agentes para tratar las infecciones gonorreicas. Hoy se recomienda tratar a las personas con diagnóstico de gonorrea con un esquema doble de antimicrobianos con diferentes mecanismos de acción para mejorar su eficacia y disminuir al mínimo la aparición de resistencia (Tabla 27-10). Las recomendaciones actuales de los CDC son de ceftriaxona, 250 mg IM, más azitromicina, 1 g VO, administradas idealmente en el mismo día. Si una paciente informa alergia a las cefalosporinas mediada por inmunoglobulina E (p. ej., anafilaxia o síndrome de Stevens-Johnson) se pueden administrar 240 mg de gentamicina IM más 2 g de azitromicina VO.
- **Seguimiento.** Debe recomendarse a las pacientes abstenerse del coito durante 7 días después del tratamiento y hasta que todos sus compañeros sexuales se traten de forma adecuada, para disminuir el riesgo de transmisión. Todos los pacientes con diagnóstico de gonorrea deberán ser objeto también de estudios de otras ITS, incluyendo sífilis, infección por VIH, hepatitis B, tricomoniasis y clamidiasis. No se requiere una prueba de curación 3 a 4 semanas después del tratamiento, a menos que los síntomas persistan o la paciente esté embarazada. Todas deben ser objeto de la prueba de reinfección 3 meses después. Si se sospecha fracaso del tratamiento, no obstante, se deben hacer cultivo y pruebas de susceptibilidad a los antimicrobianos.

Tabla 27-10	Tratamiento de las infecciones gonocócicas
Infección	**Esquema recomendado**
No complicada de cérvix, uretra o recto	Ceftriaxona en dosis única de 250 mg IM MÁS Azitromicina, 1 g VO en dosis única Si no se dispone de ceftriaxona, de manera alternativa: cefixima, 400 mg VO en dosis única MÁS Azitromicina, 1 g VO en dosis única
Diseminada (síndrome de artritis-dermatitis)	Ceftriaxona, 1 g IM o IV cada 24 h MÁS Azitromicina, 1 g VO en dosis única Esquema de seguimiento:[a] cefixima, 400 mg cada 12 h VO hasta concluir un ciclo de 7 días
Tratamiento rápido del compañero	Cefixima, 400 mg VO en dosis única MÁS Azitromicina, 1 g VO en dosis única

Abreviaturas: IM, intramuscular; IV, intravenosa; VO, vía oral.
[a] Se puede considerar la transición a un esquema oral 24 a 48 horas después de la mejoría clínica.

- **Compañeros sexuales.** Todos los compañeros sexuales de las pacientes en los 60 días previos al inicio de los síntomas deben buscar atención médica para su valoración y tratamiento presuncional. Si no es probable la valoración del compañero sexual, se considerará el TRC si lo permite la ley del estado.
- La **infección gonocócica diseminada** a menudo se presenta con un exantema petequial o pustular, poliartralgia asimétrica con o sin artritis purulenta, tenosinovitis, o artritis séptica oligoarticular. Se puede complicar con perihepatitis y, rara vez, osteomielitis, vasculitis, endocarditis o meningitis. El diagnóstico se confirma con NAAT de los sitios genitales afectados, además de especímenes obtenidos de aquellos, como aspiración articular, sangre o punción lumbar. El tratamiento (ver la tabla 27-10) debe incluir la hospitalización de la paciente y la interconsulta con un especialista en infectología.

Mycoplasma genitalium

- ***Mycoplasma genitalium*** se detecta cada vez más como agente causal de cervicitis y EPI. *M. genitalium* carece de pared celular y, por lo tanto, no es susceptible a la tinción de Gram. Es también la bacteria más pequeña conocida con autorreplicación y en extremo difícil de cultivar, y requiere hasta 2 meses para proliferar. Por esos motivos, solo recientemente se reconoció como agente causal importante de cervicitis y EPI. Se calcula que hasta 1% de los adultos en edad reproductiva puede presentar infección por *M. genitalium*, lo que la hace más prevalente que la gonorrea.
- **Signos y síntomas.** La infección por *M. genitalium* se asocia con cervicitis mucopurulenta; sin embargo, muchas pacientes no presentan síntomas. Otras manifestaciones comunicadas incluyen prurito vaginal, disuria y malestar pélvico. La infección puede ascender a la parte superior del aparato genital, con signos y síntomas de EPI resultantes.

- **Diagnóstico.** Es difícil por la carencia de pruebas de diagnóstico aprobadas por la FDA disponibles en el comercio. En ámbitos locales pueden estar disponibles algunas pruebas de NAAT. Debido a las propiedades únicas del microorganismo, los análisis microbiológicos usuales, como el cultivo y la tinción, no son aplicables.
- **Tratamiento.** *M. genitalium* es susceptible tanto a la azitromicina como a la doxiciclina, que también se usan para tratar la infección por *C. trachomatis*. La terapéutica recomendada para la infección por *M. genitalium* mostrada en quienes no recibieron antibióticos para la EPI o cervicitis en forma empírica es una sola dosis de azitromicina de 1 g por vía oral. Hay preocupación creciente respecto de la resistencia a la azitromicina. Si en la paciente fracasó este antibiótico, debe considerarse el uso de moxifloxacina, 400 mg diarios durante 1 semana.

INFECCIONES DE LA PORCIÓN SUPERIOR DEL APARATO GENITAL

Enfermedad inflamatoria pélvica

- La **enfermedad inflamatoria pélvica** es una infección de la porción superior del aparato genital, que incluye endometritis, salpingitis, absceso tuboovárico (ATO) y peritonitis pélvica. Se origina por una infección ascendente desde el cérvix o la vagina. Las secuelas a largo plazo de la EPI incluyen dolor pélvico crónico, embarazo ectópico, infecundidad y adherencias pélvicas.
- Aunque, por lo general, es vinculada con infecciones por *N. gonorrhoeae* y *C. trachomatis*, los datos recientes sugieren que menos de 50% de los casos de EPI se relaciona con NAAT positivas para gonorrea o clamidiasis. Con mayor frecuencia, la etiología es polimicrobiana, por microorganismos relacionados con la flora vaginal, incluidos los anaerobios, *G. vaginalis*, *Haemophilus influenzae*, bacilos gramnegativos intestinales y *Streptococcus agalactiae*. Adicionalmente, *M. genitalium* puede tener una mayor participación en la EPI que lo que antes se pensaba. La VB se ha vinculado con la aparición de EPI; sin embargo, no se ha definido si la incidencia de esta última disminuiría por la detección y el tratamiento universales de la VB.
- **Factores de riesgo.** El máximo factor de riesgo de la EPI es su antecedente. Las pruebas sugieren que 10 a 40% de las pacientes con infecciones por gonococos o clamidias no tratadas presentará EPI, cuyo riesgo aumenta con cada diagnóstico subsiguiente de infección por especies de *Chlamydia*. Por lo tanto, los factores de riesgo vinculados con las ITS también lo están con la EPI e incluyen nuevos o múltiples compañeros sexuales, adolescencia y edad adulta temprana, e ITS concomitantes. La prevención y el tratamiento de las ITS puede disminuir el riesgo de presentar EPI. No hay pruebas que sugieran que los dispositivos intrauterinos (DIU) aumenten el riesgo de presentar EPI.
- **Signos y síntomas.** Para algunas mujeres, los síntomas de EPI pueden ser sutiles, cuando están presentes. Para otras quizás incluyan dolor abdominal o pélvico, secreción vaginal purulenta, dispareunia, disuria, fiebre y calosfríos. Con la infección grave, la paciente puede mostrarse agudamente enferma, con fiebre alta, taquicardia, náusea, vómito y dolor abdominal o pélvico intenso. Si hay afección peritoneal, la paciente también presentará dolor en el cuadrante superior derecho abdominal, síntoma resultante de la perihepatitis o **síndrome de Fitz-Hugh-Curtis**, que se define como una infección ascendente por la corredera parietocólica derecha, que lleva a la fibrosis localizada y cicatrización de la cara anterior del hígado y el peritoneo adyacente.
- **Diagnóstico.** La EPI es un diagnóstico de exclusión. Ningún síntoma es diagnóstico, y el diferencial incluye embarazo ectópico, apendicitis aguda, diverticulitis y torsión anexial, que deben descartarse antes de hacer el diagnóstico definitivo de EPI. Los pro-

veedores de atención sanitaria deben tener un bajo umbral para el diagnóstico de EPI con el objeto de disminuir al mínimo el riesgo de secuelas.

- **Criterios mínimos.** Debe iniciarse el tratamiento empírico en las mujeres jóvenes con actividad sexual y en otras con riesgo de ITS, si acuden con **dolor pélvico o abdominal bajo**, si se han descartado todos los otros diagnósticos, y si está presente *uno o más* de los siguientes signos clínicos a la exploración:
  - Hipersensibilidad con el movimiento del cérvix
  - Hipersensibilidad uterina
  - Hipersensibilidad anexial
- La especificidad de los criterios mínimos aumenta si a la exploración se encuentra uno o más de los siguientes **criterios adicionales**:
  - Temperatura oral mayor de 38.3 °C
  - Secreción mucopurulenta anormal o friabilidad del cérvix
  - Presencia de cifras abundantes de leucocitos en la microscopia del líquido vaginal en el preparado con solución salina en fresco
  - Una velocidad de eritrosedimentación elevada
  - La proteína C reactiva elevada
  - Demostración por laboratorio de la infección del cérvix por *N. gonorrhoeae* o *C. trachomatis*
- Si en la exploración se encuentra una secreción normal del cérvix y ausencia de leucocitos en el preparado en fresco de la secreción vaginal, es poco probable el diagnóstico de EPI, y deben considerarse los alternativos.
- No obstante, a continuación se enlistan los **criterios diagnósticos más específicos** de la EPI:
  - Biopsia endometrial con datos histopatológicos de endometritis
  - Estudios de imagen con datos de hidrosalpinge o el complejo tuboovárico, o con sistema Doppler que sugiere infección pélvica, como hiperemia tubaria, por lo general referida como "anillo de fuego"
  - Datos laparoscópicos compatibles con la EPI
- **Tratamiento.** El propósito del tratamiento de la EPI es iniciarlo antes de la aparición de secuelas, y los esquemas usados deben proveer una amplia cobertura empírica de los principales microorganismos patógenos causales, como *N. gonorrhoeae* y *C. trachomatis*, pero también debe tenerse en mente la naturaleza polimicrobiana de la enfermedad. Una NAAT endocervical negativa para *N. gonorrhoeae* y *C. trachomatis* no descarta la probabilidad de una infección alta del aparato reproductor.
- Los esquemas de tratamiento externos por vía oral son estándar, excepto en ciertos grupos de alto riesgo. Se administrará tratamiento intrahospitalario a las pacientes (adolescentes y adultas) que cumplan con los siguientes criterios:
  - No se pueden excluir urgencias quirúrgicas, como la apendicitis aguda
  - Pruebas de ATO (se recomienda un mínimo de 24 h de observación intrahospitalaria)
  - Embarazo
  - Enfermedad grave, náusea, vómito o fiebre alta
  - Incapacidad de cumplir un esquema por vía oral o tolerarlo
  - Ausencia de respuesta clínica a un esquema oral
- Si se diagnostica EPI en una paciente usuaria de DIU, no hay datos para recomendar su retiro. Si la paciente no presenta mejoría clínica en 48 a 72 horas después de iniciar el tratamiento, podría considerarse retirarlo.
- En la Tabla 27-11 se incluyen los esquemas de tratamiento recomendados. Es de esperar la mejoría clínica con los parenterales pasadas 24 a 48 horas de su inicio.

Tabla 27-11	Tratamiento de la enfermedad pélvica inflamatoria, incluyendo el absceso tuboovárico[a]

Vía	Esquema	Duración
Parenteral	Cefotetan, 2 g IV cada 12 h MÁS Doxiciclina, 100 mg IV o VO[b] cada 12 h	Después de 24-48 h de mejoría clínica, se puede cambiar a la paciente a doxiciclina sola, hasta concluir un ciclo de 14 días
	Cefoxitina, 2 g IV cada 6 h MÁS Doxiciclina, 100 mg IV o VO cada 12 h	Después de 24-48 h de mejoría clínica, se puede cambiar a la paciente a doxiciclina sola, para concluir un ciclo de 14 días
	Clindamicina, 900 mg IV cada 8 h MÁS Dosis de carga de gentamicina IV o IM (2 mg/kg), seguida por una de mantenimiento (1.5 mg/kg) cada 8 h (puede usarse en su lugar una dosis única de 3-5 mg/kg)	Después de 24-48 h de mejoría clínica, la paciente se puede cambiar a clindamicina, 450 mg cada 6 h, o doxiciclina, 100 mg cada 12 h, para concluir un ciclo de 14 días Si hay ATO: clindamicina, 450 mg cada 6 h, O metronidazol, 500 mg cada 12 h, además de doxiciclina 100 mg cada 12 h, VO, hasta concluir un ciclo de 14 días
Parenteral alternativa	Ampicilina/sulbactam, 3 g IV cada 6 h MÁS Doxiciclina, 100 mg IV o VO cada 12 h	Ciclo de 14 días de doxiciclina
Intramuscular/oral	Ceftriaxona, 250 mg IM dosis única MÁS Doxiciclina, 100 mg VO cada 12 h CON O SIN Metronidazol, 500 mg VO cada 12 h	Doxiciclina para completar un ciclo de 14 días Metronidazol para completar un ciclo de 14 días
	Cefoxitina, 2 g IM en dosis única MÁS Probenecida, 1 g VO de administración concomitante	Doxiciclina para completar un ciclo de 14 días Metronidazol para completar un ciclo de 14 días

(Continúa)

Tabla 27-11	Tratamiento de la enfermedad pélvica inflamatoria, incluyendo el absceso tuboovárico[a] (Continuación)	

Vía	Esquema	Duración
	MÁS Doxiciclina, 100 mg VO cada 12 h CON O SIN Metronidazol, 500 mg VO cada 12 h	
	Una cefalosporina de tercera generación (ceftizoxima o cefotaxima) MÁS Doxiciclina, 100 mg cada 12 h CON Metronidazol, 500 mg VO cada 12 h	Doxiciclina para concluir un ciclo de 14 días Metronidazol hasta concluir un ciclo de 14 días Las cefalosporinas de tercera generación recomendadas presentan cobertura limitada de microorganismos anaerobios y, por lo tanto, deben aunarse al metronidazol.

Abreviaturas: IV, intravenosa; VO, vía oral; ATO, absceso tuboovárico.
[a] Adaptado de Centers for Disease Control and Prevention. Sexually transmitted diseases treatment guidelines, 2015. *MMWR Recomm Rep.* 2015;64(RR-3):1-137.
[b] Debido al dolor vinculado con la inyección de doxiciclina IV en solución, se prefiere el preparado oral. La doxiciclina tiene biodisponibilidad similar por VO e IV.

- **Asesoramiento.** Debe recomendarse a las pacientes evitar el coito hasta concluir el ciclo de antibióticos de 14 días para limitar el riesgo de transmisión. También deben asegurarse de que su pareja se trate de manera adecuada de infecciones por gonococos y clamidiasis. Dada la elevada incidencia de coinfección por otras ITS, todas las mujeres con diagnóstico de EPI deben ser objeto de detección de la infección por VIH, gonorrea, clamidiasis, hepatitis B y tricomoniasis.
- **Seguimiento.** Es de esperar la mejoría clínica en 72 horas de iniciado el tratamiento. Todas las mujeres con NAAT positiva para gonorrea o clamidiasis deben ser objeto de una prueba de reinfección 3 meses después de concluir el tratamiento.
- **Compañeros sexuales.** Todos los compañeros sexuales de los últimos 60 días previos al inicio del tratamiento deben valorarse, estudiarse y tratarse de forma empírica para gonorrea y clamidiasis, al margen de la etiología de la EPI. Si el último coito de la paciente fue hace más de 60 días, debe tratarse al compañero sexual más reciente. Como se refirió respecto de las infecciones por gonorrea y clamidiasis, en estados donde se permite el TRC se puede proveer a los compañeros la prescripción de dosis únicas de cefixima, 400 mg, más 1 g de azitromicina.
- **Secuelas.** Los estudios sugieren que 15% de las pacientes presentará cicatrización de las trompas de Falopio y adherencias intraperitoneales después de una sola crisis de EPI. La infecundidad por oclusión tubaria afecta a casi 10 a 60% de las mujeres después de una crisis de EPI, dependiendo de su gravedad. El riesgo de un embarazo ectópico después de un solo episodio de EPI aumenta siete a 10 veces respecto de la población general y con cada infección subsiguiente, por lo que casi 75% de las pacientes presentará adhe-

rencias después de tres crisis de EPI, proceso con el que se vinculan el dolor pélvico y la dispareunia crónicos.

Absceso tuboovárico

- Un **absceso tuboovárico** es una masa inflamatoria que afecta a la trompa de Falopio, el ovario y, en ocasiones, a otros órganos pélvicos. Se vincula casi siempre con un antecedente de EPI; sin embargo, también puede presentarse en mujeres sin tal antecedente o de ITS. Un complejo tuboovárico es una entidad específica en la que se asocia una colección de pus con la aglutinación y adherencias entre las estructuras pélvicas. Un ATO y un complejo tuboovárico son potencialmente una amenaza para la vida, que requiere tratamiento médico y quirúrgico intensivo. La incidencia de un absceso anexial real es de casi 10% en las mujeres con diagnóstico de EPI aguda.
- El ATO suele ser de etiología polimicrobiana, que incluye *E. coli*, bacterias aerobias, *Bacteroides fragilis*, especies de *Prevotella* y otros anaerobios. La inflamación resultante puede llevar a la isquemia y necrosis tubarias y la piosalpinge subsiguiente. Si se retrasa el tratamiento del ATO, el edema tubario y la necrosis progresivos pueden llevar a una aglutinación creciente de los tejidos circundantes, que así forman una masa compleja. La necrosis dentro de esa masa facilita la proliferación de bacterias anaerobias y el empeoramiento de la infección, que puede dar lugar a una septicemia.
- **Signos y síntomas.** Las pacientes con diagnóstico de ATO se presentan, por lo general, con dolor abdominal bajo agudo, fiebre, calosfríos y una secreción vaginal anormal. Algunas informan dolor abdominal crónico como su único síntoma. Casi 15% de las pacientes que acuden con ATO lo hará por su complicación por rotura y, a menudo, presenta dolor abdominal agudo y signos de septicemia. Está justificada la exploración quirúrgica inmediata, porque la rotura de un ATO se asocia con una mortalidad de 5 a 10% si se retrasa el tratamiento o es inadecuado.
- **Diagnóstico.** Manténgase un bajo umbral de sospecha para obtener imágenes de la pelvis en las mujeres con diagnóstico de EPI. Debe ordenarse una ultrasonografía o tomografía computarizada de la pelvis si la paciente presenta cualquiera de los siguientes signos y síntomas:
  - Sepsis o enfermedad aguda
  - Hipersensibilidad abdominopélvica significativa que impide la exploración ginecológica
  - Masa anexial detectada en la exploración ginecológica, en especial cuando está asociada con hipersensibilidad
  - Ausencia de mejoría, o empeoramiento clínico a pesar del tratamiento con antibióticos de amplio espectro. Si la paciente antes tuvo una imagen negativa para ATO, considere repetirla en al menos 48 a 72 horas respecto a la primera.
- **Tratamiento.** En una paciente hemodinámicamente estable, el principal recurso terapéutico es la observación y la antibioticoterapia parenteral intrahospitalarias. En la Tabla 27-11 se enlistan los tratamientos de primera línea. Añádase clindamicina o metronidazol para una cobertura eficaz de anaerobios. Se puede considerar la repetición de los estudios de imagen después de 72 horas de antibioticoterapia, para asegurarse de la disminución de las dimensiones del ATO. El tamaño del absceso puede ser predictivo de la respuesta a los antibióticos, y aquellos > 5 a 7 cm de diámetro tienen más probabilidad de fracasar con el tratamiento conservador solo con antibióticos Si un ATO está bien localizado, se puede hacer su drenaje percutáneo, con cultivos subsiguientes. Además de los antibióticos, se recomienda la exploración quirúrgica de la paciente con un abdomen agudo sugerente de ATO roto o en aquella que no mejora clínicamente con el tratamiento médico (incluida la colocación de una sonda de drenaje).
- **Poblaciones especiales.** Un ATO en una mujer en la posmenopausia es preocupante respecto a un cáncer subyacente, por lo que el tratamiento recomendado es quirúrgico, de exploración con estudio en cortes por congelación.

Endometritis (no puerperal)

- La **endometritis** se caracteriza por la inflamación del endometrio, que se cree surge por una infección ascendente desde la porción baja del aparato genital. De hecho, hay una correlación sólida entre la endometritis y la colonización o infección del cérvix por especies de *Chlamydia*. La endometritis se asocia con menos frecuencia con infecciones gonocócicas. Los microorganismos que se vinculan con la VB pueden también causar endometritis histopatológica, incluso en mujeres sin síntomas.

- La endometritis se puede clasificar como **aguda o crónica**. La infección aguda suele ser precedida por EPI o un procedimiento ginecológico invasivo reciente. La infección crónica es más indolente y a menudo se vincula con *C. trachomatis, N. gonorrhoeae, Ureaplasma urealyticum, M. genitalium*, VB y tuberculosis.

- **Signos y síntomas.** La endometritis crónica suele ser asintomática. Si se presentan síntomas, las pacientes quizás se quejen de hemorragia intermenstrual, uterina anormal o poscoital, metrorragia, o dolor abdominal/pélvico bajo, cólico, sordo. Puede haber hipersensibilidad uterina o con el movimiento del cérvix a la exploración. Las infecciones agudas a menudo se presentan con signos y síntomas en su mayoría sistémicos, como fiebre, leucocitosis, y a menudo se relacionan con hipersensibilidad uterina o con el movimiento del cérvix a la exploración.

- **Diagnóstico.** Se pueden usar los mismos criterios clínicos para el diagnóstico de EPI en el de la endometritis aguda. No se necesita biopsia endometrial para el diagnóstico de la infección aguda. Se requieren, no obstante, biopsia y cultivo para el diagnóstico de la endometritis crónica, cuyos datos histopatológicos con prueba de una reacción inflamatoria, con monocitos y células plasmáticas en el estroma endometrial.

- **Tratamiento.** Si se sospecha endometritis aguda, el tratamiento es igual que el antes enlistado para la EPI. La endometritis crónica se trata con doxiciclina, 100 mg por vía oral cada 12 h durante 10 a 14 días. Puede también considerarse la cobertura más amplia para incluir microorganismos anaerobios, en especial en presencia de VB.

- Ver el capítulo 3 para más información sobre la endomiometritis puerperal.

LECTURAS SUGERIDAS

American College of Obstetricians and Gynecologists Committee on Gynecologic Practice. ACOG Committee Opinion No. 645: dual therapy for gonococcal infections. *Obstet Gynecol.* 2015;126(5):e95-e99. (Reafirmado en el 2018)

American College of Obstetricians and Gynecologists Committee on Gynecologic Practice. ACOG Committee Opinion No. 737: expedited partner therapy. *Obstet Gynecol.* 2018;131(6):e190-e193.

Bibbins-Domingo K, Grossman DC, Curry SJ, et al; for US Preventive Services Task Force. Screening for syphilis infection in nonpregnant adults and adolescents: US Preventive Services Task Force recommendation statement. *JAMA.* 2016;315(21):2321-2327.

Centers for Disease Control and Prevention. Sexually transmitted diseases treatment guidelines, 2015. *MMWR Recomm Rep.* 2015;64(RR-3):1-137.

Curry SJ, Krist AH, Owens DK, et al; for US Preventive Services Task Force. Screening for syphilis infection in pregnant women: US Preventive Services Task Force reaffirmation recommendation statement. *JAMA.* 2018;320(9):911-917.

Martens MG. Pelvic inflammatory disease. In: Jones HW, Rock JA, eds. *Te Linde's Operative Gynecology.* 11th ed. Philadelphia: Wolters Kluwer; 2015:631-656.

Wolters V, Hoogslag I, Wout JVT, Boers K. Lipschütz ulcers: a rare diagnosis in women with vulvar ulceration. *Obstet Gynecol.* 2017;130(2):420-422.

Anticoncepción y esterilización

Stacy Sun y Jennifer A. Robinson

La anticoncepción es una medida sanitaria preventiva clave para las mujeres. Casi 60% de las estadounidenses y 90% de aquellas en riesgo de un embarazo no planeado refieren utilizar un método anticonceptivo. Hay numerosos beneficios de la anticoncepción diferentes a evitar un embarazo, y las prioridades de cada mujer al respecto pueden cambiar durante su vida.

GRADOS DE EFICACIA

- En el Tabla 28-1 se enlistan los métodos anticonceptivos disponibles en Estados Unidos junto con las tasas de fracaso de sus usos perfecto y típico. Los métodos anticonceptivos pueden también considerarse en términos de grados de eficacia con base en las tasas de embarazo con su uso típico (Figura 28-1). En este capítulo se describen los métodos en orden descendente aproximado de eficacia.
- Otra fuente útil de información la constituyen los Centers for Disease Control and Prevention's Medical Eligibility Criteria for Contraceptive Use (CDC MEC) que proveen una guía para el uso seguro de los anticonceptivos en mujeres con comorbilidades, disponible en línea como aplicación de descarga gratuita.

MÉTODOS ANTICONCEPTIVOS MUY EFICACES

Esterilización (anticoncepción permanente)

Esterilización femenina

- La esterilización femenina es un procedimiento quirúrgico en el que se ocluyen, cortan de manera transversal o extirpan las trompas de Falopio, lo que impide la fecundación al bloquear el paso de los espermatozoides para alcanzar al oocito. Se puede realizar de inmediato en el periodo posparto (hasta pasadas 48 h), en el momento de la cesárea, o sin relación con el embarazo por laparoscopia o histeroscopia.
- En el Collaborative Review of Esterilization study, un análisis parteaguas de la esterilización quirúrgica en Estados Unidos se comparó la eficacia a largo plazo de numerosos métodos de esterilización y se encontró una tasa global de fracasos de 18.5 embarazos por 1 000 procedimientos.
- **Ventajas:** la esterilización femenina provee una muy eficaz anticoncepción permanente a las mujeres que no desean procreación futura, disminuye el riesgo de enfermedad pélvica inflamatoria (EPI) subsiguiente y puede hacer lo mismo con el riesgo de cáncer ovárico de toda la vida.
- **Desventajas:** la esterilización femenina suele requerir anestesia regional o general, conlleva los riesgos de complicaciones quirúrgicas y fracaso del procedimiento con un embarazo intrauterino o ectópico resultante. Las mujeres esterilizadas antes de los 30 años presentan mayores tasas de fracaso o arrepentimiento, en comparación con las de mayor edad.
- La probabilidad acumulativa a 10 años de un embarazo ectópico con todos los métodos de esterilización femenina en el Collaborative Review of Sterilization study fue de 7 en 1 000, con mayor riesgo de embarazo ectópico en las pacientes más jóvenes. Sin embargo, si bien el riesgo relativo de embarazo ectópico (la probabilidad de que el embarazo, si se

Tabla 28-1	Porcentaje de mujeres que experimentó un embarazo no planeado durante el primer año de uso típico de la anticoncepción y el de uso perfecto correspondiente, así como el de su continuación al final del primer año, en Estados Unidos[a]

Método	Porcentaje de mujeres que experimentó un embarazo no planeado en el primer año de uso		Porcentaje de mujeres que continuaron con el método al año
	Uso típico	Uso perfecto	
Ninguno	85	85	
Espermicidas	21	16	42
Condón femenino	21	5	41
Interrupción coital	20	4	46
Diafragma	17	16	57
Esponja	17	12	36
• Mujeres con partos previos	27	20	
• Nulíparas	14	9	
Métodos basados en la vigilancia de la fecundidad	15		47
• De ovulación	23	3	
• De 2 días	14	4	
• De días estándar	12	5	
• De ciclos naturales	8	1	
• Sintomático térmico	2	0.4	
Condón masculino	13	2	43
Píldoras combinadas y de solo progestágeno	7	0.3	67
Parche de norelgestromina y etinilestradiol (Evra®)	7	0.3	67
Anillo de etonogestrel y etinilestradiol (NuvaRing®)	7	0.3	67
Medroxiprogesterona de depósito (Depo-provera®)	4	0.2	56
Anticonceptivos intrauterinos			
• DIU T de cobre T380A (ParaGard®)	0.8	0.6	78
• DIU con 13.5 mg de LNG (Skyla®)	0.4	0.3	
• DIU con 19.5 mg de LNG (Kyleena®)	0.2	0.2	
• DIU con 52 mg de LNG (Liletta®)	0.1	0.1	
• DIU con 52 mg de LNG (Mirena®)	0.1	0.1	80
Implante de 68 mg de etonogestrel (Nexplanon®)	0.1	0.1	89
Oclusión tubaria	0.5	0.5	100
Vasectomía	0.15	0.1	100

Abreviatura: LNG, levonorgestrel.
[a] Tomado de Hatcher RA, Nelson AL, Trussell J, et al, eds. *Contraceptive Technology*. 21st ed. New York, NY: Ayer Company Publishers; 2018.

Eficacia de los métodos de planeación familiar

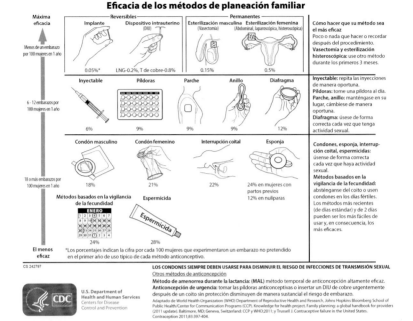

Figura 28-1. Grados de eficacia de los métodos de planeación familiar. De Centers for Disease Control and Prevention. Trussell J. Aiken ARA, Micks E, Guthrie KA. Efficacy, safety, and personal considerations. En: Hatcher RA, ed. *Contraceptive Technology.* 21st ed. New York, NY: Ayer Company Publishers, Inc; 2018.

presenta, sea ectópico, puede ser mayor después de la esterilización), el riesgo absoluto de embarazo ectópico es menor que en las mujeres sin anticoncepción, por la elevada eficacia de la esterilización.

Salpingectomía bilateral frente a la oclusión tubaria bilateral

- La salpingectomía bilateral implica el retiro quirúrgico parcial o total de ambas trompas de Falopio.
- Las salpingectomías parciales de Parkland y Pomeroy son los métodos quirúrgicos más frecuentes de esterilización posparto. Implican la ligadura y exéresis de parte de la trompa de Falopio a través de una incisión infraumbilical o durante la cesárea.
- Se puede hacer esterilización laparoscópica por aplicación de bandas, grapas o cauterización de las trompas de Falopio, o por su exéresis completa. La salpingectomía total bilateral requiere un tiempo quirúrgico mayor y puede conllevar un riesgo un poco más alto de hemorragia en comparación con las bandas, las grapas o la cauterización. La ventaja de la salpingectomía total es el potencial de disminuir el riesgo de fracaso de la esterilización y del cáncer ovárico.

Oclusión tubaria histeroscópica

- La esterilización a través del microinserto Essure® es un método irreversible de oclusión tubaria en el que se introduce un asa de acero inoxidable cubierta de níquel en cada trompa de Falopio bajo guía histeroscópica. Una respuesta inflamatoria local conduce a la proliferación tisular al interior y alrededor del asa y la oclusión tubaria subsiguiente.

- Algunas mujeres experimentaron dolor pélvico, hemorragia uterina anormal u otros síntomas después de la inserción del Essure®. Desde el año 2019 este sistema anticonceptivo ya no se comercializa en Estados Unidos.

Esterilización masculina

- La vasectomía es la oclusión quirúrgica del conducto deferente, que impide que se eyaculen los espermatozoides. Se requieren hasta 3 meses o 20 eyaculaciones posteriores al procedimiento, antes de que alcance su eficacia completa (según se determina por dos resultados de azoospermia en análisis del semen).
- **Ventajas:** la vasectomía es muy eficaz y no tiene efectos secundarios a largo plazo. Es menos cara, presenta menos complicaciones que la ligadura tubaria y se puede realizar en un consultorio.
- **Desventajas:** la vasectomía requiere un procedimiento quirúrgico externo, es permanente, no ofrece protección contra las infecciones de transmisión sexual (ITS) y no es eficaz de inmediato.

Anticoncepción reversible de acción prolongada

- **Anticoncepción reversible de acción prolongada** (**LARC**, por sus siglas en inglés) hace referencia a métodos no definitivos diseñados para usarse durante al menos 1 año.
- Estos métodos se vuelven eficaces en cuanto al costo en comparación con otros de acción más breve después de 1 año de uso y se pueden considerar en las mujeres con una amplia variedad de planes respecto de su fecundidad, incluyendo aquellas que no desean más hijos.

Anticoncepción intrauterina

- La anticoncepción intrauterina, constituida por dispositivos (DIU) o sistemas intrauterinos, es uno de los métodos más eficaces de anticoncepción reversible. Las denominaciones *anticoncepción intrauterina*, *DIU* y *sistema intrauterino* se pueden usar como sinónimos, pero el término más frecuente es el de *DIU*.
- Hay dos tipos de DIU disponibles en Estados Unidos: hormonales y no hormonales. Todos son dispositivos plásticos flexibles que se insertan al interior del útero y pueden causar una inflamación estéril que interfiere con el transporte de los espermatozoides al interior y a través de la cavidad uterina. El compuesto activo de cada DIU provee los efectos anticonceptivos adicionales.

Dispositivos intrauterinos hormonales

- Todos los DIU hormonales disponibles en Estados Unidos incluyen el progestágeno levonorgestrel (LNG) que produce efectos uterinos locales, espesamiento del moco cervical y atrofia del revestimiento endometrial, que contribuyen a su elevada eficacia.
  - En la actualidad hay cuatro DIU con LNG en el mercado de Estados Unidos: los DIU con 52 mg de LNG (Mirena® y Liletta®): al inicio liberan 20 µg de LNG al día. El DIU Mirena® tiene aprobación de la Food and Drug Administration (FDA) para usarse por 5 años y el Liletta para 6, pero ambos tal vez sean eficaces durante 7 años. Un beneficio no anticonceptivo de estos DIU es la pérdida de sangre menstrual menor por hasta 90%, debido a la supresión endometrial.
  - DIU con 19.5 mg de LNG (Kyleena®): al inicio libera 17.5 µg de LNG al día, y es eficaz durante 5 años.
  - DIU con 13.5 mg de LNG (Skyla®): al inicio libera 14 µg de LNG al día, con eficacia durante 3 años.
- Los DIU con 19.5 y 13.5 mg de LNG son de menores dimensiones físicas que el de 52 mg, lo que puede hacerlos más cómodos para las mujeres nulíparas.
- Los DIU con menor dosis de LNG se vinculan con tasas más bajas de amenorrea que el de 52 mg.

Dispositivos intrauterinos no hormonales

El dispositivo T de cobre 380A (ParaGard®) contiene 380 mm^2 de cobre, con efectos espermicidas. Es eficaz durante al menos 10 años y tal vez hasta por 12 años. El DIU de cobre también es la forma más eficaz de anticoncepción poscoital [ver "Anticoncepción (poscoital) de urgencia"].

Ventajas, desventajas, contraindicaciones y riesgos

* **Ventajas:** el DIU provee protección muy eficaz contra el embarazo y su inserción y retiro son fáciles. El DIU con LNG puede corregir anomalías de la hemorragia menstrual y mejorar la anemia. También puede proteger contra infecciones pélvicas ascendentes y el cáncer endometrial. El retorno de la fecundidad es rápido después de su retiro. No hay efectos secundarios hormonales del DIU de cobre.
* **Desventajas:** en algunas mujeres la hemorragia menstrual puede ser un poco mayor, más prolongada, o ambas cosas, en los meses iniciales que siguen a la inserción de un DIU de cobre, lo que puede tratarse con antiinflamatorios no esteroides. Los DIU con LNG pueden tener efectos secundarios relacionados con las hormonas que incluyen hemorragia irregular o efectos secundarios sistémicos que, en general, se corrigen después de unos cuantos meses de uso. Se presentan oligomenorrea o amenorrea con el DIU de 52 mg de LNG, lo que puede o no ser deseable para algunas mujeres. La inserción y el retiro de un DIU requieren una exploración ginecológica y la consulta con un proveedor de atención sanitaria entrenado.
* **Contraindicaciones:** hay pocas contraindicaciones reales del uso de un DIU. No debe insertarse si se sospecha un embarazo, si hay anomalías anatómicas que distorsionan de manera significativa la cavidad del útero o si hay una hemorragia vaginal no explicada antes del estudio médico apropiado, o en caso de sospecha de cáncer pélvico (excepto en casos raros cuando se usa un DIU de LNG para tratar el cáncer endometrial temprano en pacientes que son muy malas candidatas de intervención quirúrgica). La infección pélvica aguda es una contraindicación de la inserción del DIU. No es necesario retirar los DIU cuando se detecta o trata una displasia del cérvix (ver más adelante). Las mujeres que viven con la infección por el virus de inmunodeficiencia humana (VIH) pueden usar con seguridad el DIU, aunque el sida es una contraindicación. Las mujeres con alergia conocida al cobre no deben usar el DIU que lo contiene.
* **Riesgos:** los riesgos de inserción de un DIU incluyen su expulsión (2:100), infección (1:200), perforación uterina (1:1 000) y su fracaso con embarazo resultante (2-8:1 000).
* Otras consideraciones:
  * La inserción de un DIU justo después del parto o de un aborto es segura y puede llevar a un decremento sustancial de los embarazos no planeados. Su riesgo de expulsión tal vez sea mayor en comparación con la inserción de intervalo, pero esto debería sopesarse con otras preocupaciones (p. ej., acceso a la atención de la salud).
  * Infección pélvica: el riesgo de EPI no aumenta por el uso de DIU. Con progestágeno, el DIU puede hacer más espeso el moco del cérvix, lo que pudiese disminuir el riesgo de EPI al aminorar las infecciones pélvicas ascendentes. El DIU de cobre no modifica el riesgo de infección. Las asociaciones históricas entre DIU y EPI tuvieron origen en el uso del Dalkon Shield®, un DIU utilizado en el decenio de 1970 que tenía un filamento trenzado que se vinculó con un mayor riesgo de EPI. Los DIU modernos presentan cordones de monofilamento que no comparten tal riesgo.
    o La colocación del DIU en el momento de una infección pélvica activa no aumenta el riesgo de EPI. Las mujeres con datos de STI activa o elevada sospecha deben someterse a detección y tratamiento antes de la inserción de un DIU. De otra manera, aquellas con factores de riesgo (según se define en los CDC) pueden ser objeto de estudio en busca de clamidiasis o gonorrea en el momento de su inserción, que no tiene que retrasarse hasta disponer de los resultados. Las mujeres asintomáticas de bajo riesgo no necesitan detección adicional alguna antes de la inserción de un DIU.

○ El antecedente de EPI o embarazo ectópico no es contraindicación del uso de DIU. El diagnóstico de clamidiasis o gonorrea no complicadas no requiere el retiro del DIU; se puede ofrecer tratamiento con el DIU en su lugar. La EPI que se diagnostica con un DIU colocado debe tratarse de acuerdo con las guías estándar, y a menudo el dispositivo se puede dejar en su lugar.

• Embarazo después de la inserción: si bien el riesgo relativo de embarazo ectópico es mayor en los que ocurren con un DIU colocado, el riesgo total de embarazo ectópico disminuye, porque el riesgo global de un embarazo disminuye de forma notoria. Si una mujer tiene un embarazo intrauterino deseado con DIU colocado, este debe retirarse, de ser posible.

Anticoncepción por implante

• El Nexplanon® es un cilindro radiopaco único que mide 40 × 2 mm y contiene 68 mg de etonogestrel, que se libera de manera lenta durante 3 años y suprime la ovulación; espesa el moco del cérvix y causa atrofia endometrial.

• El implante se coloca bajo la piel en la porción superior y cara interna del brazo no dominante a través de un dispositivo precargado. Se requiere entrenamiento ordenado por la FDA para los proveedores que desean insertar y retirar el implante.

• **Ventajas:** el implante proporciona protección muy eficaz contra el embarazo (ver la tabla 28-1), es relativamente fácil de insertar y retirar y no requiere exploración ginecológica. Algunas mujeres experimentarán disminución de la hemorragia menstrual o amenorrea, y el retorno a la fecundidad es rápido después de su retiro.

• **Desventajas y efectos secundarios:** son frecuentes las alteraciones menstruales con el Nexplanon®, con patrones de hemorragia que pueden ser impredecibles y variar con el transcurso del tiempo en el mismo individuo. La causa más común de interrupción del método es la insatisfacción por la hemorragia. Se estudiaron las intervenciones para el tratamiento de la hemorragia molesta relacionada con el implante, como el uso de estrógenos a corto plazo, píldoras anticonceptivas orales, doxiciclina o fármacos antiinflamatorios no esteroides programados, con resultados desiguales, cuando mucho. Sin intervención, casi 50% de las mujeres que continúan el uso del implante a pesar de una hemorragia inaceptable experimentará mejoría con el transcurso del tiempo. Puede haber otros efectos secundarios hormonales, como cefalea o acné, que pueden resolverse en unos cuantos meses después de la inserción, porque hay una secreción súbita inicial de etonogestrel que después declina hasta alcanzar una concentración estable.

• **Riesgos:** la inserción del implante, en general, es segura, pero se presentan raras complicaciones que incluyen infección, lesión nerviosa, migración, reacción alérgica o la colocación incorrecta que lleva a un retiro complicado.

• **Contraindicaciones:** hay pocas y se describen más adelante en la revisión de los métodos de acción breve de solo progestágeno.

MÉTODOS ANTICONCEPTIVOS HORMONALES DE ACCIÓN BREVE

• Durante más de 60 años las mujeres estadounidenses han usado anticonceptivos hormonales que son en extremo seguros y eficaces cuando se utilizan de manera consistente y apropiada.

• Además de los métodos de anticoncepción hormonal LARC, incluyen a los de solo progestágeno (píldoras de solo progestágeno o por inyección) y los combinados, que contienen estrógenos y progestágenos (píldoras anticonceptivas orales combinadas [ACO] parches transdérmicos, anillo intravaginal).

Métodos de solo progestágeno

- Los preparados sintéticos de progestágenos impiden el embarazo sin usar estrógenos.

- Todos los métodos de solo progestágeno hacen más espeso el moco del cérvix, lo que lo torna desfavorable para la penetración por los espermatozoides; solo algunos previenen la ovulación.

- La transformación del endometrio inducida por el progestágeno crea un ambiente intrauterino desfavorable para la fecundación y probable implantación.

- Hay pocas contraindicaciones de estos métodos y las mujeres elegibles para utilizar los hormonales combinados a menudo pueden utilizar con seguridad los de solo progestágeno; se pueden iniciar de inmediato en el periodo posparto y no modifican el amamantamiento.

- **Contraindicaciones:** antecedente personal de cáncer mamario, diabetes complicada y hepatopatía activa grave o cirrosis. Las mujeres con la mayoría de otras afecciones médicas pueden utilizar con seguridad estos métodos. Para más información refiérase a CDC MEC.

Anticoncepción inyectable

- El acetato de medroxiprogesterona de depósito (AMPD) es un anticonceptivo de solo progestágeno que se inyecta por vía intramuscular (DepoProvera®, 150 mg) o subcutánea (Depo-SubQ Provera®, 104 mg) cada 3 meses (12-14 semanas). El AMPD provee una anticoncepción muy eficaz, aunque su eficacia potencial se ve limitada por una tasa de discontinuación de más de 40% en el primer año de uso.

- **Ventajas:** el AMPD es muy eficaz para prevenir el embarazo (ver la tabla 28-1). Algunas pacientes consideran el esquema de cuatro dosis al año más conveniente que otros métodos de acción más breve. Sus beneficios no anticonceptivos incluyen disminución de la pérdida sanguínea menstrual, mejoría de la anemia, protección contra el cáncer endometrial, disminución de la frecuencia de convulsiones en algunas mujeres con epilepsia y menor frecuencia de crisis de dolor en algunas con drepanocitemia.

- **Desventajas/efectos secundarios:** el AMPD es el único método anticonceptivo asociado con aumento de peso (ver más adelante). Otros efectos secundarios incluyen hemorragia irregular, retraso del retorno de la fecundidad, posible pérdida de cabello y un cambio en la densidad ósea. Aunque es frecuente la hemorragia irregular después de la primera inyección, 50% de las pacientes presenta amenorrea después del primer año de uso.

- El lapso promedio para el retorno de la ovulación es de 6 a 10 meses después de la última inyección, pero es posible un retraso de hasta 18 meses. Debe informarse a las pacientes acerca de este retraso potencial, porque pudiese tener impacto en los planes de procreación futura.

- Ha habido preocupación durante mucho tiempo en cuanto al aumento de peso con el uso del AMPD. En muchos estudios no se comprobó que fuese significativo y puede reflejar un cambio total que se presenta con la edad y la epidemia de obesidad de Estados Unidos, en especial en las adolescentes. Sin embargo, ciertos subgrupos pueden ser más susceptibles que otros. Debe informarse a las mujeres que aumentan rápido de peso después de iniciar AMPD, que tal vez sea más intenso con el uso continuo. No parece haber una diferencia en el aumento de peso con la dosificación intramuscular en comparación con la subcutánea.

- En el año 2004 la FDA agregó una nota precautoria "en recuadro" acerca de la posible disminución de la densidad mineral ósea (DMO) con el uso del AMPD, en particular en las adolescentes. Los estudios mostraron que este decremento de la DMO es mesurable después de una inyección de AMPD y continua con cada una de las subsiguientes. La disminución de la DMO es reversible después de discontinuar el AMPD y, en general, menor que una desviación estándar respecto de la media, comparable en magnitud con la que ocurre durante el amamantamiento y no se ha correlacionado con un mayor riesgo de fracturas. En la Organización Mundial de la Salud se afirma que no debe haber restricciones sobre la duración del uso de AMPD con base en preocupaciones por la densidad ósea. No parece ser de utilidad la vigilancia de la DMO en las usuarias del AMPD en la premenopausia y no se recomienda complementarlo con estrógenos.

- Ha habido preocupación acerca del mayor riesgo de infección por VIH relacionado con el uso de AMPD, si bien los estudios observacionales han dado resultados desiguales. Hay investigación en proceso para valorar si ocurre algún cambio en el riesgo de la infección por VIH relacionado con el uso de AMPD.

Píldoras de solo progestágeno

- Las píldoras de solo progestágeno disponibles en Estados Unidos contienen 35 µg de noretindrona y se toman a diario sin intervalo no hormonal. Quizá sean más eficaces casi 6 horas después de su ingestión y el efecto disminuye de manera significativa en las 24 horas posteriores a la última dosis.
- **Ventajas:** las píldoras de solo progestágeno tienen pocas contraindicaciones médicas. Muchas mujeres encuentran que es conveniente una píldora a diario y que se puede interrumpir siempre que se desee.
- **Desventajas y efectos secundarios:** los efectos secundarios más frecuentes de las píldoras de solo progestágeno son de hemorragia vaginal irregular. El método tiene máxima eficacia si se toma la píldora a la misma hora cada día; la variación en el horario puede llevar a un mayor riesgo de fracaso anticonceptivo.

Anticonceptivos hormonales combinados

- Los anticonceptivos hormonales combinados (AHC) contienen un progestágeno sintético y un estrógeno. Los AHC impiden el embarazo por supresión de la ovulación, espesamiento del moco del cérvix, bloqueo de la penetración de los espermatozoides y de su ingreso a la porción alta del aparato reproductor, con mantenimiento de un endometrio asincrónico delgado que inhibe la implantación.
- El progestágeno provee los principales efectos anticonceptivos, en tanto el estrógeno mantiene la estabilidad del endometrio y contribuye a la inhibición a la ovulación, lo que permite una hemorragia menstrual mensual por privación y aminora las hemorragias vaginales irregulares.
- Los métodos disponibles incluyen a los ACO, el parche transdérmico y el anillo intravaginal.
- **Ventajas:** además de brindar anticoncepción, los AHC se pueden usar para tratar la dismenorrea, la hemorragia uterina normal, los síntomas premenstruales, los quistes ováricos y el acné. El uso de ACO se asocia con riesgos menores de 40 a 80% de cáncer ovárico y de 50 a 70% de cáncer endometrial. No se ha comprobado que se presenten tales beneficios con otros AHC, pero pudiese ser posible su extrapolación con base en los componentes y efectos fisiológicos similares.
- **Desventajas y efectos secundarios:** los efectos secundarios pueden vincularse con cualquiera de los compuestos activos de los AHC.
  - Estrógenos: distensión abdominal, cefalea, náusea, mastalgia, leucorrea, hipertensión, melasma, telangiectasias.
  - Progestágeno: cambios de estado de ánimo, fatiga, aumento leve de peso, disminución de la libido.
- **Riesgos:** el uso sistémico de estrógenos aumenta el riesgo de tromboembolia venosa (TEV), por lo que debe considerarse en contexto porque el riesgo global de TEV en la mayoría de las candidatas de anticoncepción hormonal, que es muy bajo, y el adicional conferido por los AHC, es mucho menor que el relacionado con el embarazo. El riesgo de TEV anual en las mujeres es de 4 por 100 000 en el momento basal, 10 por 100 000 en las que usan ACO, 20 por 100 000 en las que usan el parche anticonceptivo; > 100 en 100 000 embarazadas y 550 en 100 000 puérperas.

- **Contraindicaciones:** las afecciones comórbidas que aumentan el riesgo de TEV son, en general, contraindicaciones del uso de AHC e incluyen el tabaquismo de cigarrillos en las mujeres de 35 años y mayores, la hipertensión, el antecedente personal de TEV, las jaquecas con aura, la presencia de múltiples factores de riesgo de cardiopatía y la de anticuerpos antifosfolípidos. Las mutaciones trombogénicas conocidas también contraindican el uso de AHC, aunque no se recomienda su detección sistemática. El antecedente personal de cáncer mamario y de endometrio son también contraindicaciones de los AHC. Para más información, refiérase a los CDC MEC.

Píldoras anticonceptivas orales combinadas

- Los preparados actuales de ACO disponibles en Estados Unidos contienen 10 a 35 μg de etinilestradiol (EE) en combinación con dosis variables de progestágenos sintéticos. La mayoría incluye 21 píldoras con hormonas activas, seguidas por siete de placebo. Por lo general, se presenta hemorragia por privación en la semana que corresponde a las píldoras de placebo.
- Algunos preparados proveen una mayor duración de las píldoras activas (p. ej., de 24 u 84 días). Los ACO de ciclo ampliado o continuos acortan o prescinden del intervalo sin hormonas, lo que, por lo general, disminuye o elimina la hemorragia por privación. Los preparados de uso amplio también mejoran la menorragia, la dismenorrea, la endometriosis, el dolor pélvico crónico y las jaquecas menstruales. Puede aumentar el manchado sanguíneo por hemorragia por privación con el uso continuo. No hay ventajas médicas de la hemorragia por privación en ningún esquema y tampoco riesgos de hemorragia infrecuente o ausente por el uso de anticonceptivos hormonales.
- Los ACO se pueden iniciar en cualquier momento del ciclo menstrual. No es beneficio retrasar el inicio hasta la menstruación o en un día en particular de la semana, y el método de "inicio rápido" de ACO en el día del asesoramiento se vincula con mejores tasas de inicio. Se recomienda 1 semana de anticoncepción de respaldo si las píldoras se inician pasado el día 5 del ciclo menstrual.
- **Ventajas:** los ACO son los anticonceptivos reversibles de uso más frecuente en Estados Unidos. Muchas mujeres encuentran conveniente la dosificación diaria y que se pueden interrumpir sin necesidad de consultar a un proveedor de atención sanitaria. Brindan patrones de hemorragia predecibles y pueden mejorar las manifestaciones de una pérdida menstrual cuantiosa, la dismenorrea y otras relacionadas con la menstruación, como el acné o la cefalea.
- **Desventajas/efectos secundarios:** son frecuentes el manchado sanguíneo, la menstruación irregular y la náusea tras iniciar los ACO pero, por lo general, se resuelven en los primeros 3 meses. Todas las marcas de ACO tienen eficacia y efectos secundarios equivalentes. Algunas mujeres pueden presentar respuestas idiosincráticas a diferentes preparados, en cuyo caso puede ser apropiado cambiarlos una vez que pasan 3 meses de uso. Las píldoras monofásicas pueden causar menos hemorragia por privación que las bi, tri o cuatrifásicas.

Parche transdérmico

- El parche anticonceptivo transdérmico libera 150 μg de norgestimato (progestágeno) y 20 μg de EE diarios. Se aplica cada semana en cualquier localización corporal (diferente a la mama) durante 3 semanas consecutivas, seguidas por 1 semana sin parche para que ocurra la hemorragia por privación.
- **Ventajas:** el parche transdérmico evita los efectos metabólicos de primer paso en el hígado y mantiene cifras hormonales séricas constantes sin las crestas y los valles que se presentan con las píldoras. La dosificación semanal puede mejorar el apego de algunas mujeres, en comparación con el método diario.
- **Desventajas:** son raras las reacciones locales al adhesivo del parche (< 5%). En los estudios clínicos se sugiere que el parche es menos eficaz en las mujeres que pesan > 90 kg.

- **Otras consideraciones:** en una nota precautoria "en recuadro" de la FDA se señala que el parche provee casi 60% más estrógenos que un ACO típico, que contiene 35 µg de EE. No obstante, la cresta diaria de estrógenos es casi 25% menor con el parche que con las píldoras. No se conoce el significado clínico de este dato, en particular sobre el riesgo de TEV, y los estudios no han mostrado un mayor riesgo de coágulos sanguíneos fatales con el parche, en comparación con los ACO.

Anillo intravaginal

- El NuvaRing® es un anillo de plástico flexible que mide 5 cm de diámetro y 4 mm de grosor y libera 15 µg de EE y 120 µg de etonogestrel (progestágeno) diarios. Se coloca dentro de la vagina durante 3 semanas y se retira durante 1 semana, en la que se presenta la hemorragia por privación. De manera alternativa se puede mantener dentro de la vagina durante 4 semanas, seguido por el cambio inmediato a un nuevo anillo en quienes desean utilizar el método en forma continua.
- Son raros los problemas coitales y la expulsión del anillo. Si se desea, se puede retirar el anillo por hasta 3 horas, como durante la actividad coital, si bien no se recomienda hacerlo de manera sistemática. Si el anillo se retira durante > 3 horas debe usarse anticoncepción de respaldo, hasta que se vuelva a ubicar en su lugar durante 7 días. El anillo alcanza una concentración constante de estrógeno menor, en comparación con el parche y los ACO, aunque no se sabe si esta diferencia tiene importancia clínica.
- Un nuevo anillo intravaginal (Annovera®) que contiene acetato de segesterona y EE fue aprobado por la FDA en agosto de 2018, diseñado para ser eficaz durante 1 año. Se coloca dentro de la vagina por 3 semanas, y después se retira durante 1 semana, un patrón que se repite cada mes y el anillo se limpia y guarda durante cada semana de inactividad.
- **Ventajas:** algunas mujeres pueden considerar más conveniente el uso de un anillo mensual, y es más fácil hacerlo de manera consistente que con una píldora a diario. El anillo tiene efectos menstruales y no anticonceptivos similares a los ACO, se puede usar de forma concomitante con tampones y condones masculinos, pero no debe hacerse con los condones femeninos.
- **Desventajas:** el anillo puede causar aumento de la secreción vaginal o malestar durante el coito, o quizá desalojarse. Sus riesgos y contraindicaciones son similares a los de otros AHC.

MÉTODOS DE BARRERA

Condones

Condón masculino ("externo")

- Los condones masculinos están hechos de látex, piel de cordero o material sintético (p. ej., poliuretano), se deben aplicar antes de la penetración y cubrir toda la longitud del pene erecto. No deben quedar muy apretados o laxos, y se deja un reservorio en la punta para retener lo eyaculado.
- Se usa lubricación adecuada tanto dentro como fuera del condón y este debe retirarse de inmediato después de la eyaculación. Los condones con lubricantes espermicidas son más eficaces para evitar el embarazo. En los CDC se recomienda que las mujeres con alto riesgo de infección por VIH no utilicen espermicidas con nonoxinol-9, porque este ingrediente puede aumentar el riesgo de transmisión de VIH.
- Los condones son muy eficaces para prevenir la transmisión sexual del VIH y otras infecciones (p. ej., gonorrea, clamidiasis, tricomoniasis). Sin embargo, puesto que no cubren todas las zonas expuestas, pueden ser menos eficaces para prevenir las que se transmiten por el contacto cutáneo (p. ej., virus del herpes simple, virus del papiloma humano, sífilis, chancroide).

- **Ventajas:** los condones masculinos están disponibles sin prescripción y son relativamente baratos, lo que los hace uno de los anticonceptivos más accesibles. Además de prevenir el embarazo también proveen protección contra las ITS.
- **Desventajas:** los condones deben usarse de manera correcta y con cada acto coital para alcanzar su eficacia máxima. Requieren la cooperación de ambos integrantes de la pareja.

Condón femenino ("interno")

- Los condones femeninos constan de una vaina de poliuretano con un anillo flexible en cada extremo. El extremo cerrado con el anillo superior/interno se aplica contra el cérvix y el abierto con el anillo inferior externo sobre los labios menores, fuera del introito. Es importante la lubricación adecuada para su función y comodidad. Como los condones masculinos, este método reduce la transmisión de ITS y también provee protección a la vulva, lo que pudiese disminuir las infecciones transmitidas por contacto cutáneo.
- **Ventajas:** los condones femeninos protegen contra las ITS, además de prevenir el embarazo.
- **Desventajas:** los condones femeninos están disponibles solo con prescripción y son más caros que los masculinos, a semejanza de los cuales deben usarse de manera correcta y consistente en cada acto coital para alcanzar su máxima eficacia, y requieren la cooperación de ambos integrantes de la pareja.

Diafragma

- Un diafragma es un dispositivo de barrera que se inserta en la vagina e impide que los espermatozoides ingresen a la parte superior del aparato genital femenino. Consta de una copa de silicón y un anillo flexible. Los bordes del diafragma deben yacer apenas detrás de la sínfisis del pubis y profundamente en el fondo del saco posterior, de manera que se cubra por completo el cérvix detrás de su centro. Los diafragmas ahora se fabrican de dos tamaños, para nulíparas y para mujeres que han parido, y ya no requieren una exploración ginecológica para ajustarlos.
- Aunque no hay datos definitivos que respalden el uso de un espermicida con el diafragma, esta es una recomendación común en la práctica clínica. Si se usa un espermicida, debe aplicarse al interior de la copa de hule antes de cada acto coital. El diafragma debe dejarse en su lugar durante un mínimo de 6 horas después del último acto coital, pero no > 24 horas consecutivas. Puede colocarse horas antes del coito.
- **Ventajas:** el diafragma puede ser preferible para las mujeres que tienen actividad sexual poco frecuente o que desean evitar los anticonceptivos hormonales, y ofrece alguna protección contra las ITS.
- **Desventajas:** las mujeres con prolapso uterino o anomalías estructurales del aparato reproductor tal vez no puedan usar un diafragma. Aquellas que utilizan diafragma deben revisarlo con regularidad en busca de orificios y sustituirlo al menos cada 2 años. Su uso puede aumentar el riesgo de infección de las vías urinarias.

MÉTODOS BASADOS EN LA VIGILANCIA DE LA FECUNDIDAD

- Los métodos basados en la vigilancia de la fecundidad (MVF) son aquellos en los que una mujer evita de manera voluntaria el coito durante la fase fecunda de su ciclo menstrual. Su eficacia varía de forma significativa entre individuos, porque estos métodos dependen de la menstruación regular, la cooperación de ambos integrantes de la pareja y de la abstinencia periódica.
- **Ventajas:** los métodos de MVF no requieren usar hormonas exógenas y se pueden utilizar sin la participación de un proveedor de atención sanitaria. En la actualidad hay

muchas aplicaciones disponibles para ayudar a vigilar el ciclo menstrual, pero tal vez no todas se basen en algoritmos científicos rigurosos.

- **Desventajas:** los métodos MVF requieren ciclos menstruales regulares predecibles para alcanzar su máxima eficacia, y de la cooperación de ambos integrantes de la pareja.

- **Método del calendario:** se registran los ciclos menstruales durante 6 meses en una carta y se usa esta para calcular los días fecundos de la mujer con base en el calculado de la ovulación; en dichos días se evita el coito.

- **Moco cervical.** Una mujer debe vigilar la textura y cantidad del moco cervical para detectar la transición de uno espeso, blanco amarillento escaso en los días no fecundos, a uno transparente, deslizable que se puede distender cerca de la ovulación. Se evita el coito desde el inicio de la menstruación hasta 3 días después de la ovulación predicha.

- **Método sintomático térmico.** Una mujer debe revisar su temperatura corporal basal a diario y evitar el coito desde el inicio de la menstruación hasta 3 días después de que ocurra un aumento de la temperatura, que indica que se presentó ya la ovulación y no tiene riesgo de embarazarse durante ese ciclo.

- **Amenorrea de la lactancia.** Durante el amamantamiento el bebé causa cambios hormonales en el hipotálamo por la succión, que interrumpe la secreción pulsátil de la hormona liberadora de gonadotropinas, que a su vez altera la secreción súbita de LH y suprime la ovulación. La lactancia ofrece protección contra el embarazo solo si se siguen criterios estrictos. Para hacer eficaz la anticoncepción, (1) las mujeres deberán estar amamantando de manera exclusiva, (2) las tetadas deben programarse cada 3 a 4 horas durante el día y cada 6 por la noche (o con la leche materna obtenida por bombeo), (3) el lactante debe ser menor de 6 meses y (4) los alimentos complementarios no deben rebasar 5 a 10% del aporte calórico total diario. Una vez que se reinicia la menstruación, se puede asumir que la lactancia ya no provee protección contra el embarazo.

ANTICONCEPCIÓN DE URGENCIA (POSCOITAL)

- La anticoncepción de urgencia (ACU) o poscoital se puede usar después de un coito sin protección para prevenir el embarazo. La ACU por inserción de un DIU de cobre puede impedir la implantación. Las píldoras de ACU (PACU) actúan sobre todo por modificación de la ovulación y en Estados Unidos hay dos tipos disponibles: LNG y acetato de ulipristal (AUP).

- No hay contraindicaciones del uso de PACU; las del DIU de cobre impedirían su uso como ACU. No se recomienda su uso durante el embarazo; sin embargo, el uso de PACU no produce la terminación de un embarazo existente y carece de teratogenicidad. El uso de PACU no es un método ideal de anticoncepción sistemático, porque es menos eficaz que otros. Sin embargo, su uso repetido no es peligroso. La menstruación irregular y el retraso de la siguiente son frecuentes cuando se toman PACU. Se recomienda a las pacientes hacerse una prueba de embarazo si no se reinicia la menstruación 1 semana después de la fecha en que se esperaba.

Píldoras anticonceptivas de levonogestrel de urgencia

- La PACU de LNG está disponible sin receta médica o restricciones en cuanto a sexo o edad. El método incluye un total de 1.5 mg de LNG que se pueden tomar por vía oral en dos dosis (0.75 mg con 12 h de intervalo) o una sola (1.5 mg). El esquema de una sola dosis tiene mejor cumplimiento, con menos efectos secundarios y mayor eficacia que el de dos dosis.

- Es eficaz para prevenir el embarazo hasta 120 horas después del coito, pero su máxima eficacia es cuando se toma en las 72 horas siguientes. Este esquema tiene 94 a 98% de eficacia para prevenir el embarazo, con las tasas de fracaso más altas en las mujeres que toman las dosis entre las 72 y 120 horas después de un coito sin protección. Su eficacia disminuye en aquellas con obesidad.

Píldoras anticonceptivas de acetato de ulipristal de urgencia

- El ulipristal (AUP) (Ella®) es un antagonista del receptor de progesterona que se toma en dosis única de 30 mg en las 120 horas que siguen a un coito sin protección. Actúa por inhibición directa de la rotura del folículo y, por lo tanto, conserva elevada eficacia incluso cuando se acerca la ovulación. El AUP tiene 92 a 99% de eficacia para la prevención del embarazo cuando es tomado en los 5 días que siguen a un coito sin protección. El AUP tiene menor eficacia en las mujeres con obesidad, pero la conserva más que el PACU de LNG en esta población.
- Los efectos secundarios frecuentes incluyen malestar gastrointestinal, vómito, hipersensibilidad mamaria, hemorragia irregular, mareo y cefaleas. El AUP está disponible solo por prescripción.

Dispositivo intrauterino de cobre

Se puede insertar el DIU de cobre en los 5 días que siguen a un coito sin protección para disminuir la probabilidad de implantación y constituye el método anticonceptivo de urgencia de máxima eficacia (99.8 a 99.9%). También es la única opción que provee anticoncepción continua.

LECTURAS SUGERIDAS

American College of Obstetricians and Gynecologists Committee on Practice Bulletins—Gynecology. ACOG Practice Bulletin No. 110: noncontraceptive uses of hormonal contraceptives. *Obstet Gynecol*. 2010;115:206-218. (Reafirmado en el 2018)

American College of Obstetricians and Gynecologists Committee on Practice Bulletins—Gynecology. ACOG Practice Bulletin No. 152: emergency contraception. *Obstet Gynecol*. 2015;126:e1-e11. (Reafirmado en el 2018)

American College of Obstetricians and Gynecologists Committee on Practice Bulletins—Gynecology. ACOG Practice Bulletin No. 186: long-acting reversible contraception: implants and intrauterine devices. *Obstet Gynecol*. 2017;130:e251-e269.

American College of Obstetricians and Gynecologists Committee on Practice Bulletins—Gynecology. ACOG Practice Bulletin No. 208: benefits and risks of sterilization. *Obstet Gynecol*. 2019;133:e194-e207.

Hatcher RA, Nelson AL, Trussell J, et al, eds. *Contraceptive Technology*. 21st ed. New York, NY: Ayer Company Publishers; 2018.

Peterson HB, Xia Z, Hughes JM, Wilcox LS, Tylor LR, Trussell J. The risk of pregnancy after tubal sterilization: findings from the U.S. Collaborative Review of Sterilization. *Am J Obstet Gynecol*. 1996;174:1161-1170.

29 Aborto

Jessica K. Lee y Chavi Kahn

INTERRUPCIÓN DEL EMBARAZO

Epidemiología y seguridad

- Se realizan 56 millones de abortos al año en todo el mundo y casi la mitad en forma insegura, con el resultado de al menos 22 800 muertes maternas por el procedimiento y sus complicaciones, que constituyen 8% de todas las causas.
- El aborto intencional es muy seguro en Estados Unidos, con una tasa de mortalidad de 0.6 por 100 000. Estudios amplios han mostrado que el aborto seguro no aumenta el riesgo futuro de infecundidad, cáncer mamario, pérdida gestacional o trastornos de la salud mental.

Valoración y asesoramiento

- Los médicos que atienden pacientes con embarazos no planeados y no deseados deben asesorarse respecto a las opciones disponibles, incluyendo filiación, adopción y aborto. Debe darse asesoría sin directriz para asegurar que las pacientes tomen una decisión con confianza.
- Los ginecoobstetras que no realizan abortos deben saber cómo asesorar a las pacientes en cuanto a sus opciones, dar referencias apropiadas y tratar las complicaciones posaborto.
- Antes de un aborto deben realizarse un interrogatorio dirigido, exploración física y pruebas de laboratorio limitadas.
  - El interrogatorio debe centrarse en datos importantes, como problemas ginecológicos (p. ej., leiomiomas), antecedentes obstétricos (p. ej., una cesárea previa puede aumentar el riesgo de una presentación anormal y la rotura uterina) y problemas médicos (p. ej., asma, obesidad mórbida) que pudieran influir en el marco y los riesgos del aborto.
  - La exploración física incluirá al abdomen y la pelvis, además de las vías aéreas, el corazón y el pulmón si se va a requerir anestesia.
  - Aunque no es necesaria la ultrasonografía en forma sistemática, se ha vuelto rutinaria en la mayoría de los ámbitos de Estados Unidos.
  - Se determinará el estado respecto del factor Rh y aquellas en que resulte negativo deben recibir la inmunoglobulina anti-D en el momento del aborto inducido.
  - Se debe determinar la cifra de hemoglobina, porque la anemia grave es una contraindicación del aborto con medicamentos y puede requerir de planeación preoperatoria antes de su variante quirúrgica.
- La investigación previa mostró que la profilaxis con antibióticos es importante para disminuir el riesgo de infección en el aborto quirúrgico. Los antibióticos de uso frecuente son azitromicina, doxiciclina y metronidazol, suficientes por vía oral.
- Puesto que la fecundidad puede retornar de inmediato después del aborto, debe hacerse un asesoramiento de anticoncepción previo.

ABORTO QUIRÚRGICO

Aborto quirúrgico durante el primer trimestre

- El aborto quirúrgico durante el primer trimestre se conoce como de *dilatación y legrado*; es el de uso más frecuente. Los principios de atención incluyen alivio del dolor, dilatación del cérvix y evacuación uterina a través de una cánula de aspiración.

- Las opciones de analgesia incluyen la sedación intravenosa (IV) y la oral, y dependen de la preferencia de la paciente y su disponibilidad de opciones. Rara vez está indicada la anestesia general para un aborto quirúrgico durante el primer trimestre.

- También se administra con frecuencia el bloqueo paracervical con anestésico local, para disminuir el dolor del procedimiento.

- Una dilatación adecuada del cérvix facilita el procedimiento y disminuye las tasas de complicaciones. En la mayoría de los abortos quirúrgicos durante el primer trimestre se puede dilatar el cérvix de forma manual en el momento del procedimiento.

- Para los procedimientos cuando ya está avanzado el primer trimestre (p. ej., 12-14 semanas), se usan medicamentos como el misoprostol o dilatadores osmóticos para la maduración preoperatoria del cérvix. La edad gestacional a la que se usan varía entre los proveedores de atención sanitaria y los ambientes de su ejercicio profesional, y también dependen de la paridad de la paciente. Se describen de manera más amplia en la sección "Aborto quirúrgico durante el segundo trimestre".

- En la dilatación mecánica se usan instrumentos quirúrgicos con diámetros progresivamente mayores (p. ej., dilatadores de Pratt, Hegar o Denniston) para abrir el cuello uterino hasta un diámetro suficiente.

- La cánula de aspiración debe ser del mismo diámetro en milímetros que las semanas de gestación (es decir, un saco gestacional que corresponde a las 7 semanas de edad gestacional se puede extirpar con una cánula de 7 mm).

- Después de la dilatación se hace aspiración eléctrica por vacío (AEV) o aspiración manual endouterina (AMEU) para evacuar los productos de la concepción (PDC) del útero, en la que se usa una cánula de aspiración acoplada a un dispositivo para el efecto. La cánula se hace avanzar a través del orificio interno hacia la cavidad uterina para hacer la aspiración de su contenido.

- Con la AMV se usa una jeringa de autosellado (50-60 mL) como fuente de aspiración, en tanto que en la AEV se utilizan tubos acoplados a un aparato eléctrico de aplicación de vacío.

- Después de la aspiración debe revisarse el tejido para verificar que los PDC sean compatibles con la edad gestacional.

- En general, no se requiere un legrado con instrumento cortante, cuyo uso se ha vinculado con un mayor dolor del procedimiento y un riesgo más alto de hemorragia y perforación uterina.

Aborto quirúrgico durante el segundo trimestre

- El procedimiento quirúrgico de uso más frecuente para el aborto del segundo trimestre es el de dilatación y evacuación (D&E), considerado el preferido cuando se dispone de personal experimentado y no se requiere la necropsia del feto íntegro. En manos experimentadas, la D&E es el método más seguro disponible para el aborto del segundo trimestre.

- La guía ultrasonográfica se ha vuelto un procedimiento estándar en la mayoría de los ambientes de práctica profesional en Estados Unidos. Sin embargo, no sustituye a la competencia profesional y no elimina el riesgo de complicaciones.

- Se recomienda mucho la preparación preoperatoria del cérvix, que se puede lograr con medicamentos que lo maduran, como el misoprostol, o por dilatadores osmóticos.
- La selección de la técnica depende de la experiencia del proveedor de atención sanitaria, la edad gestacional y la disponibilidad. Los dilatadores osmóticos, como el poliacrilonitrilo (Dilapan-S®) o los tallos de laminaria (alga *Laminaria japonica* seca), absorben la humedad del cérvix y al hacerlo lo dilatan de manera gradual y amplían su conducto. También causan la liberación de prostaglandinas, que al final disgregan el estroma y, por lo tanto, reblandecen el cérvix.
- Los dilatadores osmóticos deben colocarse varias horas antes del procedimiento o durante una noche, para alcanzar su máximo efecto.
- Para procedimientos en etapas más avanzadas del segundo trimestre, la dilatación a menudo se logra en 1 a 2 días, y es probable que se inserten dilatadores osmóticos en forma secuencial.
- Suele recomendarse la sedación IV para el aborto quirúrgico del segundo trimestre, dependiendo de la disponibilidad y la preferencia de la paciente. También se administra con frecuencia un bloqueo paracervical con anestésico local, aunado a un vasoconstrictor (p. ej., vasopresina, epinefrina) para disminuir el dolor del procedimiento y la hemorragia posoperatoria. Por lo regular no se requiere anestesia general para realizar la D&E.
- La D&E implica la dilatación mecánica del cérvix (con o sin el uso preoperatorio de misoprostol o dilatadores osmóticos) seguida por la evacuación del feto y la placenta por una combinación de pinzas (p. ej., de Sopher o de Bierer) y aspiración.
- El proveedor de atención sanitaria debe confirmar la finalización del procedimiento al identificar las principales partes fetales (cuatro extremidades, columna vertebral y cráneo).

ABORTO MÉDICO

Aborto médico durante el primer trimestre

- Los esquemas de medicamentos basados en pruebas son seguros y eficaces hasta los 70 días de la gestación.
- El aborto médico casi siempre se hace con mifepristona (RU-486) seguida por la administración de misoprostol. También se puede hacer con metotrexato y misoprostol o este último solo. Sin embargo, tales esquemas han caído en desuso porque son menos eficaces y presentan más efectos secundarios.
  - La mifepristona es un antagonista de la progesterona y, por lo tanto, bloquea a la hormona necesaria para mantener un embarazo. Sus efectos incluyen alteraciones en el riego sanguíneo endometrial y el reblandecimiento del cérvix. También aumenta la contractilidad uterina y la sensibilidad a las prostaglandinas.
  - El misoprostol es una prostaglandina que se usa para inducir contracciones uterinas y así, promover la expulsión de PDC.
- Para embarazos de hasta 70 días de edad gestacional, las recomendaciones basadas en pruebas respaldan el uso de 200 mg de mifepristona en dosis oral seguida por 800 µg de misoprostol por vía oral, sublingual o vaginal, 6 a 72 horas después. Estos esquemas tienen 93 a 99% de eficacia y hay pocos efectos secundarios de la mifepristona. Los correspondientes después de la administración de misoprostol constan sobre todo de dolor, hemorragia, fiebre y malestar gastrointestinal.
- Cuando el acceso a otras opciones es limitado, se puede usar misoprostol solo en dosis repetidas, con tasas de eficacia que varían de 47 a 96%.

- El aborto médico suele ocurrir en casa. Empiezan cólicos y hemorragia 1 a 4 horas después de la ingestión de misoprostol. La pérdida sanguínea, por lo general, es mayor que la del aborto quirúrgico. La anemia grave es, por lo regular, una contraindicación del aborto médico.
- Es necesario el seguimiento para confirmar el aborto completo. Suele recomendarse la evacuación quirúrgica en casos de fracaso de los medicamentos.
- Las contraindicaciones del aborto médico incluyen anemia significativa, preocupación por un embarazo ectópico, uso crónico de corticosteroides, insuficiencia suprarrenal crónica, porfiria, alergia al misoprostol o a la mifepristona, uso de anticoagulantes, o la presencia de un dispositivo intrauterino en su lugar.

Aborto médico durante el segundo trimestre (inducción del trabajo de parto)

- La inducción del trabajo de parto es otro método de aborto durante el segundo trimestre, cuyas ventajas son que no requiere sedación IV o un proveedor de atención sanitaria diestro. Además, el feto se conserva íntegro, lo que permite que la paciente lo cargue, o su examinación o necropsia, como en casos de terminación genética.
- Sin embargo, la inducción del trabajo de parto puede requerir 24 horas o más, conlleva complicaciones y mortalidad más altas, fiebre y frecuentes efectos secundarios gastrointestinales graves cuando se usan dosis más altas de prostaglandinas.
- Los medicamentos usados para inducir el trabajo de parto en el segundo trimestre incluyen diferentes preparados de prostaglandinas de administración vaginal u oral (prostaglandina E_2 [Prostin E_2] y misoprostol), así como oxitocina en solución IV a dosis alta.
- La mifepristona administrada al menos 24 horas antes de iniciar las prostaglandinas o la oxitocina ha mostrado abreviar la duración de la inducción y aumentar su tasa de éxito.

Seguimiento

- Las pacientes pueden ovular en los 10 días que siguen al aborto y al menos la mitad lo hará en 3 semanas. Para aquellas que desean posponer un futuro embarazo, debe iniciarse la anticoncepción de inmediato.
- Los síntomas del embarazo suelen resolverse en la semana que sigue al aborto. La menstruación normal puede requerir hasta 6 semanas para retornar. Una prueba de embarazo positiva en la orina puede persistir hasta 8 semanas después de un aborto.
- Se recomienda el seguimiento, por lo general en 2 a 4 semanas, para valorar complicaciones, confirmar la resolución del embarazo y reconsiderar la anticoncepción.

COMPLICACIONES

- Por fortuna, el aborto legal es un procedimiento muy seguro. Sin embargo, como en cualquier otro procedimiento, pueden ocurrir complicaciones.

Complicaciones del aborto quirúrgico

- La perforación uterina es una complicación grave pero infrecuente del aborto; su incidencia es de casi 0.9 por 1 000 abortos. Su tratamiento está fuera del alcance de este capítulo.
- Las tasas comunicadas de hemorragia varían mucho, de 0.05 a 4.9 por 100 abortos, reflejo tanto de definiciones diversas como de la imprecisión en el cálculo del volumen de pérdida sanguínea.
  - Las causas comunes de hemorragia incluyen lesión del cérvix, perforación y atonía uterinas.

- La hemorragia por atonía uterina se puede tratar con uterotónicos, como el misoprostol, la metilergonovina o el carboprost. También son de utilidad el masaje bimanual y el sondeo vesical. Si la hemorragia continúa, son opciones el taponamiento con el globo de una sonda de Foley intrauterina o la embolización de la arteria uterina. Si todas las opciones fracasan, se hará una histerectomía.
- Debe sospecharse un hematómetra si la paciente presenta dolor intenso y un útero creciente justo después del aborto quirúrgico. Es clave la repetición de la aspiración quirúrgica para el tratamiento y se puede considerar el uso de uterotónicos.
- La endomiometritis posaborto puede manifestarse con fiebre y dolor abdominal.
  - Se administrarán doxiciclina oral o IV y una cefalosporina, con o sin metronidazol.
  - La decisión de usar el tratamiento externo frente al intrahospitalario se puede tomar aplicando criterios similares a los correspondientes para la enfermedad inflamatoria pélvica.
  - La administración profiláctica de doxiciclina por vía oral antes del aborto quirúrgico puede aminorar el riesgo de endomiometritis posaborto en 40%.
- La retención de PDC después del aborto es un diagnóstico clínico, cuyos síntomas incluyen dolor pélvico y hemorragia vaginal, con o sin síntomas de infección. La ultrasonografía ayuda al diagnóstico, y el tratamiento es de evacuación uterina.

Complicaciones del aborto médico

- Las complicaciones del aborto con medicamentos son raras.
- Debe informarse a las pacientes que ocurre la continuación del embarazo en 1 a 3% de los casos.
- También puede presentarse retención de los productos de la concepción, que se trata con evacuación quirúrgica o, tal vez, con una dosis adicional de misoprostol.
- El riesgo de hemorragia que requiere transfusión sanguínea es bastante menor de 1%.

LECTURAS SUGERIDAS

Borgatta L, Kapp N. Clinical guidelines. Labor induction abortion in the second trimester. *Contraception*. 2011;84(1):4-18.

Chervenak FA, McCullough LB. The ethics of direct and indirect referral for termination of pregnancy. *Am J Obstet Gynecol*. 2008;199(3):232.e1-232.e3.

Fox MC, Krajewski CM. Cervical preparation for second-trimester surgical abortion prior to 20 weeks' gestation: SFP Guideline #2013-4. *Contraception*. 2014;89(2):75-84.

Jabara S, Barnhart K. Is Rh immune globulin needed in early first-trimester abortion? A review. *Am J Obstet Gynecol*. 2003;188:623-627.

The National Academies of Sciences, Engineering, and Medicine. *The Safety and Quality of Abortion Care in the United States*. Washington, DC: The National Academies Press; 2018. doi:10.17226/24950.

30 Pérdida gestacional de primero y segundo trimestres y embarazo ectópico

Jill Edwardson y Carolyn Sufrin

En mujeres con hemorragia vaginal o dolor abdominal/pélvico durante el embarazo es necesario un diagnóstico preciso de la localización y viabilidad de la gestación para evitar la interrupción de una quizá normal y deseada y asegurar el tratamiento de un embarazo anormal. En este capítulo se describe la valoración de la ubicación y viabilidad del embarazo en el primer trimestre, seguida por la del diagnóstico y el tratamiento de la pérdida gestacional y el embarazo ectópico.

VALORACIÓN DE LA LOCALIZACIÓN DEL EMBARAZO Y SU VIABILIDAD EN EL PRIMER TRIMESTRE

- Determinación cuantitativa de la concentración sérica de la **fracción β de la gonadotropina coriónica humana (β-GCH)**.
  - La concentración varía mucho entre individuos a la misma edad gestacional y por ello no debe usarse para calcular dicha edad. Una cifra de β-GCH debe interpretarse en el contexto del cuadro clínico, la ultrasonografía pélvica, o sus cuantificaciones seriadas.
  - La "concentración discriminatoria" es aquella cifra de β-GCH por arriba de la cual debe ser visible un embarazo intrauterino (EIU) normal en la ultrasonografía. De lo contrario, da lugar a la preocupación por un EIU anormal o su ubicación extrauterina.
  - Como auxiliar de diagnóstico, la concentración de hCG β debe ser conservadoramente alta para disminuir la incidencia de diagnósticos de un embarazo anormal falsos positivos. Las recomendaciones más recientes sugieren que la cifra discriminatoria sea cercana a 3 500 mUI/mL para la ultrasonografía transvaginal; sin embargo, el uso de tal cifra debe tomar en consideración el contexto clínico. En la mayoría de los casos se pueden visualizar EIU ante cifras menores de β-GCH.
  - En las mujeres con embarazos múltiples, la cifras de β-GCH son mayores que las de embarazos únicos y pueden alcanzar concentraciones mayores de la discriminatoria antes de que sea visible un embarazo por ultrasonografía.
  - Tendencias en la cifra cuantitativa de β-GCH: las determinaciones seriadas de la concentración de β-GCH permiten diferenciar embarazos normales de los anormales. Aunque en forma global, la velocidad mínima de aumento esperado de la concentración sérica de β-GCH es de 53% en 48 horas, varía según la cifra inicial y la edad gestacional.
  - La Tabla 30-1 muestra las cifras normales y tendencias de β-GCH en el embarazo.
  - Aunque el de 48 horas es un periodo útil para repetir una determinación de β-GCH en casos en los que hay indicación de hacerla en forma seriada, dada la variabilidad en las tendencias puede ser más apropiado repetir las determinaciones en menos o más de 48 horas con base en la clínica.
  - Debe sospecharse un embarazo anormal cuando se presenta un aumento menor del mínimo en 2 días. Sin embargo, un embarazo anormal o un embarazo ectópico (EE) pueden aún mostrar cifras crecientes de β-GCH al parecer normales. Las decrecientes sugieren un embarazo en proceso de fracasar, pero no eliminan la posibilidad de un EE.
  - Al visualizar un EIU por ultrasonografía, la cifra de β-GCH ya no es útil para establecer su viabilidad; en su lugar se usan los criterios de este método de imagen.

Tabla 30-1	Tasa mínima esperada del aumento de la fracción β de la gonadotropina coriónica humana (β-GCH) en 48 horas, de acuerdo con la cifra inicial[a]

Cifra inicial de β-GCH	Tasa mínima esperada de aumento en 48 h
< 1 500 mUI/mL	49%
1 500-3 000 mUI/mL	40%
> 3 000 mUI/mL	33%

[a] Adaptado con autorización del American College of Obstetricians and Gynecologists Committee on Practice Bulletins-Gynecology. ACOG Practice Bulletin No. 193: tubal ectopic pregnancy. *Obstet Gynecol.* 2018;131(3):e91-e103. Copyright © 2018 por The American College of Obstetricians and Gynecologists.

- Puntos de referencia y criterios de **ultrasonografía transvaginal** para la viabilidad
  - Puede diagnosticarse de manera definitiva un **embarazo intrauterino** cuando dentro del útero se visualiza un **saco gestacional** (SG) con **saco vitelino** (SV) o polo embrionario.
  - Progreso usual de un *EIU normal.* El SG aparecerá para el momento en que la β-GCH se encuentra en la cifra discriminatoria, por lo general alrededor de las 5 a 6 semanas de gestación; se visualiza como una pequeña colección quística de líquido, de localización excéntrica dentro del útero, incrustada en la decidua. A menudo mostrará "un signo decidual doble" o un "signo intradecidual": con el aspecto de dos anillos ecogénicos alrededor del SG. Posterior a que el SG se torna visible, aparecerán el SV, y después, el polo embrionario.
  - El diagnóstico de un *EIU anormal* debe basarse en puntos de referencia ultrasonográficos, no en las semanas de gestación. Los criterios para el diagnóstico de una pérdida gestacional temprana (PGT) por ultrasonografía los estableció el Society of Radiologists in Ultrasound Multispecialty Panel on Early First Trimester Diagnosis of Miscarriage and Exclusion of a Viable Intrauterine Pregnancy para reducir las probabilidades de un diagnóstico positivo falso de PGT.
    - Para el diagnóstico de PGT:
      - Longitud cefalocaudal o cráneo-rabadilla (LCC) ≥ 7 mm, sin movimientos cardiacos (muerte embrionaria)
      - Diámetro medio del saco (DMS) ≥ 25 mm sin embrión (embarazo anembriónico)
      - Ausencia de embrión con latido cardiaco ≥ 14 días después de un estudio que mostró un SG sin SV o ≥ 11 días después de aquel de un SG con SV
    - De sospecha de PGT (por lo general justifica repetir la ultrasonografía):
      - LCC < 7 mm, sin actividad cardiaca
      - DMS de 16 a 24 mm, sin embrión
      - Ausencia de embrión con latido cardiaco 7 a 13 días después del estudio que mostró un SG sin SV o 7 a 10 días después de aquel de un SG con SV
      - Ausencia de embrión 6 semanas o más después de la FUR
      - SV > 7 mm
      - Diferencia < 5 mm entre DMS y LCC
      - Latido cardiaco < 100 latidos por minuto a las 5 a 7 semanas de gestación
- **Embarazo ectópico:** aquel que se ubica fuera del útero; el diagnóstico definitivo es posible solo si se visualiza un SG con SV o un embrión fuera del útero. (Ver la sección "Embarazo ectópico".)

- Se habla de un **embarazo de localización desconocida** (ELD) cuando no hay EIU o EE definitivos por ultrasonografía; este *no es un diagnóstico y debe considerarse un estado transitorio que requiere mayor estudio.*
  - Valoración adicional de un embarazo de localización desconocida
  - Una paciente estable con un embarazo deseado puede **tratarse de manera expectante** hasta que se llegue al diagnóstico definitivo. Se repite la cuantificación de β-GCH sérica en 48 horas y cuando se encuentra por arriba del nivel de discriminación, se hace un ultrasonido (USG) transvaginal. Una β-GCH por arriba de la concentración discriminatoria sin EIU por ultrasonografía o una cifra creciente de β-GCH anormal por debajo de la concentración discriminatoria, son diagnóstico de un embarazo anormal (intrauterino o ectópico).
  - Se puede hacer diagnóstico mediante **dilatación y legrado** (D&L), por lo general por aspiración manual intrauterina, ante un embarazo no deseado o cuando se descarta de manera razonable la probabilidad de uno intrauterino normal.
    - La presencia de vellosidades coriónicas intrauterinas que se detecta por estudio histopatológico del aspirado uterino es diagnóstica de un EIU fallido.
    - Si *no* se identifican vellosidades, la β-GCH debe cuantificarse de nuevo 12 a 24 horas después del aspirado.
    - Una meseta (aumento < 10-15%) o el aumento de β-GCH sugiere evacuación incompleta o EE, y debe considerarse el tratamiento con metotrexato.
    - Un gran decremento (≥ 50%) en la β-GCH es compatible con un EIU evacuado y se vigilará clínicamente a las pacientes.
    - Un decremento de 15 a 50% de la β-GCH con toda probabilidad representa un EIU fallido, pero no se descarta un embarazo ectópico y se recomienda el seguimiento estrecho con sus determinaciones seriadas. Puede considerarse el tratamiento con metotrexato si la cifra posterior de β-GCH no declina.
- Nótese que se pueden requerir hasta 35 días (media de 19) para que las cifras de β-GCH alcancen el cero después de un D&L en el primer trimestre por PGT y hasta 60 días (media de 30) para hacerlo después de un aborto inducido.
- Ocurre un **embarazo de viabilidad incierta** cuando el USG transvaginal muestra un SG intrauterino, pero sin polo embrionario o con un embrión sin latido cardiaco, y con ausencia de datos de un fracaso definitivo del embarazo.
- El EE debe considerarse un estado transitorio hasta que se haga el diagnóstico final.
- Las cifras de β-GCH son útiles para determinar la viabilidad de un embarazo si ya se documentó un EIU por ultrasonografía. Debe valorarse la viabilidad por ultrasonografía seriada hasta visualizar la actividad cardiaca o diagnosticar el fracaso del embarazo (ver los puntos de referencia de la medición ultrasonográfica siguientes).

PÉRDIDA GESTACIONAL TEMPRANA EN EL PRIMER TRIMESTRE

- La PGT abarca el aborto espontáneo clínico y los embarazos intrauterinos anormales por ultrasonografía. Se define como un EIU no viable, con un SG vacío o uno que contiene un embrión o feto sin actividad cardiaca, antes de las semanas 12 6/7 de gestación. Una paciente con PGT puede acudir con síntomas o asintomática e identificarse por ultrasonografía como portadora de un embarazo anembriónico o una muerte embrionaria.
- Epidemiología y factores de riesgo
  - La PGT es frecuente y se presenta en 8 a 20% de los embarazos detectados por clínica.
  - Los factores de riesgo incluyen los siguientes:
    - Edad materna: el riesgo de PGT aumenta 9 a 17% de los 20 a 30 años y 20% a los 35, 40% a los 40 y 80% a los 45 años.

- ◦ El riesgo de PGT aumenta de 20% en las mujeres con uno previo a 43% en aquellas con tres o más PGT.
- ◦ Abuso de tabaco, alcohol o cocaína.
- ◦ Hipertensión materna, endocrinopatías, anomalías uterinas, sustancias teratógenas e infección.
- ◦ Alrededor de 50% de las PGT se debe a anomalías cromosómicas fetales. Las malformaciones también aumentan el riesgo de PGT.
- • Diagnóstico
  - • Cuadro clínico: los síntomas pueden incluir hemorragia transvaginal y cólicos uterinos, o su ausencia.
  - • Aborto espontáneo:
    - ◦ **Amenaza de aborto:** hay hemorragia transvaginal, con o sin cólicos, no se han expulsado tejidos fetales y el cérvix está cerrado.
    - ◦ **Aborto inevitable:** aún no se expulsan tejidos fetales, pero el cérvix está abierto y hay presencia de cólicos y hemorragia.
    - ◦ **Aborto incompleto:** se expulsó algo de los tejidos fetales o su totalidad, hay hemorragia y cólicos con un cérvix abierto.
    - ◦ **Aborto completo:** se expulsaron tejidos fetales y el cérvix está cerrado.
  - • Asintomático (antes conocido como "aborto diferido"): se puede identificar por ultrasonografía la ausencia de actividad cardiaca en un embrión con LCC ≥ 7 mm, o un embarazo anembriónico (DMS ≥ 25 mm) en una paciente sin síntomas o con hemorragia transvaginal.
  - • Hemorragia transvaginal en el embarazo temprano.
    - • Ocurre hemorragia transvaginal en 30% de los embarazos normales.
    - • La hemorragia transvaginal y los cólicos durante el embarazo se pueden vincular con un EE (hasta en 20% de los casos) o el embarazo molar.
- • Valoración
  - • Exploración física: deben valorarse los signos vitales respecto a la estabilidad hemodinámica. Por la exploración ginecológica se determinará si hay hemorragia transvaginal, si se han expulsado tejidos o si esto está en proceso, las dimensiones del útero y si el orificio interno del cérvix está abierto o cerrado.
  - • **Aborto séptico:** infección intrauterina vinculada con un aborto. Los datos clínicos incluyen dolor pélvico o abdominal; secreción purulenta; cérvix abierto; hipersensibilidad al movilizar el cérvix; hipersensibilidad uterina; síntomas constitucionales (p. ej., fiebre, malestar general); taquicardia, o taquipnea.
  - • Los estudios de laboratorio incluirán un recuento hematológico completo y el tipo sanguíneo (respecto al estado del factor Rh, ver más adelante). Debe obtenerse la cuantificación de β-GCH e interpretarse en el contexto de los datos ultrasonográficos y los síntomas clínicos.
    - ◦ La cuantificación seriada de β-GCH puede ayudar a determinar si un embarazo es normal o anormal (como se describió antes); es decir, si antes se documentó un EIU, rara vez está indicada la determinación de la concentración de β-GCH.
  - • Ultrasonografía: el diagnóstico de PGT es definitivo en una mujer con EIU antes documentado que acude con hemorragia vaginal y útero vacío por ultrasonografía. De otra manera, los puntos de referencia y criterios de USG transvaginal para viabilidad dependen de la edad gestacional, el número de fetos y la concentración de β-GCH (como ya se describió).
- • Tratamiento de la PGT
  - • Consideraciones generales
    - ◦ La amenaza de aborto ante un embarazo deseado no requiere tratamiento alguno, porque pudiese evolucionar hacia uno viable normal.

- El aborto completo no requiere tratamiento. Si se sospecha que ocurrió de manera espontánea por el interrogatorio y la exploración física, pero sin la documentación de un EIU previo, se puede repetir la cuantificación de β-GCH con un decremento esperado de 21 a 35% en 48 horas. Con base en la conveniencia y otros factores clínicos, puede ser apropiado un intervalo diferente para repetir la determinación de β-GCH.

- **Inmunoglobulina anti-D:** aunque el riesgo de aloinmunización es bajo, en especial en etapas tempranas del primer trimestre, sus consecuencias pueden ser significativas, por lo que debe considerarse la administración de inmunoglobulina anti-D (RhoGAM®) a las mujeres Rh negativo con PGT, en especial cuando es mayor de 8 semanas de gestación, en las 72 horas que siguen al inicio de la hemorragia o la evacuación uterina.

- Las opciones de tratamiento incluyen el expectante, el médico o la evacuación quirúrgica, y pueden, en general, ajustarse a las preferencias de la paciente en ausencia de infección o hemorragia. Todas las opciones terapéuticas conllevan riesgos de hemorragia o infección.

- Manejo expectante
  - Se puede considerar el **manejo expectante** en las pacientes que acuden en el primer trimestre sin datos de infección o hemorragia.
  - En casi 80% de las pacientes se presenta la expulsión exitosa del tejido gestacional, definida como aquella en las 4 semanas que siguen al diagnóstico. Las tasas de éxito son máximas en aquellas que informan la expulsión de tejidos o presentan datos ultrasonográficos de expulsión parcial en el momento del diagnóstico. No hay aumento del riesgo de infección, en comparación con el tratamiento médico o quirúrgico.
  - Ventajas: ningún medicamento o procedimiento adicional y la paciente puede expulsar los productos de la concepción en privado.
  - Desventajas: las pacientes pueden experimentar una hemorragia moderada a cuantiosa y cólicos; quizá se requieran hasta 6 semanas para su conclusión.
  - El seguimiento en general consta de confirmación por ultrasonografía de la ausencia de SG. No se han estudiado bien el informe por la paciente de síntomas, las pruebas de embarazo en orina, o las cuantificaciones seriadas de β-GCH, como métodos de seguimiento de aquellas con PGT. Si el tratamiento expectante fracasa, se requiere el médico o quirúrgico.

- Manejo médico
  - Se puede considerar el **manejo médico** de pacientes sin datos de infección o hemorragia. Contraindicaciones: alergia al misoprostol, anemia grave (hemoglobina < 10 g/dL es una contraindicación relativa), o afecciones hemorrágicas.
  - Ventajas: disminuye el tiempo hasta la expulsión de los tejidos gestacionales y aumenta la frecuencia de expulsión completa en comparación con el tratamiento expectante; evita el tratamiento quirúrgico y la mujer puede expulsar el material en privado. Las tasas de satisfacción son similares a las del tratamiento quirúrgico.
  - Desventajas: se vincula con un dolor más intenso, náusea/vómito, y hemorragia más cuantiosa que el tratamiento quirúrgico. Las pacientes tienen más probabilidad de experimentar hemorragia y descenso de la hemoglobina ≥ 3 g/dL que aquellas tratadas de forma quirúrgica, pero las tasas de hospitalización relacionadas son similares (0.5-1%). Los proveedores de atención sanitaria deben asesorar a las mujeres en cuanto a los patrones de hemorragia normal y llamar si humedecen una o dos toallas sanitarias por hora durante más de 2 horas.
  - Esquemas médicos:
    - **Misoprostol**, 800 µg por vía vaginal con repetición de la dosis 3 horas a 7 días después de inicial si no hay respuesta.
      - Para el día 3 después de una dosis, 71% de las mujeres presenta la expulsión completa.
      - Tasa de éxito de 84% cuando se administra una segunda dosis, según se requiera.

- La adición de 200 mg de mifepristona por vía oral 24 horas antes del misoprostol aumenta de manera significativa las tasas de expulsión completa y disminuye la necesidad de intervención quirúrgica.
  - De acuerdo con la OMS, el misoprostol también puede administrarse por vía sublingual (600 µg) ante una PGT asintomática, o VO (600 µg) para el aborto incompleto. Sin embargo, la VO se relaciona con mayores efectos secundarios gastrointestinales.
  - Las pacientes pueden requerir analgésicos (AINE, y se considerarán los narcóticos) y antieméticos.
  - Se hace una ultrasonografía de seguimiento en 7 a 14 días más, para confirmar la ausencia de saco gestacional. Si no concluyó la expulsión, la paciente puede elegir el tratamiento expectante, repetir la dosis de misoprostol, o el tratamiento quirúrgico.
- **Manejo quirúrgico** (D&L por aspiración)
  - Las mujeres que presentan hemorragia, inestabilidad o signos de infección (aborto infectado) deben ser objeto de una evacuación uterina rápida. Aquellas estables pueden elegir el tratamiento quirúrgico, porque provee una conclusión más rápida del proceso de la PGT y no requiere seguimiento; su tasa de éxito alcanza 99%.
  - Ventajas: concluye el proceso con rapidez; se asocia con menos hemorragia y dolor que el tratamiento expectante o el médico.
  - Desventajas: menos disponible que los medicamentos en ausencia de un proveedor sanitario calificado para realizar D&L; son raras las complicaciones quirúrgicas.
  - Consideraciones procedimentales (capítulo 29): se puede hacer legrado por aspiración en el consultorio, la sala de urgencias, o el quirófano, manual o con un aparato eléctrico de vacío. Adminístrese profilaxis con antibióticos, como doxiciclina, 1 h antes del procedimiento. Las opciones de analgesia incluyen AINE con la anestesia local (bloqueo paracervical) aunada o no a la sedación VO o IV.
  - No es necesario el seguimiento con repetición de la ultrasonografía o determinación de la cifra de β-GCH.
- El asesoramiento debe ayudar a una mujer a valorar sus metas futuras de embarazo y determinar si desea tratar de manera activa de concebir o iniciar un método de anticoncepción. Ningún dato respalda el retraso de la concepción después de una PGT, porque no hay diferencias en las subsiguientes o las complicaciones gestacionales.
- **Anticoncepción:** después del tratamiento de la pérdida gestacional en el primero o segundo trimestres, las mujeres que deseen evitar el embarazo pueden iniciar la anticoncepción hormonal, que incluye aquella por implantes y, en ausencia de infección uterina, los dispositivos intrauterinos (DIU) hormonales y no hormonales, de inmediato después de concluir el tratamiento de la PGT.

PÉRDIDA GESTACIONAL EN EL SEGUNDO TRIMESTRE

- Las pérdidas gestacionales en el segundo trimestre son menos frecuentes y se presentan entre las 13 y 27 semanas de gestación.
- Epidemiología y factores de riesgo
  - Ocurre en casi 1 a 3% de los embarazos detectados.
  - Muchos factores de riesgo son similares a los de las pérdidas en el primer trimestre e incluyen afecciones médicas maternas, anomalías cromosómicas y exposiciones a sustancias teratógenas.
  - Los factores de riesgo adicionales para la pérdida en el segundo trimestre incluyen su antecedente, el síndrome de anticuerpos antifosfolípidos y las trombofilias, la insuficiencia cervical, la rotura prematura de membranas pretérmino, el desprendimiento prematuro de placenta normoinserta, la infección materna, la insuficiencia placentaria y las anomalías congénitas uterinas (ver el capítulo 5).

- En 50 a 60% de las mujeres no se conoce la causa de la pérdida gestacional en el segundo trimestre.
- El tratamiento de la pérdida gestacional en el segundo trimestre o su inminencia puede ser médico o quirúrgico, dependiendo de la estabilidad de la paciente y su exploración clínicas, los factores de riesgo de complicaciones y sus preferencias.
  - Tratamiento médico: inducción de la terminación
  - Tratamiento quirúrgico: D&L o dilatación y evacuación
- El riesgo de recurrencia va en función de la causa subyacente de la pérdida gestacional.

EMBARAZO ECTÓPICO

- Un EE es un embarazo que se desarrolla fuera de la cavidad uterina, por lo regular (90%) en una trompa de Falopio. Puede ocurrir implantación en el abdomen (1%), el cérvix (< 1%), el ovario (3%), cicatriz de cesárea (< 1%), o en ubicación intersticial/los cuernos uterinos (2-3%).
- Epidemiología y factores de riesgo del EE:
  - Casi 2% de todos los embarazos comunicados resulta ectópico, y el EE contribuye con casi 6% de todas las muertes relacionadas con la gestación.
  - El embarazo heterotópico, un EE concomitante con un EIU, es raro (1 en 4 000 a 30 000); es más frecuente en pacientes a quienes se hizo fecundación *in vitro* (1 en 100).
  - La mitad de las pacientes con diagnóstico de EE no tiene factor de riesgo conocido.
  - Las mujeres con mayor riesgo de EE incluyen aquellas con su antecedente (riesgo de casi 10% de recurrencia con un embarazo ectópico previo y mayor de 25% con dos o más), enfermedad inflamatoria pélvica, intervención quirúrgica en la trompa de Falopio, que incluye la esterilización tubaria; la infecundidad, la endometriosis, el tabaquismo de cigarrillos y la edad mayor de 35 años.
  - Las mujeres con un DIU colocado presentan menos riesgo de EE que aquellas que no lo usan, pero 53% de los embarazos en ellas resulta ectópico.
- Diagnóstico
  - Cuadro clínico
    - El cuadro clínico clásico es de dolor abdominal, hemorragia transvaginal y una masa anexial. Sin embargo, algunas mujeres con EE pueden cursar asintomáticas.
    - Hasta 18% de las pacientes que acuden al departamento de urgencias con hemorragia transvaginal o dolor abdominal en el primer trimestre presentará un EE. La hemorragia transvaginal puede variar en cantidad y características. El dolor suele ser pélvico y quizá difuso o localizado.
    - Las pacientes con un EE roto pueden acudir con inestabilidad hemodinámica o abdomen agudo. Quizá presenten dolor del hombro por hemoperitoneo, que irrita al diafragma.
  - Diagnóstico diferencial
    - En pacientes con prueba de embarazo positivo y hemorragia o dolor, este diagnóstico incluye EIU normal, PGT, EE, o enfermedad trofoblástica gestacional.
    - Son causas adicionales de hemorragia transvaginal o dolor abdominal (con o sin una prueba de embarazo positiva) las alteraciones patológicas del cérvix, vaginales o uterinas, la torsión ovárica, la rotura de un quiste ovárico o la EIP.
  - Valoración
    - Exploración física: las pacientes con EE pueden presentar hipersensibilidad abdominal con o sin rebote o con el movimiento del cérvix, o una masa palpable anexial o en el fondo de saco. El EE roto puede presentarse con signos peritoneales que incluyen hipersensibilidad de rebote, rigidez o su forma refleja en la musculatura abdominal. Se pueden presentar síntomas del choque hipovolémico, que incluyen taquicardia, hipotensión o alteración del estado mental.

- ○ Ultrasonografía: el diagnóstico definitivo de EE es posible solo si se visualiza un SG con SV o embrión fuera del útero.
  - ○ La visualización de una masa homogénea o con una zona hipoecoica separada del ovario en una paciente con una prueba positiva de embarazo sin datos de SG intrauterino que contenga SV o embrión, debe hacer surgir la sospecha de un EE.
  - ○ Puede haber un seudo SG, colección de líquido o sangre en la cavidad uterina, y no debe confundirse con uno verdadero. Tiende a ser oval con bordes irregulares y ubicación central en la cavidad uterina, sin signo intradecidual.
  - ○ Los signos adicionales por ultrasonografía de un EE incluyen la presencia de líquido libre ecógeno en la pelvis (que sugiere un EE roto), una trompa de Falopio dilatada y de pared gruesa, y un aumento del riego sanguíneo hacia los anexos que lo contienen.
  - ○ **Embarazo de ubicación desconocida:** ver la sección previa sobre el ELD para más consideraciones diagnósticas.
- ○ Valoración por laboratorio
  - ○ Determinación cuantitativa seriada de β-GCH (ver la sección previa)
  - ○ Pruebas de laboratorio adicionales
    - Recuento hematológico completo. Si es incierto el diagnóstico de un EE roto, pueden ser de utilidad las cuantificaciones seriadas de hemoglobina o hematócrito.
    - Creatinina y transaminasas hepáticas. Debe hacerse su cuantificación en preparación para un posible tratamiento del EE con metotrexato.
    - Tipo sanguíneo. Las pacientes Rh negativo deben tratarse con inmunoglobulina anti-D en el momento en que se diagnostica el EE.
- Se puede hacer D&L con fines de diagnóstico ante un ELD y si no se encuentran vellosidades coriónicas en el aspirado uterino, se considerará el tratamiento médico de un EE. Si no se visualizan vellosidades y la β-GCH posoperatoria se estabiliza o continúa en aumento, adminístrese el tratamiento médico del EE.
- Tratamiento del EE
  - Consideraciones generales
    - ○ El tratamiento de la paciente inestable requiere valoración rápida, reanimación con soluciones intravenosas, inserción de dos cánulas intravenosas de gran calibre, y la transferencia al quirófano tan pronto como sea posible con seguridad.
    - ○ El metotrexato intramuscular y la intervención quirúrgica son seguros y eficaces como tratamiento del EE en las pacientes bien seleccionadas.
  - Se puede ofrecer el tratamiento expectante en circunstancias raras, cuando la concentración de β-GCH se estabiliza o disminuye, o con una inicial menor de 200 mUI/mL, cuando la paciente está por completo asesorada y desea aceptar los riesgos potenciales de rotura tubaria y hemorragia. Este tratamiento tiene casi 57% de éxito.
  - El tratamiento médico del EE con **metotrexato** tiene éxito en 70 a 95% de los casos.
    - ○ Mecanismo de acción: el metotrexato es un antagonista de folato y se une a la reductasa de dihidrofolato para inhibir la síntesis de ADN y la reparación y replicación celulares. Es directamente tóxico para los hepatocitos y se excreta por vía renal.
    - ○ Indicaciones y contraindicaciones (Tabla 30-2).
      - ○ Las contraindicaciones relativas indican qué mujeres tienen más probabilidad de fracaso del tratamiento médico con metotrexato; quienes presentan contraindicaciones relativas y solicitan el tratamiento médico deben ser informadas exhaustivamente acerca del riesgo de tratamiento fallido y rotura.
      - ○ Deben ordenarse un recuento hematológico completo y estudios metabólicos que incluyan pruebas de función hepática y renal, para determinar si la paciente es candidata para la administración de metotrexato.

Tabla 30-2	Contraindicaciones absolutas y relativas del tratamiento del embarazo ectópico[a] con metotrexato

Contraindicaciones absolutas	Contraindicaciones relativas
Embarazo intrauterino	Movimientos cardiacos fetales positivos
Inmunodeficiencia	Concentración inicial de la β-GCH > 5 000 mUI/mL
Anemia, leucopenia o trombocitopenia de moderadas a intensas	β-GCH con rápido aumento de su concentración (> 50% en 48 h)
Enfermedad pulmonar activa (excepto el asma)	Embarazo ectópico ≥ 4 cm en la ultrasonografía transvaginal
Enfermedad ulceropéptica activa	Rechazo a aceptar una transfusión sanguínea
Disfunción hepática significativa	
Disfunción renal significativa	
Amamantamiento	
Rotura del embarazo ectópico	
Inestabilidad hemodinámica de la paciente	
Incapacidad o rechazo del seguimiento por la paciente	
Hipersensibilidad al metotrexato	

Abreviaturas: β-GCH, fracción β de la gonadotropina coriónica humana.
[a] Modificado de Practice Committee of American Society for Reproductive Medicine. Medical treatment of ectopic pregnancy: a committee opinion. *Fertil Steril.* 2013;100(3):638-644. Copyright © 2013 American Society for Reproductive Medicine. Con autorización.

○ Esquemas de **dosificación** (Tabla 30-3). El de dosis única tiene los menores efectos secundarios, pero puede requerir una dosis adicional y muestra una tasa de éxito de cerca de 88%. El esquema de dosis múltiples puede ser un poco más eficaz (casi 93%), en especial para pacientes con las cifras más altas de hCGβ de inicio (mayores de 5 000 mUI/mL), pero conlleva mayores tasas de efectos secundarios; se puede considerar en las pacientes con un mayor riesgo de fracaso del tratamiento.

○ Se observan **efectos secundarios** en órganos, aparatos y sistemas, con tejidos en rápida división, e incluyen náusea, vómito, estomatitis, dermatitis, diarrea, malestar gástrico, mareo, aumento de las transaminasas hepáticas, neumonitis y, rara vez, neutropenia o alopecia. Es frecuente que las mujeres tratadas con metotrexato experimenten dolor abdominal o pélvico, que se considera quizá debido al desprendimiento del saco gestacional respecto del tejido subyacente. Sin embargo, debe valorarse con cuidado a las pacientes para descartar la rotura del EE.

○ El **seguimiento** depende del esquema de dosis elegido (Tabla 30-3). La resolución completa de un embarazo ectópico, en general, ocurre en 2 a 3 semanas, pero puede requerir hasta 6 a 8, según la cifra de β-GCH pretratamiento. Para cualquier esquema, si la β-GCH se estabiliza en su concentración o aumenta durante el seguimiento, considérese la aspiración uterina para valorar un EIU anormal, o administrar metotrexato para el tratamiento de un EE persistente.

○ Además del asesoramiento en cuanto a los efectos secundarios y el seguimiento, deben incluirse los signos de alarma de la rotura de un EE, evitar el ejercicio vigoroso y el coito (por el riesgo de rotura del EE), y la de complementos de ácido

Tabla 30-3 Esquemas de dosificación del metotrexato[a]

	Esquema de una sola dosis 50 mg/m² IM en el día 1	Esquema de dos dosis 50 mg/m² IM en los días 1 y 4	Esquema de dosis múltiple fija 1 mg/kg IM en el día 1
Dosis iniciales de metotrexato			
Programar cuantificaciones repetidas de β-GCH	Días 4[b] y 7	Días 4[b] y 7	Días 3, 5 y 7
Dosis subsiguientes de metotrexato	Si la β-GCH disminuye menos de 15% entre los días 4 y 7, repítase la dosis de 50 mg/m² de metotrexato IM.	Si la β-GCH disminuye menos de 15% entre los días 4 y 7, readministrar 50 mg/m² de metotrexato IM y cuantificar la β-GCH en el día 11.	Repetir la dosis de 1 mg/kg de metotrexato en los días 3, 5 y 7, según se requiera, hasta que la β-GCH disminuya 15% respecto a su cifra previa.
		Si la β-GCH disminuye menos de 15% entre los días 7 y 11, repetir la dosis de 50 mg/m² de metotrexato IM y determinar la β-GCH en el día 14.	
Ácido folínico (Leucovorin)	Ninguno	Ninguno	0.1 mg/kg IM en los días 2, 4, 6 y 8
Definición del tratamiento exitoso	La β-GCH disminuye > 15% entre los días 4 y 7.	La β-GCH disminuye > 15% entre los días 4 y 7, 7 y 11 u 11 y 14.	La β-GCH β disminuye > 15% respecto a una cifra previa.
Definición del fracaso del tratamiento	La β-GCH no disminuye de forma apropiada después de 2 dosis.	La β-GCH no disminuye de forma apropiada después de 4 dosis.	La hCG β no disminuye de forma apropiada después de 4 dosis.
Seguimiento después de un tratamiento exitoso	β-GCH semanal hasta alcanzar la cifra sin embarazo	β-GCH semanal hasta alcanzar la cifra sin embarazo	Determinación de β-GCH semanal hasta alcanzar la cifra sin embarazo

Abreviaturas: β-GCH, fracción β de la gonadotropina coriónica humana; IM, intramuscular.

[a] Adaptado de Stoval TG, Ling FW. Single-dose methotrexate: an expanded clinical trial. *Am J Obstet Gynecol.* 1993;168(6, pt 1):1759-1762; Barnhart K, Hummel AC, Sammel MD, Menon S, Jain J, Chakhtoura N. Use of "2-dose" regimen of methotrexate to treat ectopic pregnancy. *Fertil Steril.* 2007;87(2):250-256; Rodi IA, Sauer MV, Gorrill MJ, et al. The medical treatment of unruptured ectopic pregnancy with methotrexate and citrovorum rescue: preliminary experience. *Fertil Steril.* 1986;46(5):811-813.

[b] Es frecuente que la β-GCH aumente del día 1 a 4, pero esto no tiene importancia clínica. El cambio del día 4 a 7 si la tiene.

fólico y AINE (que pueden disminuir la eficacia del metotrexato), así como de un nuevo embarazo, hasta que se confirme la resolución del EE.

- **Tratamiento quirúrgico**
  - Se requiere intervención quirúrgica en cualquier paciente con inestabilidad hemodinámica, síntomas de un EE en proceso de rotura o signos de hemorragia intraperitoneal, o cuando haya contraindicación absoluta del tratamiento médico.
  - Se considerará la intervención quirúrgica en cualquier paciente con una contraindicación relativa del metotrexato o cuando este fracasó.
  - Tras una conversación de información con el proveedor de atención sanitaria, cualquier paciente puede elegir la intervención quirúrgica como tratamiento primario de EE.
  - Consideraciones procedimentales
    - Laparoscopia frente a laparotomía: se prefiere la laparoscopia, de ser posible, en tanto que suele reservarse la laparotomía para una paciente inestable, con un hemoperitoneo de gran volumen o dificultad para la visualización laparoscópica.
    - Salpingostomía frente a salpingectomía: se prefiere la salpingectomía cuando la trompa de Falopio está muy dañada o hay hemorragia significativa del sitio quirúrgico. Se considerará la salpingostomía cuando la paciente desea fecundidad futura, pero presenta un daño de la trompa de Falopio contralateral que hace poco probable un embarazo futuro sin recurrir a tecnologías de reproducción asistida. La salpingostomía puede vincularse no solo con mayores tasas de EIU subsiguiente, sino también de EE. No se requiere seguimiento por determinaciones de β-GCH, a menos que se elija la salpingostomía.
    - El EE intersticial o cornual puede requerir resección de los cuernos uterinos, la cual se realiza por intervención quirúrgica mínimamente invasiva (laparoscopia) o laparotomía.
  - Asesoramiento respecto de embarazos futuros: el metotrexato no afecta la fecundidad subsecuente o la reserva ovárica. Se recomienda a las pacientes retrasar el embarazo al menos 3 meses después de la última dosis de metotrexato, para disminuir los riesgos de muerte fetal/teratogenicidad. Asesórese respecto de los riesgos de EE recurrente y la necesidad de atención médica temprana en embarazos subsiguientes.
  - Anticoncepción: en las pacientes que desean retrasar el embarazo se pueden iniciar todos los métodos hormonales, incluyendo el implante y los DIU, hormonales o no, de inmediato después del tratamiento de un EE.

LECTURAS SUGERIDAS

American College of Obstetricians and Gynecologists Committee on Practice Bulletins—Gynecology. ACOG Practice Bulletin No. 193: tubal ectopic pregnancy. *Obstet Gynecol.* 2018;131:e91-e103.

American College of Obstetricians and Gynecologists Committee on Practice Bulletins—Gynecology. ACOG Practice Bulletin No. 200: early pregnancy loss. *Obstet Gynecol.* 2018;132:e197-e207.

Doubilet PM, Benson CB, Bourne R, et al. Diagnostic criteria for nonviable pregnancy early in the first trimester. *N Engl J Med.* 2013;369:1443-1451.

McNamee KM, Dawood F, Farquharson RG. Mid-trimester pregnancy loss. *Obstet Gynecol Clin North Am.* 2014;41:87-102.

Practice Committee of the American Society for Reproductive Medicine. Evaluation and treatment of recurrent pregnancy loss: a committee opinion. *Fertil Steril.* 2012;98:1103-1111.

Schreiber C, Creinin MD, Atrio J, Sonalkar S, Ratcliffe SJ, Barnhart KT. Mifepristone pretreatment for the medical management of early pregnancy loss. *N Engl J Med.* 2018;378:2161-2170.

31 Hemorragia uterina anormal

Katerina Hoyt y Jean R. Anderson

La valoración de la **hemorragia uterina anormal (HUA)** requiere considerar la edad y el estado menstrual de la mujer, así como la caracterización y cuantificación de su pérdida sanguínea correspondiente, en especial el inicio, la duración, la frecuencia, la cantidad, el patrón y los síntomas vinculados. También es importante considerar fuentes de hemorragia fuera del aparato genital, incluidas las urinarias y gastrointestinales (GI), que las mujeres pueden percibir como provenientes de la vagina.

DIMENSIONES MENSTRUALES

- La pérdida sanguínea menstrual media de las mujeres con hemoglobina y cifras de hierro normales es de 30 mL, y 95% elimina < 60 mL en cada ciclo.
- La **menstruación normal** es la siguiente:
  - Duración del ciclo menstrual: 21 a 35 días
  - Duración del periodo menstrual: 4 a 6 días
  - Pérdida sanguínea: 5 a 80 mL
- Una HUA incluye parámetros menstruales anormales (duración o intervalo más prolongados o breves, pérdida sanguínea excesiva con la menstruación; hemorragia intermenstrual) u otro patrón de hemorragia anormal en las mujeres de edad reproductiva, así como cualquiera que se presente en aquellas premenárquicas o en la posmenopausia.

DIAGNÓSTICO DIFERENCIAL DE LA HEMORRAGIA UTERINA ANORMAL

Las causas de hemorragia uterina se pueden organizar por grupos de edad (Tabla 31-1).

Hemorragia premenárquica

- Puede ocurrir hemorragia premenárquica fisiológica en los primeros días de la vida, por la privación de estrógenos maternos.
- Otras causas incluyen traumatismos, cuerpos extraños, abuso sexual, pubertad precoz, infecciones y, rara vez, neoplasias.
- Ver el capítulo 38 para las posibles causas y el estudio de la hemorragia premenárquica.

Hemorragia anormal uterina en edad reproductiva

- En las mujeres de edad reproductiva con una manifestación principal de HUA debe descartarse su origen gestacional (p. ej., embarazo normal, ectópico, pérdida gestacional).
- Son frecuentes las anomalías estructurales, como los leiomiomas y la adenomiosis, y, por lo general, se presentan con hemorragia menstrual cuantiosa. Los pólipos intrauterinos por lo regular se manifiestan con hemorragia intermenstrual.
- La disfunción ovulatoria, caracterizada por anovulación u oligoovulación, por lo general se presenta como hemorragia menstrual irregular en la que la paciente experimenta fases sin pérdida sanguínea que pueden durar 2 o más meses, así como otras de hemorragia

Tabla 31-1 Diagnóstico diferencial de la hemorragia uterina anormal por grupos de edad

Niñas	Adolescentes	En edad reproductiva	En la perimenopausia	Después de la menopausia
• Fisiológica[a]	• Anovulatoria	• Gestacional (por embarazo intrauterino o ectópico)	• Anovulatoria	• Por atrofia
• Por vulvovaginitis	• Por coagulopatía	• Por anovulación (SOPQ)	• Por hiperplasia/neoplasia endometrial	• Por hiperplasia/neoplasia endometrial
• Por cuerpo extraño	• Gestacional (por embarazo intrauterino o ectópico)	• Por vaginitis/cervicitis/EPI	• Estructural (por leiomiomas, pólipos)	• Por otras neoplasias del aparato genital (benignas o malignas)
• Por traumatismo	• Por vaginitis/cervicitis/EPI	• Estructurales (por leiomiomas, pólipos)	• Por adenomiosis	• Vaginitis/cervicitis/EPI
• Por prolapso uretral	• Por medicamentos (anticonceptivos hormonales y el DIU con progestágeno)	• Por adenomiosis	• Por vaginitis/cervicitis/EPI	• Estructurales (leiomiomas, pólipos)
• Por endocrinopatía	• Por neoplasias del aparato genital (benignas o malignas)	• Por endocrinopatías	• Por medicamentos (anticoncepción hormonal, DIU, etc.)	• Por medicamentos (DIU, leiomiomas, hormonas de reposición, etc.)
• Por pubertad precoz	• Por anomalías de los conductos de Müller[b]	• Por medicamentos (anticoncepción hormonal, DIU, etc.)	• Gestacional (por embarazo ectópico o intrauterino)	• Por coagulopatía
• Por hormonas exógenas (p. ej., ingestión de los ACO de la madre)	• Por traumatismos	• Hiperplasia/neoplasia endometrial	• Otras neoplasias del aparato genital (benignas o malignas)	• Por traumatismo
• Por neoplasia del aparato genital (benigna o maligna)		• Otras neoplasias del aparato genital (benignas o malignas)	• Por coagulopatía	
• Coagulopatía		• Por coagulopatía	• Por traumatismo	
		• Por traumatismos		

Abreviaturas: DIU, dispositivo intrauterino; ACO, anticonceptivos orales; SOPQ, síndrome de ovarios poliquísticos; EPI, enfermedad pélvica inflamatoria.

[a] Suele presentarse durante las primeras 2 semanas de la vida por privación de hormonas maternas.

[b] Presentes, por lo general, como ausencia de hemorragia menstrual.

cuantiosa prolongada, o de ambos tipos, o intermenstrual. Las causas frecuentes incluyen el síndrome de ovarios poliquísticos (SOPQ) y el hipotiroidismo. Los ciclos anovulatorios son frecuentes en ambos extremos de la edad reproductiva.

* La hiperplasia y el cáncer (endometriales o de cérvix) son posibles causas de hemorragia anormal.

* Las adolescentes (de 13 a 18 años) con frecuencia experimentan anovulación causada por inmadurez o desregulación del eje hipotálamo-hipófisis-ovario. Para la mayoría, el ciclo menstrual se torna regular hacia al tercer año que sigue a la menarquia. La HUA causada por afecciones de la coagulación también se encuentra más a menudo en esta población más joven, en comparación con mujeres mayores.

Hemorragia en la posmenopausia

* La hemorragia en la posmenopausia en general es causada por atrofia endometrial y vaginal. Sin embargo, casi 15% de estas mujeres presentará alguna forma de hiperplasia y de 5 a 10%, cáncer endometrial. Por lo tanto, es importante detectar el cáncer en pacientes que presentan hemorragia vaginal en la posmenopausia.

* En los primeros años de la menopausia son también frecuentes los pólipos y los fibromas submucosos como causa de hemorragia anormal.

* Los proveedores de atención sanitaria deben descartar fuentes no ginecológicas de hemorragia, incluidas las provenientes del tubo GI o el aparato urinario.

VALORACIÓN DE LA HEMORRAGIA UTERINA ANORMAL

Interrogatorio

Un interrogatorio exhaustivo de la paciente incluirá los siguientes elementos, con modificaciones de acuerdo con el grupo de edad:

* Descripción de la hemorragia: inicio, factores precipitantes (traumatismos, coito), patrón (temporal, de duración y cantidad) y síntomas vinculados (dolor, fiebre, cambios de la función intestinal o vesical)
* Antecedentes menstruales: último periodo, edad de la menarquia, patrones de menstruación (frecuencia, duración, cantidad de sangrado) dolor u otros síntomas relacionados (p. ej., hipersensibilidad mamaria, irritabilidad, mittelschmerz), edad de la menopausia
* Antecedentes sexuales: fecha de última actividad sexual, compañeros (ya sean hombres o mujeres), número de parejas, prácticas sexuales (anal, vaginal, oral), uso de protección de barrera y hemorragia poscoital
* Antecedentes de infecciones de transmisión sexual (ITS)
* Anticoncepción
* Antecedentes ginecológicos: de fibromas, pólipos, enfermedad pélvica inflamatoria (EPI) o el uso de un pesario
* Antecedentes obstétricos
* Revisión de órganos, aparatos y sistemas.
  * Síntomas sistémicos: disminución de peso, fiebre, sudores nocturnos
  * Ginecológicos: dispareunia, cambios en color, consistencia y olor de la secreción, prurito
  * Urinarios: frecuencia, duda miccional, urgencia, incontinencia, disuria, hematuria
  * GI: náusea/vómito, distensión abdominal, saciedad temprana, frecuencia/cambios de las evacuaciones intestinales, estreñimiento, diarrea, hematoquecia, melena
  * Síntomas de la menopausia: vasomotores, alteraciones del sueño, trastornos del estado de ánimo y sequedad vaginal
* Antecedentes médicos/quirúrgicos

- Esquema de medicamentos, incluidos anticoagulantes, hormonas y tamoxifeno
- Antecedente familiar de afecciones hemorrágicas, así como de cáncer mamario, de colon, ovárico y endometrial
- Síntomas sistémicos de una afección hemorrágica (fácil formación de equimosis, hemorragia nasal/gingival, de nuevo inicio)
- Antecedentes de abuso físico/sexual
- En las niñas de edad previa a la menarquia puede ser difícil valorar los síntomas genitourinarios y la información clave provendrá de los padres. Es importante considerar fuentes urinarias y GI de hemorragia. En el interrogatorio se hará énfasis en los siguientes elementos: secreción vaginal vinculada, antecedente de cuerpos extraños vaginales, de traumatismos o sospecha de abuso; faringitis o diarrea recientes, infección reciente por estreptococos en un miembro del hogar, dolor abdominal o cambio de apetito, dolor con la defecación o micción y uso de medicamentos (y posible ingestión de los de otros miembros de la familia).
- En mujeres en la posmenopausia, en el interrogatorio se deben valorar de manera exhaustiva signos, síntomas y factores de riesgo de cánceres ginecológicos, incluyendo el uso de hormonas o tamoxifeno, los antecedentes familiares de cáncer de mama, ovárico, de colon o endometrial, y los de frotis de Papanicolaou anormales o biopsia endometrial. Es importante considerar las fuentes urinarias y GI de la hemorragia.

Exploración física

- Son datos notables de esta exploración: peso/talla/IMC, manifestaciones de hiperandrogenismo (p. ej., hirsutismo, acné), aumento de volumen o presencia de nódulos tiroideos, datos de resistencia de la insulina (p. ej., acantosis pigmentaria), secreción mamaria y afecciones hemorrágicas (p. ej., petequias, equimosis, palidez cutánea).
- Exploración abdominal: hipersensibilidad, una masa palpable, distensión/ascitis, hepatoesplenomegalia.
- Exploración ginecológica
  - Examinar los genitales externos en busca de datos de traumatismos (laceración, equimosis), masas ocupativas y lesiones cutáneas (decoloración, úlceras, placas, cambios verrucosos y excoriación).
  - Explorar uretra y ano en busca de prolapso, hemorroides y fisuras o masas ocupativas.
  - La inspección de la cúpula de la vagina y el cérvix con espejo puede revelar secreción sugerente de infección, traumatismos, úlceras vaginales o cervicales, masas ocupativas, pólipos, friabilidad del cérvix, productos de la concepción o cambios atróficos.
  - Debe hacerse exploración bimanual para valorar la presencia de hipersensibilidad al movilizar el cérvix, el tamaño y el contorno del útero y los anexos, la presencia de cualquier masa o hipersensibilidad palpable. Si se documenta un embarazo temprano o se sospecha, determinar si el orificio del cérvix está abierto.
  - Debe considerarse la exploración rectovaginal para palpar mejor la parte posterior de la pelvis, descartar masas rectales y hacer pruebas de sangre oculta en heces.
  - Las niñas premenárquicas deben ser objeto de exploración exhaustiva de los genitales externos y el periné. Se recomienda sedación o anestesia si se requiere exploración interna; usar un cistoscopio pediátrico para visualizar vagina y cérvix. Ver el capítulo 38.
- Búsquense ganglios linfáticos palpables crecidos, en particular en la ingle.
- Valórense signos de abuso físico o sexual.
- Las pacientes premenárquicas deben ser objeto de clasificación por el esquema de Tanner (ver el capítulo 38) porque el desarrollo de las mamas o del vello púbico puede sugerir una pubertad con progreso normal o precoz (en las niñas menores de 8 años).
- La neurofibromatosis y el síndrome de McCune-Albright son causas raras de pubertad precoz, por lo que se recomienda la exploración de la piel en busca de manchas café con leche.

Prueba de laboratorio

- Cuantificación de la fracción β de la gonadotropina coriónica humana en orina (o el suero) para valorar el embarazo, de la hormona estimulante del tiroides, la prolactina, y obtener un recuento hematológico completo.
- En pacientes con antecedente de exploración física que sugiera una infección del aparato genital (o abuso sexual) deben hacerse estudios con tomas de la secreción de cérvix o vagina para valorar ITS, como clamidiasis, gonorrea, herpes o tricomoniasis. En niñas premenárquicas deben obtenerse muestras de la secreción vaginal y estudiarse respecto a microorganismos patógenos frecuentes, que incluyen estreptococos del grupo A y especies de *Shigella*.
- Debe obtenerse una citología del cérvix de acuerdo con las guías del American College of Obstetricians and Gynecologists. Se tomará biopsia de las lesiones visibles del cérvix.
- En las mujeres con factores de riesgo de neoplasia endometrial suele estar indicada la biopsia del endometrio (o dilatación y legrado [D&L]). Puede también ser útil la biopsia endometrial para confirmar el diagnóstico de EPI o endometritis. Los datos focales por ultrasonografía dan lugar a la consideración de D&L bajo guía histeroscópica.
- Los signos o síntomas de exceso de andrógenos deben dar lugar a su cuantificación.
- Análisis de orina/urocultivo o el de sangre oculta en heces, si se sospecha una fuente urinaria o GI de la hemorragia.
- Si se sospecha una afección de la coagulación o un cáncer hematológico, se ordenará un recuento hematológico completo con diferencial, tiempos de protrombina y parcial de tromboplastina. Si las pruebas iniciales son compatibles con una coagulopatía o el interrogatorio la sugiere (al margen de los resultados de los estudios de laboratorio iniciales), se recomienda el envío a un hematólogo para su seguimiento con pruebas adicionales de afecciones hemorrágicas.
- En las niñas premenárquicas, si la exploración física sugiere pubertad precoz, el estudio inicial incluirá cuantificaciones de las hormonas luteinizante, foliculoestimulante y el estradiol séricos. Se considerará el envío a un endocrinólogo pediatra para mayor valoración.
- Si las imágenes revelan una masa pélvica, puede estar indicado ordenar marcadores tumorales. Ver el capítulo 52.

TÉCNICAS DE IMAGEN Y MÉTODOS DE TOMA DE MUESTRAS TISULARES

Ultrasonografía

- **Transvaginal (TVUS)**
  - Un TVUS es útil para valorar la presencia de fibromas, pólipos, un embarazo intrauterino o ectópico, y masas dentro del útero, los anexos o el cérvix.
  - En el estudio de un posible proceso maligno se puede usar ultrasonografía para medir el grosor del endometrio y valorar si hay neoplasia endometrial en las mujeres en la posmenopausia, en quienes se considera anormal uno > 4 mm. La valoración del grosor endometrial es menos útil en las mujeres en la premenopausia, porque varía durante el ciclo menstrual.
  - Si bien el TVUS es útil como recurso de detección para valorar la cavidad endometrial en busca de leiomiomas y pólipos, su sensibilidad y especificidad para la identificación de alteraciones patológicas intracavitarias son de solo 56 y 73%, respectivamente. La ultrasonohisterografía y la histeroscopia son superiores al TVUS para la detección de lesiones uterinas intracavitarias.

- La **ultrasonografía con inyección de solución salina,** o ultrasonohisterografía, implica la distensión de la cavidad uterina con solución salina estéril para mejorar la visualización de la superficie endometrial en el TVUS. La ultrasonohisterografía es el método no invasivo más sensible para el diagnóstico de pólipos endometriales y miomas submucosos. Sin embargo, no permite distinguir entre procesos benignos y malignos.

Tomografía computarizada

- A menudo se usa la tomografía computarizada para la valoración de la afección metastásica de los cánceres ginecológicos; sin embargo, no es útil para la valoración sistemática de la pelvis ante una HUA.

Resonancia magnética

- Si bien no se recomienda la resonancia magnética (RM) para la valoración de la HUA, su variante pélvica puede ser útil para el diagnóstico de la adenomiosis y la localización y medición precisas de los fibromas, lo que así permite planear el tratamiento (p. ej., elegibilidad para embolización, miomectomía, histerectomía).

Histeroscopia

- El estándar de oro de valoración de la cavidad endometrial es la histeroscopia, cuya ventaja es que provee visualización directa de la cavidad endometrial y puede hacerse en el consultorio o el quirófano. Es tanto diagnóstica como quirúrgica, pues permite tomar biopsias dirigidas y hacer la exéresis de pólipos y miomas submucosos o intracavitarios.
- La histeroscopia con biopsias dirigidas tiene sensibilidad y especificidad de 98 y 95% respectivamente, en comparación con los datos histopatológicos en la histerectomía.

Biopsia endometrial

- Suele hacerse biopsia endometrial como procedimiento de consultorio y es rápido, seguro y eficaz en cuanto al costo, para la valoración de la HUA. La biopsia endometrial tiene una precisión global alta para el diagnóstico del cáncer de endometrio cuando se obtiene un espécimen adecuado y el proceso es global. Sin embargo, una lesión focal que ocupa menos de 50% de la superficie de la cavidad endometrial puede pasarse por alto en la biopsia endometrial ciega.
- Las indicaciones de biopsia endometrial en las mujeres con HUA varían de acuerdo con el grupo de edad:
  - De 45 años o mayores: en las pacientes que ovulan, la HUA justifica la valoración por biopsia endometrial. En las mujeres en la posmenopausia que presentan hemorragia vaginal, la valoración inicial puede incluir TVUS o biopsia endometrial. También se realiza esta biopsia en mujeres en la posmenopausia con el antecedente de TVUS y uno o más de los siguientes datos: grosor endometrial > 4 mm, endometrio con ecogenicidad aumentada difusa o focal (heterogeneidad), visualización endometrial inadecuada y hemorragia persistente.
  - Menores de 45 años: se recomienda la biopsia endometrial en aquellas con factores de riesgo de la presencia de estrógenos sin oposición (p. ej., obesidad, SOPQ), con fracaso del tratamiento médico, persistencia de la HUA o en alto riesgo de cáncer endometrial (p. ej., tratamiento con tamoxifeno, síndrome de Lynch).

Dilatación y legrado

- Un D&L puede ser tanto diagnóstico como terapéutico (en el caso de ciertos diagnósticos, como los pólipos y los miomas submucosos) pero incurre en el costo de un quirófano y conlleva los riesgos de la anestesia.

- Un D&L, por lo general bajo guía histeroscópica, puede estar indicado en las mujeres con biopsias endometriales que no aportaron un diagnóstico, aquellas con tejido insuficiente para su análisis, con incapacidad para tolerar el procedimiento o la estenosis del cérvix que impide su éxito en el consultorio. También es útil un D&L con histeroscopia en la valoración de las pacientes con lesiones focales, así como aquellas con biopsia previa que muestra hiperplasia endometrial. Debe también considerarse un D&L en las pacientes con hemorragia persistente a pesar del tratamiento después de una biopsia endometrial normal.

CAUSAS ESPECÍFICAS DE LA HEMORRAGIA UTERINA ANORMAL

Hemorragia relacionada con el embarazo

- Debe descartarse el embarazo en cualquier mujer de edad reproductiva con hemorragia transvaginal.
- Valórese con pruebas de la fracción β de gonadotropina coriónica humana en orina o suero, seguidas por exploración física y ultrasonografía pélvica, si están indicadas. El diagnóstico diferencial incluye un embarazo normal; uno ectópico; y una amenaza de aborto, o un aborto inevitable, incompleto o diferido. Ver el capítulo 30 para la valoración y el tratamiento de la pérdida gestacional temprana y el embarazo ectópico.

Hemorragia uterina anormal en las mujeres sin embarazo

Las causas más frecuentes de HUA en las pacientes sin embarazo pueden clasificarse de acuerdo con el sistema de la International Federation of Gynecology and Obstetrics (PALM-COEIN) que se muestra en la Figura 31-1, donde las causas de HUA se catalogan en estructurales y no estructurales.

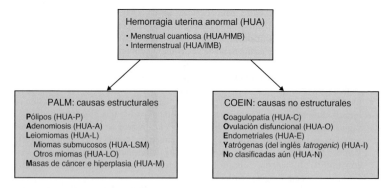

Figura 31-1. Sistema de clasificación de la International Federation of Gynecology and Obstetrics (PALM-COEIN) de las causas de hemorragia uterina anormal en las mujeres de edad reproductiva no embarazadas. Reimpresa con autorización del American College of Obstetricians and Gynecologists Committee on Practice Bulletins- Gynecology. ACOG Practice Bulletin No. 128: diagnosis of abnormal uterine bleeding in reproductive-aged women. *Obstet Gynecol.* 2012; 120 (1): 197-206. (Reafirmado en el 2016). Copyright © 2012 por The American College of Obstetricians and Gynecologists.

Causas estructurales de la hemorragia uterina anormal

Pólipos (HUA-P)

* Los pólipos endometriales y endocervicales son proliferaciones epiteliales constituidas por componentes de tejido conectivo, vasculares y glandulares.
* La mayoría de los pólipos es benigna; una minoría presenta características malignas.
* En general, los pólipos endometriales tienden a ser asintomáticos, pero pueden presentarse en 10 a 33% de las mujeres con manifestaciones de hemorragia, por lo general, en aquellas en que es cuantiosa la menstrual o presentan una intermenstrual.
* Aunque se usa la ultrasonografía como modalidad ideal de obtención de imágenes en la valoración de una mujer con HUA, por lo general, son métodos más sensibles para el diagnóstico de pólipos su variante con inyección de solución salina o la histeroscopia.

Adenomiosis (HUA-A)

* La adenomiosis es una afección en la que se encuentran glándulas y estroma endometriales dentro del miometrio uterino. Cerca de 60% de las mujeres con adenomiosis experimenta hemorragia menstrual cuantiosa.
* La mayoría de las mujeres con adenomiosis muestra crecimiento uterino difuso a la exploración física.
* El diagnóstico definitivo se hace a partir del estudio histopatológico de los tejidos uterinos después de la histerectomía. Se puede identificar la adenomiosis en el preoperatorio mediante TVUS o RM, en particular la de imágenes T2 ponderadas. Los datos de estudios de imagen sugerentes de adenomiosis incluyen heterogeneidad miometrial, engrosamiento miometrial asimétrico, quistes de miometrio, estrías lineales subendoteliales y la pérdida de un borde endometrial definido.

Leiomiomas (HUA-L)

* Los leiomiomas (fibromas) constituyen la neoplasia uterina más frecuente y la indicación principal de histerectomía en Estados Unidos. Ver el capítulo 33.
* Hay una variedad de tipos de leiomiomas que reciben su nombre sobre todo por su localización: submucosos, intramurales, subserosos, pedunculados y de cérvix.
* Una HUA es la manifestación de presentación más frecuente de las mujeres con leiomiomas sintomáticos. Los miomas submucosos e intramurales, por lo general, se vinculan con una hemorragia menstrual cuantiosa o prolongada. Los miomas subserosos o pediculados no se consideran con riesgo importante de una hemorragia menstrual cuantiosa. Los miomas del cérvix cerca del conducto endocervical pueden causar una HUA.
* Los leiomiomas pueden diagnosticarse por clínica, por lo general, mediante exploración ginecológica, que muestra un útero grande móvil de contorno irregular, y la ultrasonografía pélvica lo confirma.

Cáncer e hiperplasia (HUA-M)

* La **hiperplasia endometrial**, precursora del carcinoma endometrial, se clasifica en simple y compleja, con base en sus características arquitectónicas, y típica o atípica, con base en las citológicas. El riesgo de avance al cáncer endometrial es máximo en presencia de hiperplasia atípica compleja/neoplasia intraepitelial endometrial. La hiperplasia endometrial tiende a ocurrir durante periodos de exposición a estrógenos sin oposición prolongados, secundaria a ciclos anovulatorios o al uso de estrógenos exógenos. La HUA es el síntoma de presentación más frecuente.
  * Se requiere un espécimen de tejido obtenido por biopsia endometrial o D&L para diagnosticar la hiperplasia endometrial.

- Las mujeres en la posmenopausia con diagnóstico de hiperplasia endometrial bajo tratamiento de restitución de estrógenos deben descontinuarlo.
- La terapéutica depende de la edad, el deseo de fecundidad futura, el riesgo quirúrgico y la presencia de atipias en el espécimen de patología. Sus opciones incluyen el tratamiento expectante, los progestágenos o la histerectomía. Los progestágenos constituyen un tratamiento eficaz de la hiperplasia endometrial, porque promueven la decidualización del estroma y el adelgazamiento subsiguiente del endometrio.
- Es más probable que la **hiperplasia atípica/neoplasia intraepitelial endometrial** avance al carcinoma en estas pacientes que en aquellas con hiperplasia sin atipias (simple); por lo tanto, se requiere un tratamiento más intensivo. La hiperplasia atípica se presenta de manera concomitante con el carcinoma endometrial en hasta 25 a 50% de los casos. En consecuencia, en un número significativo de mujeres con diagnóstico de hiperplasia atípica por legrado se encontrará que tienen un carcinoma invasor si se hace histerectomía. Puede estar indicado su envío a un oncólogo ginecológico.
  - *La histerectomía es el tratamiento ideal* para las pacientes tanto en la premenopausia como en la posmenopausia.
  - *El tratamiento con progestágenos* con el DIU Mirena es una opción en las pacientes que desean conservar la fecundidad, declinan una intervención quirúrgica o no pueden tolerarla, pues puede promover la regresión de la hiperplasia atípica en hasta 75 a 90% de ellas y se prefiere frente a los progestágenos orales. En un metaanálisis de pacientes con hiperplasia atípica tratadas con el DIU de levonorgestrel se mostró una tasa de regresión de 90%, en comparación con 69% en quienes recibieron progestágenos orales.
  - Aunque el DIU Mirena es más eficaz que los progestágenos orales, puede prescribirse el acetato de megestrol a dosis de 80 a 160 mg cada 12 horas para tratar la hiperplasia atípica en las mujeres que declinan el uso de un DIU o no pueden tolerarlo, o presentan factores de riesgo uterinos que complican su colocación o retención (distorsión importante de la cavidad uterina por fibromas, una anomalía congénita o la expulsión recurrente). En las mujeres tratadas con progestágenos se recomienda la biopsia endometrial cada 3 a 6 meses, para determinar la capacidad de respuesta de la hiperplasia. La terapéutica adicional se determinará con base en los resultados de las biopsias endometriales repetidas.
  - Debe recalcarse que el tratamiento conservador en las pacientes con hiperplasia atípica compleja conlleva un riesgo y es necesario su estrecho seguimiento.
- La **hiperplasia endometrial sin atipias/hiperplasia benigna** se puede tratar de manera conservadora con seguimiento a largo plazo y repetición de la biopsia de endometrio.
  - La hiperplasia simple sin atipias puede tratarse con solo progestágenos, anticonceptivos orales o en forma expectante.
    - Se puede usar el tratamiento expectante si se eliminó el factor incitante de la proliferación endometrial (anovulación, ahora corregida).
    - El tratamiento con progestágenos incluye al DIU Mirena, los progestágenos o los anticonceptivos combinados orales (ACO).
    - Se hará biopsia endometrial de seguimiento para asegurar la resolución de la hiperplasia y se revalorará a la paciente si recurre la hemorragia.
  - La hiperplasia compleja sin atipias puede tratarse con progestágenos o histerectomía.
    - El tratamiento con progestágenos es estándar para las mujeres con la hiperplasia compleja sin atipias. El DIU Mirena es el tratamiento preferido, pero las mujeres que no pueden tolerarlo pudiesen recibir acetato de megestrol durante 3 a 6 meses. Se hará una nueva biopsia endometrial cada 3 a 6 meses para determinar la capacidad de respuesta de la hiperplasia al tratamiento. La medicación adicional se determinará con base en los resultados de la biopsia endometrial repetida.

- ○ La histerectomía es una opción para las pacientes que declinan el uso de progestágenos o no pueden tomarlos.
- ○ Si una paciente en la premenopausia desea conservar la fecundidad, podrá buscar el embarazo una vez que la biopsia muestre resolución de la hiperplasia.
- El **carcinoma endometrial** es raro en las pacientes menores de 40 años, pero pudiese ocurrir en aquellas con anovulación crónica. La hemorragia en la posmenopausia, sin embargo, debe considerarse representativa del cáncer endometrial hasta que se demuestre lo contrario. Recomiéndese la ultrasonografía pélvica o la biopsia endometrial como esté indicado (ver la sección "Biopsia endometrial").
- Muchas mujeres en la posmenopausia que toman hormonas de restitución desarrollan al inicio hemorragia vaginal, que se puede vigilar durante los primeros 6 meses posteriores al inicio del tratamiento combinado continuo. Sin embargo, la persistencia de la hemorragia por más de 6 meses justifica la valoración de la HUA. Aunque pudiera permitir identificar lesiones focales, el TVUS no es tan confiable como una biopsia endometrial para descartar la hiperplasia/el cáncer endometriales en mujeres bajo tratamiento de restitución hormonal, porque no están bien establecidos los umbrales de grosor endometrial en esta población. Como resultado, la modalidad de diagnóstico preferida para la hiperplasia endometrial y el carcinoma es la biopsia endometrial o D&L.
- El **carcinoma de cérvix** se diagnostica casi siempre en mujeres entre los 35 y 44 años; sin embargo, más de 15% de los casos se encuentra en las de más de 65 años. Los patrones de hemorragia más frecuentes relacionados con el carcinoma de cérvix son el intermenstrual y el poscoital. Ver los capítulos 49 y 50 para la detección y el tratamiento.
- Los **tumores ováricos** productores de estrógenos, como el de células de la teca-granulosa, pueden causar hiperplasia endometrial y HUA. Ver el capítulo 52.

Causas no estructurales de hemorragia uterina anormal

Coagulopatía (HUA-C)

- Alrededor de 13% de las mujeres con hemorragia menstrual cuantiosa presenta una afección hemorrágica. La formación fácil de equimosis y la hemorragia de múltiples sitios (p. ej., nariz, encías, sitios intravenosos, GI y genitourinarios) pueden sugerir una coagulopatía.
- La **enfermedad de Von Willebrand (vWD)** es la afección hemorrágica heredada más frecuente, que ocurre en 1 a 2% de la población. La concentración baja, anormal o ausente del factor de Von Willebrand lleva a una variedad de intensidades de la enfermedad, con tres tipos principales (1, 2 y 3). En las mujeres con vWD la menorragia es la manifestación más frecuente y se presenta con inicio en la menarquia en 60 a 95%; tienen también probabilidad de sufrir hemorragia posparto o posoperatoria, o la relacionada con procedimientos odontológicos. Pueden también informar equimosis fácil, epistaxis o el antecedente familiar de hemorragia.
- Otras coagulopatías, incluyendo aquellas por anomalías de plaquetas, la púrpura trombocitopénica idiopática y el cáncer hematológico (p. ej., leucemia), pueden también causar HUA.
- Todas las adolescentes con hemorragia menstrual cuantiosa y las adultas con antecedentes médicos y familiares que sugieren una afección hemorrágica deben ser objeto de pruebas de laboratorio al respecto.
- Las pruebas de laboratorio iniciales para las afecciones hemorrágicas deben incluir un recuento hematológico completo, los tiempos de protrombina y parcial de tromboplastina. Si las pruebas iniciales son compatibles con una coagulopatía o los antecedentes de la paciente sugieren su presencia (al margen de los resultados de pruebas de laboratorio iniciales), se recomienda enviarla a un hematólogo para el seguimiento con pruebas adicionales de vWD u otras afecciones hemorrágicas.

- El tratamiento suele implicar la resolución de la causa y requerir la administración de productos sanguíneos.
- Hay pocos datos disponibles respecto del tratamiento de la hemorragia menstrual cuantiosa en las mujeres con vWD. Son opciones terapéuticas los anticonceptivos orales, la desmopresina y los antifibrinolíticos (ácido tranexámico). La desmopresina nasal parece ser un tratamiento eficaz de la vWD.

Disfunción ovulatoria (HUA-O)

- Las mujeres pueden presentar anovulación (ausencia de ovulación) u oligoovulación (ovulación infrecuente).
- La anovulación es multifactorial y tiene relación con alteraciones del eje hipotálamo-hipófisis-ovario. Con la anovulación a largo plazo ocurre producción de estrógenos sin la progesterona que por lo regular se sintetiza en el cuerpo amarillo, y así se crea un estado de estrógenos sin oposición. Por lo tanto, estas mujeres están en riesgo de hiperplasia y cáncer endometriales. La anovulación, por lo general, se vincula con el SOPQ y la obesidad mórbida, en los que se presenta la conversión periférica de androstendiona a estrona en el tejido adiposo y se producen cifras altas de estrógenos.
- El hipotiroidismo y la hiperprolactinemia son endocrinopatías frecuentes que pueden llevar a la anovulación.
- El tratamiento óptimo de la disfunción ovulatoria depende de la causa de la anovulación, pero debe aliviar los síntomas relacionados con la HUA, prevenir el desarrollo de hiperplasia/cáncer endometriales y mejorar la calidad de vida, con mínimos efectos secundarios. Se dirige a estabilizar el endometrio y tratar las alteraciones hormonales subyacentes.
- Además del tratamiento de las causas asociadas (p. ej., hipotiroidismo, hiperprolactinemia), las opciones terapéuticas de primera línea para la hemorragia anormal incluyen ACO, progestágenos orales o el DIU Mirena.

Endometrial (HUA-E)

- Las infecciones genitales, incluidas endometritis o cervicitis, pueden causar HUA. Cuando está presente, la hemorragia vinculada con la endometritis suele ser intermenstrual, en tanto la relacionada con las cervicitis es más a menudo poscoital.
- Debe sospecharse endometritis por clínica ante la hipersensibilidad uterina u otros signos o síntomas de EPI y en las mujeres con gonorrea o clamidiasis, en las pruebas de secreción vaginal o de cérvix, y la orina. Cualquier antecedente reciente de instrumentación del útero, de ITS o de contacto sexual sin protección con un nuevo compañero debe aumentar la sospecha de endometritis aguda. La endometritis crónica puede ser más indolente y se diagnostica por biopsia endometrial, que muestra la presencia de células plasmáticas. La cervicitis se diagnostica por exploración clínica y los resultados de las pruebas de ITS. Ver el capítulo 27.
- En el contexto de un ciclo menstrual regular, en ausencia de otras causas identificables, la HUA se puede atribuir a una afección primaria del endometrio que causa alteración de su hemostasia local. Sin embargo, no hay pruebas clínicas disponibles para identificar tales afecciones.

Yatrógena (HUA-I)

- **Por medicamentos psicotrópicos**
  - Ciertos medicamentos usados para el tratamiento de enfermedades psiquiátricas pueden afectar el eje hipotálamo-hipófisis e interferir con la ovulación.

- Los medicamentos antipsicóticos (p. ej., antagonistas de dopamina), por lo general, causan hiperprolactinemia y anomalías subsiguientes de la menstruación.
- Las fenotiacinas y los antidepresivos, en particular los tricíclicos, pueden también interferir con el ciclo menstrual normal.
- **Medicamentos hormonales**
  - Los anticonceptivos de solo progestágeno, incluido el acetato de medroxiprogesterona de depósito (Depo-Provera), el implante de etonogestrel (Nexplanon) y los DIU que liberan levonorgestrel, se pueden vincular con patrones de hemorragia irregulares (aumento o disminución de la hemorragia menstrual, hemorragia intermenstrual y amenorrea), en especial en los primeros meses de uso.
  - ACO combinados: se puede presentar la hemorragia intermenstrual (por privación) cuando se pasa por alto incluso una píldora anticonceptiva. Con su uso a largo plazo, la HUA tal vez sea resultado de atrofia endometrial.
  - Otros productos progestacionales: el uso prolongado de dosis altas de progestágenos, a menudo en el tratamiento de HUA e hiperplasia endometrial, puede causar atrofia del endometrio, que a su vez origina la HUA.
- Con los **dispositivos intrauterinos que contienen cobre**, la pérdida sanguínea mensual promedio aumenta en cerca de 35%, a diferencia de lo que ocurre con el dispositivo intrauterino de liberación de levonorgestrel. Tal hemorragia a menudo se trata exitosamente con antifibrinolíticos o fármacos antiinflamatorios no esteroides.
- **Anticoagulantes:** la paciente puede experimentar HUA tanto a dosis terapéuticas como supraterapéuticas.
- Se ha señalado a la **digital**, la **fenitoína** y los **corticosteroides** como causas de HUA.
- Los medicamentos de venta libre que pudiesen contribuir a la HUA incluyen **agripalma**, *Gingko biloba* y *Panax ginseng*.

No clasificada aún (HUA-N)

- Puede haber otros factores contribuyentes o causas de HUA, que incluyen malformaciones arteriovenosas e hipertrofia miometrial. Sin embargo, esas causas potenciales se han definido y estudiado poco.

TRATAMIENTO DE LA HEMORRAGIA UTERINA ANORMAL

Médico

- Los **anticonceptivos de estrógeno-progestágeno** son de primera línea para tratar mujeres con HUA y se pueden usar para la hemorragia menstrual cuantiosa (por lo general, causada por pólipos, adenomiomas y fibromas) y la disfunción ovulatoria. Las ventajas de este método incluyen la anticoncepción, la regulación de la menstruación, la disminución del flujo menstrual en las pacientes y una menor dismenorrea. En las mujeres con hemorragia menstrual cuantiosa se ha mostrado que los ACO disminuyen la pérdida sanguínea menstrual de 35 a 65%. Las contraindicaciones de los ACO incluyen tabaquismo después de los 35 años, hipertensión, migraña, antecedente de tromboembolia venosa, mutaciones trombogénicas, cardiopatía isquémica, antecedente de accidente vascular cerebral o de cáncer mamario, cardiopatía valvular, cirrosis hepática y adenoma hepatocelular o hepatoma maligno.
- Los **dispositivos intrauterinos que liberan levonorgestrel** disminuyen el riesgo de hemorragia, proveen protección contra la hiperplasia endometrial y el cáncer, además de la anticoncepción. Muchas mujeres que usan este método desarrollan una hemorragia

escasa o amenorrea. Se puede usar para el tratamiento de la hemorragia menstrual cuantiosa, así como de la disfunción ovulatoria. El dispositivo intrauterino que libera 52 mg de levonorgestrel (Mirena) disminuye la pérdida sanguínea menstrual en 71 a 95% en las mujeres en quienes es cuantiosa, lo que lo convierte en el tratamiento médico de máxima eficacia.

- El **acetato de medroxiprogesterona de depósito** (Depo-Provera) se usa en mujeres con HUA y contraindicaciones del uso de estrógenos, o que lo prefieren como método anticonceptivo. Se puede usar para tratar la hemorragia cuantiosa y la disfunción ovulatoria y disminuye la pérdida sanguínea menstrual en 49%. Después de 12 meses de aplicación sin interrupción, 55% de las mujeres refiere amenorrea.

- Los **progestágenos orales** (acetato de megestrol o de medroxiprogesterona y noretindrona) se pueden usar en mujeres con contraindicaciones de los estrógenos y las que desean embarazarse en un tiempo relativamente breve. Se pueden usar para el tratamiento de la hemorragia menstrual cuantiosa, la disfunción ovulatoria y la hiperplasia del endometrio. Están disponibles en esquemas tanto cíclicos como continuos.

- Los **medicamentos antifibrinolíticos** (p. ej., ácido tranexámico) disminuyen el riego sanguíneo menstrual por 50% y necesitan tomarse solo durante la menstruación. Debido al mayor riesgo de trombosis, están contraindicados en pacientes con antecedente de sucesos trombóticos y no deben tomarse concomitantemente con ACO. Si bien el mayor riesgo de trombosis es una complicación potencial conocida del ácido tranexámico, los estudios no han mostrado una mayor incidencia de trombosis en las mujeres tratadas respecto a la población general. Los antifibrinolíticos pueden ser en especial útiles en las mujeres que no pueden tolerar los tratamientos hormonales.

- Los **fármacos antiinflamatorios no esteroides** pueden disminuir el volumen menstrual en las mujeres en las que este es cuantioso en al menos 20 a 40% y, a semejanza de los antifibrinolíticos, requieren tomarse solo durante la menstruación.

- Los agonistas de la hormona liberadora de gonadotropinas tienen uso limitado para el tratamiento de la HUA a largo plazo y pueden causar efectos secundarios significativos, como sofocos, osteopenia y sequedad vaginal, por la supresión de la producción de estrógenos. Se pueden usar para inducir amenorrea en las pacientes que reciben quimioterapia, y pueden disminuir el volumen uterino en 30 a 50% en aquellas con leiomiomas, lo que permitiría una operación quirúrgica menos invasiva (p. ej., histerectomía vaginal o laparoscópica frente a la abdominal). El tratamiento adyuvante, que por lo general incluye un progestágeno solo o aunado a un estrógeno a dosis baja, alivia los síntomas de la menopausia.

- Se ha mostrado que el danazol reduce de manera significativa la pérdida sanguínea menstrual (cerca de 50%) y puede inducir amenorrea. Sin embargo, sus efectos secundarios androgénicos limitan su uso.

Tratamiento quirúrgico

Se puede justificar el tratamiento quirúrgico en las pacientes en quienes fracasa el médico. La indicación más frecuente de intervención quirúrgica es una hemorragia menstrual cuantiosa por afecciones estructurales (pólipos, leiomiomas, adenomiosis). Las causas de disfunción ovulatoria, por lo general, se tratan con medicamentos, si bien la intervención quirúrgica es una opción en las mujeres que desean un tratamiento definitivo y evitar su necesidad constante y los efectos secundarios asociados.

- El tratamiento definitivo de los pólipos consta de su exéresis quirúrgica por histeroscopia. Los pólipos endocervicales se pueden extraer por resección o sujetándolos con pinzas, haciéndolos girar y cauterizando su base, según se requiera.

- La miomectomía es una opción para las mujeres con leiomiomas uterinos en quienes fracasó el tratamiento médico y que desean conservar la fecundidad o su útero. La miomectomía histeroscópica es una opción mínimamente invasiva para tratar los miomas intracavitarios. En mujeres con fibromas en otras localizaciones son opciones terapéuticas la miomectomía abierta y la laparoscópica/robótica.

- La ablación endometrial es una opción mínimamente invasiva de tratamiento de la hemorragia menstrual cuantiosa y está diseñada para eliminar el espesor total del endometrio. Hay una variedad de modalidades disponible, que incluyen los métodos térmicos, de microondas, láser, criocauterización y radiofrecuencia, cada uno con sus propias ventajas y desventajas.
  - Antes de hacer la ablación endometrial debe descartarse una hiperplasia o un carcinoma endometriales. Se utilizará solo para tratar la HUA en mujeres sin patología intrauterina.
  - De todos los métodos, la tasa de éxito total es de alrededor de 80 a 90% y de 30 a 50% de las mujeres informa amenorrea 6 meses después del procedimiento. No obstante, en 5 años 15% requerirá una segunda ablación y 20% una histerectomía. Aunque no se recomienda la ablación endometrial en las mujeres que desean fecundidad futura, no se debe considerar un método eficaz de anticoncepción y es importante agregar alguna forma adicional después del procedimiento, como parte del asesoramiento de la paciente.
  - El síndrome de esterilización tubaria posterior a la ablación (SETPA) es una complicación que pudiese presentarse en las mujeres a quienes se hizo antes una esterilización tubaria. El SETPA consta de dolor pélvico cíclico, causado por hemorragia del endometrio activo que se atrapa en los cuernos uterinos. La incidencia del SETPA es tan alta como de 10%.
- La embolización de la arteria uterina puede ser una opción para tratar a las mujeres en la premenopausia con leiomiomas uterinos sintomáticos que no desean más embarazos. La embolización no debe hacerse en aquellas con EPI, cáncer uterino o fibromas subserosos o submucosos, que son pedunculados con un tallo estrecho.
- La histerectomía provee el tratamiento definitivo de la hemorragia menstrual cuantiosa y puede ser una opción razonable en las mujeres en las que es grave, refractaria al tratamiento médico y el quirúrgico menos radical, que concluyeron su procreación. A menudo se pueden usar abordajes con invasión mínima.

LECTURAS SUGERIDAS

American College of Obstetricians and Gynecologists Committee on Practice Bulletins—Gynecology. ACOG Practice Bulletin No. 128: diagnosis of abnormal uterine bleeding in reproductive-aged women. *Obstet Gynecol.* 2012;120(1):197-206. (Reafirmado en el 2016)

American College of Obstetricians and Gynecologists Committee on Practice Bulletins—Gynecology. ACOG Practice Bulletin No. 136: management of abnormal uterine bleeding associated with ovulatory dysfunction. *Obstet Gynecol.* 2013;122(1):176-185. (Reafirmado en el 2018)

Bourdel N, Chauvet P, Tognazza E, Pereira B, Botchorishvili R, Canis M. Sampling in atypical endometrial hyperplasia: which method results in the lowest underestimation of endometrial cancer? A systematic review and meta-analysis. *J Minim Invasive Gynecol.* 2016;23(5):692-701.

Matteson KA, Rahn DD, Wheeler TL II, et al. Nonsurgical management of heavy menstrual bleeding: a systematic review. *Obstet Gynecol.* 2013;121(3):632-643.

Munro MG, Critchley HO, Broder MS, Fraser IS. FIGO classification system (PALM-COEIN) for causes of abnormal uterine bleeding in nongravid women of reproductive age. *Int J Gynaecol Obstet.* 2011;113:3-13.

Dolor pélvico crónico

Melissa Pritchard McHale y Khara M. Simpson

El **dolor pélvico crónico (DPC)** es un problema frecuente y se calcula que afecta de 6 a 27% de las mujeres en todo el mundo, cifras que varían mucho por la falta de consistencia en cuanto a su definición exacta. El DPC altera la calidad de vida, aumenta el ausentismo laboral, disminuye la productividad total y limita la función física, social, emocional y sexual normal. El diagnóstico diferencial es amplio y la causa a menudo implica a muchos órganos, aparatos y sistemas. Suele haber causas múltiples del dolor en una paciente. El de DPC es el diagnóstico en 10 a 20% de los envíos a consulta de ginecología. Hasta 90% de las pacientes con DPC se someterá a uno o más procedimientos ginecológicos sin éxito. Al menos 40% de las laparoscopias ginecológicas se hacen por DPC, pero solo 30 a 60% revelan una causa. De las histerectomías, 10 a 20% se hacen con la indicación principal de DPC, pero solo 50 a 80% de esas operaciones mejora los síntomas, que persisten en hasta 40% de las pacientes.

TIPOS DE DOLOR PÉLVICO

No hay criterios de diagnóstico estándar, pero una **definición de DPC** razonable es la de dolor cíclico o acíclico en la porción baja del abdomen, la pelvis, la espalda baja o las nalgas, de al menos 6 meses de duración, que causa discapacidad funcional y hace que la paciente busque ayuda médica. Debido a definiciones variadas, no está bien descrita la epidemiología y la historia natural del DPC. El **dolor pélvico agudo** se puede definir con los mismos criterios, pero dura < 30 días.

- El DPC es más común en las adultas jóvenes. De las mujeres de edad reproductiva, 4 a 15% se afectan.
- La **dismenorrea** (dolor vinculado con los ciclos menstruales) se presenta en hasta 90% de las mujeres (ver el capítulo 42). La dismenorrea primaria es una menstruación dolorosa en ausencia de alteración patología pélvica identificada. La dismenorrea secundaria es una menstruación dolorosa de causa identificable, la más frecuente, endometriosis. Los factores de riesgo de dismenorrea primaria incluyen edad < 30 años, índice de masa corporal < 20, uso de tabaco, menarquia temprana y afecciones psiquiátricas.
- Ocurre **dispareunia** (dolor durante la actividad sexual) en 1 a 40% de las mujeres, cuyos factores de riesgo incluyen el antecedente de enfermedad inflamatoria pélvica, la ansiedad, la depresión, un ataque sexual, la circuncisión femenina y la posmenopausia.
- El **dolor pélvico no cíclico** (sin relación con la menstruación) se presenta en 4 a 40% de las mujeres, cuyos factores de riesgo incluyen ansiedad, depresión, antecedente de cesárea, adherencias pélvicas, endometriosis, menorragia y pérdida gestacional o abuso físico/sexual.

VALORACIÓN DEL DOLOR PÉLVICO CRÓNICO

- Debe revisarse el **expediente clínico previo** (que incluya antecedentes, resultados de pruebas, notas quirúrgicas e informes de histopatología) para evitar repetir pruebas o procedimientos y valorar la eficacia de las intervenciones previas y la evolución respecto al tiempo.

- Los **cuestionarios de dolor tipo inventario** son útiles para registrar datos subjetivos y objetivos, y pueden aumentar la eficiencia de su búsqueda inicial. Se dispone de recursos útiles de la International Pelvic Pain Society en https://www.pelvicpain.org. Estos cuestionarios ayudan a permitir a la paciente desarrollar una narración coherente e importante antes de llegar al consultorio y su rápida revisión de los síntomas para conducir la entrevista enfocada en aspectos del dolor. Es en extremo útil un mapa de dolor personal para guiar el diagnóstico diferencial y la exploración.

- Debe dedicarse el tiempo apropiado para un **interrogatorio médico y psicosocial completo**, sin apresurar a la paciente. Es importante una revisión detallada de los aparatos y sistemas, incluyendo el genitourinario, el digestivo y el musculoesquelético, así como hacer preguntas acerca de afecciones psiconeurológicas destacadas.

  - Establecer una comprensión detallada de la intensidad, localización, características y duración del dolor, y cualquier asociación con el coito, la menstruación, defecación, intervenciones quirúrgicas recientes o antiguas, tratamientos por irradiación o infecciones abdominopélvicas. Deben revisarse los factores que lo agravan y lo alivian.

  - Se hará detección del abuso físico o sexual, la violencia doméstica y otros factores de estrés psicosocial (p. ej., la muerte de un ser amado, el divorcio). De las pacientes con DPC, 20 a 60% informa el antecedente de abuso sexual o infantil. Son útiles un interrogatorio completo de la salud mental y la detección de la depresión; los trastornos del estado de ánimo y personalidad son con frecuencia concomitantes con el DPC. No se ha definido si estos problemas son la causa del dolor o su resultado. Las mayores calificaciones de depresión, sin embargo, se correlacionan con cifras más altas de dolor, por lo que el tratamiento simultáneo es de máxima eficacia.

  - En la actualidad, por medio de una escala se pueden registrar el dolor presente, el usual y el peor (p. ej., escala análoga visual). Los síntomas asociados, como disminución de peso, hematoquecia y hemorragia perimenopáusica/posmenopáusica, deben dar lugar a un estudio amplio en busca de cáncer.

- La **exploración física** se inicia con una valoración general y neurológica. Explique por completo el plan y las técnicas de exploración para aliviar la ansiedad y promover la cooperación y comodidad de la paciente. El formato de exploración física de la International Pelvic Pain Society o recursos similares pueden ser de utilidad para el registro de una valoración completa. La exploración debe ayudar a reducir el diagnóstico diferencial, descartar una enfermedad sistémica o una neoplasia y sugerir pruebas adicionales.

  - Valórese el **aspecto general**, incluyendo vestido, nutrición, postura, edad aparente, y las conductas de marcha y dolor.

  - Pida a la paciente **señalar el sitio preciso** de su dolor. Si puede utilizar un solo dedo es más probable un origen bien definido que si hace un movimiento de recorrido amplio con toda la mano.

  - Detecte la presencia de **cicatrices** o **hernias** en la exploración abdominal. Intente con suavidad despertar el dolor con la palpación de la piel, aponeurosis o músculos. Note en especial cualquier hipersensibilidad reproducible. Debe hacerse un **mapeo de los puntos desencadenantes** apropiado si en el diagnóstico diferencial se incluye la fibromialgia.

  - Indague el **signo de Carnett** (es decir, aumento de la hipersensibilidad abdominal cuando la paciente levanta la cabeza y los hombros desde la posición supina), que sugiere una alteración patológica de la pared abdominal más que intraabdominal. El dolor que se despierta con la **maniobra de Beatty** (esto es, abducción de los muslos contra resistencia) puede sugerir el síndrome piramidal. Los **signos del obturador** (es decir, dolor con la flexión y rotación interna de la cadera en posición supina) y **del psoas** (dolor con la flexión de la cadera contra resistencia) pueden indicar inflamación o disfunción de los músculos correspondientes. La **prueba de levantar recta la pierna** permite evaluar la radiculopatía o la afección de un disco intervertebral. La

prueba de FABER (esto es, dolor con la flexión/abducción/rotación externa de la cadera) permite valorar alteraciones patológicas de la cadera y la articulación sacroiliaca.

- Tal vez se requiera una **exploración neurológica** completa que abarque sensibilidad, fortaleza muscular y reflejos. Examine la columna vertebral en busca de escoliosis con la paciente sentada, de pie, caminando y con flexión en la cintura.

- La **exploración ginecológica** inicia con la inspección externa, y después, el contacto con hisopos de algodón para definir zonas de hiperestesia (incluso si la piel parece normal). Pueden requerirse pruebas de tacto ligero y la percepción del pinchazo de la vulva con una aguja.
  - Inicie la exploración interna con un tacto vaginal usando solo un dedo, si es necesario. Valórense el vestíbulo, las paredes vaginales, el recto, la uretra, el trígono vesical, el arco púbico, los músculos del piso pélvico, el cérvix y los fondos de saco vaginales. También se puede hacer la valoración inicial del útero y los anexos con un solo dedo.
  - Se puede iniciar la inspección de la cúpula vaginal con una sola hoja del espejo vaginal. Valórese el fondo de saco vaginal o el cérvix y su orificio externo, la mucosa paracervical y vaginal.
  - Por último, haga una exploración bimanual del útero, los anexos y otros contenidos pélvicos, seguida por un tacto rectovaginal. La exploración bimanual, que es la parte más invasiva de la valoración, debe hacerse al último. Algunas pacientes no podrán tolerar ninguna valoración adicional después de una exploración bimanual.

Estudios de imagen y pruebas de laboratorio

Los **estudios de imagen y pruebas de diagnóstico** se ajustan al diferencial.
- La ultrasonografía pélvica es de poco beneficio, a menos que se sospeche una alteración patológica uterina o anexial. Suelen preferirse las imágenes transvaginales a las obtenidas por vía transabdominal para la valoración de las estructuras pélvicas.
- Las imágenes de resonancia magnética pueden ser útiles en casos seleccionados, en especial si se sospecha de adenomiosis.
- Rara vez están indicadas las radiografías simples del tórax, de la columna vertebral, el abdomen o las articulaciones, o la tomografía computarizada.
- Por colonoscopia se puede valorar el cáncer colorrectal, la enfermedad inflamatoria intestinal, las diverticulosis y la endometriosis invasora, y está indicada en casos de diarrea, disquecia o hematoquecia persistentes.
- Se puede usar cistoscopia para la valoración de síntomas vesicales, hematuria o síntomas urinarios refractarios en las pacientes con sospecha del síndrome de cistitis intersticial (CI)/dolor vesical.
- Las **pruebas de laboratorio** se guían por el interrogatorio y la exploración física, y pueden incluir una prueba de embarazo en orina, la determinación del pH vaginal y el preparado en fresco de la secreción, las pruebas de gonorrea y clamidiasis, un recuento hematológico completo, la velocidad de eritrosedimentación, la hormona estimulante del tiroides, la reagina rápida en plasma, el antígeno de superficie de la hepatitis B, el virus de inmunodeficiencia humana, análisis de orina/microscopia y cultivo urinario. No hay grupo de pruebas de laboratorio estándar para el DPC. La sérica del antígeno 125 del cáncer no es útil, a menos que se inicie un estudio oncológico. Las pruebas endocrinas de la hormona estimulante del folículo, el estradiol y la de estimulación por la hormona liberadora de gonadotropinas (GnRH) pueden estar indicadas ante la sospecha del síndrome de ovario residual.

Laparoscopia y consultas

- Si bien se hace **pelviscopia** en más de 40% de las pacientes de DPC, se debe emplear solo cuando se concluye una valoración no invasiva y en casos en los que puede preverse de manera razonable el diagnóstico. La laparoscopia no sustituye a un interrogatorio y una exploración física completos ni es de utilidad para diagnósticos que se pueden hacer sin el procedimiento. Muchas causas de DPC *no* son detectables por laparoscopia, que se puede hacer cuando se sabe o sospecha una causa estructural, como la endometriosis, y, por lo tanto, el tratamiento quirúrgico tiene el potencial de proveer mejoría clínica.

• La valoración especializada de neurología, gastroenterología, anestesiología, urología, psiquiatría o fisioterapia por **interconsultantes** puede brindar una importante perspectiva multidisciplinaria y ayudar a formar un plan completo de tratamiento. A menudo, las pacientes han pasado por una valoración larga, tediosa y fragmentaria por múltiples proveedores de atención sanitaria, seguida por fracasos redundantes de diagnóstico y tratamiento. La valoración completa y multidisciplinaria desde el inicio puede lograr un resultado exitoso de manera más eficaz y alentar a una paciente desmoralizada y ansiosa. Además, algunas pruebas solo se obtienen de forma apropiada mediante interconsulta, como los estudios de conducción nerviosa o electromiografía, de ser necesarios.

DIAGNÓSTICO DIFERENCIAL DEL DOLOR PÉLVICO

El **diagnóstico diferencial** del dolor pélvico es amplio y algunas pacientes presentan múltiples tipos.

• En la Tabla 32-1 se enlistan **causas de dolor pélvico crónico** seleccionadas. Las enfermedades médicas diagnosticadas antes también deben considerarse, como las neoplasias, la drepanocitemia, el hiperparatiroidismo, la urolitiasis, la intoxicación por plomo/mercurio, la intolerancia a la lactosa, el estreñimiento crónico, la apendicitis y el síndrome de fatiga crónica.

• Asignar solo un diagnóstico unificador después de un estudio exhaustivo del DPC no es siempre el caso: a menudo se requiere el tratamiento de múltiples procesos patológicos y, por lo tanto, la valoración debe tener en cuenta causas variadas de dolor, así como abordajes multidisciplinarios de la terapéutica. Las siguientes afecciones además de ser causas primarias, con frecuencia son comórbidas con otras de DPC y merecen especial consideración.

• Se informa **dismenorrea** en hasta 80% de las mujeres con DPC. Esta se caracteriza por dolor pélvico o suprapúbico de tipo cólico durante la menstruación que se irradia a la espalda baja o los muslos, a menudo con cambios de conducta o de estado de ánimo (ver el capítulo 42). Pueden presentarse náusea/vómito, diarrea, irritabilidad y fatiga. La fisiopatología es de secreción de prostaglandinas inflamatorias aunada a privación de progesterona al final del ciclo menstrual. Las pacientes con hiperalgesia experimentan un dolor menstrual mucho más prolongado e intenso. Las adolescentes que acuden con dismenorrea casi siempre presentan su forma primaria. El tratamiento del dolor menstrual que se presenta sin una causa histopatológica identificable puede constituir una consideración importante en las pacientes con DPC y puede ser muy eficaz para ellas una combinación de **fármacos antiinflamatorios no esteroides** y la supresión hormonal de los ciclos menstruales.

• La **endometriosis** es la causa más frecuente de dismenorrea secundaria: 6 a 10% de las mujeres en edad reproductiva la presentan y hasta 70% de aquellas con DPC. Los síntomas de la endometriosis son en extremo variables, van desde su ausencia hasta la dismenorrea, disuria y DPC. Se ha logrado una disminución significativa del dolor con el tratamiento de supresión hormonal, si bien al cesar se presentan recurrencias. El tratamiento quirúrgico conservador con exéresis de los focos de endometriosis ha sido un tema muy investigado recientemente, con resultados que muestran mejoría significativa (50 a 95%) del alivio del dolor a corto plazo. La atención de las pacientes debe individualizarse (ver el capítulo 42).

Tabla 32-1 Diagnóstico diferencial del dolor pélvico crónico[a,b]

Categoría	Etiología	Mecanismo	Pruebas/diagnóstico (además de la exploración física)	Tratamiento
Cíclico/ ginecológico recurrente	**Endometriosis**	Infiltración por tejido endometrial ectópico e inflamación. Puede ser cíclico o no.	± estudios de imagen, laparoscopia con biopsia.	• Supresión de la ovulación (p. ej., ACO, progestágenos, agonistas de GnRH), exéresis quirúrgica de lesiones de endometriosis, endometriomas, histerectomía ± SOB.
	Adenomiosis	Estroma endometrial y glándulas en ubicación más profunda de 2 mm dentro del miometrio que causan menorragia y dismenorrea.	La RM a veces puede sugerirse por ultrasonografía.	• AINE, ACO, agonistas de GnRH, DIU de progesterona, histerectomía.
	Dismenorrea primaria/ secundaria	Primaria = dolor menstrual uterino Secundaria = dolor menstrual por alteración patológica estructural.	Descartar otras causas.	• AINE, ACO, agonistas de GnRH, resolución de las causas secundarias.
	Síndrome de ovario residual	Estimulación por FSH o tejido ovárico extirpado de forma insuficiente en la ooforectomía; ocurre un mecanismo similar si los ovarios se conservan a propósito en la histerectomía.	Antecedente quirúrgico, FSH y estrógenos séricos en rango premenopáusico.	• La adherenciolisis y la exéresis de todo tejido ovárico pueden curar a > 90% de las pacientes.
	Estenosis del cérvix	El bloqueo del orificio externo del cérvix causa hematómetra y menstruación retrógrada.	Ultrasonografía	• La dilatación del orificio externo del cérvix en el consultorio, o bajo sedación en el quirófano; puede requerir histerectomía si se presentan recurrencias.

Ginecológico no cíclico			
Adherencias abdominopélvicas	Tejido cicatricial por infección, traumatismo, endometriosis.	Laparoscopia	• En la laparoscopia/ laparotomía y la adherenciolisis se pueden usar barreras antiadherencias. • Las adherencias pueden recurrir a pesar de la adherenciolisis.
Retroversión uterina	Causa rara de dispareunia profunda y dismenorrea; motivo muy raro de encarcelación pélvica uterina en etapas tempranas del embarazo.	Exploración ginecológica, ultrasonografía, prueba del pesario para el alivio de los síntomas.	Pesario de Hodge o suspensión uterina por laparoscopia.
Endometritis/EPI crónicas	Tuberculosis pélvica, absceso tuboovárico, endometritis crónica por especies de *Chlamydia*, más frecuente en poblaciones con tasas elevadas de ITS.	Gonorrea/clamidiasis por PCR, biopsia endometrial, ultrasonografía, laparoscopia.	• Antibioticoterapia; azitromicina o doxiciclina durante 2 semanas.
Vulvovaginitis crónica	Infección recurrente o crónica por levaduras, tricomonas u hongos.	Preparación en fresco, cultivo, pH vaginal.	Tratamiento con antibióticos seguido por un ciclo de supresión, óvulos vaginales de ácido bórico.
Dolor de la cúpula vaginal	Celulitis crónica de la cúpula vaginal de bajo grado poshisterectomía, seroma, neuroma o atrapamiento nervioso.		Antibióticos, resección/revisión de la cúpula vaginal, inyección de anestésico local, neurólisis química.
Vulvitis por contacto	Irritación por contacto con lociones, jabones, ropa, etc.		Eliminar los microorganismos causales ± aplicación de esteroides tópicos.

(Continúa)

Tabla 32-1 Diagnóstico diferencial del dolor pélvico crónico[a,b] (Continuación)

Categoría	Etiología	Mecanismo	Pruebas/diagnóstico (además de la exploración física)	Tratamiento
Ginecológico no cíclico	Vulvodinia	Hiperalgesia vulvar.	Prueba de la muestra tomada con hisopo de algodón, pH vaginal, preparación en fresco, cultivo de hongos, detección de ITS, biopsia si está indicada por clínica.	Cuidados vulvares, lidocaína tópica, fisioterapia, biorretroalimentación, ATC, ISRS.
	Vestibulitis vulvar	Subgrupo de la vulvodinia Inflamación vestibular inespecífica; dispareunia intensa con la penetración.	Prueba en una muestra tomada con hisopo de algodón ± biopsia de la piel vulvar, si es indicada por clínica.	Similar a la vulvodinia. Vestibulectomía/perineoplastia si el tratamiento conservador fracasa.
	Neuralgia pudenda	Lesión o atrapamiento del nervio pudendo.	Bloqueo diagnóstico del nervio.	Evitar sentarse durante periodos prolongados, analgésicos, bloqueo nervioso o descompresión quirúrgica en casos graves. Bloqueo del nervio pudendo.
	Síndrome de congestión pélvica	Insuficiencia de venas pélvicas por varicosidades, estasis vascular con edema de tejidos. Dolor ante el aumento de la presión intraabdominal, bipedestación prolongada. Aumento del riesgo ante una enfermedad vascular de la colágena (p. ej., la de Ehlers-Danlos).	Venografía pélvica (inyección de medio de contraste transuterino con radiografía al instante), ARM, ultrasonografía.	Supresión de la ovulación, embolización endovascular, histerectomía.

Gastrointestinal			
Síndrome de intestino irritable	Afección funcional del intestino con predominio de estreñimiento o diarrea.	Descartar otras causas.	Aumento de la fibra en los alimentos, loperamida, reblandecedores de heces, diciclomina. Refiérase a gastroenterología.
Enfermedad inflamatoria intestinal (colitis ulcerativa y enfermedad de Crohn)	Inflamación intestinal crónica.	Dolor cólico abdominal bajo y diarrea sanguinolenta, estudios de heces, colonoscopia, biopsias.	Fármacos antiinflamatorios, esteroides. Refiérase a gastroenterología.
Afección diverticular	Evaginaciones de la mucosa/submucosa del colon, por debilidad de la capa muscular en los sitios de más alta presión; presente en > 10% de las mujeres mayores de 40 años; pueden infectarse/inflamarse.	RXA, enema baritado, colonoscopia.	Antibióticos para la infección; aumento de la fibra en los alimentos e hidratación.
Obstrucción intestinal intermitente	Obstrucción mecánica parcial, por lo general, secundaria a adherencias.	RXA (de tubo digestivo alto con estudio de seguimiento al intestino delgado), TC, biopsia de cualquier tumor.	Descompresión intestinal y tratamiento conservador o adherenciolisis quirúrgica.

(Continúa)

Tabla 32-1	Diagnóstico diferencial del dolor pélvico crónico[a,b] *(Continuación)*		
Categoría *Urológico*	**Etiología**	**Mecanismo**	**Pruebas/diagnóstico (además de la exploración física)**	**Tratamiento**
	Cistitis intersticial/ síndrome de dolor vesical (CI, SDV)	Cistitis crónica no infecciosa e hiperestesia vesical.	Cistoscopia, hidrodistensión.	Cambios de alimentación/ entrenamiento vesical. Hidrodistensión, DMSO intravesical, polisulfato de pentosan bucal, ATC de dosis baja, antihistamínicos, hidroxicina.
	Infección crónica/ recurrente de las vías urinarias	Infección bacteriana o micótica, a menudo por anomalías anatómicas, que causa síntomas miccionales irritativos, aumenta con la edad y el estado respecto a PMP.	Análisis de orina, urocultivo, prueba de curación.	Antibióticos ± supresión profiláctica.
	Síndrome uretral	Inflamación crónica, infección u obstrucción uretral, similar a CI/SDV.	Antecedente de disuria, frecuencia, urgencia y chorro de orina lento y doloroso; exploración, cistoscopia, urocultivo, PCR de especies de *Chlamydia*.	Tratamiento de restitución hormonal en mujeres PMP, biorretroalimentación, DMSO, AINE, pueden ser de utilidad los relajantes musculares y antagonistas α.

Divertículo uretral

Herniación del revestimiento uretral; evaginación que puede infectarse/inflamarse; una causa rara de dolor crónico.

Antecedente de disuria, dispareunia y goteo posmiccional.
Masa en la pared vaginal anterior.
Análisis de orina, urocultivo ± citología, cistouretrografía miccional, uretrografía de doble globo con presión positiva, ultrasonografía, RM, uretroscopia.

Antibióticos para la infección, exéresis quirúrgica.

Disinergia del esfínter-detrusor

No ocurre relajación del esfínter uretral en coordinación con la actividad del detrusor, lo que causa aumento de la presión vesical y retención de orina; a menudo por lesión del SNC o esclerosis múltiple.

Estudio de urodinámica, EMG.

Son posibles métodos terapéuticos, una endoprótesis uretral, la esfinterotomía transuretral, la inyección de toxina botulínica y el sondeo.

(Continúa)

Tabla 32-1 Diagnóstico diferencial del dolor pélvico crónico[a,b] (Continuación)

Categoría	Etiología	Mecanismo	Pruebas/diagnóstico (además de la exploración física)	Tratamiento
Musculoesquelético	**Osteoartritis**	Dolor pélvico referido por la pérdida crónica degenerativa de cartílago, en especial en las articulaciones de cadera, rodilla, sacroiliacas y vertebrales.	Exploración musculoesquelética, radiografías de articulaciones.	Disminución de peso, modificación del estilo de vida, AINE, fisioterapia, intervención quirúrgica de reemplazo articular.
	Síndrome toracolumbar	Hipermovilidad de la unión toracolumbar en pacientes con fusión lumbar; dolor lateral de cadera y abdominal anterior referido.	Exploración musculoesquelética, radiografías columna/de cadera.	Fisioterapia, AINE, puede ser apropiado el envío a ortopedia.
	Síndrome de dolor miofascial/ disfunción del piso pélvico/del elevador del ano, del piramidal	Irritabilidad, espasmos, dolor del piso pélvico o de músculos abdominales. El síndrome del elevador del ano incluye dolor rectal o vaginal crónico o recurrente, o dispareunia. El síndrome del piramidal incluye pinzamiento del nervio ciático por espasmo del músculo piramidal o el síndrome de abuso; dolor de nalgas, muslos, piernas; pueden exacerbarlo la carrera y el ciclismo.	Reproducción del dolor o detección de puntos gatillos en la exploración vaginal o rectal. Descartar la hernia de un disco lumbar (p. ej., pellizcamiento de una raíz ciática), exploración neurológica completa, estudios de imagen raquídeos. Prueba de EMG.	Compresas calientes, relajantes musculares, masaje, fisioterapia, técnicas de relajación, puntos gatillo o inyección de toxina botulínica.

Fibromialgia	Síndrome de dolor miofascial global por procesamiento/señales de dolor anormales.	11 de 18 puntos gatillo diagnósticos.	Ejercicio, fisioterapia, compresas calientes, masaje, AINE, biorretroalimentación, técnicas de relajación, ISRS a dosis baja, relajantes musculares, inyecciones en puntos desencadenantes.
Coccigodinia	El traumatismo del cóccix puede causar dolor del nervio S1-S4 referido al piso pélvico.	Radiografías dinámicas de columna vertebral/coccígeas, RM, inyección diagnostica de anestésico local.	Inyecciones de anestésico local o esteroides, AINE, ATC, fisioterapia, rara vez coccigectomía.
Hernia	Inguinal, obturatriz, de Spigel, umbilical, etc.	TC	Reducción manual, fajas, evitar el aumento de la presión intraabdominal.
Fractura por compresión vertebral lumbar	Osteoporosis, traumatismo, cáncer; fracturas de la columna lumbar.	Radiografía de la columna vertebral, TC o RM, DEXA.	Envío para tratamiento, fisioterapia, rehabilitación, faja ortopédica lumbar, tratamiento ocupacional, analgésicos; intervención quirúrgica ante alteraciones neurológicas.

(Continúa)

Tabla 32-1 Diagnóstico diferencial del dolor pélvico crónico[a,b] *(Continuación)*

Categoría	Etiología	Mecanismo	Pruebas/diagnóstico (además de la exploración física)	Tratamiento
Neurológico	**Atrapamiento de un nervio**	La lesión quirúrgica de los nervios ilioinguinal o iliohipogástrico puede causar la formación de un neuroma. El músculo obturador interno puede comprimir al nervio obturador. El pinzamiento mecánico del nervio o su distensión pueden causar una neuropatía.	Correlación anatómica y bloqueo nervioso diagnóstico.	Neurólisis transcutánea, operación de liberación miofascial, inyección de anestésico local o neurectomía quirúrgica si fracasa el tratamiento médico.
	Neuropatía periférica/ neuritis/ neuralgia	Numerosos procesos locales y sistémicos pueden dañar a los nervios periféricos; entumecimiento persistente, ardor, punzadas.	Valoración de una afección sistémica y causas infecciosas (p. ej., herpes zóster).	ATC, gabapentina, pregabalina, valproato, estimulación eléctrica transcutánea del nervio.
	Migraña abdominal	Hiperexcitación neuronal; dolor abdominal paroxístico ± náusea/ vómito/rubor; por lo general en las niñas, rara en adultas.	H&P, antecedente familiar; descartar otras causas; considerar estudios de imagen neurológicos.	Sueño, antieméticos, ATC; refiérase a neurología.

Psiquiátrico[c]	**Trastornos postraumáticos**	Abuso sexual o físico, en especial en la infancia.	Interrogatorio, valoración psiquiátrica, descartar una alteración patológica orgánica.	Psicoterapia, tratamiento de la depresión, ISRS, antidepresivos.
	Trastorno de somatización	Conflicto psicológico interno e hipersensibilidad ante los estímulos dolorosos.	Cuatro sitios diferentes de dolor más dos GI, uno sexual y un síntoma seudoneurológico (de acuerdo con los criterios de diagnóstico). Descartar una alteración patológica orgánica.	Envío a psiquiatría, tratamiento cognitivo conductual, antidepresivos.

Abreviaturas: RXA, radiografía de abdomen; SOB, salpingoforectomía bilateral; SNC, sistema nervioso central; TC, tomografía computarizada; DEXA, radioabsorciometría de doble energía; DMSO, dimetilsulfóxido; EMG, electromiografía; FSH, hormona foliculoestimulante; GI, gastrointestinal; GnRH, hormona liberadora de gonadotropinas; H&P, interrogatorio y exploración física; DIU, dispositivo intrauterino; ARM, angiografía por resonancia magnética; RM, resonancia magnética; AINE, fármacos antiinflamatorios no esteroides; ACO, anticonceptivos orales; PCR, reacción en cadena de polimerasa; EPI, enfermedad inflamatoria pélvica; PMP, posmenopausia; ISRS, inhibidores selectivos de la recaptación de serotonina; ITS, infección de transmisión sexual; ATC, antidepresivos tricíclicos.

[a] La valoración de todo dolor pélvico debe iniciarse con un interrogatorio y una exploración física detallados, incluyendo la exploración ginecológica.

[b] Esta lista no es exhaustiva, pero representa a los múltiples sistemas, así como la variedad de diagnósticos en el estudio del dolor pélvico crónico. Los tratamientos generales se enlistan solo para indicar los de posible uso en cada afección.

[c] También incluye un diagnóstico diferencial psiquiátrico más amplio, como el de trastornos bipolares y de personalidad, depresión y abuso de sustancias.

- El **síndrome de intestino irritable (SII)** es un diagnóstico primario o secundario en 40 a 60% de las pacientes con DPC, cuyos síntomas vinculados incluyen distensión abdominal, fatiga y cefalea, a veces peores antes de la menstruación. Si bien el SII a menudo es comórbido con el DPC, suele ser un diagnóstico de exclusión cuando se considera la etiología primaria.

- De manera eventual se diagnostican **adherencias pélvicas** en casi 25% de las mujeres con DPC, pero es debatible una relación de causa. La localización del dolor, no así su intensidad, se correlaciona con presencia de adherencias aisladas, que se detectan por laparoscopia pélvica. No se ha mostrado que la adherenciolisis provea alivio significativo. El tratamiento debe centrarse en las causas de las adherencias.

- El **síndrome de dolor vesical (SDV)** (antes descrito como CI) es un diagnóstico clínico definido por síntomas de dolor suprapúbico que se exacerba por el llenado vesical y suele acompañarse de aumento de la urgencia o frecuencia urinarias. El SDV se presenta en ausencia de infección urinaria y suele coexistir con otras causas de DPC, como vulvodinia y SII, así como otras afecciones dolorosas sistémicas, como la fibromialgia. Esta relación a menudo se cita como de respaldo de la teoría de que en estas pacientes se encuentra alterado el procesamiento del dolor.

  - El diagnóstico de SDV se ha hecho tradicionalmente por cistoscopia, con datos de glomerulaciones o úlceras de Hunner, que quizá representen la forma más grave de la enfermedad y no son específicas o sensibles respecto de CI/SDV. El diagnóstico se puede hacer con base tan solo en los síntomas, con diferimiento de la cistoscopia para la valoración de otras alteraciones patológicas estructurales o los síntomas refractarios con el tratamiento de primera o de segunda línea.

  - El tratamiento de primera línea incluye instrucción de la paciente, identificación y eliminación de los puntos gatillo y entrenamiento vesical. Los de segunda línea incluyen el sulfato de pentosan oral (Elmiron), antihistamínicos y antidepresivos tricíclicos a dosis baja (p. ej., amitriptilina). La instilación vesical del dimetilsulfóxido o un coctel anestésico de lidocaína, heparina, esteroides y bicarbonato de sodio puede proveer analgesia con una base intermitente o continua. La cistoscopia bajo anestesia con hidrodistensión debe considerarse en casos refractarios al tratamiento de primera y segunda líneas, o cuando el diagnóstico no es claro.

- El **dolor miofascial** es comórbido en 10 a 20% de los casos de DPC. La fisioterapia es el principal recurso de tratamiento. Pueden ser adyuvantes útiles los inhibidores selectivos de la recaptación de serotonina y los relajantes musculares.

- La **dispareunia** puede ser primaria o secundaria en el DPC. Además, debe abordarse el efecto psicológico del DPC sobre las relaciones y la función sexuales en el plan de valoración y tratamiento (ver el capítulo 36).

- El **dolor lumbar** a menudo es un trastorno tratable separado, que puede exacerbar el DPC.

- El **síndrome de congestión pélvica** (por venas varicosas sintomáticas) puede diagnosticarse de forma objetiva por la venografía pélvica transcervical, diagnóstico que puede también sugerirse por ultrasonografía pélvica. Los estudios aleatorios muestran correlación entre las calificaciones de la venografía y el dolor, con mejoría después del tratamiento. Las opciones terapéuticas incluyen hormonas (progestágenos, anticonceptivos orales combinados), embolización de venas pélvicas e histerectomía.

TRATAMIENTO DEL DOLOR PÉLVICO CRÓNICO

El **tratamiento del DPC** depende de la etiología y las afecciones comórbidas (ver la tabla 32-1). Los mejores resultados pueden provenir de un abordaje de rehabilitación con un proveedor de atención sanitaria consistente, el tratamiento multidisciplinario personalizado, la instrucción amplia de la paciente y el asesoramiento, así como las consultas regulares. El médico debe ser de mentalidad abierta y solidario, pero ofrecer metas realistas y explícitas del tratamiento. Ajuste los métodos terapéuticos a la paciente y aborde la causa subyacente, el síndrome de dolor vinculado, las necesidades psicológicas y las preocupaciones de fisioterapia. No hay pruebas sólidas para respaldar el tratamiento médico frente al quirúrgico. Transcurrido 1 año, casi la mitad de las pacientes quirúrgicas informa menos dolor, en tanto el resto señala que no hay cambios en los síntomas o que empeoraron; se han comunicado porcentajes similares con el tratamiento médico.

Tratamiento médico

- Se seleccionan **métodos terapéuticos médicos** para corregir o detener la alteración patológica subyacente y aliviar los síntomas de dolor. Los analgésicos deben dosificarse en esquemas no contingentes con tratamiento adicional para los brotes de dolor, según sea necesario. El paracetamol es el analgésico ideal.
- Los **fármacos antiinflamatorios no esteroides** (p. ej., ibuprofeno, ácido acetilsalicílico, naproxeno) constituyen el principal recurso terapéutico para el dolor, en especial si hay inflamación. Deben descartarse las contraindicaciones del tratamiento con antiinflamatorios no esteroides (fracaso terapéutico o enfermedad ulceropéptica). Prescriba medicamentos con dosificación y frecuencia adecuadas. Tal vez se requieran dosis mayores que las usuales.
- Con frecuencia se utiliza el **tratamiento hormonal** para la endometriosis y la dismenorrea.
  - Las **píldoras anticonceptivas orales (PAO)** continuas son el tratamiento ideal de muchas causas de dolor pélvico, en particular la dismenorrea primaria y la endometriosis.
  - **Dispositivo intrauterino de levonorgestrel.** La supresión de la menstruación puede aliviar de manera eficaz la dismenorrea y alrededor de 20% de las pacientes con el dispositivo intrauterino de 52 mg de levonorgestrel presentará amenorrea después de 1 año de uso. Incluso en ausencia de amenorrea, las pacientes pueden experimentar alivio de los síntomas, en particular si algunos o todos se deben a una causa uterina, como la adenomiosis.
  - Hay evidencias de que los **acetatos de medroxiprogesterona** y de **noretindrona** orales ayudan a aliviar los síntomas de la endometriosis. Otra opción es la del acetato de medroxiprogesterona de depósito de 150 mg IM cada 3 meses.
  - Los **reguladores selectivos del receptor de estrógenos**, como el letrozol, han mostrado potencial para mejorar el alivio del dolor pélvico relacionado con la endometriosis. En combinación con progestágenos, ACO o agonistas de GnRH, los reguladores selectivos del receptor de estrógenos han mostrado disminuir el dolor de las pacientes con endometriosis que es refractario a otros tratamientos médicos y quirúrgicos, en comparación con ACO o agonistas de GnRH solos.
  - Los **agonistas/antagonistas de GnRH** (p. ej., goserelina, Lupron de depósito, elagolix) son opciones hormonales adicionales que, como los ACO, impiden la ovulación y pueden ayudar a aliviar el dolor vinculado con la menstruación. Sus características de efectos secundarios, que suelen simular a los síntomas de la menopausia, los hacen una opción menos atractiva, en particular para las pacientes más jóvenes.
- Los **antidepresivos tricíclicos** (p. ej., amitriptilina, nortriptilina) son eficaces para tratar el dolor neuropático; actúan por disminución del umbral del dolor (ver la tabla 32-1). Los antidepresivos tricíclicos también han mostrado ser uno de los fármacos más eficaces para tratar la SII.
- Los **antidepresivos inhibidores selectivos de la recaptación de serotonina** (p. ej., fluoxetina, sertralina) no han mostrado funcionar bien para el dolor, pero son útiles para tratar los trastornos de depresión y ansiedad comórbidos, que pueden aumentar su percepción. Los inhibidores de la recaptación de serotonina-norepinefrina **(inhibi-**

dores de la recaptación de serotonina-norepinefrina; p. ej., duloxetina, venlafaxina, milnaciprán) son eficaces para tratar la depresión, la ansiedad, el dolor neuropático y la fibromialgia.

- Los **neuromoduladores** (p. ej., gabapentina, pregabalina) son útiles para tratar el dolor neuropático. Los estudios mostraron mayor mejoría del dolor con gabapentina o pregabalina, en comparación con la amitriptilina. Las pacientes experimentan la máxima mejoría en la regulación del dolor visceral y la vulvodinia. No hay datos acerca de la eficacia a largo plazo de estos medicamentos.
- Los **relajantes musculares** (p. ej., ciclobenzaprina, tizanidina, baclofeno) a veces son útiles para tratar el espasmo de los músculos del piso pélvico, en particular al inicio de su fisioterapia, pero deben usarse como adyuvantes o de segunda línea con fármacos no esteroides hasta que se haya concluido el ciclo de fisioterapia. Se han usado supositorios de diazepam como potentes relajantes musculares, pero las pruebas son limitadas y desiguales respecto de su eficacia.
- Los complementos de **tiamina (vitamina B_1)** de 100 mg diarios por vía oral, de **vitamina E** y **magnesio** oral constituyen posibles abordajes nutricionales para tratar la dismenorrea, aunque los datos de su eficacia son limitados.
- Puede estar indicada la **analgesia con opioides**, tramadol, codeína, oxicodona e hidrocodona, por vía oral. De manera ideal, debe evitarse el uso de opioides, porque pueden causar hiperalgesia y tienen potencial adictivo. Si se requieren, deben usarse en el contexto de un tratamiento breve. Rara vez están indicados los medicamentos intravenosos para tratar el DPC. En el caso de iniciar el uso de opioides a largo plazo, puede ser de beneficio combinar aquellos de acción prolongada y breve. Debe participar un especialista en el dolor crónico cuando se inicia o titula el tratamiento farmacológico. Se hará una revisión exhaustiva de los programas de vigilancia de fármacos de prescripción local mientras se prescriben opioides, y a menudo es útil hacer un contrato respecto del dolor para establecer las expectativas de las pacientes de que solo un médico será el encargado de la prescripción de opioides.

Tratamiento quirúrgico

- Está indicado el **tratamiento quirúrgico** para pacientes con diagnósticos específicos o que no mejoran con el tratamiento médico.
- El tratamiento quirúrgico de la endometriosis grave o las adherencias puede disminuir el dolor en algunos casos. Las pacientes deben comprender que hay una fuerte probabilidad de recurrencia y que quizás se requieran tratamientos o medicamentos adicionales.
- Antes se usó la **ablación laparoscópica de los nervios uterosacros** para la dismenorrea en las pacientes con endometriosis que deseaban conservar la fecundidad, pero varios estudios clínicos con testigos mostraron que es ineficaz.
- En la **neurectomía presacra** se extirpa el plexo hipogástrico superior. Hay algunas pruebas que muestran disminución leve del dolor en las pacientes con su ubicación en la línea media de la pelvis por dismenorrea/endometriosis, si bien se ha mostrado beneficio clínico cuando el procedimiento se hace de manera concomitante con la exéresis de las lesiones de endometriosis; por lo tanto, es difícil identificar la fuente exacta de la mejoría clínica. El procedimiento puede llevar a complicaciones como lesiones ureterales y hemorragia incoercible, así como estreñimiento y disfunción urinaria; por lo tanto, a menudo se considera que los riesgos y complicaciones posoperatorios rebasan a sus beneficios potenciales.
- Se hace la **liberación del nervio pudendo** del conducto de Alcock por abordaje transglúteo o transperineal para algunas pacientes con su atrapamiento, si bien hay datos limitados en cuanto a su eficacia.
- La **histerectomía** se puede hacer en las pacientes con datos de dolor uterino (p. ej., adenomiosis, algunos casos de endometriosis) que concluyeron su procreación y no han res-

pondido bien al tratamiento médico. De las pacientes seleccionadas de forma apropiada, 60 a 80% informa mejoría del dolor; sin embargo, es clave la consideración reflexiva de que el dolor de la paciente sea de naturaleza uterina.

Otras opciones terapéuticas

- Los tratamientos neurológicos/de anestesia para el dolor son útiles para el DPC, que puede tener una localización bien definida o que se debe a una lesión específica de un nervio periférico. Se pueden inyectar anestésicos locales (p. ej., lidocaína) para **bloquear un nervio cutáneo o un punto gatillo**. Los **bloqueos de nervios periféricos** de acción prolongada pueden beneficiar a algunas pacientes. La inyección de **toxina botulínica** mejora las afecciones musculares espasmódicas sin respuesta previa. Puede justificarse el envío a un especialista en la anestesia del dolor.
- La **fisioterapia** por un proveedor de atención sanitaria con experiencia en las afecciones del piso pélvico puede ser de utilidad, tanto para la valoración como para el tratamiento del DPC. Se pueden usar estiramientos, fortalecimiento, aplicaciones de calor/frío, entrenamiento del piso pélvico, estimulación eléctrica transcutánea de los nervios y biorretroalimentación.
- La **psicoterapia** a menudo es de beneficio para una paciente con dolor crónico. Las afecciones psicológicas se pueden diagnosticar y tratar, y el régimen cognitivo conductual, la psicoterapia o el asesoramiento benefician a casi todas las pacientes con DPC. Si la paciente informa abuso, debe enviarse para asesoramiento psicológico, al margen del grado hasta el que ese antecedente contribuya a su dolor. En algunos casos puede estar indicada también la referencia para asesoramiento familiar o de pareja.
- Los **tratamientos alternativos/holísticos**, como los masajes, las técnicas de relajación y la acupuntura, pueden ser intervenciones adyuvantes apropiadas para muchas pacientes, y aumentan la eficacia del tratamiento médico o quirúrgico usual. Se tratarán mediante conversación con la paciente y se integrarán a su plan terapéutico en forma temprana.

LECTURAS SUGERIDAS

American College of Obstetricians and Gynecologists Committee on Adolescent Health Care. ACOG Committee Opinion No. 760: dysmenorrhea and endometriosis in the adolescent. *Obstet Gynecol*. 2018;132:e249-e258.

American College of Obstetricians and Gynecologists Committee on Practice Bulletins—Gynecology. ACOG Practice Bulletin No. 114: management of endometriosis. *Obstet Gynecol*. 2010;116:223-236. (Reafirmado en el 2018)

Hanno PM, Erickson D, Moldwin R, Faraday MM. Diagnosis and treatment of interstitial cystitis/bladder pain syndrome: AUA guideline amendment. *J Urol*. 2015;193(5):1545-1553.

International Pelvic Pain Society. Professional resources. International Pelvic Pain Society Web site. https://www.pelvicpain.org. Acceso en febrero 1, 2019.

Lamvu G. Role of hysterectomy in the treatment of chronic pelvic pain. *Obstet Gynecol*. 2011;117(5):1175-1178.

Lamvu G, Williams R, Zolnoun D, et al. Long-term outcomes after surgical and nonsurgical management of chronic pelvic pain: one year after evaluation in a pelvic pain specialty clinic. *Am J Obstet Gynecol*. 2006;195:591-600.

Valovska AT, ed. *Pelvic Pain Management*. New York, NY: Oxford University Press; 2016.

33 Leiomiomas uterinos y tumores anexiales benignos

Esther S. Han y Mostafa A. Borahay

Los tumores pélvicos se pueden presentar con una amplia variedad de síntomas o ser asintomáticos y se descubren de manera incidental. Son de etiología ginecológica o no ginecológica (Tabla 33-1), benignos o malignos, y constituyen desafíos diagnósticos en las mujeres de todas las edades; más de 200 000 se someten a intervención quirúrgica por esta causa cada año en Estados Unidos. Es indispensable un interrogatorio cuidadoso de la paciente y la exploración física, junto con estudios de laboratorio e imagen apropiados, para su valoración adecuada.

TUMORES ANEXIALES

Los tumores anexiales, de ovario, trompa de Falopio o tejidos circundantes son frecuentes, y es importante una valoración exhaustiva para diferenciar los ginecológicos de los que no lo son y determinar el riesgo de cáncer. La localización de la masa pélvica junto con la edad de la paciente y los síntomas vinculados ayudan a reducir el diagnóstico diferencial.

Valoración y diagnóstico

- Cuando se valora a una paciente que acude con una masa anexial es importante identificar alteraciones patológicas agudas que requieren intervención inmediata e indagar la posibilidad de cáncer. Se calcula que hay un riesgo de 5 a 10% de toda la vida de intervención quirúrgica por la sospecha de una neoplasia ovárica. Las lesiones ováricas benignas se encuentran en casi 1 de cada 25 mujeres de 20 a 39 años asintomáticas. La valoración de las pacientes debe iniciarse con un interrogatorio exhaustivo, la toma de sus signos vitales y una cuidadosa exploración física.

- En los antecedentes médicos se deben incluir los menstruales detallados, así como cualquiera de infecciones de transmisión sexual, diagnóstico de quistes ováricos, embarazos ectópicos o endometriosis. Se indagarán también los antecedentes de dolor pélvico, dismenorrea, hemorragia uterina anormal y los obstétricos y de uso de medicamentos. Deben también considerarse las causas no ginecológicas de una tumoración pélvica, como las gastrointestinales o renales, y los antecedentes médicos y quirúrgicos de la paciente proveen importantes claves y guían la toma de decisiones en cuanto a los estudios de laboratorio e imagen apropiados por ordenar. Deben revisarse los antecedentes familiares que sugieren la presencia de fibromas, endometriosis o probables síndromes de cáncer hereditario.

- Se hará una exploración física exhaustiva. Se palpan los ganglios linfáticos en busca de linfadenopatías y se hace una exploración abdominal para valorar tumores o la presencia de ascitis.

- La **ultrasonografía transvaginal** es la modalidad de estudio de imagen ideal para valorar una masa tumoral pélvica. Una tomografía computarizada (TC) y la resonancia magnética (RM) pueden proveer información adicional, según la alteración patológica en cuestión. A menudo se emplea una TC para el estudio de una infección o hemorragia o en busca de la afección metastásica en las pacientes con cáncer. La RM puede ser de utilidad para una caracterización más a fondo del útero con fibromas.

Tabla 33-1	Diagnóstico diferencial de los tumores pélvicos

Benignos o malignos	Localización	Tipo de tumor
Ginecológicos		
Benignos	Uterina	Leiomiomas
		Adenomiosis
		Adenomioma
		Anomalías de los conductos de Müller
	Ovárica	Quistes funcionales: foliculares, de cuerpo amarillo
		Cistadenomas serosos y mucinosos
		Quiste tecaluteínico
		Torsión ovárica
		Teratoma maduro (quiste dermoide)
		Endometrioma
	Anexial	Quiste paratubario/paraovárico
		Hidrosalpinge
		Piosalpinge
		Embarazo ectópico
		Embarazo tuboovárico
		Tumor sólido o quístico del ligamento ancho
Malignos	Uterina	Cáncer endometrial
		Sarcoma uterino
		Cáncer de cérvix
	Ovárica	Tumor limítrofe
		Cáncer ovárico epitelial
		Tumor de células germinativas
		Tumor del estroma de los cordones sexuales
No ginecológicos		
Benignos	En el aparato digestivo	Apendicitis
		Absceso o mucocele apendicular
		Absceso diverticular
	En el aparato urinario	Divertículo ureteral
		Riñón pélvico
		Divertículo vesical
	Otras	Tumores de las vainas de los nervios
		Quistes peritoneales
Malignos		Cánceres gastrointestinales
		Cánceres urológicos
		Cánceres metastáticos

Quistes paratubarios/paraováricos

- Los quistes paratubarios y paraováricos benignos son frecuentes y pueden variar en sus dimensiones. Separados del ovario, estos quistes se pueden encontrar con origen en la trompa de Falopio o que nacen del ligamento ancho, a menudo hallazgos incidentales en estudios de imagen o durante cirugías y, por lo general, asintomáticos. Sin embargo, en ocasiones pueden aumentar mucho de volumen y causar dolor.
- En la ultrasonografía, los quistes son de aspecto benigno, con paredes lisas y delgadas, hipoecoicos. Rara vez experimentan torsión o hemorragia, en cuyo caso se pueden visualizar detritos ecogénicos.
- La malignización de estos quistes es raro, pero se valoran y vigilan de manera similar a los quistes de ovario. La presencia de componentes sólidos dentro del quiste puede indicar una neoplasia.

Tumores ováricos

- Los tumores ováricos a menudo son asintomáticos y se encuentran durante la exploración, o de manera incidental en los estudios de imagen. Los tumores ováricos quísticos pueden dividirse desde el punto de vista histopatológico en funcionales o neoplásicos. Sin embargo, sin un diagnóstico histopatológico a menudo es difícil diferenciar entre ambos. Los tumores muy grandes pueden causar un dolor vago y compresión. El inicio agudo de dolor intenso puede indicar su torsión o rotura.
- La ultrasonografía transvaginal es la modalidad recomendada de los estudios de imagen para valorar los tumores ováricos. Cuando son benignos, los quistes presentan paredes lisas sin componentes sólidos, cavitaciones o riego sanguíneo interno; se denominan simples, suelen ser benignos y su tasa de cáncer es menor de 1%.

Quistes ováricos funcionales

- Los **quistes ováricos funcionales** no son neoplásicos y aumentan de volumen por la acumulación de líquido intrafolicular. Pueden llenarse de líquido seroso antes de la ovulación y formar un quiste folicular o de sangre después de la ovulación para formar un quiste del cuerpo amarillo. Los quistes funcionales de aspecto benigno se pueden tratar de manera expectante y aquellos simples de hasta 10 cm de diámetro se vigilan por ultrasonografía seriada.

Endometriomas

- Los **endometriomas** se encuentran, por lo común, en las mujeres con endometriosis (ver el capítulo 42). Se trata de quistes ováricos de pared delgada con tejido endometrial ectópico, llenos de un líquido color chocolate. Los endometriomas pueden aumentar mucho de volumen y causar dolor significativo, un efecto de masa ocupativa o torsión. Los endometriomas también se vinculan con un riesgo algo aumentado de cáncer ovárico, en particular los tipos endometroide o de células claras. Por ultrasonografía, los endometriomas se visualizan como quistes redondeados dentro del ovario, con ecos internos de baja intensidad, homogéneos.
- Los endometriomas se deben extirpar quirúrgicamente cuando sus dimensiones grandes ponen a la paciente en riesgo de una torsión ovárica. En las mujeres que desean conservar su fecundidad se tendrá en mente la cistectomía frente a la ooforectomía. La recurrencia de los endometriomas es frecuente y con el drenaje simple es muy alta. La cistectomía conlleva menor recurrencia del dolor y de la formación de endometriomas, en comparación con el drenaje simple y la coagulación de la pared del quiste.
- El tratamiento médico de los endometriomas es limitado. Sin embargo, se recomienda en el posoperatorio para prevenir las recurrencias. Se ha mostrado que el tratamiento hormonal disminuye las tasas de recurrencias, la gravedad y frecuencia de la dismenorrea. Sin embargo, los síntomas pueden retornar una vez que se interrumpe el tratamiento médico.

Teratomas ováricos

- Los **teratomas ováricos** son neoplasias de las células germinativas que pueden tener componentes de las tres capas germinativas: ectodermo, mesodermo y endodermo, en un aglomerado desorganizado que incluye varios tejidos, como grasa, pelo, huesos y dientes. La vasta mayoría de los teratomas es benigna. Los teratomas inmaduros son malignos y los maduros, benignos con un riesgo de 1 a 2% de transformación maligna. El cáncer más frecuente vinculado con los quistes dermoides, que contribuye con 80% de la transformación maligna, es el carcinoma de células escamosas, que se originan en su revestimiento epitelial.

- Los teratomas maduros (quistes dermoides) son las neoplasias ováricas más frecuentes en las adolescentes (10-25%) y constituyen 50% de los tumores pediátricos y los bilaterales en 10% de los casos.

- Por ultrasonografía los teratomas pueden mostrar uno o más signos característicos, que incluyen niveles grasa-fluido o pelo-fluido, la presencia de pelo o calcificaciones sugerentes de huesos, o dientes.

- Los teratomas conllevan un mayor riesgo de **torsión ovárica** que otros quistes gonadales. Aunque rara vez, los teratomas pueden también **romperse**, con un mayor riesgo de hacerlo cuando presentan torsión. La rotura puede llevar a la peritonitis química, que quizá cause una reacción inflamatoria grave. Como resultado, muchos autores consideran que los teratomas > 5 cm deben extirparse.

- Cuando un quiste dermoide en una paciente joven resulta de aspecto benigno, debe intentarse la conservación del ovario y realizar una cistectomía. Hay alguna preocupación respecto de si debe hacerse la exéresis de los quistes dermoides por laparoscopia, dado su mayor riesgo de rotura (y posible peritonitis química durante el procedimiento). Sin embargo, los estudios han mostrado que es rara la peritonitis posoperatoria en la cistectomía laparoscópica con irrigación copiosa, y los beneficios de las operaciones quirúrgicas mínimamente invasivas rebasan a sus pequeños riesgos.

Causas infecciosas

- Son signos y síntomas preocupantes respecto de una causa infecciosa, la fiebre, los calosfríos, la náusea, el vómito, el dolor pélvico o abdominal, la hemorragia vaginal, la secreción purulenta o la leucocitosis. En estos casos se justifica una valoración exhaustiva en busca de enfermedad inflamatoria pélvica y acceso tuboovárico (ver el capítulo 27).

- La infección anexial puede también llevar a hidrosalpinx/piosalpinx en forma secundaria a la inflamación y el edema crónicos. Una hidrosalpinx también puede deberse a la obstrucción mecánica secundaria a adherencias o la cicatrización por endometriosis. La hidrosalpinx puede cursar asintomática y quizá no requiera intervención. Sin embargo, en casos de dolor pélvico crónico o infecundidad tal vez se necesite el tratamiento quirúrgico, cuyo grado depende del deseo de fecundidad futura y la intensidad del daño de la trompa de Falopio. A las pacientes que buscan tratamiento de reproducción asistida puede informárseles que las trompas de Falopio dañadas se pueden retirar para mejorar las tasas de éxito de la fecundación *in vitro*.

La paciente inestable

- En las pacientes que acuden por inicio súbito de dolor intenso, deben tenerse en mente las causas agudas, que incluyen quistes rotos, torsión ovárica y embarazo ectópico roto, debido a que pueden llevar rápidamente a una hemorragia masiva y tornarse en urgencias quirúrgicas. Debe identificarse a la paciente inestable con rapidez para una intervención quirúrgica eficaz. La ultrasonografía pélvica sigue siendo la modalidad de estudio de imagen ideal para la valoración inicial de los anexos. Ambos, los quistes benignos y malignos, se pueden romper o torcer y causar dolor agudo. Los quistes hemorrágicos rotos pueden continuar sangrando y requieren intervención quirúrgica.

- Las pacientes con absceso tuboovárico deben recibir antibioticoterapia IV hasta que estén afebriles por al menos 24 h antes del cambio a antibióticos orales. El tratamiento intrahospitalario puede también requerirse para las pacientes con enfermedad inflamatoria pélvica que no responde a la antibioticoterapia oral, o aquellas con anemia grave o vómito, o que desde otros puntos de vista no pueden tolerar el tratamiento externo, así como las embarazadas (ver el capítulo 27).

La población pediátrica y de adolescentes

- La valoración de esta población debe incluir un interrogatorio menstrual exhaustivo y aumentará la sensibilidad y la confidencialidad cuando se indague respecto a la actividad sexual. Cuando se requieran estudios de imagen debe usarse la ultrasonografía transvaginal siempre que sea posible, en particular en adolescentes muy jóvenes o en aquellas que aún no tienen actividad sexual (ver el capítulo 38).
- Aunque los tumores malignos son raros, los de células germinativas constituyen los cánceres ováricos más frecuentes en las niñas y adolescentes. Se determinarán la alfa-fetoproteína, la fracción β de la gonadotropina coriónica humana y la deshidrogenasa láctica si hay sospecha de un tumor de células germinativas.
- El tratamiento quirúrgico es similar al de la población adulta, con énfasis en la conservación de los ovarios. La presencia de un cirujano ginecológico, más que uno pediátrico, se relaciona con mayores tasas de conservación de los ovarios.

Embarazo

- La incidencia de tumores anexiales durante el embarazo varía de 0.05 a 2.4%, con un promedio de 0.19% en la población general gestante. La tasa de torsión de los tumores anexiales durante el embarazo es de casi 10%, más común en el primer trimestre y casi siempre debida a quistes del cuerpo lúteo. Su valoración es similar a las de otras mujeres en la premenopausia con tumores anexiales.
- La ultrasonografía es aún la modalidad de estudio de imagen preferida. Si se necesitan otras, se prefiere la RM. En 1 a 2.3% de los tumores anexiales que requieren intervención quirúrgica durante el embarazo, la de laparoscopia se vincula con un riesgo mucho menor de trabajo de parto pretérmino que la laparotomía (ver el capítulo 23).

TUMORES UTERINOS

Leiomiomas

- Los leiomiomas uterinos, también conocidos como miomas o fibromas, representan los tumores pélvicos más frecuentes en las mujeres. Se trata de neoplasias benignas de músculo liso que rara vez presentan transformación maligna (< 0.5%).
- Los fibromas tienen una incidencia de 30 a 70% en las mujeres de edad reproductiva, y es creciente conforme avanza la edad. En un estudio reciente de mujeres de un plan sanitario estadounidense urbano se mostró una incidencia acumulativa de fibromas a la edad de 50 años de casi 70% en las caucásicas y mayor de 80% en las afroamericanas.
- La mayoría de las pacientes con fibromas cursa asintomática. Solo alrededor de 25% de las mujeres en edad reproductiva presenta síntomas, que incluyen compresión pélvica, manifestaciones urinarias o fecales, disfunción reproductiva y hemorragia uterina anormal.
- Los leiomiomas representan la indicación aislada más frecuente de histerectomía. Hay muchas opciones terapéuticas médicas y quirúrgicas, que incluyen a las de invasión mínima.

Etiología y fisiopatología

- Los leiomiomas son resultado de la proliferación monoclonal de células de músculo liso uterino y, menos a menudo, de la de los vasos sanguíneos uterinos. Varían en dimensiones desde milímetros hasta grandes tumores que llenan el abdomen y la pelvis y se aproximan al borde costal. Los tumores pueden ser solitarios o múltiples y se clasifican por su localización dentro del útero. Estas células expresan la sintetasa y la aromatasa de estrógenos y son capaces de convertir los andrógenos en estrógenos.

- Parece probable una base genética de la presencia y proliferación de los leiomiomas uterinos. El antecedente familiar de leiomiomas aumenta el riesgo de un individuo de 1.5 a 3.5 tantos. Se ha sugerido que hasta 40% de los leiomiomas se relaciona con anomalías cromosómicas.

- El crecimiento de los leiomiomas uterinos está relacionado con la exposición a los estrógenos circulantes. La progesterona puede ejercer un efecto antiestrogénico sobre el crecimiento de leiomiomas. Los fibromas tienen prominencia máxima y muestran el crecimiento más notorio durante los años de la reproducción, y tienden a remitir después de la menopausia. Siempre que los leiomiomas aumenten de volumen después de la menopausia debe tenerse en mente el cáncer (p. ej., leiomiosarcoma) en el diagnostico diferencial. Los leiomiomas, por lo general, proliferan durante el embarazo, con máxima probabilidad por un mayor riego sanguíneo uterino que acompaña a la gestación y los cambios edematosos en estos tumores.

- Conforme los leiomiomas aumentan de volumen, presentan el riesgo de disminución de su riego sanguíneo, que lleva a un continuo de cambios degenerativos, que incluyen el depósito de calcio. La necrosis, los cambios císticos y la degeneración grasa son manifestaciones del compromiso del riego sanguíneo secundario a la proliferación o el infarto por torsión de un leiomioma pediculado.

- Aunque es posible la degeneración maligna de los leiomiomas, se cree que la mayoría de los leiomiosarcomas surge de forma nueva. Los **leiomiosarcomas** se diagnostican con base en las cifras de 10 o más mitosis por 10 campos de alto aumento (CAA) al microscopio. Aquellos con cinco a 10 mitosis por 10 CAA se conocen como tumores de músculo liso de potencial maligno incierto. Los que tienen < 5 mitosis por 10 CAA y pocas atipias citológicas se clasifican como leiomiomas celulares.

Clasificación y tipos de fibromas

- El sistema de clasificación de los fibromas de la International Federation of Gynecology and Obstetrics los cataloga de acuerdo con su localización en el útero (Tabla 33-2).

- Los **fibromas submucosos** se desarrollan a partir del miometrio, apenas debajo del revestimiento endometrial, y a menudo protruyen hacia la cavidad endometrial o, cuando son pediculados, pueden incluso mostrar colapso a través del orificio cervical. Los principales síntomas de las pacientes con este subgrupo de fibromas incluyen hemorragia cuantiosa o anormal, disminución de la fecundidad, pérdida gestacional y trabajo de parto pretérmino.

- Los **fibromas intramurales**, localizados dentro de la pared del cuerpo del útero, pueden distorsionar la cavidad del órgano.

- Los **fibromas subserosos** se desarrollan bajo la capa serosa, pueden ser pediculados y, en ocasiones, se extienden entre las hojas del ligamento ancho. No causan hemorragia uterina anormal, pero con mayor probabilidad contribuyen a los síntomas de masa ocupativa.

- Los **fibromas extrauterinos** son leiomiomas que se encuentran fuera del útero, por lo general, resultado de la diseminación hematógena de células del músculo liso neoplásicas del órgano. Desde el punto de vista histopatológico, los fibromas extrauterinos son idénticos a los intrauterinos. Sus localizaciones extrauterinas más frecuentes incluyen al aparato genitourinario, el mesenterio intestinal y el sistema cardiopulmonar. Otras localizaciones raras incluyen a la médula espinal y los vasos sanguíneos.

Tabla 33-2	Sistema de clasificación de los fibromas de la International Federation of Gynecology and Obstetrics[a]
Fibromas submucosos	
Tipo 0	Pedunculados, intracavitarios
Tipo 1	< 50% intramurales
Tipo 2	≥ 50% intramurales
Fibromas no submucosos	
Tipo 3	Entran en contacto con el endometrio, 100% intramurales
Tipo 4	Intramurales
Tipo 5	Subserosos, ≥ 50% intramurales
Tipo 6	Subserosos, < 50% intramurales
Tipo 7	Subserosos pedunculados
Tipo 8	Otros (p. ej., de cérvix, parasitarios)

[a] Adaptado de Munro MG, Critchley HO, Fraser IS; y FIGO Menstrual Disorders Working Group. The FIGO classification of causes of abnormal uterine bleeding, the reproductive years. *Fertil Steril.* 2011;95 (7):2204-2208.e1-3 Copyright © 2011 American Society for Reproductive Medicine. Con autorización.

Manifestaciones clínicas y diagnóstico

- La mayoría de las pacientes con leiomiomas cursa asintomática y las manifestaciones experimentadas casi siempre son: hemorragia uterina anormal (p. ej., periodos menstruales cuantiosos, prolongados, frecuentes e irregulares), dolor pélvico, compresión y dispareunia. Los síntomas dependen del tamaño y la localización de los fibromas y se pueden afectar por el compromiso del riesgo sanguíneo que lleva a su degeneración.
- Los fibromas uterinos tienen un efecto desproporcionado en las mujeres afroamericanas, quienes mostraron presentar más fibromas a partir de una edad más temprana que sus contrapartes caucásicas. Tienen 2.4 veces más probabilidad de ser sometidas a histerectomía y 6.8 veces más de ser objeto de miomectomía. En el momento de histerectomía se encuentran más fibromas y un útero más pesado en las mujeres afroamericanas, así como anemia y dolor pélvico preoperatorios más intensos. No es de sorprender que también presenten síntomas más graves, que incluyen hemorragia cuantiosa y anemia, y tuvieron más probabilidad de informar que los fibromas interfirieron con sus actividades diarias, relaciones y trabajo.
- Diversas modalidades radiológicas pueden ser útiles para el diagnóstico, la caracterización, o ambos, de los fibromas uterinos (Tabla 33-3).
- La **hemorragia uterina anormal**, que incluye una pérdida excesiva o prolongada de sangre menstrual, es el síntoma que se encuentra con mayor frecuencia y puede deberse a alteraciones vasculares en el endometrio, así como a las estructurales, que afectan la contractilidad uterina normal.
- Los **síntomas de masa ocupativa** incluyen presión sobre órganos adyacentes y aumento de la cintura abdominal. La presión sobre la vejiga puede provocar frecuencia urinaria. Cuando el leiomioma es adyacente al cuello vesical y la uretra puede presentarse incontinencia o retención urinaria aguda, con incontinencia por rebosamiento. La compresión por los leiomiomas de mayor volumen puede causar obstrucción ureteral e hidronefrosis, así como una compresión venosa que causa tromboembolia venosa. Los fibromas de la cara posterior pueden causar estreñimiento, compresión y tenesmo rectales. Los fibromas crecidos a menudo se presentan con dolor dorsal que se irradia hacia una o ambas piernas.

Tabla 33-3	Estudios de imagen para el diagnóstico de los leiomiomas uterinos	

Modalidad de diagnóstico	Ventajas	Desventajas
Ultrasonografía pélvica	Útil para la detección y valoración del crecimiento de los fibromas	Menor precisión para localizar fibromas, en comparación con la RM, en especial en pacientes con un útero grande o múltiples fibromas Menos sensible y específica que la histeroscopia y la ultrasonohisterografía con inyección de líquido.
RM	Mejor que otras modalidades de obtención de imágenes para valorar la localización de un fibroma y su relación con el miometrio y la serosa uterinos; mejor para la planeación quirúrgica antes de la embolización de la arteria uterina Las imágenes de RM ponderadas por difusión y T2 pueden llevar a una precisión de 92% en la clasificación de los tumores benignos y malignos	Mayor costo
Histerosalpingografía	Valórese el contorno de la cavidad uterina y la permeabilidad de la trompa de Falopio	No provee la localización exacta de los fibromas; no es apropiada para la valoración de los subserosos Menos sensible y específica que la histeroscopia, la ultrasonohisterografía por inyección de solución salina y RM
Ultrasonohisterografía	Caracteriza la localización y cantidad de distorsión causada por los fibromas submucosos	Menor precisión para localizar fibromas, en comparación con la RM, en especial en pacientes con un útero grande o múltiples fibromas

Abreviaturas: RM, resonancia magnética.

- El **dolor crónico**, incluyendo la dismenorrea, la dispareunia y el pélvico no cíclico, es frecuente. Cuando es agudo puede ser consecuencia de la torsión del tallo de un leiomioma pedunculado o la degeneración de un leiomioma grande.
- Los fibromas submucosos intramurales se asocian con mayores tasas de pérdida gestacional espontánea e **infertilidad/subfertilidad** por alteración de la implantación, la función tubaria o el transporte de los espermatozoides. Si bien se ha mostrado que la exéresis de los fibromas submucosos mejora de manera significativa los resultados de la reproducción, hay pruebas controvertidas acerca del efecto de la miomectomía intramural sobre la fecundidad futura. Los fibromas subserosos no se asocian con subfertilidad.
- Las **complicaciones obstétricas** relacionadas con un útero con fibromas incluyen pérdida gestacional, trabajo de parto y parto pretérmino, presentación fetal anómala, cesárea, hemorragia posparto e histerectomía periparto. Son resultados adversos menos frecuentes que pueden relacionarse con los fibromas: la restricción del crecimiento intrauterino, la presentación anormal, la hemorragia del primer trimestre, la rotura prematura de membranas pretérmino, el desprendimiento prematuro de placenta normoinserta y las distocias.

Tratamiento de los leiomiomas

Observación

- No se han determinado las dimensiones estándar de un útero con miomas en pacientes asintomáticas como indicación absoluta del tratamiento. En una asintomática con un útero grande con miomas cuyas dimensiones no han aumentado y el cáncer es poco probable, deben tomarse en cuenta dentro del plan de tratamiento su edad: su estado respecto de la fecundidad y el deseo de conservar el útero o evitar la intervención quirúrgica. Al inicio deben hacerse estudios de imagen radiológica y exploración física, y pueden repetirse en 6 meses para documentar las dimensiones y el patrón de crecimiento de los fibromas. Si el crecimiento del tumor es estable, se puede vigilar clínicamente a la paciente por exploración pélvica anual y estudios de imagen, según esté indicado.
- Es difícil distinguir entre los leiomiomas benignos y los **leiomiosarcomas**. Los síntomas que conllevan son casi idénticos. Algunos factores de riesgo de los sarcomas difieren respecto a los correspondientes de los leiomiomas e incluyen el estado en cuanto a la posmenopausia, la edad más avanzada, el uso actual o previo de tamoxifeno a largo plazo, los antecedentes de retinoblastoma, la irradiación pélvica y la leiomiomatosis hereditaria, así como el síndrome de cáncer de células renales. En mujeres en la posmenopausia con proliferación uterina o fibromas sintomáticos lo suficientemente molestos para considerar la histerectomía debe tenerse en mente el sarcoma. Las pacientes con preocupación por el cáncer no deben tratarse solo por observación.

Tratamiento médico

- El tratamiento médico no hormonal pretende regular los síntomas de la leiomiomatosis, en especial el flujo sanguíneo menstrual excesivo o el dolor. Tales tratamientos incluyen al ácido tranexámico y los fármacos antiinflamatorios no esteroides.
- El tratamiento hormonal de los fibromas incluye hormonas anticonceptivas, progestinas, incluyendo las de dispositivos intrauterinos, y los agonistas o antagonistas de la hormona liberadora de gonadotropinas. En la actualidad se encuentran en investigación nuevos tratamientos médicos.
  - Las combinaciones de estrógenos y progesterona pueden aliviar los síntomas hemorrágicos, al tiempo que previenen la proliferación de los leiomiomas. Hay pruebas controvertidas acerca del efecto del tratamiento pregestacional sobre los cambios de volumen de los fibromas uterinos, porque algunos estudios pequeños mostraron decremento del tamaño durante el tratamiento. El dispositivo intrauterino liberador

de progestina mostró buena regulación de la hemorragia menstrual cuantiosa, con poco o ningún cambio en el tamaño de los leiomiomas y una menor cifra de fracasos del tratamiento que las píldoras anticonceptivas orales. El uso de mifepristona, un antiprogestágeno, se ha vinculado con la disminución del tamaño de los leiomiomas y una velocidad lenta de su nuevo crecimiento después del cese del tratamiento.

• Se han usado con éxito los análogos de la hormona liberadora de gonadotropinas (GnRHa) para alcanzar el hipoestrogenismo en diversas afecciones dependientes de estrógenos. Se ha observado una disminución máxima del volumen de los leiomiomas de casi 50% con el uso de GnRHa durante un ciclo de 3 meses de tratamiento, cuyos efectos son transitorios y en los 6 meses que siguen a la interrupción de la hormonoterapia los tumores retornan a su estado previo.

  ○ Estos fármacos son útiles como tratamiento conservador en las mujeres en la premenopausia y como adyuvantes del tratamiento quirúrgico. No es práctico ni deseable usar GnRHa más de 6 meses en las pacientes jóvenes, por la probabilidad de pérdida ósea. Debido a que simulan la menopausia, las mujeres pueden presentar efectos secundarios vasomotores significativos.

  ○ Se puede usar un tratamiento agregado con hormonas de dosis baja concomitantes para reducir los efectos adversos de los GnRHa, que, no obstante, puede atenuar la disminución del volumen de los leiomiomas y la hemorragia.

  ○ El tratamiento prequirúrgico adyuvante con un ciclo de 3 a 6 meses de GnRHa puede disminuir el tamaño de los tumores. Por lo tanto, su uso antes de una histerectomía programada puede aumentar la probabilidad de éxito del abordaje mínimamente invasivo. Además, por inducción de amenorrea, el tratamiento con GnRHa permite a una paciente mejorar su cifra preoperatoria de hemoglobina. Sin embargo, su uso preoperatorio se vincula con la alteración de los planos quirúrgicos entre los fibromas y el miometrio normal, lo que pudiese dificultar más la miomectomía.

• Se ha mostrado que los inhibidores de la aromatasa disminuyen el volumen de los fibromas sin causar los efectos secundarios del tratamiento hormonal sistémico.

• En la actualidad hay nuevos tratamientos médicos en proceso de desarrollo. Los reguladores selectivos de los receptores de progesterona (RSRP) disminuyen el efecto de la progesterona sobre el crecimiento de los leiomiomas y aminoran la hemorragia menstrual con menos efectos secundarios que los GnRHa. El acetato de ulipristal, regulador no selectivo de los receptores de progesterona, en estudio en Estados Unidos, tiene aprobación de uso repetido intermitente en Europa, Asia y Canadá.

Tratamiento quirúrgico

Miomectomía

• La miomectomía, o exéresis quirúrgica del tejido fibromatoso, es la única opción quirúrgica disponible cuando se desea procreación futura. La localización y el tamaño del o los miomas, junto con la experiencia del cirujano, dictan el abordaje de la miomectomía. Los fibromas subserosos e intramurales se pueden resecar por vía abdominal o por laparoscopia, con o sin asistencia del robot. La miomectomía submucosa se puede hacer por histeroscopia. Siempre que sea posible, se prefieren las técnicas mínimamente invasivas.

• Las complicaciones después de la miomectomía incluyen pérdida sanguínea sustancial, íleo y dolor. La fiebre posoperatoria es frecuente en el día 1 posoperatorio. El riesgo de adherencias después de una miomectomía abdominal se calcula desde 25% hasta tan alto como 90%. El abordaje laparoscópico con una barrera para adherencias en el momento de la intervención quirúrgica disminuye este riesgo a la mitad. El riesgo de recurrencia de los leiomiomas es de casi 30% después de la miomectomía.

* Diversas intervenciones han mostrado eficacia para disminuir el riego sanguíneo, en comparación con un placebo, durante la miomectomía. Los tratamientos incluyen misoprostol, vasopresina, bupivacaína más epinefrina, ácido tranexámico IV, matriz de gelatina-trombina y torniquetes paracervicales.
* Para las pacientes que desean un embarazo se recomienda su retraso de 3 a 6 meses después de la operación. Las complicaciones obstétricas más frecuentes después de la miomectomía incluyen rotura uterina, placentación anormal y parto pretérmino. La vía preferida para el nacimiento después de una miomectomía con reconstrucción uterina extensa es por cesárea, debido al mayor riesgo de rotura uterina durante el trabajo de parto.

Histerectomía

* La exéresis del útero es el procedimiento quirúrgico definitivo para tratar los leiomiomas sintomáticos. Se puede hacer histerectomía por vía abdominal, vaginal y por laparoscopia, con o sin asistencia por robot. Sin embargo, se usarán abordajes mínimamente invasivos siempre que sea posible.
* A semejanza de la miomectomía, el método de abordaje es dictado por las dimensiones del útero y los fibromas, su localización, movilidad y la capacidad de acceso a la vasculatura, las afecciones comórbidas de la paciente, su capacidad de tolerar el neumoperitoneo y la posición de Trendelenburg, así como la experiencia del cirujano.

Embolización de la arteria uterina

* La embolización de la arteria uterina (EAU) disminuye el riego sanguíneo del útero y, al final, causa necrosis isquémica de los leiomiomas. El procedimiento lo realizan radiólogos intervencionistas y suele involucrar la cateterización de las arterias femoral o radial para tener acceso a las uterinas. Bajo guía fluoroscópica se ocluyen las arterias uterinas con una o diversas sustancias.
* Los beneficios de la EAU incluyen un tiempo quirúrgico y de recuperación breve, el uso de anestesia local y la pérdida sanguínea mínima. Los riesgos del procedimiento incluyen infección (4%), complicaciones de la angiografía (3%), e isquemia uterina o embolización no dirigida. La insuficiencia ovárica prematura secundaria al compromiso de la circulación ovárica ha sido motivo de informe. Las pacientes, por lo general, experimentan cólicos durante las 12 a 18 horas después del procedimiento. Se presentó el síndrome posterior a la embolización (fiebre, náusea, vómito y dolor abdominal intenso) en casi 30% de las pacientes.
* Los resultados de la EAU incluyen una disminución de 40 a 60% de las dimensiones uterinas y una menor hemorragia menstrual, con elevadas tasas de satisfacción de las pacientes, que presentan dolor mucho menor durante el posoperatorio y retornan al trabajo antes, en comparación con las sometidas a histerectomía, y, sin embargo, presentan tasas aumentadas de complicaciones mayores. Los resultados a largo plazo pueden ser inferiores a los de la miomectomía e histerectomía, con una tasa de una nueva intervención quirúrgica en las pacientes sometidas a EAU tan alta como de 30%, que depende de la edad, con mayor probabilidad de éxito en las de más de 40 años.
* Los estudios del impacto sobre la fecundidad después del procedimiento han tenido muchas limitaciones. Los previos sugieren mayores tasas de complicaciones durante el embarazo, incluidas la pérdida gestacional y la hemorragia posparto. Sin embargo, los estudios más recientes han mostrado tasas de embarazo y parto pretérmino comparables a los de la población general, con las de pérdida gestacional similares a las de pacientes con fibromas no tratados. En una revisión de Cochrane se muestran pruebas de baja calidad que sugieren mejores resultados de la fecundidad con la miomectomía en comparación con la EAU. El efecto de la EAU sobre el embarazo todavía está poco estudiado. En el American College of Obstetricians and Gynecologists se recomienda usarla con precaución en las mujeres que desean embarazos futuros.

Operaciones quirúrgicas bajo guía por imágenes de resonancia magnética y ultrasonografía dirigida

- En las intervenciones quirúrgicas de ultrasonografía dirigida guiada por RM se calientan los tejidos de los fibromas y se destruyen con uso del paso de energía ultrasónica dirigida a través de la pared abdominal anterior, procedimiento que se hace por mapeo técnico de RM y durante varias citas de la paciente externa. Las operaciones de ultrasonografía dirigida bajo guía de RM no son apropiadas para los miomas pedunculados o aquellos adyacentes al intestino o la vejiga. Si bien el procedimiento hoy día tiene aprobación de la Food and Drug Administration para mujeres en la premenopausia que no desean fecundidad futura, se carece de datos más allá de 24 meses. Los efectos secundarios potenciales incluyen quemaduras cutáneas o de los nervios.

Ablación por radiofrecuencia

- En la actualidad, está en investigación la tecnología de ablación por radiofrecuencia para tratar la ablación de los fibromas mínimamente invasivo en pacientes externas. Los abordajes de ablación por radiofrecuencia guiados por ultrasonografía transcervical y laparoscópica han mostrado seguridad y eficacia en los estudios clínicos.

Anomalías congénitas

- **Hematocolpos/hematómetra:** en pacientes adolescentes, el dolor cíclico con o sin amenorrea puede indicar anomalías de los conductos de Müller o himen imperforado y la obstrucción resultante del flujo de salida de la sangre menstrual. Cuando hay obstrucción de flujo puede formarse una masa como resultado de su atrapamiento, que causa hematocolpos, o hematómetra de un cuerno uterino cavitado no comunicante (ver el capítulo 38).

LECTURAS SUGERIDAS

American College of Obstetricians and Gynecologists Committee on Practice Bulletins—Gynecology. ACOG Practice Bulletin No. 96: alternatives to hysterectomy in the management of leiomyomas. *Obstet Gynecol.* 2008;112:387-400. (Reafirmado en el 2019)

American College of Obstetricians and Gynecologists Committee on Practice Bulletins—Gynecology. ACOG Practice Bulletin No. 174: evaluation and management of adnexal masses. *Obstet Gynecol.* 2016;128:e210-e226.

Bast RC Jr, Skates S, Lokshin A, Moore RG. Differential diagnosis of a pelvic mass: improved algorithms and novel biomarkers. *Int J Gynecol Cancer.* 2012;22(suppl 1):S5-S8.

Eskander RN, Bristow RE, Saenz NC, Saenz CC. A retrospective review of the effect of surgeon specialty on the management of 190 benign and malignant pediatric and adolescent adnexal masses. *J Pediatr Adolesc Gynecol.* 2011;24:282-285.

Fuldeore MJ, Soliman AM. Patient-reported prevalence and symptomatic burden of uterine fibroids among women in the United States: findings from a cross-sectional survey analysis. *Int J Womens Health.* 2017;9:403-411.

Gupta JK, Sinha A, Lumsden MA, Hickey M. Uterine artery embolization for symptomatic uterine fibroids. *Cochrane Database Syst Rev.* 2014;(12):CD005073.

Kongnyun E, Wiysonge C. Interventions to reduce haemorrhage during myomectomy for fibroids. *Cochrane Database Syst Rev.* 2011;(11):CD005355.

Stewart EA, Nicholson WK, Bradley L, Borah BJ. The burden of uterine fibroids for African American women: results of a national survey. *J Womens Health (Larchmt).* 2013;22(10):807-816.

Templeman C, Fallat M, Blinchevsky A, Hertweck S. Noninflammatory ovarian masses in girls and young women. *Obstet Gynecol.* 2000;96:229-233.

34 Enfermedades mamarias

Harold Wu y Shriddha Nayak

El cáncer mamario es un aspecto de salud frecuente y devastador para muchas mujeres. Una de cada ocho presentará cáncer mamario durante su vida. Puede ser difícil diferenciar las enfermedades mamarias benignas del cáncer y es importante que un ginecólogo pueda valorarlas y tratarlas.

ANATOMÍA

- Los **bordes de la mama adulta femenina** se encuentran entre la segunda y la sexta costillas en el eje vertical, y entre el borde esternal y la línea media axilar en el horizontal (Figura 34-1). Un pequeño porcentaje del tejido mamario se proyecta hacia la axila y forma la cola de Spence.
- La mama está formada por **tres tipos principales de tejidos**: piel, subcutáneo y mamario, este último a su vez constituido por parénquima y estroma. El parénquima se divide en 15 a 20 segmentos que convergen en el pezón, con una disposición radial. Hay entre cinco y 10 conductos colectores que se abren en el pezón; cada uno da origen a protrusiones que forman 15 a 20 lóbulos y cada lóbulo consta de 10 a 100 alvéolos que forman la glándula.
- La mama está cubierta por tejido aponeurótico. La fascia pectoral superficial rodea a la mama y se continúa con la fascia muscular abdominal de Camper. La capa bajo la superficie de la mama yace sobre la fascia muscular pectoral, que cubre a los músculos pectoral mayor y serrato mayor. Hay bandas fibrosas que conectan las dos capas aponeuróticas (ligamentos suspensorios de Cooper) y constituyen el soporte natural de la mama.
- El **riego sanguíneo principal** de la mama es a través de la **arteria mamaria interna** y constituye 66% del total. El tercio adicional que riega sobre todo el cuadrante superior externo corresponde a la **arteria mamaria externa**. Casi todo el drenaje linfático de la mama se dirige a los ganglios axilares. Los ganglios mamarios internos también reciben drenaje de todos los cuadrantes de la mama y son un sitio desusado pero potencial de metástasis.
- La mayoría de las anomalías en la mama que da origen a una biopsia se debe a enfermedades mamarias benignas, que pueden producir dolor, una masa tumoral, calcificaciones y secreción por el pezón. El cáncer presenta manifestaciones similares.
- Para los propósitos de delinear el avance de las metástasis, los **ganglios linfáticos axilares** se clasifican en niveles. Los del nivel I yacen por fuera del borde externo del músculo pectoral menor, los del nivel II detrás del músculo pectoral menor y los de nivel III en ubicación medial al borde medial del músculo pectoral menor.

EXPLORACIÓN MAMARIA

- Las guías de detección mediante la exploración clínica de la mama varían de acuerdo con la organización profesional (ver el capítulo 26). En el American College of Obstetricians and Gynecologists se recomienda la exploración clínica mamaria como parte de la ginecológica sistemática cada 1 a 3 años en las mujeres de 25 a 39 años, y cada año en las de

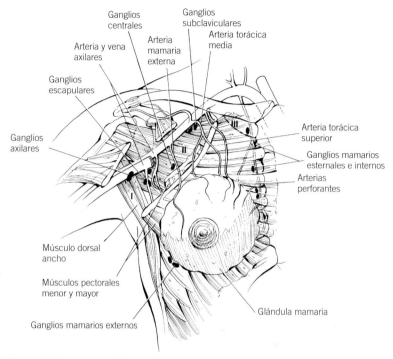

Ganglios centrales
Ganglios subclaviculares
Arteria y vena axilares
Arteria mamaria externa
Arteria torácica media
Ganglios escapulares
Ganglios axilares
Arteria torácica superior
Ganglios mamarios esternales e internos
Arterias perforantes
Músculo dorsal ancho
Músculos pectorales menor y mayor
Glándula mamaria
Ganglios mamarios externos

Figura 34-1. Anatomía de la mama. Se señalan con números romanos (I, II, III) los niveles de los ganglios linfáticos axilares. Reimpresa con autorización de Kelley JL, Sukumvanich P. Diseases of the breast. En: Jones HW III, Rock JA, eds. *TeLinde's Operative Gynecology.* 11th ed. Philadelphia, PA: Wolters Kluwer; 2015:1007.

40 años y mayores. Debe también hacerse si hay alguna manifestación relacionada con la mama y consta de lo siguiente:

- **Inspección y palpación** de las mamas en las posiciones supina y sentada con las manos arriba de la cabeza, y después, sobre la cadera. La posición supina aplana el tejido mamario contra el tórax, lo que permite una exploración más exhaustiva.
- **Observación** del contorno, la simetría y los patrones vasculares de las mamas en busca de signos de retracción cutánea, edema o eritema en cada una de las posiciones antes mencionadas.
- **Palpación sistemática** de cada mama, la axila y las regiones supraclaviculares en forma circular, con uso de compresión leve, intermedia y profunda. Usar las yemas de los tres dedos medios para palpar en busca de tumoraciones. Parece mejor un patrón de exploración en bandas verticales que el de círculos concéntricos. Para asegurar que se revisa todo el tejido mamario, cubrir una zona rectangular limitada por arriba por la clavícula, a los lados por la línea axilar media y debajo por la línea del sostén.
- Valoración de secreción, costras y ulceraciones del pezón.
- Respecto a la localización anatómica y la descripción de los tumores o la enfermedad, la superficie de la mama se divide en cuatro cuadrantes y se usan los números de la carátula del reloj como puntos de referencia. Se puede describir un hallazgo como "tumoración

dura que se palpa en la porción alta del cuadrante interno de la mama derecha en la posición de las 2, a casi 2 cm del pezón".

- La utilidad clínica de la **autoexploración mamaria** es controvertida. La **autovigilancia mamaria** es aquella del aspecto y la consistencia normales de sus mamas por la paciente y puede o no incluir la autoexploración mamaria. Se alienta a la paciente para referir cualquier cambio en las mamas a su proveedor de cuidado de la salud.

AFECCIONES Y MANIFESTACIONES COMUNES DE LAS MAMAS

- Casi 16% de las mujeres de 40 a 69 años busca atención médica por manifestaciones relacionadas con las mamas en un periodo de 10 años, la más frecuente una tumoración (40%). Otras comunes incluyen la secreción por el pezón y el dolor. El cáncer mamario contribuye con solo 10% de tales manifestaciones y el no diagnosticarlo se ubica en una posición alta en la lista de demandas por negligencia médica en Estados Unidos. Los motivos más frecuentes de litigios contra ginecoobstetras relacionados con las mamas son "presencia de datos físicos que no produjeron una impresión diagnóstica" y "el no enviar al especialista para una biopsia". Los médicos deben prepararse para valorar, tratar e informar a las pacientes acerca de sus preocupaciones.

Mastalgia

- El dolor mamario puede ser cíclico o no. El **dolor mamario cíclico** es máximo en la etapa premenstrual y se alivia con el inicio de la menstruación. Puede ser unilateral o bilateral y vincularse con cambios fibroquísticos. El dolor por estos cambios se localiza sobre todo en la región subareolar y la superior externa de la mama, quizá debido a edema del estroma, dilatación de conductos y algún grado de inflamación. Los microquistes en la afección fibroquística pueden progresar hasta formar macroquistes palpables.
- El **dolor no cíclico** puede tener varias causas, incluidos fluctuaciones hormonales, adenomas firmes, ectasia ductal y macroquistes. Puede también surgir de estructuras musculoesqueléticas, como inflamación de los músculos pectorales por el ejercicio o traumatismos, distensión de los ligamentos de Cooper o costocondritis. La mastitis y la hidradenitis supurativa se pueden manifestar con dolor. En la mayor parte del dolor mamario no cíclico no se determina una causa definida. El carcinoma mamario se puede presentar con dolor (< 10%) pero es raro. La valoración del dolor mamario incluye un interrogatorio cuidadoso y la exploración física, así como mamografía en las mujeres mayores de 35 años. La principal utilidad de la mamografía es proveer tranquilidad, que se puede ofrecer a las pacientes sin una tumoración dominante.
- En la mayoría de los casos la mastalgia se resuelve de manera espontánea, si bien a veces solo después de meses o años. La restricción de sustancias que contienen metilxantinas (p. ej., café, té) no ha mostrado ser superior al placebo, pero algunas pacientes quizá noten alivio. El dolor de un macroquiste se puede aliviar mediante su aspiración con aguja. Se logra el alivio sintomático con un sostén firme, paracetamol o un fármaco antiinflamatorio no esteroide. Por último, el dolor cíclico se puede aliviar sobre todo con anticonceptivos orales, diuréticos tiacídicos, danazol o tamoxifeno.

Secreción por el pezón

- La secreción por el pezón es una manifestación y dato de exploración mamaria frecuente; suele ser benigna (95% de los casos). Sus causas van desde una secreción fisiológica hasta una de origen endocrino relacionada con la patología. Ver en la figura 34-2 un algoritmo de valoración de la secreción por el pezón.

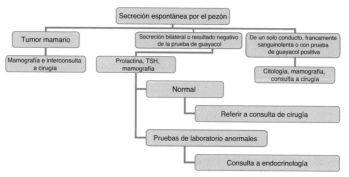

Figura 34-2. Algoritmo para la valoración de la secreción por el pezón. TSH, hormona estimulante de la tiroides.

- La **secreción fisiológica** por el pezón durante la exploración o estimulación es un fenómeno frecuente. Hasta 50 a 80% de las mujeres en etapa reproductiva puede expulsar una o más gotas de líquido. Esta secreción benigna suele ser no espontánea, bilateral y de características serosas. Si el resto de la exploración mamaria es normal, es suficiente tranquilizar a la paciente y no se requiere más estudio.

- La **galactorrea** es la producción de leche no relacionada con el amamantamiento o el embarazo y, por lo general, es una secreción bilateral multiductal. Varias anomalías endocrinas dan origen a la galactorrea, como los inhibidores de la dopamina, las afecciones hipotalamohipofisarias, el hipotiroidismo, el síndrome postoracotomía y la insuficiencia renal crónica. La exploración mamaria crónica o los estrógenos exógenos de las píldoras anticonceptivas orales pueden causar galactorrea. De los casos, 33% es idiopático. Su valoración incluye un interrogatorio cuidadoso, con revisión de los medicamentos e indagación de traumatismos/estimulación recientes de la mama, y la exploración física. El interrogatorio incluye síntomas de amenorrea, hipotiroidismo, alteraciones en campos visuales o cefaleas de reciente inicio, que pudiesen sugerir la causa subyacente de la galactorrea. Son estudios adicionales el de la concentración de prolactina, las pruebas de función tiroidea y la resonancia magnética (RM) del encéfalo si la prolactina resulta elevada. La concentración de prolactina puede elevarse falsamente después de las comidas, tras una exploración mamaria o con base en su variación diurna.

- La **secreción patológica**, por lo general, es unilateral y espontánea, de color gris verduzco, serosa o sanguinolenta. Las causas de secreción patológica son el carcinoma, el papiloma intraductal (de color pajizo), la ectasia ductal y los cambios fibroquísticos. Solo 5% de las secreciones de origen patológico se debe a un carcinoma. Se puede intentar por exploración física identificar la zona de la mama y el conducto específico del que se expulsa la secreción. Se pueden identificar lesiones cutáneas o alguna masa asociada. Si el líquido no es francamente sanguinolento, se puede hacer la prueba del guayacol para identificar la presencia sutil de sangre, y cuando sea positiva o francamente sanguinolenta se hace citología; de otra manera la sensibilidad de la citología es muy baja para el cáncer. Además, se requieren estudios de imagen con mamografía bilateral. Si la paciente es menor de 35 años también se puede usar ultrasonografía.

Infecciones mamarias

- La **mastitis puerperal** es una celulitis aguda de la mama en una mujer que amamanta, tópico que se describe con detalle en el capítulo 24.

- La **mastitis no puerperal** es una rara infección subareolar. En contraste con la mastitis puerperal, la no puerperal suele ser una infección polimicrobiana y la paciente, por lo general, no muestra afección sistémica. La cobertura por antibióticos incluye casi siempre clindamicina o metronidazol, además de un lactámico β. Toda inflamación mamaria debe hacer surgir preocupación respecto al cáncer inflamatorio y el umbral para hacer una biopsia cutánea debe ser bajo, en particular en la población de edad avanzada. La falta de respuesta al tratamiento con antibióticos debe dar lugar a una biopsia en cualquier paciente. Por último, se actualizará su estudio con una detección por mamografía.

Masa tumoral mamaria

- La valoración de una masa palpable en la mama requiere un interrogatorio personal cuidadoso, de antecedentes familiares, la exploración física y estudios radiográficos. La tumoración comunicada por la paciente debe ser objeto de la misma valoración, incluso si no se detecta por exploración física.
- En general, el tejido mamario puede ser irregular y granular. Las siguientes son **características de las lesiones de preocupación respecto al cáncer**: cuando son lesiones únicas, duras, inmóviles, de bordes irregulares y > 2 cm de diámetro. En la mayoría de los casos los tumores cancerosos son indoloros, pero 10% de las pacientes afectadas presenta algunas molestias mamarias. Los síntomas que se pueden vincular con el cáncer mamario incluyen secreción por el pezón, exantema o ulceración del pezón, eritema difuso de la mama, adenopatía, o los vinculados con las metástasis.
- Se recomienda la mamografía diagnóstica en la valoración de cualquier mujer mayor de 35 años con una masa tumoral palpable. Los datos sospechosos de cáncer en la mamografía incluyen aumento de la densidad, bordes irregulares, formaciones con espigas o un conjunto acompañante de microcalcificaciones (Figura 34-3).
- En las menores de 35 años se puede usar ultrasonografía para diferenciar un quiste simple de uno complejo, más preocupante, una masa sólida o un tumor.
- Se pueden usar la aspiración con aguja fina o gruesa, o la biopsia excisional, para el diagnóstico histopatológico final de una masa tumoral palpable. El líquido sanguinolento obtenido por aspiración, o la persistencia de una tumoración después de esta, debe llevar a la biopsia excisional o consulta a cirugía.
- La combinación de exploración física, mamografía y biopsia por aspiración con aguja fina constituye el llamado triple diagnóstico. Menos de 1% de los cánceres mamarios se pasa por alto utilizando este abordaje.
- Las masas tumorales benignas de la mama incluyen fibroadenomas, quistes o necrosis grasa.
  - Un **fibroadenoma** es la lesión ocupativa más común en las mujeres menores de 25 años. El crecimiento es gradual y en ocasiones puede haber hipersensibilidad. Si la lesión es palpable, de tamaño creciente o psicológicamente molesta, debe considerarse la biopsia con aguja gruesa o excisional. El tratamiento conservador es apropiado para lesiones pequeñas que no se palpan y se identificaron como fibroadenomas. El carcinoma dentro de un fibroadenoma es un fenómeno raro. Un tumor maligno poco común que se puede confundir con el fibroadenoma es el **cistosarcoma filoides**, que se trata por resección amplia con bordes negativos. Son raras las recurrencias locales y, todavía más, las metástasis distantes.
  - Se pueden encontrar **quistes mamarios** en mujeres en la premenopausia o posmenopausia. Por exploración física no se pueden distinguir los quistes de las masas tumorales sólidas. La ultrasonografía y la aspiración del quiste son diagnósticas. Los quistes simples tienen una pared delgada, carecen de ecos internos y son benignos. En estos casos no se requiere tratamiento adicional. Los quistes complejos presentan una

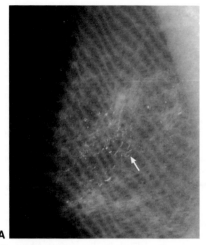
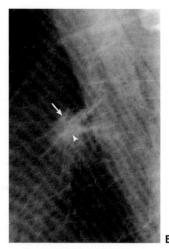

A   **B**

Figura 34-3. **A.** Una mujer de 53 años con secreción sanguinolenta del pezón. La vista mediolateral de la mama derecha muestra calcificaciones a manera de moldes que afectan una gran parte con extensión hacia el pezón. Las calcificaciones son irregulares y ramificadas (*flecha*) y forman un patrón lineal de puntos-guiones, alineado con el sistema de conductos. **B.** Una mujer de 60 años con una masa palpable sin antecedentes adicionales pertinentes. La vista mediolateral de la mama derecha revela una masa con espigas (*flecha*) con distorsión arquitectónica y en el centro se visualizan microcalcificaciones irregulares (pleomórficas) (*punta de flecha*). El diagnóstico es un carcinoma, en su mayor parte DCIS de tipo comedónico (A) y un carcinoma ductal invasor sin especificación adicional (B). Reimpresa con autorización de Pope TL Jr. *Aunt Minnie's Atlas and Imaging Specific Diagnosis.* 2nd ed. Philadelphia, PA: Lippincott Williams & Wilkins; 2003:329.

pared gruesa o tabiques internos y se consideran sospechosos, por lo que, en general, se somete a las pacientes a alguna forma de biopsia. Si un quiste no se resuelve con aspiración, muestra un material aspirado sanguinolento, recurre en 6 semanas o es complejo en el estudio ultrasonográfico debe hacerse una consulta a cirugía.

• La **necrosis grasa** suele vincularse con traumatismos de la mama y una masa tumoral resultante. Se puede presentar después de una biopsia mamaria, infección, ectasia ductal, mamoplastia de reducción, lumpectomía y radioterapia por carcinoma mamario. La necrosis grasa es más común en la región subareolar. Este proceso puede ser difícil de distinguir del cáncer mamario tanto por exploración física como por mamografía. Es necesario valorar la lesión como cualquier otra palpable en la mama. Solo un aspecto histopatológico benigno da tranquilidad.

CÁNCER MAMARIO

Es el tipo más frecuente de cáncer que afecta a las mujeres en Estados Unidos y ocupa el segundo lugar en la mortalidad por cáncer femenino, solo después del pulmonar. La media de edad para el diagnóstico y la muerte es de 61 y 69 años, respectivamente. Sobre todo por una mejor detección, la prevalencia del cáncer mamario se duplicó en los últimos 50 años y el riesgo de toda la vida de una mujer de padecerlo es de 12.7% (casi una de cada ocho).

Factores de riesgo

- El modelo de uso más frecuente para determinar el riesgo de cáncer mamario es el **modelo de Gail**, cuyos componentes son: el número de parientes de primer grado con cáncer mamario, la edad de la menarquia, la edad del primer parto con producto vivo, el número de biopsias de mama y la presencia de hiperplasia atípica en una biopsia. Su precisión es limitada porque omite un interrogatorio familiar detallado de cánceres mamario y ovárico, y subestima el riesgo de las mujeres afroestadounidenses, en tanto sobreestima el de las estadounidenses con ancestros asiáticos. *No debe usarse este modelo en las mujeres con antecedente personal de cáncer mamario o en aquellas que se saben portadoras de mutaciones génicas.*
- La **edad** es el principal factor de riesgo del cáncer mamario, del que casi 95% se presenta en las mujeres mayores de 40 años.
- **Antecedentes familiares y predisposición genética.** Los antecedentes familiares confieren un mayor riesgo de cáncer mamario, en especial cuando corresponden a la enfermedad en edad premenopáusica de una pariente de primer grado, el masculino, el bilateral o una combinación de este y el ovárico en una familia. En el capítulo 53 se describen con más detalle los síndromes mencionados a continuación.
  - Los genes *BRCA1* y *BRCA2* son supresores de tumor, con herencia autosómica dominante. Heredarlos confiere un riesgo de toda la vida de 40 a 70% de cáncer mamario; y sin embargo, tales casos contribuyen solo con < 10% de los diagnósticos. Además, el *BRCA1* confiere un riesgo de 40% de cáncer ovárico, en tanto el *BRCA2*, uno de 20% de este mismo cáncer. Ambas mutaciones son más frecuentes en la población judía Ashkenazí (1 en 40). Las mujeres que las presentan tienen una probabilidad de 35 a 43% de un segundo cáncer mamario primario en los primeros 10 años que siguen al diagnóstico inicial y un mayor riesgo de cáncer pancreático (ver el capítulo 53).
  - Las pacientes con los síndromes de Li-Fraumeni, Cowden (de hamartoma múltiple) y Peutz-Jeghers también tienen mayor riesgo de cáncer mamario (ver el capítulo 53).
- **Exposición hormonal.** La menarquia temprana (< 12 años), la menopausia natural tardía (> 55 años), la edad avanzada en el primer embarazo de término y tener pocos embarazos aumentan el riesgo de cáncer mamario, y el amamantamiento se vincula con uno menor. Además, el consumo moderado de alcohol, que se relaciona con un aumento de los estrógenos, conlleva un mayor riesgo. Por último, la participación del uso de estrógenos exógenos en el desarrollo del cáncer mamario sigue siendo controvertida. El uso de anticonceptivos orales a largo plazo (> 10 años) y el tratamiento hormonal actual se vinculan con un riesgo mayor insignificante de cáncer mamario.
- **Alimentación y estilo de vida.** Las diferencias significativas en la incidencia del cáncer mamario en distintas regiones geográficas y culturales han originado la sospecha durante mucho tiempo de la presencia de factores de riesgo alimentarios. Se ha señalado como causal a la alimentación rica en grasas, pero los datos son insuficientes para respaldar una recomendación firme respecto a disminuirlas para alcanzar un menor riesgo de cáncer mamario. Las actividades del estilo de vida con efectos protectores incluyen la física y la regulación del peso corporal.
- **Antecedentes personales.** Las mujeres con antecedente de cáncer mamario tienen un riesgo de 0.5 a 1% por año de presentarlo en la mama contralateral, además del de recurrencia en la mama tratada. La mayoría de las recurrencias se presenta en los primeros 5 años que siguen al diagnóstico. Un antecedente personal de una biopsia mamaria con resultado benigno o de hiperplasia atípica también aumenta el riesgo, al igual que la radioterapia (RT) previa de la pared torácica.

Detección y diagnóstico

Las principales modalidades de detección incluyen exploración clínica, autoexploración y mamografía de detección (Tabla 34-1). La exploración clínica mamaria es la mejor para

Tabla 34-1	Técnicas y guías de detección del cáncer mamario			
	Aplicación	**Sensibilidad/eficacia**	**Limitaciones**	**Guías[a]**
Mamografía	Permite detectar microcalcificaciones, sombras anormales o distorsión de los tejidos blandos.	Sensibilidad: 74-95% Especificidad: 89-99% La sensibilidad disminuye en las mujeres < 50 años y en aquellas con mamas densas. Disminuye el riesgo de mortalidad relacionada con el cáncer por 16 a 35%.	Menos sensible para los tumores de crecimiento más rápido (mujeres jóvenes). Densidad mamaria Hormonoterapia Implantes mamarios	USPSTF: edad ≥ 50-74, cada 2 años. ACOG: ofrecer de inicio a los 40 años; se recomienda no después de los 50, cada 1-2 años. ACS: ofrecer a los 40-45 años; se recomienda de los 45 a los 54 en forma anual, y cada 1-2 años para las de 55 años y mayores.
Exploración clínica mamaria	La inspección y palpación en las posiciones supina y sentada, incluidas la de los ganglios axilares y supraclaviculares, así como el pezón y la areola. Se recomienda de 6-10 min de duración.	Sensibilidad: 54% Especificidad: 94% Permite detectar casi 5% de los cánceres pasados por alto en la mamografía. La mayoría de los estudios muestra su eficacia en conjunción con la mamografía (es probable que cada una contribuya).	Dependiente de quien hace la exploración. Menos específica que la mamografía, con una mayor frecuencia de biopsias por enfermedad benigna. Limitada en mujeres con obesidad.	USPSTF: pruebas insuficientes para recomendarla o no. ACOG: ofrecer a los 25-39 años cada 1-3 años, y después, en forma anual en las de 40 años y mayores. ACS: no lo recomienda.
Autoexploración mamaria	Exploraciones mensuales alrededor del día 10 del ciclo.	Sensibilidad: 20-30% Muy pocos estudios aleatorios. No se pudo mostrar beneficio para la frecuencia del diagnóstico, la muerte por cáncer o el tamaño de los tumores.	Dependiente de quien hace la exploración. Mayor tasa de biopsias por enfermedades benignas. Estudios limitados.	USPSTF: no respalda la instrucción para autoexploraciones mamarias. ACS: no se recomienda. ACOG: no se recomienda; respalda a la autovigilancia mamaria.

Abreviaturas: ACOG, *American College of Obstetricians and Gynecologists*; ACS, *American Cancer Society*; USPSTF, *US Preventive Services Task Force.*
[a] Datos del American College of Obstetricians and Gynecologists Committee on Practice Bulletins-Gynecology. ACOG Practice Bulletin No. 179: breast cancer risk assessment and screening in average-risk women. *Obstet Gynecol.* 2017; 13O(1):e1-e16.

detectar tumores > 2 cm de diámetro. En el National Breast and Cervical Cancer Early Detection Program se encontró que por exploración clínica se detectan casi 5% de los cánceres mamarios que no se visualizan en la mamografía. Las modalidades de diagnóstico incluyen la mamografía y la biopsia (incluidos sus tipos de aguja fina, gruesa y excisional). Son modalidades de diagnóstico por imagen adicionales la ultrasonografía y la RM.

Mamografía

- La mamografía aún es la principal modalidad de detección del cáncer mamario, que tiende a ser más pequeño y presentar características histopatológicas y biológicas más favorables. Las limitaciones de la mamografía incluyen la edad de la paciente, la velocidad de proliferación del tumor, la densidad del tejido mamario, el uso del tratamiento de restitución hormonal y los implantes de mamas. Alrededor de 5 a 15% de los cánceres no son visibles en la mamografía y todas las lesiones palpables requieren biopsia.
- La **mamografía de detección** es para mujeres sin signos o síntomas de enfermedad mamaria y consta de imágenes de dos vistas a ambos lados. La mamografía puede en potencia detectar lesiones tan pequeñas como de 1 mm y su variante digital es más eficaz que aquella en placa, en especial en mujeres menores de 60 años o con mamas densas.
- La **mamografía diagnóstica** incluye varias vistas (p. ej., de detalle con compresión, con aumento) y técnicas de localización y suele usarse después de tener un hallazgo anormal a la exploración física, por autoexploración o en la mamografía de detección. La mamografía es una parte esencial de la valoración de una paciente con cáncer mamario clínicamente evidente, en cuya circunstancia es útil para valorar otras zonas de la mama así como la contralateral.

Mamografía anormal

- Los datos radiológicos de sospecha requieren consulta quirúrgica y la consideración de una biopsia mamaria, incluso con una exploración física que no aporte datos.
- Son hallazgos de preocupación en la mamografía
  - La densidad en los tejidos blandos, en especial si los bordes no están bien definidos
  - Las microcalcificaciones agrupadas en un sitio
  - La calcificación en el interior de una densidad de tejido blando o estrechamente vinculada
  - La densidad asimétrica o distorsión del parénquima
  - Una nueva anomalía en comparación con la mamografía previa
- Cuando una mamografía de detección es ambigua en una paciente, debe hacerse la variante diagnóstica con posible biopsia dirigida. Las técnicas de biopsia de las lesiones no palpables identificadas radiográficamente incluyen la localización con aguja, la biopsia excisional y la estereotáctica con aguja gruesa. Si los estudios de mamografía no son concluyentes, se puede considerar un estudio de seguimiento a corto plazo a los 6 meses (Tabla 34-2).

Modalidades alternas de detección

- **Ultrasonografía.** Aunque no sustituye a la mamografía, se ha convertido en un recurso frecuente para la valoración de las lesiones mamarias, en particular para diferenciar aquellas quísticas de las sólidas y, con mayor frecuencia, en la valoración de lesiones de mujeres jóvenes, en especial las menores de 40 años. También se puede usar como recurso de detección adyuvante en aquellas con mamas densas o quísticas, o con implantes mamarios. Las características de sospecha incluyen masas sólidas con bordes mal definidos, sombras acústicas o lesiones quísticas complejas. La guía ultrasonográfica ayuda a los procedimientos de diagnóstico, incluidas la biopsia excisional o la de aspiración con aguja fina.

Tabla 34-2	Categorías de valoración de las imágenes obtenidas por mamografía del sistema de datos e informe del American College of Radiology (BI-RADS)[a]		

Categoría	Valoración	Definición	Probabilidad de cáncer mamario
1	Negativa	Las mamas parecen normales.	Esencialmente 0%
2	Dato(s) benigno(s)	Mamografía con resultado negativo, pero quien la interpreta desea describir un hallazgo.	Esencialmente 0%
3	Dato probablemente benigno, se sugiere el seguimiento en un intervalo breve.	Lesión con elevada probabilidad de ser benigna.	> 0, pero ≤ 2%
0	Se requiere la valoración de imágenes adicionales o mamografías previas para comparación.	Lesión detectada, se requieren imágenes adicionales de uso casi siempre en una situación de detección.	NA
4	Sospechosa de anomalía, debe considerarse la biopsia.	Se nota una lesión por la que el radiólogo tiene suficiente preocupación para recomendar una biopsia.	> 2, pero ≤ 95%
5	Altamente sugerente de cáncer, debe llevarse a cabo la acción apropiada.	Se nota una lesión con alta probabilidad de ser cáncer.	> 95%

Abreviatura: NA, no aplicable.
[a] Reimpresa con autorización de Kerlikowske K, Smith-Bindman R, Ljung BM, et al. Evaluation of abnormal mammography results and palpable breast abnormalities. *Ann Intern Med* 2003;139:274-284, con autorización; y datos del American College of Obstetricians and Gynecologists Committee on Practice Bulletins-Gynecology. ACOG Practice Bulletin No. 164: diagnosis and management of benign breast disorders. *Obstet Gynecol* 2016;127:e141-e56. (Reafirmado en el 2018).

- **RM.** Los estudios mostraron que este método es más sensible, pero menos específico y más oneroso, que la mamografía para la detección del cáncer mamario. Se recomienda una RM de detección en mujeres con más de 20% de riesgo de toda la vida de sufrir un cáncer mamario e incluyen aquellas con mutaciones conocidas de los genes *BRCA1* o *BRCA2*, parientes de primer grado de aquellas con mutaciones *BRCA1* o *BRCA2* que no se han sometido a pruebas genéticas, el antecedente de RT de tórax entre los 10 y 30 años y las que padecen ciertos síndromes genéticos (incluidos los de Li-Fraumeni y Cowden) o tienen un pariente de primer grado con uno de estos síndromes.
- No se recomienda la RM de detección en las mujeres con riesgo promedio de cáncer mamario.

Lesiones mamarias premalignas

* La **hiperplasia atípica** es una lesión proliferativa de la mama que tiene algunas de las características del carcinoma *in situ* y debe considerarse premaligna. Conlleva un riesgo cuatro a cinco veces mayor de cáncer mamario, por lo general en la mama homolateral. Se recomienda su exéresis completa. Las lesiones proliferativas, como la adenosis esclerosante, la hiperplasia del epitelio ductal y los papilomas intraductales también conllevan un mayor riesgo de cáncer.
* **Carcinoma lobulillar *in situ*** (**LCIS**, por sus siglas en inglés), a veces llamado *neoplasia lobulillar*, es una lesión palpable no invasiva que surge de los lobulillos. Es más frecuente en mujeres en la premenopausia y a menudo es un hallazgo incidental de biopsia. Suele ser multicéntrico y bilateral y se considera índice o marcador, que identifica a mujeres con mayor riesgo de cáncer invasor subsiguiente, cuyo riesgo absoluto es de casi 1% por año. El tratamiento es controvertido e incluye observación, administración de tamoxifeno o mastectomía profiláctica para disminuir el riesgo de un cáncer mamario subsiguiente.

Lesiones mamarias malignas

* El cáncer de mama surge con mayor frecuencia en el cuadrante superior externo, con un promedio de 5 años para tornarse palpable. Se origina en la unidad de conducto terminal-lobulillo de la mama y puede ser invasivo o no invasivo (*in situ*). Su patrón de proliferación se describe como comedónico o no comedónico (sólido, cribiforme, micropapilar y papilar).
* **Carcinoma ductal *in situ*** (**DCIS**, por sus siglas en inglés), también llamado *cáncer intraductal*, es una proliferación de células en todos los conductos sin invasión neoplásica a través de la membrana basal hacia el estroma circundante. Desde el punto de vista histopatológico, el DCIS se puede dividir en múltiples subtipos: sólido, micropapilar, cribiforme y comedónico. También se puede graduar como de riesgo bajo, intermedio o alto. Un DCIS es una forma temprana no infiltrante de cáncer mamario con mínimo riesgo de metástasis y un excelente pronóstico con solo el tratamiento quirúrgico, con o sin RT. La meta del tratamiento del DCIS es prevenir la aparición de un cáncer mamario invasor. Con el mayor uso de la mamografía, el DCIS se diagnostica cada vez más a menudo.
* **Cáncer invasor.** Los dos tipos más frecuentes de cánceres invasores son el lobulillar y el ductal. El carcinoma **infiltrante lobulillar** es una variante relacionada con la arquitectura microscópica de los lobulillos. Estos carcinomas contribuyen con 10 a 15% de los cánceres mamarios invasores, a menudo son menos evidentes en la mamografía, multifocales y con una elevada incidencia de bilateralidad. El carcinoma **ductal infiltrante** contribuye con 60 a 75% de los tumores que forman un grupo clasificado por su arquitectura, el tipo celular y el patrón de diseminación, e incluyen las formas mucinosa, tubulillar y medular.

Clasificación por etapas y factores de pronóstico

* En el **sistema de clasificación por etapas de tumor-ganglio linfático-metástasis** (**TNM**, por sus siglas en inglés) del cáncer mamario del American Joint Committee on Cancer se utiliza el tamaño del tumor, el estado de los ganglios linfáticos axilares (incorporando al centinela) y las metástasis.
  * Tamaño del tumor (T).
    o TX: no se puede determinar
    o T0: sin datos de tumor primario
    o Tis: carcinoma ductal *in situ* o enfermedad de Paget del pezón, sin carcinoma invasor

- T1: la dimensión máxima del tumor es ≤ 2 cm
  - T1mi: dimensión máxima ≤ 1 mm
  - T1a: dimensión máxima > 1 mm, pero ≤ 0.5 cm
  - T1b: dimensión máxima > 0.5 cm, pero ≤ 1 cm
  - T1c: dimensión máxima > 1 cm, pero ≤ 2 cm
- T2: dimensión máxima > 2 cm, pero ≤ 5 cm
- T3: dimensión máxima > 5 cm
- T4: cualquier tamaño de tumor que afecta a la pared torácica o la piel
  - T4a: extensión a la pared del tórax
  - T4b: edema (incluida la *piel de naranja*) o ulceración de la piel de la mama o cutánea satélite
  - T4c: ambas, T4a y T4b
  - T4d: carcinoma inflamatorio
- Clasificación patológica de las metástasis de ganglios linfáticos (N)
  - NX: no se puede valorar (puede haber sido extirpada antes)
  - N0: sin metástasis de ganglios linfáticos regionales
  - N1: afección de 1-3 ganglios linfáticos axilares
  - N2: afección de 4-9 ganglios linfáticos axilares
  - N3: afección de 10 o más ganglios linfáticos axilares, diseminación a los infra/supraclaviculares o los de la cadena mamaria interna
- Metástasis distantes (M)
  - MX: no se puede valorar
  - M0: sin metástasis distantes
  - M1: con metástasis distantes (incluidas aquellas a los ganglios supraclaviculares homolaterales)
- La expresión de los **receptores de estrógenos y progesterona (RE, RP)** en el tejido tumoral se vincula con un mejor pronóstico y puede ayudar al tratamiento sistémico. Otros factores de pronóstico incluyen el grado del tumor y la expresión del oncogén del receptor 2 del factor de crecimiento epidérmico humano (HER2/neu, por sus siglas en inglés).
- *HER2/neu* es un gen que codifica receptores transmembrana de factores de crecimiento y, por lo tanto, regula la proliferación y diferenciación celulares. La sobreexpresión de este oncogén lleva a un subtipo más agresivo de cáncer mamario, que tiende a ser mal diferenciado y de alto grado, conlleva tasas altas de afección de ganglios linfáticos y es más resistente a la quimioterapia convencional.
- **En el 2018, el American Joint Committee on Cancer actualizó el sistema de clasificación TNM** para también incluir el grado del tumor, el estado de RE/RP, el estado de HER2 y la calificación del oncotipo DX (una prueba genómica en la que se analiza la actividad de un grupo de genes que puede influir en la proliferación tumoral y la respuesta al tratamiento).
- El pronóstico varía con base en la etapa y la diseminación de la enfermedad (Tabla 34-3).

Tratamiento

La detección temprana es clave para mejorar las tasas de supervivencia (ver la tabla 34-3). En general, las pacientes en etapas clínicas del cáncer mamario I y II, y ciertas de ellas en la III (T3N0), se considera que son tempranas, y por lo general, se tratan con intervención quirúrgica mamaria y de los ganglios linfáticos regionales, con o sin RT. Se puede ofrecer tratamiento sistémico con base en las características del tumor primario, como el estado de las hormonas y el receptor de HER2, la afección de ganglios linfáticos y las dimensiones y el grado del tumor. El tratamiento de los cánceres mamarios con avance local incluye modos múltiples.

Tabla 34-3	Tasas de supervivencia relativa con cáncer mamario a 5 años, con fundamento en la base de datos del programa SEER[a]

Etapa del programa SEER[b]	Supervivencia relativa[c]
Localizado	98.8%
Regional	85.5%
Distante	27.4%
Desconocido	54.5%

Abreviatura: SEER, Surveillance, Epidemiology and End Results.
[a] Adaptado de Surveillance, Epidemiology, and End Results Program. Cancer stat facts: female breast cancer. Sitio de internet del Surveillance, Epidemiology, and End Results Program. https://seer.cancer.gov/statfacts/html/breast.html. Con acceso en junio 6 del 2019.
[b] Definiciones de la clasificación por etapas: localizado = confinado al sitio primario; regional = diseminado a los ganglios linfáticos regionales; distante = con metástasis; desconocido = no clasificado por etapas.
[c] Con base en mujeres con diagnóstico de cáncer mamario entre el 2008 y el 2014.

Tratamiento quirúrgico o local

- La **mastectomía** implica la exéresis quirúrgica completa del tejido mamario y se recomienda cuando la enfermedad es multicéntrica, invade la piel y la pared torácica o muestra características inflamatorias, o si no se pueden obtener bordes negativos con la operación de conservación mamaria. La **mastectomía radical** incluye la exéresis de la mama, la piel suprayacente, los músculos pectorales mayor y menor, y todo el contenido axilar. La **mastectomía radical modificada** incluye la exéresis de toda la mama y la aponeurosis subyacente del músculo pectoral mayor, así como los ganglios linfáticos axilares de niveles I y II. Una **mastectomía total** o **simple** es de exéresis de la mama con el complejo areola-pezón, pero sin ganglios linfáticos. La mastectomía "de conservación de la piel" brinda mejores resultados estéticos y puede ser apropiada para las pacientes con DCIS; cáncer de mama en etapas I, II o III, o para la mastectomía profiláctica. La mastectomía con conservación de areola-pezón es controvertida para el tratamiento del cáncer mamario. Cualquier tipo de mastectomía se puede hacer con o sin reconstrucción inmediata.
- En el **tratamiento de conservación mamaria** (TCM) se hace una tumorectomía o exéresis local amplia para obtener un margen histopatológicamente negativo de 1 a 2 mm. Se requiere RT adyuvante, que se administra a toda la mama con una probable dosis de refuerzo al lecho de la lumpectomía. Los estudios de comparación de TCM + RT y mastectomía muestran resultados de supervivencia similares.
- Valorar el **estado de los ganglios linfáticos** es importante para el pronóstico, la clasificación por etapas y el plan terapéutico. No obstante, son complicaciones potenciales de la disección axilar el linfedema (10-15%), el dolor, el entumecimiento o la debilidad del brazo afectado.
- Se puede evaluar el ganglio axilar de sospecha clínica por ultrasonografía más biopsia por aspiración con aguja fina o gruesa.
- La **biopsia del ganglio linfático centinela** se convirtió en el método ideal de clasificación de los de una axila clínicamente negativa por etapas. Se identifica por un marcador radiactivo o un colorante que se inyecta en la región periareolar de la mama. Cuando se usan el isótopo y el colorante combinados, el valor predictivo positivo de la biopsia del ganglio centinela se acerca a 100%.
- La **radioterapia**, si bien con mayor frecuencia es administrada como parte de TCM, se puede usar también para otras indicaciones.

Tratamiento sistémico

- Este tratamiento administrado antes de la intervención quirúrgica se denomina **tratamiento neoadyuvante** y a menudo se recomienda para las pacientes con enfermedad local avanzada. El **tratamiento adyuvante**, que se administra después de la intervención quirúrgica, suele recomendarse a las pacientes con cáncer mamario con receptores hormonales y datos de ganglios linfáticos positivos, u otras características de alto riesgo.

- La **hormonoterapia** es el tratamiento sistémico adyuvante más recomendado para el cáncer mamario RE y RP positivo. El **tamoxifeno**, un modulador selectivo de RE, se ha usado con más frecuencia. Bloquea los efectos de los estrógenos endógenos en la mama, pero produce otros similares en el útero, el hueso, el hígado y el sistema de coagulación. La hormonoterapia da lugar a una disminución de 26% anual del riesgo de recurrencias y de 14% del de muerte por cáncer mamario. El tamoxifeno suele administrarse durante al menos 5 años. Tiene relación con un aumento al doble del cáncer endometrial y de sucesos tromboembólicos venosos (casi cuatro casos por 1 000 mujeres). La hemorragia uterina anormal en las mujeres en la premenopausia, o cualquier hemorragia en la posmenopausia si toman tamoxifeno, debe valorarse por biopsia endometrial. Sin embargo, no se recomiendan los estudios de imagen o la biopsia endometrial sistemáticos para las usuarias de tamoxifeno. El riesgo de tromboembolia venosa y cáncer endometrial tiene relación con la edad y aumenta conforme esta avanza.
  - **Inhibidores de la aromatasa** (p. ej., letrozol, anastrozol y exemestano) son potentes inhibidores de la síntesis de estrógenos y, por lo tanto, suelen usarse en las mujeres en la posmenopausia. Se mostró que son más eficaces que el tamoxifeno para tratar el cáncer mamario, con casi ningún riesgo de hiperplasia endometrial y uno disminuido de sucesos tromboembólicos, en comparación con el tamoxifeno. Los efectos secundarios incluyen osteoporosis, mialgias, aumento del colesterol y dolor articular. Estos fármacos son eficaces como primera línea o como de segunda línea en las pacientes cuyo cáncer progresó durante o después del tratamiento con tamoxifeno.

- **Tratamiento biológico.** El trastuzumab (Herceptin) es un anticuerpo monoclonal contra la **proteína HER2** obtenido por ingeniería genética cuyo uso concomitante con la quimioterapia en las pacientes con cáncer mamario positivo para HER2 mejora de manera significativa la supervivencia sin enfermedad y la global. Hay, no obstante, un mayor riesgo de insuficiencia cardiaca congestiva y disminución de la fracción sistólica ventricular izquierda en las pacientes que reciben trastuzumab, por lo que se recomienda la vigilancia cardiaca sistemática.

- Se ha mostrado que la **quimioterapia** mejora la supervivencia global y disminuye la probabilidad de muerte en 25% en pacientes seleccionadas. La decisión de usar quimioterapia citotóxica depende de la histopatología del tumor, sus dimensiones, el estado de los ganglios linfáticos, el perfil genómico y los cálculos de beneficio-riesgo.

Enfermedad metastásica o avanzada

- Aunque rara vez se encuentra que el cáncer mamario es metastásico en el momento en que se presenta la paciente a atención médica, casi 33% de ellas sufre después afección distante. La media de supervivencia de las pacientes con enfermedad metastásica es de 18 a 24 meses, pero menos de 5% sobrevive más de 5 años. El cáncer mamario envía metástasis a hueso, hígado y cerebro. El propósito del tratamiento de la afección metastásica es prolongar la supervivencia y paliar los síntomas. Los tratamientos suelen incluir el endocrino, quimioterapia o el biológico. La intervención quirúrgica y la irradiación podrían considerarse ante las recurrencias limitadas a un órgano.

Prevención

- La **quimioprevención** implica el tratamiento con tamoxifeno y raloxifeno, cuyas candidatas apropiadas para el profiláctico endocrino incluyen a las mayores de 35 años con antecedente de LCIS, DCIS o hiperplasia ductal o lobulillar atípica; las mayores de 60 años; aquellas entre los 35 y 59 años con calificación ≥ 1.66% en el modelo de riesgo de Gail en 5 años, o quienes presentan mutaciones conocidas de *BRCA1* o *BRCA2* a las que no se hace mastectomía profiláctica. El **tamoxifeno profiláctico** disminuye el riesgo de cáncer mamario positivo para RE en las pacientes sin cáncer mamario previo, pero no tiene impacto sobre la supervivencia global.

  - El **raloxifeno** es un regulador selectivo de RE con efectos estrogénicos sobre los lípidos y el hueso, pero antagonistas de estrógenos en el útero y la mama. Disminuye la incidencia de cáncer mamario positivo para hormonas en las mujeres en la posmenopausia, pero como el tamoxifeno, no tiene efectos sobre la supervivencia. Es un poco menos eficaz que el tamoxifeno para prevenir el cáncer mamario, pero conlleva un menor riesgo de cáncer endometrial/hiperplasia y tromboembolia venosa. No se ha estudiado su uso en mujeres en la premenopausia.

- **Inhibidores de aromatasa.** Solo se han valorado anastrozol y exemestano en el contexto de la prevención primaria del cáncer mamario, con resultados similares. Hubo una disminución de 50% en el número de cánceres mamarios invasores en las pacientes de alto riesgo, aunque significativamente más efectos secundarios musculoesqueléticos, de sequedad vaginal, síntomas vasomotores e hipertensión, en comparación con un placebo. Si bien los datos disponibles indican que estos medicamentos son una alternativa razonable de los reguladores del receptor de estrógenos selectivos para las mujeres en la posmenopausia, en la actualidad ninguno tiene aprobación para la prevención primaria del cáncer mamario en Estados Unidos.

- Se puede considerar la **prevención quirúrgica** en dos grupos de mujeres: (1) aquellas positivas para *BRCA1* o *BRCA2* y (2) quienes tienen un antecedente familiar sólido sugerente de cáncer mamario hereditario, pero negativas para *BRCA1* o *BRCA2*. La prevención quirúrgica incluye mastectomía contralateral, mastectomía bilateral profiláctica, y salpingooforectomía bilateral. Se mostró que las mastectomías bilaterales profilácticas disminuyen el riesgo de cáncer mamario en 90%, cifra que aumenta a 95% cuando se combinan con la salpingooforectomía bilateral.

Embarazo y cáncer mamario

- El cáncer mamario relacionado con el embarazo es aquel que se diagnostica durante la gestación, en el primer año posparto o en cualquier momento durante la lactancia. El cáncer mamario es el más frecuente durante la gestación, con una incidencia de uno de 3 000 embarazos. La edad promedio de la paciente es de 32 a 38 años. Puede ser en especial de difícil diagnóstico durante el embarazo y la lactancia (por el aumento del tejido mamario glandular), lo que puede llevar un retraso en lograrlo. Por lo tanto, los cánceres se encuentran más a menudo en una etapa más avanzada en las embarazadas o en aquellas pacientes en el puerperio inmediato. Se pueden hacer mamografías con seguridad durante el embarazo. Las embarazadas evolucionan tan bien como sus contrapartes no gestantes ante una etapa similar de la enfermedad.

- El tratamiento durante el embarazo, en general, es igual que para las pacientes no gestantes. Por lo común, se puede extirpar por completo el tumor o hacer una mastectomía durante la gestación. Las sustancias usadas para identificar un ganglio linfático centinela no tienen aprobación de uso durante el embarazo y, por lo tanto, suele hacerse la disección axilar. El inicio de la quimioterapia, en general, se considera seguro después del primer trimestre. Debe evitarse la radioterapia hasta después del parto. No hay informes de pruebas de que el aborto o la interrupción del embarazo lleven a una mejor evolución.

LECTURAS SUGERIDAS

American College of Obstetricians and Gynecologists Committee on Practice Bulletins—Gynecology. ACOG Practice Bulletin No. 164: diagnosis and management of benign breast disorders. *Obstet Gynecol.* 2016;127:e141-e156. (Reafirmado en el 2018)

American College of Obstetricians and Gynecologists Committee on Practice Bulletins—Gynecology. ACOG Practice Bulletin No. 179: breast cancer risk assessment and screening in average-risk women. *Obstet Gynecol.* 2017;130(1):e1-e16.

American College of Obstetricians and Gynecologists Committee on Practice Bulletins–Gynecology, Committee on Genetics, Society of Gynecologic Oncology. Practice Bulletin No. 182: hereditary breast and ovarian cancer syndrome. *Obstet Gynecol.* 2017;130(3):e110-e126.

Fritz MA, Speroff L, eds. The breast. En: *Clinical Gynecologic Endocrinology and Infertility.* 8th ed. Philadelphia, PA: Lippincott Williams & Wilkins; 2011:621-673.

Leach MO. Breast cancer screening in women at high risk using MRI. *NMR Biomed.* 2009; 22:17-27.

35 Afecciones vulvares benignas

Megan E. Lander y Cybill R. Esguerra

ANATOMÍA DE LA VULVA

- La **vulva** es la región externa de los genitales femeninos que abarca la zona entre los labios mayores y el himen.
- Está limitada a los lados por los pliegues genitocrurales, por delante por el monte de Venus, y por detrás por el cuerpo perineal. El espacio entre los labios menores se conoce como vestíbulo vulvar.
  - La transición del epitelio queratinizado de los labios menores al no queratinizado de la mucosa vestibular es limitada por la línea de Hart.
  - Dentro del vestíbulo yacen el meato uretral, el introito vaginal, los orificios de las glándulas de Bartholin (vestibulares mayores) y de las glándulas de Skene (vestibulares menores) (ver la figura 58-6).
- Las ramas de las arterias pudendas externas e internas proveen el riego vascular de la vulva (Figura 35-1).
- La inervación sensorial de la parte anterior de la vulva es a través del nervio genitocrural y la rama cutánea del abdominogenital menor. La parte posterior de la vulva y el clítoris son inervados por el nervio pudendo.

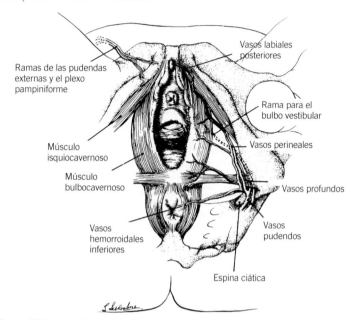

Figura 35-1. Musculatura superficial y riego sanguíneo vulvares. Reimpresa con autorización de Rock JA, Jones HW, eds. *Te Linde's Operative Gynecology.* 10th ed. Philadelphia, PA: Wolters Kluwer Health/Lippincott Williams & Wilkins; 2008:505.

ENFERMEDADES INFECCIOSAS DE LA VULVA

Infecciones de transmisión sexual

- Las **infecciones de transmisión sexual** son enfermedades que se transmiten por contacto sexual y pueden ser causadas por bacterias, virus o parásitos. Pueden ser asintomáticas, pero requieren tratamiento rápido, a menudo con antibióticos, y la instrucción acerca de prácticas sexuales más seguras (ver el capítulo 27).

Infecciones bacterianas cutáneas de la vulva

- Las infecciones bacterianas más frecuentes de la piel de la vulva son **foliculitis, forunculosis** y **celulitis**, por lo general causadas por *Staphylococcus aureus*; sin embargo, también participan estreptococos o especies intestinales como las de *Enterococci*.
- El tratamiento de la infección cutánea inicial es con compresas tibias y, en caso de su persistencia o inmunosupresión, por antibioticoterapia. El antimicrobiano seleccionado debe proveer cobertura adecuada de *S. aureus* resistentes a la meticilina, como trimetoprim-sulfametoxazol, doxiciclina o clindamicina.

DERMATOSIS Y AFECCIONES INFLAMATORIAS

Síndrome de Behçet

- El **síndrome de Behçet** es una enfermedad rara caracterizada por úlceras aftosas recidivantes en la boca, junto con una combinación de manifestaciones sistémicas que incluyen úlceras genitales, inflamación ocular, nódulos cutáneos, úlceras gastrointestinales, tromboflebitis y artritis. Es más frecuente en poblaciones japonesas y del Medio Oriente.

* La ulceración genital es el dato más específico de la enfermedad de Behçet y se presenta en más de 75% de las pacientes. Las lesiones son pequeñas, profundas y dolorosas; se pueden confundir con las del herpes. Las lesiones múltiples pueden causar fenestración de los labios vulvares, donde las úlceras, por lo general, se curan en 7 a 10 días y recurren con menos frecuencia que las bucales.

* Las opciones terapéuticas incluyen corticosteroides tópicos (valerato de betametasona al 0.1% en ungüento), intralesionales (triamcinolona, 5-10 mg/mL inyectados en la base de la úlcera) o sistémicos (prednisona, 1 mg/kg) dependiendo de la intensidad de la enfermedad. Para las lesiones recurrentes se puede ofrecer el tratamiento preventivo con colchicina (1-2 mg/día) y se titulará por el potencial de efectos gastrointestinales indeseados.

Enfermedad de Fox-Fordyce

* La **enfermedad de Fox-Fordyce** es una afección rara, caracterizada por oclusión de las glándulas sudoríparas apocrinas y apoecrinas en la axila y la región anogenital, con el resultado de un exantema papular. Las pacientes acuden con pápulas pequeñas (2-3 mm) hiperpigmentadas y agrupadas, intensamente pruriginosas, que suelen llevar a la liquenificación por el rascado crónico. Afecta de manera predominante a las afroestadounidenses. Tienden a ocurrir exacerbaciones antes y durante la menstruación. Los síntomas remiten durante el embarazo.

* El tratamiento es con corticosteroides tópicos, clindamicina e inhibidores de la calcineurina (crema de pimecrolimus al 1%). Se usan los retinoides tópicos y los corticosteroides intralesionales como de segunda línea.

Hidradenitis supurativa

* La **hidradenitis supurativa** es una afección dolorosa de las glándulas apocrinas resultante de la oclusión folicular crónica, que produce nódulos subcutáneos profundos pustulosos que forman trayectos sinuosos y masas confluentes. Las regiones intertriginosas de la piel de las axilas y la región anogenital son las afectadas con mayor frecuencia. Las lesiones aparecen y desaparecen y suelen ocurrir recrudecimientos durante la menstruación; varían de nódulos inflamados a úlceras, que pueden causar senos que drenan y cicatrización patológica extensa. Las lesiones pueden ser muy malolientes y desfigurantes, con el potencial de repercusiones psicosociales negativas en las pacientes afectadas.

* La gravedad de la enfermedad se define por el sistema de clasificación clínica de Hurley:
  * Etapa I: abscesos únicos o múltiples sin trayectos sinuosos o cicatrización patológica. La mayoría de las pacientes la presenta.
  * Etapa II: abscesos recurrentes con formación de tractos fistulosos y cicatrización patológica, lesiones únicas o múltiples ampliamente separadas.
  * Etapa III: afectación difusa o casi, formación de abscesos extensos, trayectos sinuosos y cicatrización patológica en toda la región.

* La superinfección de la hidradenitis supurativa es polimicrobiana y el cultivo puede ayudar a guiar el tratamiento. La eficacia del tratamiento médico desaparece conforme se afectan tejidos más profundos.

* Las opciones terapéuticas son amplias y se abordan en forma gradual, con la meta de disminuir la frecuencia de nuevas lesiones, prevenir el avance de la enfermedad y tratar las presentes y la cicatrización.

* El tratamiento de primera línea para todas las pacientes implica una modificación del estilo de vida. Se les recomienda usar ropa holgada, evitar la manipulación de las lesiones, mantener la región limpia y seca, y usar limpiadores suaves no irritantes. También se les

debe recomendar el cese del tabaquismo, la corrección del sobrepeso y el uso de lavados con antisépticos tópicos, como la clorhexidina.

- Enfermedad en etapa I de Hurley: la clindamicina tópica es el tratamiento de primera línea más frecuente de la afección leve, con o sin corticosteroides intralesionales adyuvantes. Se puede usar también la desbridación en sacabocado para eliminar los nódulos recientemente inflamados, así como la quimiodermoabrasión tópica con resorcinol.
- Enfermedad en etapas II y III de Hurley: tratamiento con tetraciclinas por vía oral (doxiciclina 100 mg cada 12 horas), que suele continuarse por lo general durante varios meses. Si la enfermedad persiste, puede ofrecerse el tratamiento combinado con clindamicina (300 mg por vía oral cada 12 horas) y rifampicina (600 mg por vía oral al día). Otras opciones terapéuticas incluyen dapsona, retinoides orales (acitretina, isotretinoína, alitretinoína) y hormonales. Los tratamientos más recientes con el uso de espironolactona por sus efectos antiandrogénicos y el apremilast, un inhibidor de la fosfodiesterasa 4, se encuentran en estudio con resultados promisorios.
- Afección refractaria: las pacientes con cualquier etapa de la enfermedad que no responde al tratamiento médico usual, como se menciona antes, pueden a veces tratarse con productos biológicos, que incluyen adalimumab e infliximab. El tratamiento con glucocorticoides sistémicos (prednisona 40-60 mg/día) se puede usar en la forma inflamatoria aguda de la enfermedad. Quizá se recurra a la intervención quirúrgica para tratar nódulos individuales y trayectos sinuosos, con reserva de la exéresis amplia para la afección refractaria.

Vulvovaginitis atrófica

- La atrofia vulvovaginal, también conocida como síndrome genitourinario de la menopausia, se presenta por un estado hipoestrogénico. Las pacientes suelen manifestar sequedad vulvovaginal, dolor, ardor, prurito, dispareunia y disuria. La mucosa vaginal se torna friable, fácilmente irritable y más susceptible a la infección. El diagnóstico es clínico.
- A la exploración física, los labios mayores se muestran laxos, en tanto los menores están notoriamente atrofiados. Puede haber disminución de la elasticidad cutánea y estenosis del introito. La mucosa es delgada, pálida y lisa, con pérdida de las arrugas vaginales normales.
- El tratamiento de primera línea es con humidificadores y lubricantes vaginales no hormonales. Los síntomas persistentes que no responden a los tratamientos no hormonales se pueden tratar con estrógenos vaginales en forma de crema, comprimidos, óvulos o anillos (ver el capítulo 45).

Dermatitis por contacto

- La **dermatitis por contacto** es una reacción cutánea inflamatoria localizada ante un irritante como el jabón, el detergente, un producto de higiene o el material de la ropa.
- A la exploración física se visualizan lesiones eccematosas simétricas en la región expuesta.
- El tratamiento es de identificación y eliminación de la sustancia causal. Se pueden usar baños de asiento y compresas húmedas de harina de avena para ayudar a aliviar los síntomas. Para las reacciones graves se puede aplicar un ungüento de esteroide leve (p. ej., dipropionato de betametasona).

Psoriasis

- La **psoriasis**, por lo general, se presenta con placas eritematosas y escamas gruesas plateadas que afectan a los labios mayores. Suele acompañarse de placas sobre las superficies extensoras del cuerpo, pero también manifestarse como lesiones vulvares aisladas.
- La biopsia puede ser útil para el diagnóstico definitivo.

- La psoriasis vulvar se puede tratar con corticosteroides de baja potencia, como el acetónido de triamcinolona.

Liquen crónico simple

- El **liquen crónico simple** se caracteriza por un exantema intensamente pruriginoso que a menudo afecta al periné. El rascado crónico lleva a la infección bacteriana y liquenificación, lo que le da a la vulva un aspecto de cuero engrosado.
- Pueden aparecer focos de hiperplasia atípica o cáncer, con una probabilidad de 3% de avanzar al carcinoma invasor de células escamosas. La valoración debe incluir colposcopia y biopsia de todo el grosor cutáneo.
- El tratamiento inicial pretende romper el ciclo de prurito-rascado con corticosteroides tópicos e intralesionales, con o sin adición de gel de ácido salicílico al 6%, ácido acetilsalicílico tópico y, en algunos casos, gabapentina por vía oral.

Liquen plano

- El **liquen plano** es una rara erupción papuloescamosa recurrente que afecta a los genitales y la mucosa bucal. Se cree que la fisiopatología involucra a la autoinmunidad contra queratinocitos basales por los linfocitos T.
- Las pacientes manifiestan aumento de la secreción vaginal, dispareunia, prurito, dolor y ardor vulvares. Suelen visualizarse pápulas blancas en un patrón lineal o reticular en la vulva, las llamadas estrías de Wickham.
- Hay una amplia variedad de morfologías. La más frecuente y difícil de tratar es la forma erosiva, en la que el tejido se denuda y cicatriza de manera patológica, con pérdida de la arquitectura normal de labios y vagina.
- El uso de esteroides tópicos ultrapotentes es el tratamiento de primera línea. Otras opciones incluyen corticosteroides sistémicos, inmunosupresores, metotrexato, ciclosporina, azatioprina e hidroxicloroquina. La intervención quirúrgica no es curativa y se reserva para el tratamiento de las secuelas posinflamatorias, como las adherencias labiales de la vulva y la estenosis del introito.

Liquen escleroso

- El **liquen escleroso** es una afección dermatológica progresiva de causa desconocida que se caracteriza por inflamación y atrofia del epitelio vulvar. Se asocia con prurito vulvar (por lo general, de máxima intensidad por la noche), dolor y cicatrización, con pérdida gradual de los labios menores y el prepucio del clítoris. Las pacientes pueden también presentar manifestaciones de dispareunia y disuria.
- El liquen escleroso es el más frecuente liquen de la vulva. Las mujeres caucásicas en la posmenopausia son a menudo las más afectadas, con un segundo máximo de presentación en las niñas prepúberes.
- A la exploración física, las lesiones son pápulas blancas, atróficas, delgadas, similares al papel de los cigarrillos, que suelen respetar la mucosa vaginal. Sin embargo, la estenosis del introito y la afección perianal pueden causar una configuración en reloj de arena o "en ocho".
- Las mujeres con liquen escleroso presentan un riesgo de 20% de otra enfermedad autoinmunitaria, las más frecuentes: la alopecia circunscrita, el vitíligo o la afección tiroidea.
- Aunque el liquen escleroso no se considera una lesión premaligna, las pacientes tienen un riesgo de 5% de presentar carcinoma vulvar de células escamosas.
- Se pueden hacer biopsias vulvares en sacabocado para confirmar el diagnóstico, pero, por lo general, se evitan en la paciente prepuberal.
- El tratamiento pretende prevenir el avance de la enfermedad e incluye el uso crónico de corticosteroides tópicos ultrapotentes (propionato de clobetasol al 0.05%) en ungüento,

así como corticosteroides intralesionales para las lesiones hipertróficas. Está indicado el estrógeno (estradiol al 0.01% en crema) para los síntomas atróficos. Deben hacerse exploraciones clínicas periódicas. Se hará biopsia si persisten las ulceraciones o aparecen nuevas lesiones. La intervención quirúrgica se reserva para el tratamiento del cáncer y las secuelas posinflamatorias, como adherencias labiales vulvares y estenosis del introito.

SÍNDROMES DE DOLOR VULVAR

Vulvodinia

- Ver el capítulo 36.
- La **vulvodinia** se define por un malestar vulvar crónico que ocurre en ausencia de datos de exploración clínica focales o una afección neurológica identificable.
- Las pacientes, por lo general, se quejan de ardor, punzadas o dolor terebrante en la región vulvar, síntomas que interfieren con la capacidad para participar en el coito vaginal, el uso de ropas ajustadas, el ejercicio o incluso el sentarse. La vulvodinia afecta hasta 15% de la población femenina.
- El tratamiento debe ser multidisciplinario, con el uso de recursos médicos y psicológicos, así como modificaciones del estilo de vida.

Síndrome de vestibulitis vulvar

- El **síndrome de vestibulitis vulvar** es causado por la inflamación crónica de las glándulas vestibulares y se caracteriza por eritema y dolor intenso a la palpación. Los principales síntomas de presentación son dispareunia y disuria terminal.
- La biopsia es de utilidad limitada y suele solo mostrar inflamación crónica.
- Las pacientes con el síndrome de vestibulitis vulvar se benefician del reposo pélvico, el tratamiento antiinflamatorio (p. ej., remojo en solución de Burow, baños de asiento, aplicación de crema de estearina-lanolina) y ejercicios de relajación pélvica.
- Las intervenciones quirúrgicas vulvares se reservan para las pacientes que no responden al tratamiento conservador o presentan cicatrización patológica extensa.

Síndrome del elevador del ano

- El **síndrome del elevador del ano** se caracteriza por espasmos dolorosos o sensación de presión alta en el recto, por lo general peor en la posición sentada, que en la de bipedestación o la sedente. A menudo es resultado de traumatismos o inflamación de la rama perineal del nervio pudendo.
- De acuerdo con los criterios de Roma IV, las pacientes deben mostrar todos los síntomas siguientes en los últimos 3 meses, de inicio al menos 6 meses antes para cumplir con los criterios de diagnóstico:
  - Dolor o malestar rectal crónico o recurrente
  - Crisis que duran 30 minutos o más
  - Hipersensibilidad durante la tracción del puborrectal
  - Exclusión de otras causas de dolor rectal (p. ej., enfermedad inflamatoria intestinal, absceso intramuscular y fisuras, hemorroides trombosadas, coccigodinia y alteraciones estructurales mayores del piso pélvico)
- Las pacientes con síntomas leves pueden tranquilizarse en el sentido de que las crisis son transitorias. Los síntomas más intensos pueden requerir tratamiento con antiespasmódicos tópicos o biorretroalimentación.

Neuropatía vulvar

* Los nervios pudendo, genitocrural y abdominogenital menor son los principales de la región vulvovaginal. El traumatismo o la inflamación de estos nervios puede causar un dolor sordo continuo o uno ardoroso de tipo neuropático.

* Se ha mostrado que los anticonvulsivos (gabapentina titulada hasta 600-900 mg cada 8 horas) y los antidepresivos tricíclicos (amitriptilina 0.5-2 mg/kg al acostarse) son tratamientos eficaces.

LESIONES VULVARES BENIGNAS

Carúncula uretral

* Una **carúncula uretral** es una pápula exofítica carnosa benigna en la cara posterior del meato uretral que se presenta más a menudo en las mujeres en la posmenopausia. Si bien, por lo general, no produce síntomas, se puede presentar con hemorragia vaginal o disuria. Para las lesiones sintomáticas el tratamiento es con estrógenos tópicos (crema al 0.01%, 2-4 g diarios durante 1-2 semanas). Para lesiones grandes o refractarias, se puede hacer exéresis quirúrgica, evaporación con láser o criocirugía.

Acrocordón

* Los **acrocordones** (es decir, fibromas blandos cutáneos) son pólipos fibroepiteliales frecuentes a menudo pediculados con una consistencia ahulada similar a la carne. A menudo surgen en zonas de irritación o fricción crónicas, como la axila, el cuello, los pliegues inframamarios e inguinales. Los acrocordones no necesitan tratamiento, a menos que sean molestos para la paciente, en cuyo caso se extirpan mediante tijeras finas, criocirugía o electrodesecación.

Queratosis seborreica

* La **queratosis seborreica** corresponde a lesiones pigmentadas un poco elevadas con un aspecto característico ceroso "atascado". Aunque es un proceso benigno, los médicos deben tener un umbral bajo para realizar una biopsia excisional y descartar un carcinoma.

Lipoma

* Los **lipomas** son tumores benignos indoloros constituidos por tejido adiposo en el espacio subcutáneo. Son blandos y a veces pedunculados. Suelen aparecer en el monte de Venus y en los labios mayores. No requieren tratamiento a menos que sean molestos, en cuyo caso se pueden extirpar con un bajo riesgo de recurrencia.

QUISTES VULVARES BENIGNOS

Quiste de la glándula de Bartholin

* Los **quistes de la glándula de Bartholin** se presentan cuando se ocluyen estas glándulas, cuya función es lubricar la vagina y se localizan profundamente en la cara posterior de los labios mayores. Si una glándula de Bartholin obstruida se infecta, puede formarse un **absceso de la glándula de Bartholin**, por lo general, polimicrobiano y en 10% de los casos causado por *Neisseria gonorrhoeae*.

* Los quistes de la glándula de Bartholin asintomáticos no requieren tratamiento. En las mujeres de 40 años o mayores se recomienda la biopsia por el riesgo de adenocarcinoma

de la glándula de Bartholin. El tratamiento de un absceso de una glándula de Bartholin en pacientes sin signos de infección sistémica puede incluir incisión y drenaje con una sonda de Word, marsupialización o, en caso de recurrencia, su resección quirúrgica. Se administran antibióticos solo en el contexto de una infección sistémica, un absceso recurrente o la inmunosupresión.

Quistes de inclusión epidérmica

- Los **quistes de inclusión epidérmica** son los más frecuentes de la vulva y se presentan en los labios mayores o menores. Están revestidos por células epiteliales y contienen un material sebáceo blanco o amarillo, constituido por queratina y detritos ricos en lípidos, que surgen de los conductos pilosebáceos por bloqueo. Si se traumatizan (p. ej., durante el parto vaginal) se pueden tornar eritematosos e hipersensibles. Los quistes sintomáticos se pueden extirpar quirúrgicamente.

Quistes mucosos

- Se encuentran **quistes mucosos** dentro del vestíbulo y se desarrollan a partir de estructuras embrionarias vestigiales o por obstrucción de las glándulas vestibulares menores. Están revestidos por epitelio cilíndrico simple que secreta moco, sin células mioepiteliales y, por lo general, cursan asintomáticos.

Quistes del conducto de Gartner

- Los **quistes del conducto de Gartner** son quistes vaginales benignos que se presentan en este vestigio del conducto mesonéfrico. Aparecen con frecuencia máxima como nódulos pequeños múltiples de contenido líquido en la pared vaginal lateral y el anillo himeneal. Suelen ser asintomáticos y se descubren de manera incidental. No requieren tratamiento a menos que sean muy grandes, en cuyo caso se les puede extirpar quirúrgicamente.

Quistes del conducto de Skene

- Los **quistes del conducto de Skene** son quistes vaginales benignos que se presentan en las glándulas de Skene (también conocidas como periuretrales por su localización adyacente a la uretra distal). Los quistes se forman en estas glándulas cuando hay obstrucción de su conducto, que a menudo ocurre durante una infección. La mayoría de los quistes del conducto de Skene es asintomática, pero algunos pueden causar síntomas urinarios por obstrucción del flujo de salida de la orina. El tratamiento por exéresis quirúrgica se reserva para los quistes que producen síntomas. Si se formó un absceso, debe administrarse un antibiótico de amplio espectro (cefalexina durante 7 a 10 días).

LECTURAS SUGERIDAS

American College of Obstetricians and Gynecologists Committee on Gynecologic Practice. ACOG Committee Opinion No. 673: persistent vulvar pain. *Obstet Gynecol.* 2015;128(3): e78-e84. (Reafirmado en el 2019)

American College of Obstetricians and Gynecologists Committee on Practice Bulletins—Gynecology. ACOG Practice Bulletin No. 93: diagnosis and management of vulvar skin disorders. *Obstet Gynecol.* 2008;111(5):1243-1253. (Reafirmado en el 2019)

Baggish MS, Karram M. Atlas of vulvar disorders. En: *Atlas of Pelvic Anatomy and Gynecologic Surgery.* 4th ed. Philadelphia, PA: Elsevier; 2016:841-873.

Haefner HK, Crum CP. Benign conditions of the vagina. En: Crum CP, Nucci MR, Granter SR, et al, eds. *Diagnostic Gynecologic and Obstetric Pathology.* 3rd ed. Philadelphia, PA: Elsevier; 2018:258-274.

36 Función y disfunción sexuales femeninas

Yangshu Linda Pan y Linda C. Rogers

La **disfunción sexual femenina** abarca diversas afecciones, caracterizadas por uno o más de los siguientes síntomas que producen malestar personal: ausencia de deseo sexual, alteración de la excitación, incapacidad para alcanzar el orgasmo o dolor sexual. A menudo hay superposición significativa entre estas afecciones, lo que convierte al diagnóstico y tratamiento en un desafío.

EPIDEMIOLOGÍA

- De acuerdo con múltiples estudios mundiales, 40% de las mujeres informa preocupaciones sexuales, con su más frecuente problema sexual, el de poco deseo (26-43%).
- En el siguiente orden de frecuencia, se informó dificultad para el orgasmo (18-41%).

FISIOLOGÍA DE LA FUNCIÓN SEXUAL

La función sexual femenina es una compleja interrelación de actividades del sistema nervioso central y el periférico, y de los órganos terminales (Tabla 36-1).

- La respuesta de excitación en las mujeres implica un aumento de la frecuencia cardiaca, tensión muscular, cambios en las sensaciones mamarias y un estado subjetivo de estimulación.
- Los cambios de la vasculatura y musculatura involucrados en la excitación son mediados por la estimulación dopaminérgica del sistema nervioso periférico. Los nervios autonómicos secretan óxido nítrico y el polipéptido vasoactivo intestinal, que regulan la vasodilatación.
- El orgasmo es un reflejo de contracciones involuntarias rítmicas de los músculos del piso pélvico (perineal, bulbocavernoso, pubococcígeo) combinado con una secreción súbita de serotonina, prolactina, oxitocina y opioides endógenos. Las contracciones de los músculos del piso pélvico implican mecanismos adrenérgicos y colinérgicos de la porción eferente del nervio pudendo.
- Los estrógenos mantienen sobre todo la integridad de los tejidos. La concentración de andrógenos tiene relación con la libido y la excitación, y se encuentran receptores de andrógenos en los tejidos vulvares y vaginales.

TEORÍAS DE LA FUNCIÓN SEXUAL

- En el 2011, Rosemary Basson desarrolló un modelo de excitación sexual que incorporó aspectos psicosociales y sociales de la vida de las mujeres. En ese modelo el deseo no siempre precede a la estimulación sexual. En su lugar, las mujeres a menudo empiezan con un estado de "neutralidad sexual" y responden a los estímulos sexuales o su búsqueda con base en muchas posibles motivaciones psicológicas. La respuesta a este estímulo suele ser de excitación, que lleva al deseo y a una mayor excitación. Se puede aplicar este modelo a las pacientes preocupadas respecto a la falta de deseo, y puede normalizar lo que a menudo experimentan (falta de deseo espontáneo, pero presencia de deseo reactivo).

Tabla 36-1	Respuesta sexual fisiológica femenina[a]	
Fase	Respuesta de los órganos sexuales	Respuesta sexual general
De excitación	Lubricación vaginal	Erección del pezón
	Aumento de volumen de las paredes de la vagina y los labios vulvares	Rubor sexual tensional
	Expansión de la porción interna de la vagina	
	Elevación del cérvix y el cuerpo uterinos	
	Tumescencia del clítoris	
De meseta	Plataforma orgásmica en la parte externa de la vagina	Rubor sexual tensional
	Expansión completa de la porción interna de la vagina	Espasmo carpianopedio
		Tensión generalizada de los músculos esqueléticos
	Secreción de moco por las glándulas de Bartholin	Hiperventilación
	Retraimiento del clítoris	Taquicardia
De orgasmo	Contracciones del fondo al segmento inferior del útero	Contracciones específicas del músculo esquelético
	Contracciones de la plataforma orgásmica a intervalos de 0.8 s	Hiperventilación
	Contracciones del esfínter rectal externo a intervalos de 0.8 s	Taquicardia
	Contracciones del esfínter uretral externo a intervalos irregulares	
De resolución	Preparado para el retorno al orgasmo con el retardo de la pérdida de la vasocongestión pélvica	Diaforesis
	Retorno al color y la plataforma orgásmica normales en la etapa primaria (rápida)	Hiperventilación
	Pérdida de la tumescencia clitoridiana y retorno a su posición	Taquicardia

[a] Reimpreso con autorización de Beckman CR, Ling F, Barzansky BM, et al. *Obstetrics and Gynecology.* 4th ed. Philadelphia, PA: Lippincott Williams & Wilkins; 2002:610.

DIAGNÓSTICO DE LAS AFECCIONES SEXUALES

Detección

- Se puede iniciar con unas cuantas preguntas simples: ¿está usted involucrada en una relación sexual? ¿Tiene actividad sexual con hombres, mujeres, o ambos? ¿Tiene alguna preocupación o dolor relacionados con el sexo?
- El interrogatorio debe incluir la naturaleza y la frecuencia del problema, el grado de malestar, el que sea de toda la vida o de adquisición reciente, situacional o generalizado. Además, se puede incluir en el interrogatorio una conversación respecto a los problemas o preocupaciones sexuales del compañero, su reacción y el tratamiento o la intervención previos.

- Indague las ideas de las pacientes respecto a las causas de los problemas y sus expectativas de la terapéutica. También haga un interrogatorio médico, psicológico/psiquiátrico sexual, que incluya el abuso o la violencia, o los antecedentes sociales. Inquiera respecto al uso de medicamentos que pueden causar efectos secundarios sexuales y el de productos de la higiene personal, como jabones o detergentes.

Exploración física

- Durante la inspección indague cualquier atrofia, falta de estrogenización, pérdida de arquitectura, cicatrización, hipo o hiperpigmentación, o una posible infección. Revise el orificio uretral y el ano. Valore datos de cualquier infección vulvovaginal, incluida la vaginosis por levaduras o bacterias. Los cambios cutáneos sospechosos en la vulva justifican la toma de biopsias.

- Revise el clítoris respecto a fimosis (incapacidad de retraer el prepucio sobre el glande), hipersensibilidad o tumoraciones/cuerpos extraños pequeños, que a veces afectan la función sexual. El dolor del clítoris a menudo se debe a levaduras.

- Deben hacerse exploraciones con espejo vaginal y bimanual, para valorar hipersensibilidad, tumores anexiales, prolapsos y el reflejo anal.

- Es crítica la valoración del piso pélvico. Registre el tono general, los puntos o bandas de hipersensibilidad y la capacidad de hacer una contracción concéntrica de los músculos vaginales.

- Prueba del hisopo: mapeo del dolor con un hisopo, con inicio en un sitio no hipersensible lejos del introito en dirección de la región adolorida.

AFECCIONES DE DISFUNCIÓN SEXUAL

La afecciones de disfunción sexual se pueden dividir en cuatro amplias categorías: del deseo, de la excitación, orgásmica y de dolor.

Del deseo

- La **afección de deseo sexual hipoactivo (ADSH)** implica la disminución o falta de motivación para la actividad sexual > 6 meses, que lleva al malestar personal.
  - Etiologías: cambios hormonales, como los de la insuficiencia suprarrenal y el hipopituitarismo, factores inter e intrapersonales, medicamentos (p. ej., inhibidores selectivos de la recaptación de serotonina, píldoras anticonceptivas orales [PAO]), afecciones médicas y psiquiátricas (p. ej., depresión, cáncer). Cuando son de origen situacional (p. ej., secundaria a un suceso) no se considera ADSH.
- La **afección de aversión sexual** es una respuesta de rechazo persistente o recurrente a cualquier contacto genital con un compañero sexual, con reforzamiento de la evitación.

De la excitación

- Se define a la **afección de la excitación genital femenina (AEGF)** como la incapacidad de desarrollar y mantener una respuesta genital adecuada durante 6 meses o más, que incluye ausencia de lubricación vulvovaginal, regurgitación e hipersensibilidad de los genitales asociadas con la actividad sexual. Se puede relacionar con una lesión o disfunción vascular o una lesión o disfunción neurológica. Para diagnosticar la AEGF el médico debe descartar atrofia vulvovaginal, infección, enfermedades inflamatorias de vulva o vagina, vestibulodinia y clitorodinia.

- La **afección de la excitación sexual femenina (AESF)** es una denominación antigua que se define en la cuarta edición del *Diagnostic and Statistical Manual of Mental Disorders* como la incapacidad de mantener una respuesta de lubricación y aumento de volumen apropiados ante la excitación sexual, hasta la conclusión de la actividad sexual. De manera notoria, esta definición se centra solo en la respuesta genital. Hay controversia constante acerca de la AEGF como una revisión diagnóstica de la AESF.
- La **afección del interés/evitación sexual femenina** es una combinación de AESF y ADSH, de acuerdo con el *Diagnostic and Statistical Manual of Mental Disorders*, quinta edición (*DSM-5*). Se define como deficiencia o ausencia persistente o recurrente de fantasías del deseo de actividad sexuales o la incapacidad de alcanzar o mantener una respuesta adecuada de lubricación-aumento de volumen genital de la excitación sexual hasta concluir la actividad correspondiente o el retraso o la ausencia de orgasmo después de una fase de excitación sexual normal, que causa malestar notorio o dificultades interpersonales.
- La **afección persistente de la excitación genital** implica molestias persistentes o recurrentes de la excitación genital o de estar a punto del orgasmo, no vinculadas con interés, pensamientos o fantasías sexuales concomitantes, durante > 6 meses.
  - Puede ser concomitante con una vejiga hiperactiva o el síndrome de piernas inquietas.
  - Etiología: desencadenante central de la percepción de una mayor ingurgitación genital y la sensibilidad aumentada subsiguiente; los quistes de Tarlov (perineurales) o discos intervertebrales que protruyen y comprimen las raíces nerviosas sensoriales genitales en su sitio de ingreso a la columna vertebral sacra.
  - Explore el clítoris en busca de irritación o cuerpos extraños, porque pudiesen llevar a la estimulación.
  - El propósito del tratamiento es eliminar cualquier estímulo de los nervios genitales periféricos (S2-S4) o las alteraciones patológicas del sistema nervioso central que se dirige de manera errónea al hipotálamo y se malinterpreta como de excitación genital. Considérese el envío a un centro con personal versado en los procedimientos quirúrgicos raquídeos.
  - Los medicamentos que se administran por vía oral incluyen zolpidemo, tramadol o vareniclina. Otras opciones terapéuticas incluyen la fisioterapia del piso pélvico y la estimulación eléctrica transdérmica de los nervios.
  - Son posibles las ideas suicidas y se han comunicado múltiples inmolaciones.

Tratamientos de las afecciones del deseo y la excitación en las mujeres

Dado que hay mucha superposición entre las afecciones del deseo y la excitación, y que la respuesta sexual femenina corresponde a una interacción compleja, el tratamiento a menudo debe ser multifacético. Note que el tratamiento de la afección genital de excitación persistente difiere, como se señaló antes.

- Flibanserin (Addyi): contraindicado junto con alcohol, ante alteraciones hepáticas e inhibidores moderados a fuertes de CYP3A4; sus efectos secundarios incluyen mareo, fatiga y náusea. En la actualidad está indicado solo para las mujeres en la premenopausia, con eficacia mínima a leve; los estudios mostraron que aumenta los encuentros sexuales satisfactorios una vez por mes, respecto al placebo.
- Bupropion
- Andrógenos: se mostró que un parche transdérmico de testosterona de 300 mg ayuda a cierto grupo de mujeres (posooforectomía e histerectomía) a aumentar sus fantasías sexuales, pero no tiene aprobación de la US Food and Drug Administration para tratar la disfunción sexual femenina. Hay alguna preocupación respecto de la carencia de datos de seguridad y los riesgos de clitoromegalia, hirsutismo, acné, hepatotoxicidad y empeoramiento de los estudios de lípidos con su uso prolongado.
- Otros tratamientos: el cognitivo conductual, la masturbación directa, la sexoterapia, el dispositivo de aspiración clitoriana por vacío, los lubricantes personales y los libros respecto del autotratamiento.

Del orgasmo

- La **afección orgásmica femenina** implica > 6 meses de alteración molesta de la frecuencia, intensidad, momento de presentación o placer del orgasmo. No debe diagnosticarse si las mujeres pueden lograr un orgasmo clitoriano, pero ninguno por la penetración vaginal. Además, no debe diagnosticarse si hay una estimulación inadecuada porque las mujeres presentan una amplia variabilidad en el tipo y la intensidad de estimulación necesarios para alcanzar el orgasmo.
- Puede ser consecuencia de aspectos psicosociales u hormonales, medicamentos, afecciones médicas comórbidas, mutilación genital y traumatismos pélvicos.
- El **síndrome de enfermedad orgásmica femenina** se caracteriza por síntomas aversivos periféricos o centrales que se presentan antes, durante o después del orgasmo.
  - Los síntomas aversivos centrales incluyen desorientación, convulsiones, confusión, insomnio o cefalea.
  - Los síntomas aversivos periféricos incluyen diarrea, estreñimiento, dolores musculares o abdominales, fatiga, sofocos y calosfríos.
  - Si la paciente presenta una cefalea intensa con un orgasmo y no tiene el antecedente de cefaleas sexuales, considere el envío para exploración neurológica y estudios de imagen porque podría ser un síntoma de presentación de la hemorragia subaracnoidea u otras alteraciones patológicas graves.
- El **tratamiento de las afecciones del orgasmo** incluye el uso de vibradores para mejorar el riego sanguíneo de los genitales, técnicas de "masturbación directa" con la guía de libros (ver la lista de lecturas recomendadas) o un terapeuta, y el ayudar a las pacientes a entrar más en contacto con su sexualidad y anatomía.

Dolor

Trastorno de dolor genitopélvico/penetración

- De acuerdo con el *DSM-5*, el trastorno de dolor genitopélvico/penetración se define como la dificultad persistente que lleva a un malestar significativo durante > 6 meses con la penetración vaginal, dolor o contracción de los músculos del piso pélvico durante su intento, temor y ansiedad al respecto.
- Es, en esencia, una combinación de dispareunia (dolor coital en la penetración) y vaginismo (disfunción de tono alto del piso pélvico).
- Una causa muy frecuente de dispareunia es la vulvodinia. Otras incluyen infecciones de transmisión sexual o de vías urinarias o por levaduras.
- La clasificación y el agrupamiento de dispareunia y vaginismo juntos como trastorno de dolor psiquiátrico en el *DSM-5* son controvertidos.
- Este es un diagnóstico del *DSM-5*. En un contexto clínico ginecológico se usan con mayor frecuencia las denominaciones *vulvodinia, vaginismo* y *disfunción del piso pélvico de tono alto*, estas dos últimas esencialmente sinónimas, pero el término *vaginismo* se utiliza a menudo para referirse a las pacientes con temor o fobia respecto a la penetración, además de presentar un piso pélvico hipertónico.
- El médico debe descartar otras causas de dolor coital, incluyendo atrofia vulvovaginal, tumores pélvicos o vaginales/vulvares, y sus lesiones (p. ej., úlceras o fisuras) y las afecciones dermatológicas.

Vaginismo y vulvodinia

- El **vaginismo** es el espasmo involuntario persistente o recurrente del tercio externo de la vagina, que impide la actividad coital. A menudo dificulta o hace imposible cualquier penetración vaginal (con tampones, dedos, dilatadores vaginales, exploración ginecológica, o coital), por dolor o temor a presentarlo.

- Es una afección psicológica manifiesta por el temor y la ansiedad ante la penetración y una física notoria por el espasmo vaginal. Con frecuencia se superpone con la vulvodinia.
- Es una de las afecciones más prevalentes de disfunción sexual femenina, con una tasa de 5 a 17%.
- Con frecuencia se identifican hipersensibilidad e hipertonicidad muscular del introito.
- La **vulvodinia** es el dolor vulvar que casi siempre se describe como ardoroso, > 3 meses de duración, que se presenta en ausencia de datos visibles relevantes o un trastorno neurológico clínicamente identificable y específico.

- Se clasifica en
  o Localizada al vestíbulo (p. ej., vestibulodinia, vestibulitis vulvar) o el clítoris (p. ej., clitorodinia), o generalizada, que afecta a toda la vulva
  o Provocada (por el tacto), espontánea (no provocada) o mixta
- Cuando se puede identificar una afección específica como causa del dolor vulvar (p. ej., infecciosa, inflamatoria, neoplásica, traumática o por deficiencias hormonales) NO se llama vulvodinia al proceso. En su lugar, recibe el nombre de *dolor vulvar*.
- El subtipo más prevalente es la vestibulodinia provocada (VDP), también conocida como vulvodinia localizada provocada o VDP localizada.
- Las encuestas basadas en la población sugieren que entre 6 y 8% de las mujeres presentan vulvodinia en cualquier momento y hasta 25% tiene esta afección toda su vida. Hay una mayor incidencia en las mujeres jóvenes de 18 a 32 años, con un segundo pico de dolor vulvar cerca de la menopausia.
- A menudo remite de manera espontánea, pero son frecuentes las recaídas.
- Factores asociados: antecedente de candidosis, afecciones dolorosas comórbidas, trastornos del sueño o del estado de ánimo o de estrés postraumático. Casi la mitad de las mujeres con vulvodinia informa otras afecciones crónicas dolorosas, como las jaquecas, la fibromialgia, el síndrome de intestino irritable y la cistitis intersticial.
- La mitad de las mujeres no busca asistencia médica y solo unas cuantas reciben el diagnóstico. La baja tasa de diagnósticos se atribuye al desconocimiento del médico y el uso de terminología por la paciente como "de herida abierta" o "irritación" y no "dolor" para describir las molestias.
- Cuando las mujeres en la perimenopausia o menopausia acuden con estos síntomas, es importante primero valorar y tratar la atrofia vaginal, si está indicado. Las madres que amamantan y las usuarias de PAO pueden también presentar vaginitis atrófica y dolor.

Valoración y exploración ante el vaginismo y la vulvodinia

- Comprenda que debe haber ansiedad extrema respecto a la exploración, al grado que pudiese no ser posible en una primera consulta. Verifique que las pacientes se sientan empoderadas para interrumpir la exploración en cualquier momento y que el consentimiento informado sea genuino.
- La ansiedad durante la exploración pélvica y la prueba del hisopo puede causar un resultado falso positivo de VDP cuando se valora el vaginismo.
- Interrogue con cuidado a la paciente acerca de las prácticas de higiene, pues pudiese atribuir sus síntomas a la falta de limpieza o el exceso de lavado con jabones ásperos o el uso de productos de venta libre con irritantes potenciales.
- Para el vaginismo, durante una exploración digital suave y con espejo, debe prestarse atención a la hipersensibilidad, las masas o la nodularidad anexiales, el tono de los músculos del piso pélvico, algún prolapso y el reflejo anal.

- Para la vulvodinia hágase una prueba cuidadosa con hisopo (como se describió antes). Utilice un espejo para ayudar a las pacientes a conocer su propia anatomía; localizar el dolor; aplicar medicamentos de manera más apropiada, y muestre que la piel adolorida tiene aspecto normal, con la insistencia de que no se debe a daño alguno, sino, en su lugar, a algún tipo de sensibilización nerviosa.

Tratamiento del vaginismo y la vulvodinia

- Use un abordaje multidisciplinario que incluya fisioterapia, tratamientos psicológicos y farmacológicos.
- Recomiende buenos cuidados de la piel genital, evitando irritantes; mejorando la humedad; pida a la paciente interrumpir por un tiempo la actividad sexual si causa molestias y trate las afecciones cutáneas inflamatorias concomitantes.
- El asesoramiento de la salud mental en forma de tratamiento psicológico por la misma paciente (relajación, atención plena y meditación) y el cognitivo conductual para disminuir el estrés y la ansiedad han mostrado mejorar la función sexual. El asesoramiento sexual y de relación puede ayudar tanto a la paciente como a su pareja.

Vaginismo

- Su tratamiento tiene un alto potencial de éxito.
- Es eficaz la fisioterapia del piso pélvico por un terapeuta con entrenamiento especial y se recomienda. Puede incluir ejercicios de Kegel, rehabilitación del piso pélvico, entrenamiento intestinal y vesical, de postura y técnicas de respiración.
- El tratamiento con dilatadores vaginales implica su uso diario, con incremento gradual de sus dimensiones. Se pueden comprar dilatadores en línea y usarse en casa. Puede también alentarse a las pacientes para usar su propio dedo y después los de su pareja.

Vulvodinia

- Las pacientes a menudo prefieren los tratamientos médicos.
  - Medicamentos tópicos:
    - Lidocaína al 2 a 5% en gel o ungüento, según sea necesario (p. ej., 10-20 min antes de la actividad sexual o la fisioterapia); los geles y ungüentos son mejor tolerados que las cremas.
    - Las opciones de segunda línea incluyen amitriptilina, gabapentina y baclofeno, que se combinan en una base neutra de diferentes concentraciones, de 2 a 5%, y que se aplican al vestíbulo con varios esquemas (por lo general, por la noche o dos veces al día).
    - No se recomiendan los esteroides tópicos.
    - Los tratamientos tópicos promueven el autotacto, el masaje y la desensibilización, además del efecto placebo por el rigor terapéutico de su aplicación.
  - Tratamiento médico por vía oral
    - No se conoce bien la eficacia de los fármacos orales por la escasez de estudios respecto a la vulvodinia. Si se usan, es importante aclarar que se utilizan como neurorreguladores del dolor y no como anticonvulsivos o antidepresivos.
    - Muchos de los fármacos de administración oral, como los antidepresivos tricíclicos (p. ej., amitriptilina, desipramina), gabapentina, topiramato, venlafaxina y duloxetina, se usan para otros tipos de dolor neuropático.
  - Tratamientos quirúrgicos
    - La intervención quirúrgica (vestibulectomía) conlleva altas tasas de éxito, con mejoría del dolor y la función sexual, pero suele efectuarse solo después de que fracasaron los tratamientos médicos y físicos.

- En algunos estudios internacionales se muestra mejoría después del tratamiento del vestíbulo con láser (de dióxido de carbono fraccionado), pero se requiere mayor investigación.
- Otros tratamientos
  - Los dilatadores son de uso amplio, aunque las pruebas al respecto son limitadas. No se utilizan para distender tejidos, sino para proveer retroactividad proprioceptiva y mejorar la tolerancia sensitiva.
  - La biorretroalimentación superficial o interna por electromiografía pueden ayudar a facilitar la relajación del piso pélvico, pero las pacientes deben tener capacidad para tolerar la inserción de una sonda para someterse a este tratamiento.
  - Modalidades emergentes: estimulación eléctrica transcutánea de los nervios, acupuntura, hipnoterapia, estimulación cerebral profunda y estimuladores de la médula espinal.

FUNCIÓN SEXUAL Y POBLACIONES ESPECIALES

- **Posparto:** la actividad sexual posparto se afecta por la fatiga, el amamantamiento, los ajustes respecto del nuevo bebé, los cambios hormonales, el dolor y la recuperación de la salud. El antecedente de un desgarro del esfínter anal puede también tener impacto en la función sexual. En un estudio de 796 mujeres, 32% reinició la actividad coital en 6 meses y 89%, después.
- **Menopausia e insuficiencia ovárica prematura:** la atrofia vulvovaginal tiene un papel significativo y se ha vuelto una causa cada vez más frecuente de dolor sexual. El tratamiento tópico con estrógenos es muy eficaz en las pacientes apropiadas (ver el capítulo 45).
- **Relaciones no heterosexuales:** al margen de la orientación sexual de una paciente, los proveedores de atención a la salud deben abordar sus preocupaciones sexuales, como el dolor, las infecciones de transmisión sexual y la violencia de la pareja íntima.
- **Pacientes transexuales:** la investigación sugiere que hay una relación compleja entre sexo, bisexualidad y fluidez sexual. Los médicos deben tener la apreciación y comprensión de que la atracción sexual puede cambiar durante periodos breves o prolongados y también hacia sexos "más preferidos" frente a los "menos preferidos".
- Las **afecciones médicas y los medicamentos** pueden afectar la excitación y la función sexuales. Por ejemplo, la diabetes y la enfermedad vascular periférica afectan la vasocongestión. La depresión, el abuso de sustancias y el uso de tabaco pueden afectar la función sexual. También se sabe que los medicamentos, como los inhibidores selectivos de la recaptación de serotonina, antipsicóticos, antihipertensivos, PAO y el acetato de medroxiprogesterona, afectan la función sexual.
- Las **afecciones del piso pélvico** se vinculan con menor excitación, orgasmo infrecuente y mayor dispareunia. Las pacientes pueden presentar pérdida de autoestima, vergüenza y diminución del deseo. La incontinencia urinaria o fecal puede además causar temor respecto a malos olores. El tratamiento quirúrgico de las afecciones del piso pélvico puede aumentar la función sexual, aunque debe informarse a las pacientes respecto a los riesgos quirúrgicos, dispareunia y daños de nervios, como el dorsal del clítoris.
- **Poshisterectomía:** hay preocupaciones teóricas de que la histerectomía total o supracervical altera la anatomía neurológica y vascular compleja involucrada en la respuesta sexual. Sin embargo, no se ha visto que la función sexual se comprometa en la mayoría de las mujeres, y puede, en realidad, mejorar, una vez que se resuelven aspectos como la menorragia.
- **Pacientes de cáncer mamario y de oncología ginecológica:** con el número creciente de supervivientes del cáncer, los temas de la calidad de vida y la supervivencia han adquirido más importancia. El cáncer y su tratamiento pueden causar directamente todos los tipos de afecciones sexuales femeninas. La radioterapia causa engrosamiento de la piel, contracturas, estenosis vaginal y disminución de la sensibilidad genital. Los proveedores

de atención a la salud deben ajustar las expectativas acerca de los aspectos de la salud sexual después del tratamiento; muchas mujeres que experimentan efectos sexuales adversos declaran que no se les informó con antelación. Todas aquellas que concluyeron el tratamiento deben ser objeto de detección de aspectos de la salud sexual. Los síntomas, como los de atrofia vaginal, dispareunia y estenosis vaginal, se pueden abordar de manera específica. Se alentará a las mujeres para usar humidificadores vaginales (aplicados dos o tres veces por semana), lubricantes o aceite de coco, y participar en la actividad sexual o masturbación regulares para mantener el riego sanguíneo de los genitales. El uso de estrogenoterapia vaginal en las mujeres con cánceres sensibles a estrógenos debe decidirse de forma individual. Algunos oncólogos aceptan hoy los estrógenos tópicos para las pacientes con cáncer mamario, a menos que estén recibiendo inhibidores de la aromatasa. Para la estenosis vaginal, las recomendaciones incluyen el tratamiento con dilatadores para mejorar la elasticidad, asesoramiento para modificar la actividad sexual, y envío a un fisioterapeuta pélvico o la intervención quirúrgica por adherencias vaginales.

- **Infertilidad:** muchas parejas con infecundidad consideran al coito como orientado a la meta y pueden tener problemas para encontrar placer en la actividad sexual.

LECTURAS SUGERIDAS

American College of Obstetricians and Gynecologists Committee on Practice Bulletins—Gynecology. ACOG Practice Bulletin No. 119: female sexual dysfunction. *Obstet Gynecol.* 2011;117:996-1007. (Reafirmado en el 2017)

Basson R. Clinical practice. Sexual desire and arousal disorders in women. *N Engl J Med.* 2006;354(14):1497-1506.

Bornstein J, Goldstein AT, Stockdale CK, et al. 2015 ISSVD, ISSWSH, and IPPS consensus terminology and classification of persistent vulvar pain and vulvodynia. *J Sex Med.* 2016; 13:607-612.

Carey JC. Pharmacological effects on sexual function. *Obstet Gynecol Clin North Am.* 2006; 33:599-620.

Henzell H, Berzins K, Langford JP. Provoked vestibulodynia: current perspectives. *Int J Womens Health.* 2017;9:631-642.

Kammerer-Doak D, Rogers R. Female sexual function and dysfunction. *Obstet Gynecol Clin North Am.* 2008;35:169-183.

Pacik PT, Geletta S. Vaginismus treatment: clinical trials follow up 241 patients. *Sex Med.* 2017;5:e114-e123.

Parish SJ, Goldstein AT, Goldstein SW, et al. Toward a more evidence-based nosology and nomenclature for female sexual dysfunction—part II. *J Sex Med.* 2016;13:1888-1906.

Reed R, Harlow SD, Sen A, Edwards RM, Chen D, Haefner HK. Relationship between vulvodynia and chronic comorbid pain conditions. *Obstet Gynecol.* 2012;120(1):145-151.

Rosen R, Barsky J. Normal sexual response in women. *Obstet Gynecol Clin North Am.* 2006; 33:515-526.

Srivastava R, Thakar R, Sultan A. Female sexual dysfunction in obstetrics and gynecology. *Obstet Gynecol Surv.* 2008;63(8):527-537.

37

Violencia sexual y del compañero íntimo

Morgan Mandigo y Orlene Thomas

VIOLENCIA DEL COMPAÑERO ÍNTIMO

Definiciones

* La **violencia del compañero íntimo (VCI)** puede incluir lesiones físicas, abuso psicológico, ataque sexual, aislamiento progresivo, acoso, intimidación y coerción reproductiva. La de violencia doméstica es una denominación antigua que se refiere a estas conductas de alguien con quien se comparte el hogar.
* La **coerción reproductiva** es una conducta masculina para promover el embarazo no deseado por la mujer, incluyendo el "sabotaje de las píldoras anticonceptivas" o la amenaza de abandonarla si no se embaraza.

Antecedentes y estadísticas

* La VCI afecta a mujeres de todas las edades, razas, orientaciones sexuales y antecedentes de instrucción y económicas.
* Casi siempre implica una relación heterosexual con víctimas femeninas, a menudo afectadas por un estado socioeconómico bajo, infecciones de transmisión sexual (ITS) y un embarazo no pretendido.
* Las relaciones de abuso prolongadas dan origen a un ciclo en el que un episodio violento es seguido por un periodo de reconciliación y disculpa.
* Temor, vergüenza, indefensión y aislamiento social son barreras para el escape.
* De las víctimas, 85% es del sexo femenino.
* En servicios de atención médica primaria casi 25% de las mujeres refiere VCI actual.
* La VCI es la causa aislada más frecuente de lesión de las mujeres en Estados Unidos y la de casi 30% de las consultas a servicios de urgencia.
* De los homicidios de mujeres en Estados Unidos, 33% se debe a VCI.
* Solo 54% de la VCI se denuncia a la policía.
* La coerción reproductiva tiene fuerte relación con (1) minorías étnicas o raciales, (2) nivel educativo bajo, (3) carencia de empleo, (4) bajo nivel socioeconómico, (5) ITS previas, (6) antecedente de embarazo no deseado (o su presencia actual), (7), VCI y (8) diferencia creciente de edad entre la mujer y su compañero.

Detección sistemática de la violencia del compañero íntimo

* El US Department of Health and Human Services, el Institute of Medicine y el American College of Obstetricians and Gynecologists recomiendan la detección sistemática de la VCI.
* En un protocolo de estudio de detección de víctimas de traumatología aumentó su identificación de 5.6 a 30%.
* En el American College of Obstetricians and Gynecologists se recomienda la detección en (1) primeras consultas; (2) visitas anuales; (3) visitas de un embarazo no pretendido o ITS; (4) las siguientes visitas obstétricas: la primera prenatal, una por trimestre y aquella posparto.

Tabla 37-1	Cuestionario SAFE[a]

- **S**eguridad/estrés: ¿considera usted que su relación es segura?
- **A**temorizada/abusada: ¿alguna vez se sintió amenazada, herida o atemorizada en una relación?
- **F**amilia/amigos: ¿saben sus familiares o amigos que fue herida? ¿Pudiera usted informarles y ellos desearían ayudarle?
- **E**l plan de urgencia: ¿tiene usted un lugar seguro donde ir y los recursos que requiere ante una urgencia?

[a] Datos de Neufeld B. SAFE questions: overcoming barriers to the detection of domestic violence. *Am Fam Physician.* 1996;53:2575-2582.

- Guías para la detección
- El entorno debe ser seguro, cómodo y privado.
- Tenga en cuenta que el agresor a menudo acompaña a la mujer para saber lo que expresa.
- Asegure la confiabilidad.
- Declare que su detección es universal.
- Nunca pregunte que hizo mal la paciente o por qué continúa con su compañero y evite términos como "abusada" y "golpeada".
- Elija preguntas de detección rápidas que no causen incomodidad y haga sistemática la detección. Se han desarrollado varios cuestionarios útiles para tratar el abuso:
  - Las preguntas SAFE (Tabla 37-1).
  - La valoración del abuso durante el embarazo (Tabla 37-2).
  - El guion de la coerción reproductiva (Tabla 37-3).
- Si usted sospecha un abuso y la paciente lo niega, vuelva a tratar el tema en otra consulta.
- Asegúrese que las pacientes se enteren de que pueden abordar cualquier tema en las consultas futuras.

Sospecha de la violencia del compañero íntimo

Mantenga un elevado índice de sospecha cuando haya
- Numerosas visitas a la sala de urgencias o el consultorio por lesiones
- Explicación inconsistente de las lesiones o un retraso en la búsqueda de tratamiento

Tabla 37-2	Valoración del abuso durante el embarazo[a]

- ¿La ha lesionado alguien físicamente de manera intencional en cualquier momento del último año?
- ¿La ha lesionado físicamente alguien de manera intencional desde que se embarazó?
- ¿La ha forzado alguien a tener actividad sexual en el último año?

[a] Datos de McFarlane J, Parker B, Soeken K, Bullock L. Assessing for abuse during pregnancy. Severity and frequency of injuries and associated entry into prenatal care. *JAMA.* 1992;267:3176-3178.

Tabla 37-3	Guion de la coerción reproductiva[a]

- Empezamos a conversar con todas las pacientes acerca de relaciones seguras y saludables porque pueden tener un gran impacto en su salud. Todo aquí es confidencial, de modo que no se comunica a nadie acerca de lo que se diga, a menos... (modifique de acuerdo con sus leyes estatales).
- ¿Alguna vez su compañero la forzó a hacer algo sexual que usted no quería o se rehusó a su solicitud de usar condón?
- ¿Su compañero la apoya en la decisión acerca de cuándo embarazarse y si lo desea?
- ¿Alguna vez su compañero obstaculizó su método de anticoncepción o trató de que se embarazara cuando usted no quería?

[a] Con base en Chamberlain L, Levenson R. *Reproductive Health and Partner Violence Guidelines: an Integrated Response to Intimate Partner Violence and Reproductive Coercion.* San Francisco, CA: Family Violence Prevention Fund; 2010. http://www.futureswithoutviolence.org/userfiles/file/HealthCare/Repro_Guide.pdf. Con acceso en noviembre 11 del 2018.

- Lesiones que afectan a tres o más partes corporales: la cabeza, el dorso, las mamas y el abdomen; o en diferentes etapas de sanación
- Manifestaciones como fatiga, cefalea, malestar gastrointestinal, trastornos psiquiátricos, problemas alimentarios y abuso de sustancias
- Mayor prevalencia de enfermedades de transmisión sexual o vaginitis, disfunción sexual, dolor pélvico crónico, síndrome premenstrual, embarazo no pretendido, incumplimiento con las indicaciones médicas y atención prenatal tardía o nula

Valoración del riesgo

Si se confirma la VCI, valórese el riesgo de la paciente. Son ejemplos de preguntas las siguientes:

- ¿Cómo se lesionó?
- ¿Le ha sucedido antes esto?
- ¿Cuándo sucedió por primera vez?
- ¿Qué tan mal se la ha lesionado en el pasado?
- ¿Alguna vez ha necesitado ir a la sala de urgencias para su tratamiento?
- ¿Alguna vez ha sido amenazada con un arma o se utilizó en usted?
- ¿Alguna vez trató de obtener una orden de restricción contra un compañero?
- ¿Alguna vez sus hijos vieron o escucharon que se le amenazaba o lesionaba?
- ¿Sabe usted cómo puede obtener ayuda para sí misma si es lesionada o está atemorizada?
- ¿Está empeorando la violencia?
- ¿Hay amenazas de suicidio u homicidio?
- ¿Hay un arma en casa?

Intervenciones

- El empoderamiento es el primer paso, porque la víctima puede depender de su abusador para el respaldo económico y el alojamiento o pudiese temer las repercusiones.
- Provea respaldo y no intente tomar decisiones por la paciente. Insista en que ella no tiene culpa alguna.

Tabla 37-4	Plan de escape para la intervención por violencia doméstica[a]

El siguiente plan de escape se propuso para una mujer que piensa que ella y sus hijos están en riesgo a causa de su compañero.

1. Cuente con una muda de ropa para usted y sus hijos, incluyendo artículos de aseo, los medicamentos necesarios y un juego de llaves extra de su casa y su automóvil, que se pueden colocar en una maleta y guardarse con un amigo o vecino.
2. Dinero en efectivo, un talonario de cheques y la información de la cuenta de ahorros puede también guardarse con un amigo o vecino.
3. Tenga disponibles documentos de identificación, como actas de nacimiento, tarjetas del seguro social, tarjeta de registro de votantes, facturas de servicios públicos y licencia de manejo, porque los niños necesitarán entrar a una escuela y se buscará asistencia económica. Si están disponibles, guarde también registros financieros, como los papeles de la hipoteca, recibos de renta o la factura del automóvil.
4. Lleve consigo algo de especial interés para cada niño, como un libro o un juguete.
5. Cuente con un plan de a dónde ir, sin importar la hora del día o la noche. Puede tratarse de un amigo o de la casa de un pariente, o un refugio para mujeres y niños.
6. Tenga disponible un teléfono separado para realizar llamadas de urgencia.

[a] Modificado con autorización de Helton A. Battering during pregnancy. *Am J Nurs.* 1986;86(8):910-913.

- Trate las lesiones de la paciente y haga la detección de tendencias suicidas, depresión y abuso de sustancias. Documente todo de manera exhaustiva, incluyendo citas directas y fotografías.
- Recurra a trabajadoras sociales, consejeros y programas de prevención de la violencia. Provea recursos y ofrezca dejar a la paciente hacer llamadas mientras se encuentra en su consultorio. Los compañeros abusivos a menudo vigilan el uso del teléfono celular; por lo tanto, ofrecer un número celular diferente puede facilitar la evasión de una situación insegura.
- No obligue a la mujer a irse antes de que esté lista; esto se vincula con una mayor agresión física y es necesario contar con recursos para disminuir el riesgo de la mujer y sus hijos durante esta transición críticamente vulnerable. Cuando sea aplicable, platique acerca de órdenes de restricción de la Corte y leyes en contra del acoso, con la ayuda de trabajadores sociales y recursos legales.
- Revise un plan de escape o un simulacro (Tabla 37-4).

Poblaciones especiales

Embarazo

- De 4 a 8% de las embarazadas informa abuso durante la gestación.
- Una de cada seis mujeres abusadas informa que su compañero lo hizo primero durante el embarazo.
- El abuso a menudo aumenta durante la evolución del embarazo y el puerperio.
- La VCI puede dar como resultado pérdida gestacional, trabajo de parto pretérmino, bajo peso al nacer y lesión o muerte fetales.
- Las mujeres con un embarazo no pretendido tienen triple riesgo de abuso que aquellas con uno planeado.
- Un homicidio relacionado con la VCI es la causa principal de muerte durante el embarazo.

Abuso de ancianos

- Por lo general, perpetrado por miembros adultos de la familia o cuidadores
- Afecta a casi 2 millones de estadounidenses
- Debe reportarse a líneas locales de urgencia de abuso

Abuso infantil

- Debe comunicarse a los servicios locales de protección infantil

Abuso de mujeres minusválidas

- Las pacientes con minusvalías físicas, cognitivas o emocionales tienen un mayor riesgo de VCI y abuso sexual, que debería detectarse en cada consulta.
- Debe informarse a la línea local de protección de personas discapacitadas
- Son preguntas simples de detección las siguientes:
  - ¿Le ha impedido su compañero usar la silla de ruedas, el bastón, el respirador u otro dispositivo de asistencia?
  - ¿Alguna vez su compañero la amenazó con negarle o rechazar asistirla con una necesidad personal importante, como tomar su medicina, llegar al baño, salir de cama, bañarse, vestirse, comer o beber?

Mujeres con estado de inmigrante indocumentado

- Estas pacientes pueden ser amenazadas con la deportación como medio de coerción y se les debe informar que eso es ilegal.
- Aportar información de contacto con abogados conocedores del proceso de obtención de visas de no inmigrante.

Trabajadoras sexuales

- Las mujeres que negocian actividad sexual por dinero o drogas tienen mucho más probabilidad de ser víctimas de conductas coercitivas y abuso sexual.
- Los médicos deben detectar la VCI en cada consulta.
- Deberá informarse a las pacientes que su actividad ilegal no debe impedirles comunicar la violencia a las autoridades.

VIOLENCIA SEXUAL

Definiciones

- **Violencia sexual:** cualquier actividad sexual para la que no se dio consentimiento (p. ej., ataque, hostigamiento sexual, amenazas, tráfico de sexo, circuncisión femenil)
- **Ataque sexual:** cualquier acto sexual realizado por una persona a otra sin su consentimiento
- **Violación:** término legal (no médico) que debe evitarse en su expediente médico

Antecedentes

- Una de cada seis mujeres será víctima de un ataque sexual en su vida.
- De las víctimas de ataque sexual, 73% conoce a su atacante.
- Alrededor de uno de cada seis ataques sexuales se comunica a la policía.

Valoración y tratamiento

- Debe hacerse una indagación sensible y, no obstante, exhaustiva, con el conocimiento de las guías para la colección de evidencias forenses.
- Cuando sea posible y apropiado, refiérase a un centro médico donde se pueda realizar una exploración forense de ataque sexual, en el cual se abordarán los siguientes aspectos.
  - Lesiones médicas: exposición a ITS, embarazo

- Emocionales: intervención en crisis, envíos para asesoramiento
- De tipo forense: documentación, obtención y manejo apropiado de las evidencias, comparecencias a la corte

Recursos

- En los centros de crisis por violación/líneas telefónicas de urgencia, se cuenta con asesores/abogados versados en crisis que proveen asesoramiento gratuito y servicios de respaldo de víctimas durante las 24 horas.
- Los equipos de respuesta a ataques sexuales son multidisciplinarios, constituidos por agentes de la policía, proveedores de atención médica, abogados de ataques sexuales y trabajadoras sociales, quienes hacen óptima tanto la atención de la paciente como la obtención de evidencias.
- Cuando sea posible, deben hacerse exploraciones físicas por especialistas forenses en ataque sexual o enfermeras entrenadas para atender víctimas de ataque sexual, obtener evidencias forenses y proveer recursos legales.
- Los equipos de colección de evidencias de un ataque sexual describen los pasos para obtener consentimiento informado y realizar el interrogatorio y la exploración física con énfasis en la colección apropiada de evidencias forenses.
- En Estados Unidos, la Violence Against Women Act permite que las víctimas obtengan una exploración forense sin costo, incluso si deciden no comunicar el ataque (esto es, "Equipos de violación de Jane Doe").

Interrogatorio de la paciente

- Debe estar presente un testigo del mismo género que la paciente.
- Hacer un interrogatorio dirigido que incluya el último periodo menstrual, el uso de anticonceptivos y el último coito consensuado.
- Preguntar acerca de lesiones.
- Indagar aspectos específicos acerca de penetración oral, vaginal o rectal, así como el uso del condón.
- Hay que preguntar qué ha hecho la paciente desde el suceso (p. ej., se duchó, se bañó, se dio un regaderazo, orinó, defecó, se cambió de ropa).
- Documente la descripción exacta del suceso por la paciente, sin lenguaje enjuiciante o exagerado.

Exploración física

- Obtenga el consentimiento informado.
- Deberá estar presente un testigo del mismo sexo que la paciente.
- La paciente deberá desvestirse con una sábana debajo, para capturar cualquier evidencia.
- Colectar la ropa apropiada de la paciente y dársela al personal adecuado.
- Realizar una exploración completa de la piel; valorar todos los orificios corporales en busca de pruebas de laceración, equimosis, marcas de mordedura o uso de objetos extraños; valorar el traumatismo abdominal y fracturas óseas.
- Se pueden utilizar artefactos, como la lámpara de Woods y el colposcopio, para identificar semen y signos sutiles de traumatismo; se usa el azul de toluidina para teñir la piel con pérdida de continuidad.
- Documentar el estado emocional de la paciente.
- Ser exhaustivo y sistemático en su documentación: usar dibujos y fotografías.

Pruebas de diagnóstico

- Tener en mente los estudios de radiografía.
- Ordenar tomas de especímenes para pruebas de gonorrea y clamidiasis de todos los sitios de contacto.

- Obtener un espécimen de secreción vaginal para indagación de tricomoniasis.
- Hacer una prueba de embarazo.
- Dar asesoramiento y hacer pruebas respecto del virus de la inmunodeficiencia humana (VIH).
- Obtener especímenes para la indagación de hepatitis B y C, y sífilis.
- Realizar la detección de "drogas para violación en una cita" flunitrazepan (Rohipnol) e hidroxibutirato γ.

Tratamiento

- Tratar las lesiones traumáticas.
- Tratar las ITS de forma presuncional.
  - Gonorrea y clamidiasis: 250 mg de ceftriaxona intramusculares *Y* 1 g de azitromicina por vía oral *O* 100 mg de doxiciclina cada 12 horas durante 1 semana.
  - Si hay embarazo o alergia: 1.5 g de eritromicina por vía oral, y después, 500 mg cada 6 horas durante 1 semana.
  - Tricomoniasis: metronidazol 2 g por vía oral (tenga en mente usar un antiemético para los efectos secundarios).
- Provisión de la vacuna de la hepatitis B si la víctima no la recibió antes.
- En poblaciones de alto riesgo tener en mente el uso de 2.4 millones de unidades de penicilina G para la sífilis.
- Consultar la línea de urgencia y ofrecer tratamiento antirretroviral contra VIH si transcurrieron menos de 72 horas desde el ataque sexual (tiene máxima eficacia cuando se inicia en las 4 horas siguientes).
- Ofrecer anticoncepción de urgencia.
  - La probabilidad de un embarazo después de un ataque sexual varía de acuerdo con el ciclo menstrual, pero, en general, es de 2 a 4% en las víctimas no protegidas por anticoncepción de barrera.
- Programe consultas de seguimiento: pruebas de embarazo en 1 a 2 semanas; pruebas de sífilis y VIH a las 6, 12 y 24 semanas; vacunación de hepatitis B en 1 y 6 meses más.

Secuelas psicosociales

- Las víctimas pueden experimentar síndrome de estrés postraumático, depresión, ansiedad o síndrome de traumatismo por violación, que incluyen sentimientos de ira, temor, vergüenza, ansiedad, hipervigilancia, pesadillas y síntomas físicos.
- Involucre a trabajadores sociales para iniciar la planeación de seguridad y el envío a programas de crisis por violación y líneas de urgencia las 24 horas.
- Seguimiento en 1 a 2 semanas.

Poblaciones especiales

Niños

- El abuso sexual también abarca contactos no sexuales, como pornografía o exhibicionismo.
- La mayoría del abuso sexual infantil ocurre entre los 6 y 14 años y, en especial, entre los 12 y 14.
- El perpetrador suele ser un pariente o conocido.
- El abuso sexual debe tenerse en mente en cualquier niña con traumatismos o laceraciones que afectan a la parte posterior del himen, o ante la presencia de un cuerpo extraño vaginal.
- Todas las víctimas de que se sospecha abuso sexual deben enviarse a servicios de protección.
- Se deben hacer la valoración y el tratamiento por profesionales con entrenamiento especial. Es importante establecer la confianza con la niña y realizar la información en sus propias palabras. En las niñas pequeñas, las entrevistas de juego y los dibujos pueden promover

la comunicación. Note la conducta de la niña, su estado mental e interacciones. Pregunte respecto a cambios recientes en el sueño (terrores nocturnos) y la conducta. La exploración debe ser de cabeza a pies permitiendo a la niña establecer la confianza. Tenga un umbral bajo para realizar una exploración bajo anestesia. Hasta que se pueda asegurar la protección, es aconsejable proveer un alojamiento temporal para la niña. Debe disponerse de un terapeuta entrenado para ayudar tanto a la víctima como a la familia.

Adolescentes

- Más de 75% de las violaciones en una cita, de una menor de edad y el incesto es cometido por un conocido.
- Un antecedente de actividad sexual involuntaria se ha vinculado con el inicio temprano de actividad sexual voluntaria, el embarazo no pretendido y el uso deficiente de los anticonceptivos.
- Debe preguntarse sistemáticamente a las adolescentes: "¿alguna vez ha tenido actividad sexual cuando no lo deseaba?".
- Son ejemplos de mensajes de empoderamiento de las adolescentes los siguientes:
  - Tienes el derecho de decir *no* a la actividad sexual.
  - Tienes el derecho a establecer límites sexuales e insistir que tu compañero los respete.
  - Sé asertiva, mantente sobria, reconoce y evita situaciones que pudieran ponerte en riesgo.
  - Nunca dejes a una compañera con alguien que no conoces bien.
  - Nunca salgas de una fiesta con alguien que no conoces.
  - Nadie debe ser forzada o presionada para participar en conducta sexual no deseada.

Tráfico humano

- **Definición:** corresponde al reclutamiento, el alojamiento, el transporte o la obtención de un servicio involuntario de una persona, el peonaje, la servidumbre por deudas o la esclavitud.
- **Antecedentes:** se trafican al menos 15 000 individuos al año en Estados Unidos; 80% mujeres.
- Sospéchese el tráfico humano cuando note cualquiera de los siguientes:
  - Carencia de identificación oficial
  - Respuestas vagas acerca de su situación
  - Inconsistencia en sus historias
  - Evitación del contacto ocular
  - Ninguna regulación de su dinero
- En Estados Unidos, por ejemplo, están disponibles los recursos en la línea de urgencia del National Human Trafficking Resource Centre: 1-88-373-7888.

Mutilación de los genitales femeninos

- La mutilación de los genitales femeninos (MGF), los cortes genitales y la circuncisión en las mujeres describen la alteración de los genitales femeninos por motivos no terapéuticos, por lo general, sin analgesia o técnica aséptica. Representa una forma de violencia contra niñas/mujeres y se considera una práctica cultural no religiosa. Las secuelas a largo plazo de la MGF incluyen infecciones vaginales recurrentes, anomalías menstruales, complicaciones urinarias, fístulas, disfunción sexual, abscesos vulvares, vulvodinia y depresión/ansiedad. El antecedente de MGF no es una indicación de cesárea.
- Una MGF suele agruparse en los siguientes tipos:
  - Tipo I: extirpación del prepucio, que también pudiese incluir parte del clítoris
  - Tipo II: exéresis completa del clítoris, que también puede incluir parte de los labios menores

- Tipo III (infibulación): exéresis de parte o todos los genitales externos y la aproximación de los labios mayores para crear un introito más pequeño
- Tipo IV: todos los demás procedimientos en los genitales, incluyendo estiramiento, rascado, pinchazo, quemadura o perforación
- Puede requerirse la reversión de la infibulación tempranamente en el trabajo de parto (se recomienda el uso del bloqueo epidural) para realizar valoraciones cervicales. Si se declinan, pueden hacerse también exploraciones del cérvix por vía rectal; sin embargo, la cicatriz de la infibulación puede obstruir la segunda etapa del trabajo de parto. Las mujeres con MGF de tipo III tienen mayor riesgo de hemorragia periparto e infección. El momento óptimo para la reversión de la infibulación es durante el segundo trimestre.

LECTURAS SUGERIDAS

Abdulcadir J, Catania L, Hindin MJ, Say L, Petignat P, Abdulcadir O. Female genital mutilation: a visual reference and learning tool for health care professionals. *Obstet Gynecol.* 2016;128(5):958-963.

American College of Obstetricians and Gynecologists Committee on Health Care for Underserved Women. ACOG Committee Opinion No. 518: intimate partner violence. *Obstet Gynecol.* 2012;119:412-417. (Reafirmado en el 2019)

American College of Obstetricians and Gynecologists Committee on Health Care for Underserved Women. ACOG Committee Opinion No. 787: human trafficking (Replaces Committee Opinion No. 507, September 2011). *Obstet Gynecol.* 2019;134:e90-e95.

Breiding MJ, Armour BS. The association between disability and intimate partner violence in the United States. *Ann Epidemiol.* 2015;25:455-457.

Miller E, Decker MR, McCauley HL, et al. Pregnancy coercion, intimate partner violence, and unintended pregnancy. *Contraception.* 2010;81:316-322.

Roberts TA, Auinger P, Klein JD. Intimate partner abuse and the reproductive health of sexually active female adolescents. *J Adolesc Health.* 2005;36:380-385.

Zeitler MS, Paine AD, Breitbart V, et al. Attitudes about intimate partner violence screening among an ethnically diverse sample of young women. *J Adolesc Health.* 2006;39(1):119.e1-119.e8.

RECURSOS

National Domestic Violence Hotline: 1-800-799-SAFE (7233); https://www.thehotline.org/
Rape, Abuse & Incest National Network Hotline: 1-800-656-HOPE (4673)
National Coalition Against Domestic Violence: www.ncadv.org
Office on Violence Against Women (US Department of Justice): www.usdoj.gov/ovw
National Human Trafficking Resources Center Hotline: 1-888-373-7888
Futures Without Violence: www.futureswithoutviolence.org
National Network to End Domestic Violence: www.nnedv.org
National Resource Center on Domestic Violence: www.nrcdv.org

38 Ginecología pediátrica

Malorie Snider y Carla Bossano

La **ginecología pediátrica** presenta muchos desafíos al ginecoobstetra general, no acostumbrado a tratar a estas jóvenes pacientes. La mayoría de los obstáculos se puede superar con la comunicación eficaz y al permitir que la paciente sienta "que tiene el control".

- El interrogatorio es el aspecto más importante para determinar el motivo real de la consulta. Debido a los diferentes grados de madurez, en cada grupo etario se pueden usar diferentes abordajes de comunicación. Para las niñas es clave incluir a las figuras parentales en la discusión, en tanto para las adolescentes es más sutil determinar el grado apropiado de participación de los padres y requiere considerar las preferencias de la paciente, así como aspectos de la confidencialidad.
- En este capítulo se revisan los problemas encontrados con más frecuencia en la ginecología pediátrica. Téngase en mente que las pacientes pediátricas pospúberes pueden también acudir con problemas ginecológicos similares a los de aquellas en edad de procrear.

VALORACIÓN GINECOLÓGICA DE UNA NIÑA PREPÚBER

- La exploración constituye un conjunto exclusivo de dificultades que se pueden superar siguiendo unas cuantas guías clave:
  - Dé a la paciente una sensación de que ella tiene el control.
  - Muestre una actitud de cuidado y gentileza en todo momento; la valoración inicial puede establecer el ámbito para todas las futuras exploraciones.
  - La exploración física debe incluir una valoración global de otros órganos, aparatos y sistemas, lo que permite a la paciente sentirse más cómoda en la sala de exploración, y al médico tener una apreciación global de talla, peso, afecciones cutáneas, higiene y otros índices del desarrollo puberal.
  - Si la niña es muy pequeña o sufrió abuso físico, tal vez requiera una exploración bajo anestesia.
  - Aclare a la niña que la exploración fue autorizada por su cuidador y que, si alguien más trata de tocar su región genital, debe decirle a su cuidador.
  - Debe estar presente un acompañante durante la exploración física.

Exploración física pediátrica general

- La exploración abdominal se puede facilitar colocando la mano de la niña sobre la de quien la explora.
- Palpe las regiones inguinales para identificar probables hernias o masas tumorales gonadales.
- Se deben usar las clasificaciones de Tanner del desarrollo de genitales externos y mamas para ponderar los cambios de la pubertad (Figura 38-1).

Exploración pélvica pediátrica: posición

- **Posición en ancas de rana:** en decúbito supino con los pies juntos y las rodillas dobladas hacia afuera; se usa con frecuencia en las más pequeñas.

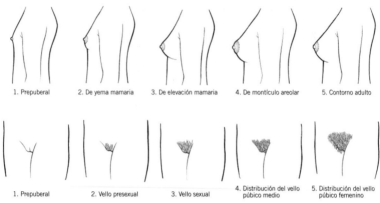

1. Prepuberal 2. De yema mamaria 3. De elevación mamaria 4. De montículo areolar 5. Contorno adulto

1. Prepuberal 2. Vello presexual 3. Vello sexual 4. Distribución del vello púbico medio 5. Distribución del vello púbico femenino

Figura 38-1. Etapas del desarrollo de Tanner. Reimpresa con autorización de Callahan T. *Blueprints of Obstetrics and Gynecology.* 7th ed. Philadelphia, PA: Wolters Kluwer; 2018. Figura 20.3.

- **Posición genupectoral:** cuando se combina con la maniobra de Valsalva, permite valorar la región del introito. El uso de un otoscopio para aumento o un espejo nasal puede ayudar a la visualización cuando la manifestación principal es de secreción o cuerpos extraños vaginales.
- **Método de separación lateral de los muslos en posición supina:** a menudo lo suficiente para permitir la visualización de las estructuras vestibulares.
- **Posición en el regazo materno:** permita que la paciente se siente en el regazo de la madre con sus rodillas dobladas y los talones sobre las rodillas de la mamá. Combínese con la tracción lateral de los labios para una exposición adecuada.
- Cuando una niña no coopera o la valoración de sus genitales no es óptima, puede requerirse una **exploración bajo anestesia** o una consulta futura.

Valoración de la exploración pélvica pediátrica

- Note la higiene perineal, la presencia de vello púbico, la configuración del himen, las dimensiones del clítoris y la presencia de lesiones o secreción vulvovaginales.
- La tracción lateral descendente de los labios permite visualizar el himen en las niñas prepúberes. A veces, se puede visualizar el cérvix utilizando este método, ya que la vagina es muy corta en las niñas prepúberes. También se puede usar un colposcopio o un oftalmoscopio para ayudar a la exploración.
- Se pueden tomar especímenes de la vagina de la paciente, cuando sea indicado. El médico aplica lidocaína tópica en jalea sobre el introito. Después, con uso de un hisopo uretral pequeño de dacrón humedecido puede colectar una muestra de la secreción vaginal. De forma alternativa, se puede modificar un catéter con aguja de mariposa cortando la sección de aguja y mariposa y acoplando el resto del tubo a una jeringa llena de solución salina, que después se introduce con suavidad a través del himen al interior de la vagina. Se irriga la vagina y se aspira el material para obtener un espécimen. Un tubo de alimentación pediátrica acoplado a una jeringa de 20 mL también permite una irrigación vaginal más intensa, si se requiere.
- La exploración bimanual interna o aquella tradicional con espejo vaginal no debe hacerse sin anestesia en las niñas prepúberes. Se puede considerar la exploración rectoabdominal en una paciente despierta cuando se sospecha una tumoración pélvica.

- Si se requiere una exploración con espejo vaginal bajo anestesia, se puede usar uno pediátrico o incluso uno nasal, en algunos casos.
- **Datos de exploración frecuentes**
  - Recién nacida: es importante saber que los estrógenos maternos influyen en el desarrollo físico de la recién nacida. El edema vulvar, la mucosa vaginal de color rosa blanquecino, la secreción vaginal y el aumento de volumen mamario pueden ser normales en la recién nacida y deben remitir en las primeras 8 semanas de la vida.
  - Niña pequeña en edad de caminar: la mucosa vaginal sin efecto estrogénico se muestra delgada, hiperémica y atrófica. Los lechos capilares pudiesen tener aspecto de mapas de carreteras, que a menudo se confunden con inflamación, en especial alrededor del surco vestibular y en la región periuretral.

Exploración pediátrica: documentación

- Si es apropiado, debe incluirse un esquema marcado de los genitales externos en el expediente médico, con un espacio en forma de rombo para representar el vestíbulo de una niña en posición supina. La señal de las 12 en el cuadrante representa al clítoris y la de las 6, la horquilla.
- Debe describirse el himen. Es digno de mención que hay muchas variaciones de un himen normal y se deben evitar los términos *íntegro* o *virginal*. Debe hacerse una descripción de su configuración, hendiduras, desgarros, proyecciones externas, etcétera.
- Describa los componentes clave, incluyendo la valoración de la etapa de Tanner (ver Figura 38-1), los labios menores mayores; el meato uretral; el himen, y la presencia de cualquier cambio de color, hemangiomas, lesiones o secreción vulvovaginales.

VALORACIÓN GINECOLÓGICA DE UNA ADOLESCENTE

Consideraciones especiales en la atención de la adolescente

Aunque el propósito de este capítulo es la valoración y el tratamiento de las pacientes pediátricas prepúberes, es prudente hacer varias recomendaciones para la valoración de las adolescentes.

- Como muchas mujeres participan por primera vez en actividad sexual durante sus años de adolescencia, hacer un interrogatorio sexual es parte importante de la valoración ginecológica.
- Debe ofrecerse de manera sistemática el asesoramiento anticonceptivo y la detección de infecciones de transmisión sexual a las adolescentes que acuden al ginecólogo (ver los capítulos 27 y 28).
- Es importante estar familiarizado con las leyes federales y estatales específicas de consentimiento de los menores, e instruir a los adolescentes acerca de sus derechos de confidencialidad, así como de cualquier limitación (p. ej., notificación a los padres antes de un aborto en algunos estados de Estados Unidos).

Exploración ginecológica de la adolescente

- Dados los cambios en las guías del frotis de Papanicolaou (ver el capítulo 49), no siempre es necesaria una exploración ginecológica en una adolescente.
- Las exploraciones ginecológicas deben hacerse en las pacientes menores de 21 años solo cuando estén indicadas por la manifestación principal y los antecedentes.
- Puede, no obstante, hacerse una valoración de los genitales externos para confirmar su anatomía y desarrollo normales.

- Se pueden hacer pruebas de infecciones de transmisión sexual como gonorrea, clamidiasis o tricomoniasis a partir de especímenes de orina o de secreción vaginal obtenida por hisopo.
- Si está indicado, los espejos vaginales de Huffman (1.28 × 10 cm) o Pederson (2 × 10 cm) son los más apropiados para usarse en esta población de pacientes.
- Aunque la valoración de la etapa de Tanner puede ser apropiada en una consulta inicial, no es necesaria la exploración física de las mamas, a menos que esté indicado por la manifestación de la paciente y sus antecedentes, antes de los 25 años.

MANIFESTACIONES GINECOLÓGICAS PEDIÁTRICAS COMUNES

Vulvovaginitis

- La secreción vaginal es la manifestación ginecológica más frecuente en la niña prepúber y contribuye con 40 a 50% de las consultas a una clínica de ginecología pediátrica.

Interrogatorio: puntos clave

- Anote la duración, el inicio, la consistencia, la cualidad y el color de la secreción.
- Consigne otros síntomas vinculados, que por lo general incluyen prurito/ardor/irritación vulvares, disuria, hemorragia, olor fétido o prurito perianal.
- Inquiera acerca de anomalías visibles, como exantemas, eritemas y lesiones.
- Revise los hábitos sanitarios de la niña, incluyendo el uso del pañal, el estado de entrenamiento respecto a ir al inodoro, la regularidad de las evacuaciones intestinales, el que moje o no la cama, y los hábitos de limpieza (en dirección de atrás a adelante, si se asea sola o con ayuda del cuidador).
- Revise los hábitos de baño de la niña, incluyendo la frecuencia y los tipos usados de jabón/lociones/burbujas.
- Indague los antecedentes médicos generales, en especial cualquiera de atopia o infecciones sistémicas recientes.
- Pregunte acerca del uso de trajes de baño o la práctica de natación frecuentes.

Exploración física

- Debe concluirse la exploración física general y centrarse en la búsqueda de cualquier signo de alteración cutánea, como el eccema.
- La exploración ginecológica debe iniciarse con la valoración de la vulva y el periné. Haga inspección respecto a la presencia o ausencia de secreción visible, cambios cutáneos (exantemas, eritema, hipo o hiperpigmentación, excoriaciones), signos de mala higiene (heces/detritos en la vulva o entre los labios).
- Después se hará inspección de la vagina o tracción descendente de los labios. Valore cualquier secreción visible y anote el aspecto del himen (configuración, signos de traumatismo) y del cérvix si está visible.
- Colecte un espécimen de cualquier secreción para su estudio al microscopio y cultivo. Evite el contacto con el himen en la niña prepúber.

Etiología de las vulvovaginitis

El diagnóstico diferencial de las vulvovaginitis en una niña prepúber incluye vulvovaginitis inespecífica, infecciones, cuerpos extraños, dermatosis, enfermedades sistémicas y anomalías anatómicas.

Vaginitis inespecífica, ambiental o química

- Veinticinco a 75% de los casos tal vez se originan en la mala higiene, los jabones, la obesidad, el vínculo con infecciones de vías respiratorias altas y la ropa irritante, en el contexto de una mucosa no estrogenizada.

- El tratamiento incluye descontinuar la causa, la higiene perineal (limpieza de adelante hacia atrás), baños de asiento, ropa holgada, jabones hipoalergénicos, ropa interior de algodón, toallitas húmedas y emolientes. También debe instruirse a la niña respecto a separar sus piernas ampliamente e inclinarse hacia adelante durante la micción, para evitar que se acumule orina en la vagina. El sentarse de frente al inodoro lo puede facilitar.
- Si no hay resolución en 2 a 3 semanas o si los síntomas iniciales son intensos, valore respecto a un cuerpo extraño o una infección.
- Si los síntomas son intensos, considere el uso de antibióticos y una crema tópica de esteroides.

Infección

- La flora vaginal prepúber normal incluye lactobacilos, estreptococos hemolíticos α, *Staphylococcus epidermidis*, especies de difteroides, y microorganismos gramnegativos intestinales, en especial *Escherichia coli*. Se encuentran especies de *Candida* en solo 3 a 4% de las niñas prepúberes.
- Los cambios de la flora que son resultado de la inoculación de bacterias, virus y levaduras pueden producir inflamación y secreción.
- Aunque muchos casos de vulvovaginitis son inespecíficos, las bacterias patógenas más frecuentes que la causan incluyen estreptococos del grupo A, *Haemophilus influenzae*, *Staphylococcus aureus*, *Streptococcus pneumoniae* y *E. coli*.
- Las enfermedades de transmisión sexual pueden causar vulvovaginitis en una niña prepúber y si se encuentran, por lo general, son resultado del abuso sexual.
- Las niñas pueden transmitir flora de las vías respiratorias de la nariz y la bucofaringe a los genitales, lo que las hace el posible origen de una vulvovaginitis.
- Las niñas con episodios crónicos nocturnos de prurito vulvar o perianal deben ser objeto de estudio de *Enterobius vermicularis* (oxiuros).
- Las niñas con secreción maloliente deben valorarse en cuanto a infecciones por microorganismos anaerobios.
- Los cultivos deben guiar la antibioticoterapia (Tabla 38-1). Además, el tratamiento incluirá medidas de higiene vulvar, como las de la vulvovaginitis inespecífica.

Cuerpos extraños

- Los cuerpos extraños son más frecuentes en niñas de 2 a 4 años y pueden variar desde fragmentos de papel de baño, botones o monedas, hasta cacahuates y crayones. Deben iniciarse antibióticos después de su retiro.
- Los cuerpos extraños retenidos en la vagina a menudo se presentan con secreción sanguinolenta, parda o purulenta, de varias semanas de duración. La secreción vaginal que persiste en una niña en edad de caminar o algo mayor justifica un examen bajo anestesia.
- Si no se identifica el cuerpo extraño, puede ocurrir peritonitis por infección ascendente. La niña quizás acuda con signos/síntomas de infección sistémica, como fiebre y dolor abdominal.
- Debe hacerse una inspección cuidadosa de la pared vaginal respecto a cualquier defecto o cuerpos extraños adicionales incrustados, después de retirar el objeto.
- Una vez que se retira el cuerpo extraño, se seguirán las medidas de higiene de la vaginitis inespecífica y debe vigilarse a la paciente respecto a la resolución de los síntomas.

Afecciones dermatológicas

- El liquen escleroso, la psoriasis, las dermatitis atópica y por contacto de la vulva pueden presentarse con síntomas similares a la vulvovaginitis y quizás respondan a los corticosteroides tópicos.
- Una exploración física y un interrogatorio cuidadosos permiten identificar manifestaciones no genitales que pudiesen señalar el diagnóstico correcto. Las afecciones dermatológicas sistémicas, como el eccema y la psoriasis, por lo general se tratan según sea apropiado.

Tabla 38-1	Tratamiento de las infecciones vulvovaginales específicas en la niña prepúber[a]

Etiología	Tratamiento
Streptococcus pyogenes	Penicilina V potásica; amoxicilina
Haemophilus influenzae	Amoxicilina; amoxicilina/clavulanato; cefuroxima axetilo; cefpodoxima; azitromicina
Staphylococcus aureus	Cefalexina; dicloxacilina; amoxicilina-clavulanato; trimetoprim/sulfametoxazol; clindamicina
Streptococcus pneumoniae	Amoxicilina; amoxicilina/clavulanato; cefdinir; cefpodoxima; cefuroxima
Especies de *Shigella*	Trimetoprim/sulfametoxazol; ampicilina; ceftriaxona; azitromicina
Chlamydia trachomatis	≤ 45 kg: 50 mg/kg/día de eritromicina (divididos en 4 dosis/día) × 14 días ≥ 45 kg: < 8 años: azitromicina, dosis única de 1 g ≥ 8 años: 1 g de azitromicina en dosis única O 100 mg de doxiciclina cada 12 h por vía oral × 7 días
Neisseria gonorrhoeae	< 45 kg: 125 mg IM de ceftriaxona MÁS el tratamiento de la clamidiasis, como se señaló antes > 45 kg: se tratan con esquemas de adulto (ver el capítulo 27)
Especies de *Candida*	Nistatina, miconazol, clotrimazol o terconazol tópicos en crema; fluconazol por vía oral
Tricomonas	15 mg de metronidazol/kg/día cada 8 h (máximo 250 mg cada 8 h) × 7 días; o dosis única de 50 mg/kg (máximo 2 g)
Enterobius vermicularis (oxiuros)	Mebendazol (Vermox) comprimidos masticables de 100 mg, y de nuevo pasadas 2 semanas

Abreviaturas: IM, intramuscular.
[a] Modificado con autorización de Emans SJ, Laufer MR, Goldstein DP, eds. *Pediatric and Adolescent Gynecology*. 6th ed. Philadelphia, PA: Wolters Kluwer Health/Lippincott Williams & Wilkins; 2011:49. Tabla 4-3.

- El liquen escleroso se presenta con purito/irritación, sangrado y disuria. Los hallazgos en el examen incluyen hipopigmentación y placas eritematosas en distribución de ocho. Se puede presentar adelgazamiento de la piel con aspecto parecido al papel de cigarrillo. El tratamiento es con corticosteroides de alta potencia, ya que la cicatrización patológica pudiese causar disfunción sexual permanente. El diagnóstico se hace por exploración física y, rara vez, requiere biopsia en esta población.
- Las úlceras aftosas, por lo general, se presentan en las niñas de 10 a 15 años y son muy dolorosas, con una base purulenta y bordes elevados; con frecuencia sufren también síntomas sistémicos inespecíficos. La etiología es idiopática, pero se cree que es vírica (p. ej., por virus influenza, de Epstein-Barr, citomegalovirosis). Con frecuencia se prescriben corticosteroides orales. Si las úlceras son recurrentes, tenga en mente la enfermedad de Behçet.

Enfermedad sistémica

- Varicela, sarampión, virosis de Epstein-Barr, enfermedad de Crohn, diabetes mellitus, además de los síndromes de Behçet, Stevens-Johnson y Kawasaki, pueden causar secreción vaginal, vesículas, fístulas, úlceras e inflamación.
- El tratamiento se basa en la etiología.

Anomalías anatómicas

- Un uréter ectópico puede causar escape de orina, que a menudo se detecta por ultrasonografía prenatal. Después del nacimiento, se puede usar ultrasonografía para el diagnóstico, seguida por resonancia magnética (RM), cuando esté indicada.
- Una abertura himeneal alta puede alterar la secreción vaginal, en cuyo caso la himenectomía es curativa.
- Prolapso uretral (ver "Prolapso uretral", más adelante).

Hemorragia vaginal prepuberal

- La hemorragia vaginal antes de la menarquia puede tener una amplia variedad de causas, pero debe tomarse en serio, porque algunas afecciones pueden poner en riesgo la vida. Las causas incluyen infección, anomalías anatómicas, tumores genitales, anomalías hormonales, cuerpos extraños, traumatismos o abuso sexual.

Vulvovaginitis

- Cualquier causa de vulvovaginitis puede causar hemorragia vaginal. Ver "Vulvovaginitis", en líneas previas, para su valoración y tratamiento.

Prolapso uretral

- La edad promedio de inicio es de 5 años y se presenta más a menudo en las niñas afroestadounidenses.
- El tratamiento médico consta de un ciclo corto de crema de estrógenos.
- La retención urinaria o una gran masa tumoral pueden requerir resección del tejido prolapsado y la inserción de una sonda a permanencia.
- El diagnóstico diferencial incluye pólipos, carúnculas y quistes uretrales, así como ureteroceles con prolapso.

Tumores genitales

- El **sarcoma botrioide** (rabdomiosarcoma) es el tumor maligno más frecuente del aparato genital en las niñas, un tumor de rápida proliferación, agresivo, que surge de la submucosa de la vagina. Se diagnostica antes de los 5 años en 90% de los casos, con una incidencia máxima entre los 2 y 3 años. La exploración física es notoria por una masa blanda polipoide (que semeja un racimo de uvas) que protruye a través de la vagina; el tumor puede causar hemorragia vaginal y dolor abdominal. El pronóstico mejora con el tratamiento multimodal, que incluye intervención quirúrgica, quimioterapia y radiación.

Descamación endometrial

- Las causas de descamación endometrial se incluyen en la tabla 38-2 y a manudo tienen relación con una anomalía hormonal. La pubertad precoz a menudo se vincula con la descamación endometrial en esta población (ver la sección "Afecciones durante la pubertad").

Traumatismos y abuso sexual

Ver el capítulo 37 y la sección "Lesiones traumáticas", más adelante.

Tabla 38-2	Causas de descamación endometrial en las niñas

- Hemorragia neonatal fisiológica por privación en las primeras 2 semanas de la vida, por el retiro de los estrógenos maternos
- Menarquia prematura aislada
- Pubertad precoz yatrógena o ficticia, causada por medicamentos que contienen estrógenos exógenos
- Pubertad precoz idiopática
- Quistes ováricos funcionales
- Neoplasias ováricas
- Síndrome de McCune-Albright
- Lesiones del sistema nervioso central
- Neoplasias que producen hormonas
- Hipotiroidismo

Lesiones traumáticas

- El periodo de máxima incidencia es entre los 4 y 12 años, con 75% de las lesiones genitales que se presentan en las niñas pequeñas. Debido a las diferencias en la anatomía entre una niña y una adulta, una lesión al parecer inocua puede sugerir una grave. Las lesiones comunes incluyen las siguientes:
- **En silla de montar**
  - La mayoría se presenta como una zona edematosa de equimosis dolorosa o hematoma sobre los labios; se pueden afectar el monte de Venus, el clítoris y la uretra. Si hay hematuria, tenga en mente una cistouretrografía miccional para descartar una lesión vesical o de la uretra. Ocurren edema y retención urinaria por las lesiones periuretrales. Se recomienda la inserción temprana de una sonda en la vejiga.
  - Se debe tratar con observación y compresas frías en las primeras 6 horas. Si el hematoma permanece del mismo tamaño o disminuye de volumen, a menudo todo lo que se requiere son baños de asiento tibios. Se pueden usar analgésicos y antibióticos profilácticos cuando un hematoma del orificio uretral causa dolor y dificultad miccional.
- **Penetración accidental**
  - Casi siempre la penetración accidental se presenta en niñas entre 2 y 4 años, a menudo como resultado de la caída sobre un objeto agudo (p. ej., pluma o lápiz).
  - El cuadro clínico por lo regular incluye hematuria, secreción vaginal o hemorragia. Una herida por punción puede ser intraperitoneal, con dolor rectal o hemorragia como manifestación de presentación. En una paciente inestable con una lesión por arriba del himen debe hacerse laparoscopia o laparotomía.
  - El estudio implica la revisión de la radiografía abdominal, anoscopia, vaginoscopia o sigmoidoscopia. La hematuria microscópica justifica un sondeo uretral cuidadoso. La resistencia al paso de la sonda requiere una cistouretrografía miccional. No debe intentarse el sondeo ante una hematuria macroscópica.
- **Laceraciones**
  - A menudo secundarias a la abducción forzada de las piernas, los ejercicios gimnásticos, el esquí en agua, los accidentes del ciclismo o en vehículos motrices.

○ Las laceraciones del orificio vaginal con frecuencia se extienden hasta el fondo de saco posterior.
○ Debe hacerse exploración bajo anestesia para determinar la extensión de la lesión y descartar la afección del tabique rectovaginal o la cavidad peritoneal.

Abuso sexual

- Se sospecha ante patrones desusados de lesión o una conducta rara, así como las siguientes manifestaciones asociadas: traumatismo genital, hemorragia, dolor genital crónico, infecciones de transmisión sexual, inflamación anal, infecciones recurrentes de las vías urinarias, dolor abdominal, enuresis/encopresis o anorexia.
- Los cambios conductuales incluyen agresividad, autoinflexión de lesiones, trastornos de conducta y del sueño, fobias excesivas, depresión, abuso de sustancias, problemas escolares, o un conocimiento inapropiado de la conducta sexual.
- Haga el interrogatorio de la niña por separado, de ser posible. Evite preguntas dirigidas. Una muñeca puede proporcionar a la niña pequeña una forma de expresar lo que sucedió. Puede también ser de beneficio un abordaje multidisciplinario, que incluye al pediatra de la niña y una trabajadora social.
- Si se sospecha abuso, la paciente debe ser enviada a un departamento de urgencias apropiado con personal entrenado para la colección de pruebas forenses, de preferencia en las 24 horas que siguen al suceso. Todas las víctimas de que se sospecha abuso infantil, incluyendo el sexual, deben ser enviadas a los servicios de protección infantil (ver el capítulo 37).
- Los juegos sexuales que involucran a niños de la misma edad sin coerción son una parte normal del desarrollo.

Adherencias labiales

- En el ambiente hipoestrogénico de la niñez, los labios pueden fusionarse en respuesta a cualquier traumatismo genital, incluso el exantema por pañal.
- La vulvitis adhesiva causada por irritación crónica es común entre los 2 y 6 años.
- Las adherencias labiales asintomáticas no requieren tratamiento y se resolverán de manera espontánea conforme aumenten las cifras de estrógenos en la pubertad.
- Si se presenta retención urinaria o infecciones de vías urinarias se requiere tratamiento, que implica la aplicación de crema de estrógenos a lo largo de la línea blanca de la adherencia, con tracción suave dos veces al día durante 2 a 6 semanas. Son frecuentes las recurrencias después del tratamiento. Una retención urinaria aguda requiere exéresis quirúrgica.

Masas tumorales anexiales/torsión ovárica

- Ver el capítulo 33 sobre masas tumorales anexiales para una descripción completa de su diagnóstico diferencial.
- Las masas tumorales anexiales con frecuencia se identifican en las adolescentes posmenárquicas y deben tratarse, en general, en forma similar a las mujeres en edad de procrear.
- Las masas tumorales anexiales en niñas prepúberes son raras y suelen identificarse por los cuidadores como una masa abdominal o un aumento de la cintura abdominal. Puede también presentarse dolor abdominal agudo cuando hay torsión. La ultrasonografía transabdominal es el estudio ideal para la valoración inicial. En el interrogatorio y la exploración se buscarán signos de un tumor con actividad hormonal que causa pubertad precoz.

- La torsión ovárica a menudo se presenta con ovarios normales en las niñas prepúberes, de manera secundaria a la localización abdominal de las gónadas y un ligamento uteroovárico largo. Si se sospecha torsión y se planea el tratamiento quirúrgico, en la mayoría de los casos la conservación de los ovarios es lo más apropiado. Incluso si se sospecha una torsión prolongada, su reducción a menudo es todo lo que está indicado. Se puede considerar el acortamiento de ligamento uteroovárico como medida preventiva, ya que la torsión puede ser recurrente.

Consideraciones quirúrgicas de la laparoscopia en las niñas

- Siempre que sea posible se prefiere la laparoscopia. En la población pediátrica, debe realizarla un cirujano con experiencia en el tratamiento quirúrgico infantil.
- La posición de la paciente suele ser de decúbito supino, ya que con toda probabilidad no será necesario el acceso a la vagina. No se requieren manipulaciones uterinas en las niñas prepúberes, ya que el útero es muy pequeño y tiene muy poca probabilidad de interferir con la visualización.
- En general, se prefieren las técnicas abiertas respecto de las cerradas para el ingreso abdominal, dada la menor distancia de la pared abdominal a los vasos sanguíneos importantes. Deben usarse trócares o instrumentos de 5 mm de diámetro o menores. Debido al alto riesgo de hernias, todas las incisiones aponeuróticas deben cerrarse.
- Las presiones de insuflación varían mucho según las dimensiones de la paciente y la fortaleza de su pared abdominal. En las niñas son usuales las presiones de 8 a 10 mm Hg.

AFECCIONES DE LA PUBERTAD

La **pubertad** es resultado de la secreción pulsátil de la hormona liberadora de gonadotropinas (GnRH) y la activación del eje hipotálamo-hipófisis-gónada. El inicio de la pubertad, en general, ocurre entre los 8 y 13 años en las niñas. Se utilizan las etapas de Tanner (ver Figura 38-1) para describir el desarrollo puberal.

Pubertad retrasada

- Las anomalías anatómicas, las afecciones cromosómicas, las proliferaciones neoplásicas o las deficiencias nutricionales pueden causar retraso de la pubertad, que suele corresponder a una maduración física retrasada en combinación con amenorrea.
- Las causas de pubertad retrasada se pueden clasificar con base en la concentración de la hormona foliculoestimulante (FSH), como se describe en la Tabla 38-3.

Hipogonadismo hipergonadotrópico (hormona foliculoestimulante alta)

- Hay una cantidad suficiente de gonadotropinas, pero los ovarios no responden y, por lo tanto, no producen esteroides sexuales. Esta falta de retroalimentación negativa hace que la FSH aumente.
- Disgenesia gonadal
  - Se manifiesta como una mujer fenotípica con carencia o insuficiencia del desarrollo puberal.
  - Puede presentar algunas características sexuales secundarias y menstruación espontánea; casi siempre vinculadas con amenorrea primaria.
  - El **síndrome de Turner** (45, X) se presenta en 1 de 2 000 a 2 500 niñas. Su fenotipo incluye amenorrea primaria y talla pequeña.
  - Las pacientes con el **síndrome de Swyer** (46, XY) a menudo presentan una talla normal o alta. La causa es una mutación o una anomalía estructural del cromosoma Y.

Tabla 38-3	Repaso de las causas de pubertad retrasada

Concentración de FSH	Diagnóstico diferencial
Alta (> 30 mUI/mL)	• Síndromes de disgenesia gonadal: de Turner y de Swyer • Insuficiencia ovárica primaria
Baja (< 10 mUI/mL)	• Retraso constitucional • Neoplasias intracraneales • Deficiencias aisladas de gonadotropinas • Deficiencias hormonales • Síndrome de Kallmann • Síndrome de Prader-Willi • Síndrome de Laurence-Moon-Biedl • Enfermedad crónica y desnutrición
Normal	• *Deformidades anatómicas* con desarrollo normal resultante y amenorrea primaria • Himen imperforado • Tabique vaginal transverso • Agenesia de los conductos de Müller

Abreviaturas: FSH, hormona foliculoestimulante.

- Insuficiencia ovárica primaria
  - Se desarrollan los ovarios, pero no contienen oocitos; se puede vincular con quimioterapia, radiación, galactosemia, resistencia a las gonadotropinas, insuficiencia ovárica autoinmunitaria o insuficiencia ovárica secundaria a una infección previa.
  - El tratamiento implica la administración de estrógenos y progesterona exógenos para evitar la osteoporosis y facilitar el desarrollo de las características sexuales secundarias.

Hipogonadismo hipogonadotrópico (hormona foliculoestimulante baja)

- Hay una concentración insuficiente de gonadotropinas para permitir el desarrollo folicular, y, por lo tanto, no se producen esteroides sexuales.
- **Enfermedad crónica:** afección que incluye estados de desnutrición (p. ej., inanición, anorexia nerviosa, fibrosis quística, enfermedad de Crohn, diabetes mellitus e hipotiroidismo) que pueden alterar la producción de GnRH.
- **Retraso constitucional:** un retraso del generador de pulsos de GnRH pospone los sucesos fisiológicos normales de la pubertad.
- **Neoplasias intracraneales:** los craneofaringiomas y los adenomas hipofisarios pueden causar retraso de la pubertad. A menudo se asocian síntomas visuales con estos tumores, al igual que la talla corta y la diabetes insípida. El diagnóstico es por tomografía computarizada (TC) o RM de la cabeza.
- **Deficiencias aisladas de gonadotropinas:** a menudo secundarias a anomalías en los genes que codifican las proteínas relacionadas con GnRH, FSH o la hormona luteinizante (LH).
- **Deficiencias hormonales:** aberraciones de la hormona de crecimiento, las tiroideas o la prolactina pueden afectar la pubertad.

- **Síndrome de Kallmann:** se presenta con la tríada clásica de anosmia, hipogonadismo, y ceguera al color. El hipotálamo no puede secretar GnRH por la disfunción del núcleo arqueado. Se presentan pocas características sexuales secundarias o ninguna.
- **Síndrome de Prader-Willi:** una deleción autosómica y afección de la impronta, asociada con obesidad, inestabilidad emocional y retraso de la pubertad por disfunción hipotalámica.
- Otras causas raras incluyen los **síndromes de Laurence-Moon** y **Bardet-Biedl**.

Eugonadismo (hormona foliculoestimulante normal)

- En casos de retraso eugonadal de la pubertad, el eje hipotálamo-hipófisis-gónada se mantiene intacto, pero se presenta amenorrea primaria en forma secundaria a anomalías anatómicas en el aparato genitourinario, insensibilidad a andrógenos, o un mecanismo inapropiado de retroalimentación positiva.
  - Anomalías anatómicas: ver "Anomalías congénitas del aparato reproductor femenino".
  - Insensibilidad a andrógenos: ver "Genitales ambiguos".
- Otras causas de amenorrea primaria con eugonadismo incluyen anovulación, enfermedad suprarrenal productora de andrógenos y síndrome de ovarios poliquísticos.

Puntos clave en la valoración y el tratamiento de la pubertad retrasada

- Son pasos importantes de la valoración un interrogatorio médico, quirúrgico y familiar cuidadoso y la exploración, incluyendo la clasificación de Tanner.
- Los estudios de laboratorio iniciales deben incluir FSH, hormona estimulante del tiroides y prolactina séricas, y un recuento hematológico completo.
- Se determinará la necesidad de otros estudios de acuerdo con los datos iniciales y el tratamiento basado en la etiología.

Pubertad precoz

- Ocurre **pubertad precoz** en solo 1 de 10 000 niñas y se define como la presencia de características sexuales secundarias a una edad > 2.5 desviaciones estándar por debajo de la media (p. ej., 6 años en afroestadounidenses y 7 en caucásicas).
- Pueden ocurrir velocidad de crecimiento acelerada y crecimiento óseo rápido, con el resultado de una talla baja de adulto.
- Las causas se dividen en afecciones dependientes e independientes de las gonadotropinas.

Afecciones dependientes de las gonadotropinas: pubertad precoz central

- Relacionada con el desarrollo prematuro del eje hipotálamo-hipófisis.
- La mayoría de las veces es **idiopática**; las características sexuales secundarias progresan en secuencia normal, pero más rápido que en la pubertad normal, y quizá fluctúen entre avance y regresión.
- Los signos y síntomas característicos incluyen el desarrollo mamario sin el de vello púbico, y aumento de talla, acné, piel o cabello grasosos y cambios emocionales.
- Se puede transmitir en una forma autosómica recesiva.
- A menudo hay quistes foliculares ováricos por las cifras elevadas de LH y FSH.
- Otras causas implican una **enfermedad del sistema nervioso central**, en particular con efectos de masa ocupativa cerca del hipotálamo. La neoplasia más frecuente es el hamartoma del hipotálamo posterior.
  - La enfermedad a menudo involucra zonas que rodean al hipotálamo; se considera que los efectos de masa ocupativa, radiación o células que secretan GnRH ectópica son causa de la activación prematura de la secreción pulsátil de GnRH por el hipotálamo.

- El diagnóstico es por TC o RM de la cabeza; el interrogatorio puede ser significativo para cefalea, cambios y retardo del estado mental, síndromes dismórficos y el desarrollo prematuro de características sexuales secundarias.
- El tratamiento debe dirigirse a la causa; la localización de muchos de estos tumores dificulta su resección, y, como resultado, quizás esté indicada la quimioterapia o la irradiación.
- El tratamiento con un agonista de GnRH puede causar un brote breve de secreción de gonadotropinas, seguido por regulación descendente y disminución de la concentración de gonadotropinas circulantes. Haga seguimiento de la cifra de estradiol para realizar el ajuste apropiado de las dosis.

Afecciones independientes de las gonadotropinas: seudopubertad precoz

- Las hormonas exógenas causan pubertad temprana por una fuente periférica. El desarrollo de las características puberales puede ser más rápido que con las causas centrales, por una velocidad inicial más rápida de producción de hormonas.
- El diagnóstico diferencial incluye tumores secretores de estrógenos, quistes ováricos foliculares benignos, síndromes de McCune-Albright y Peutz-Jeghers, afecciones suprarrenales e hipotiroidismo primario.
- Tumores ováricos secretores de estrógenos
  - Ver el capítulo 52
- Quistes ováricos benignos
  - La forma más frecuente de masas tumorales secretoras de estrógenos en los niños.
  - Pueden requerir laparoscopia diagnóstica, o tal vez laparotomía exploradora, para diferenciarlos de un tumor maligno. La exéresis del quiste puede ser terapéutica.
- Síndrome de McCune-Albright
  - Tríada: manchas café con leche, displasia fibrosa poliostótica y quistes del cráneo y los huesos largos; ocurre pubertad precoz en 40% de los casos.
  - Se asocia con el desarrollo rápido de las mamas y la presentación temprana de la menarquia.
  - La precocidad sexual es resultado de quistes foliculares recurrentes, cuya exéresis no tiene utilidad.
  - Los inhibidores de la aromatasa pueden ayudar a aliviar los síntomas.
  - Valórese con ultrasonografías pélvicas seriadas para detectar la presencia de tumores gonadales.
- Síndrome de Peutz-Jeghers
  - Por lo general, caracterizado por pigmentación mucocutánea y poliposis gastrointestinal.
  - También vinculado con tumores raros de los cordones sexuales, incluyendo los epiteliales, disgerminomas, o de células de Sertoli-Leydig del ovario, cuya secreción de estrógenos produce feminización y precocidad sexual incompleta.
  - Las niñas con el síndrome de Peutz-Jeghers deben ser objeto de detección por ultrasonografía pélvica seriada.
- Afecciones suprarrenales
  - Algunos adenomas suprarrenales secretan estrógenos y pueden causar precocidad sexual.
- Hipotiroidismo primario
  - Se caracteriza por el desarrollo mamario prematuro y la galactorrea, sin un brote de crecimiento asociado.

Puntos clave en la valoración y el tratamiento de la pubertad precoz

- Realice una valoración detallada con la clasificación de Tanner.
- Los datos de laboratorio deben incluir LH, FSH, prolactina, estradiol, progesterona, 17-hidroxiprogesterona, dehidroepiandrosterona y su sulfato, hormona estimulante del tiroides, tiroxina y gonadotropina coriónica humana.
- Una prueba de estimulación con GnRH puede llevar al diagnóstico definitivo de pubertad precoz central.

- Ordene una radiografía para determinar la edad ósea. La TC o RM de la cabeza permite descartar una masa tumoral intracraneal. Se puede usar ultrasonografía abdominal/pélvica para valorar los ovarios.
- Las metas del tratamiento incluyen alcanzar la máxima talla de adulto y retrasar la maduración. Trate las alteraciones patológicas intracraneales, ováricas y suprarrenales, si las hay, e intente disminuir los problemas emocionales vinculados.

Telarquia prematura

- Se define a la **telarquia prematura** como el desarrollo mamario bilateral sin otros signos de maduración sexual en las niñas antes de los 8 años. Suele ocurrir para los 2 años y es rara después de los 4.
- La etiología es indefinida, pero deben descartarse los estrógenos exógenos.
- Debe descartarse la pubertad precoz.
- Documente el aspecto de la mucosa vaginal, las dimensiones de las mamas y la presencia o ausencia de una tumoración pélvica.
- Determine la edad ósea. Se encuentra dentro de límites normales en la telarquia prematura.
- Realice ultrasonografía pélvica para descartar alteraciones ováricas patológicas.
- Determine la concentración de estrógenos en plasma. Pueden estar un poco elevados; el aumento significativo sugiere otra causa.
- En casos idiopáticos suele presentarse regresión después de unos cuantos meses, pero pudiese persistir por varios años.

GENITALES AMBIGUOS

Feminización masculina

- Los hombres desde el punto de vista genético (XY) presentan feminización relacionada con la insensibilidad a los andrógenos.
- **Insensibilidad completa a los andrógenos o "feminización testicular"**
  - Se transmite en una forma recesiva ligada al X materno.
  - Fisiopatología: la presencia de andrógenos no tiene capacidad para inducir la maduración de los conductos de Wolff. La hormona antimülleriana está presente y la formación de los conductos de Müller se mantiene inhibida. El fenotipo resultante es femenino, con una vagina derivada del seno urogenital que termina en un saco ciego y testículos que suelen descender a través del conducto inguinal.
  - Cuadro clínico: amenorrea primaria, desarrollo mamario de etapa V de Tanner, escasez de vello axilar y púbico.
  - Tratamiento: se recomienda la gonadectomía una vez que concluye la maduración sexual por una mayor incidencia de cáncer; también se sugiere el tratamiento exógeno con estrógenos.
- **Insensibilidad incompleta a los andrógenos**
  - Es menos frecuente, con un cuadro clínico que va desde la masculinización casi completa hasta el fracaso casi completo de la virilización.
  - Como hay una mínima sensibilidad a los andrógenos, el sistema de conductos de Wolff se desarrolla hasta cierto grado, si bien la espermatogénesis suele permanecer ausente.
  - La exploración física quizás incluya clitoromegalia o genitales ambiguos.
  - La asignación del sexo depende del grado de masculinización.
- **Deficiencia de la reductasa 5-α**
  - Genotipo masculino (XY) a menudo con un fenotipo femenino o genitales ambiguos en estado prepuberal y la presencia de virilización durante la pubertad, lo que los hace más fenotípicamente masculinos. La función testicular es normal y no hay desarrollo mamario.

Virilización femenina

* Mujeres desde el punto de vista genético (XX) que se exponen a cifras aumentadas de andrógenos que llevan a una virilización inapropiada, casi siempre es un indicador de enfermedad orgánica en las niñas.

* La **hiperplasia suprarrenal congénita** virilizante: por lo regular vinculada con deficiencia de la 21-hidroxilasa, una afección autosómica recesiva que se puede presentar en un recién nacido con genitales ambiguos y posible consumo de sal por deficiencia de mineralocorticoides. En las formas menos graves, la virilización puede también retrasarse hasta etapas tardías de la niñez.

* La **enfermedad de Cushing** se puede manifestar como fracaso del crecimiento, con o sin virilización, obesidad, estrías y cara de luna.

* **Tumores ováricos:** el de células de Sertoli-Leydig (es decir, arrenoblastoma) es el tumor ovárico virilizante más frecuente. Otros incluyen al tumor de células lipoides y el gonadoblastoma.

ANOMALÍAS CONGÉNITAS DEL APARATO REPRODUCTOR FEMENINO

Las **afecciones anatómicas** se pueden presentar con amenorrea primaria, dolor pélvico crónico, mucocolpos, hematocolpos o hematómetra.

* El **himen imperforado** se presenta como una masa translúcida que protruye en el introito de la recién nacida, o como dolor cíclico, masa tumoral abdominal, hematocolpos, o una protrusión perineal azulada después de la menarquia. El himen imperforado puede remitir durante el transcurso de la niñez. En los casos que no hay regresión hasta el momento de la menarquia se requiere intervención quirúrgica para incidir el himen y permitir que los detritos acumulados (hematocolpos) escapen. Las anomalías adicionales del himen, que incluyen sus formas microperforada y septada, pueden también requerir intervención quirúrgica, pero no obstruyen por completo el introito vaginal, y, por lo tanto, suelen no producir síntomas o hacerlo con menor intensidad.

* El **tabique vaginal transverso** es causado por fracaso de la canalización de los conductos de Müller y el bulbo sinovaginal, que dejan presente una membrana. El cuadro clínico y la exploración pueden ser similares a los del himen imperforado; sin embargo, 35 a 86% se encuentra en la parte media a alta de la vagina. Si la membrana es delgada se puede incidir y dilatar y, y cuando es gruesa, la valoración por ultrasonografía o RM guía la toma de decisiones quirúrgicas.

* El **tabique longitudinal vaginal** suele vincularse con anomalías uterinas o renales. Sus manifestaciones incluyen persistencia de la hemorragia a pesar del uso de un tapón. Está indicada la corrección quirúrgica. Con frecuencia se visualiza una hemivagina obstruida con agenesia renal homolateral.

* **Agenesia de los conductos de Müller:** el fracaso del desarrollo de los conductos de Müller causa un saco vaginal ciego sin útero o trompas de Falopio. Los ovarios no son de origen mülleriano y la pubertad avanza según se acostumbra, con amenorrea primaria como manifestación principal. Esto debe distinguirse de la insensibilidad a los andrógenos, como se describió antes. De estas pacientes, 33% presenta anomalías asociadas de las vías urinarias y 12%, esqueléticas. Se puede crear una neovagina por dilatación progresiva o intervención quirúrgica.

* Ocurre **atresia/agenesia vaginal** en 1 a 5 en 10 000 pacientes. El cuadro clínico es similar al de un tabique transverso en las adolescentes. El tratamiento puede incluir la dilatación progresiva o la reconstrucción quirúrgica de la vagina. Hasta 50% de las pacientes presenta otras anomalías congénitas, por lo que está justificado su estudio completo.

LECTURAS SUGERIDAS

American College of Obstetricians and Gynecologists Committee on Adolescent Health Care. ACOG Committee Opinion No. 598: the initial reproductive health visit. *Obstet Gynecol.* 2014;123:1143-1147. (Reafirmado en el 2018)

Bacon JL, Romano ME, Quint EH. Clinical recommendation: labial adhesions. *J Pediatr Adolesc Gynecol.* 2015;28(5):405-409.

Bercaw-Pratt JL, Boardman LA, Simms-Cendan JS. Clinical recommendation: pediatric lichen sclerosus. *J Pediatr Adolesc Gynecol.* 2014;27(2):111-116.

Carel JC, Léger J. Clinical practice. Precocious puberty. *N Engl J Med.* 2008;358:2366-2377.

Chan SH, Lara-Torre E. Surgical considerations and challenges in the pediatric and adolescent gynecologic patient. *Best Pract Res Clin Obstet Gynaecol.* 2018;48:128-136.

Emans SJ, Laufer MR, Goldstein DP, eds. *Pediatric and Adolescent Gynecology.* 6th ed. Philadelphia, PA: Lippincott Williams & Wilkins; 2011.

Jacobs AM, Alderman EM. Gynecologic examination of the prepubertal girl. *Pediatr Rev.* 2014;35:97-104.

Shulman L. Müllerian anomalies. *Clin Obstet Gynecol.* 2008;51(2):214-222.

Zuckerman A, Romano M. Clinical recommendation: vulvovaginitis. *J Pediatr Adolesc Gynecol.* 2016;29(6):673-679.

III Endocrinología de la reproducción e infecundidad

39 El ciclo menstrual

Brittany L. Schuh y Chailee Faythe Moss

Es fundamental una comprensión del ciclo menstrual para la mayoría de las intervenciones en el campo de la ginecología y obstetricia. En este capítulo se describe la fisiología del ciclo normal, cuya comprensión exhaustiva aclarará los mecanismos por los que sus cambios patológicos llevan a enfermedades ginecológicas. La menstruación cíclica espontánea requiere del eje hipotálamo-hipófisis-ovario, el endometrio y las vías de salida genitales intactos y funcionales. Las anomalías en cualquier componente de este proceso llevan a alteraciones patológicas que incluyen amenorrea (ver el capítulo 43), hemorragia uterina anormal (ver el capítulo 31) e infecundidad (ver el capítulo 40).

REPASO DEL CICLO MENSTRUAL

- El ciclo menstrual es el cambio natural y regular que presenta el aparato reproductor femenino y hace posible el embarazo. Suele ser de frecuencia mensual y, entre los miles de oocitos primordiales presentes en los ovarios, lleva a la liberación de un solo oocito maduro preparado para la fecundación, que ocurre a través de un proceso muy coordinado con efectos tanto estimulantes como inhibitorios. En ausencia de embarazo, el ciclo termina y se inicia uno nuevo, con la descamación del endometrio (menstruación).
- Las principales hormonas del ciclo menstrual incluyen las gonadotropinas (foliculoestimulante o **FSH** y luteinizante o **LH**), estrógenos (**estradiol**) y **progesterona**, presentes en concentraciones diversas en distintos momentos (Figura 39-1).
- El primer día del ciclo menstrual (**día 1**) es el primero de la menstruación. Desde la perspectiva de la función ovárica, la **fase folicular** se extiende desde el inicio de la menstruación (día 1) hasta el momento de la ovulación, y la **fase lútea**, desde la ovulación hasta el inicio de la siguiente menstruación, que marca el principio del siguiente ciclo. Desde la perspectiva del endometrio, las fases pre y posovulatoria corresponden a las fases proliferativa y secretora (ver la figura 39-1).

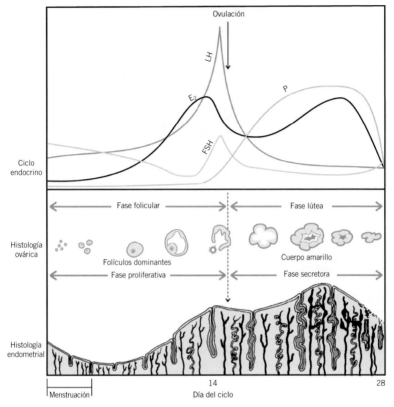

Figura 39-1. El ciclo menstrual normal. Cambios de hormonas séricas, folículos ováricos y grosor endometrial durante un ciclo de 28 días. La menstruación se presenta en los primeros días del ciclo. E_2, estradiol; FSH, hormona foliculoestimulante; LH, hormona luteinizante; P, progesterona. Reimpresa con autorización de Berek JS, Berek DL, Hengst TC, et al, eds. *Berek & Novak's Gynecology.* 15th ed. Philadelphia, PA: Wolters Kluwer Health/Lippincott Williams & Wilkins; 2012. Figura 7.9.

- La duración típica de un ciclo menstrual es de **28 ± 7 días**. La fase folicular puede variar, pero se considera normal aquella de 10 a 21 días (el promedio es de 14). Las variaciones en el ciclo menstrual dependen de las que ocurren en la duración de la fase folicular. La fase lútea es de 14 días.
- Aunque por lo general hay poca variabilidad en la duración del ciclo menstrual en las mujeres de 20 a 40 años, se presenta una mayor durante los primeros 5 a 7 años que siguen a la menarquia y los últimos 10 años antes del cese de la menstruación. En las pacientes más jóvenes esto suele deberse a inmadurez del eje hipotálamo-hipófisis; en las de mayor edad, quizá refleje una menor reserva ovárica.

FASES DEL CICLO MENSTRUAL

Fase folicular temprana

- El ovario tiene la menor actividad hormonal durante la fase folicular temprana; por lo tanto, se caracteriza por las cifras séricas bajas de estradiol y progesterona que llevan a una ausencia de retroalimentación negativa sobre el hipotálamo. Después, el hipotálamo (núcleo arqueado) secreta la hormona liberadora de gonadotropinas con frecuencia pulsátil y amplitud crecientes hacia la circulación porta, por donde transcurre hasta la hipófisis anterior.

- Los pulsos de la hormona liberadora de gonadotropinas estimulan a los gonadotropos de la adenohipófisis para sintetizar, almacenar y secretar las hormonas gonadotrópicas FSH y LH hacia la circulación sistémica.

- El aumento de FSH lleva a la foliculogénesis, que a su vez conduce al desarrollo de un grupo de folículos en la fase folicular media.

La fase folicular media

- Cada folículo ovárico contiene un solo oocito, rodeado por células de la granulosa, que a su vez son circundadas por las células de la teca.

- De acuerdo con la **teoría de dos células y dos gonadotropinas**, la LH estimula las células de la teca para sintetizar andrógenos, en tanto la FSH hace lo propio con las células de la granulosa para producir estrógenos a partir de ellos. La FSH induce a la enzima aromatasa para convertir los andrógenos en estrógenos (es decir, estradiol).

- En respuesta a la estimulación por la FSH, las células de la granulosa de los folículos se hipertrofian y dividen, lo que causa un aumento adicional de estradiol.

- La FSH estimula a las células de la granulosa para producir **inhibina**, otra hormona importante para el ciclo menstrual, que actúa para la regulación descendente de la síntesis de FSH e inhibe su secreción. Alcanza su máxima concentración en la fase folicular media (con una segunda en el momento de la ovulación).

- El estradiol y la inhibina producen retroalimentación negativa en el hipotálamo y la hipófisis, que causa decremento de FSH y LH.

La fase folicular tardía

- Durante esta fase, el folículo dominante ejerce retroalimentación negativa sobre los otros folículos de la cohorte ovárica, un mecanismo que suele permitir la maduración de solo un ovocito, para que se libere durante la ovulación.

- En esta fase la FSH también induce a los receptores de LH del ovario, lo que causa una mayor secreción de los factores de crecimiento intrauterinos del mismo (es decir, factor 1 de crecimiento similar a insulina).

- Las cifras elevadas de estradiol estimulan la proliferación y el engrosamiento del endometrio, que para el final de la fase folicular suele medir entre 8 y 12 mm. Una mujer puede también notar un incremento significativo en la cantidad y el "grado de distensibilidad" (prueba de filancia o extensibilidad) del moco cervical.

- El crecimiento folicular continúa hasta rebasar la concentración umbral de estradiol sistémico que desencadena una **secreción de LH a mitad del ciclo**, fenómeno en el que se presenta un cambio de la retroalimentación negativa sobre la LH (por el estradiol y la progesterona) a una positiva súbita, que causa un aumento de 10 tantos en la LH sérica y uno más pequeño de FSH.

- La secreción súbita de LH causa que el oocito dominante dentro del folículo en desarrollo reinicie la meiosis y se produzca la ovulación casi 36 horas después de dicha secreción máxima a mitad del ciclo.
- Antes de la liberación del oocito durante la ovulación, las células de la granulosa empiezan a luteinizarse y producen pequeñas cantidades de progesterona.

La fase lútea

- Después de la ovulación, los residuos del folículo dominante se convierten en el **cuerpo amarillo**, que cambia con rapidez de la producción principal de estrógenos a la de progesterona.
- La progesterona causa un enlentecimiento de los pulsos de LH y la decidualización del endometrio, en preparación para el implante del embrión.
- Si se fecunda un oocito, se implantará en el endometrio varios días después de la ovulación y sintetiza gonadotropina coriónica humana, hormona que mantendrá al cuerpo amarillo (y, por lo tanto, la producción de progesterona) en ausencia de LH durante los primeros 4 meses del embarazo, hasta que la placenta produzca suficientes estrógenos y progesterona para mantener el embarazo.
- En ausencia de un oocito fecundado, el cuerpo amarillo involuciona, lo que causa declinación de la concentración de progesterona y estrógenos.
  - La privación de progesterona causa pérdida del riego sanguíneo endometrial, que lleva a la descamación del endometrio y el inicio de la menstruación.
  - El eje hipotálamo-hipófisis se libera de la retroalimentación negativa de estradiol y progesterona y la FSH aumenta.
  - El inicio de la menstruación marca la terminación de la fase lútea y el comienzo del siguiente ciclo menstrual.

LECTURAS SUGERIDAS

American College of Obstetricians and Gynecologists Committee on Adolescent Health Care. ACOG Committee Opinion No. 651: menstruation in girls and adolescents: using the menstrual cycle as a vital sign. *Obstet Gynecol*. 2015;126:e143-e146. (Reafirmado en el 2019)

Fritz MA, Speroff L. The endocrinology of the menstrual cycle: the interaction of folliculogenesis and neuroendocrine mechanisms. *Fertil Steril*. 1982;38:509-529.

Hoffman BL, Schorge JO, Bradshaw KD, Halvorson LM, Schaffer JI, Corton MM. Reproductive endocrinology. En: Moyer A, Brown RY, eds. *Williams Gynecology*. New York, NY: McGraw-Hill; 2016.

Lenz S. Ultrasonic study of follicular maturation, ovulation and development of corpus luteum during normal menstrual cycles. *Acta Obstet Gynecol Scand*. 1985;64:15-19.

Speroff L, Fritz MA. *Clinical Gynecologic Endocrinology and Infertility*. 8th ed. Philadelphia, PA: Lippincott Williams & Wilkins; 2011.

Treloar AE, Boynton RE, Behn BG, Brown BW. Variation of the human menstrual cycle through reproductive life. *Int J Fertil*. 1967;12:77.

40 Infecundidad y tecnologías de reproducción asistida

Christina N. Cordeiro Mitchell y Mindy S. Christianson

INFECUNDIDAD

Definiciones

- **Infecundidad:** corresponde a la ausencia de concepción de una pareja en edad reproductiva después de al menos 1 año de coitos regulares sin anticoncepción. Tenga en cuenta que en mujeres de 35 años y mayores se recomienda una valoración de la fecundidad si no ocurre un embarazo después de 6 meses de intentarlo.
  - **Infecundidad primaria:** la de una mujer que nunca se ha embarazado
  - **Infecundidad secundaria:** la de una mujer que tuvo uno o más embarazos previos
- **Fecundidad:** capacidad de lograr el embarazo con un nacido vivo en un ciclo menstrual
- **Fecundabilidad:** probabilidad de alcanzar el embarazo en un ciclo menstrual, que para una pareja normal es de alrededor de 25%.
- **Insuficiencia ovárica primaria (IOP):** antes conocida como insuficiencia ovárica prematura, se define por una amenorrea de 6 meses o más, y dos determinaciones de la hormona foliculoestimulante (FSH) mayores de 40 UI/L con 1 mes de intervalo antes de los 40 años.
- **Tecnologías de la reproducción asistida (TRA):** recursos terapéuticos para tratar la infecundidad en los que se manipulan oocitos o embriones en el laboratorio (p. ej., fecundación *in vitro* [FIV]).

Incidencia

- De acuerdo con los Centers for Disease Control and Prevention (CDC) (datos de 2011-2015) 7.3 millones de mujeres estadounidenses de 15 a 44 años utilizaron servicios de tratamiento por infecundidad (12%).
- La fecundidad declina con la edad. En comparación con las menores de 35 años, es 26 a 46% más baja en las mujeres de 35 a 39 y 95% menor en las de 40 a 45 años.

DIAGNÓSTICO DIFERENCIAL

- Ver la tabla 40-1 para el diagnóstico diferencial de la infecundidad.

Factor ovárico

- La disfunción ovulatoria causa ovulación infrecuente o nula.
- **Tipos de afecciones ovulatorias (clasificación de la Organización Mundial de la Salud [OMS]).**
  - Clase I OMS: anovulación hipogonadotrópica hipogonadal.
    - ○ Amenorrea hipotalámica atribuible a concentraciones bajas de la hormona liberadora de gonadotropinas (GnRH) o a la ausencia de respuesta hipofisaria a la GnRH hipotalámica con cifras séricas bajas resultantes de FSH y estradiol.
    - ○ Las causas incluyen aumento o disminución de peso excesivos, ejercicio o estrés emocional.

Tabla 40-1	Valoración de la infecundidad[a]	

Diagnóstico	%	Estudios básicos
Por factores masculinos	30	Espermatobioscopia
Por factores tubarios/ uterinos/peritoneales	25	Uterinos: USTV, UIS, HSG o histeroscopia Tubarios/peritoneales: HSG o laparoscopia con cromoinsuflación tubárica
Por factores de anovulación/ováricos	25	Pueden incluir la concentración lútea media de progesterona, EPO, AMH, FSH y estradiol en el día 3 o RFA
Por factores del cérvix	10	Exploración física
No explicada	10	Todos los anteriores

Abreviaturas: RFA, recuento de folículos antrales; AMH, concentración de la hormona antimülleriana; FSH, hormona foliculoestimulante; HSG, histerosalpingografía; EPO, equipos de predicción de la ovulación; UIS, ultrasonohisterografía con inyección de solución salina; USTV, ultrasonografía transvaginal.

[a] Adaptada de Speroff L, Fritz MA. *Clinical Gynecologic Endocrinology and Infertility*. 8th ed. Philadelphia, PA: Lippincott Williams and Wilkins; 2011:1137-1190, con autorización.

- Clase II OMS: anovulación normogonadotrópica normoestrogénica.
  - Definida por una concentración normal de estradiol y FSH. La hormona luteinizante (LH), sin embargo, puede estar elevada. En esta clase se incluye al síndrome de ovarios poliquísticos (SOPQ).
- Clase III OMS: anovulación hipergonadotrópica hipoestrogénica.
  - Sus principales causas incluyen CPO (consumo prematuro de los oocitos) o resistencia ovárica.
  - Estas pacientes rara vez responden al tratamiento de la anovulación.
- **Endocrinopatías**
  - Afecciones tiroideas
    - El hiper o el hipotiroidismo pueden afectar la ovulación normal por alteración de la concentración de la globulina unidora de hormonas sexuales, el estradiol total y libre, y la testosterona, lo que así perturba al eje hipotálamo-hipófisis-ovario.
    - Autoinmunidad tiroidea, que incluso en mujeres eutiroideas se puede vincular con pérdida gestacional recurrente; sus efectos sobre la fecundidad aún no están claramente definidos.
  - Hiperprolactinemia
    - Se puede vincular con el hipotiroidismo; causar anovulación y amenorrea por inhibición del ritmo pulsátil normal de secreción de la GnRH hipotalámica.
    - Cuando es leve (20-50 ng/mL), las pacientes pueden presentar una deficiencia de la fase lútea; cuando es moderada (50-100 ng/mL), menstruación irregular o amenorrea, y si es grave (> 100 ng/mL), amenorrea.
- **Disminución de la reserva ovárica**
  - Relacionada con la edad: después de alcanzar un número máximo de oogonias a las 16 a 20 semanas de gestación, la reserva folicular declina durante la vida de una mujer, lo que es más rápido en los últimos años reproductivos.
    - Las mujeres de edad reproductiva más avanzada presentan una cantidad *y* calidad de oocitos disminuida, con una fecundidad natural baja resultante y una menor

respuesta ovárica a la hiperestimulación ovárica regulada (HOR) durante el tratamiento de la infecundidad.

o En el Society for Assisted Reproductive Technology 2014 National Summary Report se comunica una tasa de nacidos vivos únicos por paciente de 52.6% para las menores de 35 años, 45.5% para las de 35 a 37, 34% para las de 38 a 40, 19.5% para las de 41 a 42 años y 6.7% para las mayores de 42 años.

• Yatrógena: la exposición previa a quimioterapia o radiación puede tener un efecto lesivo sobre la reserva ovárica a una edad menor.

• **Insuficiencia ovárica primaria**

• Las pacientes portadoras de la premutación del X frágil o quienes sufren el síndrome de Turner están en riesgo de CPO y quizá presenten poco o ningún ciclo de ovulación espontánea.

• Yatrógena: como antes, ciertos medicamentos tóxicos para las gónadas causan efectos adversos y las pacientes sufren CPO y síntomas de la menopausia después de usarlos.

Factor uterino

• **Anomalías de los conductos de Müller:** las pacientes con ausencia de útero requieren a una portadora gestacional con FIV para tener un hijo genético. Aquellas con otras anomalías estructurales uterinas pueden concebir, pero quizás estén predispuestas a un resultado adverso del embarazo, como el parto pretérmino.

• Los **fibromas** que distorsionan o invaden la cavidad endometrial alteran la implantación y predisponen a la pérdida gestacional temprana. Dependiendo de su tamaño y localización, se recomienda su exéresis en las pacientes que desean concebir.

• Los **pólipos** pueden afectar la implantación en formas similares a los fibromas.

• Aunque el mecanismo es indefinido, se ha vinculado a la **adenomiosis** con la disminución de la implantación y tasas menores de embarazo clínico tanto en ciclos espontáneos como de FIV, así como un mayor riesgo de pérdida gestacional y parto pretérmino.

Factor tubario

• **Oclusión:** la infecundidad por factor tubario se torna más prevalente con el aumento de la incidencia de salpingitis, casi siempre secundaria a gonorrea y clamidiasis. La frecuencia de la oclusión tubaria después de una, dos o tres crisis de salpingitis se comunica de 11, 23 y 54%, respectivamente. La apendicitis, una intervención quirúrgica abdominal previa, la endometriosis y el embarazo ectópico pueden también llevar a la formación de adherencias y el daño de trompas de Falopio.

• **Hidrosalpinge:** se ha demostrado que la presencia de hidrosalpinge altera los resultados de la FIV, tal vez de forma secundaria a alteración de la implantación y un efecto tóxico potencial sobre el embrión.

Factor del cérvix

• Puede ocurrir **estenosis del cérvix** después de su intervención quirúrgica o una uterina, como el procedimiento de exéresis electroquirúrgica con asa o una conización con bisturí, o en pacientes con antecedente de amenorrea y atrofia asociada de los genitales inducida por el hipoestrogenismo.

• **Anomalías de los conductos de Müller:** la agenesia del cérvix es una causa muy rara de infecundidad por factor cervical.

Factor masculino

- **Definiciones**
  - **Azoospermia:** ausencia de espermatozoides en el eyaculado
  - **Oligospermia:** concentración < 15 000 000 de espermatozoides/mL del eyaculado
  - **Astenospermia:** disminución de la movilidad de los espermatozoides
  - **Oligoastenospermia:** disminución de concentración y movilidad de espermatozoides
  - **Teratozoospermia:** morfología anormal de los espermatozoides
- **Causas conocidas**
  - **Síndrome de Klinefelter**
    - El cariotipo es 47, XXY
    - Es la anomalía genética más frecuente en los hombres con azoospermia
    - Se presenta en 1:500 a 1 000 nacidos vivos de sexo masculino
    - Incidencia: 3% de hombres con infecundidad, 3.5 a 14.5% de aquellos con azoospermia, y 1% en las parejas enviadas para inyección intracitoplásmica de espermatozoides (IICE)
  - **Ausencia congénita del conducto deferente**
    - Se ha asociado con una mutación en el *gen regulador de la conductancia transmembrana de la fibrosis quística.*
    - Debe estudiarse a las compañeras de hombres con ausencia congénita de conducto deferente en cuanto a la mutación del regulador de la conductancia transmembrana de la fibrosis quística antes de pretender el tratamiento de la infecundidad con la recuperación de espermatozoides.
  - **Microdeleciones del cromosoma Y**
    - Se presentan en hasta 7% de los hombres con infecundidad por factor masculino y en 10 a 15% de aquellos con oligospermia grave y azoospermia.
    - Aunque estos hombres pueden alcanzar la paternidad por FIV/IICE, la descendencia masculina heredaría la misma microdeleción y sería infecunda.
  - **Varicocele.** Puede causar oligospermia y disminución de la movilidad espermática por aumento de la temperatura intratesticular, disminución de la síntesis de testosterona, alteración de la función y morfología de las células de Sertoli, daño de las membranas de las células germinales y aumento de las especies reactivas de oxígeno.

Fracaso recurrente de la implantación

- Aunque no hay una definición de aceptación universal del fracaso recurrente de la implantación (FRI), un grupo de expertos propuso que se definiese como la incapacidad de lograr un embarazo clínico después de la transferencia de al menos cuatro embriones de buena calidad en un mínimo de tres ciclos, con o sin congelación, en una mujer menor de 40 años.

VALORACIÓN

Indicaciones

- Un año de coito sin protección ni anticoncepción cuando la paciente < 35 años
- Seis meses de coito sin protección sin concepción en paciente ≥ 35 años
- Pacientes con causas conocidas de infecundidad, como la oclusión tubaria
- Pacientes en riesgo de infecundidad, como el antecedente de tratamiento del cáncer

Interrogatorio y exploración física

- El interrogatorio de ambos integrantes de la pareja debe incluir la duración de la infecundidad, los métodos de anticoncepción, la valoración y el tratamiento previos, los antecedentes reproductivos, la disfunción sexual, la frecuencia y satisfacción coitales, las infecciones de transmisión sexual, el uso de tabaco, alcohol y cafeína, el antecedente familiar de discapacidad de aprendizaje y los defectos congénitos.

- El interrogatorio de la mujer debe también incluir los antecedentes menstruales completos, hábitos de ejercicio, índices de estrés y la presencia de dismenorrea o menorragia, dolor pélvico o abdominal, dispareunia, síntomas de tiroidopatía, galactorrea o hirsutismo.
- La exploración física de la mujer debe centrarse en el peso y el índice de masa corporal, la valoración del tiroides, el hirsutismo, la hipersensibilidad pélvica o abdominal, las dimensiones y la movilidad del útero, la presencia de masas o hipersensibilidad anexiales y la hipersensibilidad o nodularidad del fondo de saco posterior.
- Para hombres con análisis anormal del semen (ver la sección "Valoración del factor masculino" y la Tabla 40-2 en la página 514), está indicado el envío a un urólogo.
- **Componentes de la valoración** (ver la tabla 40-1).
  - Valoración del factor femenino: confirmación de ovulación, pruebas de reserva ovárica; valoración de enfermedades endocrinas, de la cavidad uterina y de la permeabilidad tubaria, según esté indicado
  - Valoración del factor masculino: espermatobioscopia

Valoración del factor ovárico

- **Confirmación de la ovulación**
  - El registro de la **temperatura corporal basal** es un medio simple para determinar si ocurrió ovulación. Se toma la temperatura cada día al despertar, antes de cualquier actividad y se registra en una gráfica (o en una aplicación móvil). Después de la ovulación, el aumento de la concentración de progesterona incrementa la temperatura basal por alrededor de 0.22 °C por su efecto termogénico en el hipotálamo. Debido a que el incremento de la progesterona suele ocurrir 1 a 2 días después de la ovulación, el aumento de temperatura no predice el momento exacto de la ovulación, pero ofrece la confirmación retrospectiva de su presencia. La elevación de la temperatura se mantiene por el resto de la fase lútea y culmina con el inicio de la siguiente menstruación.
  - **Progesterona a la mitad de la fase lútea:** una concentración de progesterona > 3.0 ng/mL en una muestra sanguínea obtenida entre los días 19 y 23 del ciclo sugiere que ocurrió la ovulación. El respaldo adecuado de la fase lútea normal produce una concentración > 10 ng/mL de progesterona.
  - **Equipos de predicción de la ovulación:** con el uso de una concentración umbral de 40 mUI/mL, las pruebas urinarias con resultado positivo de LH se correlacionan bien con la secreción súbita de LH sérica que desencadena la ovulación. Se recomiendan las pruebas del día 10 al 18 del ciclo; si las pacientes no tienen un resultado positivo se les pide tratar de usar las pruebas dos veces al día en el siguiente ciclo.
  - **Cuadro clínico:** las pacientes con anovulación o amenorrea, por definición, se clasifican como con una afección ovulatoria.
- **Valoración de la reserva ovárica**
  - La **hormona antimülleriana (AMH,** por sus siglas en inglés) es un parámetro que refleja la reserva de folículos primordiales, que durante la vida reproductiva de una mujer declina de forma constante hasta cifras indetectables en la menopausia. Por lo general, una AMH > 1.0 ng/mL indica una reserva ovárica adecuada.
  - **FSH y estradiol en los días 2 o 3:** las cifras de FSH por debajo de 10 a 15 mUI/mL en los días 2 o 3 del ciclo sugieren una reserva ovárica adecuada. El límite exacto depende de los estándares de referencia del laboratorio particular.
  - **Recuento de folículos antrales:** se efectúa en los días 2 o 3 por ultrasonografía transvaginal (USTV).

- **Valoración de otras endocrinopatías**
  - En las pacientes con hemorragia uterina anormal o menstruación irregular está indicado cuantificar la prolactina y la hormona estimulante del tiroides. Ver el capítulo 44 para más detalles sobre la valoración adicional.

Valoración del factor estructural

- Los factores estructurales incluyen a los uterinos, tubáricos o del cérvix.
- La **ultrasonografía transvaginal** tiene elevada especificidad y baja sensibilidad para detectar alteraciones patológicas intrauterinas; un estudio sugiere que la sensibilidad de la ultrasonografía para detectar pólipos fue de 54%, con 80% de especificidad, y para los fibromas, la sensibilidad fue de 50%, con especificidad de 98%.
- La **ultrasonohisterografía con inyección de solución salina** es un procedimiento de consultorio que implica realizar USTV después de introducir agua o solución salina estéril a la cavidad uterina (Figura 40-1).
  - Realizada en la fase folicular temprana, en la semana que sigue al cese del flujo menstrual, para disminuir las probabilidades de interrumpir un embarazo.
  - Es útil para la valoración de las anomalías de la cavidad uterina, como los pólipos o fibromas submucosos, y puede ser más precisa que el USTV simple para su diagnóstico.

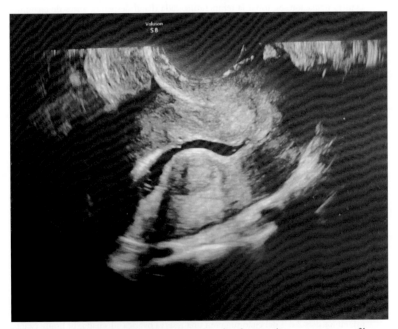

Figura 40-1. Ultrasonohisterografía con inyección de solución salina que muestra un fibroma submucoso dentro de la cavidad en la pared posterior del útero. Imagen original cortesía de Mindy Christianson, MD, Johns Hopkins Hospital, Department of Gynecology and Obstetrics, Division of Reproductive Endocrinology and Infertility.

A   HSG preoperatoria

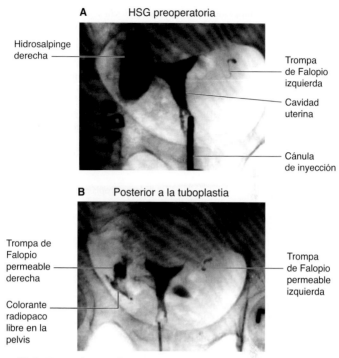

Hidrosalpinge derecha

Trompa de Falopio izquierda

Cavidad uterina

Cánula de inyección

B   Posterior a la tuboplastia

Trompa de Falopio permeable derecha

Trompa de Falopio permeable izquierda

Colorante radiopaco libre en la pelvis

Figura 40-2. Histerosalpingografía (HSG) que muestra una gran hidrosalpinge derecha (**A**) que se resolvió después de una tuboplastia exitosa (**B**). Se obtienen radiografías en tiempo real conforme se inyecta colorante radiopaco a través de una cánula insertada en el conducto del cérvix. Las trompas de Falopio permeables normales muestran escurrimiento bilateral del material hacia la pelvis. Imágenes originales cortesía de Edward Wallach, MD, Johns Hopkins Hospital, Department of Gynecology and Obstetrics, Division of Reproductive Endocrinology and Infertility.

- En la **histerosalpingografía (HSG)** se valora el contorno uterino y de la trompa de Falopio, así como su permeabilidad (Figura 40-2).
  - La HSG muestra anomalías apreciables de los conductos de Müller, así como la mayoría de los pólipos endometriales, sinequias y fibromas submucosos. También permite determinar la permeabilidad tubaria.
  - Realizada en la fase folicular temprana, en la semana que sigue al cese del flujo menstrual, para disminuir al mínimo la probabilidad de interrumpir un embarazo.
  - El procedimiento se realiza por inyección de un medio de contraste radiopaco a través del cérvix. Conforme se inyecta material de contraste, pasa a través de la cavidad uterina hacia las trompas de Falopio, y escurre hacia la cavidad peritoneal. Se toman placas radiográficas bajo fluoroscopia para valorar la permeabilidad tubaria.
  - Se pueden administrar fármacos antiinflamatorios no esteroides antes del procedimiento para prevenir los cólicos.
  - La HSG puede tener efectos terapéuticos. En varios estudios se señaló una tasa más alta de embarazos durante varios meses después del procedimiento.

- Se recomiendan los antibióticos profilácticos (doxiciclina) cuando la paciente tiene antecedente de enfermedad pélvica inflamatoria o cuando se identifican hidrosalpinges en la HSG.
- **Histeroscopia**
  - Método definitivo para valorar la cavidad uterina
  - Se puede realizar con un histeroscopio diagnóstico en el consultorio, con poca o ninguna anestesia
- **Laparoscopia diagnóstica**
  - Permite valorar los factores peritoneal y tubario, como endometriosis y adherencias pélvicas, y provee el acceso para intervenciones quirúrgicas correctivas simultáneas.
  - La laparoscopia debe programarse en la fase folicular.
  - Hoy la laparoscopia tiene máxima aceptación cuando las pacientes presentan otra indicación, como dolor pélvico. De otra manera, a menudo es aceptable recurrir a la FIV sin laparoscopia.
  - Los datos de la HSG se correlacionan con los de laparoscopia en 60 a 70% de los casos.
  - **Cromoinsuflación:** se instila un medio de contraste (por lo general, una solución diluida de índigo carmín) a través de las trompas de Falopio durante la laparoscopia, para documentar de manera visual la permeabilidad tubaria.
  - Puede también incluirse la histeroscopia para asegurar que no se pasaron por alto anomalías intrauterinas en la HSG.
- La **exploración física** permite valorar las dimensiones y el contorno uterino, así como las anomalías de conductos de Müller (incluidas las de cérvix/útero).

Valoración del factor masculino

- **Análisis del semen**
  - Se recomienda en la valoración inicial de toda pareja con infecundidad. Es de máxima utilidad una espermatobioscopía exhaustiva.
  - Los parámetros normales del semen, por lo general, se definen por las guías de la OMS (Tabla 40-2).
- **Valoración por urología**
  - **A quién referir:** a los hombres con cualquier anomalía en el análisis del semen, las parejas con fracaso de FIV sin una clara causa u hombres con sospecha de otra enfermedad por el interrogatorio.

Tabla 40-2	Parámetros del análisis del semen de la Organización Mundial de la Salud[a]
Parámetro	**Límite inferior estándar**
Volumen	1.5 mL
Cifra total de espermatozoides por eyaculado	39 millones
Concentración de espermatozoides	15 millones/mL
Movilidad total	40%
Movilidad progresiva	32%
Formas morfológicamente normales	4%

[a] Adaptada de Cooper TG, Noonan E, von Eckardstein S, et al. World Health Organization Reference values for human semen characteristics. *Hum Reprod Update*. 2010; 16(3):231-245. Reproducida con autorización de Oxford University Press.

- Factores de riesgo de infecundidad masculina: torsión testicular, traumatismos, tumores, varicocele, criptorquidia, lesiones o intervenciones quirúrgicas de la pelvis, eyaculación retrógrada, antecedente de cáncer o irradiación, uso de sauna y baño en tinas calientes, tabaquismo o el uso de bicicletas.

TRATAMIENTO DE LA INFECUNDIDAD

Tratamiento de las afecciones ovulatorias

- **Citrato de clomifeno (CC)**
  - Mecanismo de acción: un agonista-antagonista de estrógenos sintético no esteroideo que aumenta la secreción de GnRH y la subsiguiente de LH y FSH. Por lo tanto, su efecto antiestrogénico sobre el hipotálamo causa aumento de la secreción de GnRH.
  - Útil en mujeres con oligomenorrea y amenorrea, con un eje hipotalámico-hipófisis-ovario intacto.
  - Las pacientes con sobrepeso e hiperandrogenismo o hipoestrogenismo pueden tener una menor respuesta al CC.
  - Ver esquemas de solo clomifeno para la dosificación en la sección "Hiperestimulación ovárica controlada y protocolos para la fecundación *in vitro*".
  - Efectos adversos: síntomas vasomotores, como cefalea y cambios de estado de ánimo; rara vez se han comunicado síntomas visuales, como visión borrosa transitoria y escotomas.
  - Complicaciones: crecimiento quístico de los ovarios y embarazo múltiple (5 a 10%).
- **Letrozol (Femara) u otros inhibidores de la aromatasa**
  - Mecanismo de acción: por inhibición de la actividad de aromatasa, disminuye la conversión de testosterona en estradiol, lo que incrementa la secreción de GnRH y la subsiguiente de LH y FSH, por retroalimentación negativa.
  - Los datos indican que el letrozol es superior al CC en las pacientes con SOPQ para la inducción de la ovulación con coito programado.
  - El letrozol tiene un metabolismo rápido y, en general, se considera de uso seguro.
- **Gonadotropinas exógenas**
  - Se usan la gonadotropina menopáusica humana (hMG, Menopur) y la FSH recombinante (Gonal-F o Follistim) sobre todo en las mujeres con fracaso en la respuesta al CC o que presentan amenorrea hipogonadotrópica o infecundidad no explicada.
  - La prescripción de estos onerosos fármacos que se usan, por lo general, en los protocolos más complejos de FIV, deben limitarse a los especialistas entrenados en su uso, dados los riesgos de hiperestimulación ovárica.
- **Hiperprolactinemia**
  - Se usa la bromocriptina para inducir la ovulación en las pacientes con hiperprolactinemia.
    - La bromocriptina es un agonista de la dopamina que inhibe directamente la secreción hipofisaria de prolactina, y así restablece la secreción normal de gonadotropinas.
    - La dosis de inicio usual es de 2.5 mg al acostarse para prevenir los efectos secundarios dopaminérgicos que incluyen náusea, diarrea, mareo y cefalea.
    - Suele obtenerse una respuesta en 2 a 3 semanas y 80% de las pacientes con hiperprolactinemia ovula y se embaraza.
    - La cabergolina es un fármaco alternativo para quienes no toleran la bromocriptina, cuyos beneficios incluyen menos efectos secundarios y una dosificación dos veces por semana.
- **Disfunción tiroidea:** ver el capítulo 11.
- **Disfunción del eje hipotálamo-hipófisis-suprarrenal**
  - Los problemas del eje hipotálamo-hipófisis, incluidos el aumento o el descenso excesivos de peso, el ejercicio excesivo y el estrés emocional, pueden todos tener impacto

en la secreción de GnRH por el hipotálamo y causar disfunción ovulatoria. Se deben abordar por una intervención conductual o psicológica apropiada.

Tratamiento de la endometriosis

- La endometriosis es la proliferación ectópica de tejido endometrial que responde a las hormonas y contribuye con hasta 15% de la infecundidad femenina. Refiérase al capítulo 42 para las indicaciones de tratamiento médico y quirúrgico.

Tratamiento del factor uterino

- El principal recurso terapéutico para los leiomiomas submucosos, las sinequias intrauterinas (síndrome de Asherman) y las deformidades uterinas (p. ej., tabiques) es la histeroscopia quirúrgica, con resección de las alteraciones patológicas. En las pacientes con los fibromas más grandes o adenomiomas que afectan el revestimiento uterino puede estar indicado un abordaje combinado abdominal (por laparoscopia o abierto)/histeroscópico.

Tratamiento del factor tubárico

- **Oclusión tubárica**
  - La obstrucción tubárica proximal que se identifica en la HSG puede ser simulada por un espasmo tubario, no obstante; por lo que tal vez se requiera confirmarla por laparoscopia. El tratamiento consta de canulación tubaria, reanastomosis tubocornual microquirúrgica o FIV.
  - Se puede visualizar la afección o distorsión tubaria distal por HSG y laparoscopia. El éxito de la intervención quirúrgica correctiva (neosalpingostomía) depende de la extensión de la afección.
  - Para las pacientes con antecedente de ligadura tubaria bilateral que desean un embarazo, las opciones incluyen la reversión microquirúrgica de la esterilización, así como FIV. El éxito de la reanastomosis tubaria depende de la edad, el tipo de operación y su localización, y requiere una longitud residual adecuada de las trompas.
  - La FIV puede ser una mejor opción para ciertas pacientes, en particular aquellas que solo desean tener otro hijo.
- **Hidrosalpinges:** varios estudios muestran que si se intenta la FIV en pacientes con factor tubario de infecundidad, las tasas de éxito mejoran al eliminar las hidrosalpinges.

Tratamiento del fracaso recurrente de la implantación

- **Análisis de la receptividad endometrial (ARE)**
  - El de **receptividad endometrial** es el periodo finito en el que el endometrio está preparado para la implantación de un embrión, lo que se espera que ocurra 5 días después de la ovulación.
  - La prueba de ARE se desarrolló para identificar el estado de receptividad endometrial con base en las características de expresión de 238 genes en cada etapa del ciclo menstrual.
  - El ARE consta de una biopsia endometrial que se realiza en un ciclo de transferencia de embrión simulado, en el momento en que, por lo general, ocurriría. Los resultados de biopsia pueden indicar si el endometrio es receptivo, prerreceptivo o posreceptivo. En el siguiente ciclo, se puede ajustar la programación de la transferencia real planeada del embrión al momento en que el endometrio sería receptivo, con base en los resultados del ARE.
  - En los datos en las pacientes con FRI o embriones genéticamente normales se muestra una implantación y tasas de embarazo mejores con la transferencia de embriones basada en las pruebas de ARE.

- **Rascado endometrial**
  - Se emitió la hipótesis de que la lesión endometrial mejora la implantación al producir una respuesta inflamatoria que da como resultado la secreción de las citocinas involucradas en el proceso.
  - Aunque los datos son controvertidos, en la actualidad hay algunas pruebas de que la lesión endometrial en forma de histeroscopia o rascado con un instrumento de biopsia Pipelle® puede mejorar las tasas de embarazo en los ciclos subsiguientes.

Tratamiento de los factores masculinos

- Se recomienda la inseminación intrauterina (IIU) en hombres con una cifra total de al menos 10 000 000 espermatozoides móviles lavados/mL.
- Para aquellos con cifras < 10 000 000 espermatozoides/mL, a menudo se puede evadir la mayoría de las otras causas de infecundidad por factor masculino por FIV e IICE, incluso en aquellos con oligospermia grave.
- Las operaciones urológicas, como la reparación de varicoceles, pueden mejorar los parámetros de la espermatobioscopia y la fecundidad.

TRATAMIENTOS, ADEMÁS DE LA INDUCCIÓN DE OVULACIÓN CON COITO PROGRAMADO

Inseminación intrauterina

- En la inseminación intrauterina (IIU) se evita la incapacidad del útero de tolerar grandes cantidades de plasma seminal no procesado, porque el lavado del semen lleva al máximo el número de espermatozoides móviles.
  - Se retiran componentes del eyaculado, incluidos líquido seminal, exceso de detritos celulares, leucocitos y espermatozoides morfológicamente anormales.
- La programación de la IIU es crítica y debe hacerse de manera óptima como sigue:
  - El día después de la detección de la secreción súbita de LH a mitad del ciclo en la orina, en ciclos ovulatorios espontáneos o inducidos por clomifeno/letrozol.
  - Treinta y seis horas después de la administración de gonadotropina coriónica humana (GCH) exógena.
- Procedimiento: se utiliza una cánula de IIU para pasar a través del cérvix e inyectar espermatozoides en la cavidad endometrial.

Tecnologías de la reproducción asistida

- Desde el primer embarazo exitoso por FIV en 1978, los avances adicionales en las TRA han aumentado la capacidad de superar la infecundidad.
- **Fecundación *in vitro***
  - La FIV se refiere a HOR, seguida por la aspiración de oocitos bajo guía ultrasonográfica, su fecundación en el laboratorio con espermatozoides preparados, el cultivo de embriones y la transferencia transcervical de los resultantes al interior del útero. Si bien en la mayoría de los procedimientos de FIV se utilizan oocitos frescos de la paciente, también son opciones la de transferencia de embriones derivados de oocitos congelados/descongelados o frescos/descongelados de donador, fecundados.
  - Según los CDC, en el 2013 se hicieron 160 521 procedimientos con oocitos con el intento de la transferencia de embriones y 27 564 para conservar la fecundidad.
  - Los datos de la sociedad de TRA del 2015 indican una tasa de nacidos vivos por ciclo de recuperación de ovocitos de 53.9% en las mujeres < 35 años, 40.2% para las de 35 a 37, 26% para las de 38 a 40, 12.6% para las de 41 a 42 y 3.9% para > 42 años.

Tabla 40-3	Tasas de éxito de la fecundación *in vitro* (FIV) por diagnóstico[a,b]	
Diagnóstico de las pacientes con FIV	% de los ciclos	% de los ciclos que dieron como resultado un nacido vivo
Factor tubario	14.3	24.0
Disfunción ovulatoria	13.9	28.8
Disminución de la reserva ovárica	30.8	13.1
Endometriosis	8.8	27.6
Factor uterino	5.3	17.3
Factor masculino	34.8	27.1
Otras causas	12.8	18.5
No explicadas	13.9	29.0
Por factores múltiples, solo femeninos	11.0	17.3
Por factores múltiples, femeninos + masculinos	17.7	22.0

[a] El total no equivale a 100%, porque se puede informar de más de un diagnóstico por ciclo y por el redondeo. Las tasas de éxito son de oocitos o embriones frescos, no de donadora.
[b] Datos de los Centers for Disease Control and Prevention, la American Society for Reproductive Medicine y la Society for Assisted Reproductive Technology. *Assisted Reproductive Technology: National Summary Report.* Atlanta, GA: National Center for Chronic Disease Prevention and Health Promotion, División of Reproductive Health; 2015. http://www.cdc.gov/art/artdata/index.html. Con acceso en abril 18, 2018.

- Ver la tabla 40-3 para las tasas de éxito de la FIV por diagnóstico de infecundidad.
- **Indicaciones de la FIV**
  - Factor tubario: hidrosalpinges grandes, ausencia de fimbria, enfermedad grave por adherencias, embarazos ectópicos recurrentes, reconstrucción tubaria fallida o el antecedente de ligadura tubaria bilateral cuando la paciente opta por la FIV frente a la reanastomosis.
  - Endometriosis, si fracasaron otras formas de tratamiento.
  - Infecundidad no explicada si fracasaron otras formas de tratamiento (por lo general, al menos tres ciclos de IIU).
  - Factor masculino: cifra o movilidad espermática bajas y morfología anormal vinculada con una disminución de la capacidad fecundante.
  - Malformaciones uterinas que impiden la concepción por coito o IIU
  - Parejas serodiscordantes para virus de la inmunodeficiencia humana: el uso de IICE o técnicas de lavado de espermatozoides ha permitido que las mujeres negativas para el virus de inmunodeficiencia humana logren con seguridad el embarazo usando los espermatozoides de sus compañeros masculinos afectados. El procesamiento y manejo de estos especímenes requiere instalaciones, protocolos, entrenamiento y equipo especializados.
  - Hombres y mujeres que buscan la conservación de la fecundidad: los pacientes con proximidad para someterse a quimioterapia o irradiación de su pelvis pueden considerar la criopreservación de gametos, embriones o tejido ovárico, para la procreación subsiguiente a través de TRA.
  - Las parejas que buscan diagnóstico genético prenatal (ver la sección "Pruebas genéticas preimplantatorias").

- **Inyección intracitoplásmica de espermatozoides**
  - En la IICE se inyecta un solo espermatozoide en cada oocito al microscopio y los embriones resultantes se transfieren por vía transcervical al interior del útero. El advenimiento de la IICE revolucionó el tratamiento de las parejas con infecundidad por factor masculino refractaria a IIU o FIV.

Pruebas genéticas preimplantatorias

- Es una denominación que describe todos los tipos de pruebas genéticas del embrión y se subdivide en **pruebas genéticas preimplantatorias (PGP) para aneuploidías (PGP-A), para enfermedades monogénicas (PGP-M) y para rearreglos estructurales (PGP-RE)**.
- Las PGP se realizan por biopsia y análisis genético de uno de los siguientes especímenes de biopsia:
  - Cinco a 10 células de tejidos del trofectodermo de un embrión en etapa de blastocisto (día 5), el método de uso más frecuente hoy, ya que tiene los mejores resultados.
  - Una a dos blastómeras de un embrión en etapa de segmentación (días 2 a 3) derivado de FIV, es el que se usa menos a menudo.
  - Biopsia del corpúsculo polar de un oocito en metafase II obtenido después de HOR, útil solo para mutaciones heredadas de la madre y no permite detectar las anomalías que ocurren después de la fusión de los pronúcleos masculino y femenino; por lo tanto, rara vez se usa.
- La **PGP-A** es una prueba de detección de aneuploidías *de novo* (es decir, anormalidades numéricas de los cromosomas, incluidas las deleciones de subcromosomas) en embriones de padres que no tienen una anormalidad cromosómica conocida (es decir, cariotipo normal).
  - Por la detección genética preimplantatoria (DGP) se pueden estudiar los 23 cromosomas y ayudar a identificar los embriones óptimos (euploides) para su transferencia antes de la FIV.
  - Dado que 40 a 60% de los embriones concebidos en forma natural y artificial son aneuploides, es de esperar que la DGP con transferencia de solo embriones genéticamente normales disminuya la tasa de pérdidas gestacionales. Sin embargo, este proceso no mejora la tasa de implantación global o la de nacidos vivos, porque la DGP no puede aumentar el número de embriones euploides disponibles antes de su transferencia.
  - Las indicaciones de PGP-A incluyen edad materna avanzada, pérdida gestacional repetida, antecedente de un embarazo con aneuploidía y fracaso repetido de la FIV no explicado desde otros puntos de vista.
    - La PGP-A también permite una selección eficaz y precisa del sexo por detección selectiva del cromosoma Y, que se conoce como detección electiva del sexo o equilibrio familiar.
    - Se puede usar la transferencia de un solo embrión normal por PGP-A para disminuir la probabilidad de embarazos múltiples.
  - Los métodos de PGP-A incluyen hibridación *in situ* con fluorescencia, microarreglos de polimorfismos de un solo nucleótido, hibridación genómica comparativa de arreglos y la secuenciación de la siguiente generación.
- El **PGP-M** permite a las parejas con diversas afecciones de un solo gen y enfermedades genéticas ligadas a X evitar la transmisión del trastorno a su descendencia.
  - Método: los defectos de un solo gen suelen detectarse después de la amplificación por la reacción en cadena de polimerasa, seguida por tecnología de microarreglos de polimorfismos de un solo nucleótido, como el cariomapeo o la secuenciación dirigida o total del genoma. Solo los embriones preimplantatorios no afectados se transferirían al útero de la paciente.

- Las indicaciones de PGP-M incluyen las siguientes:
  - Afecciones de un solo gen: mediante la reacción en cadena de polimerasa, se usa el ADN extraído de un espécimen de biopsia para detectar una afección hereditaria (p. ej., FQ, distrofia muscular, hemofilia o enfermedad de Huntington).
  - Compatibilidad de antígenos leucocitarios humanos de hermanos no gemelos: usados por primera vez PGP-M en el 2000 para detectar anemia de Fanconi y seleccionar de manera simultánea a un embrión preimplantatorio compatible para el antígeno leucocitario humano de un hermano no gemelo previo afectado por la enfermedad.

HIPERESTIMULACIÓN OVÁRICA REGULADA Y PROTOCOLOS PARA LA FECUNDACIÓN *IN VITRO*

- Los productos de uso más frecuente para estimular la obtención de múltiples folículos ováricos son CC, hMG y FSH recombinante. Los productos y protocolos particulares a los que se recurre pueden ajustarse conforme el tratamiento progresa, para reforzar las probabilidades de una respuesta adecuada y aumentar la tasa de embarazos.
- La maduración folicular durante la HOR se vigila por ultrasonografía y cuantificaciones seriadas de la concentración de estradiol.
- **Esquemas de solo clomifeno**
  - En general, se administran durante 5 días en la fase folicular temprana del ciclo menstrual.
  - El CC es barato, tiene bajo riesgo del síndrome de hiperestimulación ovárica (SHEO) y se usa con frecuencia con el coito programado en casa o IIU. Sin embargo, brinda una escasa cosecha de oocitos (solo uno o dos por ciclo).
    - La mayoría de los esquemas terapéuticos se inicia con 50 mg/día durante 5 días, a partir del día 2 o 5 del ciclo. Si no se desarrollan folículos dominantes, puede aumentarse la dosis a 100 mg/día hasta un máximo de 150 mg/día.
  - Se pueden usar 5 000 a 10 000 UI de GCH, o 250 µg de GCH recombinante para estimular la secreción súbita de LH. De 70 a 80% de las parejas seleccionadas de forma apropiada concebirá en los primeros tres ciclos de tratamiento.
  - Los efectos secundarios potenciales del CC incluyen sofocos vasomotores, visión borrosa, urticaria, dolor, distensión abdominal y embarazo múltiple (5 a 7% de los casos, por lo general gemelares).
- **Esquemas de gonadotropinas**
  - Aumentan el número de folículos reclutados en las pacientes que no logran el embarazo con CC y en aquellas con endometriosis o infecundidad no explicada.
  - Suelen administrarse hMG, menotropina (Menopur) y urofolitropina (Bravelle), combinaciones de LH y FSH, durante 2 a 7 días.
  - Los intentos por reducir el componente de LH potencialmente deletéreo de la hMG han llevado a la fabricación de FSH urinaria purificada, y más recientemente de la FSH recombinante (FSH recombinante [Follistim] y folitropina α [Gonal-F]).
  - Para completar la maduración del oocito se administra GCH una vez que al menos tres folículos han alcanzado 18 mm de diámetro.
  - Aunque se mostró que las inyecciones de gonadotropinas son más eficaces para la HOR que el CC, son más caras y pueden llevar a un SHEO que ponga en riesgo la vida. Otras desventajas potenciales del uso de gonadotropinas incluyen la luteinización prematura, la secreción súbita espontánea de LH que causa tasas de cancelación altas y los embarazos múltiples.
- Los **protocolos de agonistas de GnRH (GnRHa)**
  - Los GnRHa aumentan el número, la calidad y la sincronización de los oocitos recuperados por ciclo y, por lo tanto, mejoran la tasa de fecundación, el número de

embriones y la tasa de embarazos. Se han usado GnRHa a través del protocolo de intensificación o uno de fase lútea en los ciclos de FIV.

- ○ En el protocolo de intensificación se causa una elevación de la FSH en los primeros 4 días, la cual aumenta el reclutamiento de oocitos. Pasados 5 días de su administración, la GnRHa produce regulación descendente de la hipófisis para prevenir la luteinización prematura y una secreción súbita espontánea de LH.
- ○ El protocolo de fase lútea implica iniciar la administración de GnRHa en los días 17 a 21 del ciclo menstrual, antes de la FIV.
- La leuprolida (Lupron) es el GnRHa de uso más frecuente en Estados Unidos.
- Los **protocolos con antagonistas de GnRH (GnRHant)**
  - Los GnRHant (Ganirelix y Cetrotide) bloquean la secreción de LH y su liberación súbita prematura que fuerza la cancelación del ciclo sin un efecto de intensificación. Los protocolos con antagonistas se usan con mucha frecuencia para la HOR en los ciclos de FIV.
  - Por lo general, se administran las gonadotropinas en el día 2 del ciclo y los GnRHant en el día 6, o una vez que la cifra de estradiol alcanza 200 pg/mL o cuando al menos un folículo llega a 13 mm de diámetro.
  - Puesto que los GnRHant bloquean la secreción súbita periovulatoria de LH, se requiere una dosis menor de gonadotropina total para estimular la ovulación y sus efectos secundarios disminuyen, en comparación con los GnRHa.

RECUPERACIÓN, CULTIVO, FECUNDACIÓN Y TRANSFERENCIA DE OOCITOS

- **Procedimiento de recuperación**
  - Es un procedimiento transvaginal guiado por ultrasonografía bajo sedación intravenosa, que se realiza 34 a 36 horas después de la inyección de GCH. Se introduce una aguja de calibre 17 a través del fondo de saco vaginal para recuperar los oocitos.
  - Las complicaciones potenciales incluyen lesiones intestinales y vesicales, infecciones y lesión de los vasos pélvicos.
- **Fecundación de los oocitos**
  - Los espermatozoides se diluyen, centrifugan e incuban, antes de agregar 50 000 a 100 000 espermatozoides móviles a cada caja de Petri que contiene un oocito.
  - Se documenta la fecundación por la presencia de dos pronúcleos y la extrusión de un segundo corpúsculo polar a las 24 horas.
- **Transferencia de embriones**
  - Se realiza 3 a 5 días después de la fecundación de los oocitos. La transferencia de blastocistos en el día 5 es más frecuente hoy, por las mayores tasas de nacidos vivos, en comparación con los embriones en etapa de segmentación (día 3).
  - Los embriones excesivos no usados para la transferencia se pueden criopreservar durante un periodo ilimitado, con una tasa de supervivencia de más de 95%.
  - El número total de embriones transferidos real depende de la edad del individuo y otros factores de riesgo del embarazo múltiple.
  - Debido al compromiso de la función del cuerpo lúteo tras la recuperación del oocito, es necesario complementar la fase lútea con progesterona IM o por óvulo vaginal, empezando el día de la liberación del oocito y continuando hasta la semana 12 del embarazo.
- **Congelación de oocitos/embriones**
  - La congelación lenta de oocitos y embriones es un método antiguo que pretendía evitar la formación de cristales de hielo, que, por lo general, ocurre cuando se hace descender la temperatura muy rápido.

- La vitrificación es un método más nuevo que permite la congelación en un periodo de segundos, la solidificación de oocitos o embriones en un estado similar al vidrio sin formación de cristales de hielo.
- Se acepta cada vez más que la vitrificación es superior a la congelación lenta para los oocitos y embriones, y se está convirtiendo en el método de uso exclusivo para la congelación en los centros de FIV.

REPRODUCCIÓN CON PARTICIPACIÓN DE UN TERCERO

- Incluye oocitos y espermatozoides de donantes, embriones donados y portadoras gestacionales (subrogadas).
- Los aspectos éticos involucrados incluyen los siguientes efectos maternos, fetales y a largo plazo de las TRA:
  - La revelación a los niños concebidos por estas tecnologías acerca de su origen genético
  - Aspectos de la privacidad de los donantes
  - Compensación para los donantes de oocitos y las portadoras gestacionales

COMPLICACIONES DE LAS TECNOLOGÍAS DE REPRODUCCIÓN ASISTIDA

Síndrome de hiperestimulación ovárica

- El **síndrome de hiperestimulación ovárica** puede ser una complicación de la HOR que pone en riesgo la vida, caracterizada por aumento de volumen ovárico y mayor permeabilidad capilar. Es potenciado por ciclos de HOR con uso de análogos de GnRH para la regulación descendente o GCH para desencadenar la maduración de los oocitos.
- Cuadro clínico: distensión abdominal, aumento de volumen ovárico, ascitis, disminución del gasto urinario, desequilibrio electrolítico, hemoconcentración e hipercoagulabilidad. En casos graves puede ocurrir hidrotórax, síndrome de dificultad respiratoria aguda e insuficiencia de órganos múltiples.
  - Se clasifica como leve, moderado o grave, de acuerdo con los síntomas de presentación.
- Fisiopatología: se cree que está mediado por el factor de crecimiento endotelial vascular, producido por el ovario en respuesta a LH o GCH. La vasodilatación y la mayor permeabilidad capilar causan desviaciones de líquidos hacia los espacios extravasculares. Su gravedad tiene correlación con la cifra de GCH.
- Factores de riesgo: edad < 35 años, SOPQ, índice de masa corporal bajo, AMH > 3.36, cifra de folículos antrales > 24, > 25 folículos en el momento de su recuperación, > 24 oocitos recuperados, estradiol sérico > 3 500 pg/mL.
- Tratamiento: los casos moderados a severos de SHEO deben tratarse de manera intrahospitalaria.
  - El tratamiento intrahospitalario incluye vigilancia estrecha del estado de líquidos y la función renal, valoración frecuente de electrolitos y estudios de coagulación, reanimación intravascular (con soluciones cristaloides, seguidas por albúmina y furosemida), profilaxis de la trombosis y paracentesis/culdocentesis o toracocentesis, según esté indicado.
- Si se sospecha la inminencia del SHEO, las pruebas respaldan su prevención por:
  - El uso de un desencadenante GnRHa más que GCH, la criopreservación electiva de todos los embriones con diferimiento de su transferencia, el uso de metformina al inicio de regulación descendente para las pacientes con SOPQ y la administración de agonistas de dopamina (cabergolina) con inicio en el momento del disparo.
  - Hay pruebas insuficientes para la prevención por albúmina o "*coasting*" (interrupción de las gonadotropinas al final de la estimulación por hasta 4 días).

- El SHEO es una entidad por completo yatrógena que a menudo se puede evitar por vigilancia y la ejecución y modificación juiciosa del esquema de HOR.

Embarazo múltiple

- **CC/letrozol con coito programado o IIU:** el riesgo de embarazo múltiple es de casi 7 a 10%, que disminuye con la edad de la paciente. La vigilancia por ultrasonografía se cree que aminora el riesgo de embarazo múltiple, al evitar la inseminación cuando la cifra de folículos es alta.
- **FIV:** de acuerdo con datos de los CDC, de los 23 529 embarazos resultantes de procedimientos de transferencia de embriones frescos (no de donadora) en el 2016, 21% dio como resultado embarazos múltiples; de todos los nacidos vivos en los embarazos por FIV, 19% era múltiple.
  - En un intento por limitar la prevalencia del embarazo múltiple, en la *American Society for Reproductive Medicine* se emitieron recomendaciones de práctica profesional respecto al número de embriones transferidos, que se estratifican dependiendo de que los embriones se transfieran en etapa de segmentación o blastocisto.
    - Mujeres < 35 años: consideración sólida de la transferencia de solo un embrión si el pronóstico es favorable; no se deben transferir más de dos embriones (de cualquier etapa).
    - Mujeres de 35 a 37 años: se pueden transferir dos embriones en etapa de segmentación si el pronóstico es favorable; de otra manera, tres de ellos. No pueden transferirse más de dos blastocistos.
    - Mujeres de 38 a 40 años: se pueden transferir tres embriones en etapa de segmentación o dos blastocistos si el pronóstico es favorable; de otra manera, cuatro embriones en etapa de segmentación o tres blastocistos.
    - Mujeres > 40 años: no más de cinco embriones en etapa de segmentación o tres blastocistos.
- Si ocurriesen embarazos múltiples, se dispone del procedimiento de reducción fetal selectiva para las pacientes que concuerden con la ética y los riesgos de tal procedimiento.

Embarazo heterotópico

- Una rara complicación en la que se presentan de manera simultánea embarazos intrauterino y extrauterino (ectópico), lo que ocurre en hasta 1% de aquellos por TRA. Esta incidencia es mucho mayor que la correspondiente en la población general (1 en 30 000). Las mujeres que muestran signos o síntomas sugerentes de un embarazo ectópico después de las TRA deben ser vigiladas de manera estrecha, a pesar de la confirmación de un embarazo intrauterino.

Efectos fetales/neonatales

- Pruebas inconsistentes y equívocas vinculan a la FIV con un mayor riesgo de morbilidad neonatal, defectos al nacer, discapacidades del desarrollo y ciertos cánceres infantiles.
- Las pruebas concluyentes, no obstante, no vinculan a la FIV con un mayor riesgo de partos con peso bajo al nacer, incluso de neonatos de término únicos. Los estudios y datos más recientes sugieren que aunque los fetos producto de TRA tienen mayor riesgo de anomalías congénitas, en comparación con los concebidos de manera espontánea, este parece ser menor al que antes se creía y en parte se debe al reconocimiento de que algunos factores vinculados con la infecundidad de los padres pueden participar en este mayor riesgo (en contraposición con simplemente la práctica profesional/ciencia inherente de las TRA).

Efectos de la inyección intracitoplásmica de un espermatozoide

- La IICE se ha vinculado con un riesgo aumentado estadísticamente significativo, pero absoluto pequeño, de anomalías cromosómicas, autosómicas y sexuales, y alteraciones de la impronta, como los síndromes de Beckwith-Wiedemann o Angelman.
- Si un hombre con una microdeleción del cromosoma Y es partícipe de IICE/FIV, su descendencia masculina heredará la misma microdeleción y, por lo tanto, también tendrá infecundidad por factor masculino.

CONSERVACIÓN DE LA FECUNDIDAD

- Las **indicaciones** para la conservación de la fecundidad incluyen las siguientes:
  - Cáncer: en las guías actuales de la American Society of Clinical Oncology se recomienda conversar respecto de los efectos adversos potenciales de la quimioterapia o radiación sobre la fecundidad futura, y el envío para conservación de la fecundidad, con una mujer prepúber o de edad reproductiva con diagnóstico nuevo de cáncer.
  - Las afecciones no malignas que requieran tratamiento gonadotóxico o inmunosupresor, como las enfermedades hematológicas o reumatológicas.
  - Afecciones no malignas que requieran la exéresis de los órganos de la reproducción.
  - Las pacientes con síndrome de Turner o en riesgo de presentar CPO.
  - Social: las pacientes que deciden retrasar la procreación.

Criopreservación de embriones

- Requiere casi 2 semanas para la HOR y recuperación de oocitos; y también de un compañero masculino o donador de semen.
- Las tasas de nacidos vivos de embriones congelados son de 44.4% para mujeres < 35 años, 40.1% para las de 35 a 37 y 35% para las de 38 a 40 años. Los embriones descongelados de donador conllevan una tasa de nacidos vivos de 39.3%.

Criopreservación de oocitos

- Requiere alrededor de 2 semanas para HOR y la recuperación de los oocitos; además de un compañero masculino/donador de semen.
- Se debe obtener un embrión de buena calidad por cada cinco o seis oocitos descongelados.
- La criopreservación de oocitos ha mejorado con nuevos protocolos de vitrificación; sin embargo, la descongelación de oocitos no es tan eficaz como la de un embrión. Para pacientes que utilizan oocitos de donadora, por ejemplo, las tasas de nacidos vivos con oocitos frescos son de 50.2%, en comparación con 38.3% con los criopreservados.
- La criopreservación de oocitos se consideró experimental en Estados Unidos hasta el año 2012, cuando se retiró dicha etiqueta debido a los mejores resultados con la vitrificación.

Criopreservación de tejido ovárico

- Representa el único método de conservación de la fecundidad en las pacientes que no tienen tiempo para retrasar el tratamiento del cáncer o que son prepúberes.
- Se obtiene el tejido ovárico a través de una laparoscopia, por lo general, aunada con otro procedimiento relacionado con el cáncer, como la colocación de un puerto de ingreso. Se congela el tejido de la corteza ovárica en tiras mediante un método de vitrificación rápida. Se puede retrasplantar el tejido ovárico a la fosa ovárica o bajo la corteza residual, lo que permite el reinicio de la función ovárica para tratar los síntomas de la menopausia.
- A la fecha se han logrado al menos 130 nacidos vivos, algunos por embarazo espontáneo y otros por FIV.

- Los estudios futuros quizá permitan la maduración *in vitro* de folículos ováricos inmaduros, FIV y el retrasplante de embriones de pacientes en quienes el trasplante de tejido ovárico puede o no ser oncológicamente seguro (p. ej., aquellas con leucemia).

Tratamiento con agonistas de la hormona liberadora de gonadotropinas antes de la quimioterapia

- Se recomienda el uso de GnRHa, como el acetato de leuprolida, por lo general antes y durante la quimioterapia, en un intento por proteger a la paciente contra la toxicidad ovárica. Sin embargo, en algunos estudios no se muestra que esto en realidad sea de protección para la reserva ovárica y, por lo tanto, no debe considerarse un método confiable de conservación de la fecundidad.
- No obstante, el tratamiento con acetato de leuprolida puede ser útil para prevenir una hemorragia uterina anormal significativa relacionada con los efectos hematológicos de la quimioterapia (p. ej., anemia y trombocitopenia).

Transposición ovárica

- En las pacientes que requieren irradiación pélvica, se puede transponer el ovario a diversas localizaciones intra y retroperitoneales, como las correderas parietocólicas o por fuera de los músculos psoas, en ubicación lateral.
- En las mujeres que reciben solo braquiterapia se conservó la función ovárica en 90%; en aquellas que requirieron radioterapia de haz externo, con o sin braquiterapia, se conservó en 65%.

LECTURAS SUGERIDAS

Coughlan C, Ledger W, Wang Q, et al. Recurrent implantation failure: definition and management. *Reprod Biomed Online*. 2014;28:14-38.

Donnez J, Dolmans M-M. Fertility preservation in women. *N Engl J Med*. 2017;377:1657-1665.

Hansen M, Kurinczuk JJ, Milne E, de Klerk N, Bower C. Assisted reproductive technology and birth defects: a systematic review and meta-analysis. *Hum Reprod Update*. 2013;19(4):330-353.

Legro RS, Barnhart HX, Schlaff WD, et al; for Cooperative Multicenter Reproductive Medicine Network. Clomiphene, metformin, or both for infertility in the polycystic ovary syndrome. *N Engl J Med*. 2007;356(6):551-566.

Pan MM, Hockenberry MS, Kirby EW, Lipshultz LI. Male infertility diagnosis and treatment in the era of in vitro fertilization and intracytoplasmic sperm injection. *Med Clin North Am*. 2018;337:337-347.

Practice Committee of Society for Assisted Reproductive Technology, Practice Committee of American Society for Reproductive Medicine. Preimplantation genetic diagnosis: a practice committee opinion. *Fertil Steril*. 2008;90:S136-S140.

Practice Committee of the American Society for Reproductive Medicine. Prevention and treatment of moderate and severe ovarian hyperstimulation syndrome: a guideline. *Fertil Steril*. 2016;106:1634-1647.

Practice Committee of the American Society for Reproductive Medicine, Practice Committee of Society for Assisted Reproductive Technology. Criteria for number of embryos to transfer: a committee opinion. *Fertil Steril*. 2013;99:44-46.

Speroff L, Fritz MA. *Clinical Gynecologic Endocrinology and Infertility*. 8th ed. Philadelphia, PA: Lippincott Williams & Wilkins; 2011.

Sunderam S, Kissin DM, Crawford SB, et al. Assisted reproductive technology surveillance–United States, 2013. Centers for Disease Control and Prevention Web site. https://www.cdc.gov/mmwr/preview/mmwrhtml/ss6411a1.htm?s_cid=ss6411a1_w. Acceso abril 18, 2018.

Pérdida gestacional recurrente

Kamaria C. Cayton Vaught y Mindy S. Christianson

EPIDEMIOLOGÍA Y DEFINICIÓN

- La pérdida gestacional, o aborto espontáneo, se define por lo común como la pérdida de un feto que pesa < 500 g o es menor de 20 semanas de edad gestacional. Es la complicación más frecuente y afecta de 10 a 25% de los embarazos tempranos.
- La pérdida gestacional recurrente (PGR) se define, por lo general, como tres o más pérdidas consecutivas de embarazos clínicamente detectables < 20 semanas de gestación. En la *American Society for Reproductive Medicine* se define a la PGR por dos o más pérdidas a cualquier edad gestacional y se sugiere una evaluación exhaustiva.
  - PGR primaria: la que ocurre sin un embarazo viable previo.
  - PGR secundaria: aquella donde ocurrió antes el nacimiento de un bebé vivo (de mejor pronóstico)
- Incidencia y riesgo
  - De las mujeres, 5% experimentará dos pérdidas consecutivas; 1% tendrá tres.
  - La incidencia de PGR aumenta de manera significativa conforme lo hace la edad materna, pero los riesgos también incluyen alteraciones patológicas uterinas, factores genéticos, endocrinos y ambientales y metabólicos, causas inmunitarias, el síndrome de anticuerpos antifosfolípidos e infecciones. Al menos 50% de los casos no tiene un diagnóstico definido.
  - El riesgo de pérdida gestacional aumenta de 20% en las pacientes con el antecedente de una, a 43% en aquellas con tres o más.
  - Los estudios han mostrado una tasa de éxito global de 66 a 77% con el logro de un nacido vivo en las mujeres con PGR.

ETIOLOGÍA

Genética

- **Envejecimiento y aneuploidías del embrión.** La edad de las pacientes tiene una participación significativa en la pérdida gestacional temprana y, por consiguiente, en su forma recurrente. Conforme avanza la edad, la tasa de aneuploidías de los oocitos aumenta de manera importante, lo que lleva a su incremento subsiguiente en los embarazos.
  - En las mujeres < 35 años, el riesgo de una pérdida gestacional esporádica es de 9 a 12%, en comparación con las mayores de esa edad, en quienes aumenta hasta 20%. El máximo riesgo de pérdida gestacional esporádica se presenta en mujeres > 40 años, con una tasa de casi 50%.
- **Anomalías cromosómicas de los padres.** La cifra de anomalías cromosómicas de los padres como causa de PGR es baja, de 3 a 5%. Sin embargo, en parejas con PGR, debe incluirse su cariotipificación en la valoración.
  - Se pueden valorar anomalías estructurales de los cromosomas, como translocaciones e inversiones, mediante el cariotipo de los progenitores, donde es más probable una anomalía ante la edad materna joven, el antecedente de tres pérdidas o más, o un pariente de primer grado con PGR.

- Las translocaciones equilibradas constituyen la anomalía cromosómica más frecuente de los padres. Hasta 1 de cada 500 individuos presenta una translocación equilibrada. Los progenitores portadores de translocaciones equilibradas pueden dar origen a gametos no equilibrados (1 a 20%) o equilibrados, donde los primeros originan un aborto espontáneo en 85% de los casos.
- Las translocaciones robertsonianas, los rearreglos cromosómicos más frecuentes en los seres humanos, se identifican en 2 a 5% de las parejas con PGR. Los progenitores portadores de estas translocaciones tienen un alto riesgo de transmitir el cromosoma desequilibrado a su descendencia. En raros casos, una translocación robertsoniana afecta al cromosoma 21, con la correspondiente trisomía resultante.
- Un porcentaje más pequeño de cariotipos anormales de los progenitores incluyen inversiones, microdeleciones y mosaicismos.
- Los estudios han mostrado que hay mayor probabilidad de que la madre transmita una anomalía genética a la descendencia. En consecuencia, es de mayor beneficio estudiar a la madre primero y después al padre, según sea necesario, si no se puede hacer en los dos de manera simultánea.
- El **asesoramiento genético** para anomalías estructurales cromosómicas se justifica en las parejas con PGR. Los resultados de los nacidos vivos futuros dependen de qué cromosoma participe y el tipo de rearreglo. Se debe abordar el asesoramiento si las pérdidas gestacionales fueron euploides, aneuploides o con un rearreglo cromosómico. Si se identifica a un progenitor con un rearreglo estructural, deben ofrecérsele estudios de ADN libre de células, pruebas genéticas preimplantatorias (PGP), biopsia de vellosidades coriónicas o amniocentesis, como medio de detección de la anormalidad genética de la descendencia.
- Debe considerarse el **análisis citogenético de las pérdidas futuras** en todas las parejas con PGR y puede ser de utilidad psicológica.
  - La cariotipificación es el análisis citogenético más frecuente que se hace de manera sistemática y su forma estándar de alta resolución permite la detección de deleciones y duplicaciones mayores de casi 5 a 10 Mb en cualquier sitio del genoma.
  - La hibridación comparativa del genoma, de arreglos o de microarreglos, permiten abordar todo el genoma con una mayor resolución (hasta 250 kb), en comparación con la cariotipificación convencional.
- **Diagnóstico genético preimplantatorio y detección de aneuploidías.** Las PGP requieren que una pareja recurra a la fecundación *in vitro* para el estudio genético de los embriones respecto a una enfermedad genética específica con la detección de aneuploidías. A la fecha, hay datos insuficientes que muestren que la fecundación *in vitro* con PGP mejora la tasa de nacidos vivos en las parejas con PGR y una anomalía genética estructural. No se recomiendan las pruebas preimplantatorias sistemáticas de los embriones en cuanto a aneuploidías en las pacientes con anomalías estructurales cromosómicas. Sin embargo, conforme la tecnología mejore, la capacidad de identificar con precisión los rearreglos estructurales aumentará y quizá se puedan recomendar las PGP sistemáticas en el futuro.

Alteraciones patológicas uterinas

- Se detectan malformaciones uterinas en 10 a 30% de las mujeres que experimentan la PGR, en comparación con casi 7% en la población general.
- Las **anomalías congénitas** incluyen defectos congénitos del sistema de los conductos de Müller, como útero tabicado, arqueado, bicorne, unicorne y didelfo. Los úteros tabicados y bicornes tienen el vínculo más frecuente con la PGR y hay la hipótesis de que interfieren con la distensión uterina y la implantación por la menor vascularidad en un tabique, el aumento de la inflamación o la disminución de la sensibilidad a las hormonas. La corrección de las anomalías de la cavidad uterina puede ser de beneficio en las mujeres con PGR.

- Las **afecciones adquiridas** que causan anomalías en el útero y el cérvix incluyen sinequias, leiomiomas, pólipos y la laxitud o el acortamiento del cérvix.
  - Los leiomiomas pueden ser submucosos, intramurales, subserosos o pedunculados. Algunos estudios muestran que los fibromas submucosos se pueden vincular con PGR. El riego vascular de la placenta puede afectarse por un sitio de implantación desfavorable, en tanto los fibromas grandes distorsionan la cavidad uterina y pueden causar alteraciones del riego vascular del endometrio o interferir con la migración del gameto o embrión. De manera similar, los estudios observacionales sugieren una mayor tasa de pérdida gestacional en las pacientes con grandes pólipos endometriales, si bien está menos definida la participación de los pólipos pequeños.
  - Pueden ocurrir sinequias intrauterinas después de infecciones o de la instrumentación del útero. El legrado posparto intensivo puede llevar a la formación de sinequias significativas, o el síndrome de Asherman, que produce un endometrio insuficiente para mantener el desarrollo del embrión.
  - La insuficiencia del cérvix se vincula con la pérdida gestacional y su forma recurrente. Dependiendo de la paciente individual, el tratamiento puede incluir progesterona, cerclaje de cérvix o la colocación de un pesario (ver el capítulo 5).
- **Estudio de las alteraciones patológicas uterinas**
  - Se usa una variedad de modalidades de estudios de imagen en la valoración y el diagnóstico de las alteraciones patológicas uterinas en relación con la pérdida gestacional. La ultrasonografía bidimensional abdominal o transvaginal de la pelvis y la histerosalpingografía son recursos de detección muy conocidos, aunque conllevan tasas relativamente bajas de precisión.
  - La histerosalpingografía ayuda al estudio de la cavidad uterina, pero no permite detectar con confiabilidad alteraciones patológicas sutiles.
  - La ultrasonohisterografía o la histerografía con inyección de solución salina son recursos más precisos para el diagnóstico que la ultrasonografía simple.
  - La histeroscopia en el consultorio con un instrumento flexible es un método preciso y bien tolerado de valoración de la cavidad uterina, pero no permite diferenciar entre un útero tabicado y uno bicorne.
  - La combinación de histeroscopia y laparoscopia sigue siendo el abordaje de diagnóstico más definitivo para el estudio de anomalías tanto internas como externas del útero, y también es terapéutico porque permite la resección de los tabiques, de ser necesaria.
  - La ultrasonografía transvaginal tridimensional y las imágenes por resonancia magnética son también recursos promisorios para ayudar a precisar la morfología uterina en las pacientes con PGR. La ultrasonografía tridimensional parece ser la modalidad de imagen más exacta para definir el contorno del útero, que ayuda a diferenciar uno tabicado de uno bicorne.
- **Tratamiento**
  - El consenso general es que debe intentarse la corrección quirúrgica de cualquier defecto significativo de la cavidad uterina en las pacientes con PGR.
  - La resección de los tabiques uterinos (septoplastia), la lisis histeroscópica de las adherencias, la miomectomía, la polipectomía y el cerclaje del cérvix son posibles tratamientos de las anomalías uterinas congénitas y adquiridas.

Disfunción endocrina/metabólica

- Intervienen factores endocrinos y metabólicos en 15 a 60% de los casos de PGR.
- Metabolismo anormal de la glucosa
  - La diabetes mellitus mal regulada (hemoglobina $A_{1c} > 8\%$) se vincula con un mayor riesgo de pérdida gestacional (ver el capítulo 11).

- Deberá insistirse en la regulación estricta de la glucemia antes de la concepción para disminuir las anomalías fetales. Las pérdidas gestacionales aumentan en las pacientes con obesidad, tal vez por resistencia a la insulina. La disminución de peso antes del embarazo mejora sus resultados.
- Síndrome de ovarios poliquísticos (SOPQ)
  - Se ha notado un riesgo de 20% de pérdida gestacional en este grupo de pacientes.
  - Los mecanismos propuestos para explicar el mayor riesgo de pérdida gestacional ante el SOPQ incluyen hiperandrogenismo, aumento de la cifra de hormona luteinizante, obesidad, hiperinsulinemia, ovulación prematura o diferida, trastornos metabólicos de las prostaglandinas y factores de crecimiento, y el aumento de citocinas.
  - Se ha mostrado en algunos estudios que la metformina disminuye la tasa de pérdidas gestacionales en la pacientes con SOPQ, pero los ensayos controlados aleatorios no ofrecen pruebas definitivas. Los estudios prospectivos actuales no muestran datos de teratogenicidad o problemas del desarrollo en los primeros 18 meses de vida de los lactantes de madres que usaron metformina en etapas tempranas del embarazo. En algunos estudios se recomienda usar 500 a 2 500 mg de metformina diarios por vía oral durante el primer trimestre en las pacientes afectadas.
- Disfunción tiroidea
  - El hipotiroidismo clínico y subclínico se vincula con pérdidas gestacionales y resultados obstétricos adversos. Deben detectarse enfermedades del tiroides en las pacientes que presentan PGR, porque son de beneficio los complementos de hormonas tiroideas.
  - La patogenia en las pacientes con PGR incluye interferencia con la implantación, si bien no se ha definido una causa exacta.
  - Se define al hipotiroidismo subclínico por una cifra de hormona estimulante del tiroides (TSH) mayor del límite superior normal (4.0-5.0 mUI/L) con tiroxina normal (T_4). En la actualidad, no hay consenso respecto a la cifra superior normal de la TSH.
  - Si la concentración de TSH se encuentra dentro de límites normales, hay pruebas insuficientes para recomendar las pruebas adicionales de T_4 o de anticuerpos antitiroideos.
  - El tratamiento de las pacientes con cifras de TSH entre 2.5 y 4.0 mUI/L sigue siendo controvertido. Sin embargo, dado su mínimo riesgo, es razonable usarlo, aunque las pruebas aún son débiles.
  - Si se encuentran anticuerpos antiperoxidasa tiroidea, el tratamiento con T_4 disminuye el riesgo de pérdida gestacional.
  - De acuerdo con la *American Society for Reproductive Medicine*, si la concentración de TSH es mayor que el límite superior normal sin gestación (> 4.0 mUI/L), debe tratarse a las pacientes con complementos de T_4 para mantenerlas por debajo de 2.5 mUI/L.
  - Ver el capítulo 11 para más información sobre las afecciones tiroideas.
- Hiperprolactinemia. Las cifras de prolactina por lo regular aumentan durante el embarazo. Sin embargo, no se recomienda hacer pruebas sistemáticas en las pacientes con PGR en ausencia de anomalías del ciclo, porque no hay pruebas de que el tratamiento disminuya la tasa de pérdidas gestacionales. En un estudio de 64 mujeres con hiperprolactinemia tratadas con bromocriptina, hubo una mayor tasa de embarazos (86 *vs.* 52%); sin embargo, las investigaciones son limitadas respecto a si esta intervención lleva a mayores tasas de embarazos sin pérdidas gestacionales.
- Otras anomalías hormonales
  - Continúa la controversia respecto a si otras anomalías hormonales contribuyen a la PGR.
  - Deficiencia de la fase lútea (DFL), también conocida como deficiencia de progesterona. La ausencia de cifras suficientes de progesterona puede conceptualmente llevar a una implantación retrasada o tardía, que, a su vez, aumenta las pérdidas gestacionales. El diagnóstico de DFL requiere un fechado histopatológico del endometrio, que desde el punto de vista histórico no es confiable ni reproducible. En la actualidad,

no se recomienda la biopsia endometrial para el diagnóstico de la DFL. Hay algunos estudios que sugieren un beneficio potencial del uso empírico de complementos de progesterona en las pacientes con más de tres pérdidas gestacionales consecutivas. Sin embargo, las pruebas en respaldo son de mala calidad metodológica.

- Implantación diferida o tardía

Síndrome antifosfolípidos

- El síndrome antifosfolípidos (SAF) se vincula con la PGR. De 5 a 20% de las pacientes con PGR tendrá resultado positivo de anticuerpos antifosfolípidos. Se han atribuido diversos mecanismos patogénicos a la pérdida gestacional vinculada con el SAF y depende de cada trimestre. En el segundo trimestre puede ocurrir trombosis dentro de la circulación placentaria que causa infarto. En el primero, los estudios han sugerido como más probable el fracaso de la invasión trofoblástica temprana, porque en el estudio de la decidua no se pudo mostrar su correlación con sucesos trombóticos. En el SAF se forman anticuerpos (p. ej., anticoagulante lúpico, anticardiolipina, o anti-$\beta 2$ glucoproteína) contra el endotelio vascular y las plaquetas, que en un momento dado llevan a la constricción vascular y trombosis.
- Los criterios de clasificación de consenso internacionales del SAF incluyen la presencia de un dato clínico y uno de laboratorio.
  - Criterios clínicos
    - Una o más crisis de trombosis arterial, venosa o de vasos pequeños.
    - Una o más pérdidas gestacionales no explicadas, de un feto morfológicamente normal ≥ 10 semanas de gestación.
    - Uno o más partos prematuros de un feto morfológicamente normal ≤ 34 semanas por eclampsia o preeclampsia, con manifestaciones graves de insuficiencia placentaria.
    - Tres o más pérdidas gestacionales consecutivas antes de las 10 semanas de gestación, con exclusión de factores anatómicos, hormonales y genéticos de los progenitores.
  - Criterios de laboratorio
    - Dos titulaciones positivas de dilución moderada a alta, con al menos 12 semanas de intervalo, de anticuerpos tipo inmunoglobulina G o M anticardiolipina o anti-$\beta 2$ glucoproteína.
    - Anticoagulante lúpico (prueba del veneno viperino de Russell) en dos ocasiones con al menos 12 semanas de intervalo.
- Tratamiento. Los estudios mostraron un mejor resultado del embarazo en las pacientes con SAF (en particular, aquellas con un suceso trombótico previo) que recibieron tratamiento antitrombótico.
  - El tratamiento con heparina no fraccionada y ácido acetilsalicílico a dosis baja es más eficaz que este último solo para aumentar la tasa de nacidos vivos, de 80% en comparación con 40%, respectivamente.
  - Aunque algunos estudios han sugerido que la heparina de bajo peso molecular (HBPM) también mejora los resultados del embarazo relacionados con el SAF, no se ha establecido una eficacia comparable de HBPM y la heparina no fraccionada. El beneficio de la HBPM es que conlleva un menor riesgo de la trombocitopenia inducida por heparina, osteopenia y hemorragia maternas.

Trombofilias hereditarias

- Los datos retrospectivos sugieren un vínculo leve entre las trombofilias y la PGR. Sin embargo, no se ha podido comprobar esta conexión en estudios prospectivos, por lo que no se recomienda la anticoagulación para prevenir la PGR.

- Incluye al factor V de Leiden, mutaciones del gen de protrombina, las deficiencias de proteínas C y S, y antitrombina.
- Puede estar justificada clínicamente la detección en las pacientes con factores de riesgo (antecedente personal de tromboembolia venosa, pariente de primer grado, que se sabe o se sospecha con trombofilia de alto riesgo).
- No se recomienda la detección sistemática de las trombofilias en las pacientes con PGR sin un factor de riesgo conocido.
- Puede considerarse la anticoagulación durante el embarazo, si bien las pruebas no respaldan que mejore su resultado.

Disfunción inmunitaria

- Los factores autoinmunitarios y aloinmunitarios pueden causar PGR, de manera similar al rechazo de injerto o los defectos en el sistema del complemento.
- Se cree que la enfermedad celiaca se vincula con PGR e infecundidad y el tratamiento parece prevenirlos; por lo tanto, debe hacerse su detección en las pacientes con PGR.
- La aloinmunidad refleja la teoría de que la supervivencia del embarazo depende de la tolerancia materna de antígenos fetales extraños, en lugar de una sensibilización materna que lleve a la activación de su respuesta inmunitaria.
- Históricamente, los tratamientos pretendidos incluyeron inmunoglobulina intravenosa, inmunización de leucocitos o de células de un tercero donador, y la de la membrana trofoblástica; sin embargo, no se recomiendan.
- En la actualidad no hay métodos basados en pruebas para su uso clínico en la valoración o el tratamiento de la PGR quizá relacionada con el sistema inmunitario.

Factores masculinos

- Las anomalías en los parámetros estándar de la espermatobioscopia (volumen, concentración, movilidad, morfología) no son predictivas de la PGR.
- Los datos respecto a aneuploidías de los espermatozoides y la fragmentación del ADN como etiología de la PGR son controvertidos.
  - Se ha mostrado una mayor tasa de disomías cromosómicas sexuales de los espermatozoides en las parejas con PGR. Sin embargo, las aneuploidías de los cromosomas sexuales no aumentaron en los productos de la concepción, lo que sugiere que los espermatozoides citogenéticamente anormales se pueden eliminar durante la fecundación.
  - Puede ocurrir fragmentación anormal del ADN de los espermatozoides conforme avanza la edad del padre o como resultado de factores ambientales corregibles, como los varicoceles, las exposiciones a sustancias tóxicas, el calor exógeno, o el aumento de las especies reactivas de oxígeno en el semen.
  - No se recomiendan las pruebas sistemáticas de aneuploidías o fragmentación del ADN de los espermatozoides.

Exposiciones a infecciones y ambientales

- Las infecciones (por especies de listeria, toxoplasma, citomegalovirus y el herpes simple primario) son causas conocidas de pérdida gestacional, pero no hay prueba de su participación en la PGR, por lo que, los cultivos bacterianos o víricos no son parte del estudio.
- Las sustancias químicas vinculadas con la PGR incluyen formaldehído, pesticidas, plomo, mercurio, benceno y gases anestésicos, como el óxido nítrico.
- No se ha visto que el estrés y el ejercicio aumenten el riesgo de PGR.
- El tabaquismo de cigarrillos se ha vinculado con aumento de las pérdidas gestacionales por su efecto adverso sobre la función del trofoblasto.

- Los hábitos del estilo de vida, como el mayor consumo de cafeína (> 3 tazas de café al día) y el de alcohol (3 a 5 tragos por semana) y el uso de cocaína también se han vinculado con un mayor riesgo de pérdida gestacional.

Factores psicológicos

- La pérdida gestacional puede tener un profundo efecto en el bienestar emocional. La respuesta de duelo puede incluir ira, depresión, ansiedad, culpa y apesadumbramiento. Hay datos limitados que respaldan una participación psicológica en la etiología de la pérdida gestacional. Los estudios han mostrado que el respaldo emocional, la vigilancia estrecha con consultas frecuentes, llamadas telefónicas, e incluso estudios de ultrasonografía seriados, mejoran los resultados del embarazo. Se ha mostrado en estudios con testigos que tales estrategias disminuyen a la mitad la tasa de PGR (de > 50 a 25%) en ausencia de intervención médica o quirúrgica alguna.
- PGR no explicada. Por desgracia, no hay factor causal identificable de PGR en 50 a 75% de las parejas. El asesoramiento de los pacientes debe incluir recalcar su probabilidad de un embarazo futuro exitoso, que excede 50 a 60%, dependiendo de la edad y paridad maternas.

VALORACIÓN

- En la tabla 41-1 se describe la valoración de la PGR.
- Cuándo valorar: las mujeres que experimentaron dos o más pérdidas gestacionales clínicas deben ser objeto de la valoración clínica de la PGR. Las pérdidas gestacionales no tienen que ser consecutivas para iniciar su estudio.
- Interrogatorio y exploración
  - Debe hacerse un interrogatorio detallado con los antecedentes médicos pertinentes.
    - ○ Antecedentes menstruales
    - ○ Antecedentes obstétricos, incluida la maternidad y cualquier complicación terapéutica
    - ○ Antecedentes familiares y análisis del árbol genealógico
    - ○ Revisión de aparatos y sistemas para detectar afecciones médicas subyacentes
    - ○ Identificación de trombofilias heredadas
    - ○ Valoración del estilo de vida que incluya factores de estrés; cambios de peso; programa de ejercicios; ingestión de cafeína y uso de tabaco, alcohol o drogas
  - La exploración física debe incluir signos vitales, palpación de la tiroides en busca de bocio, exploración mamaria respecto a galactorrea y la ginecológica, que incluye imágenes, de ser necesario, para precisar las dimensiones uterinas y descartar anomalías de los conductos de Müller.
- Pruebas de diagnóstico
  - Dependiendo de los antecedentes, TSH; ultrasonografía ginecológica, ultrasonografía con inyección de solución salina o histerosalpingografía; cariotipo de los progenitores; anticuerpos anticardiolipina; anticoagulante lúpico y anti-β2 glucoproteína I.
  - Si está indicado, el factor V de Leiden; mutaciones del gen de protrombina: deficiencias de proteínas C y S; antitrombina; estudios citogenéticos de los productos de la concepción; histeroscopia.

PRINCIPIOS DE TRATAMIENTO

- Deben considerarse los siguientes principios cuando se valora a una paciente con antecedente de PGR:
  - Optimización de los factores del estilo de vida
  - Regulación de las afecciones médicas subyacentes

Tabla 41-1	Valoración de la pérdida gestacional recurrente
Pruebas de primera línea	• Interrogatorio médico, quirúrgico, genético, y familiar y exploración física completos • Ultrasonohisterografía para delinear los contornos externo e interno del útero y distinguir entre útero tabicado y bicorne; otras opciones para valorar la anatomía uterina incluyen la ultrasonografía tridimensional y la histerosalpingografía. • Titulaciones de anticuerpos anticardiolipina y anti-β2 glucoproteína (IgG e IgM) y del anticoagulante lúpico en dos ocasiones, con 12 semanas de intervalo • TSH y anticuerpos contra la antiperoxidasa tiroidea • Niveles de prolactina • Hemoglobina A_{1c} y glucemia en ayuno; considerar una prueba de tolerancia a la glucosa en las pacientes con obesidad • Cariotipo de los progenitores y del producto de aborto, si las exploraciones previas son normales
Pruebas de segunda opción	• Histeroscopia, laparoscopia o RM son más invasivas que la ultrasonohisterografía • Se puede valorar la reserva ovárica por cuantificación de RFA, FSH sérica basal, AMH; estas pruebas predicen la respuesta ovárica ante los procedimientos de reproducción asistida, pero su utilidad para la selección de pacientes respecto de PGR es cuestionable.
Estudios sin pruebas en respaldo	• Cultivos sistemáticos para clamidiasis o vaginosis bacteriana • Titulaciones de ANA • Cuantificación de progesterona; las cifras séricas únicas o múltiples de progesterona o las biopsias endometriales no son predictivas del resultado de un embarazo futuro

Abreviaturas: RFA, recuento de folículos antrales; AMH, hormona antimülleriana; ANA, anticuerpos antinucleares; FSH, hormona foliculoestimulante; IgG, inmunoglobulina G; IgM, inmunoglobulina M; RM, resonancia magnética; TSH, hormona estimulante del tiroides.

- Planeación del embarazo con asesoramiento preconcepcional
- Asesoramiento genético, si está indicado
- Tratamientos, quirúrgicos o no, dependiendo de la etiología
- Diagnóstico gestacional temprano para iniciar el tratamiento, si acaso
- Consultas frecuentes para vigilar el embarazo y resolver preocupaciones
- Si hay recurrencia de la pérdida gestacional, considerar estudios citogenéticos de los productos de la concepción para guiar el tratamiento y el pronóstico adicionales
- Respaldo y asesoramiento psicológicos. Deben considerarse el estrés y la ansiedad cuando se atiende a parejas que experimentan PGR. Considérese el respaldo o el asesoramiento psicosocial o espiritual.

LECTURAS SUGERIDAS

American College of Obstetricians and Gynecologists. ACOG Practice Bulletin No. 24: management of recurrent pregnancy loss (replaces Technical Bulletin Number 212, September 1995). *Int J Gynaecol Obstet.* 2002;78(2):179-190.

American College of Obstetricians and Gynecologists Committee on Genetics, Society for Maternal-Fetal Medicine. ACOG Committee Opinion No. 682: microarrays and next-generation sequencing technology: the use of advanced genetic diagnostic tools in obstetrics and gynecology. *Obstet Gynecol.* 2016;128:e262-e268. (Reafirmado en el 2019)

American College of Obstetricians and Gynecologists Committee on Practice Bulletins—Obstetrics. ACOG Practice Bulletin No. 132: antiphospholipid syndrome. *Obstet Gynecol.* 2012;120:1514-1521. (Reafirmado en el 2017)

Atik RB, Christiansen OB, Elson J, et al. ESHRE guideline: recurrent pregnancy loss. *Hum Reprod Open.* 2018;2018(2):hoy004. doi:10.1093/hropen/hoy004.

Jauniaux E, Farquharson RG, Christiansen OB, Exalto N. Evidence-based guidelines for the investigation and medical treatment of recurrent miscarriage. *Hum Reprod.* 2006;21(9):2216-2222.

Practice Committee of the American Society for Reproductive Medicine. Evaluation and treatment of recurrent pregnancy loss: a committee opinion. *Fertil Steril.* 2012;98(5):1103-1111.

Robinson L, Gallos ID, Conner SJ, et al. The effect of sperm DNA fragmentation on miscarriage rates: a systematic review and meta-analysis. *Hum Reprod.* 2012;27(10):2908-2917.

Sahoo T, Dzidic N, Strecker MN, et al. Comprehensive genetic analysis of pregnancy loss by chromosomal microarrays: outcomes, benefits, and challenges. *Genet Med.* 2017;19:83-89.

Trott EA, Russell JB, Plouffe L Jr. A review of the genetics of recurrent pregnancy loss. *Del Med J.* 1996;68(10):495-498.

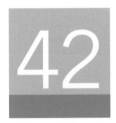

42 Afecciones menstruales: endometriosis, dismenorrea y trastorno disfórico premenstrual

Camilla Yu y Jensara Clay

ENDOMETRIOSIS

- La **endometriosis** es una enfermedad inflamatoria crónica dependiente de estrógenos caracterizada por la presencia extrauterina de glándulas y estroma endometriales funcionales. Casi siempre se encuentra no solo en los ovarios, sino también en el fondo de saco de Douglas, el espacio vesicouterino, los ligamentos uterosacros y el peritoneo pélvico circundante; menos a menudo está presente en cicatrices de laparotomía y episiotomía, en el intestino, el diafragma, el apéndice, las cavidades pleural y pericárdica y el cérvix.

Teorías de la patogenia de la endometriosis

- Se desconoce la etiología de la endometriosis y se han postulado varias teorías, que implican factores anatómicos, inmunitarios, hormonales y genéticos.

- **Teoría de Sampson de la menstruación retrógrada:** esta teoría es la principal y sugiere que la endometriosis tiene relación con el flujo retrógrado del tejido endometrial a través de las trompas de Falopio hacia la cavidad peritoneal durante la menstruación. En respaldo de esta teoría se encuentra lo siguiente:
  - Se ha visualizado durante la laparoscopia que fluye libremente la sangre menstrual a través de los extremos fimbriados de las trompas de Falopio (en 90% de las mujeres en las que son permeables).
  - La endometriosis casi siempre se ubica en las porciones más declives de la pelvis.
  - La incidencia de la endometriosis es mayor en las mujeres con obstrucción del flujo de salida menstrual normal (p. ej., estenosis del cérvix).
  - La endometriosis es más frecuente en las mujeres con ciclos menstruales más breves o de duración más prolongada del flujo, lo que provee más oportunidad para su implantación.

- **Metaplasia celómica:** las células totipotenciales del ovario y el peritoneo se transforman en lesiones de endometriosis por estímulos hormonales o infecciosos repetidos, lo que pudiese explicar el hallazgo de endometriosis en teratomas maduros y sitios extraperitoneales, así como la incidencia de endometriosis en varones y niñas premenárquicas.

- **Diseminación linfática:** en un estudio se mostró que, en el momento de la necropsia, 29% de las mujeres con endometriosis portaba ganglios linfáticos pélvicos positivos para la enfermedad. Por lo tanto, la diseminación linfática puede ser otro mecanismo que explique los implantes de endometriosis que se encuentran en zonas más remotas, como el pulmón.

- **Factores inmunitarios:** datos cada vez más numerosos sugieren que los factores inmunitarios específicos en el sitio de los implantes endometriales tienen una participación importante en la determinación de si una paciente desarrolla la enfermedad y hasta qué grado. Se cree que dichos factores influyen en la adhesión y proliferación de las células de endometriosis. Se cree que participan las diferencias en la inmunidad humoral y la mediada por células.

- **Factores hormonales:** a diferencia del tejido endometrial normal, los implantes de endometriosis pueden producir la aromatasa y la deshidrogenasa de hidroxiesteroides 17β de tipo 1, lo que lleva a la producción extraovárica de estrógenos. Además, los implantes no expresan de manera adecuada la deshidrogenasa de hidroxiesteroides 17β tipo 2, enzima encargada de inactivar los estrógenos, lo que conduce a un ambiente estrogénico alto. Los implantes muestran cifras disminuidas de receptores de progesterona y, por lo tanto, son relativamente resistentes a los efectos antagonistas de estrógenos de la progesterona, que se presentan en el endometrio normal.

- **Factores inflamatorios:** se han encontrado cifras elevadas de interleucina-6 y el factor α de necrosis tumoral en el líquido peritoneal de las pacientes con endometriosis. La interleucina-8 pudiese ayudar al adosamiento de los implantes endometriales al peritoneo y también es un factor angiogénico. Se mostró que la prostaglandina E_2, un compuesto proinflamatorio, es inductora poderosa de la actividad de la aromatasa en los implantes de endometriosis. Los efectos de la prostaglandina E_2 aumentan además por el estradiol producido por la aromatasa de la endometriosis, un asa de retroalimentación positiva que amplifica los efectos proliferativos del estradiol.

- **Factores genéticos:** las mujeres con una pariente de primer grado con endometriosis tienen un riesgo siete veces mayor de presentar la enfermedad y su modo de herencia casi siempre es multifactorial.

Características de la paciente

- La media de edad en el momento del diagnóstico es de 25 a 30 años, y se ha observado la máxima incidencia en nulíparas con menarquia a edad temprana y ciclos menstruales más breves. La paridad creciente y la lactancia acumulativa más prolongada son factores de protección contra la endometriosis.
- Los estudios mostraron una relación inversa entre la incidencia de endometriosis y el índice de masa corporal (IMC) actual, así como a los 18 años. En esos estudios se encontró que las mujeres con IMC bajo tienen una tasa mayor, estadísticamente significativa, de endometriosis, en comparación con aquellas con IMC alto, relación que parece aumentar en el subgrupo de quienes presentan infecundidad.

Cuadro clínico

- Aunque algunas mujeres con endometriosis cursan asintomáticas, las manifestaciones más frecuentes son infecundidad y dolor pélvico.
- **Infecundidad:** se cree que la incidencia de endometriosis es de hasta 50% en las parejas infecundas. A menudo, las pacientes asintomáticas objeto de laparoscopia por infecundidad se diagnosticarán con endometriosis leve.
- **Dolor pélvico:** hasta 70% de las mujeres con dolor pélvico crónico presenta endometriosis y sus lesiones pueden llevar a la inflamación crónica, con aumento de las citocinas inflamatorias y la sobreproducción subsiguiente de prostaglandinas; ambas pueden ser fuente de dolor. Además, las lesiones de endometriosis pueden expresar cifras altas del factor de crecimiento de nervios y citocinas (p. ej., factor α de necrosis tumoral y glucodelina) que estimulan la proliferación y el mantenimiento de las raíces nerviosas funcionales. La exposición de estas raíces nerviosas al medio inflamatorio dentro de los implantes de endometriosis lleva a la sensibilización central y el dolor. La intensidad de dolor pélvico no tiene relación con el grado de endometriosis y suele ser central, profundo y a menudo alcanza la región rectal. El dolor unilateral puede ser compatible con lesiones en el ovario o la pared pélvica lateral. Ocurren disuria o disquecia por afección urinaria o intestinal, respectivamente, y pueden predecir una endometriosis muy infiltrante. Se ha visto que 40 a 50% de las pacientes con dispareunia profunda presentan endometriosis y su incidencia en las pacientes con **dismenorrea** se calcula de 40 a 60%. En un estudio se encontraron implantes de endometriosis en casi 70% de las adolescentes sometidas a laparoscopia por dolor pélvico crónico.
- **Otros síntomas:** según el sitio de implantación, las pacientes pueden experimentar síntomas adicionales. La implantación en la pared abdominal anterior o el tórax causa dolor abdominal y torácico o del hombro, respectivamente. Los implantes en el tórax pueden producir hemoptisis o neumotórax.

Datos clínicos anormales asociados con endometriosis

- Nodularidad de los ligamentos uterosacros, a menudo hipersensibles y con aumento de volumen
- Edema doloroso del tabique rectovaginal
- Dolor con el movimiento del útero y los anexos
- Útero fijo en retroversión y anexos crecidos e inmóviles, índice de una afección pélvica grave
- Una masa anexial crecida puede deberse a un endometrioma ovárico.
- Rara vez se visualizan datos de endometriosis en implantes del cérvix o cicatrices quirúrgicas (p. ej., incisiones de Pfannenstiel).

Diagnóstico de endometriosis

- El **diagnóstico definitivo** se hace solo por **estudio histopatológico** de las lesiones extirpadas durante una operación quirúrgica. Dicho estudio revela la presencia de glándulas y estroma endometriales. Se identifican macrófagos cargados de hemosiderina en 77% de los especímenes de biopsia en presencia de endometriosis.

- **Estudios de imagen diagnósticos:** a menudo, un recurso de diagnóstico inicial ideal en las mujeres con dolor pélvico crónico es la ultrasonografía transvaginal, para visualizar los endometriomas ováricos. Aunque se puede usar ultrasonografía para valorar la endometriosis profundamente infiltrante del intestino y la vejiga, el método depende mucho de quién lo realiza, y quizá se requieran estudios de resonancia magnética para la confirmación por imagen en casos mal definidos. La tomografía computarizada es de utilidad limitada, pero puede ayudar en la valoración de la endometriosis torácica y los endometriomas de la pared abdominal. Si bien la utilidad de las imágenes no invasivas en la valoración de la endometriosis no es consistente, pudiese serlo para descartar otras causas de dolor pélvico.

- Los médicos experimentados a menudo diagnostican de manera presuncional la endometriosis con base en el interrogatorio y el momento de presentación de los síntomas. Cuando se descartan otras causas de dolor pélvico, se puede iniciar el tratamiento ideal con píldoras anticonceptivas orales (ACO), sin un diagnóstico quirúrgico. Si esto no tiene éxito, es apropiada una revisión exhaustiva de la pelvis por laparoscopia o un ciclo de 3 meses de agonistas de la hormona liberadora de gonadotropinas (GnRH).

- **Laparoscopia diagnóstica:** las lesiones de endometriosis suelen aparecer como implantes azul oscuro, en quemadura de pólvora, a la inspección visual. Sin embargo, en los estudios se informa una discrepancia notoria entre el aspecto de las lesiones y la imagen histopatológica. Las lesiones no clásicas pueden parecer vesiculares, rojas, blancas, bronceadas o sin pigmento. La presencia de defectos en el peritoneo (por lo general, cicatrización sobre los implantes endometriales) se conoce como síndrome de Allen-Masters. Los endometriomas, o "quistes de chocolate", se muestran llenos de sangre parda oscura.
  - Se hace la clasificación por etapas de la endometriosis quirúrgica según el sistema revisado de calificación de la *American Society for Reproductive Medicine* (1996), de utilidad limitada para proveer un método estandarizado de informe de los datos quirúrgicos. La clasificación por etapas no se relaciona con la sintomatología o su intensidad, ni predice la fecundidad futura después del tratamiento.

Tratamiento

- **Expectante:** las pacientes asintomáticas o aquellas con síntomas leves se pueden tratar de manera expectante.
- **Médico:** los estrógenos estimulan la proliferación de los implantes endometriósicos, de manera similar a su efecto sobre el tejido endometrial normal. El tratamiento médico pretende suprimir la estimulación por los estrógenos ováricos al interrumpir el eje hipotálamo-hipófisis-ovario. La inhibición de la ovulación por supresión de las gonadotropinas elimina el estímulo cíclico de la endometriosis por los esteroides sexuales.
  - Los **fármacos antiinflamatorios no esteroides (AINE)** son la primera línea para el alivio de los síntomas de dolor e inflamación de la endometriosis, pues inhiben la producción de prostaglandinas por el endometrio ectópico.
  - **Anticonceptivos de estrógenos y progesterona:** los anticonceptivos combinados son el tratamiento ideal del dolor relacionado con la endometriosis, suprimen la secreción de gonadotropinas, y después, causan decidualización y atrofia de los implantes endometriales. Se informa el alivio sintomático del dolor pélvico y la dismenorrea en 60 a 95% de las pacientes. No obstante, su componente estrogénico puede estimular

la proliferación y aumentar el dolor durante las primeras semanas del tratamiento, y las tasas de recurrencia son altas después de interrumpirlos. Los ACO combinados continuos pueden proveer alivio significativo del dolor en las pacientes que, sobre todo, sufren dismenorrea. Pueden también usarse otras formas de anticoncepción combinada (parches transdérmicos, anillos vaginales).

- **Progestágenos:** inhiben la ovulación por supresión de la hormona luteinizante (LH) y, en un momento dado, inducen amenorrea. También suprimen la endometriosis por decidualización y atrofia del tejido. El tratamiento con progesterona se puede continuar para la supresión de los síntomas de la endometriosis; sin embargo, hay un riesgo potencial de desmineralización ósea con su uso a largo plazo. Se pueden utilizar formas diversas de progestágenos, incluyendo las píldoras orales, el acetato de medroxiprogesterona de depósito, el acetato de noretindrona y el dispositivo intrauterino que libera levonorgestrel. Son limitados los datos de comparación de la eficacia de estos preparados, que en su mayoría alcanzan cifras comparables de alivio sintomático. Sin embargo, el uso y el cumplimiento con estos métodos son limitados por sus efectos secundarios y su selección debe ajustarse a las preferencias de la paciente individual.

- **Agonistas de la hormona liberadora de gonadotropinas:** cuando son administrados en forma continua no pulsátil a largo plazo, estos preparados suprimen la función hipofisaria por regulación descendente de los receptores de GnRH hipofisarios, interrupción del eje hipotálamo-hipófisis-ovario que produce una "ooforectomía médica" o "seudomenopausia". Son tres los preparados disponibles: los acetatos de leuprolida (Lupron Depot), de nafarelina en nebulizado nasal (Synarel), y de goserelina (Zoladex), cuyos efectos secundarios tienen relación con el estado hipoestrogénico. En la *US Food and Drug Administration* (FDA) se aprobó un ciclo de hasta 12 meses en combinación con el tratamiento adyuvante, para evitar las consecuencias a largo plazo del estado de hipoestrogenismo sobre el metabolismo óseo y los lípidos. Después de interrumpir el tratamiento, se han señalado tasas de recurrencia tan altas como 73%, tras un periodo de seguimiento de 5 años.
  - **Tratamiento adyuvante:** se usa para reducir los efectos secundarios hipoestrogénicos y contrarrestar la pérdida ósea. En numerosos estudios se mostró la eficacia de agregar estrógenos/progesterona combinados o progesterona sola a las pacientes bajo tratamiento con un agonista de GnRH. Aquellas que reciben tratamiento adyuvante presentan efectos secundarios vasomotores y pérdida de la densidad mineral ósea mucho menores en un periodo de 6 meses, mientras se benefician aún del alivio del dolor por la endometriosis. Los tratamientos adyuvantes incluyen acetato de noretindrona, 5 mg diarios, y estrógenos conjugados, 0.625 mg junto con 5 mg de acetato de medroxiprogesterona al día.

- Los **antagonistas de GnRH** actúan de manera similar a los agonistas, por supresión de la producción de gonadotropinas y, por lo tanto, tienen efectos secundarios similares; no obstante, proveen un efecto inmediato sin el impulso inicial que se presenta con los agonistas de GnRH de dosificación no pulsátil.

- **Danazol (Danocrine):** es un derivado del esteroide sintético 17α-etiniltestosterona, que suprime la secreción súbita de LH a mitad del ciclo, inhibe la esteroidogénesis en el cuerpo amarillo humano, y produce un ambiente rico en andrógenos y bajo en estrógenos, que no respalda la proliferación de la endometriosis. Alrededor de 80% de las pacientes experimenta alivio o mejoría de los síntomas pasados 2 meses del inicio del tratamiento con danazol. Los efectos androgénicos secundarios (acné, hirsutismo, disminución de volumen mamario, voz más grave) disminuyen mucho el cumplimiento. La recurrencia de los síntomas es de casi 50% 4 a 12 meses después de interrumpir el tratamiento. Ocurren efectos secundarios adversos en casi 15% de las mujeres que toman danazol.

- **Inhibidores de la aromatasa:** los inhibidores de la aromatasa de tercera generación, letrozol y anastrozol, se usaron para el tratamiento de la endometriosis refractaria a otras modalidades terapéuticas, solos o en combinación con agonistas de GnRH. Se ha visto que estos medicamentos reducen los estrógenos circulantes por 50% al inhibir la conversión de andrógenos a estrógenos en las células de la granulosa ováricas. El efecto secundario más significativo es la disminución de la densidad ósea, que no se mitiga con el uso de calcio y vitamina D. Además, hay datos que sugieren que los inhibidores de la aromatasa aumentan la incidencia de quistes ováricos. Son efectos secundarios adicionales el goteo sanguíneo transvaginal, los sofocos, las cefaleas y los cambios de talante.

Tratamiento quirúrgico

- La **intervención quirúrgica definitiva** es de histerectomía total abdominal con salpingooforectomía bilateral, exéresis de las lesiones de la superficie peritoneal o endometriomas y la lisis de adherencias. Un procedimiento "semidefinitivo" que conserva a un ovario no afectado es otra opción, porque evita los riesgos a largo plazo de la menopausia quirúrgica. Si bien hay un aumento de seis tantos del riesgo de desarrollo de síntomas recurrentes, y una tasa de reintervención quirúrgica de ocho tantos para extirpar el ovario residual, la mayoría de las mujeres no requiere otra intervención quirúrgica. Por lo tanto, en las pacientes con ovarios de aspecto normal debe considerarse la histerectomía con su conservación.
  - El tratamiento de reposición hormonal después de la operación quirúrgica definitiva para la prevención de síntomas de la menopausia quirúrgica se considera seguro y no parece aumentar el riesgo de recurrencia de la endometriosis.
- Las **operaciones quirúrgicas conservadoras** suelen reservarse para pacientes con dolor relacionado con la endometriosis, pero que desean fecundidad futura. A menudo se logra mejoría de los síntomas con la exéresis laparoscópica o la destrucción de los implantes endometriales por evaporación con láser, electrocoagulación o coagulación térmica. Si bien hay una mejora significativa a corto plazo del dolor, en unos cuantos estudios se mostró que 3 años después de la intervención quirúrgica alrededor de 30% de las pacientes requerirá otra operación. El tratamiento médico supresor después de la operación mostró eficacia para tratar la afección residual y el dolor, así como para aumentar el intervalo sin dolor. Sin embargo, los efectos terapéuticos no persisten después de interrumpir el medicamento.
- **Resección de los endometriomas:** con la resección quirúrgica de los endometriomas se pretende descartar el cáncer o tratar los síntomas refractarios al tratamiento médico. Se ha mostrado que la cistectomía es mejor que la aspiración en los estudios de comparación de las tasas de recurrencia, alivio del dolor y embarazo espontáneo subsiguiente. Se debe asesorar a las pacientes respecto del riesgo de disminuir la reserva ovárica o aumentar las adherencias, ambos que pudiesen aminorar la fecundidad futura.

Endometriosis e infecundidad

- Se desconoce la incidencia exacta de la infecundidad por endometriosis, si bien se identifica en hasta 50% de las parejas sin descendencia.
- Las teorías sobre los cambios fisiológicos causados por la endometriosis que afectan el potencial de fecundidad incluyen foliculogénesis anormal, aumento del estrés oxidativo, alteración de la función inmunitaria y las citocinas del líquido peritoneal, y disminución de la presencia de integrinas durante la fase de implantación, lo que así reduce la receptividad endometrial. Se pueden atribuir factores mecánicos a las adherencias, que alteran el transporte de los oocitos. Juntos, todos estos factores disminuyen la calidad de los oocitos y alteran la fecundación e implantación.

- Se recuperan menos oocitos cuando hay un endometrioma, pero la tasa de embarazos por fecundación *in vitro* no se modifica mucho y debe sopesarse el riesgo de extirpar segmentos de la corteza ovárica normal junto con la cistectomía con su beneficio.

Endometriosis y cáncer ovárico

- La prevalencia de endometriosis en las pacientes con carcinoma ovárico epitelial, en especial los de tipos endometrioide y de células claras, es mayor que en la población general. Se documentó carcinoma ovárico en 0.3 a 0.8% de las pacientes con endometriosis.
- En la histopatología de la endometriosis se muestran muchas de las características de las lesiones neoplásicas: menor actividad de los inhibidores del ciclo celular, capacidad de resistir la apoptosis, potencial angiogénico y capacidad de invadir al tejido circundante. Aunque hay una asociación entre la endometriosis y ciertos cánceres, el proceso patológico se considera benigno, no premaligno.
- Los datos muestran que hay un incremento al doble o triple del riesgo de presentar cáncer ovárico en las mujeres con endometriosis. El riesgo total, sin embargo, sigue siendo bajo, y no se recomienda detección adicional alguna de cáncer.
- En la actualidad, la transformación maligna de las lesiones de endometriosis es un mecanismo reconocido para el desarrollo del cáncer ovárico. No se recomienda la intervención quirúrgica definitiva para extirpar todo dato visible de endometriosis como medio profiláctico para disminuir la aparición del cáncer ovárico. Más bien, el método preferido son los ACO a largo plazo para la disminución del riesgo, porque se ha mostrado una menor frecuencia del cáncer ovárico en pacientes con endometriosis que los utilizan durante > 10 años.

DISMENORREA

- La **dismenorrea primaria** es una menstruación dolorosa sin datos de alteración patológica anatómica u hormonal. La **dismenorrea secundaria** tiene una causa identificable.
- Es la afección menstrual de más frecuente informe, que afecta hasta 90% de las mujeres.
- Los factores de riesgo incluyen edad joven (< 20 años), IMC bajo (< 20 kg/m^2), menarquia antes de los 12 años, ciclos menstruales más prolongados, flujo menstrual cuantioso, tabaquismo, intentos de disminución del peso, nuliparidad y los trastornos psiquiátricos, como la depresión y ansiedad.
- La dismenorrea primaria se presenta en los 6 meses que siguen a la menarquia. Si ocurre hasta después de más de 1 año, debe sospecharse una dismenorrea secundaria (ver el capítulo 32). La dismenorrea primaria, a diferencia de la secundaria, tiende a hacerse menos intensa conforme avanza la edad de la paciente y puede también mejorar después del parto.

Datos pertinentes en el interrogatorio y la exploración física

- Se define a la dismenorrea por cólicos espasmódicos ("similares a los del trabajo de parto") que inician 1 a 2 días antes de la menstruación o en forma simultánea. Los cólicos a menudo se acompañan de náusea, vómito, cefalea, irritabilidad, fatiga y diarrea.
- Los síntomas de la dismenorrea primaria duran solo 2 a 3 días; sin embargo, el dolor y la hipersensibilidad pélvicos pueden persistir después de este intervalo en la dismenorrea secundaria. El dolor tiene máxima intensidad durante las primeras 24 a 36 horas de flujo menstrual, compatible con el momento de máxima secreción de prostaglandinas en este flujo.

- El cuadro clínico de la dismenorrea secundaria varía de manera considerable de acuerdo con su causa. La endometriosis es la más frecuente, pero otras posibilidades incluyen enfermedad pélvica inflamatoria, adenomiosis, adherencias pélvicas y fibromas uterinos.
- La valoración inicial de la dismenorrea incluye una exploración completa de la pelvis. Pueden requerirse estudios de microbiología, ultrasonografía y otras modalidades de imágenes, para identificar o descartar la dismenorrea secundaria. También puede estar indicada la laparoscopia diagnóstica en situaciones particulares, por ejemplo, en pacientes en quienes fracasa el tratamiento médico empírico por una dismenorrea supuestamente relacionada con endometriosis. El de dismenorrea primaria es un diagnóstico clínico.

Tratamiento de la dismenorrea

- Se cuenta con tres modalidades: farmacológico, no farmacológico y quirúrgico. Se prefiere el farmacológico para la dismenorrea primaria. La dismenorrea secundaria se trata según la causa subyacente.
  - **Tratamientos farmacológicos**
    - Los AINE son el estándar ideal terapéutico de la dismenorrea primaria. Ninguno en específico es de máxima eficacia, pero se prefieren los más antiguos y disponibles en forma genérica por su eficacia en cuanto a costo. Alivian la dismenorrea primaria por reducción de la producción de prostaglandinas por el endometrio y un efecto analgésico en el sistema nervioso central. También tienen un efecto leve de disminución del volumen del flujo menstrual.
    - Tratamiento hormonal: los ACO combinados, el parche anticonceptivo y el anillo vaginal, el implante anticonceptivo de progestágeno, el acetato de medroxiprogesterona de depósito y los dispositivos intrauterinos que liberan levonorgestrel pueden disminuir la dismenorrea. El dispositivo de levonorgestrel es muy eficaz para disminuir la pérdida sanguínea menstrual, con alivio clínico concomitante.
    - Se ha mostrado que el trinitrato de glicerilo, el magnesio, los antagonistas de los canales del calcio y la vitamina B_6 tienen efectos benéficos variables de disminución de los síntomas de la dismenorrea primaria.
  - **Tratamientos no farmacológicos**
    - La estimulación eléctrica de alta frecuencia transcutánea de los nervios ofrece alivio significativo del dolor por aumento de su umbral e incremento de la secreción de endorfinas por la médula espinal y los nervios periféricos.
    - Aunque la acupresión solo tiene una participación sugestiva en la disminución de la dismenorrea, se ha mostrado que la acupuntura es equivalentemente benéfica al ibuprofeno para tal efecto.
    - La aplicación continua de calor suprapúbico (tratamiento con lienzos calientes) ha mostrado ser más útil que el paracetamol durante las 8 horas iniciales de su aplicación.
    - Otras intervenciones no farmacológicas, como el ejercicio y las modificaciones conductuales y de alimentación, se han investigado como posibles tratamientos.
  - **Tratamientos quirúrgicos**
    - Las intervenciones quirúrgicas, que incluyen la destrucción de nervios (uterosacros, y la neurectomía presacra) y la manipulación raquídea, no han mostrado beneficio terapéutico duradero de acuerdo con metaanálisis de Cochrane. Además, conllevan riesgos significativos de sucesos adversos. La histerectomía se considera como último recurso.

AFECCIONES PREMENSTRUALES: DISFORIA Y TRASTORNO DISFÓRICO

- La **disforia premenstrual**, o con más frecuencia el **síndrome premenstrual (SPM)**, corresponde a un conjunto de alteraciones del estado de ánimo, cognitivas y físicas. Las manifestaciones se presentan en forma cíclica en la segunda mitad del ciclo menstrual, casi siempre en los primeros días de la menstruación. Es diferente de los trastornos de depresión o ansiedad y tiene una prevalencia de 3 a 5% en las mujeres de edad reproductiva.
- La mayoría de los síntomas incluye irritabilidad, cambios del estado de ánimo, depresión y ansiedad; las alteraciones cognitivas pueden ser de confusión o mala concentración. Las manifestaciones físicas incluyen distensión abdominal, hipersensibilidad mamaria, cambios de apetito, sofocos, insomnio, cefalea y fatiga.
- El **trastorno disfórico premenstrual (TDPM)** representa la forma más grave del espectro, constituida por la misma combinación de síntomas, pero con mayor intensidad y una alteración notoria de la vida cotidiana. Este diagnóstico se reserva para las pacientes que cumplen con los criterios del *Diagnostic and Statistical Manual of Mental Disorders* (Quinta Edición) establecidos por la *American Psychiatric Association*.
- Una mujer con TDPM presenta cinco o más de las siguientes manifestaciones:
  - Una (o más):
    - Disminución notoria del estado de ánimo
    - Tensión, ansiedad o sentimiento de estar "en el borde" notorios
    - Labilidad notoria del estado de ánimo o llanto frecuente
    - Irritabilidad e ira constantes que causan conflicto con otras personas
  - Una (o más) de las siguientes manifestaciones hasta alcanzar un total de cinco, cuando están combinadas con las antes mencionadas:
    - Pérdida de interés en las actividades usuales
    - Problemas de concentración
    - Notoria disminución de la energía
    - Cambios notorios del apetito, sobrealimentación o deseos compulsivos
    - Dificultad para dormir, o hacerlo con exceso
    - Sentimiento de avasallamiento
    - Síntomas físicos, como la hipersensibilidad o edema de las mamas, las cefaleas, el dolor articular o muscular, la distensión abdominal y el aumento de peso
- Los síntomas deben presentarse en la mayoría de los ciclos menstruales, en la semana última antes del inicio de la menstruación y resolverse en la semana posterior, y no deben ser secundarios a los efectos fisiológicos de una sustancia/un medicamento u otra afección médica (p. ej., hipertiroidismo).
- Se desconoce la causa fisiológica exacta de las alteraciones premenstruales. Las teorías citadas casi siempre incluyen al metabolito neuroactivo de la progesterona, la regulación de los receptores del ácido γ aminobutírico, y la disminución crítica en la función serotoninérgica durante la fase lútea.

Evaluación y diagnóstico

- La dismenorrea, los trastornos de depresión y ansiedad, la migraña menstrual, la mastalgia cíclica, el síndrome de intestino irritable y el hipotiroidismo pueden presentarse con alteraciones del estado de ánimo o físicas similares a las que se manifiestan en el SPM/TDPM.
- No hay datos de laboratorio o exploración física requeridos para hacer el diagnóstico. Más bien, tales pruebas se usan para descartar otras causas de síntomas similares. La concentración de las hormonas (estrógenos, progesterona, LH, FSH) no varía entre mujeres con y sin SPM/TDPM; por lo tanto, su cuantificación tiene poca utilidad.

- Para el diagnóstico de SPM, las manifestaciones deben iniciarse al menos 5 días antes de la menstruación, persistir durante tres ciclos menstruales consecutivos, y terminar en los 4 días que siguen al inicio de la menstruación. También deben interferir con las actividades normales de las pacientes.
- Los diarios de síntomas son útiles para determinar si los comunicados se limitan a la fase lútea o están presentes en todo el ciclo, lo que sugiere una afección médica general. Además, son útiles para la institución de estrategias de autoayuda y para anticiparse a las manifestaciones de las pacientes.

Tratamiento

- Debido a que SPM/TDPM constituyen problemas crónicos, deben considerarse antes de emplear un tratamiento específico, sus efectos adversos, costo, y la gravedad de los síntomas.
- Los **cambios del estilo de vida** son los más apropiados para SPM/TDPM leves a moderados. El ejercicio aeróbico regular; el tratamiento de relajación; la disminución del estrés; un sueño suficiente; las limitaciones de cafeína, alcohol y sal en los alimentos, y el mayor consumo de carbohidratos complejos durante la fase lútea han mostrado disminuir la intensidad de los síntomas.
  - **Complementos alimentarios** (en especial la hierba de San Juan, pero también las especies de *Ginkgo* y *Kava*) son algo eficaces para el SPM leve a moderado, pero no para el TDPM. Sin embargo, las pacientes deben estar al tanto de sus efectos adversos potenciales (en especial el efecto de la hierba de San Juan sobre la eficacia de los ACO).
- En varios estudios aleatorios se mostró que los **AINE** tomados en la fase lútea aliviaban todos los síntomas físicos, con excepción de la hipersensibilidad mamaria.
- Los **inhibidores selectivos de la recaptación de serotonina** constituyen el tratamiento farmacológico más eficaz del SPM y el TDPM moderados a graves. La dosificación continua ejerce una mayor inhibición de los síntomas que la intermitente durante la fase lútea. Fluoxetina, sertralina, citalopram y paroxetina mostraron producir una mejoría estadísticamente significativa en los síntomas.
- Los ACO combinados pueden mejorar los síntomas del TDPM. La combinación de drospirenona 3 mg y 0.02 mg de etinilestradiol (**Yaz**) tiene aprobación de la FDA para el tratamiento del TDPM y ha mostrado eficacia para sus cambios de estado de ánimo, los síntomas físicos y conductuales.
- Los **agonistas de GnRH**, como el acetato de leuprolida, se han usado con éxito y actúan disminuyendo la producción de estrógenos y progesterona por el ovario. Su uso debe limitarse a un ciclo breve y en las mujeres que no responden o no pueden tolerar los inhibidores selectivos de la recaptación de serotonina o los ACO.
- El **tratamiento quirúrgico** del TDPM con ooforectomía bilateral (por lo general, con histerectomía concomitante) se considera el último recurso para las pacientes con síntomas muy debilitantes refractarios a todo tratamiento médico.

LECTURAS SUGERIDAS

American College of Obstetricians and Gynecologists Committee on Practice Bulletins—Gynecology. ACOG Practice Bulletin No. 110: noncontraceptive uses of hormonal contraceptives. *Obstet Gynecol*. 2010;115:206-218. (Reafirmado en el 2018)

American College of Obstetricians and Gynecologists Committee on Practice Bulletins—Gynecology. ACOG Practice Bulletin No. 114: management of endometriosis. *Obstet Gynecol*. 2010;116:223-236. (Reafirmado en el 2018)

American Psychiatric Association. *Diagnostic and Statistical Manual of Mental Disorders*. 5th ed. Arlington, VA: American Psychiatric Association; 2013.

Brosens I, Puttemans P, Campo R, Gordts S, Brosens J. Non-invasive methods of diagnosis of endometriosis. *Curr Opin Obstet Gynecol*. 2003;15(6):519-522.

Diwadkar GB, Falcone T. Surgical management of pain and infertility secondary to endometriosis. *Semin Reprod Med.* 2011;29(2):124-129.

Gurates B, Bulun SE. Endometriosis: the ultimate hormonal disease. *Semin Reprod Med.* 2003;21(2):125-134.

Latthe P, Mignini L, Gray R, Hills R, Khan K. Factors predisposing women to chronic pelvic pain: systematic review. *BMJ.* 2006;332(7544):749-755.

Shah DK, Correia KF, Vitonis AF, Missmer SA. Body size and endometriosis: results from 20 years of follow-up within the Nurses' Health Study II prospective cohort. *Hum Reprod.* 2013;28(7):1783-1792.

Shakiba K, Bena JF, McGill KM, Minger J, Falcone T. Surgical treatment of endometriosis: a 7-year follow-up on the requirement for further surgery. *Obstet Gynecol.* 2008;111:1285-1292.

Somigliana E, Vigano' P, Parazzini F, Stoppelli S, Giambattista E, Vercellini P. Association between endometriosis and cancer: a comprehensive review and a critical analysis of clinical and epidemiological evidence. *Gynecol Oncol.* 2006;101(2):331-341.

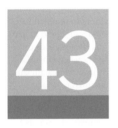

Valoración de la amenorrea

Victoire Ndong y Chantel I. Cross

DEFINICIÓN

La **amenorrea** es la ausencia de menstruación, fisiológica durante el embarazo, la lactancia y la menopausia. La falta de una menstruación regular espontánea por cualquier otro motivo después de la edad esperada de la menarquia es patológica.

- **Amenorrea primaria:** no ocurre menstruación hasta los 14 años en ausencia de desarrollo sexual secundario, o a los 16, con presencia de características sexuales secundarias.
- **Amenorrea secundaria:** ausencia de menstruación en una mujer que antes la presentaba. También se define como la ausencia que dura 6 meses, o tres ciclos en quienes ya experimentaron la menarquia. Su valoración, sin embargo, no debe diferirse solo para cumplir con estas definiciones.

VALORACIÓN DE LA AMENORREA

Cuándo hacerla

- **La valoración de la amenorrea debe empezar con un interrogatorio y una exploración física apropiados.** De máxima importancia, **se debe descartar un embarazo,** porque tanto la amenorrea primaria como la secundaria lo requieren.
- Use el juicio clínico. No es necesario cumplir los periodos temporales enlistados antes en la definición de la amenorrea para iniciar una valoración. No pase por alto datos macroscópicos de un proceso patológico: el síndrome de Turner (ST), la virilización franca, la obstrucción de la vagina, u otros correspondientes a un proceso patológico.
- Use un abordaje sistemático, de valoración de cada componente crítico de la menstruación: hipotálamo, hipófisis, ovarios, útero y vías de salida genitales.

Interrogatorio pertinente para la amenorrea

- **Padecimiento actual.** Presencia de dolor pélvico o abdominal cíclico, cefalea, cambios visuales, convulsiones, sofocos, intolerancia del calor o frío, sequedad vaginal, manifestaciones urinarias, hirsutismo, virilización, galactorrea, estrés físico o emocional intensos, cambios de peso, dieta, entrenamiento atlético o traumatismos.
- **Antecedentes médicos.** Estado de salud general, enfermedades crónicas (en especial las autoinmunitarias y tiroideas); defectos congénitos, todos los medicamentos actuales o complementos de reciente interrupción; los antecedentes de anticoncepción (en especial el uso de acetato de medroxiprogesterona de depósito); el antecedente de infección pélvica; complicaciones en embarazos o abortos previos, y cualquier instrumentación del útero, así como operaciones quirúrgicas abdominales o pélvicas. El embarazo más reciente, el parto y la lactancia pueden ser significativos, al igual que el antecedente personal de tratamiento del cáncer que incluyó radioterapia o quimioterapia.
- **Desarrollo.** Edad de la telarquia, pubarquia y menarquia; el que la menarquia fuese espontánea o inducida, y la regularidad de los ciclos.
- **Factores de riesgo sociales.** El estrés físico o emocional intenso, los cambios de alimentación o de peso y el entrenamiento atlético.
- **Antecedentes familiares.** Los de desarrollo puberal tardío, menopausia temprana, retardo mental o talla pequeña.

Exploración física por amenorrea

- Talla, peso, índice de masa corporal, cociente cintura:cadera en presencia de obesidad, presión arterial y pulso
- Hábito corporal general, búsqueda de estigmas de enfermedad o ST, síndrome de Cushing, tiroidopatías; además de desnutrición notoria u obesidad
- Cambios de la visión o pérdida de la periférica
- Erosión del esmalte de los dientes (asociado con el vómito inducido y la bulimia)
- Valoración de la piel en cuanto a hiperpigmentación, acantosis pigmentaria, estrías abdominales, acné, hirsutismo, alopecia
- Palpación de la glándula tiroides para valorar su tamaño, forma y la presencia de nódulos
- Desarrollo mamario (etapa de Tanner), galactorrea u otra secreción
- Exploración abdominal en busca de tumoraciones, precisar la distribución de la grasa, el hirsutismo y los cambios cutáneos antes mencionados (estrías, acantosis pigmentaria, hiperpigmentación, etcétera)
- Revisión de los genitales externos respecto a la distribución del vello y la virilización (clitoromegalia), el himen imperforado o la fusión de los labios
- Exploración de genitales internos respecto a tabiques vaginales transversos, obstrucción lateral de la vagina, mucosa vaginal estrogenizada, presencia de cérvix con orificio externo permeable visible
- Tacto rectal para valorar un posible hematocolpos y la presencia de útero proximal a una obstrucción vaginal o la ausencia de introito vaginal, exploración que puede también ayudar a valorar a la paciente con un himen íntegro o un introito vaginal infantil.

Valoración de la amenorrea por el laboratorio

Es importante que se guíe el estudio por el laboratorio de acuerdo con los antecedentes antes mencionados y la exploración física. Las pruebas incluyen la siguiente:
- Gonadotropina coriónica humana para valoración de un embarazo
- Hormonas foliculoestimulante (FSH), estradiol (E2), estimulante del tiroides (TSH) y prolactina (PRL).

- Cuantificación de la 17-hidroxiprogesterona en un espécimen sanguíneo tomado a las 8 a.m., junto con progesterona, testosterona, sulfato de dehidroepiandrosterona (DHEA-S) en las pacientes con virilización, hirsutismo, o sospecha de exceso de andrógenos.
- Testosterona, si se sospecha una insensibilidad completa a los andrógenos
- Cariotipo, si se sospechan anomalías genitourinarias, disgenesia gonadal o insensibilidad completa a los andrógenos. También considérese si hay alguna otra malformación física no relacionada.

Valoración de la amenorrea por estudios de imagen

- Ultrasonografía pélvica ante la amenorrea primaria y secundaria
- Ultrasonohisterografía o histerosalpingografía (HSG) para valorar el síndrome de Asherman como causa de amenorrea secundaria; la histeroscopia es definitiva.

Valoración adicional y otras consideraciones

- La premutación de X frágil (FMR1) en las pacientes con insuficiencia ovárica primaria (IOP).
- Anticuerpos antisuprarrenal y antitiroideos (antiperoxidasa y antitiroglobulina) en las pacientes con IOP.
- Cariotipo en las pacientes < 30 años con IOP
- Cuantificación del cortisol (libre, en orina de 24 h; salival a la medianoche; prueba de supresión con dexametasona) en las pacientes con sospecha del síndrome de Cushing. Dado que este síndrome y el de ovarios poliquísticos (SOPQ) presentan manifestaciones similares, deben considerarse pruebas de cortisol en aquellas pacientes con sospecha de SOPQ que experimentan síntomas específicos del síndrome de Cushing (p. ej., miopatía, aumento de peso, estrías violáceas).
- Cuantificación de la hormona antimülleriana (AMH).
- Cuantificación del factor 1 de crecimiento similar a insulina, la concentración de T4 libre, y la de cortisol matutino en pacientes con una lesión hipofisaria identificada por resonancia magnética (RM).
- La prueba de estimulación con suprarrenocorticotropina (ACTH) en las pacientes con aumento de la 17-hidroxiprogesterona.
- Una RM de la hipófisis en una paciente con hiperprolactinemia o hipogonadismo hipogonadotrópico que no muestra otra causa identificable (estrés físico o emocional importante, desnutrición, medicamentos, hipotiroidismo).
- RM de la pelvis. Ordénese cuando no se definen bien las anomalías genitourinarias o para la planeación quirúrgica. Este estudio es en particular útil cuando se valora un himen imperforado frente a un tabique vaginal transverso, la obstrucción de una hemivagina y un cuerno uterino no comunicante o hipoplásico.
- Ultrasonografía renal y radiografías (simples o de tomografía computarizada [TC]) de la columna vertebral, en las pacientes con disgenesia de los conductos de Müller.

Privación de progesterona para la valoración de la amenorrea

- Reto con progestágeno: 5 a 10 mg de medroxiprogesterona (Provera) durante 5 a 7 días. La respuesta positiva es de hemorragia por privación en 2 a 7 días después de interrumpir el fármaco.
- Casi 20% de las pacientes con IOP, amenorrea hipotalámica e hiperprolactinemia experimenta la hemorragia por privación dependiendo de su grado de hipoestrogenismo.
- La ausencia de hemorragia por privación después de la administración secuencial de estrógenos y del retiro del progestágeno sugiere una obstrucción de las vías de salida genitales. Puede requerirse determinar la concentración sérica de E2, más que usar la privación de progesterona, para determinar el estado estrogénico.

- La hemorragia periódica inducida por la privación de progesterona está indicada como tratamiento de la amenorrea para prevenir la hiperplasia endometrial (en particular cuando por ultrasonografía se identifica engrosamiento del endometrio).

Diagnóstico diferencial de la amenorrea primaria

- Interrogatorio y exploración física para valorar una obstrucción de las vías de salida genitales.
- Mantener el embarazo en el diagnóstico diferencial, si bien es menos probable.
- Mantener de manera importante las causas más frecuentes en el diagnóstico diferencial (disgenesia gonadal, anomalías/disgenesia de los conductos de Müller, e insensibilidad completa a los andrógenos).
- Para desarrollar un diagnóstico diferencial, se clasifica a las pacientes en cuatro categorías (Tabla 43-1) con base en la presencia o ausencia de útero y la de desarrollo mamario (índice estrogénico).
  - La presencia de útero con ausencia de mamas quizá represente una disgenesia gonadal, una insuficiencia hipotalámica o hipofisaria.
  - La ausencia de útero con presencia de mamas tal vez represente una insensibilidad a los andrógenos o la ausencia congénita del útero.
  - La ausencia tanto de útero como de mamas quizá represente un fracaso de la esteroidogénesis en la producción de hormonas sexuales, incluyendo la deficiencia de 17 o 20 desmolasa, 17α-hidroxilasa o el agonadismo. Con frecuencia la paciente también presenta un cariotipo 46,XY combinado con insuficiencia gonadal.

Tabla 43-1	Diagnóstico diferencial de la amenorrea primaria	
	Presencia de desarrollo mamario	**Ausencia de desarrollo mamario**
Útero presente	Considerar la amenorrea secundaria en el diferencial De causa hipotalámica De causa hipofisaria De causa ovárica De causa uterina	**Disgenesia gonadal** 45,X 46,X; X anormal Mosaico de X 46,XX o 46,XY: disgenesia gonadal pura Deficiencia de 17-hidroxilasa con cariotipo 46,XX Galactosemia **Insuficiencia hipotalámica o hipofisaria** Síndrome de Kallmann Defecto congénito del SNC Tumores hipotalámicos-hipofisarios Infección del SNC Retraso fisiológico
Ausencia de útero	Agenesia de los conductos de Müller Síndrome de insensibilidad a los andrógenos	Deficiencia de 17,20-desmolasa Agonadismo Deficiencia de 17-hidroxilasa con cariotipo 46,XY

Abreviatura: SNC, sistema nervioso central.

- La presencia tanto de útero como de desarrollo mamario tal vez indique una causa hipofisaria (p. ej., hiperprolactinemia) u otra subcategoría que también subyace a la amenorrea secundaria.

Diagnóstico diferencial de la amenorrea secundaria

- Siempre téngase al embarazo en un sitio primordial del diagnóstico diferencial.
- Las explicaciones fisiológicas incluyen embarazo, menopausia y lactancia posparto. También considere los medicamentos, incluyendo progesterona (acetato de medroxiprogesterona de depósito, dispositivos intrauterinos, píldoras, implantes), píldoras/anillos/parche anticonceptivos, y los antipsicóticos.
- Ver la Tabla 43-2 respecto de las causas patológicas de amenorrea secundaria.
- Si el inicio tiene relación con un embarazo previo, aborto u otro procedimiento quirúrgico, considérese una estenosis del cérvix o el síndrome de Asherman y valórese de manera adicional por HSG, histeroscopia o ultrasonohisterografía.

Tabla 43-2	Causas patológicas de la amenorrea secundaria
Etiología	**Factor causal**
Del aparato reproductor	
Estenosis del cérvix	Procedimiento quirúrgico (es decir, EAE, CCB) previo
Síndrome de Asherman	Cicatrización patológica endometrial
Ovárica	
Insuficiencia ovárica primaria	Anomalía idiopática, cromosómica, enfermedad autoinmunitaria, infección
Síndrome de ovarios poliquísticos	Secreción inapropiada de gonadotropinas, resistencia a la insulina
Hipofisaria	
Hiperprolactinemia	Hiperplasia de lactotropos ± prolactinoma, fármacos
Adenomas hipofisarios	Hiperplasia de tirotropos, corticotropos u otras células
Síndrome de Sheehan	Hemorragia posparto
SNC	
Amenorrea hipotalámica	Estrés, afecciones alimentarias, pérdida de peso, ejercicio excesivo
Lesión encefálica	Interrupción del eje HHO
Un proceso inflamatorio o infiltrativo	Interrupción del eje HHO
Otras endocrinopatías	
Hipotiroidismo, síndrome de Cushing, hiperplasia suprarrenal de inicio tardío	

Abreviaturas: CCB, biopsia en cono del cérvix con bisturí; SNC, sistema nervioso central; HHO, hipotálamo-hipófisis-ovario; EAE, exéresis con asa electroquirúrgica.

- PRL con aumento leve: repítase por la mañana (se requiere que la paciente evite la estimulación mamaria, el coito o el ejercicio previos). Además, verifíquese que la TSH sea normal para descartar el hipotiroidismo como etiología de la hiperprolactinemia. Ordénese una RM encefálica para valorar la presencia de una lesión hipofisaria.
- Concentraciones normales de E2 y FSH: probable anovulación; considérese la valoración adicional respecto del SOPQ.
- Cifras bajas de E2 y FSH: considere una lesión del sistema nervioso central (SNC) o la insuficiencia hipotálamo-hipofisaria; tenga en mente una mayor valoración por RM.
- Cifras baja de E2 y elevada de FSH: considérese la IOP y la disgenesia gonadal.
- TSH alta: hipotiroidismo oculto o subclínico.
- DHEA-S notoriamente elevada: descarte un tumor suprarrenal con la TC.
- 17-hidroxiprogesterona alta: considérese la hiperplasia suprarrenal congénita de inicio tardío; confírmese con una prueba de estimulación con ACTH.
- Datos de exceso de andrógenos: con E2, FSH, PRL, TSH y 17-hidroxiprogesterona normales debe considerarse el SOPQ. Puede también detectarse una elevación leve del DHEA-S en pacientes con SOPQ. En la ultrasonografía pélvica quizá se visualicen ovarios poliquísticos, lo que, sin embargo, no se requiere para el diagnóstico.
- Signos o síntomas del síndrome de Cushing: se detecta por cuantificación del cortisol salival a la media noche (la más fácil), el cortisol libre en orina de 24 horas, la supresión nocturna con 1 mg de dexametasona, o la supresión de 2 días y dosis baja de dexametasona, como prueba de detección.

ETIOLOGÍAS DE LA AMENORREA: VALORACIÓN SISTEMÁTICA

Anomalías de las vías de salida genitales y del útero que causan amenorrea

- El **himen imperforado** y el **tabique vaginal transverso** son malformaciones de las vías de salida que, por lo general, se presentan con dolor abdominal, pélvico o pélvico cíclico agudo, en una paciente poco después de la edad de la menarquia esperada, quien a menudo muestra un desarrollo secundario apropiado para la edad sexual. La exploración de un himen imperforado no revela un orificio obvio y sí, a menudo, una membrana perineal delgada que protruye. En una paciente con tabique vaginal transverso, la exploración física revela un orificio vaginal normal, pero sin visualización del cérvix. En algunos casos se puede requerir RM para distinguir un himen imperforado de un tabique transverso.
- La **agenesia** y la **hipoplasia de los conductos de Müller**, que también se conoce como el síndrome de Mayer-Rokitansky-Küster-Hauser (MRKH), son causa relativamente frecuente de amenorrea primaria, cuya incidencia va de 1:4 000 a 10 000. Las pacientes con MRKH suelen acudir al médico ya avanzada su adolescencia, con mamas, vello púbico y genitales externos normalmente desarrollados, dada la presencia y función normales de los ovarios. Dependiendo de la localización de la agenesia de los conductos de Müller, la paciente puede presentarse sin vagina, con una porción de ella, con una agenesia uterina completa, o una porción del útero. La amenorrea es, en general, la única manifestación, si bien 2 a 7% presentan estructuras müllerianas rudimentarias con endometrio funcional, que produce dolor cíclico. Una RM de la pelvis puede ayudar a clasificar las anomalías y a la planeación quirúrgica, si se requiere. Deben obtenerse estudios de imagen de las vías urinarias en todas las pacientes con anomalías de los conductos de Müller, porque casi 30% presenta anomalías renales. También es frecuente el vínculo de anomalías esqueléticas con el síndrome de MRKH. El tratamiento con dilatadores vaginales o la formación quirúrgica de una neovagina pueden, por lo general, crear una vagina funcional.

- El **síndrome de insensibilidad completa a los andrógenos** (SICA), antes conocido como de feminización testicular, es una afección recesiva ligada a X que se presenta en individuos con cariotipo 46,XY y un fenotipo femenino resultante. Están presentes los testículos y secretan cifras masculinas normales de AMH y testosterona. La AMH causa regresión de las estructuras müllerianas. No ocurre masculinización por un defecto del receptor de andrógenos. A semejanza del síndrome de MRKH, las pacientes con SICA, por lo general, acuden ya avanzada la adolescencia con desarrollo mamario normal y amenorrea primaria. La exploración física, por lo general, muestra genitales externos normales, una vagina corta o su ausencia, y cérvix o útero ausentes. Además, la exploración física a menudo permite diferenciar las dos afecciones, porque el vello púbico y axilar es escaso en el SICA y se pueden palpar los testículos en la región inguinal. El diagnóstico de SICA se confirma al documentar una testosterona sérica en el rango masculino normal y un cariotipo 46,XY. Debido a que en el SICA la incidencia de cáncer gonadal es de 22 a 33%, a menudo se recomienda la gonadectomía. Sin embargo, puesto que el cáncer rara vez ocurre antes de los 20 años, es preferible diferir la intervención quirúrgica hasta que hayan concluido la maduración puberal y el cierre de las epífisis óseas. Ya no es práctica común ocultar el diagnóstico de SICA a los adolescentes, que en su mayoría se crían como mujeres. El tratamiento con dilatadores vaginales puede, por lo general, crear una vagina funcional.

- El **síndrome de Asherman** es la causa más frecuente de obstrucción de las vías de salida genitales, que causa amenorrea y contribuye con 7% de la amenorrea secundaria en las pacientes. El síndrome de Asherman (p. ej., presencia de sinequias intrauterinas) casi siempre se vincula con un legrado posparto o posaborto intensivos. Otros factores de riesgo incluyen intervenciones quirúrgicas uterinas o de cérvix, como la cesárea, la septoplastia, la miomectomía y la biopsia en cono del cérvix. Las causas infecciosas incluyen tuberculosis, esquistosomiasis, infecciones vinculadas con dispositivos intrauterinos y otras infecciones pélvicas graves. El diagnóstico se confirma por HSG, ultrasonohisterografía o histeroscopia. El tratamiento requiere la lisis histeroscópica de las adherencias intrauterinas.

- La **estenosis del cérvix** puede ser resultado de defectos congénitos, o adquirida, después de la conización del cérvix o la exéresis con asa electroquirúrgica, la dilatación y el legrado. Si la estenosis del cérvix es la causa subyacente de la amenorrea secundaria, debe detectarse hematómetra y aumento de volumen del útero por exploración física y confirmarse por ultrasonografía. El tratamiento es de dilatación seriada del cérvix.

Anomalías ováricas que causan amenorrea (hipogonadismo hipergonadotrópico)

- La disfunción primaria ocurre en el ovario, sin respuesta a la estimulación con gonadotropinas, lo que causa fracaso del desarrollo de folículos y de la producción de E2.
- La **disgenesia gonadal** es la causa más frecuente de amenorrea primaria, que contribuye con 43% de los casos. El cariotipo en sangre periférica ayuda al diagnóstico. Si bien el ST es la causa más frecuente de disgenesia gonadal, cualquier afección que produzca consumo de las células germinativas puede causar esta y la sustitución de las gónadas con estrías fibrosas.
  - El **síndrome de Turner (ST)**, por lo general, es resultado de una aneuploidía que afecta al cromosoma X. Casi 60% de las pacientes con ST tiene un cariotipo 45,X y el otro 40%, anomalías como los mosaicos 45,X/46,XX, el isocromosoma 46,XXqi, y la deleción del brazo corto de 46,XXp. Se desarrollan genitales internos y externos de mujeres normales. La cohorte de folículos primordiales presenta atresia acelerada, de modo que se consumen los oocitos antes del inicio de la pubertad. Una carencia de la

producción de E2 gonadal da lugar al fracaso del desarrollo mamario y otras características sexuales secundarias.

○ Las pacientes con ST muestran varias manifestaciones cardinales, que incluyen cuello alado, tórax en escudo, talla pequeña e infantilismo sexual. Por lo general, se identifica a estas pacientes en la población pediátrica por su talla corta, antes de la amenorrea primaria. Algunas con ST, en especial aquellas con cariotipos de mosaico, pueden presentar pubertad espontánea y concepción (16 y 3.6% de los casos, respectivamente).

• El **mosaicismo**, que implica las deleciones parciales o rearreglos de un cromosoma X, puede causar una amplia variedad de disfunciones gonadales, que van de la disgenesia gonadal a la IOP. Es importante determinar la presencia de un cromosoma Y en un mosaico, porque el encontrar la porción SRY del cromosoma Y predispone a la formación de tumores. La presencia de un cromosoma Y requiere gonadectomía para el retiro de las estrías gonadales.

• La **disgenesia gonadal pura** es una denominación usada para describir a individuos con cariotipo 46,XX o 46,XY que experimentan disgenesia de tejidos germinativos en etapas tempranas del desarrollo embrionario, quizá resultante de lesiones genéticas, ambientales o infecciosas, si bien rara vez identifica una causa específica. Todos los sujetos tienen fenotipo femenino, son de talla normal y no presentan pubertad. Los pacientes con disgenesia gonadal 46,XY, también conocida como **síndrome de Swyer**, requieren la exéresis de las estrías gonadales para prevenir su transformación maligna.

• La **deficiencia de CYP17** es una rara afección de individuos con cariotipo 46,XY o 46,XX. La ausencia de actividad de 17α-hidroxilasa y 17,20-ligasa produce insuficiencia tanto gonadal como suprarrenal. Los pacientes con un cariotipo XY son fenotípicamente femeninos (por la ausencia de producción de andrógenos), pero carecen de útero, porque se secretó AMH en las etapas tempranas de la vida fetal. Los sujetos suelen acudir en el momento de la pubertad por hipertensión (debido al exceso de producción de mineralocorticoides) hipopotasemia e hipogonadismo hipergonadotrópico. La deficiencia de CYP17 es una afección autosómica recesiva.

• Se han identificado también **mutaciones del receptor de hormonas luteinizante y FSH** que impiden que los ovarios respondan a la estimulación con gonadotropinas y originan la IOP. Pueden presentarse pacientes con diversos grados de desarrollo sexual secundario y tal vez amenorrea primaria, pero son afecciones muy raras.

• La **insuficiencia ovárica primaria** se manifiesta como amenorrea primaria o secundaria. Para las pacientes que antes menstruaron, se define a la IOP como la amenorrea vinculada con el consumo de los oocitos y el cese de la menstruación antes de los 40 años. En las pacientes con amenorrea primaria, casi 50% presentará un cariotipo anormal. A continuación se enlistan las diversas etiologías probables de la IOP relacionadas con amenorrea secundaria; sin embargo, hasta en 90% de las pacientes con IOP queda sin definirse la causa después de su estudio.

  • Las **anomalías del cromosoma X**, como las deleciones de los brazos corto y largo o el mosaicismo, no tan graves para causar disgenesia gonadal primaria, pueden producir IOP.

  • La **IOP espontánea** no es inducida por quimioterapia, radiación o intervención quirúrgica. En la mayoría de los casos es idiopática; 6% de las pacientes presenta premutaciones en el gen causal del **síndrome de X frágil (FMR1)**; 4% muestra **autoinmunidad contra células esteroidogénicas**, lo que las ubica en riesgo de insuficiencia suprarrenal. Debido a que 14% de las pacientes con IOP familiar y 2% de aquellas con IOP aislada presentarán la premutación de *FMR1*, es importante valorarla, en particular si hay antecedente familiar de IOP, X frágil, retardo mental no explicado, síndrome de temblor/ataxia, o cualquier retraso del desarrollo infantil.

Además, debido a que hasta 20% de las pacientes con IOP presenta hipotiroidismo autoinmunitario, se les deben hacer pruebas de anticuerpos antisuprarrenal y antitiroideos. Aquellas menores de 30 años con IOP deben ser objeto también de cariotipificación, porque 13% mostrará alguna anomalía cromosómica. La inclusión de cualquier material del cromosoma Y es indicación de gonadectomía.

- La **IOP yatrógena** puede ser producto del consumo de folículos por radiación, quimioterapia (en especial por fármacos alquilantes), o la manipulación quirúrgica o exéresis de tejido ovárico. Antes de someter a una paciente a radiación o quimioterapia, deben tomarse medidas para disminuir la exposición o mitigar el daño. Antes de la radioterapia, por ooforopexia se pueden ubicar los ovarios fuera del campo de radiación. Antes y durante la quimioterapia para tratar el cáncer o las enfermedades autoinmunitarias graves, los agonistas o antagonistas de la hormona liberadora de gonadotropinas (GnRH) potencialmente pueden proveer protección, aunque aún es motivo de controversia su eficacia. Además, en algunos centros nosocomiales se ofrece la criopreservación del tejido ovárico pretratamiento.

- La **galactosemia** (deficiencia de GALT) es una rara afección metabólica autosómica recesiva que produce incapacidad para el metabolismo de la galactosa. La complicación más frecuente a largo plazo en las niñas y mujeres con deficiencia de GALT es el IOP, que se manifiesta como amenorrea primaria o secundaria u oligomenorrea. La incidencia es de entre 80 y 90%. Las pacientes con cifras mínimas de actividad de GALT residual pueden mostrar un fenotipo más leve. La AMH, que se produce en las células granulocíticas, puede proveer un índice de predicción significativo de la función ovárica en las mujeres púberes con galactosemia clásica.

- El **tratamiento de la IOP** implica la restitución de estrógenos y debe iniciarse en todas las pacientes para prevenir el inicio de osteopenia y osteoporosis. Además, estas mujeres presentan alto riesgo de enfermedad cardiovascular de inicio temprano, atrofia genitourinaria, síntomas vasomotores, trastornos del sueño y sequedad vaginal. A menudo, las pacientes con IOP requieren el doble de estrógenos, en comparación con las mujeres en la posmenopausia, para aliviar los síntomas, lo que se puede lograr con el uso de píldoras anticonceptivas o dosis más altas de las que se usan, por lo general, para la restitución de hormonas (p. ej., E2 micronizado, 1-2 mg diarios, o estrógenos equinos conjugados, 0.625-1.25 mg diarios), o de los transdérmicos (0.1 mg/24 h). En las pacientes con talla corta, o discos epifisarios abiertos, se pueden usar dosis menores de estrógenos para evitar su cierre. Si el útero está intacto, se requiere tratamiento cíclico adyuvante con progestágenos para prevenir la hiperplasia endometrial.

- Es posible el embarazo espontáneo después de la IOP, aunque poco probable (cerca de 5%). El tratamiento de la infecundidad, por lo común, requiere la donación de oocitos; sin embargo, en raros casos, las gonadotropinas pueden aumentar el desarrollo folicular.

Disfunción hipotalámica que causa amenorrea (hipogonadismo hipogonadotrópico)

- La causa subyacente es una disminución de la secreción de GnRH y la estimulación de la hipófisis para liberar gonadotropinas, con el fracaso derivado de la foliculogénesis y la producción de E2.

- La denominación **amenorrea hipotalámica** se aplica a afecciones en las que la secreción de GnRH disminuye en ausencia de alteración patológica orgánica alguna.

- La **anorexia nerviosa**, la **disminución de peso**, el **ejercicio** y el **estrés psicológico** o físico pueden contribuir a la secreción disfuncional de la GnRH por el hipotálamo. Las mujeres afectadas con frecuencia tienen un peso bajo, > 10% por debajo del corporal ideal, o participan en un ejercicio regular extenuante.

- El **síndrome de Kallmann** es resultado de una mutación genética que causa fracaso de la migración neuronal desde la placoda olfatoria y de la secreción de GnRH. El hipogonadismo hipogonadotrópico derivado se debe a la ausencia de pulsos de GnRH que estimulen la secreción de gonadotropinas por la hipófisis. Este síndrome se caracteriza por amenorrea primaria, ausencia de desarrollo mamario, presencia de cérvix y útero, y anosmia.

- La **deficiencia congénita de GnRH** es una afección genética resultante de la ausencia de neuronas hipotalámicas funcionales, y, a diferencia del síndrome de Kallmann, no conlleva anosmia.

- Las **mutaciones del receptor de GnRH** inhiben las señales de la GnRH para la secreción de gonadotropinas por la hipófisis anterior. Las pacientes afectadas presentan una amplia variedad de fenotipos, dependiendo de la mutación particular.

- **Otras alteraciones patológicas del SNC**, como las neoplasias hipotalámicas, los traumatismos, la hemorragia, o la irradiación craneal, pueden interrumpir la función del eje hipotálamo-hipófisis-ovario. El **craniofaringioma** es la neoplasia más frecuente del SNC que causa retraso de la pubertad. Debe ordenarse una RM para cualquier paciente con amenorrea hipogonadotrópica sin causa obvia presente.

- La **enfermedad debilitante crónica** puede también llevar a la amenorrea hipogonadotrópica, como resultado de alteraciones de la pulsatilidad de la GnRH, que se ha observado en las nefropatías, hepatopatías, el cáncer y la infección por el virus de la inmunodeficiencia humana. Sin embargo, casi toda enfermedad crónica grave puede socavar al eje hipotálamo-hipófisis-ovario.

- El **tratamiento** implica corregir la alteración causal subyacente, si se identifica. El tratamiento principal es de restitución de estrógenos/progestágenos, como se describió en la sección de la terapéutica del IOP.

Afecciones hipofisarias que causan amenorrea

- Las **lesiones hipofisarias** pueden presentarse con amenorrea y cifras bajas o normales de gonadotropinas. La lesión hipofisaria más frecuente es un prolactinoma, pero también pueden presentarse adenomas no funcionales o que secretan otras hormonas hipofisarias, o el síndrome de la silla turca vacía.

- La **hiperprolactinemia** contribuye con 14% de las amenorreas secundarias y una pequeña fracción de la amenorrea primaria (ver el capítulo 11). El embarazo y el amamantamiento son causas fisiológicas de hiperprolactinemia. Los medicamentos que causan hiperprolactinemia incluyen la mayoría de los antipsicóticos y antidepresivos, los bloqueadores del receptor de H_2, la metildopa, el verapamilo, la reserpina y la metoclopramida. Otras causas médicas que deben valorarse incluyen al hipotiroidismo y la insuficiencia renal. Sin embargo, con mucho, la causa patológica más frecuente de hiperprolactinemia es un prolactinoma.

  - Los **prolactinomas** se clasifican como microadenomas (< 10 mm) o macroadenomas (≥ 10 mm); estos últimos se pueden vincular con una hemianopsia bitemporal, por lo que deben valorarse los defectos de los campos visuales durante la exploración física.

  - Las cifras excesivas de PRL pueden causar retroalimentación negativa sobre la secreción hipotalámica de GnRH, aminorando así la secreción de gonadotropinas. Además del hipogonadismo, la mayoría de las pacientes experimentará oligo o amenorrea y galactorrea. Esta última es una secreción de líquido lechoso no vinculada con el parto o el amamantamiento, que puede ser blanca/transparente, pero también de tono verde o incluso sanguinolenta. La secreción sanguinolenta requiere valoración respecto de un papiloma intraductal o cáncer.

  - Valoración de la PRL sérica por laboratorio: las cifras > 20 ng/mL se consideran altas. Una PRL sérica un poco elevada debe ser objeto de repetición de su cuantificación en ayuno, sin estrés, porque puede variar con la hora del día, el grado de estrés y otros factores. La hiperprolactinemia grave (> 100 ng/mL) se asocia con amenorrea, pero esta también se presenta ante cifras moderadas (50-100 ng/mL). En ocasiones, los macroadenomas pueden producir cifras en extremo altas de PRL sérica (> 1 000 ng/mL). Las mujeres con macroadenomas hipofisarios deben también ser objeto de una valoración adicional que incluya T4 libre sérica, el factor 1 de crecimiento similar a insulina, y el cortisol matutino.

- Un aumento confirmado de la PRL indica estudios de imagen de la hipófisis, por lo general, RM. Al menos 30 a 40% de las mujeres con hiperprolactinemia presentan un adenoma hipofisario. La incidencia de cáncer en los prolactinomas es muy rara.
- El tratamiento de la hiperprolactinemia suele ser exitoso con agonistas de dopamina (bromocriptina o cabergolina). Con menor frecuencia, se requiere una intervención quirúrgica.
- El **síndrome de Sheehan** es una afección de necrosis hipofisaria e hipopituitarismo, por lo general después de una hemorragia posparto grave e hipotensión.
- La **enfermedad infiltrativa** casi siempre es causada por hemocromatosis, una afección de depósito excesivo de hierro en el hígado, el páncreas, la hipófisis anterior y el corazón. En los estudios de detección del hierro, la saturación de transferrina en ayuno > 45% indica el padecimiento. Trátese por flebotomía y quelación.
- La **deficiencia aislada de gonadotropinas (FSH/LH)** es una afección rara que suele vincularse con la talasemia mayor, la retinitis pigmentaria o el hipotiroidismo prepuberal.

Amenorrea normogonadotrópica

- Un grupo heterogéneo de pacientes con cifras normales de gonadotropinas y E2 presenta desarrollo sexual secundario normal y la causa subyacente es la anovulación crónica. Ver el capítulo 42 para una más amplia descripción de cada una de estas afecciones.
- El **síndrome de ovarios poliquísticos** es la causa más frecuente de amenorrea vinculada con hiperandrogenismo. Las pacientes, por lo general, presentan cifras normales de gonadotropinas y E2.
  - Los criterios de uso más frecuente para el diagnóstico de SOPQ son los *Rotterdam Consensus Criteria*.
  - Después de descartar otras causas de amenorrea e hiperandrogenismo, los datos de anovulación/oligoovulación crónicas, exceso de andrógenos, u ovarios poliquísticos por ultrasonografía, en general, establecen el diagnóstico.
  - El hiperandrogenismo debe valorarse con la determinación de testosterona, 17-hidroxiprogesterona, y DHEA-S séricos, para descartar una hiperplasia suprarrenal congénita de inicio tardío o la presencia de un tumor suprarrenal u otro productor de andrógenos.
  - El SOPQ se vincula con un mayor riesgo de diabetes tipo 2, resistencia a la insulina, hipertensión, anomalías de lípidos, obesidad, síndrome metabólico e hiperplasia/cáncer endometriales.
  - El tratamiento incluye la disminución de peso y la inducción de hemorragia por privación mediante progesterona cíclica o anticonceptivos hormonales combinados, para disminuir el riesgo de estimulación sin oposición del revestimiento uterino, y además, la identificación y el tratamiento de otras afecciones médicas subyacentes (diabetes, obesidad, hiperlipidemia, hirsutismo).
- La **hiperplasia suprarrenal congénita de inicio tardío** se presenta, en general, de manera similar al SOPQ, con amenorrea e hiperandrogenismo. La detección inicial de la 17-hidroxiprogesterona, seguida por la prueba de estimulación por ACTH, establecen el diagnóstico. La mayoría de las pacientes presenta una afección autosómica recesiva que causa deficiencia de la 21-hidroxilasa. El tratamiento de la amenorrea implica la restitución de glucocorticoides y/o anticonceptivos combinados.

- El **síndrome de Cushing** es un estado clínico resultado del hipercortisolismo prolongado e inapropiado, cuyas causas incluyen un tumor hipofisario (enfermedad de Cushing), la hipersecreción de cortisol suprarrenal o yatrógenas (uso crónico de esteroides). Se caracteriza por la pérdida de los mecanismos de retroalimentación hipotálamo-hipófisis-suprarrenal normales y la pérdida del ritmo circadiano normal de secreción del cortisol. Las pruebas de detección incluyen el cortisol salival a media noche (evaluación de la variación diurna), el cortisol libre urinario en 24 horas (que evalúa la secreción) y la prueba de supresión con dexametasona (que evalúa una alteración de la retroalimentación).
- La **hiperprolactinemia** con frecuencia se presenta con cifras normales de gonadotropinas y un E2 normal o un poco disminuido (ver la sección previa sobre las afecciones hipofisarias que causan amenorrea).
- La **tiroidopatía** puede presentarse con cifras normales de gonadotropinas y amenorrea. El **hipotiroidismo** clásico contribuye con 1 a 2% de las amenorreas primaria y secundaria; puede llevar a la hiperprolactinemia. La hormona liberadora de tirotropina estimula la secreción de TSH y PRL por la hipófisis anterior. Por lo tanto, las pacientes con hipotiroidismo mal regulado pueden también experimentar secuelas de hiperprolactinemia. Deben valorarse de manera sistemática tanto PRL como TSH como parte del estudio de la amenorrea. Una TSH elevada y una T4 baja confirman el hipotiroidismo. Una TSH elevada con T4 normal es diagnóstica de hipotiroidismo subclínico. El hipotiroidismo clínico requiere tratamiento, que se iniciará con 25 a 50 µg/día de levotiroxina seguidos por la valoración de la TSH cada 4 a 6 semanas, hasta que se normalice su concentración. El tratamiento del hipotiroidismo subclínico es motivo de controversia, pero debe considerarse en las niñas así como en las mujeres con infecundidad que tratan de concebir.

LECTURAS SUGERIDAS

American College of Obstetricians and Gynecologists Committee on Gynecologic Practice. ACOG Committee Opinion No. 698: hormone therapy in primary ovarian insufficiency. *Obstet Gynecol.* 2017;129:e134-e141.

American College of Obstetricians and Gynecologists Committee on Practice Bulletins—Gynecology. ACOG Practice Bulletin No. 194: polycystic ovary syndrome. *Obstet Gynecol.* 2018;131:e157-e171.

Cox L, Liu JH. Primary ovarian insufficiency: an update. *Int J Womens Health.* 2014;6:235-243. doi:10.2147/IJWH.S37636.

Fritz MA, Speroff L. *Clinical Gynecologic Endocrinology and Infertility.* 8th ed. Philadelphia, PA: Lippincott Williams & Wilkins; 2011.

Gordon CM, Ackerman KE, Berga SL, et al. Functional hypothalamic amenorrhea: an Endocrine Society clinical practice guideline. *J Clin Endocrinol Metab.* 2017;102(5):1413-1439.

Legro RS, Arslanian SA, Ehrmann DA, et al. Diagnosis and treatment of polycystic ovary syndrome: an Endocrine Society clinical practice guideline. *J Clin Endocrinol Metab.* 2013;98(12):4565-4592.

Melmed S, Casanueva FF, Hoffman AR, et al. Diagnosis and treatment of hyperprolactinemia: an Endocrine Society clinical practice guideline. *J Clin Endocrinol Metab.* 2011;96(2): 273-288.

Palmert MR, Dunkel L. Clinical practice. Delayed puberty. *N Engl J Med.* 2012;366(5):443-453.

Practice Committee of American Society for Reproductive Medicine. Current evaluation of amenorrhea. *Fertil Steril.* 2008;90:S219-S225.

Síndrome de ovarios poliquísticos e hiperandrogenismo

Jacqueline Y. Maher, Maria Facadio Antero y Howard A. Zacur

DEFINICIÓN Y FISIOLOGÍA DE LOS ANDRÓGENOS

- El **hiperandrogenismo** se caracteriza por una concentración sérica anormalmente elevada de andrógenos, datos de exploración física compatibles con su exceso, o ambas cosas.
- Los **andrógenos** son necesarios para la función ovárica y sexual normal. Tienen una participación importante en la cognición, la salud ósea, la masa muscular, la composición corporal, el estado de ánimo y la energía.
- Los andrógenos son precursores de la síntesis de estrógenos. A concentraciones bajas se producen por las células de la teca en el ovario, donde el colesterol se convierte en progesterona, y después en andrógenos, que a continuación se convierten a estrógenos en las células de la granulosa por la actividad de la enzima aromatasa. A concentraciones mayores, los andrógenos se convierten en sus derivados 5α reducidos, más potentes, que no se pueden convertir en estrógenos, inhiben la actividad de la aromatasa y la inducción de receptores de hormona luteinizante (LH) por la hormona foliculoestimulante (FSH) en las células de la granulosa, impiden la maduración del oocito y causan un estado de anovulación crónica.
- Los andrógenos también modifican la homeostasia del esqueleto, con actividad directa en el metabolismo óseo a través de sus receptores que se expresan en los osteocitos, y de manera indirecta por su conversión a estrógenos. Múltiples estudios han mostrado que las mujeres con bajas concentraciones de andrógenos presentan una menor densidad ósea y mayor riesgo de fracturas.
- Cuando son producidos en exceso, los andrógenos en la mujer pueden estimular el crecimiento anormal del pelo terminal, cambios de la voz y musculares, pérdida de cabello, crecimiento del clítoris y disminución del volumen mamario.

SIGNOS Y SÍNTOMAS DEL HIPERANDROGENISMO

Crecimiento y fisiología normales del pelo

- Durante la gestación, los folículos pilosos del feto en desarrollo producen un pelo no pigmentado, fino, llamado **lanugo**. El número total de folículos pilosos se determina ya avanzado el segundo trimestre del embarazo y, con el tiempo, algunos producen **pelo terminal** grueso muy pigmentado en respuesta a la exposición a los andrógenos. Los folículos pilosos resultantes producen **vello**, que es un pelo más fino y no tan pigmentado.
- El **ciclo de crecimiento del pelo normal** tiene tres etapas: **anágena** (de crecimiento), **catágena** (de involución) y **telógena** (de reposo).

Hirsutismo

- El **hirsutismo** es un crecimiento excesivo de pelo con un patrón masculino en las mujeres. Se refiere a la aparición de pelo terminal en la cara, el tórax, el dorso, la parte baja del abdomen y la alta de los muslos, por sobreactividad de los andrógenos circulantes o su sobreexpresión. El crecimiento del pelo anormal ocurre de manera predominante en

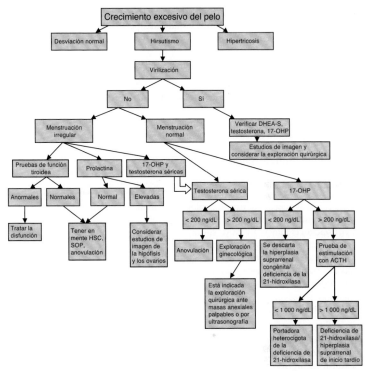

Figura 44-1. Algoritmo para la valoración del hirsutismo/hiperandrogenismo. Abreviaturas: 17-OHP, 17-hidroxiprogesterona; ACTH, hormona suprarrenocorticotrópica; HSC, hiperplasia suprarrenal congénita; DHEA-S, sulfato de dehidroepiandrosterona; SOP, síndrome de ovarios poliquísticos.

la línea media y los andrógenos la estimulan, con aumento del diámetro de su cuerpo y una pigmentación más intensa. En contraste, los estrógenos hacen más lento el crecimiento del pelo y disminuyen su diámetro y pigmentación. En la Figura 44-1 se incluye un algoritmo para la valoración del hirsutismo.

- **Hirsutismo idiopático** es una denominación que se usa cuando un individuo con hirsutismo presenta cifras normales de andrógenos circulantes y no tiene el diagnóstico del síndrome de ovarios poliquísticos (SOP) u otra afección.
- La **calificación de Ferriman-Gallwey** es un recurso objetivo que se puede usar en el contexto clínico para asignar grados al crecimiento del pelo en las mujeres. Valora nueve sitios diferentes de crecimiento del pelo sensible a andrógenos, con una escala de 0 a 4. De las mujeres, 95% presentará una calificación < 8. Aquellas > 8 sugieren un exceso de crecimiento del pelo mediado por andrógenos y deberá confirmarse con un estudio hormonal más amplio.

Hipertricosis

- La **hipertricosis** es el crecimiento excesivo generalizado de vello, que puede ser causado por factores genéticos, un cáncer subyacente o la exposición a fármacos, como la fenitoína, la penicilamina, el diazóxido, la ciclosporina y el minoxidil. También se puede presentar en diversas afecciones médicas que incluyen anorexia nerviosa, hipotiroidismo, desnutrición, porfiria, dermatomiositis y síndromes paraneoplásicos. No debe confundirse la hipertricosis con el hirsutismo.

Pérdida de pelo

- Es frecuente la recesión del cabello en las regiones frontal y temporal del cráneo y la coronilla (es decir, **alopecia con patrón masculino**) en respuesta a los andrógenos con el envejecimiento. Se trata del patrón más frecuente de pérdida de pelo y afecta a casi 30 a 40% de los hombres y las mujeres. Sin embargo, la pérdida de cabello es menos evidente en ellas porque, por lo general, es más difusa y rara vez completa.

Virilización y clitoromegalia

- Corresponden a la aparición de características masculinas por exceso extremo de actividad androgénica y se refieren a un conjunto de síntomas que incluyen voz más grave, hábito corporal masculino, patrón de alopecia masculino, clitoromegalia y disminución de las dimensiones mamarias.
- La **virilización** es muy rara y puede vincularse con tumores e hiperplasia suprarrenales o tumores de ovario, como los quistes tecaluteínicos, luteomas y los de células de Sertoli-Leydig.
- Se puede presentar **clitoromegalia**, o crecimiento del clítoris, que es dependiente de la dosis e irreversible. Se presenta más a menudo cuando la exposición excesiva a los andrógenos ocurre en la niñez o cerca del momento de la pubertad.

Cambios cutáneos

- Los andrógenos estimulan la secreción de las glándulas pilosebáceas y dan lugar a una piel grasosa. El **acné severo** es una manifestación de la actividad excesiva de las hormonas androgénicas.
- La **acantosis nigricans** es un cambio de color gris-pardo aterciopelado de la piel, que se vincula con la hiperinsulinemia y la obesidad. Se presenta por lo general en la ingle, el cuello, y las regiones axilar y vulvar. La acantosis nigricans se presenta en las pacientes con SOP y diabetes mellitus, así como en el síndrome paraneoplásico y el cáncer, por lo general como un adenocarcinoma que afecta al tubo digestivo.

Cambios de la voz

- Las cuerdas vocales pueden presentar un engrosamiento irreversible y, como resultado, aparece un tono de voz más grave.

ANDRÓGENOS EN LA MUJER

- Los andrógenos circulantes en las mujeres en la premenopausia incluyen testosterona, androstendiona, sulfato de dehidroepiandrosterona (DHEA-S) y su precursora, la DHEA, y la dihidrotestosterona (DHT), producidos por las glándulas suprarrenales y el ovario, que surgen por conversión periférica.

Testosterona

- La testosterona es la hormona androgénica más potente.
- En las mujeres, casi 25% de la testosterona se secreta por los ovarios y 25% por las glándulas suprarrenales. La mitad restante es producto de la conversión periférica de androstenediona a testosterona en los riñones, el hígado y el tejido adiposo.

- La **concentración sérica total normal de testosterona en las mujeres va de 20 a 80 ng/dL**, en comparación con 300 a 1 000 ng/dL en los hombres.
- Las cifras totales de testosterona sérica en la mayoría de las mujeres con SOP entran en el rango de 30 a 150 ng/dL y niveles > 150 ng/dL aumentan la probabilidad de una neoplasia ovárica virilizante o suprarrenal.
- Casi 65% de la testosterona en la circulación se une a la globulina unidora de hormonas sexuales (GUHS). De la testosterona, 19 a 33% se une laxamente a la albúmina. El restante 1% de la hormona circula en forma libre y activa. La determinación de **testosterona libre** es la prueba aislada más sensible para establecer la presencia de hiperandrogenemia.
- La concentración de testosterona decrece 50% de los 20 a los 40 años. En la menopausia se secreta menos testosterona por el ovario, porque las células de la teca responden menos a la LH.

Androstenediona

- La androstenediona es un andrógeno menos potente que la testosterona, pero puede producir efectos androgénicos significativos cuando está presente en cantidades excesivas.
- Se produce en cantidades equivalentes por las glándulas suprarrenales (50%) y los ovarios (50%).
- La mayor parte de la androstenediona se convierte en testosterona.
- La concentración sérica normal va de 60 a 300 ng/dL, a menudo con un aumento de 15% a la mitad del ciclo menstrual.

Dehidroepiandrosterona y su sulfato

- Son precursores de andrógenos, mucho menos potentes que la testosterona, que se producen de manera predominante en las glándulas suprarrenales, con algún componente de origen ovárico con conversión periférica.
- La DHEA presenta un metabolismo rápido; por lo tanto, la cuantificación de su concentración sérica no refleja la actividad de la glándula suprarrenal. El DHEA-S tiene una semivida mucho más prolongada que la DHEA, y se usa la cuantificación de su concentración sérica para valorar la función suprarrenal.
- La concentración del DHEA-S sérico en las mujeres varía ampliamente (rango normal de 38-338 µg/dL).

Dihidrotestosterona

- La testosterona se convierte en DHT por la actividad de la 5α-reductasa, una enzima que se encuentra en muchos tejidos sensibles a los andrógenos.
- La DHT es un andrógeno muy potente, encargado sobre todo de los efectos androgénicos sobre los folículos pilosos.

Globulinas fijadoras de hormonas sexuales

- La androgenicidad es determinada por las concentraciones de hormonas libres. Por lo tanto, la SHBG (por sus siglas en inglés) influye en el estado hormonal. La testosterona y la insulina disminuyen la concentración de SHBG, en tanto que los estrógenos y las hormonas tiroideas la aumentan.
- Las pacientes con cifras bajas de SHBG pueden presentar síntomas de hiperandrogenismo, por el incremento de la cifra de testosterona libre.

CAUSAS DEL HIPERANDROGENISMO

Se han identificado cinco causas principales del hiperandrogenismo:
1. **Síndrome de ovarios poliquísticos**
2. **Hiperplasia suprarrenal congénita (HSC) de inicio tardío**
3. **Tumores de ovario o de las glándulas suprarrenales**
4. **Síndrome o enfermedad de Cushing**
5. **Procesos idiopáticos o inducidos por drogas**

DIAGNÓSTICO DEL HIPERANDROGENISMO

Interrogatorio y exploración física

- Se puede diagnosticar hiperandrogenismo si se encuentran signos de exceso de andrógenos (ver la sección "Signos y síntomas del hiperandrogenismo").
- Debe hacer un interrogatorio médico cuidadoso, que incluya los antecedentes menstruales detallados, como la edad de la menarquia, la regularidad de los ciclos, los embarazos, el uso de anticonceptivos orales (ACO), y la presencia de síntomas de ovulación o molimina menstrual. También debe preguntarse a las pacientes en cuanto a los antecedentes de tiroidopatías e hiperinsulinemia.
- Se hace una exploración física exhaustiva.
- Se presta particular atención a los medicamentos y los antecedentes familiares.
- Debe hacerse **ultrasonografía pélvica transvaginal** para valorar la presencia de ovarios poliquísticos, que se definen como la visualización de **12 o más folículos en cada ovario** con 2 a 9 mm de diámetro y un **aumento del volumen > 10 mL**.

Valoración por el laboratorio

- Se puede ordenar la determinación de las cifras de andrógenos séricos para el diagnóstico del hiperandrogenismo (ver la figura 44-1). El médico debe revisar lo siguiente:
  - Concentración de la hormona sérica **testosterona**
  - Una cifra > 700 ng/dL de **DHEA-S** es compatible con una función suprarrenal anormal.
  - La **17α-hidroxiprogesterona (17α-OHP)**: 100 a 200 ng/dL es normal.
  - **Prolactina:** normal, de 1 a 20 ng/mL. La hiperprolactinemia se puede vincular con el hiperandrogenismo, porque es probable que se localicen receptores de prolactina en las glándulas suprarrenales. Cuando la prolactina se une a estos receptores suprarrenales, estimula la secreción de DHEA-S.
  - **Pruebas de función tiroidea**
- **Valoración de la diabetes**
  - Glucemia normal en ayuno: < 100 mg/dL
  - Alteración de la glucosa en ayuno o prediabetes: glucosa en ayuno de 100 a 125 mg/dL, hemoglobina A_{1c}, de 5.7 a 6.4%, o una prueba de tolerancia de glucosa oral de 2 horas (con carga de 75 g) con resultado de 140 a 199 mg/dL
  - Diabetes mellitus: niveles de glucosa en ayuno > 126 mg/dL, hemoglobina A_{1c} > 6.5%, o una prueba de tolerancia de glucosa oral de 2 horas (con carga de 75 g) > 200 mg/dL, o una glucemia aleatoria > 200 mg/dL.

SÍNDROME DE OVARIOS POLIQUÍSTICOS

- El SOP es la afección endocrina más frecuente en las mujeres en edad reproductiva y afecta a casi 4-12% de esta población.

- Al inicio se denominó *síndrome de Stein-Leventhal*, con base en un grupo de pacientes con obesidad, amenorrea y quistes ováricos. Debido a los cambios quísticos encontrados dentro de los ovarios de las pacientes afectadas, hoy se usan las denominaciones **síndrome de anovulación crónica hiperandrogénica, síndrome de ovarios poliquísticos o enfermedad de ovarios poliquísticos** para referirse a estas pacientes. Sin embargo, también se visualizan ovarios poliquísticos en los estudios de imagen como un dato inespecífico y se pueden presentar en las mujeres normales.
- Aquellas con SOP no tienen un desarrollo folicular ordenado. La mayoría de los ciclos fracasa en la obtención de un folículo dominante o la liberación de un oocito, lo que lleva a la anovulación. La corteza ovárica se ve poblada por numerosos folículos pequeños o "quistes". Se cree que el estado de hiperandrogenismo es tanto la causa como el efecto del desarrollo folicular incompleto.
- El SOP se asocia con amenorrea, hiperandrogenismo, hiperinsulinemia y el síndrome metabólico. En las pacientes afectadas por este síndrome, es importante hacer de manera temprana el diagnóstico apropiado y vigilarlas de forma estrecha porque pueden estar en riesgo de otras afecciones comórbidas.

Diagnóstico del síndrome de ovarios poliquísticos

- Hay tres esquemas de diagnóstico recomendados para el SOP.
  - Los **criterios de 1990 del National Institutes of Health** requieren la presencia de hiperandrogenismo y menstruación irregular, y permiten el diagnóstico clínico sin usar estudios de imagen.
  - Los criterios de uso más frecuente hoy son los del **2003 de Consenso de Rotterdam**, que incluyen **dos de las siguientes tres manifestaciones**:
    - Oligomenorrea o anovulación
    - Hiperandrogenismo (por signos clínicos o bioquímicos)
    - Ovarios poliquísticos en la ultrasonografía
  - En 2009 la **Androgen Excess and SOPQ Society** definió criterios menos incluyentes del SOP, de los que se requiere **cumplir TODOS los siguientes**:
    - Hiperandrogenismo: hirsutismo o hiperandrogenemia
    - Disfunción ovárica: oligoanovulación u ovarios poliquísticos
    - Exclusión de otros excesos de andrógenos o afecciones relacionadas
- Es digno de mención que el **SOP es siempre un diagnóstico de exclusión** en todas las definiciones. Deben descartarse todas las otras causas de hiperandrogenismo.
- Las pacientes con SOP, por lo general, presentan oligomenorrea, amenorrea, hirsutismo, obesidad e infecundidad. Pueden estar presentes algunas de estas manifestaciones o todas. La virilización no es compatible con un diagnóstico de SOP y deben tenerse en mente otras causas.
- La resistencia a la insulina y el síndrome metabólico a menudo se vinculan con el SOP, y las pacientes deben ser objeto de detección de afecciones comórbidas. Los proveedores de atención sanitaria deben revisar estudios de colesterol, la presión arterial, la glucemia en ayuno, una prueba de tolerancia de glucosa oral de 2 horas y la hemoglobina A_{1c}.

Fisiopatología del síndrome de ovarios poliquísticos

- Sigue sin conocerse la causa exacta del SOP y se han sugerido como probables explicaciones a las anomalías del eje hipotálamo-hipófisis y de la vía esteroidogénica ovárica o suprarrenal por cambios genéticos.
- En la Figura 44-2 se describe la fisiopatología del SOP.
- **Hipófisis e hipotálamo.** En el ámbito del eje hipotálamo-hipófisis, se registró un aumento de la frecuencia y amplitud de los pulsos de LH. Se observa un cociente sérico de LH:FSH > 2 en las pacientes con el SOP.

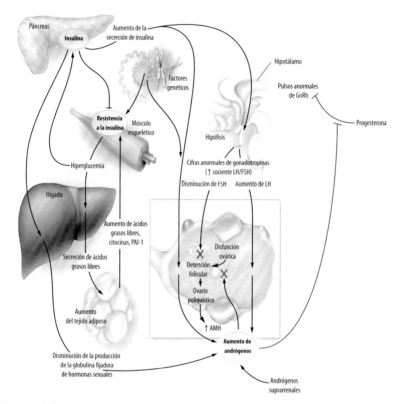

Figura 44-2. Fisiopatología del síndrome de ovarios poliquísticos. Abreviaturas: FSH, hormona foliculoestimulante; GnRH, hormona liberadora de gonadotropinas; LH, hormona luteinizante; MOPQ, morfología de ovarios poliquísticos; SHGB, globulina fijadora de hormonas sexuales. Reimpresa y modificada de Rosenfield RL. Clinical practice. Hirsutism. *N Engl J Med.* 2005;353:2578-2588.

- **Producción ovárica de andrógenos.** Se mostró mayor secreción de andrógenos por los ovarios en las pacientes con SOP. La concentración elevada de LH puede llevar al aumento de la actividad de las células de la teca, y, por lo tanto, de la producción de andrógenos. Además, la insulina aumentada puede estimular la secreción de andrógenos por ambos, los ovarios y las suprarrenales.
- **Producción de andrógenos suprarrenales.** Algunas pacientes con SOP pueden presentar elevaciones leves de la concentración del DHEA-S.

Consecuencias del SOP

- **Complicaciones reproductivas.** Las pacientes a menudo presentan **infertilidad** por oligoanovulación, definida por ciclos menstruales > 35 días. Una vez que conciben, las pacientes con SOP no tienen mayor riesgo de pérdida gestacional, pero sí un aumento de la diabetes gestacional, la macrosomía y la hipertensión gestacional.

- **Hiperplasia y cáncer endometriales.** La oligoanovulación lleva a la presencia de estrógenos sin oposición y ausencia de la privación de progesterona. Con el transcurso del tiempo esto puede llevar a la proliferación del endometrio y originar una hemorragia uterina anormal, que sin tratamiento puede avanzar hasta la hiperplasia o el carcinoma endometrial.
- **Hiperinsulinemia y resistencia a la insulina.** A menudo se presenta resistencia a la insulina en las pacientes con SOP, tengan o no obesidad. La insulina puede causar o contribuir a un estado de hiperandrogenismo, por activación de los receptores de insulina dentro del ovario, aumento de la secreción de andrógenos o su acción sobre los receptores del factor de crecimiento similar a insulina. Las pacientes con SOP tienen mayor riesgo de alteración de la tolerancia de glucosa y una probabilidad cinco a siete veces mayor de presentar diabetes mellitus tipo 2.
- El **síndrome metabólico** se caracteriza por un conjunto de afecciones, como aumento de la presión arterial, glucosa sérica alta, aumento de la circunferencia de la cintura y colesterol o triglicéridos en concentración anormal, que cuando están juntos, aumentan el riesgo de cardiopatías, accidente cerebrovascular y diabetes. La prevalencia del síndrome metabólico en las pacientes con SOP es doble respecto de las testigos de edad e índice de masa corporal similares, que además, presentan un mayor riesgo de la enfermedad de hígado graso no alcohólico, que puede llevar a la alteración de las pruebas de función hepática, esteatohepatitis, cirrosis y, rara vez, al hepatocarcinoma celular.

Tratamiento del hiperandrogenismo/síndrome de ovarios poliquísticos

- Depende de la causa subyacente y el deseo de embarazo.
- Las **modificaciones del estilo de vida** deben ser las ideales para el tratamiento del hiperandrogenismo. Para aquellas que sufren hirsutismo y obesidad, la disminución de peso, incluso de 5%, puede a menudo mejorar los síntomas relacionados con el SOP. La pérdida de peso puede causar aumento de la SHBG, decremento de la testosterona biodisponible, y una mejor sensibilidad a la insulina.
- Las **píldoras anticonceptivas orales (ACO)** disminuyen la cifra circulante de gonadotropinas y aumentan la de SHBG, ambas que disminuyen los andrógenos circulantes. Los **ACO constituyen** el tratamiento ideal de la oligomenorrea, el hirsutismo y el acné causados por el SOP. Los progestágenos disminuyen la concentración total de andrógenos por decremento de la actividad de la reductasa 5α. Son progestágenos específicos con menor androgenicidad el desogestrel, el acetato de ciproterona y la drospirenona. En conjunto, el uso de ACO causa un decremento global de la nueva formación de pelo dependiente de los andrógenos y el acné que estimulan. Todos los preparados de ACO de dosis baja se consideran con resultados similares.
- Si están contraindicados los ACO combinados, o no se desean, se puede administrar **acetato de medroxiprogesterona** (5-10 mg durante 10-12 días) cada mes, o incluso cada tercer mes, para producir una hemorragia regular por privación. Debe prevenirse a las pacientes de que con el tratamiento cíclico de progestágeno, a menos que usen anticoncepción, es probable un embarazo.
- El **clorhidrato de metformina** es un fármaco biguanídico antihiperglucémico aprobado por la FDA para el tratamiento de la diabetes mellitus tipo 2, que disminuye la gluconeogénesis hepática, aminora la absorción intestinal de glucosa y mejora la sensibilidad a la insulina en órganos, aparatos y sistemas periféricos, que incluyen al musculoesquelético, el hígado y el tejido adiposo. En algunos estudios se mostró que la metformina restablece la menstruación en casi 50% de las mujeres con SOP y puede mejorar la insulina plasmática y la sensibilidad a ella, disminuir la testosterona libre sérica y aumentar el colesterol de HDL sérico.
  - **Dosificación:** la dosis óptima de metformina para el restablecimiento de la menstruación en las mujeres con SOP va de **500 mg cada 8 h hasta 850 mg cada 12 horas por vía oral**. Se puede titular en forma ascendente el tratamiento en las pacientes

hasta alcanzar la dosis apropiada, al inicio con la más baja una vez al día, debido a sus efectos secundarios gastrointestinales.

- La metformina tiene utilidad limitada para el tratamiento del hirsutismo. Se pueden agregar otros fármacos para mejorar sus manifestaciones.

- La metformina parece exclusiva entre las sustancias sensibilizantes a la insulina, porque puede mejorar la pérdida de peso, el hiperandrogenismo y los ciclos menstruales en las pacientes con SOP.

- **Tratamiento del hirsutismo**
  - El hirsutismo responde con lentitud a la supresión hormonal, por lo que tal vez no se visualicen resultados hasta los 6 meses. La supresión de andrógenos no modifica los patrones de crecimiento previos del pelo.

  - **ACO:** como se discutió antes (ver la sección "Tratamiento del hiperandrogenismo/ síndrome de ovarios poliquísticos").

  - Suele iniciarse el tratamiento con **espironolactona** si los ACO no son una opción para el hirsutismo o si sus resultados no son óptimos. La espironolactona, antagonista de la aldosterona, es un fármaco antihipertensivo que inhibe directamente a la reductasa 5α y aminora la síntesis de andrógenos. Debido a sus efectos adversos potenciales sobre los órganos genitales de fetos masculinos, la espironolactona debe aunarse a la anticoncepción en las mujeres con actividad sexual. Otros efectos secundarios incluyen diuresis, hipotensión ortostática, fatiga, hemorragia uterina disfuncional, hiperpotasemia y aumento de volumen mamario.

  - La **flutamida** es un antiandrógeno no esteroideo (usado a menudo para el cáncer de próstata) que impide la unión de los andrógenos a su receptor y puede causar inhibición de la proliferación de pelo nuevo. Sus efectos secundarios incluyen piel seca y, rara vez, hepatotoxicidad. Debe vigilarse la función hepática durante el tratamiento. Debido a sus efectos fetales adversos, es indispensable un tratamiento anticonceptivo eficaz.

  - **Finasterida:** un inhibidor sobre todo de la reductasa 5α tipo II, que al inicio se perfeccionó para el tratamiento de la hipertrofia y el cáncer de próstata. Por inhibición de la reductasa 5α, el fármaco aminora la actividad de la DHT en el ámbito del folículo piloso. El tratamiento con finasterida impide el nuevo crecimiento del pelo y disminuye el diámetro terminal de su cuerpo. No se han vinculado efectos secundarios mayores con este fármaco. De nuevo, debido a sus efectos fetales adversos, debe usarse anticoncepción confiable.

  - El **minoxidil** es el único fármaco con aprobación por la FDA para el tratamiento de la alopecia androgénica en las mujeres. Promueve la proliferación del cabello por aumento de la duración de la fase anágena y crecimiento de los folículos en miniatura y subóptimos. Está disponible sin receta como solución tópica al 2 y 5%.

  - El **clorhidrato de eflornitina (Vaniqa)** en crema al 13.9% disminuye el pelo facial no deseado. La eflornitina es un potente antagonista de la descarboxilasa de ornitina, enzima necesaria para producción de poliaminas, compuestos orgánicos que estimulan y regulan el crecimiento de los folículos pilosos y otros órganos. Su uso tópico dos veces al día mostró mejoría después de 24 semanas en algunos estudios clínicos y el beneficio se visualiza en primer término a las 8 semanas.

  - Las pacientes a menudo utilizan el **retiro del cabello** por métodos mecánicos, como rasurado, uso de cera, depilatorios, láser y electrólisis. Sin embargo, es frecuente su recrecimiento. Otros efectos adversos (incluidas inflamación, formación de ampollas, hiperpigmentación, hipopigmentación y cicatrización) se presentan más a menudo en las mujeres de piel oscura.

- **Cirugía:** la perforación laparoscópica del ovario y su resección en cuña eran el tratamiento estándar antes de los fármacos de inducción de ovulación. Sin embargo, debido a la elevada incidencia de adherencias pélvicas y el riesgo de disminución de la reserva ovárica, este abordaje se usa hoy rara vez y se considera de segunda línea.

Tratamiento de fecundidad para el síndrome de ovarios poliquísticos

* Con frecuencia se requieren medicamentos de **inducción de ovulación.**

* El **citrato de clomifeno (Clomid)** es un regulador selectivo del receptor de estrógenos que actúa como su antagonista en el hipotálamo, estimulando así la secreción de hormona liberadora de gonadotropinas y la subsiguiente de FSH. Su vía de administración usual es oral, a dosis de 50 a 150 mg/día durante 5 días en forma mensual, para inducir la ovulación en las mujeres infecundas y no se utiliza para la regulación del ciclo o como tratamiento primario del hirsutismo (ver el capítulo 40).

* El **letrozol** es un inhibidor de la aromatasa que impide la conversión de andrógenos a estrógenos en la sangre periférica. La disminución de la concentración de estrógenos lleva a una retroalimentación negativa subsiguiente en el hipotálamo, que desencadena entonces un aumento compensador de la hormona liberadora de gonadotropinas, seguida por la mayor secreción de las gonadotropinas hipofisarias, FSH y LH. Algunos autores consideran al letrozol ideal para la inducción de ovulación en las pacientes con SOP, en comparación con el clomifeno. El letrozol produjo tasas mayores de embarazo y nacidos vivos, sin diferencias en las de pérdidas gestacionales o embarazos múltiples. No obstante, **se recomienda precaución, porque el letrozol no tiene aprobación de la FDA para la inducción de la ovulación y está contraindicado durante el embarazo.**

* Las **gonadotropinas,** como la FSH recombinante y las menopáusicas humanas, estimulan directamente al ovario y se pueden usar para inducir la ovulación en las pacientes con SOP resistentes al letrozol y el clomifeno, o si se van a someter a la fecundación *in vitro* (ver el capítulo 40).

* La **metformina** (ver la sección "Tratamiento del hiperandrogenismo/síndrome de ovarios poliquísticos") no es tan eficaz como los fármacos de inducción de ovulación por monoterapia, letrozol y clomifeno, pero se pueden usar en combinación.

* La **fecundación *in vitro*** es el siguiente paso si la disminución del peso o la inducción de ovulación con medicamentos fracasan (ver el capítulo 40).

HIPERPLASIA SUPRARRENAL CONGÉNITA NO CLÁSICA (DE INICIO TARDÍO)

Epidemiología

* La hiperplasia suprarrenal congénita (HSC) corresponde a afecciones autosómicas recesivas que suelen presentarse en el periodo neonatal. Una deficiencia de la enzima **21-hidroxilasa (21-OH)** por mutaciones en el gen de *CYP21A2* contribuye con casi 95% de los casos.

* La HSC congénita no clásica (HSCNC) es una forma menos grave de la afección en 2 a 8% de las pacientes con hirsutismo. En comparación con la forma clásica de HSC, en la que hay solo una actividad de 0 a 2% de la enzima, en la HSCNC hay actividad de 20 a 50% de la enzima 21-OH y la afección es más prevalente que la clásica.

* La enzima 21-OH convierte la progesterona en desoxicorticosterona, o la 17-hidroxiprogesterona (17-OHP) en el 11-desoxicortisol. Una disminución en la actividad de esta enzima causa reducción de la producción de cortisol por la glándula suprarrenal, con el resultado de una mayor secreción hipofisaria de la hormona adrenocorticotrópica (ACTH). La ACTH estimula a la glándula suprarrenal para producir más precursor, 17-OHP, cuya mayor concentración lleva a la secreción de androstenediona, que a continuación se convierte en testosterona (Figura 44-3).

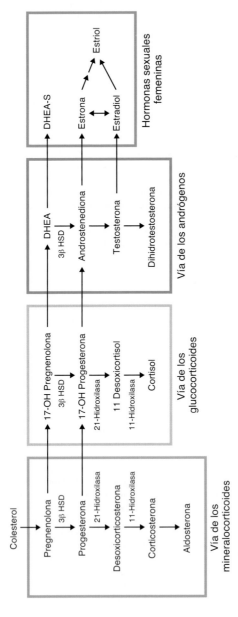

Figura 44-3. Vía de los esteroides y las mutaciones enzimáticas vinculadas con la hiperplasia suprarrenal congénita. Abreviaturas: DHEA, dehidroepiandrosterona; DHEA-S, sulfato de dehidroepiandrosterona; HSD, deshidrogenasa de hidroxiesteroides.

- Las deficiencias de las enzimas **11β hidroxilasa y deshidrogenasa de 3β hidroxieste-roides** son otras causas, pero bastante menos frecuentes.
- La prevalencia de la HSCNC puede ser tan alta como de 1 en 100 a 1 000 mujeres caucásicas, con una todavía mayor en las judías Ashkenazi y latinas.

Signos y síntomas

- El cuadro clínico a menudo es similar al de SOP, con oligomenorrea y signos de hiperandrogenismo, que incluyen hirsutismo y acné.
- A diferencia de la HSC típica, los síntomas de la HSC de inicio tardío no son evidentes hasta ya avanzada la niñez o en la adolescencia.
- No hay consumo de sal y las mujeres afectadas no presentan genitales ambiguos.

Diagnóstico

- Cuantifique las cifras basales de 17-OHP por la mañana durante la fase folicular.
- La cifra normal de **17-OHP es < 200 ng/dL.**
- **Las concentraciones mayores de 800 ng/dL son casi diagnósticas de la HSC.**
- Aquellas entre 200 y 800 ng/dL indican una prueba de estimulación por ACTH (ver la figura 44-1). Las pacientes con HSCNC presentan cifras de 17-OHP > 1 500 ng/dL en respuesta a un reto de estimulación con 250 µg de ACTH.
- Se estudiará a las pacientes en cuanto a la deficiencia de 21-OH, en especial cuando presentan síntomas de hiperandrogenismo a edad joven, o si tienen un antecedente familiar conocido de HSC. Las mujeres de ascendencia latina o judía de Europa Oriental deben ser también objeto de estudio, pues en ellas la prevalencia de la afección es más alta.

Tratamiento

- El tratamiento con **glucocorticoides,** como **hidrocortisona, prednisona** o **dexametasona,** puede restablecer la ovulación y disminuir la concentración de andrógenos circulantes, por lo que su uso es apropiado para tratar la infecundidad y el hirsutismo en las mujeres con HSCNC. En las pacientes con la deficiencia de 21-OH se usa prednisona a dosis de 5 mg antes de acostarse, para suprimir la secreción endógena de ACTH.
- Los ACO o los antiandrógenos se pueden usar para tratar el hirsutismo, solos o en combinación con glucocorticosteroides. También se pueden usar los fármacos de inducción de ovulación para tratar la infecundidad.

TUMORES OVÁRICOS O SUPRARRENALES PRODUCTORES DE ANDRÓGENOS

- Los tumores de ovario o de la glándula suprarrenal que secretan andrógenos son raros.
  - En el ovario, incluyen a los de **células de Sertoli-Leydig, de células de la teca (del estroma), de células del hilio** y los **luteomas del embarazo.** En raras ocasiones ocurre exceso de testosterona por la presencia de cistadenomas malignos, tumores de Brenner y de Krukenberg.
  - En la glándula suprarrenal, los **adenomas o carcinomas** son fuentes de hiperandrogenismo.
- La presencia de un **tumor productor de andrógenos** se sospecha con base en los datos clínicos. La palpación de un tumor anexial en una paciente con síntomas de hiperandrogenismo o **inicio rápido de la virilización,** incluso en presencia de cifras normales de

testosterona, deben llevar a un estudio pélvico, porque a menudo es pequeño y difícil de detectar solo por exploración física.

- La **concentración de testosterona que supera los 150 a 200 ng/dL y la de DHEA-S > 700 a 800 µg/dL** son preocupantes respecto a la presencia de un tumor ovárico o suprarrenal productor de andrógenos.
- El tratamiento ideal es de exéresis quirúrgica, con o sin tratamiento adyuvante.

SÍNDROME DE CUSHING

- El síndrome de Cushing es causado por la exposición prolongada a cifras altas de glucocorticoides.
- La **enfermedad de Cushing (dependiente de ACTH)** aparece cuando la secreción excesiva de cortisol se debe a la correspondiente de ACTH por la hipófisis. Son causas de enfermedad de Cushing el adenoma secretor de ACTH en la hipófisis, las fuentes de secreción ectópica de ACTH (tumores neuroendocrinos o carcinoides), y el feocromocitoma productor de ACTH.
- El **síndrome de Cushing (independiente de ACTH)** es resultado de la mayor producción de cortisol por una neoplasia adenomatosa o, rara vez, maligna, que surge en las suprarrenales. Otras causas del síndrome de Cushing incluyen adenomas suprarrenocorticales, la afección suprarrenocortical nodular pigmentada, el carcinoma suprarrenal, el síndrome de McCune-Albright y los glucocorticoides exógenos.

Signos y síntomas

- Las pacientes presentan un fenotipo característico a la exploración, que incluye facies redondeada con carrillos que protruyen (cara de luna); rubor facial prominente; talla corta; obesidad de la cara y el tronco más que de las extremidades; hirsutismo; giba de bisonte; estrías púrpuras localizadas en las caderas, el abdomen y los muslos; equimosis; consumo de músculo; intolerancia de glucosa y oligomenorrea.
- Las pacientes pueden sufrir hipertensión e hiperglucemia, que cuando es severa avanza hasta la diabetes. La osteoporosis es frecuente y puede causar fracturas patológicas.

Diagnóstico

- Hay tres métodos de detección con precisión comparable.
  - **Cuantificación de la excreción de cortisol libre urinario en 24 horas:** aquellas cifras triples respecto al límite superior normal se consideran anormales, y las anormales más bajas son equívocas. Las cifras **> 100 µg/24 h son anormales y > 240 µg casi son diagnósticas** del síndrome de Cushing.
  - **Concentración de cortisol salival nocturno:** las **cifras > 4 nmol/L** son sugerentes del síndrome de Cushing y pueden estar falsamente elevadas en quienes trabajan por turnos variables, las pacientes de edad más avanzada, quienes fuman y aquellas personas con hipertensión o diabetes.
  - **Prueba de supresión con dexametasona nocturna:** se administra 1 mg de dexametasona por la noche y se determina la cifra de cortisol a las 8:00 a 9:00 am. Las **cifras < 1.8 ng/dL son normales.** Cuando son anormales, deben cuantificarse la ACTH nocturna y el cortisol. Si las cifras de ACTH son bajas o indetectables, debe hacerse **tomografía computarizada o resonancia magnética** de las suprarrenales. Si la cifra de ACTH es normal o elevada, se deberá hacer RM de la hipófisis.

Tratamiento

* Se recomienda la **exéresis quirúrgica** de un adenoma hipofisario o suprarrenal. Puede considerarse la irradiación en malas candidatas quirúrgicas o aquellas en quienes fracasó el tratamiento quirúrgico.
* El **tratamiento médico** para disminuir el hipercortisolismo se divide en fármacos que bloquean la esteroidogénesis (metirapona, cetoconazol, etomidato y mitotane) y los que inhiben la acción del cortisol por antagonismo en el ámbito de los receptores (mifepristona).

HIRSUTISMO IDIOPÁTICO E INDUCIDO POR FÁRMACOS

* Se diagnostica **hirsutismo idiopático** en los individuos que lo presentan con **resultados negativos** de los estudios de otras de sus causas. Los estudios muestran que 5 a 15% de las pacientes con hirsutismo presentan su forma idiopática. Una explicación alternativa se basa en la hipótesis de que las pacientes con hirsutismo idiopático muestran mayor sensibilidad de la piel a los andrógenos. Una teoría es que las pacientes con hirsutismo idiopático convierten la testosterona en DHT en mayores cantidades de lo normal, por una mayor actividad de la 5α reductasa.
* En ocasiones, los fármacos, como el **danazol y metiltestosterona**, pueden causar hirsutismo yatrógeno.
* Los mismos medicamentos usados para tratar a las pacientes con SOP con hirsutismo se pueden usar para tratar el hirsutismo idiopático.

LECTURAS SUGERIDAS

American College of Obstetricians and Gynecologists Committee on Practice Bulletins—Gynecology. ACOG Practice Bulletin No. 194: polycystic ovary syndrome. *Obstet Gynecol.* 2018;131(6):e157-e171.

Azziz R. Polycystic ovary syndrome. *Obstet Gynecol.* 2018;132(2):321-336.

Brodell LA, Mercurio MG. Hirsutism: diagnosis and management. *Gend Med.* 2010;7(2): 79-87.

Franik S, Eltrop SM, Kremer JA, Kiesel L, Farquhar C. Aromatase inhibitors (letrozole) for subfertile women with polycystic ovary syndrome. *Cochrane Database Syst Rev.* 2018;(5): CD010287.

Fritz MA, Speroff L, eds. *Clinical Gynecologic Endocrinology and Infertility.* 8th ed. Philadelphia, PA: Lippincott Williams & Wilkins; 2011:498-563.

Nieman LK, Biller BM, Findling JW, et al. Treatment of Cushing's syndrome: an Endocrine Society clinical practice guideline. *J Clin Endocrinol Metab.* 2015;100(8):2807-2831.

Practice Committee of the American Society for Reproductive Medicine. Role of metformin for ovulation induction in infertile patients with polycystic ovary syndrome (PCOS): a guideline. *Fertil Steril.* 2017;108(3):426-441.

Speiser PW, Arlt W, Auchus RJ, et al. Congenital adrenal hyperplasia due to steroid 21-hydroxylase deficiency: an Endocrine Society clinical practice guideline. *J Clin Endocrinol Metab.* 2018;103(11):4043-4088.

Definiciones y epidemiología de la menopausia

Jacqueline Y. Maher y Wen Shen

- La **menopausia** es el cese permanente de la menstruación, marcado por el último periodo catamenial, seguido por 12 meses de amenorrea.
- La edad promedio de la menopausia es de 51 años, con un rango normal de 43 a 57. También se puede inducir por ooforectomía o la destrucción yatrógena de la función ovárica.
- Se considera a las 2001 Stages of Reproductive Aging Workshop (**STRAW + 10**) el estándar ideal (Figura 45-1) para caracterizar el envejecimiento reproductivo de las mujeres en la menopausia. Se trata de una guía actualizada donde se desarrolló el concepto de un sistema de clasificación para el envejecimiento ovárico.
- La transición de la vida reproductiva a la posterior se divide en varias etapas, con el último periodo menstrual (UPM) que sirve de anclaje. Las etapas (–5 a –1) preceden a la UPM y las etapas (+1 a +2) le siguen.
- La **transición a la menopausia**, tradicionalmente denominada *perimenopausia* o *climaterio*, es un periodo de cambio desde la menstruación regular hasta la menopausia. Puede persistir 5 años o más y es de duración muy variable; se caracteriza por cambios del ciclo menstrual con duración variable, con periodos pasados por alto e intervalos cada vez más prolongados de amenorrea. Esta transición se asocia con el cese de la ovulación, una declinación notoria en la producción de estradiol y una leve en la de andrógenos.
- La transición menopáusica temprana (–2) es señalada por la longitud variable del ciclo (> 7 días de diferencia respecto a la normal) y un aumento de la concentración de la hormona foliculoestimulante (FSH).
- La transición menopáusica tardía (–1) se caracteriza por la ausencia de dos ciclos y un intervalo de amenorrea > 60 días.
- El **diagnóstico de la menopausia es clínico**, sin depender de las cuantificaciones hormonales.
- Cuando haya cualquier duda acerca de la menopausia, deben descartarse otras causas de amenorrea secundaria. Ver el capítulo 43.

FISIOLOGÍA DE LA MENOPAUSIA

Menopausia natural

- Los oocitos presentan atresia durante la vida de una mujer, con la cantidad de folículos y su calidad que presentan una declinación crítica alrededor de 20 a 25 años después de la menarquia, que da como resultado la pérdida de la sensibilidad del ovario ante la estimulación por las gonadotropinas.
- Durante la perimenopausia la disfunción folicular puede llevar a una longitud variable del ciclo menstrual. La fase folicular suele abreviarse por el menor número de folículos funcionales.
- La transición menopáusica temprana se tipifica por las cifras crecientes de la FSH, que llevan a concentraciones globales más altas de estrógenos.
- Conforme continúa el consumo de folículos, la menor cantidad de inhibina que se produce lleva a un aumento continuo de la FSH y también a la anovulación recurrente y el aumento subsiguiente de esta última hormona y la luteinizante.

Menarquia   UPM (0)

Etapa	-5	-4	-3b	-3a	-2	-1	+1a	+1b	+1c	+2
Terminología	REPRODUCTIVA				TRANSICIÓN A LA MENOPAUSIA		POSMENOPAUSIA			
	Temprana	Máxima	Tardía		Temprana	Tardía	Temprana		Tardía	Tardía
					Perimenopausia					
Duración	*variable*				*variable*	1-3 años	2 años (1+1)		3-6 años	*El resto de la vida*
CRITERIOS PRINCIPALES										
Ciclo menstrual	De variable a regular	Regular	Regular	Cambios sutiles en el flujo/la duración	*De longitud variable* Diferencia persistente ≥ 7 días en la duración de los ciclos consecutivos	Intervalo de amenorrea ≥ 60 días				
CRITERIOS DE APOYO										
Endocrinos										
FSH			Normal	Variable*	↑ Variable*	↑ > 25 UI/L**	↑ Variable*		Se estabiliza	
AMH			Baja	Baja	Baja	Baja	Baja		Muy baja	
Inhibina B			Baja	Baja	Baja	Baja	Baja		Muy baja	
Recuento de folículos antrales de 2-10 mm			Baja	Baja	Baja	Baja	Muy baja		Muy baja	
CARACTERÍSTICAS DESCRIPTIVAS										
Síntomas						*Probabilidad de síntomas vasomotores*	*Máxima probabilidad de síntomas vasomotores*			*Síntomas crecientes de atrofia urogenital*

* Obtención de sangre en los días 2-5 del ciclo

** Cifra aproximada que se espera con base en el análisis, tipificando los estándares hipofisarios actuales.

↑ = elevado(a)

Figura 45-1. Etapas del sistema de clasificación del grupo de trabajo sobre el envejecimiento reproductivo + 10. Abreviaturas: AMH, hormona antimülleriana; UPM, último periodo menstrual; FSH, hormona foliculoestimulante. Reimpresa con autorización de Harlow SD, Gass M, Hall JE, et al; STRAW 10 Collaborative Group. Executive summary of the Stages of Reproductive Aging Workshop +10: addressing the unfinished agenda of staging reproductive aging. *Menopause*. 2012; 19(4): 387-395. Copyright ©2012 The North American Menopause Society.

Insuficiencia ovárica primaria

* Es el cese de los periodos menstruales o el fracaso de los ovarios antes de los 40 años (también llamada insuficiencia ovárica, falla ovárica o menopausia prematuras). Afecta a 1% de las mujeres de 40 años o menores. Ver el capítulo 43.
* **Diagnóstico: < 40 años, con amenorrea > 4 meses y FSH > 40 mUI/mL**

Menopausia médica

* Se hace referencia a la menopausia médica por la amenorrea temporal o permanente resultante de diversos tratamientos médicos, como los siguientes:
  * Supresión ovárica con agonistas de la hormona liberadora de gonadotropinas
  * Amenorrea inducida por quimioterapia
  * Radioterapia oncológica

Menopausia quirúrgica

* Se presenta la menopausia quirúrgica después de la ooforectomía bilateral en una mujer en la premenopausia y es resultado de una privación abrupta de estrógenos. A menudo se vincula con síntomas más intensos que en las mujeres que experimentan una menopausia natural.

SÍNTOMAS

Afecciones del ciclo menstrual

* Las manifestaciones de hemorragia irregular son muy frecuentes durante la transición a la menopausia, lo que se debe a fluctuaciones crecientes en la FSH y el estradiol, y el acortamiento de la fase folicular de 14 a 10 días. Las irregularidades menstruales se pueden presentar como cambios tanto en la duración como en la fecha, incluyendo los ciclos pasados por alto y los anovulatorios.
* Si ocurren episodios de hemorragia menstrual más a menudo que cada 21 días, duran más de 8 días y son cuantiosos, o se presentan después de un intervalo de 6 meses de amenorrea, debe hacerse la valoración del endometrio para descartar una neoplasia, lo que puede incluir la ultrasonografía pélvica, la biopsia endometrial y, posiblemente, la dilatación y el legrado por histeroscopia.
* El **tratamiento expectante** es un curso de acción razonable. También es importante recordar que la transición a la menopausia puede durar de 1 a 3 años.
* Se pueden usar **píldoras anticonceptivas orales** durante la transición a la menopausia.

Síntomas vasomotores de la menopausia

* De las mujeres en la menopausia, 75% experimenta síntomas vasomotores, como sofocos y sudores nocturnos.
* Los síntomas se inician en promedio 2 años antes del UPM.
* De las mujeres, 8% soporta sofocos durante más de 1 año y 50% durante más de 5 años.
* **Fisiopatología:** debida a la inestabilidad vasomotora que se cree secundaria a la disfunción del núcleo termorregulador encargado de mantener la temperatura corporal dentro de un rango establecido, conocido como zona de termorregulación.
* Se caracterizan por un súbito enrojecimiento de la piel sobre la cabeza, el cuello y el tórax, acompañado de una sensación de calor corporal intenso, palpitaciones y ansiedad, alteraciones del sueño e irritabilidad; concluye con una perspiración profusa.

- **Factores de riesgo:** la menopausia quirúrgica (hasta 90% de las mujeres presentará síntomas vasomotores), la menopausia temprana, las cifras bajas de estradiol, el tabaquismo y, quizás, un índice de masa corporal bajo.
- **Tratamientos de los síntomas vasomotores de la menopausia (SVM)** (Tabla 45-1)
  - **Modificación de la conducta:** uso de un ventilador, vestirse en capas e ingestión de bebidas frías.
  - Técnicas de relajación, como la respiración lenta y el yoga.
  - El ejercicio puede aumentar la intensidad de los síntomas por incremento de la temperatura corporal central.
  - La **hormonoterapia (TH) es el tratamiento de primera línea** (ver la tabla 45-1 para las dosis). La TH sigue siendo el tratamiento más eficaz para los signos y síntomas de la menopausia. No debe usarse para la prevención de las enfermedades crónicas. Los proveedores de la atención de la salud deben individualizar el tratamiento de las mujeres con la dosis más baja eficaz con la duración más breve que se requiera para aliviar los síntomas vasomotores. Dada la respuesta variable a la TH, los ajustes de dosis deben guiarse por la respuesta clínica.
    - Las **mujeres sin útero** pueden recibir **tratamiento** de los SVM **con solo estrógenos,** ya sea por vía oral o transdérmica (ver la tabla 45-1 para las dosis). El parche transdérmico de estrógenos los libera a una velocidad relativamente constante, de 50 a 100 mg/dL, comparable con la de su producción endógena en la premenopausia. Su administración transdérmica evita el metabolismo de primer paso hepático, que impide su efecto sobre la síntesis de factores de coagulación (menor riesgo de tromboembolia venosa) y disminuye aquel sobre el metabolismo de los lípidos.
    - Las **mujeres con útero** deben recibir **progestágenos, además de la estrogenoterapia.** El tratamiento con progestágenos se puede administrar ya sea a diario o durante 10 días cada mes. Los estrógenos sin oposición aumentan la incidencia de la hiperplasia endometrial, que es precursora del cáncer endometrial. Se pueden administrar progestágenos en forma combinada con estrógenos o por separado. Se cuenta con opciones para administración oral, transdérmica e intrauterina (ver la tabla 45-1 para las dosis).
    - **Contraindicaciones de la TH:** antecedentes de TEV o accidente vascular cerebral o en las pacientes con alto riesgo de presentarlos, antecedente de cáncer mamario o cardiopatía coronaria.
- Son **medicamentos alternativos** los inhibidores selectivos de la recaptación de serotonina y los inhibidores de la recaptación de serotonina y norepinefrina, como **venlafaxina y paroxetina**; la **clonidina**, un agonista adrenérgico α; y la **gabapentina**, un anticonvulsivo (ver la tabla 45-1 para las dosis).
- Los **tratamientos alternativos**, como soya, *Actaea racemosa*, trébol rojo, *Angelica sinensis* y la acupuntura, se han usado para el tratamiento de los sofocos; sin embargo, los estudios limitados respectivos no han mostrado beneficio alguno en comparación con el placebo. Se requiere mayor investigación para aclarar su participación en el alivio de los sofocos y sus efectos secundarios.

Síndrome genitourinario de la menopausia

- Fisiopatología: la vagina, la uretra y el trígono vesical tienen altas concentraciones de receptores de estrógenos. La pérdida de estrógenos durante la menopausia, por lo tanto, lleva a la atrofia urogenital.
- La vulva atrófica pierde la mayoría de su colágena, tejido adiposo y capacidad de retención de agua, y se torna aplanada y delgada. Las glándulas sebáceas se mantienen intactas, pero las secreciones disminuyen, lo que lleva a la sequedad vaginal. Se presenta acortamiento y estenosis de la vagina y sus paredes se tornan delgadas, pierden elasticidad y adquieren un color pálido.

Tabla 45-1	Opciones de tratamiento de los síntomas vasomotores de la menopausia[a]		
Tratamiento	**Dosis/esquema**	**Pruebas de beneficio[a]**	**Aprobado por la FDA**
Hormonal			
Estrógeno solo o combinado con un progestágeno			
• Dosis estándar	0.625 mg de estrógenos conjugados/día	Sí	Sí
	17β estradiol micronizado, 1 mg/día	Sí	Sí
	17β estradiol transdérmico, 0.0375-0.05 mg/día	Sí	Sí
• Dosis baja	Estrógenos conjugados, 0.3-0.45 mg/día	Sí	Sí
	17β estradiol micronizado, 0.5 mg/día	Sí	Sí
	17β estradiol transdérmico, 0.025 mg/día	Sí	Sí
• Dosis ultrabaja	17β estradiol micronizado, 0.25 mg/día	Desigual	No
	17β estradiol transdérmico, 0.014 mg/día	Desigual	No
Estrógenos combinados con un agonista/antagonista	Estrógenos conjugados, 0.45 mg/día y bazedoxifeno, 20 mg/día	Sí	Sí
Progestágeno	Acetato de medroxiprogesterona de depósito	Sí	No
Testosterona		No	No
Tibolona	2.5 mg/día	Sí	No
Compuestos idénticos a las hormonas		No	No
No hormonales			
ISRS e ISRSN		No	No
Paroxetina	7.5 mg/día	Sí	Sí
Clonidina	0.1 mg/día	Sí	No

Tabla 45-1	Opciones de tratamiento de los síntomas vasomotores de la menopausia[a] *(Continuación)*		

Tratamiento	Dosis/esquema	Pruebas de beneficio[a]	Aprobado por la FDA
Gabapentina	600-900 mg/día	Sí	No
Fitoestrógenos		No	No
Productos de herbolaria		No	No
Vitaminas		No	No
Ejercicio		No	No
Acupuntura		No	No
Reflexología		No	No
Bloqueo del ganglio estrellado		Sí	No

Abreviaturas: FDA, US Food and Drug Administration; ISRSN, Inhibidores selectivos de la recaptación de la serotonina-norepinefrina; ISRS, Inhibidores selectivos de la recaptación de serotonina.
[a] Reimpreso con autorización del American College of Obstetricians and Gynecologists Committee on Practice Bulletins—Gynecology. ACOG Practice Bulletin No. 141: management of menopausal symptoms. *Obstet Gynecol.* 2014;123(1):202-216. (Reafirmado en el 2018). Copyright © 2014 por The American College of Obstetricians and Gynecologists.

- La dispareunia es la manifestación más frecuente en relación con la atrofia vaginal.
- La deficiencia de estrógenos en la uretra y la vejiga se vincula con el síndrome uretral, caracterizado por crisis recurrentes de frecuencia y urgencia urinarias con disuria.
- **Tratamientos del síndrome genitourinario de la menopausia**
  - **Humectantes y lubricantes:** incluyen preparados acuosos de glicerina y aceite mineral (Replens); glicerina, hidroxietil celulosa y clorhexidina (Astroglide); más antisépticos (jalea K-Y), y aceite de coco, que se pueden usar para aliviar los síntomas relacionados con la sequedad vaginal y la dispareunia.
  - **Tratamiento local con estrógenos:** el ideal para la atrofia urogenital, que se recomienda para aquellas pacientes con solo síntomas vaginales. Mejora la atrofia vaginal y los síntomas vinculados, incluidas la disuria y las infecciones de vías urinarias. Se dispone de diferentes formas de tratamiento local con estrógenos:
    - **Cremas de estrógenos a dosis baja** (17β estradiol, 2 g/día, estrógenos equinos conjugados, 0.5-2 g/día) para su aplicación intravaginal diario o dos veces por semana.
    - Comprimidos de estradiol de 25 µg (**Vagifem**) que se administran por vía vaginal una vez al día por 14 días, y a continuación, dos veces por semana.
    - **Anillo vaginal de estradiol (Estring)** (contiene 7.5 µg/día de 17β estradiol) de silicona, que se coloca dentro de la vagina por 3 meses, con mínima absorción sistémica.

Cambios cognitivos

- La incidencia de manifestaciones cognitivas subjetivas durante la transición a la menopausia varía de 31 a 92%.
- Los estrógenos tienen participación en el respaldo de la memoria y el funcionamiento de la corteza prefrontal.

* Se emitió la hipótesis de que la declinación de estrógenos durante la transición a la menopausia se asocia con una menor función cognitiva.
* Hay un deterioro acelerado de la función cognitiva una vez que se inicia la menopausia. La enfermedad de Alzheimer es tres veces más frecuente en las mujeres que en los hombres.
* En células en cultivo y modelos animales, los estrógenos tienen un efecto protector sobre las neuronas.
* Sin embargo, los estudios a la fecha han carecido de consistencia en los resultados de las pruebas y en aspectos específicos de la función de la memoria con el uso de la restitución de estrógenos.

Depresión y ansiedad

* Se ha sugerido que la declinación de los estrógenos que ocurre cerca de la menopausia se relaciona con cambios del estado de ánimo.
* **Depresión:** la menopausia se vincula con mayores tasas de síntomas depresivos (2-4 veces más altas)
  * **Factores de riesgo:** antecedentes de crisis de depresión, sucesos estresantes durante la infancia, síndrome premenstrual, depresión posparto y una transición a la menopausia más prolongada.
* **Ansiedad:** se sabe relativamente menos acerca de la evolución de la ansiedad durante la peri y posmenopausia. La transición a la menopausia se asocia con ansiedad de nuevo inicio en mujeres sin su antecedente.
  * **Factores de riesgo:** antecedente de ansiedad importante en la premenopausia.
* Ocurre **un sueño deficiente** (despertar nocturno) en 40 a 60% de las mujeres en la menopausia y la menor calidad de su sueño se ha vinculado con síntomas depresivos.
* **Tratamiento**
  * La TH no tiene aprobación de la FDA para el tratamiento de las disfunciones del estado de ánimo. En la declaración de posición de la North American Menopause Society del 2017 se concluye que hay pruebas insuficientes para respaldar la TH para tratar la depresión clínica, en particular en mujeres en la posmenopausia.
  * **Los inhibidores selectivos de la recaptación de serotonina/recaptación de serotonina-norepinefrina** son medicamentos que suelen usarse para el tratamiento no hormonal de los síntomas vasomotores y puede ser razonable utilizarlos; incluyen dosis de inicio de paroxetina (7.5 mg/día), citalopram (10 mg/día), escitalopram (10 mg/diarios), venlafaxina (37.5 mg/día) y desvenlafaxina (100 mg diarios).

PREOCUPACIONES ESPECIALES DE LAS MUJERES EN LA MENOPAUSIA

Salud ósea

* La **osteoporosis** es la afección de disminución de la masa y deterioro de la microarquitectura óseas, con un riesgo aumentado resultante de fracturas esqueléticas. En Estados Unidos, 4 a 6 millones de mujeres (13-18% mayores de 50 años) presentan osteoporosis, con 1.5 millones de fracturas anuales resultantes. Los sitios más frecuentes de las fracturas incluyen las vértebras lumbares, la muñeca (porción distal del radio) y la cadera (cuello femoral). De todas las fracturas de cadera y columna vertebral en las mujeres de raza blanca de 65 a 84 años, 90% es secundario a la osteoporosis.
* **Fisiopatología:** la deficiencia de estrógenos causa un desequilibrio en el remodelado esquelético, con un incremento de la resorción que es mayor que la formación de hueso. Los estrógenos se unen a los receptores en los osteoclastos, que fragmentan el hueso, e inhiben su actividad. La disminución de la concentración de calcio sérico lleva a un aumento de la hormona paratiroidea, que estimula la actividad de los osteoclastos.

- **Detección:** deben iniciarse pruebas de **densidad mineral ósea (DMO)** en las mujeres a los 65 años. Aquellas en la posmenopausia menores de esa edad pueden también beneficiarse de las pruebas si presentan factores de riesgo o una valoración del riesgo de fractura (FRAX, por sus siglas en inglés) que resulta elevada.
  - **Factores de riesgo** de DMO baja: peso corporal bajo (< 57.6 kg), fumadora actual, con antecedente familiar de osteoporosis en los padres, fractura previa por fragilidad (por una caída desde la altura de bipedestación), uso crónico de corticosteroides o de antiepilépticos, alcoholismo, afecciones endocrinas (como hiperparatiroidismo, hipertiroidismo, hipogonadismo, síndrome de Cushing, menopausia prematura), ingestión baja de calcio o vitamina D, artritis reumatoide, absorción deficiente, enfermedad inflamatoria intestinal o hepatopatía crónica.
  - El método **FRAX** (https://www.sheffiel.ac.uk/FRAX/) corresponde a un modelo usado para predecir el riesgo de fracturas a 10 años, tomando en cuenta los factores de riesgo, con base en el cual las mujeres de 65 años tienen riesgo de 9.3% a 10 años de una fractura por osteoporosis. Cualquier paciente con un riesgo mayor que este debe ser objeto de detección a una edad más temprana.
- El **diagnóstico** se determina por la DMO, cuya **técnica preferida** de determinación es la **radioabsorciometría de doble energía.** El parámetro más importante por considerar es la **calificación** *t* de la paciente, que refleja su densidad ósea en comparación con una mujer sana de 30 años. Las calificaciones *z* corresponden a los mismos parámetros en mujeres de la misma edad como referencia.
  - **Normal,** calificación *t* mayor de −1.0
  - **Osteopenia,** calificación *t* entre −1.0 y −2.5
  - **Osteoporosis,** calificación *t* de −2.5 o menor
- **Prevención y tratamiento**
  - Recomendaciones universales: ingestión diaria apropiada de calcio y vitamina D o sus complementos, ejercicio con soporte de peso, cese del tabaquismo, evitar la ingestión excesiva de alcohol, modificaciones para disminuir el riesgo de caídas (p. ej., asegurar o retirar las alfombras sueltas).
  - Debe iniciarse el tratamiento médico en los siguientes grupos de mujeres:
    - Cualquiera en la posmenopausia con antecedente de fractura vertebral o de cadera por osteoporosis
    - Cualquiera en la posmenopausia con una calificación de DMO compatible con la osteoporosis
    - Cualquiera en la posmenopausia con calificación *t* de −1.0 a −2.5 y un riesgo de FRAX a 10 años de fractura de columna, cadera u hombro de 20%, o uno de fractura de cadera de al menos 3%.
  - **Tratamientos.** En el momento de esta publicación, en la North American Menopause Society (NAMS) se estaban actualizando las recomendaciones de tratamiento y dosificaciones de la medicación para la prevención y terapéutica de la osteoporosis (ver http://www.menopause.org/otcharts.pdf). Los medicamentos en uso hoy día incluyen los siguientes:
    - Los bisfosfonatos (alendronato, risedronato, ibandronato y ácido zoledrónico) se consideran, en general, de primera línea. Sus efectos secundarios incluyen pirosis, irritación esofágica, esofagitis, dolor abdominal, diarrea y osteonecrosis de la mandíbula (rara).
    - Reguladores selectivos del receptor de estrógenos: raloxifeno (Evista)
    - Anticuerpos monoclonales humanos: denosumab (Prolia)
    - Hormona paratiroidea: teriparatida (Forteo)
    - Calcitonina
    - Opciones de estrógenos orales o transdérmicos: Premarin, Climara, Vivelle
    - Estrógenos-progestágenos combinados; sus opciones oral y transdérmica: Prempro, Premphase, Climara Pro.

- **Repetir la detección por radioabsorciometría de doble energía**
  - Cada 15 años en las mujeres con densidad ósea normal u osteopenia leve
  - Cada 5 años en las mujeres con osteopenia moderada (calificación t de -1.5 a -1.99)
  - Anual en las mujeres con osteopenia avanzada (calificación t de -2.0 a -2.49)
  - Cada 1 a 2 años en las mujeres bajo tratamiento por osteoporosis

Salud cardiovascular

- Las enfermedades cardiovasculares (ECV) constituyen la principal causa de muerte de las mujeres estadounidenses, con alrededor de 400 000 decesos al año. Más mujeres que hombres fallecen cada año por ECV: **una de cada tres mujeres morirá por ECV.**
- *Enfermedades cardiovasculares por ateroesclerosis* (ECVA) abarca, en general, cardiopatía coronaria, accidente vascular cerebral isquémico y arteriopatía periférica.
- La enfermedad arterial coronaria (EAC) es la principal causa de muerte de las mujeres en la posmenopausia, quienes están 10 años detrás de los hombres en términos del riesgo de EAC, antes de la menopausia. Para los 70 años, una mujer tiene el mismo riesgo de EAC que un hombre de la misma edad.
- En las mujeres el riesgo de ECV aumenta después de la menopausia. La notoria declinación de los estrógenos endógenos conforme se presenta la transición a la menopausia, que los hombres no experimentan, puede aumentar el riesgo de ECV de una mujer y explicar las diferencias de sexo en las manifestaciones de la enfermedad.
- En el estudio de Framingham se mostró un aumento de 2 a 6 tantos en la incidencia de EAC de las mujeres en la posmenopausia, en comparación con aquellas en la premenopausia grupo de edad.
- Los estrógenos tienen un efecto protector de disminución del riesgo de ECV en las mujeres en la premenopausia, pues ayudan a la relajación del músculo liso vascular, disminuyen la inflamación y la concentración de lipoproteínas de baja densidad, además de que aumentan la de las lipoproteínas de alta densidad.
- La TH como tratamiento de cardiopatía coronaria es tema de revisión y controversia constantes. Aunque la TH mejoró los estudios de lípidos (redujo el colesterol de lipoproteínas de baja densidad) no hizo lo mismo con los sucesos de ECVA en mujeres mayores. En **consecuencia, no debe usarse la TH con el solo propósito de prevenir las ECVA,** si bien no se ha vinculado con aumento de la mortalidad a largo plazo.

RESÚMENES DE LOS ESTUDIOS DEL TRATAMIENTO DE RESTITUCIÓN HORMONAL

Nurses Health Study Observational

- El Nurses Health Study (NHS) fue el más grande de cohortes de mujeres estadounidenses, con seguimiento de 121 700 de aquellas en la premenopausia de 30 a 55 años. Acto seguido, se hizo un estudio de seguimiento a 10 años de valoración de la TH en la posmenopausia.
- Cáncer mamario: el uso actual durante > 5 años aumenta el riesgo (mayor si la edad rebasa los 55 años). Los progestágenos añadidos al tratamiento con estrógenos no aumentan el riesgo. El uso previo no incrementa significativamente el riesgo.
- Cardiopatía coronaria: el uso actual disminuye el riesgo; sin incremento sustancial de accidente vascular cerebral.
- Cáncer de colon: no hay aumento del riesgo.
- Fracturas de cadera: disminuye el riesgo de las fracturas de cadera.

Women´s Health Initiative Prospective Randomized Controlled Trial

- Incluyó a mujeres en la posmenopausia de 50 a 79 años (media de edad, 63; sin embargo, alrededor de 25% era > 70). En el grupo de estrógenos más progestágeno, cerca de 33% de las mujeres estaba recibiendo tratamiento por hipertensión y 13% presentó colesterol alto. Se desalentó de participar a aquellas con síntomas severos de la menopausia.

* Las participantes recibieron estrógenos más progestágeno, estrógenos solos si habían sido objeto de histerectomía, o placebo.
* El resultado primario fue el de cardiopatía coronaria y el secundario, fracturas.
* Los sucesos adversos vigilados fueron el cáncer de mama y la tromboembolia venosa.
* Después de 5 años, el grupo de estrógenos más progestágeno se interrumpió tempranamente por el número de casos de cáncer mamario, que en el grupo experimental rebasó el umbral predeterminado para el mayor riesgo.
* En 1 año, de 10 000 mujeres en la posmenopausia que tomaron estrógenos más progestágenos, a 38 se les diagnosticó cáncer mamario, en comparación con 30 de 10 000 que tomaban placebo. Las mujeres en el grupo de estrógenos solos no mostraron aumento de la tasa de cáncer mamario.
* Los resultados mostraron que por 10 000 mujeres al año, el número de ataques cardiacos y de accidentes vasculares cerebrales y coágulos sanguíneos fue de 37, 29 y 34, en el grupo de estrógenos más progestágenos, en comparación con 30, 21 y 16 por 10 000 mujeres que tomaban placebo. Aquellas que tomaron estrógenos solos también mostraron un mayor riesgo de estos sucesos en relación con el placebo.
* Hubo menos fracturas óseas y diagnósticos de cáncer de colon en ambos grupos hormonales.
* En un segundo análisis se mostró que las mujeres que iniciaron la TH más cerca de la menopausia (en un lapso de 10 años) presentaron un riesgo disminuido de cardiopatía coronaria, en comparación con quienes estaban más alejadas de la menopausia.
* Se encontró un menor riesgo en las mujeres jóvenes y uno mayor en las de edad avanzada.
* La **"hipótesis de la programación":** dados los hallazgos del NHS y el análisis secundario de la Women´s Health Initiative (WHI), se emitió la teoría de que puede haber un "periodo de oportunidad" en la etapa de la posmenopausia temprana, cuando la TH pudiese tener un efecto protector del riesgo de ECV. Se requieren estudios aleatorios prospectivos adicionales para valorar esta teoría.
* **Resumen de la NHS *vs*. WHI:** los datos de la NHS difieren de los de la WHI sobre la cardiopatía coronaria, el cáncer mamario y de colon, que pueden deberse a la discrepancia de edades de las participantes y su importancia para la edad usual de inicio de la TH.

Heart and Estrogen/Progestin Replacement Study Prospective Randomized Controlled Trial

* Un estudio aleatorio controlado que desafió la noción ampliamente aceptada de que la TH disminuía la incidencia de cardiopatías en las mujeres en la posmenopausia. Este estudio reveló que la TH en aquellas con ECV ya establecida, incluyendo el infarto al miocardio reciente, empeoraba sus resultados cardiacos en el primer año de tratamiento.
* Se concluyó que el uso de estrógenos más un progestágeno no prevenía los ataques cardiacos futuros o la muerte por cardiopatía coronaria. Hubo significativamente más sucesos tromboembólicos en las usuarias de TH.

Kronos Early Estrogen Prevention Study

* Se trató de un estudio aleatorio doble ciego con grupo control y placebo de estrógenos orales a dosis baja o transdérmicos y progesterona cíclica mensual en mujeres sanas de 42 a 59 años, con 3 años después de la menopausia durante un periodo de 4 años
* Ambos grupos presentaron disminución de los SVM (sudores nocturnos, sofocos), mejoraron su DMO y disminuyeron los síntomas del síndrome genitourinario de la menopausia. En conjunto, hubo tasas similares de avance del grosor de la pared arterial en todos los grupos de tratamiento, sin diferencias estadísticamente significativas de las tasas de cáncer endometrial o mamario, accidente vascular cerebral, ataque transitorio de

isquemia, tromboembolia venosa o infarto miocárdico, entre los grupos de tratamiento. En comparación con el placebo, las mujeres en el grupo de tratamiento con estrógenos equinos conjugados por vía oral presentaron mejoría significativa en los parámetros de depresión-abatimiento y ansiedad-tensión. Ningún tratamiento mostró efectos adversos o benéficos detectables sobre los parámetros de la cognición.

- En este estudio se concluyó que para las mujeres recientemente en la posmenopausia que deseaban aliviar los síntomas y tener una mejor calidad de vida global, el tratamiento hormonal es una opción segura y viable, con la comprensión que cada mujer puede tener diferentes factores de riesgo que lo impiden, lo que da importancia a la individualización de la atención.

Postmenopausal Estrogen/Pregestin Intervention Trial Prospective Ramdomized Controlled Trial

- En este estudio se encontró que las mujeres con TH presentaron concentraciones más altas de colesterol de lipoproteínas de alta densidad que las que tomaron placebo.

Women´s Health Initiative Memory Study

- En este estudio se notó un riesgo un poco aumentado de declinación cognitiva y demencia en las mujeres de 65 años y mayores que tomaban estrógenos, solos o con progestágeno.

LECTURAS SUGERIDAS

American College of Obstetricians and Gynecologists Committee on Gynecologic Practice. ACOG Committee Opinion No. 556: postmenopausal estrogen therapy: route of administration and risk of venous thromboembolism. *Obstet Gynecol.* 2013;121(4):887-890. (Reafirmado en el 2019)

American College of Obstetricians and Gynecologists Committee on Gynecologic Practice. ACOG Committee Opinion No. 565: hormone therapy and heart disease. *Obstet Gynecol.* 2013;121(6):1407-1410. (Reafirmado en el 2018)

American College of Obstetricians and Gynecologists Committee on Practice Bulletins— Gynecology. ACOG Practice Bulletin No. 129: osteoporosis. *Obstet Gynecol.* 2012;120(3): 718-734. (Reafirmado en el 2019)

American College of Obstetricians and Gynecologists Committee on Practice Bulletins— Gynecology. ACOG Practice Bulletin No. 141: management of menopausal symptoms. *Obstet Gynecol.* 2014;123(1):202-216. (Reafirmado en el 2018)

iMedicalApps. *The Johns Hopkins Menopause Guide.* Baltimore, MD: Johns Hopkins Point of Care Information Technology Center; 2019. https://apps.apple.com/us/app/johns-hopkins -menopause-guide/id1464930929.

Judd HL, Mebane-Sims I, Legault C, et al. Effects of hormone replacement therapy on endometrial histology in postmenopausal women: the Postmenopausal Estrogen/Progestin Interventions (PEPI) Trial. *JAMA.* 1996;275(5):370-375.

Management of osteoporosis in postmenopausal women: 2010 position statement of the North American Menopause Society. *Menopause.* 2010;17(1):25-54.

Manson JE, Aragaki AK, Rossouw JE, et al. Menopausal hormone therapy and long-term all-cause and cause-specific mortality: the Women's Health Initiative randomized trials. *JAMA.* 2017;318(10):927-938.

The NAMS 2017 Hormone Therapy Position Statement Advisory Panel. The 2017 hormone therapy position statement of The North American Menopause Society. *Menopause.* 2017;24(7):728-753.

IV

Medicina y cirugía
reconstructiva
de la pelvis
femenina

Incontinencia urinaria y síntomas de vías urinarias bajas

Prerna Raj Pandya y Chi Chiung Grace Chen

La **incontinencia urinaria** es la expulsión involuntaria de orina, cuya prevalencia varía de acuerdo con la edad y se ha calculado que afecta a alrededor de 25% de las mujeres jóvenes, 44 a 57% de las de edad madura y en la posmenopausia y 75% de las de mayor edad. Es también un gran componente de los gastos en los cuidados de salud, con un costo calculado en Estados Unidos de cerca de 19 500 millones de dólares. La incontinencia urinaria puede tener un impacto significativo en la salud de una mujer, que incluye su bienestar físico, psicológico, emocional y social.

IMPACTO EN LA SALUD

- La incontinencia urinaria puede tener un impacto significativo en la salud de una mujer, como resultado con su vínculo con la depresión y la ansiedad, el aislamiento social y la vergüenza, la disfunción sexual, el mayor riesgo de caídas, las infecciones perineales, la pérdida de independencia, el aumento de la carga para los cuidadores, su asignación a una casa de asistencia y calidad de vida global.

ETIOLOGÍA Y FACTORES DE RIESGO

- La continencia depende de estructuras anatómicas de las vías urinarias bajas con funcionamiento normal, que incluyen a la vejiga y la uretra; reflejos neurológicos intactos que involucran a los sistemas nerviosos central y periférico; y la capacidad funcional y cognitiva de orinar de acuerdo con la voluntad. Cualquier alteración de esta vía de sucesos puede llevar a la incontinencia urinaria.

• Los **factores de riesgo** incluyen edad, obesidad, paridad, grupo étnico/raza, antecedentes familiares, hipoestrogenismo, factores del estilo de vida, antecedentes de operaciones quirúrgicas pélvicas o de radiación, alteración del estado funcional, medicamentos y afecciones médicas subyacentes (p. ej., diabetes, demencia/afección cognitiva, accidente vascular cerebral, depresión, enfermedad de Parkinson, esclerosis múltiple).

TIPOS DE INCONTINENCIA URINARIA Y SÍNTOMAS DE VÍAS URINARIAS BAJAS

• Hay tres tipos principales de incontinencia urinaria en las mujeres:
  • La **incontinencia urinaria de esfuerzo (IUE)**, que es el tipo más frecuente en las mujeres ambulatorias que viven en la comunidad. Una IUE es la pérdida involuntaria de orina con el esfuerzo, el ejercicio físico, el estornudo o la tos; ocurre cuando la presión abdominal rebasa a la vesical y no debe confundirse con el estrés fisiológico o psicológico. La *incontinencia de esfuerzo oculta o latente* es la IUE que se observa solo después de la reducción del prolapso de órganos pélvicos concomitante.
  • La **incontinencia urinaria de urgencia (IUU)** es la pérdida involuntaria de orina relacionada con el apremio. Muchas pacientes se quejan de la incapacidad de llegar al inodoro a tiempo. La causa, por lo general, es de contracciones involuntarias del detrusor.
  • La **incontinencia urinaria mixta** conlleva signos y síntomas de ambas, IUE e IUU.
• Hay otros subtipos de incontinencia urinaria y síntomas de vías urinarias bajas (SVUB) que deben considerarse durante la valoración de una mujer con manifestaciones de incontinencia urinaria. Las siguientes son definiciones importantes provistas por la International Urogynecological Association/International Continence Society Joint Report on the Terminology for Female Pelvic Floor Dysfunction.
  • El **síndrome de vejiga hiperactiva (SVH)**, que es una urgencia urinaria que suele acompañarse de frecuencia y nocturia, con o sin IUU, en ausencia de infección de vías urinarias (IVU) u otra alteración patológica obvia. El SVH a menudo es resultado de la contracción inapropiada del detrusor. Cuando se muestran estas contracciones involuntarias espontáneas o provocadas en las pruebas de urodinámica durante el llenado vesical, constituyen lo que se denomina **hiperactividad del detrusor**, que puede ser neurógena (asociada con un proceso neurológico subyacente) o idiopática.
  • **Frecuencia** es la manifestación de micción en múltiples ocasiones. En algunas poblaciones siete micciones durante las horas del estado de despierto constituyen el límite normal.
  • **Urgencia** es la manifestación de un deseo imperioso súbito de expulsar orina que es difícil de diferir y puede ocurrir con o sin incontinencia.
  • La **nocturia** es la manifestación de tener que levantarse por la noche una o más veces para orinar.
  • La **enuresis nocturna** es la pérdida involuntaria de orina que ocurre durante el sueño.
  • La **incontinencia urinaria postural** es la pérdida involuntaria de orina relacionada con un cambio de la posición corporal.
  • La **incontinencia urinaria continua** es la pérdida involuntaria constante de orina.
  • La **incontinencia urinaria insensible** es la pérdida de orina que la mujer no sabe cómo se presentó.
  • La **incontinencia coital** es la pérdida involuntaria de orina con el coito, que puede subdividirse en aquella que ocurre con la penetración y la que se presenta con el orgasmo.

- La **incontinencia funcional** se asocia con alteraciones cognitivas, psicológicas o físicas que dificultan llegar al inodoro e interfieren con la micción apropiada.
- La **incontinencia por rebosamiento** es la pérdida involuntaria de orina cuando la vejiga no se vacía por completo y tiene relación con altos volúmenes residuales de orina o su retención.
- El **escape posmiccional** es la expulsión involuntaria de orina después de la micción.
- La **incontinencia urinaria extrauretral** es el escape de orina por conductos diferentes al meato uretral (es decir, por fístulas genitourinarias o un uréter ectópico).
- Los SVUB se pueden agrupar en cuatro categorías principales:
  - **Síntomas de incontinencia urinaria**, como se señaló antes.
  - **Síntomas de almacenamiento vesical** que se conocen como "miccionales irritativos" que incluyen una mayor frecuencia urinaria en el día, nocturia, urgencia y SVH.
  - Los **síntomas sensoriales** se refieren a un desvío de la percepción normal de la función experimentada por las mujeres durante el llenado vesical. El aumento o la disminución de la percepción produce un deseo más temprano o más tardío de orinar, en respuesta a una vejiga que se llena.
  - Los **síntomas miccionales y posmiccionales** incluyen cambios en la percepción o función normales durante o después de la micción; constan de aquellos como duda miccional (retraso del inicio de la micción), chorro lento, flujo intermitente de orina (que se detiene y reinicia durante la micción), el pujo para orinar, la división del chorro (rociado urinario), la percepción de un vaciamiento incompleto de la vejiga, la necesidad de volver a orinar de inmediato, el escape posmiccional, la micción dependiente de la posición, la disuria y la retención urinaria.
- **Síndrome de dolor vesical o cistitis intersticial**. En la Society for Urodynamic and Female Urology se define al síndrome de dolor vesical/cistitis intersticial como una "sensación desagradable (dolor, compresión, malestar) que se percibe relacionada con la vejiga en vínculo con SVUB de más de 6 semanas de duración en ausencia de infección u otras causas identificables" (ver el capítulo 32).

VALORACIÓN DE LA PACIENTE

Interrogatorio

- Cualquier valoración de una paciente con incontinencia urinaria debe incluir el interrogatorio médico, quirúrgico, ginecológico y obstétrico exhaustivo. En la valoración clínica se deben registrar los síntomas de la paciente y su intensidad, incluir su impacto sobre la calidad de vida y la presencia de afecciones médicas comórbidas, identificar defectos de soporte relacionados, como el cistocele, e identificar posibles causas reversibles de incontinencia urinaria. Una mnemotecnia útil para otros casos de incontinencia urinaria que podría utilizarse es la de DIAPPERS: **d**elirio, **i**nfección, **a**trofia, farmacología (del inglés **p**harmacology), **p**sicología, **e**ndocrinopatía, **r**estricción de la movilidad e impacción fecal (del inglés **s**tool).
- **Alteración del funcionamiento sexual y la imagen corporal.** Las pacientes pueden quejarse de dispareunia, evitación del coito, disminución de la libido y deterioro de la autoimagen.
- Se pueden usar muchos **cuestionarios validados y confiables** para obtener un registro de los síntomas de las pacientes, como el International Consultation on Incontinence Questionnaire, el Overactive Bladder Questionnaire, el Pelvic floor Distress Inventory, el Urogenital Distress Inventory, el Incontinence Severity Index, el Incontinence Impact Questionnaire, el Pelvic Floor Impact Questionnaire y el Pelvic organ Prolapse/Urinay incontinence Sexual Questionnaire.

- **Diario vesical o carta de volumen y frecuencia.** La paciente registra el volumen y la frecuencia de ingestión de líquidos y de la micción, así como los síntomas de frecuencia y urgencia y cualquier crisis de incontinencia durante al menos 24 horas, de manera ideal durante 2 a 3 días.

Exploración física

En la primera consulta debe hacerse una **exploración física** exhaustiva que incluya:
- **Exploración ginecológica,** con la valoración sistemática de todos los componentes del piso pélvico, el soporte de los órganos pélvicos, la fortaleza de los músculos elevadores del ano, la inervación/sensibilidad del periné, la arquitectura vulvar y la cicatrices perineales.
- Debe prestarse particular atención a la anatomía e hipermovilidad de la uretra.
  - Un **divertículo suburetral** es una saculación externa de la uretra y las pacientes pueden quejarse de disuria, dispareunia, goteo posmiccional e ITU recurrentes.
  - Con la **prueba del hisopo** se valora el sostén uretral. Se coloca un hisopo con punta de algodón dentro de la uretra a nivel de la unión uretrovesical y se mide el cambio del eje respecto a aquel en reposo al pujar para valorar la **hipermovilidad uretral** (desvío > 30°).
- La **prueba de esfuerzo** se hace por visualización del escape de orina del meato uretral cuando se aumenta la presión abdominal, como durante la tos o la maniobra de Valsalva. Para el diagnóstico de IUE es indispensable un resultado positivo en una prueba de esfuerzo, y se puede hacer en bipedestación o en la posición de litotomía dorsal, con diferentes volúmenes vesicales, una prueba muy específica de la IUE. Los resultados falsos negativos se pueden explicar por un volumen vesical bajo o la ausencia de esfuerzo de la paciente. Si hay prolapso de los órganos pélvicos, considérese hacer la prueba de estrés después de su reducción.
- Valore **fístulas.** En Estados Unidos, las operaciones quirúrgicas ginecológicas son la causa más frecuente de **fístulas urogenitales** (en 0.1% de todas las histerectomías). Otras causas incluyen radiación, traumatismos y alteraciones patológicas pélvicas graves. En los países en desarrollo las lesiones obstétricas son la causa más frecuente. Las pacientes a menudo informan un escape de orina vaginal indoloro y continuo, por lo general, en el contexto de una operación pélvica reciente (1-2 semanas). La instilación del colorante azul de metileno en la vejiga o una prueba con el colorante fenazopiridina teñirá un tapón vaginal si hay presencia de una fístula vesicovaginal, que se puede confirmar por cistouretroscopia. También se puede hacer una pielografía intravenosa o urografía por tomografía computarizada para valorar una posible fístula ureterovaginal.

Pruebas de diagnóstico

- Por **análisis de orina y/o urocultivo** se puede valorar la hematuria microscópica o la ITU.
- El **volumen residual posmiccional (VRP)** es aquel de orina que persiste en la vejiga al concluir la micción y puede ayudar a diagnosticar la incontinencia por rebosamiento. Aunque no hay criterios estándar para el diagnóstico de la retención urinaria, la mayoría de los autores considera un VRP anormal cuando es > 150 mL. Si se identifica un VRP elevado, debe repetirse la prueba.
- Se puede usar la **cistouretroscopia** para valorar la anatomía de la vejiga y la uretra.
- Se usan **estudios de urodinámica** para valorar la función fisiológica de la vejiga durante su llenado, almacenamiento y la micción. Se hacen pruebas de cistometría simple en el consultorio con una sonda recta y una jeringa para llenar la vejiga con un volumen adecuado de agua estéril. Ante diversos volúmenes vesicales se pide a la paciente toser y hacer la maniobra de Valsalva en un intento por demostrar la IUE. La cistometría de canales múltiples con una sonda en la vejiga y otra en la vagina o el recto se puede usar en las pacientes con

síntomas o manifestaciones miccionales complejos. La valoración de urodinámica no se requiere para todas las pacientes con incontinencia urinaria (incluso en aquellas que planean una operación quirúrgica para tratar la incontinencia), pero debe considerarse un recurso para ayudar al diagnóstico de cierto grupo de ellas (con antecedentes de operaciones quirúrgicas por incontinencia, radiación pélvica, ausencia de respuesta a los tratamientos de incontinencia, disfunción miccional neurógena, síntomas de incontinencia mixta o preocupación por la incontinencia por rebosamiento).

TRATAMIENTO

Tratamiento conservador de los síntomas de vías urinarias bajas/incontinencia urinaria

Las opciones de tratamiento conservador para la mayoría de los tipos de SVUB, incluyendo SVH/IUU, IUE o incontinencia mixta pueden ser eficaces como estrategias iniciales. Las intervenciones incluyen las siguientes:

- **Modificaciones del estilo de vida**, como disminuir de peso, evitar los desencadenantes en los alimentos, incluyendo una menor ingestión de cafeína, el cese del tabaquismo y la manipulación de la ingestión diaria de líquidos. Se ha visto que la disminución de peso es más eficaz para la incontinencia de esfuerzo que para SVH/IUU, pero puede ser de beneficio para ambas.
- El **reentrenamiento vesical** implica la micción programada con aumento progresivo en el intervalo entre ellas y las técnicas de supresión de la urgencia en las pacientes con SVH/IUU.
- Se pueden usar los **ejercicios de los músculos del piso pélvico (EMPP)** que requieren su entrenamiento voluntario y repetido (p. ej., ejercicios de Kegel) junto con el entrenamiento vesical. Los EMPP realizados en un programa de fisioterapia del piso pélvico bajo supervisión son más eficaces que los realizados de manera independiente.

Tratamiento no quirúrgico de la incontinencia urinaria de esfuerzo

- **Pesarios para la continencia.** Se puede ajustar a las pacientes un dispositivo de soporte vaginal conocido como pesario de continencia para tratar la IUE con instrucción acerca de sus cuidados. Los pesarios se pueden usar de manera independiente o en conjunción con EMPP.
- No se recomienda la **farmacoterapia** para la IUE por su falta de eficacia y elevada tasa de efectos secundarios adversos.

Tratamiento quirúrgico de la incontinencia urinaria de esfuerzo

- Están indicados los **cabestrillos suburetrales** para tratar la IUE con hipermovilidad uretral, si bien los datos también sugieren algo de eficacia en las pacientes con movilidad uretral limitada. El cabestrillo se puede colocar a la mitad de la uretra o en el cuello vesical y provee la estabilización estática de la uretra en reposo y su compresión dinámica con el aumento de la presión abdominal. Se pueden emplear cabestrillos suburetrales utilizando diversos materiales biológicos y sintéticos. Por lo general, se colocan cabestrillos aponeuróticos autólogos a nivel del cuello vesical y sintéticos con malla de polipropileno a nivel de la parte media de la uretra. *Hoy se considera el cabestrillo mediouretral el estándar ideal* y se puede colocar por vía retropúbica o por un abordaje transobturador. Se ha visto que los cabestrillos mediouretrales son tan eficaces como otros procedimientos quirúrgicos para tratar la IUE (como los cabestrillos aponeuróticos o la colposuspensión), con el beneficio de un tiempo quirúrgico más breve y menor morbilidad.

- **Cabestrillo mediouretral retropúbico.** Se coloca una malla de polipropileno sin tensión a la mitad de la uretra a través del espacio de Retzius o retropúbico. Sus tasas de éxito son similares a las de la colposuspensión de Burch. La ITU es la complicación más frecuente (34%), seguida por la disfunción miccional que abarca a la retención urinaria y el vaciamiento incompleto de la vejiga (20-47%), y la perforación de la vejiga (5%), con las más graves correspondientes a lesiones intestinales o vasculares (ambas < 1% de los casos). Se hace cistoscopia de manera sistemática para descartar perforaciones vesicales, o la colocación de trócares para la instalación del cabestrillo. Los riesgos posoperatorios incluyen la exposición o erosión del injerto y la retención urinaria. Puede detectarse disfunción miccional posoperatoria a corto plazo en hasta 47% de los casos, pero es rara aquella a largo plazo que requiere el retiro del cabestrillo (0.6-2%).
- **Cabestrillo transobturador.** Se coloca una malla de polipropileno sin tensión a la mitad de la uretra a través del agujero obturador, lo que evita la posibilidad de lesión vascular en el espacio de Retzius o una potencial lesión intestinal, pero puede complicarse por la lesión de los vasos obturadores, más rara, la formación de hematomas o la hemorragia (0-3%). La perforación vesical es menos probable que con el abordaje retropúbico (< 0.1%). Otros riesgos posoperatorios incluyen dolor inguinal, dispareunia, exposición de la malla y abscesos.
- Los **procedimientos de uretropexia retropúbica** están indicados para las mujeres con IUE y uretra proximal y cuello vesical hipermóviles, que ahora se hacen menos a menudo por la mayor morbilidad relacionada con los cabestrillos mediouretrales menos invasivos.
  - La **colposuspensión retropúbica de Burch** es una intervención quirúrgica bien establecida para tratar la IUE. A través de abordajes abdominal o laparoscópico, se colocan suturas permanentes en el tejido fibromuscular por fuera del cuello vesical/ la uretra proximal, y se fija la unión uretrovesical por el anclaje de estas suturas a la cresta pectínea (es decir, ligamento de Cooper). Las tasas de éxito comunicadas a 5 años han sido mayores de 80%.
  - En la operación de **Marshall-Marchetti-Krantz** se sostiene el cuello vesical y la uretra de manera similar a la técnica de Burch, excepto que se colocan las suturas permanentes a través de periostio de la sínfisis del pubis, en lugar del ligamento de Cooper. Esta técnica se usa hoy rara vez por el riesgo de osteítis púbica.
- Las **inyecciones de sustancias para aumentar el volumen de la uretra** pueden ser apropiadas en las pacientes con IUE, con o sin hipermovilidad uretral (es decir, movilidad < 30°). Se pueden usar varias sustancias para mejorar la coaptación uretral por inyección cistoscópica, e incluyen grasa autóloga, partículas de hidroxiapatita de calcio, copolímero de alcohol etilenvinílico y polidimetilsiloxano. La mejoría sintomática al año va de 60 a 80%, si bien es frecuente la recurrencia de los síntomas que requiere una nueva inyección en meses o años. Las complicaciones son raras, pero incluyen la retención urinaria transitoria.

Tratamiento conservador de la vejiga hiperactiva

- El tratamiento del SVH ha incluido los métodos ideales de modificaciones conductuales y del estilo de vida, incluidos la disminución de peso, los cambios de la alimentación, los EMPP y el entrenamiento vesical, con o sin farmacoterapia.
- Si tales métodos proveen resultados insatisfactorios, se pueden emplear tratamientos avanzados.

Tratamiento médico de la vejiga hiperactiva

- En la actualidad hay dos clases de medicamentos que se usan, por lo general, para tratar el SVH e incluyen anticolinérgicos/antimuscarínicos o agonistas β_3, y se pueden combinar con los tratamientos conductuales para mejorar su eficacia.

- Los **medicamentos anticolinérgicos o antimuscarínicos** inhiben las contracciones involuntarias del detrusor y en Estados Unidos hay seis del último tipo en diversas formas y para enfermedades diversas: darifenacina, fesoterodina, oxibutinina, solifenacina, tolterodina y trospio.
  - La boca seca es el efecto secundario más frecuente, así como la sequedad ocular y el estreñimiento. No se recomiendan estos medicamentos en las pacientes con glaucoma de ángulo cerrado o alteración del vaciamiento gástrico. Debido a que esta clase de medicamentos se puede asociar con el riesgo de alteración cognitiva, demencia y enfermedad de Alzheimer, debe tenerse precaución cuando se prescriben anticolinérgicos a las pacientes frágiles o con alteración cognitiva. Los médicos deben prescribir la dosis más baja eficaz o considerar medicamentos alternativos en las pacientes de alto riesgo.
  - Hay diferencias mínimas en la eficacia o los efectos secundarios entre los diversos anticolinérgicos disponibles; sin embargo, algunas pacientes pueden responder mejor a un medicamento y no a otro de su clase.
- El mirabegron es un **agonista β₃** que relaja el músculo detrusor durante la fase de almacenamiento y aumenta la capacidad vesical mediante el incremento de la estimulación de la vejiga por el sistema nervioso simpático. No debe usarse en las pacientes con hipertensión no regulada, pero tiene características favorables de efectos secundarios globales, en comparación con los anticolinérgicos.
- Los **antidepresivos tricíclicos**, como la imipramina, mejoran la hipertonicidad y distensibilidad vesicales. Su eficacia no está bien establecida y son frecuentes los efectos adversos; por lo tanto, la imipramina no suele utilizarse para el tratamiento de la SVH.

Tratamiento quirúrgico de la vejiga hiperactiva

- En pacientes en quienes fracasó el tratamiento conservador o que desean evitar efectos secundarios de los medicamentos, considerar el tratamiento quirúrgico del SVH.
- Los tratamientos avanzados incluyen la **neurorregulación de las raíces del nervio sacro**, la **estimulación del nervio tibial posterior** o la quimiodesnervación con **inyección de toxina botulínica de tipo A** en el detrusor.
- Los procedimientos invasivos, como la **cistoplastia de aumento** o la **derivación urinaria** por un conducto ileal se reservan para pacientes con la forma grave refractaria.

Tratamiento de la incontinencia urinaria mixta

- Se debe informar a las mujeres con incontinencia urinaria mixta que el tratamiento primario de la IUE no aliviará los síntomas de IUU. Se les pedirá determinar si los síntomas son predominantemente de esfuerzo o de urgencia, porque esto tendrá impacto en el tratamiento. Los EMPP, el tratamiento conductual y las modificaciones del estilo de vida pueden tener impacto en ambos tipos de incontinencia, pero el tratamiento adicional deberá ajustarse a los síntomas de la paciente.

RETENCIÓN URINARIA

La retención urinaria es la acumulación de orina dentro de la vejiga como resultado de su vaciamiento incompleto, que debe clasificarse como aguda o crónica.

- La retención urinaria aguda puede presentarse en una paciente posoperada, por los efectos de la anestesia, o en forma secundaria a la colocación de un cabestrillo suburetral. Es importante identificar y corregir la causa. Se trata de un proceso, por lo general, autolimitado. Las pacientes pueden requerir la colocación de una sonda a permanencia por un tiempo breve o el sondeo intermitente aséptico.

- La retención urinaria crónica, por lo general, es resultado de la subactividad del detrusor o de la obstrucción de la salida vesical, y se identifica por medición de un VRP. De acuerdo con la American Urological Association la retención urinaria crónica se define por un VRP elevado > 300 mL, registrado en dos o más ocasiones, que persiste durante al menos 6 meses.

Etiología

- La **disfunción neurógena de las vías urinarias bajas o el piso pélvico** se diagnostica tras confirmar una alteración patológica de origen neurológico, que pudiese incluir diabetes mellitus, lesión de la médula espinal, afecciones raquídeas reversibles, como la hernia o la compresión de un disco, afecciones neurológicas progresivas, como la esclerosis múltiple, o efectos secundarios de medicamentos. Puede ocurrir sobredistensión de la vejiga o un detrusor acontráctil de origen neurogénico, con retención urinaria involuntaria resultante. Las pacientes presentan ausencia o retraso de la sensación miccional, aumento de la capacidad vesical y un VRP alto. Pudiesen quejarse de incontinencia por rebosamiento, goteo, disuria inicial, frecuencia o nocturia.
- La **disinergia del esfínter detrusor** es una falta de coordinación entre la contracción vesical y el esfínter uretral y la relajación del piso pélvico, y puede dar como resultado un vaciamiento vesical incompleto y la disfunción miccional, que suelen vincularse con una afección neurológica.
- La **obstrucción de la salida vesical** se puede presentar como resultado de intervenciones quirúrgicas previas contra la incontinencia, el prolapso de la pared vaginal anterior u otras anomalías anatómicas.
- El **síndrome de Fowler** por lo general se presenta como retención urinaria indolora (a menudo > 1 L) en mujeres jóvenes (media de edad, 27 años) sin etiología neurológica o anatómica. Las pruebas de urodinámica muestran una percepción anormal disminuida de la vejiga y el fracaso de la relajación del esfínter uretral.

Tratamiento de la retención urinaria

El tratamiento de la retención urinaria se pretende, por lo general, en colaboración con el urólogo. Puede ser necesario si hay datos de elevación de la presión vesical y preocupación por algún daño de vías urinarias altas y alteración de la función renal, ITU recurrentes o SVUB molestos (p. ej., incontinencia por rebosamiento). El tratamiento puede incluir lo siguiente:
- **Autosondeo intermitente**
- **Pesario,** para aliviar la retención urinaria debida a la obstrucción por un prolapso
- **Uretrólisis** si una operación contra la incontinencia produjo disfunción miccional y retención urinaria secundaria a obstrucción
- **Neurorregulación de las raíces del nervio sacro** para la subactividad refractaria idiopática no neurógena del detrusor o, menos a menudo, para la retención urinaria crónica obstructiva refractaria que es de naturaleza funcional
- **Corrección quirúrgica** de estenosis, divertículos o carúnculas uretrales
- **Inyección de toxina botulínica de tipo A** en el esfínter uretral para relajar una obstrucción neurógena de la salida vesical

LECTURAS SUGERIDAS

Abrams P, Andersson KE, Birder L, et al. Fourth International Consultation on Incontinence Recommendations of the International Scientific Committee: evaluation and treatment of urinary incontinence, pelvic organ prolapse, and fecal incontinence. *Neurourol Urodyn.* 2010;29(1):213-240.

American College of Obstetricians and Gynecologists Committee on Practice Bulletins— Gynecology, American Urogynecologic Society. ACOG Practice Bulletin No. 155: urinary incontinence in women. *Obstet Gynecol.* 2015;126:e66-e81. (Reafirmado en el 2018)

Ford AA, Rogerson L, Cody JD, Ogah J. Mid-urethral sling operations for stress urinary incontinence in women. *Cochrane Database Syst Rev.* 2015;(7):CD006375.

Haylen BT, de Ridder D, Freeman RM, et al. An International Urogynecological Association (IUGA)/International Continence Society (ICS) joint report on the terminology for female pelvic floor dysfunction. *Int Urogynecol J.* 2010;21(1):5-26.

Nager CW, Brubaker L, Litman HJ, et al. A randomized trial of urodynamic testing before stress-incontinence surgery. *N Engl J Med.* 2012;366:1987-1997.

Richter HE, Burgio KL, Brubaker L, et al. Continence pessary compared with behavioral therapy or combined therapy for stress incontinence: a randomized controlled trial. *Obstet Gynecol.* 2010;115(3):609-617.

Schimpf MO, Rahn DD, Wheeler TL, et al. Sling surgery for stress urinary incontinence in women: a systematic review and metaanalysis. *Am J Obstet Gynecol.* 2014;211:71.e1-71.e27.

Visco AG, Brubaker L, Nygaard I, et al. The role of preoperative urodynamic testing in stress-continent women undergoing sacrocolpopexy: the Colpopexy and Urinary Reduction Efforts (CARE) randomized surgical trial. *Int Urogynecol J Pelvic Floor Dysfunct.* 2008;19:607-614.

Visco AG, Brubaker L, Richter HE, et al. Anticholinergic therapy vs. onabotulinumtoxinA for urgency urinary incontinence. *N Engl J Med.* 2012;367:1803-1813.

47 Prolapso de órganos pélvicos

David A. Lovejoy y Chi Chiung Grace Chen

El **prolapso de órganos pélvicos (POP)** se define como la herniación de los órganos de la pelvis hacia el interior del conducto vaginal o el exterior. De manera más específica, POP hace referencia a la pérdida de sostén de la pared anterior, la posterior y/o el ápice de la vagina, que permite que las vísceras pélvicas, como la vejiga (cistocele), el recto (rectocele), el intestino delgado (enterocele), el colón sigmoides (sigmoidocele) o el útero (prolapso apical o uterino), protruyan hacia la vagina o a través de su introito. El POP no incluye al prolapso rectal.

EPIDEMIOLOGÍA

De acuerdo con la National Health and Nutrition Examination Survey, 3% de las mujeres en Estados Unidos informa síntomas de presión pélvica o protrusión vaginal. Hay una discrepancia detectada entre aquellas que informan síntomas relacionados con el prolapso (3-6%) y quienes lo muestran a la exploración (40-50%), lo que implica que la mayoría de las mujeres con prolapso objetivo cursa asintomática. A menudo los síntomas no se aprecian hasta que ocurre el prolapso (la porción más descendida) más allá del introito. En Estados Unidos se hacen alrededor de 300 000 operaciones quirúrgicas al año por POP y una de cada 10 mujeres se someterá a ellas durante su vida.

FACTORES DE RIESGO

Los factores de riesgo vinculados con POP incluyen paridad, parto vaginal, edad, obesidad, afecciones del tejido conectivo, estado de la menopausia y estreñimiento crónico. La mayoría de las mujeres con afecciones del piso pélvico o POP presenta múltiples factores de riesgo.

- **Raza.** Los estudios epidemiológicos no han llegado a un consenso acerca de la relación entre raza y POP. No obstante, hay algunas pruebas de que las mujeres latinas y las caucásicas tienen un mayor riesgo de POP en comparación con las afroestadounidenses.
- **Edad.** El POP aumenta con la edad, aunque no es resultado normal del envejecimiento.
- **Estado respecto de la menopausia.** La deficiencia de estrógenos puede causar atrofia urogenital con adelgazamiento resultante de la submucosa vaginal. Se identificaron receptores de estrógenos en las estructuras de soporte del piso pélvico, incluyendo los músculos elevadores del ano y los ligamentos uterosacros. Sin embargo, a pesar del potencial impacto de la deficiencia de estrógenos sobre el piso pélvico, en una revisión sistemática reciente se encontró que el estado de la menopausia mostraba solo una tendencia hacia una asociación positiva con el POP primario, sin alcanzar significación estadística.
- **Paridad.** La incidencia de trastornos del piso pélvico (incluyendo POP, incontinencia urinaria y anal) es mayor en las mujeres con antecedentes de partos que en las nulíparas. El daño a los tejidos pélvicos durante un parto vaginal se considera un factor clave para la aparición de estas afecciones, y se ha mostrado que son más significativas con el tipo quirúrgico.
- El **antecedente de intervenciones quirúrgicas pélvicas** puede aumentar el riesgo de afecciones del piso pélvico.
- La **presión intraabdominal aumentada** en forma crónica (enfermedad pulmonar obstructiva o estreñimiento crónicos, obesidad) puede ser un factor de riesgo de POP.

SIGNOS Y SÍNTOMAS DEL PROLAPSO DE ÓRGANOS PÉLVICOS

- Descenso de las siguientes estructuras:
  - Prolapso uterovaginal (del cuerpo uterino/cérvix)
  - Prolapso de la cúpula vaginal (de la cicatriz del manguito)
  - Prolapso de la pared vaginal anterior (aunque la vejiga se vincula con más frecuencia con el POP de esa pared, evite usar el término "cistocele" antes de confirmar que el prolapso vesical es aislado, ya que también puede participar el intestino delgado).
  - Prolapso de la pared vaginal posterior (evítese usar el término "rectocele" antes de confirmar la afección rectal aislada, ya que también puede participar el intestino delgado).
  - Otros datos o prolapsos (prolapso de mucosa, carúncula o divertículo uretrales).
- Las pacientes pueden quejarse de **compresión pélvica**, pesantez o **protrusión** de tejidos.
- **Disfunción vesical o incontinencia urinaria** (ver el capítulo 46). Puede o no tener relación directa con un POP objetivo. Las pacientes quizás se quejen de una pérdida involuntaria de orina, con o sin la maniobra de Valsalva o urgencia. Las que acuden con el prolapso más importante de la pared anterior vaginal tienen menos probabilidad de experimentar incontinencia urinaria de esfuerzo, y más de síntomas vinculados con la obstrucción uretral. Pueden presentar duda urinaria o vaciamiento incompleto de la vejiga, o describir la necesidad de un cabestrillo vaginal o la maniobra de Valsalva antes de tener éxito en la expulsión de orina. Además, pueden presentar infecciones asociadas de vías urinarias, recurrentes o persistentes, secundarias a la retención urinaria; no son raros los síntomas miccionales irritativos. Los estudios muestran que después de una colporrafia anterior disminuye la incontinencia de urgencia, la urgencia urinaria y la intensidad de los síntomas urinarios; sin embargo, también se informa disfunción miccional nueva. Una consideración adicional es la de síntomas de incontinencia de esfuerzo oculta o de nuevo inicio, que se identifican solo tras reducir el prolapso (p. ej., después de una

intervención quirúrgica, con la reducción manual del prolapso a la exploración, o con la colocación de un pesario).

- **Disfunción defecatoria** (ver capítulo 48). Las pacientes pueden presentar síntomas de disfunción defecatoria, en especial con el prolapso de los compartimientos apical y posterior, que incluyen los de defecación incompleta, necesidad de auxilio digital o pujo, estreñimiento y dolor con la defecación. No se debe asumir que la disfunción defecatoria comunicada es directamente resultante del POP, porque es compleja y a menudo multifactorial. Los estudios sugieren que las manifestaciones defecatorias se resuelven en 50% de los casos tras la corrección anatómica del prolapso de la pared posterior de la vagina.
- **Alteración de la función sexual y la imagen corporal.** Las pacientes pueden quejarse de dispareunia, evitación del coito, disminución de la libido y deterioro de su autoimagen.

VALORACIÓN RECOMENDADA PARA LAS PACIENTES CON SOSPECHA DE PROLAPSO

- Haga un **interrogatorio** detallado que incluya aspectos médicos, quirúrgicos, obstétricos y ginecológicos. Incluya preguntas específicas acerca de protrusión/síntomas de presión relacionados, dispareunia, disfunción miccional y disfunción defecatoria, así como del grado de molestia y frecuencia vinculadas con cada síntoma presente.
- Debe hacerse una **exploración física**. Quizá se requiera realizar la maniobra de Valsalva en posición de litotomía, o que puje sentada o en bipedestación mientras se le explora. La exploración respecto del descenso de las paredes vaginales anterior y posterior puede requerir una sola valva del espejo vaginal para separar la pared opuesta.
  - Se recomienda una exploración de la cuantificación del prolapso de órganos pélvicos, **POP-Q**, por su siglas en inglés, pues provee parámetros objetivos validados reproducibles que se pueden usar para documentar el grado del prolapso (Figura 47-1 y Tabla 47-1; para un aprendizaje interactivo adicional refiérase a http://www.augs.org/patient-services/pop-q-tool-interactive).
    - En la POP-Q se usa el himen como punto de referencia fijo y se describen seis puntos topográficos específicos en las paredes vaginales (Aa, Ba, C, D, Bp y Ap) y tres longitudes (hiato genital, cuerpo perineal, la total de la vagina).
    - Se mide el prolapso de cada segmento (en centímetros) durante la maniobra de Valsalva, en relación con el anillo himeneal, con los puntos al interior de la vagina señalados con números negativos y hacia el exterior con números positivos. A continuación se traducen los valores numéricos a una etapa, como se describe en la tabla 47-2.
  - Si hay prolapso de la pared anterior o apical de la vagina más allá del himen/introito, debe registrarse un volumen residual posmiccional. Si hay urgencia urinaria, con o sin síntomas adicionales de vías urinarias bajas (SVUB), como mínimo debe hacerse un análisis de orina. Las mujeres sin síntomas molestos de incontinencia, pero con prolapso significativo apical o de la pared vaginal anterior, deben valorarse en cuanto a una incontinencia de esfuerzo oculta, mediante una prueba de tos o urodinámica, con reducción del prolapso (ver el capítulo 46).

TRATAMIENTO DEL PROLAPSO DE ÓRGANOS PÉLVICOS

La meta del tratamiento del POP debe depender de los propósitos de la paciente. Las tres categorías terapéuticas son: expectante, no quirúrgico y quirúrgico.

- El **tratamiento expectante** es un abordaje razonable del prolapso asintomático o con síntomas leves, así como en pacientes sin SVUB concomitantes molestos, micción obstructiva o disfunción defecatoria. Los médicos pueden ofrecer aliento en el sentido de que se dispone de tratamiento si y cuando el prolapso se torne molesto. Los riesgos del

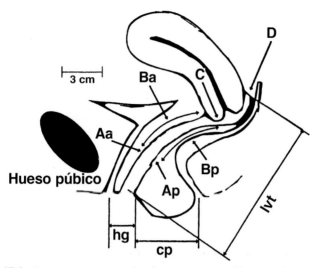

Figura 47-1. Componentes y puntos de referencia anatómicos del sistema de cuantificación del prolapso de órganos pélvicos (POP-Q). Para la explicación de los términos ver la tabla 47-1. Abreviaturas: hg, hiato genital; cp, cuerpo perineal; lvt, longitud vaginal total. Reimpresa con autorización de Bent AE, Cundiff GW, Swift SE , et al, eds. *Ostergard's Urogynecology and Pelvic Floor Dysfunction*. 6th ed. Philadelphia, PA : Wolters Kluwer Health/Lippincott Williams & Wilkins; 2007:425.

Tabla 47-1	Descripción del sistema de cuantificación del prolapso de órganos pélvicos
Punto/distancia	**Descripción**
Aa	Pared vaginal anterior en la línea media; 3 cm proximal respecto del meato uretral
Ba	Pared vaginal anterior; el punto más distal entre Aa y el fondo de saco anterior (cúpula)
C	Borde del cérvix (o de la cúpula vaginal en las pacientes con histerectomía)
D	Fondo de saco posterior; no se utilice en las pacientes con histerectomía
Ap	Pared vaginal posterior en la línea media; 3 cm proximal respecto del anillo himeneal
Bp	Pared vaginal posterior; el punto más distante entre Ap y el fondo de saco posterior (cúpula)
Hiato genital	A la mitad del trayecto entre el meato uretral y la parte posterior del anillo himeneal en la línea media
Cuerpo perineal	Del borde posterior del hiato genital a la parte media del ano
Longitud total de la vagina	La máxima profundidad de la vagina, con reducción de C o D a su posición normal

Tabla 47-2	Descripción por etapas del sistema de clasificación del prolapso de órganos pélvicos

Clasificación por etapas del sistema POP-Q

Etapa 0	Soporte perfecto; Aa, Ap en –3; C o D en los 2 cm de la LVT desde el introito
Etapa 1	La porción más distal del prolapso es –1 (o más negativa) proximal respecto del introito.
Etapa 2	La porción más distal se encuentra a 1 cm de distancia del anillo himeneal (entre –1 y +1)
Etapa 3	La porción más distal se encuentra a > +1 cm, pero < (LVT –2 cm), en ubicación distal al introito
Etapa 4	Prolapso completo; la porción más distal se encuentra a entre LVT y (LVT –2) cm, en ubicación distal al introito

Abreviaturas: POP-Q, cuantificación del prolapso de órganos pélvicos; LVT, longitud vaginal total.

tratamiento expectante incluyen erosión del epitelio vaginal, persistencia de SVUB y disfunción defecatoria o miccional.

- El **abordaje no quirúrgico** puede ser útil en pacientes con prolapso leve que desean procreación futura, tienen salud frágil o no desean someterse a cirugía.

  - **Ejercicios** o **entrenamiento de los músculos del piso pélvico**, también conocidos como ejercicios de Kegel, alivian los síntomas del prolapso. Además, se mostró en estudios pequeños que estos tratamientos disminuyen la intensidad anatómica del prolapso leve.

  - **Pesarios.** Los dos tipos básicos (Figura 47-2) son de soporte (casi siempre un anillo con o sin sujeción) y ocupan un espacio (con más frecuencia, el Gellhorn). Los pesarios pueden disminuir los síntomas de frecuencia y su intensidad, y retrasar o evitar una intervención quirúrgica. Hasta 92% de las mujeres puede ajustarse con éxito un pesario. Los factores de riesgo del ajuste no exitoso de un pesario incluyen un hiato genital grande con una vagina corta. El tratamiento con estrógenos locales o sistémicos se asocia con menor secreción vaginal y el uso/la tolerancia prolongados de un pesario. Debido a que los pesarios pueden causar erosión, ulceraciones y fístulas de la pared vaginal cuando se usan con negligencia, las pacientes que no pueden retirar o cambiar su pesario de modo independiente deben explorarse en forma sistemática (cada 3 a 4 meses). Aquellas que manejan su pesario de manera independiente (lo retiran, lavan con un jabón sin perfume, y sustituyen) pueden someterse a vigilancia anual. Si bien las complicaciones graves son raras, las mujeres que no pueden manejar de modo independiente su pesario o tener un seguimiento sistemático, están en mayor riesgo. Se informan erosiones vaginales en 2 a 9% de las pacientes que usan un pesario. Las complicaciones pueden disminuir al asegurarse de que el pesario no haga presión excesiva sobre el epitelio vaginal e insistir en su cuidado apropiado, como se señaló antes. Un pesario bien ajustado no debe ser percibido por la paciente cuando es colocado, y se mantiene en su sitio durante la maniobra de Valsalva/defecación. Si se documenta erosión, úlcera o hemorragia a la exploración, retirar el pesario durante un tiempo (2-4 semanas) y sustituirse tras la resolución de esos datos de exploración preocupantes. La aplicación local de estrógenos puede promover la cicatrización epitelial durante el "descanso del pesario". Deben considerarse cambios más frecuentes del pesario en pacientes que experimentan erosiones recurrentes.

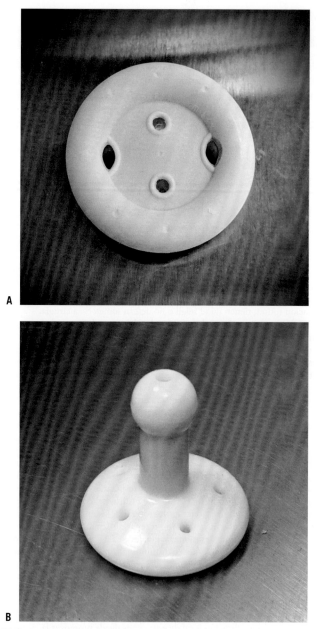

Figura 47-2. A, anillo con pesario de soporte. **B**, pesario Gellhorn. Imagen original por cortesía de David A. Lovejoy, MD, Division of Urogynecology, Department of Gynecology and Obstetrics, Johns Hopkins Hospital.

- **Intervención quirúrgica.** Su propósito es aliviar los síntomas del prolapso y se recomienda en mujeres en quienes fracasó el tratamiento expectante o conservador, o se declinó, como se mencionó antes. La *sola histerectomía no es un tratamiento adecuado del POP*. Debe evitarse la sobrecorrección porque puede llevar a nuevos síntomas que incluyen SVUB o incontinencia urinaria de esfuerzo. Si bien el útero en sí no contribuye al POP, la mayoría de las publicaciones sobre operaciones para el prolapso incluye la histerectomía de manera concomitante con la reparación del POP para llevar al máximo la oportunidad de corregir el soporte apical. Sin embargo, debe mencionarse que hay publicaciones cada vez más numerosas que respaldan la conservación del útero (histeropexia) frente a la histerectomía, en el momento de la reparación del POP. Se requiere mayor investigación antes de poder hacer una recomendación más definitiva.

Operaciones quirúrgicas para tratar el prolapso de órganos pélvicos

Las tres categorías de reparación del POP son: reconstructiva, obliterante y compensadora.

Operaciones de reconstrucción

- La **colporrafia anterior** implica el plegamiento de las capas de la pared vaginal anterior y el tejido conectivo fibromuscular pubocervical, con una tasa de éxito a 5 años de 30 a 40%, en especial cuando no se aborda alteración patológica apical alguna de manera concomitante. No se mostró diferencia significativa en el riesgo de recurrencia al comparar la reparación de los tejidos naturales con el injerto de dermis porcina/biológico y aunque los resultados anatómicos mejoran al usar un refuerzo por malla sintética de la pared vaginal anterior, es complicado por su mayor morbilidad (tiempo quirúrgico y pérdida sanguínea mayores, y riesgo de 10 a 20% de exposición de la malla). Las complicaciones incluyen disfunción sexual y dispareunia.
- La **colporrafia posterior** es el plegamiento de tejido conectivo fibromuscular rectovaginal. Puede ocurrir dispareunia nueva y es más frecuente si se incluye al músculo puborrectal en el plegamiento. No hay beneficios anatómicos o subjetivos mediante el uso de malla sintética o injerto biológico en comparación con las reparaciones con tejidos naturales.
- La **perineorrafia** es la reconstrucción del cuerpo perineal y su unión con el tabique rectovaginal. El periné está constituido por la confluencia de los músculos perineales transversos superficiales, los bulbocavernosos y el cuerpo perineal. Aunque el tamaño del hiato genital (> 3.5-4 cm) es muy predictivo de la recurrencia del POP, hay escasez de datos en su respaldo o que arguyan en contra del uso sistemático de la perineorrafia en el momento de una colporrafia posterior como medio de la prevención de las recurrencias.
- En la **colpopexia sacra** se restablece el soporte vaginal normal con la interposición de un puente suspensor de malla sintética (de polipropileno de tipo 1) o un injerto biológico, entre el ápice y las paredes anterior y posterior de la vagina, con el promontorio sacro anterior. Todas las mujeres con predominio de prolapso apical se consideran candidatas de este abordaje, en especial aquellas con una vagina corta, alteraciones patológicas intraabdominales y ováricas o factores de riesgo de recurrencia del prolapso (edad < 60 años, prolapso en etapas III o IV o un índice de masa corporal > 26). La operación se puede hacer por vía abdominal o laparoscopia, con o sin asistencia por robot. Las tasas de éxito son de 78 a 100% para la corrección del prolapso apical. La colpopexia sacra conlleva una tasa menor de recurrencias y puede ser más duradera que las operaciones vaginales, como la suspensión en el ligamento sacrociático menor (SLSC) (tasas de fracaso: de la colpopexia sacra 6% *vs.* SLSC, 20%). Las complicaciones vinculadas con la colpopexia sacra incluyen la rara hemorragia transoperatoria (1.5%), dispareunia (7.3%), íleo u obstrucción del intestino delgado (2.7%) y las de la malla/sutura (4.2%). En el estudio Colpopexy and Urinary Reduction Efforts se informaron tasas de reintervención por erosión de la malla tan altas como de 10.5%; sin embargo, muchas de las participantes

al inicio recibieron una malla que no era de tipo I, que es tanto monofilamentosa como macroporosa y constituye el estándar quirúrgico actual.

- En la **suspensión de los ligamentos uterosacros** el ápice de la vagina se une a los ligamentos uterosacros y se restablece así su eje natural. En el estudio Operation and Pelvic Muscle Training in the Management of Apical Support *Loss* se encontró que la suspensión en los ligamentos uterosacros y la fijación al ligamento sacrociático menor son comparables a nivel anatómico en términos de resultados adversos. La complicación clínica más importante es el pinzamiento uretral (3-5%) en cuyo caso se implementará el abordaje sistemático para identificar y liberar la sutura erróneamente colocada.

- En la **suspensión del ligamento sacrociático menor** se ancla el ápice vaginal, por lo general en el lado derecho, un abordaje más rápido, menos caro y asociado con el retorno más temprano a las actividades diarias que con las operaciones abdominales, como la colpopexia sacra, pero se ha mostrado que no es tan eficaz. Las tasas de éxito se comunican entre 63 y 97%, con cifras elevadas de prolapso posoperatorio de la pared anterior de la vagina (37%), que se cree debido a la desviación posterior pronunciada del eje vaginal. Si bien las complicaciones incluyen hemorragia (2%), lesión nerviosa (1.8%), dispareunia (3-10%) y dolor de glúteos (2-6%), la SLSC es única porque se puede hacer sin ingresar a la cavidad peritoneal, lo que pudiese ser una ventaja para las pacientes con antecedentes quirúrgicos complicados.

- La **culdoplastia de McCall** es un procedimiento quirúrgico preventivo que se puede hacer de manera concomitante con cualquier histerectomía vaginal y en el que se oblitera el fondo del saco posterior en ese momento y puede prevenir un enterocele futuro o la herniación del intestino delgado hacia la cúpula vaginal. Si se identifica, se puede reparar el enterocele por disección del intestino respecto de la pared vaginal y el tejido conectivo endopélvico, con obliteración del fondo del saco posterior.

- **Conservación del útero**
  - Se hace **histeropexia del sacrociático menor** por fijación del cérvix o del ligamento uterosacro al ligamento sacrociático menor mediante sutura permanente o de absorción retardada.
  - Se han descrito la **histeropexia sacra con malla** (injerto de malla que une al cérvix y el útero con el ligamento longitudinal anterior del sacro) y la **histeropexia uterosacra** (plegamiento o acortamiento de los ligamentos uterosacros con conservación del útero).

Procedimientos obliterantes

- Una **colpocleisis parcial (de Le Fort)** implica conservar el útero en su lugar, con conductos laterales para el drenaje potencial de secreciones del cérvix después de cerrar la vagina ("obliteración"). En una **colpectomía total** se retira el epitelio y se reduce el tejido de la cúpula vaginal.
  - Debe informarse a las pacientes acerca del riesgo de arrepentimiento (5-10%), porque la operación impide el coito vaginal subsiguiente con penetración. Si está indicada clínicamente, la valoración preoperatoria puede incluir frotis de Papanicolaou, ultrasonografía pélvica y biopsia endometrial.
- La **colpocleisis** y la **colpectomía** implican el cierre de la vagina y pueden ser útiles para las pacientes de edad avanzada que no desean más el coito vaginal. Sus beneficios incluyen complicaciones y tiempo quirúrgico menores, y una elevada tasa de éxito (86-100%).

Intervenciones quirúrgicas de aumento

- Cuando el tejido natural es débil o insuficiente pueden estar indicadas las operaciones compensatorias con injerto/colocación de malla/aumento. Los injertos biológicos pueden ser de un **tejido natural, aloinjertos** (de cadáveres) o **xenoinjertos** (porcinos, bovinos).
- **Restitución del tejido conectivo fibromuscular de las paredes vaginales anterior y posterior.** Se han usado materiales diversos de injerto y malla sintética para reforzar las repara-

ciones del prolapso vaginal. El propósito del injerto es a menudo doble: de restitución de los soportes vaginales debilitados o ausentes y una acción como de "andamiaje de colágena" absorbible, para la infiltración de fibroblastos y la formación de cicatriz. Si la reparación es muy tensa, la pérdida de flexibilidad puede llevar a la urgencia fecal y dispareunia.

- **Consideraciones especiales**
  - Hay muchos equipos (de malla/injerto) para las reparaciones anterior y posterior y la suspensión apical de la vagina. Si bien algunos de estos procedimientos dieron como resultado una menor recurrencia del prolapso vaginal anterior en comparación con los procedimientos quirúrgicos vaginales sin malla/injerto, la FDA emitió una notificación de salud pública en julio de 2011 acerca de los sucesos adversos relacionados con la reparación del POP transvaginal con malla, incluyendo erosión (10-20% en 12 meses), dolor, infección, manifestaciones urinarias, hemorragia y perforación de órgano. Por lo tanto, tales procedimientos deben hacerse solo de manera juiciosa en las pacientes seleccionadas con completo asesoramiento acerca de los datos de eficacia y las complicaciones, y por cirujanos en especial entrenados para realizar este tipo de operaciones.

Uso de malla en las operaciones de prolapso vaginal

- Se mencionó brevemente la malla en las disertaciones previas respecto de la colporrafia anterior y posterior. Antes se disponía de varios equipos de malla/injerto para la reparación de las paredes vaginales anterior y posterior. Sin embargo, en abril de 2019 la FDA ordenó dejar de vender sus productos de inmediato a todos los fabricantes de malla quirúrgica pretendida para la reparación "transvaginal" de las paredes anterior y posterior de la vagina, decisión que se basó en los sucesos adversos comunicados en relación con la reparación del POP con malla transvaginal, incluyendo su erosión (10 a 20% en 12 meses), dolor, infección, manifestaciones urinarias, hemorragia y perforación de órgano. La declaración de la FDA no incluye a la malla de cabestrillo mediouretral o aquella de colocación abdominal para corregir el prolapso de la cúpula vaginal (sacrocolpopexia)

LECTURAS SUGERIDAS

Abrams P, Andersson KE, Birder L, et al. Fourth International Consultation on Incontinence Recommendations of the International Scientific Committee: evaluation and treatment of urinary incontinence, pelvic organ prolapse, and fecal incontinence. *Neurourol Urodyn.* 2010;29(1):213-240.

American College of Obstetricians and Gynecologists Committee on Practice Bulletin—Gynecology, American Urogynecologic Society. ACOG Practice Bulletin No. 185: pelvic organ prolapse. *Obstet Gynecol.* 2017;130:e234-e250.

Bradley CS, Zimmerman MB, Qi Y, Nygaard IE. Natural history of pelvic organ prolapse in postmenopausal women. *Obstet Gynecol.* 2007;109:848-854.

Hagen S, Stark D. Conservative prevention and management of pelvic organ prolapse in women. *Cochrane Database Syst Rev.* 2011;(12):CD003882.

Handa VL, Garrett E, Hendrix S, Gold E, Robbins J. Progression and remission of pelvic organ prolapse: a longitudinal study of menopausal women. *Am J Obstet Gynecol.* 2004;190:27-32.

Jelovsek JE, Maher C, Barber MD. Pelvic organ prolapse. *Lancet.* 2007;369:1027-1038.

Madoff RD, Parker SC, Varma MG, Lowry AC. Faecal incontinence in adults. *Lancet.* 2004;364(9434):621-632.

Nygaard I, Barber MD, Burgio KL, et al. Prevalence of symptomatic pelvic floor disorders in US women. *JAMA.* 2008;300:1311-1316.

Swift S, Woodman P, O'Boyle A, et al. Pelvic Organ Support Study (POSST): the distribution, clinical definition, and epidemiologic condition of pelvic organ support defects. *Am J Obstet Gynecol.* 2005;192:795-806.

48 Incontinencia anal

Emily Myer y Tola Fashokun

La **incontinencia anal (IA)** es la expulsión involuntaria de heces (sólidas o líquidas) o flatos (gases). La incontinencia fecal (IF) es la eliminación involuntaria de heces (sólidas o líquidas). Puede ser pasiva, sin sensación precautoria, o vincularse con la dificultad para la limpieza adecuada o con la urgencia por defecar. La IA puede también presentarse durante el coito.

* La prevalencia de la IF varía de acuerdo con la definición, la edad y el método de indagación. Las revisiones sistemáticas de adultos en residencias comunitarias muestran una prevalencia de 7.7 a 12.4%, con un rango comunicado de 1.4 a 19.5%.

ETIOLOGÍA

* La continencia de las heces depende de diversas estructuras y factores integrados, que incluyen a los esfínteres anales interno y externo, el músculo puborrectal, la vía neurosensorial intacta, el volumen y la consistencia de las heces, la distensibilidad rectal y la sensibilidad anorrectal.
* A nivel anatómico, los principales músculos involucrados en la continencia fecal incluyen al puborrectal y los esfínteres anales externo e interno. El primero forma un cabestrillo con forma de U que rodea al hiato genital; cuando está contraído, iza la unión anorrectal hacia las ramas del pubis, disminuyendo las dimensiones del hiato genital, lo que crea un ángulo anorrectal más agudo y es un componente crítico de la incontinencia de heces sólidas. Las fibras del músculo puborrectal se unen con las del esfínter anal externo y ambos músculos se contraen rápidamente cuando hay un aumento súbito de la presión intraabdominal, para prevenir la IF relacionada con urgencia por defecar e incontinencia de esfuerzo. Los músculos puborrectal y esfínter anal externo hacen óptima la función con la combinación de la regulación cognitiva y los reflejos raquídeos involuntarios. El esfínter anal interno es el tercer músculo del complejo esfinteriano y contribuye con la mayor parte del tono en reposo, indispensable para la continencia pasiva.
* El daño al complejo esfinteriano anal es un factor de riesgo significativo de elevadas tasas de incontinencia de flatos (24-31%) y de IF (9-19%). Otros factores de riesgo de la IA incluyen la edad, la diabetes, la diarrea, el prolapso rectal y las afecciones neurológicas (p. ej., accidente vascular cerebral, demencia, traumatismo encefálico, esclerosis múltiple).

VALORACIÓN DE LA PACIENTE

* Antecedentes. Además de un interrogatorio de los antecedentes médicos, quirúrgicos, obstétricos y sociales, se debe incluir información sobre el inicio de la incontinencia, su duración, frecuencia y asociación con urgencia, así como de la consistencia de las heces, para lo que la escala de Bristol es un recurso auxiliar útil. Un diario de evacuaciones intestinales puede ayudar a determinar su relación con la urgencia, la consistencia de las heces y la frecuencia.
* Cuestionario. Son útiles los cuestionarios de ingreso de pacientes, en especial porque tal vez por vergüenza se rehúsen a revelar su IF. Algunas recomendaciones incluyen detectar la IA mediante cuestionarios validados, como los de la Cleveland Clinic Score (de

Wexner) y la calificación de St. Marks. Son cuestionarios opcionales para una valoración más a fondo de la calidad de vida, la Fecal Incontinence Quality of Life Scale y el Fecal Incontinence Severty Index.

- Exploración física
  - Valore la integridad de la piel vulvar y la presencia de heces alrededor del ano.
  - En casos de un desgarro del esfínter anal puede hacerse aparente el "signo de la cola de paloma".
  - Solicite a la paciente contraer el ano, como si tratase de detener un flato, para valorar los músculos del piso pélvico, y después, pídasele que puje como si tratara de evacuar el intestino, para valorar si hay alguna distensión del periné, hemorroides y prolapso rectal.
  - Valore los nervios S2-S4 con la determinación del reflejo anal y de la sensibilidad perianal mediante el frotamiento suave de la piel perianal y vulvar con un hisopo con punta de algodón.
  - Haga un tacto vaginal para valorar el prolapso de los órganos pélvicos y la presencia de fístulas rectovaginales.
  - Realice un tacto rectal para valorar el tono del ano en reposo y su aumento con la contracción voluntaria. Durante la exploración rectal también es importante valorar la presencia de hemorroides en el ano, alguna pérdida de continuidad del esfínter anal (por lo general, en la porción anterior), la deficiencia del cuerpo perineal, y el contenido, las masas y el dolor rectales.
- Pruebas
  - La ultrasonografía endoanal o transperineal puede ayudar a identificar defectos del esfínter anal en las pacientes con factores de riesgo de lesiones (p. ej., el antecedente de un parto vaginal asistido por fórceps).
  - La manometría anorrectal puede proveer información acerca de las presiones en reposo y compresiva del esfínter anal y se puede usar para determinar la distensibilidad rectal.
  - Los estudios de resonancia magnética pélvica (estático y dinámico) permiten valorar los motivos anatómicos de la IF, como el prolapso rectal o la invaginación intestinal, si se sospechan pero no se visualizan en el consultorio.

TRATAMIENTO

Hay múltiples opciones terapéuticas para la IA. Debe considerarse el tratamiento conservador antes de ofrecer opciones más invasivas, porque puede tener éxito en 60 a 90% de las pacientes. Los pasos iniciales son resolver cualquier causa subyacente tratable, como la enfermedad de intestino irritable, la impactación fetal, las alteraciones metabólicas o los alimentos causales. El ginecólogo general puede proveer el tratamiento conservador ideal y también ayudar a facilitar algunos procedimentales. Las pacientes con síntomas refractarios deben ser remitidos a un especialista (uroginecólogo, gastroenterólogo o cirujano colorrectal).

Tratamientos conservadores

- Modificaciones de la alimentación
  - Una alimentación rica en fibra (25-40 g diarios) ayuda a agregar volumen a las heces y disminuir las crisis de incontinencia.
  - Evitar la cafeína, los edulcorantes artificiales y el alcohol, que tienen impacto sobre el tiempo de tránsito fecal.
  - Evitar fructosa y lactosa, que pueden contribuir a las heces sueltas en algunas pacientes.
- Modificaciones del estilo de vida
  - Uso regular del inodoro, en especial después de las comidas, para ayudar a disminuir los escapes fecales relacionados con la urgencia.

- Medicamentos
  - Las pacientes con heces sueltas se pueden beneficiar de los antidiarreicos, como la loperamida, que disminuyen el tiempo de tránsito intestinal, aumentan la distensibilidad rectal y mejoran los síntomas de urgencia.
  - Si las pacientes presentan vaciamiento intestinal incompleto, pueden también beneficiarse de un laxante o enema, para mejorar la evacuación y prevenir los escapes fecales no programados.
- Ejercicios de los músculos del piso pélvico
  - El entrenamiento de los músculos del piso pélvico puede mejorar al aumentar su sensibilidad, coordinación y fortaleza, en especial en combinación con la biorretroalimentación o la estimulación eléctrica.

Tratamientos procedimentales

- Los tapones anales son adminículos desechables que se insertan en el ano para prevenir la IF, tal vez difíciles de tolerar por las pacientes, pero en caso de que sí lo hagan, ayudan a prevenir el escape de heces y están disponibles por prescripción (Deutekom).
- Tratamiento de regulación intestinal y vaginal (Eclipse, de Pelvalon, Inc., Sunnyvale, California). El pesario vaginal Eclipse incluye un globo inflable que ejerce compresión sobre la pared posterior de la vagina para cerrar el recto y ayudar a prevenir la IF. El dispositivo es manejado por la paciente, por lo general bien tolerado, y puede proveer una mejoría leve de los síntomas de IF.
- Estimulación del nervio tibial posterior. Estudios aleatorios con testigos mostraron resultados desiguales. Sin embargo, este método no tiene aprobación de la FDA para su uso en la IF.
- Irrigación rectal. La irrigación por vía anal programada ayuda a evacuar el recto y el colon para prevenir escapes de material intestinal no programados. También se puede usar para tratar el estreñimiento. El Peristeen de Coloplast es ejemplo de este sistema.

Tratamientos quirúrgicos

- Productos para aumentar el volumen del esfínter. La inyección de material de aumento de volumen alrededor del ano con aguja bajo visualización directa mostró ser un tratamiento eficaz a corto plazo, con mejoría de más de 50% de los síntomas basales observados en 52% de las pacientes tratadas.
- Neurorregulación sacra. Este procedimiento de invasión mínima en dos etapas mostró ser un tratamiento eficaz de la IF en las pacientes con o sin defectos del esfínter anal, y en la American Society of Colon and Rectal Surgeons se considera de primera línea. En estudios grandes se mostró mejoría significativa de las crisis de incontinencia con la neurorregulación sacra.
- Reparación del esfínter anal. Para las pacientes con defectos del esfínter anal a la exploración o en los estudios de imagen, se puede intentar la esfinteroplastia. Si bien se tiene buen éxito a corto plazo, ocurre deterioro y retorno de los síntomas de IF a largo plazo en 50% de las pacientes.
- Derivación/estomas. Se pueden usar los procedimientos de derivación intestinal para la IF refractaria, con el propósito de dar a las pacientes la oportunidad de reiniciar sus actividades de la vida diaria.

LECTURAS SUGERIDAS

Devroede G, Giese C, Wexner SD, et al. Quality of life is markedly improved in patients with fecal incontinence after sacral nerve stimulation. *Female Pelvic Med Reconstr Surg.* 2012;18(2):103-112.

Hull TL, Zutshi M. Fecal incontinence. En: Walters MD, Karram MM, eds. *Urogynecology and Reconstructive Pelvic Surgery.* 4th ed. Philadelphia, PA: Elsevier; 2015:463-476.

Ng KS, Sivakumaran Y, Nassar N, Gladman M. Fecal incontinence: community prevalence and associated factors—a systematic review. *Dis Colon Rectum.* 2015;58:1194-1209.

Paquette IM, Varma MG, Kaiser AM, Steele SR, Rafferty JF. The American Society of Colon and Rectal Surgeons' clinical practice guideline for the treatment of fecal incontinence. *Dis Colon Rectum.* 2015;58:623-636.

Richter HE, Nager CW, Burgio KL, et al. Incidence and predictors of anal incontinence after obstetric anal sphincter injury in primiparous women. *Female Pelvic Med Reconstr Surg.* 2015;21:182-189.

van der Wilt AA, Giuliani G, Kubis C, et al. Randomized clinical trial of percutaneous tibial nerve stimulation versus sham electrical stimulation in patients with faecal incontinence. *Br J Surg.* 2017;104(9):1167-1176.

Wu JM, Vaughan CP, Goode PS, et al. Prevalence and trends of symptomatic pelvic floor disorders in U.S. women. *Obstet Gynecol.* 2014;123:141-148.

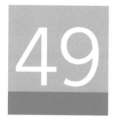

V — Oncología ginecológica

49 — Neoplasia intraepitelial cervicouterina

Anna L. Beavis y Connie L. Trimble

EPIDEMIOLOGÍA DE LA NEOPLASIA CERVICOUTERINA

- En Estados Unidos, casi 13 240 mujeres son objeto del diagnóstico de **cáncer cervicouterino** al año y más de 4 000 morirán por su causa, la segunda más frecuente de muerte por cáncer en mujeres de 20 a 39 años.

- La incidencia y mortalidad del cáncer cervicouterino afectan de manera desproporcionada a las mujeres afroamericanas, latinas, aborígenes estadounidenses y de Alaska, con tasas casi dobles respecto de las caucásicas.

- Casi 50% de las mujeres con diagnóstico de cáncer cervicouterino en Estados Unidos no tiene una detección adecuada. La falta de seguimiento después de la detección quizá también contribuya a la disparidad en la incidencia y mortalidad de este cáncer.

- Es necesaria la infección persistente por **virus del papiloma humano (VPH)** oncogénicos (de alto riesgo) de tipos 16, 18, 31, 33, 35, 39, 45, 52, 56, 58, 59 y 68, pero no suficiente para el desarrollo de este cáncer y sus lesiones precursoras. El VPH 16 corresponde al genotipo carcinogénico más frecuente del virus, seguido por el VPH 18 y juntos constituyen la causa de 70% de los cánceres cervicouterinos relacionados. Aunque casi 80% de las mujeres presenta infección por un tipo de VPH con la actividad coital en algún momento de sus vidas, en 90% es transitoria y se eliminará por vía inmunitaria en 1 a 2 años.

- El riesgo de la infección persistente incluye la exposición al tabaco y las afecciones inmunitarias, así como la coinfección por virus de la inmunodeficiencia humana (VIH). Es más probable que una infección por VPH en mujeres > 30 años sea persistente que en las más jóvenes. Se cree que el cáncer cervicouterino se presenta pasada una media de 20 a 25 años después del inicio de una infección persistente por VPH.

- El frotis convencional para el estudio de citología cervicouterina o el basado en líquido (ambos conocidos como **frotis de Papanicolaou**) se usa como método de detección para identificar la presencia de células epiteliales cervicouterinas visualmente anormales. Ambas técnicas son aceptables, pero los especímenes citológicos de base líquida tienen mejor desempeño en presencia de sangre o moco y ofrecen la capacidad de realizar pruebas complementarias o concomitantes de VPH. La infección por VPH oncogénicos se puede detectar en especímenes de citología líquida con la técnica de Hybrid Capture 2 HPV de Digene con la reacción en cadena de polimerasa o por hibridación *in situ*.

- Cada año, en Estados Unidos, 4.8 millones de mujeres presentan un frotis de Papanicolaou anormal. Las anomalías citológicas se clasifican de acuerdo con el sistema de Bethesda (ver la sección "Categorías de diagnóstico" más adelante).
- Las anomalías histopatológicas se clasifican con un sistema doble de lesiones intraepiteliales escamosas de bajo y alto grados (LIEAG y LIEBG). Las lesiones intraepiteliales escamosas de bajo grado (LIEBG) incluyen a la displasia leve y la neoplasia intraepitelial cervicouterina 1(NIC 1). Las lesiones de LIEAG incluyen a las displasias moderada y grave, el carcinoma *in situ* y las NIC 2/NIC 3.
- Una NIC 1 se asocia con una elevada tasa de regresión espontánea, en tanto la NIC 3 no tratada tiene una incidencia acumulativa comunicada de cáncer invasor de 30.1% en 30 años.

PREVENCIÓN PRIMARIA

Vacunación

- En la US Food and Drug Administration (FDA) se aprobó en el 2006 la primera vacuna contra VPH de tipos 6, 11, 16 y 18 (Gardasil, Merck, Whitehouse Station, NJ) para su uso en las mujeres de 9 a 26 años, y en el 2009 se amplió para incluir hombres. En el 2014 se aprobó en la FDA una vacuna de VPH nonavalente ampliada dirigida a cinco tipos de VPH oncogénicos adicionales: 31, 33, 45, 52 y 58, que previene casi 90% de todos los cánceres cervicouterinos y es la única disponible en Estados Unidos.
- Tanto en el Advisory Committee on Immunization Practices como en el American College of Obstetricians and Gynecologists (ACOG) se recomendó la administración de la vacuna a mujeres de 9 a 26 años y hombres de 9 a 21 años. Debe ofrecerse la vacuna a los varones de alto riesgo, incluyendo aquellos que tienen actividad sexual con otros, y los transexuales, hasta los 26 años, que se administra en tres dosis con 0, 2 y 6 meses de intervalo; si se aplica la primera antes de los 15 años, no obstante, es necesario administrar solo dos, con 6 a 12 meses de intervalo.
- A finales del 2018 la FDA aprobó la vacuna para personas de 26 a 45 años.
- Durante más de un decenio de estudios del mundo real se mostró que la vacuna es segura y eficaz, con un decremento de más de 85% de las lesiones de LIEAG en las poblaciones donde se usó. Sin embargo, las tasas de vacunación en Estados Unidos son bajas, con solo 54% de las mujeres y 51% de hombres que para el 2018 habían concluido la serie de vacunas.
- Si bien la vacuna no es terapéutica en mujeres positivas y negativas para VPH, confiere alguna disminución del riesgo de la displasia de alto riesgo.
- En la actualidad, la vacunación contra VPH no modifica las recomendaciones de detección. Sin embargo, en una conjetura a futuro, es probable que la vacunación contra VPH influya sobre los valores predictivos positivo y negativo del frotis de Papanicolaou, por la disminución de las anomalías cervicouterinas en la población.

Otras medidas de prevención primaria

- Cese del tabaquismo. Las mujeres que fuman tienen un mayor riesgo de cáncer cervicouterino, en comparación con las que no, lo que se cree relacionado con el hecho de que el hábito triplica la probabilidad de infección por VPH persistente y duplica la de progreso a la NIC 3.

- Deben ofrecerse pruebas para VIH y otras infecciones de transmisión sexual a todas las mujeres con frotis de Papanicolaou anormales.

GUÍAS DE DETECCIÓN

- Con base en las guías del 2018 de la US Preventive Services Taskforce, con el respaldo de la American Society for Colposcopy and Cervical Pathology, el ACOG y la Society of Gynecologic Oncology, las recomendaciones de detección actuales para las mujeres con riesgo promedio son las siguientes (Tabla 49-1):
  - Debe iniciarse la detección sistemática en las mujeres a los 21 años, al margen de la edad del primer coito y en las de 21 a 29 años cada 3 años, solo por citología, pues en este grupo de edad es probable que las infecciones por VPH sean transitorias.

Tabla 49-1	Resumen de las recomendaciones de detección del cáncer cervicouterino de la USPSTF, el ACOG, la SGO y la ASCCP para mujeres con riesgo promedio del 2018[a]	
Grupo de edad	**Modalidades de detección**	**Comentarios/consideraciones**
< 21 años	No se ofrecen	En individuos con inmunosupresión (p. ej., aquellos con infección por VIH) se recomienda la detección en el año que sigue al inicio de la actividad sexual.
De 21 a 29 años	Citología sola cada 3 años	Se recomiendan pruebas complementarias de VPH ante frotis de Papanicolaou con resultado de CEA-SI (aceptables para las mujeres de 21 a 24 años; preferidas para aquellas de 25 años y mayores).
De 30 a 65 años	Tres opciones: 1. Pruebas de VPHar cada 5 años 2. Citología sola cada 3 años 3. Pruebas combinadas (VPHar y citología) cada 5 años	La disminución de los diagnósticos de cáncer cervicouterino es similar con los tres métodos, pero cuando están combinados producen el máximo número de falsos positivos.
> 65 años	No se recomiendan	Las mujeres pueden interrumpir las pruebas de Papanicolaou solo si presentan 10 años consecutivos de detección normal y no son de alto riesgo.

Abreviaturas: ACOG, American College of Obstetricians and Gynecologists; ASCCP, American Society for Colposcopy and Cervical Pathology; CEA-SI, células escamosas atípicas de significado indeterminado; VIH, virus de la inmunodeficiencia humana; VPH, virus del papiloma humano; VPHar, VPH de alto riesgo; SGO, Society for Gynecologic Oncology; USPSTF, US Preventive Services Task Force.
[a] Las guías de detección pueden continuar cambiando; estas son las actuales en el momento de redactar este capítulo.

- En mujeres de 30 a 65 años se puede hacer la detección cada 3 años con solo citología o cada 5 años con pruebas de VPH de alto riesgo (VPHar) exclusivamente, o cada 5 años con su combinación (citología y pruebas de VPHar simultáneas). Las pruebas combinadas aportan tasas de detección similares a los otros dos métodos de detección, pero producen más resultados falsos positivos. La citología sola es el método menos sensible.

- Se puede interrumpir la detección a los 65 años si la mujer no presenta factores de riesgo y cuenta con 10 años de resultados negativos de la detección (tres pruebas de citología consecutivas con 3 años de intervalo, o dos pruebas combinadas con 5 años de intervalo). No se reinstituye la detección, incluso en el caso de un nuevo compañero sexual, después de los 65 años. Aún se recomiendan las pruebas de bienestar de la salud femenina anuales para todas las adultas.

- En ausencia de detección, se diagnostica cáncer cervicouterino en 8.34 por 1 000 mujeres de 30 a 65 años; con las pruebas de VPHar aisladas o combinadas con citología cada 5 años, las cifras disminuyen a 0.29 y 0.30 por 1 000, respectivamente. La citología cada 3 años hace decrecer la tasa a 0.76 por 1 000.

- Es notorio que la vacunación contra VPH puede cambiar la distribución de los genotipos así como los valores predictivos positivo y negativo de los frotis de Papanicolaou. Además, la vacunación puede influir en el apego a la detección. Sin embargo, se recomienda a las mujeres vacunadas continuar con la detección sistemática.

Poblaciones especiales

- Las mujeres a quienes se hizo histerectomía total por indicaciones benignas y sin antecedente de una lesión de alto grado no requieren más detección.

- Las mujeres con antecedente de NIC 2/NIC 3 deben ser objeto de detección regular durante al menos 20 años después del periodo de vigilancia inicial adecuado postratamiento, al margen de su edad. Se recomienda el mismo periodo de detección en especímenes vaginales para quienes fueron objeto de histerectomía como parte del tratamiento de NIC 2/NIC 3 recurrentes.

- En su actualización del 2016 Practice Bulletin (boletín de práctica del 2016), el ACOG emitió guías de detección para las mujeres con **infección por VIH o inmunosupresión**:
  - Iniciar la detección en el año que sigue al principio de la actividad sexual, 1 año después del diagnóstico de infección por VIH o de inmunosupresión, o a los 21 años, lo que sea más temprano.
  - Ver la figura 49-1 para las recomendaciones de intervalos de detección en las mujeres con inmunosupresión menores y mayores de 30 años.
  - La detección del cáncer cervicouterino debe continuar durante toda la vida de la mujer y no interrumpirse a los 65 años.

- En el ACOG se declara que es razonable hacer una citología anual en aquellas mujeres con exposición intrauterina al **dietilestilbestrol**.

- El **contexto de bajos recursos**, donde los laboratorios de patología y el personal son escasos y las restricciones monetarias, logísticas o de ambos tipos prohíben el seguimiento, en la Organización Mundial de la Salud y el ACOG se recomendó el uso de pruebas de VPH para la detección del cáncer cervicouterino. Las mujeres con resultado positivo de las pruebas de VPH pueden seleccionarse para tratamiento mediante inspección visual con aplicación de ácido acético o tratarse directamente por crioterapia o el procedimiento de exéresis con asa electroquirúrgica (LEEP, por sus siglas en inglés). En regiones donde no se dispone de pruebas de VPH se recomienda la inspección visual, previa aplicación de ácido acético, como modalidad de detección, seguida por el tratamiento de las pacientes con resultados positivos.

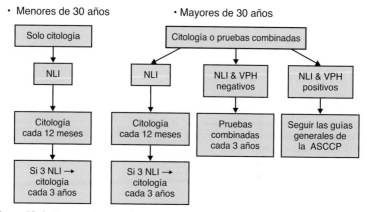

Figura 49-1. Recomendaciones de detección para las mujeres VIH positivo o con inmunosupresión. Abreviaturas: ASCCP, American Society for Colposcopy and Cervical Pathology; VPH, virus del papiloma humano; NLI, negativa para lesión intraepitelial o cáncer. Datos del American College of Obstetricians and Gynecologists Committee on Practice Bulletins–Gynecology. ACOG Practice Bulletin No. 168: cervical cancer screening and prevention. *Obstet Gynecol.* 2016;128:e111-e130. doi:10.1097/AOG.000000000000 1708. (Reafirmado en el 2018).

MÉTODOS DE DETECCIÓN

Citología en frotis de Papanicolaou

- Se pueden colectar especímenes de frotis de Papanicolaou en forma convencional, con fijación sobre una laminilla, o para citología con base líquida, que en la *US Preventive Services Taskforce* se consideran clínicamente equivalentes.
- Los informes de frotis de Papanicolaou incluyen el tipo y lo adecuado del espécimen, resultados y cualquier prueba auxiliar realizada (p. ej., sonda de VPHar).
- El tipo de espécimen indica si la prueba es de secreción vaginal o del cérvix.
- Las pruebas adecuadas se señalan como satisfactorio, no satisfactorio o con ausencia de células endocervicales/de la zona de transformación.
- Los frotis de Papanicolaou insatisfactorios deben repetirse en 2 a 4 meses.
- Para mujeres con riesgo promedio y frotis de Papanicolaou con estudio de citología normal que carecen de componente endocervical, las recomendaciones de detección y sus intervalos no cambian, excepto que se recomiendan las pruebas de VPH (si no se hicieron ya) en las mayores de 30 años y, después, el tratamiento se guía de acuerdo con su resultado.

Pruebas de virus del papiloma humano

- Las pruebas de VPH se pueden incorporar como concomitantes (hechas en el momento de la citología) o aisladas, como método de detección primaria.
- La primera prueba de VPH aprobada para usarse en combinación fue la de Hybrid Capture 2 HPV de Digene (Qiagen Corporation, Gaithersburg, MD). Hoy hay cuatro pruebas de VPH aprobadas por la FDA para usarse en forma concomitante en el frotis de Papanicolaou.
- Para la prueba combinada se pueden hacer análisis de VPHar en un espécimen de citología en líquido o con el dispositivo de colección de ADN de la Hybrid Capture 2.

- La prueba Cobas® hrHPV (Roche Molecular Systems, Pleasanton, CA) tiene aprobación de la FDA para combinarse con el Papanicolaou *y* como detección primaria, en la que se informan los genotipos 16 y 18 de VPH por separado de los otros 12 de alto riesgo.

CATEGORÍAS DE DIAGNÓSTICO: CITOLOGÍA

Se usa la actualización del 2014 del sistema de Bethesda del 2001 para describir la citología del cérvix normal y anormal con el empleo de las siguientes categorías:

- **Negativa para una lesión intraepitelial o el cáncer**
- **Lesiones escamosas**
  - Células escamosas atípicas (**CEA**)
    - ◦ de significado indeterminado (**CEA-SI**)
    - ◦ sin poder excluir el alto grado (**CEA-AG**)
  - **LIEBG**
  - **LIEAG**
    - ◦ con características sospechosas de invasión
  - Carcinoma de células escamosas
- **Lesiones glandulares**
  - Células glandulares atípicas (**CGA**) (endocervicales o endometriales)
    - ◦ no especificadas desde otros puntos de vista (**CGA-NE**)
    - ◦ en favor de una neoplasia (**CGA-en favor de una neoplasia**)
  - Adenocarcinoma *in situ* (**AIS**)
  - Adenocarcinoma

Células escamosas atípicas

- Se registran casi 2 millones de frotis de Papanicolaou con CEA en Estados Unidos al año.
- Están presentes CEA-SI en 4.7% de las muestras y se vinculan con una prevalencia de 7 a 12% de NIC 2/NIC 3.
- El resultado de CEA-AG se presenta en 0.4% de los especímenes y hay NIC 2/NIC 3 en 26 a 68% de las pacientes.
- El riesgo de cáncer invasor asociado con un Papanicolaou de CEA es de 0.1 a 0.2%.

Células glandulares atípicas

- Las CGA se encuentran en 0.4% de los frotis de Papanicolaou.
- Las CGA se asocian con una neoplasia significativa en 9 a 38% (NIC 2/NIC 3, AIS) y con el cáncer, de 3 a 17%. En un estudio se encontró que los cánceres de las mujeres con CGA se presentaban en las mayores de 35 años y eran sobre todo de origen endometrial, por lo que se sugirió hacer biopsia endometrial a toda mujer con CGA después de los 35 años.
- Las CGA-en favor de la neoplasia conllevan un mayor riesgo de cáncer (27-96%) que las CGA-NE (9-41%).

Lesiones intraepiteliales escamosas de bajo grado

- Se informa LIEBG en 2.1% de los frotis de Papanicolaou y tiene una sólida correlación con la infección por VPH.
- Se encuentra displasia de alto grado o neoplasia en 12 a 17% de las mujeres a quienes se hace colposcopia por LIEBG.

Lesiones intraepiteliales escamosas de alto grado

- Se informa LIEAG en 0.7% de los frotis de Papanicolaou.
- En la citología encuentra un NIC 2/NIC 3 en 53 a 97% de mujeres con LIEAG, así como cáncer invasor en 2.0% de mujeres con LIEAG.

ESTRATEGIAS TERAPÉUTICAS: ANORMALIDADES CITOLÓGICAS

Células escamosas atípicas de significado indeterminado

- Pruebas complementarias de VPHar (preferidas): un resultado positivo debe ser seguido por colposcopia y uno negativo, por pruebas combinadas en 3 años. Con esta estrategia la sensibilidad de la detección de NIC 2/NIC 3 es de 92%.
- Si no se dispone de pruebas de VPH se recomienda repetir la citología en 1 año. Si esta resulta negativa se puede reiniciar la detección sistemática. Si deriva de CEA-SI o peor, se recomienda una colposcopia; debe hacerse legrado endocervical (LEC) si no hay lesiones visibles o la colposcopia no es satisfactoria.

Poblaciones especiales

- No debe hacerse detección de VPH o cáncer de cérvix en las adolescentes, pues tienen una prevalencia más alta del virus y tal vez eliminen solas la infección.
- El retraso de la primera prueba hasta los 21 años en las mujeres con riesgo promedio está diseñado para disminuir procedimientos de diagnóstico o intervenciones innecesarios y la morbilidad yatrógena potencial en las jóvenes.
- Las mujeres de 21 a 24 años tienen bajas tasas de displasia de alto grado, por lo que si resultan negativas para CEA-SI/VPH pueden reanudar la detección sistemática. Si presentan CEA-SI/VPH se repetirá la citología a los 12 meses.
- Las embarazadas se estudian según su grupo de edad; la colposcopia se puede diferir hasta las 6 semanas posparto. No es aceptable un LEC durante el embarazo.
- Las mujeres con inmunosupresión o infección por VIH y CEA-SI son objeto de un seguimiento diferencial según su edad y estado respecto de VPH (Figura 49-2).

Células escamosas atípicas sin poder descartar alto grado

- Estas pacientes requieren colposcopia; si es negativa se deben hacer pruebas combinadas a los 12 y 24 meses y ofrecerles un procedimiento diagnóstico excisional.

Células glandulares atípicas

- Todas las mujeres con CGA deben ser objeto de colposcopia con LEC; se prefiere la biopsia endometrial si son ≥ 35 años o presentan factores de riesgo de una neoplasia endometrial (p. ej., hemorragia vaginal sin explicación, anovulación crónica). Se prefiere una prueba de ADN de VPH.
- Deben hacerse biopsia endometrial y endocervical de manera sistemática ante el hallazgo de células *endometriales* atípicas.
- La vigilancia de las pacientes con CGA-NE después de hallazgos negativos es de pruebas combinadas a los 12 y 24 meses.
- La vigilancia de las pacientes con CGA-en favor de una neoplasia después de una valoración negativa es un procedimiento excisional diagnóstico, preferentemente una biopsia en cono con bisturí (BCB).
- El AIS se trata por un procedimiento diagnóstico de exéresis, de preferencia la BCB.

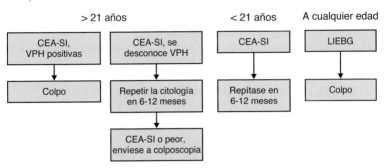

Figura 49-2. Tratamiento de las pacientes con células escamosas atípicas de significado indeterminado (CEA-SI) y lesiones intraepiteliales escamosas de bajo grado (LIEBG) positivas para virus de la inmunodeficiencia humana (VIH) y aquellas con inmunosupresión. Abreviaturas: Colpo, colposcopia; VPH, virus del papiloma humano. Datos del American College of Obstetricians and Gynecologists Committee on Practice Bulletins–Gynecology. ACOG Practice Bulletin No. 168: cervical cancer screening and prevention. Obstet Gynecol. 2016;128:e111-e130. doi: 10.1097/AOG.0000000000001708. (Reafirmado en el 2018).

Poblaciones especiales

- Las embarazadas deben tratarse en forma idéntica a la población general, con la excepción de que son inaceptables las biopsias endometrial y endocervical.
- Las mujeres en la posmenopausia con resultado de células endometriales de aspecto benigno en un frotis de Papanicolaou deben valorarse por biopsia endometrial.

Lesiones intraepiteliales escamosas de bajo grado

- Las LIEBG conllevan el mismo riesgo de displasia de alto grado que las CEA-SI/VPH y, por lo tanto, se tratan de manera idéntica (colposcopia).
- Se prefiere un LEC en aquellas pacientes con estudio de colposcopia insatisfactorio o negativo.
- El hallazgo de una lesión menor que NIC 2/NIC 3 se puede vigilar por pruebas combinadas a los 12 meses.

Poblaciones especiales

- Las mujeres de 21 a 24 años con LIEBG deben vigilarse por citología repetida a los 12 y 24 meses. El hallazgo de una LIEAG o mayor a los 12 meses o CEA-SI o mayor a los 24 meses amerita una colposcopia.
- Las mujeres en la posmenopausia se pueden tratar por pruebas de ADN de VPH complementarias, colposcopia o repetición de la citología a los 6 y 12 meses.
- Las embarazadas con LIEBG deben ser objeto de colposcopia. También es aceptable su vigilancia posparto.
- Las mujeres VIH positivas o con inmunosupresión y CEA-SI o LIEBG deben estratificarse con base en su edad y estado respecto de VPH (ver la Figura 49-2).

Lesión escamosa intraepitelial de alto grado

- Debido al alto riesgo de afección cervicouterina significativa, un abordaje es de "ver y tratar" con LEEP inmediata a las mujeres de al menos 25 años.

- También es apropiada la colposcopia con LEC. Un resultado insatisfactorio de la colposcopia debe abordarse con un procedimiento de diagnóstico excisional.
- Una colposcopia satisfactoria con el diagnóstico de una lesión menor de NIC 2/NIC 3 permite vigilar a la paciente por colposcopia/citología a los 6 y 12 meses, un procedimiento diagnóstico excisional o la revisión del material de histopatología original para verificarlo.
- Dos frotis de Papanicolaou negativos consecutivos sin lesiones de alto grado en la colposcopia permiten reiniciar un esquema de detección normal.
- La persistencia de LIEAG durante 24 meses debe revalorarse con un procedimiento de diagnóstico excisional.

Poblaciones especiales

- Las embarazadas con LIEAG deben valorarse por colposcopia. Aquellas lesiones con sospecha de NIC 2/NIC 3 o cáncer invasor deben ser objeto de biopsia; es inaceptable la biopsia de otras lesiones o la realización de un LEC.
- Deberá hacerse la valoración no antes de 6 meses posparto en las pacientes con diagnóstico menor de NIC 2/NIC 3.

ESTRATEGIAS DE TRATAMIENTO: PACIENTES VPHar POSITIVAS EN LA DETECCIÓN PRIMARIA

- En la actualidad, solo la prueba de VPH Cobas® (Roche Molecular Systems, Pleasanton, CA) tiene aprobación por la FDA para la detección primaria del cáncer de cérvix y VPH, con la que se pueden diferenciar los tipos 16 y 18 de otros 12 VPH de alto riesgo oncogénico.
- Las recomendaciones de tratamiento con la prueba de VPH primaria son las siguientes:
  - Si resulta positiva para VPH 16/18, procédase a la colposcopia.
  - Si es positiva para los otros 12 tipos de VPHar, valorar la citología (prueba de Papanicolaou complementaria). Si es negativa para una lesión intraepitelial o el cáncer, hágase su revaloración en 12 meses. Si la lesión es de CEA-SI o peor, procédase con la colposcopia.
  - Si es negativa, se pueden repetir las pruebas de VPH cada 5 años.

CATEGORÍAS DE DIAGNÓSTICO POR COLPOSCOPIA: HISTOPATOLOGÍA

- Se usa colposcopia para valorar a las pacientes con citologías del cérvix o pruebas de VPHar anormales. La sensibilidad promedio de la citología es de solo 48%, por lo que la colposcopia debe incluir una biopsia de cualquier lesión visible.
- Se usa colposcopia para examinar el cérvix después de la aplicación de una solución de ácido acético al 3%, que deshidrata las células epiteliales con cociente núcleo-citoplasma alto y da lugar a cambios acetoblancos.
- La colposcopia se considera **satisfactoria** si se visualiza toda la circunferencia de la unión escamocilíndrica y las lesiones en forma completa.

Neoplasia intraepitelial cervicouterina 1

- El de NIC 1 es el diagnóstico histopatológico aplicado a las lesiones de bajo grado y, sin embargo, no es equivalente de las LIEBG.
- Se calcula que se diagnostica NIC 1 a 1 millón de mujeres cada año en Estados Unidos, cuya incidencia anual es de 1.2 por 1 000.
- Una NIC 1 progresa en casi 11% hasta NIC 2/NIC 3 (Tabla 49-2).

Tabla 49-2	Historia natural de la neoplasia intraepitelial cervicouterina no tratada[a]			
	Regresión a lo normal (%)	Displasia persistente (%)	Progreso a NIC 2/ NIC 3 (%)	Progreso a CIS (%)
NIC 1	57	30	11	0.3
NIC 2	43	35	—	14-22
NIC 3	32	48-56	—	12

Abreviaturas: NIC, neoplasia intraepitelial cervicouterina; CIS, carcinoma *in situ*.
[a] Datos de Mitchell MF, Tortolero-Luna G, Wright T, et al. Cervical human papillomavirus Infection and intraepithelial neoplasia: a review. *J Natl Cancer Inst Monogr.* 1996;(21):17-25.

Neoplasia intraepitelial cervicouterina 2/3

- El de NIC 2/NIC 3 es el diagnóstico histopatológico que se aplica a las lesiones de alto grado, pero no equivale a las LIEAG.
- Se calcula que se diagnostica NIC 2/NIC 3 en 500 000 mujeres al año en Estados Unidos y su incidencia anual es de 1.5 por 1 000.

Adenocarcinoma *in situ*

- Las lesiones de AIS suelen ser multifocales, por lo que un borde negativo del espécimen de exéresis (LEEP o BCB) no predice de manera confiable su total extirpación.

ESTRATEGIAS TERAPÉUTICAS: ANOMALÍAS HISTOPATOLÓGICAS

Modalidades de tratamiento

- Las opciones terapéuticas se pueden clasificar en destructivas o excisionales.
- Las destructivas no proveen un espécimen para el estudio histopatológico.
- Las excisionales deben hacerse cuando no puede descartarse un cáncer invasor, se sospecha uno microinvasor en una biopsia, hay discrepancia de dos niveles entre la citología y la histopatología, y siempre que haya preocupación respecto de la afección endocervical.

Métodos destructivos

- La **crioterapia** se hace con una sonda superenfriada que se aplica directo a la lesión. No es apropiada para tratar la afección endocervical.
- El **láser de dióxido de carbono** se usa para evaporar el tejido hasta 7 mm de profundidad. Se requiere un equipo especial, pero se pueden tratar zonas más irregulares.
- Estos métodos no son aceptables para el AIS o ante una colposcopia insatisfactoria.

Métodos excisionales

- Los procedimientos excisionales pueden aumentar el riesgo de parto pretérmino futuro o de rotura prematura de las membranas de una paciente.
- El **procedimiento de exéresis electroquirúrgica con asa** emplea un alambre con corriente eléctrica. La forma y el tamaño del asa se puede modificar y puede obtenerse un segundo espécimen en forma de "sombrero" para contar con mayor tejido endocervical. El artefacto de la cauterización puede dificultar la interpretación de los bordes.

- En la **biopsia en cono con bisturí** se emplea un escalpelo para obtener un espécimen cuneiforme del cérvix cuyo tamaño y forma se ajustan a la lesión, método que permite la determinación histopatológica del estado del borde. Debe considerarse una BCB frente a la LEEP para las pacientes con AIS, sospecha de microinvasión, colposcopia insatisfactoria o una lesión que se extiende hacia el conducto endocervical.

Tratamiento de la neoplasia intraepitelial cervicouterina 1

- Este tratamiento depende de la citología precedente al diagnóstico (Figura 49-2).
- Una NIC precedida por un resultado de LIEAG o CGA (con colposcopia satisfactoria y LEC negativo)
  - Háganse pruebas concomitantes a los 12 y 24 meses, con un procedimiento excisional si de nuevo se encuentra LIEAG, o repítase la colposcopia si hay positividad para VPH con una citología de CEA-SI o peor.
  - Procedimiento diagnóstico de exéresis.
  - Vuelva a revisar los datos de colposcopia, citología e histopatología.
- Con NIC 1 precedida por CEA-SI, CEA-AG o LIEBG.
  - Pruebas concomitantes a los 12 meses
    - ○ Si es de CEA-SI o peor o positiva para VPH, se justifica la colposcopia.
    - ○ Si ambos resultan son negativos se puede reiniciar la detección apropiada para la edad.
  - Dos frotis de Papanicolaou negativos o un solo estudio de ADN de VPH negativo permiten reiniciar la detección estándar.
- Se puede dar seguimiento a una NIC 1 persistente (> 2 años), como se mencionó antes, o tratarse. Los procedimientos destructivos y excisionales son aceptables ante una colposcopia satisfactoria. La destrucción es inaceptable con una colposcopia insatisfactoria.

Poblaciones especiales

- En las mujeres de 21 a 24 años el tratamiento de la NIC 1 depende de la citología precedente.
  - Ante una NIC 1 precedida por CEA-SI o LIEBG, debe hacerse citología a intervalos de 12 meses; si se encuentran CEA-AG o LIEAG se justifica colposcopia. Puede reiniciarse detección sistemática después de dos pruebas con resultado negativo.
  - Ante una NIC precedida por LIEAG o CEA-AG: colposcopia y citología cada 6 meses durante 24 de seguimiento.
- Las embarazadas con NIC 1 deben tener vigilancia sin tratamiento.

Tratamiento de la neoplasia intraepitelial cervicouterina 2/3

- Una NIC 2/NIC 3 requiere un tratamiento de exéresis o destructivo después de una colposcopia satisfactoria. El destructivo es apropiado solo para NIC 2/NIC 3 no recurrentes con colposcopia satisfactoria.
- La histerectomía no es un tratamiento inicial aceptable de las NIC 2/NIC 3.
- Después del tratamiento debe vigilarse a las pacientes con NIC 2/NIC 3 mediante pruebas concomitantes a los 12 y 24 meses. Ya sea la positividad de ADN de VPH o una citología de CEA-SI o peor, requieren colposcopia con biopsia endocervical. Si las pruebas concomitantes resultan normales se pueden repetir a los 3 años, y después reiniciar la detección normal.
- Si se identifica NIC 2/NIC 3 en los bordes de un espécimen de exéresis o en el LEC hay tres opciones terapéuticas:
  - repetir la citología y LEC a los 4 a 6 meses (se prefiere)
  - repetir la exéresis (aceptable)
  - histerectomía si no es factible repetir la exéresis (aceptable)

- Después del seguimiento debe continuarse la detección sistemática durante al menos 20 años.
- La histerectomía es aceptable para las NIC 2/NIC 3 persistentes o recurrentes.

Poblaciones especiales

- En mujeres jóvenes debe tenerse en cuenta la fecundidad futura, así como el hecho de que ocurre regresión espontánea de NIC 2/NIC 3. Para las mujeres de 21 a 24 años, en la American Society for Colposcopy and Cervical Pathology se recomienda la colposcopia con citología a intervalos de 6 meses durante 1 año. Si se diagnostica NIC 3 en el seguimiento o si persiste la NIC 2/NIC 3 durante 24 meses, se recomienda el tratamiento.
- El propósito principal en las embarazadas es descartar un cáncer invasor. Si se sospecha invasión es importante la biopsia, que durante el embarazo no la pone en riesgo. No hacer LEC, no revalorar por colposcopia con más frecuencia que cada 12 semanas durante el embarazo y es aceptable diferirla hasta las 6 semanas posparto.

Tratamiento del adenocarcinoma *in situ*

- La conización con bisturí es el tratamiento ideal del AIS, ya que la LEEP se vincula con mayores tasas de bordes positivos. Debe hacerse un LEC en el momento de la resección.
- Después de la exéresis del AIS si se detectan bordes positivos o LEC el riesgo de enfermedad residual es de 47% y el de cáncer de 6%. Con bordes negativos el riesgo de afección residual es todavía de 17% y el de cáncer oculto de 0.6%.
- La histerectomía es el tratamiento preferido de las pacientes con diagnóstico de AIS después del procedimiento de estudio por exéresis y que ya concluyeron su procreación.

Poblaciones especiales

- Debe asesorarse a las mujeres que desean conservar la fecundidad respecto a los riesgos vinculados con este tratamiento y ofrecerse la exéresis repetida y LEC cuando se encuentren bordes positivos en la original. En las guías de la American Society for Colposcopy and Cervical Pathology se recomienda la vigilancia estrecha, que incluye revaloración a los 6 meses con pruebas concomitantes, colposcopia y LEC, y también el seguimiento a largo plazo.

LECTURAS SUGERIDAS

American College of Obstetricians and Gynecologists Committee on Adolescent Health Care. ACOG Committee Opinion No. 704 summary: human papillomavirus vaccination. *Obstet Gynecol.* 2017;129:1155-1156. doi:10.1097/AOG.0000000000002111.

American College of Obstetricians and Gynecologists Committee on Practice Bulletins— Gynecology. ACOG Practice Bulletin No. 140: management of abnormal cervical cancer screening test results and cervical cancer precursors. *Obstet Gynecol.* 2013;122:1338-1367. (Reafirmado en el 2018)

American College of Obstetricians and Gynecologists Committee on Practice Bulletins— Gynecology. ACOG Practice Bulletin No. 168: cervical cancer screening and prevention. *Obstet Gynecol.* 2016;128:e111-e130. doi:10.1097/AOG.0000000000001708. (Reafirmado en el 2018)

Arbyn M, Xu L, Simoens C, Martin-Hirsch PP. Prophylactic vaccination against human papillomaviruses to prevent cervical cancer and its precursors. *Cochrane Database Syst Rev.* 2018;(5):CD009069. doi:10.1002/14651858.CD009069.pub3.

Curry SJ, Krist AH, Owens DK, et al. Screening for cervical cancer: US Preventive Services Task Force recommendation statement. *JAMA.* 2018;320:674-686. doi:10.1001/jama.2018.10897.

Garland SM, Kjaer SK, Muñoz N, et al. Impact and effectiveness of the quadrivalent human papillomavirus vaccine: a systematic review of 10 years of real-world experience. *Clin Infect Dis.* 2016;63:519-527. doi:10.1093/cid/ciw354.

Ho GYF, Bierman R, Beardsley L, Chang CJ, Burk RD. Natural history of cervicovaginal papillomavirus infection in young women. *N Engl J Med.* 1998;338:423-428. doi:10.1056/NEJM199802123380703.

Huh WK, Ault KA, Chelmow D, et al. Use of primary high-risk human papillomavirus testing for cervical cancer screening: interim clinical guidance. *J Low Genit Tract Dis.* 2015;19:91-96. doi:10.1097/LGT.0000000000000103.

Markowitz LE, Dunne EF, Saraiya M, et al. Human papillomavirus vaccination: recommendations of the Advisory Committee on Immunization Practices (ACIP). *MMWR Recomm Rep.* 2014;63:1-30.

Massad LS, Einstein MH, Huh WK, et al. 2012 Updated consensus guidelines for the management of abnormal cervical cancer screening tests and cancer precursors. *Obstet Gynecol.* 2013;121:829-846. doi:10.1097/AOG.0b013e3182883a34.

Nayar R, Wilbur DC. The Pap test and Bethesda 2014. "The reports of my demise have been greatly exaggerated" (after a quotation from Mark Twain). *Acta Cytol.* 2015;59:121-132. doi:10.1159/000381842.

Siegel RL, Miller KD, Jemal A. Cancer statistics, 2018. *CA Cancer J Clin.* 2018;68:7-30. doi:10.3322/caac.21442.

Walker TY, Elam-Evans LD, Singleton JA, et al. National, regional, state, and selected local area vaccination coverage among adolescents aged 13-17 years—United States, 2016. *MMWR Morb Mortal Wkly Rep.* 2017;66:874-882. doi:10.15585/mmwr.mm6633a2.

50 Cáncer cervicouterino
Melissa Pritchard McHale y Kimberly Levinson

El **cáncer cervicouterino** es el cuarto más frecuente de las mujeres en el mundo y el tercero como causa de muerte relacionada con el cáncer. La mayoría de los cánceres cervicouterinos se presenta en países de ingresos bajos y medianos y contribuye con más de 90% de las muertes por el padecimiento. En Estados Unidos es el tercer cáncer ginecológico más frecuente y las tasas de mortalidad e incidencia declinaron de manera significativa desde la introducción de protocolos estandarizados nacionales de detección con el uso sistemático del frotis de Papanicolaou y, más recientemente, la detección de virus del papiloma humano (VPH). En los últimos años, las muertes por cáncer cervicouterino disminuyeron a razón de casi 2% por año. Con los esfuerzos de prevención primaria enfocados en la vacunación con el formato nonavalente, además de los de prevención secundaria por frotis de Papanicolaou y pruebas de VPH, los autores prevén una mayor disminución de las tasas del cáncer cervicouterino en el futuro.

EPIDEMIOLOGÍA DEL CÁNCER CERVICOUTERINO

Casi 60% de las mujeres con diagnóstico de cáncer cervicouterino en países desarrollados nunca fue antes objeto de detección o no lo hizo en los 5 años precedentes. La media de edad para el diagnóstico de cáncer cervicouterino es de 48 años, con la mayoría de los casos en mujeres entre 35 y 44.

- El principal **factor de riesgo** del cáncer cervicouterino es la exposición a virus del papiloma humano de alto riesgo (VPHar). Otros factores de riesgo incluyen el tabaquismo, la paridad y la inmunosupresión, el estado socioeconómico, la raza y los antecedentes de infecciones de transmisión sexual.
  - Se detecta la **infección por VPHar** en 99.7% de los cánceres cervicales. El VPH es un virus sin cubierta con ADN bicatenario incluido en el interior de una cápside con las proteínas estructurales L1 mayor y L2 menor, que se disemina por contacto sexual. Por lo tanto, los factores de riesgo usuales del cáncer cervicouterino incluyen edad temprana en el primer coito, múltiples compañeros sexuales, multiparidad, no usar anticonceptivos de barrera y el antecedente de una infección de transmisión sexual.
    - Los tipos de VPHar 16, 18, 31, 33, 35, 45, 52 y 58 se asocian con 95% de los carcinomas de células escamosas del cérvix. El VPH 16 es el tipo más frecuentemente vinculado. Tanto VPH 16 como VPH 18 suelen asociarse con el adenocarcinoma del cérvix. Juntos causan más de 70% de los cánceres cervicouterinos.
    - La mayoría de las infecciones por VPH es transitoria, sin cambio alguno derivado en el epitelio cervical, o lesiones intraepiteliales de bajo grado que a menudo se eliminan de manera espontánea, casi todas en 6 a 12 meses, y solo alrededor de 10% que persiste. El progreso al cáncer invasor requiere una infección persistente y tiene una historia natural prolongada, casi siempre de 12 a 15 años, lo que da múltiples oportunidades para su detección oportuna.
  - El **tabaquismo de cigarrillos** es un factor de riesgo independiente para el desarrollo del carcinoma de células escamosas del cérvix. Si bien las mujeres que fuman tienen un mayor riesgo de desarrollar displasias escamosas y cáncer, el tabaquismo no es un factor de riesgo para el adenocarcinoma del cérvix.
  - La **inmunosupresión** aumenta el riesgo de presentar cáncer de cérvix, con más rápido avance del preinvasor al invasivo. Las pacientes con infección por el virus de la inmunodeficiencia humana (VIH) tienen mayor riesgo de presentar cáncer cervicouterino y tienden a sufrirlo a menor edad, con una forma más avanzada que aquellas sin dicha infección. En los Centers for Disease Control and Prevention se describió al cáncer de cérvix como una enfermedad que define al sida. Este mayor riesgo también se aplica a las mujeres que reciben medicamentos inmunosupresores y quienes fueron objeto de trasplante de órganos.
  - **Raza y estado socioeconómico**
    - La incidencia anual de cáncer cervicouterino por 100 000 en Estados Unidos fue de 7.2 del 2011 al 2015. No obstante, esta incidencia varía de acuerdo con el grupo étnico y la raza. Las tasas de incidencia por 100 000 mujeres al año en diferentes grupos raciales y étnicos fueron las siguientes: afroestadounidenses, 8.4; caucásicas, 7; nativas estadounidenses, 6.2; latinas, 9.1, y habitantes de las islas del Pacífico/asiáticas, 5.8. Además, después de corregir para la prevalencia de la histerectomía, estas tasas son todavía más dispares y alcanzan 53.0 por 100 000 en las mujeres afroestadounidenses entre los 65 y 69 años, en contraposición con las caucásicas de la misma edad, de 24.7.

o Estas diferencias representan parcialmente el mayor riesgo de cáncer de cérvix en las mujeres de bajo estado socioeconómico y las barreras para la atención inherentes; sin embargo, persisten las disparidades raciales al margen del estado socioeconómico.

o Las diferencias raciales también participan en la supervivencia, lo que en particular se debe al hecho de que las pacientes de grupos minoritarios tienen un diagnóstico más frecuente de cáncer de cérvix a una etapa más avanzada.

DETECCIÓN, CUADRO CLÍNICO Y DIAGNÓSTICO

Se presume que la neoplasia del cérvix es un continuo desde la displasia hasta el carcinoma invasor. La **detección** del cáncer de cérvix con el uso de frotis de Papanicolaou así como con pruebas de VPH e inspección visual con aplicación de ácido acético (IVA) (en particular en los países con bajos ingresos) llevó a una disminución significativa en la incidencia, morbilidad y mortalidad de la forma invasiva de la enfermedad, al facilitar el descubrimiento y tratamiento temprano de las lesiones precursoras. Ver el capítulo 49 para más información sobre la prevención del cáncer de cérvix y la vacuna de VPH.

Cuadro clínico

• **Síntomas tempranos**
  • A menudo no hay síntomas clínicos del cáncer de cérvix temprano, lo que es parte del motivo por el que es tan importante la detección de sus formas preinvasoras o tempranas.
  • Puede ocurrir hemorragia vaginal anormal (poscoital, intermenstrual y en la posmenopausia).
  • Puede también presentarse la secreción serosanguinolenta o amarilla vaginal, en ocasiones maloliente.
  • La dispareunia es también un síntoma frecuente.
• **Síntomas tardíos**
  • Anemia sintomática
  • Dolor pélvico
  • Dolor dorsal y ciático que se puede relacionar con la extensión a la pared lateral, hidronefrosis o metástasis.
  • Invasión vesical o rectal por la enfermedad en etapa avanzada puede producir síntomas urinarios o rectales (p. ej., expulsión vaginal de heces u orina, hematuria, frecuencia urinaria, hematoquecia).
  • Edema de extremidades inferiores por oclusión de los linfáticos pélvicos o trombosis de la vena iliaca externa.

Diagnóstico del cáncer de cérvix

• Algunas mujeres con cáncer de cérvix presentarán una lesión visible, en tanto otras lo mostrarán por estudios y biopsias de detección sistemáticos.
• En la **exploración con espejo vaginal** el cáncer de cérvix puede visualizarse como una masa exofítica que sangra al contacto. Ocurren tumores endofíticos totalmente dentro del conducto endocervical con un aspecto normal del exocérvix. En estos casos, la exploración bimanual quizá revele un cérvix duro de forma cilíndrica. Se debe explorar la vagina en busca de extensión de la afección. El tacto rectal provee información acerca de la nodularidad de los ligamentos uterosacros y ayuda a determinar la extensión de la enfermedad hacia los parametrios.

- En la **exploración física general** el cáncer cervicouterino avanzado se presenta con crecimiento de los ganglios linfáticos, derrame pleural, ascitis o edema de extremidades inferiores; este último que puede indicar afección de la pared pélvica lateral. Los ganglios linfáticos inguinales y supraclaviculares pueden estar crecidos o indurados, índice de la diseminación de la enfermedad.
- Ante lesiones exofíticas obvias, se requiere biopsia para la confirmación histopatológica.
- En las pacientes con cérvix macroscópicamente normal y citología anormal por el método de Papanicolaou, es necesario el estudio colposcópico con biopsias dirigidas y legrado endocervical (LEC) (ver el capítulo 49).
- Si no se puede hacer un diagnóstico definitivo de cáncer de cérvix con base en biopsias de consultorio, quizá se requiera una valoración adicional con una conización del cérvix, de mayor volumen.

AVANCE DE LA ENFERMEDAD, CLASIFICACIÓN POR ETAPAS Y PRONÓSTICO

Vías de diseminación del cáncer cervicouterino

- El cáncer cervicouterino suele diseminarse por **extensión directa**.
  - **Parametrial.** La diseminación lateral del cáncer de cérvix se presenta a través de los vasos linfáticos y sanguíneos de los ligamentos cardinales y la afección significativa de la porción medial de este ligamento causa obstrucción ureteral.
  - **Vaginal.** La porción superior de la vagina puede afectarse cuando el tumor primario se extiende más allá de los confines del cérvix.
  - **De vejiga y recto.** La diseminación anterior y posterior del cáncer de cérvix a la vejiga y el recto es rara, en ausencia de enfermedad lateral parametrial.
- El cáncer cervicouterino también puede progresar por **diseminación linfática** (Figura 50-1).
  - Los siguientes se consideran ganglios linfáticos de primer relevo: obturadores, iliacos externos, hipogástricos, parametriales, presacros e iliacos primitivos.
  - Los ganglios paraaórticos son de segundo relevo y rara vez se afectan en ausencia de afección ganglionar primaria.
  - También pueden afectarse los ganglios supraclaviculares e inguinales en la enfermedad de etapa tardía.
  - El porcentaje de los ganglios afectados aumenta directamente en relación con el volumen del tumor primario y la etapa de la enfermedad.
- Se presentan **metástasis hematológicas** de los carcinomas de cérvix, pero con menos frecuencia que su extensión directa o diseminación linfática y suelen hacerlo en etapas tardías de la evolución.

Clasificación por etapas del cáncer cervicouterino

- El cáncer de cérvix se clasifica por etapas de acuerdo con el **sistema de la International Federation of Gynecology and Obstetrics (FIGO)** (Tablas 50-1 y 50-2). A partir del 2018 la **clasificación por etapas del cáncer cervicouterino** cambió de ser sobre todo clínica a una que permite la incorporación de estudios de imagen y datos de histopatología. La valoración histopatológica, ya sea por biopsia o disección de ganglios linfáticos, es permisible en el sistema actual de clasificación por etapas, y cuando se basa en sus datos debe señalarse como parte de la etapa (se agrega "p" a la etapa numérica asignada). La afección linfovascular no modifica la clasificación.

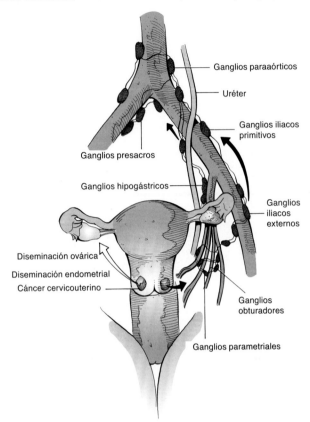

Figura 50-1. Vías anatómicas de diseminación del cáncer cervicouterino invasor. Reimpresa con autorización de Gibbs RS, Karlan BY, Haney AF, et al, eds. *Danforth's Obstetrics and Gynecology.* 10th ed. Philadelphia, PA: Wolters Kluwer Health/Lippincott Williams & Wilkins; 2008:973. Figura 58.2.

- Los estudios sistemáticos de laboratorio deben incluir un recuento hematológico y pruebas metabólicas completos, y análisis de orina. Ningún marcador tumoral ha alcanzado una amplia aceptación.
- La inspección y palpación deben iniciarse con cérvix, vagina y pelvis, y continuar con la exploración de regiones extrapélvicas, incluidos el abdomen, las ingles y los ganglios linfáticos supraclaviculares.
- Para fines de clasificación por etapas hoy se usan linfangiografías, arteriografías, tomografía computarizada, resonancia magnética, tomografía por emisión de positrones, laparoscopia o laparotomía. Los estudios de imagen ayudan a informar la presencia de hidronefrosis así como de metástasis ganglionares en las regiones pélvica o paraaórtica.
- Cuando hay duda en cuanto a la etapa a la que se debe asignar un tumor, se elige la más temprana. Una vez que se determinó la etapa y se inició el tratamiento, las recurrencias posteriores no modifican la asignación inicial.

Tabla 50-1 Sistema de clasificación por etapas del carcinoma de cérvix del 2009 frente al del 2018[a] de la *International Federation of Gynecology and Obstetrics* (FIGO)

	Etapa de FIGO del 2009	Etapa de la FIGO del 2018	Supervivencia a 5 años según la etapa de la FIGO del 2018[b]
Etapa I	Carcinoma de cérvix confinado al útero (debe hacerse caso omiso a la extensión al cuerpo)	Carcinoma de cérvix confinado al útero (debe hacerse caso omiso a la extensión al cuerpo)	85.6%
Etapa IA	Diagnóstico de cáncer invasor por microscopia Invasión del estroma ≤ 5.0 mm/diseminación horizontal ≤ 7.0 mm	Carcinoma invasor diagnosticado por microscopia	94.1%
Etapa IA1	Invasión del estroma ≤ 3.0 mm/diseminación horizontal ≤ 7.0 mm	Invasión del estroma ≤ 5.0 mm Invasión del estroma ≤ 3.0 mm	95.8%
Etapa IA2	Invasión del estroma 3.0-5.0 mm/diseminación horizontal ≤7.0 mm	Invasión del estroma de 3.0-5.0 mm	95.0%
Etapa IB	Cualquier lesión visible clínicamente confinada al cérvix o una microscópica mayor de IA1/IA2	Carcinoma invasor Invasión del estroma ≥ 5 mm	75.9%
Etapa IB1	Lesión clínicamente visible ≤ 4.0 cm	**Invasión del estroma de 5 mm y hasta < 2 cm**	91.6%
Etapa IB2	Lesión clínicamente visible > 4.0 cm	**Invasión del estroma de 2 cm y hasta < 4 cm**	83.3%
Etapa IB3		**Invasión del estroma ≥ 4 cm**	76.1%
Etapa II	Carcinoma invasor de cérvix fuera del útero, pero sin alcanzar la pared pélvica o el tercio inferior de la vagina	Carcinoma de cérvix que invade fuera del útero pero no alcanza la pared pélvica o el tercio inferior de la vagina	56.1%
Etapa IIA	Afectación limitada a los dos tercios superiores de la vagina, sin alcanzar los parametrios	Afectación limitada a los dos tercios superiores de la vagina sin alcanzar los parametrios	63.4%
Etapa IIA1	Lesión visible por clínica ≤ 4.0 cm o menor (+ afección vaginal)	Lesión clínicamente visible < 4.0 cm (+ afección vaginal)	70.3%

Etapa	FIGO 2009	FIGO 2018	%
Etapa IIA2	Lesión clínicamente visible > 4.0 cm (+ afección vaginal)	Lesión clínicamente visible ≥ 4.0 cm (+ afección vaginal)	65.3%
Etapa IIB	Tumor con invasión de parametrios pero sin alcanzar la pared pélvica	Tumor con invasión de parametrios pero sin alcanzar la pared pélvica	63.9%
Etapa III	Tumor que se extiende hasta la pared pélvica lateral o afecta el tercio inferior de la vagina o causa hidronefrosis	Tumor que se extiende hasta la pared lateral de la pelvis o afecta el tercio inferior de la vagina o causa hidronefrosis	39.3%
Etapa IIIA	Tumor que afecta al tercio inferior de la vagina, sin alcanzar la pared pélvica	Tumor que afecta el tercio inferior de la vagina, sin alcanzar la pared pélvica	40.7%
Etapa IIIB	Tumor que se extiende hasta la pared pélvica o causa hidronefrosis o pérdida de función del riñón	Tumor que se extiende a la pared pélvica o causa hidronefrosis o pérdida de función del riñón	41.4%
Etapa IIIC		**Afectación de los ganglios linfáticos pélvicos o paraaórticos**	46.3%
Etapa IIIC1		**Afectación de los ganglios linfáticos pélvicos**	60.8%
Etapa IIIC2		**Afectación de los ganglios paraaórticos**	37.5%
Etapa IV	El carcinoma se extiende fuera de la pelvis verdadera o afecta (con comprobación por biopsia) la mucosa de la vejiga o el recto	El carcinoma se extiende fuera de la pelvis verdadera o afecta (con demostración por biopsia) la mucosa de la vejiga o el recto	Sin informe
Etapa IVA	Tumor que invade la mucosa de la vejiga o el recto o se extiende fuera de la pelvis verdadera (el edema ampolloso no es suficiente para clasificar un tumor como T4)	Tumor que invade la mucosa de la vejiga o el recto o se extiende fuera de la pelvis verdadera (el edema ampolloso no es suficiente para clasificar un tumor como T4)	24.0%
Etapa IVB	Metástasis distantes (incluida la diseminación peritoneal o la afectación de los ganglios linfáticos supraclaviculares, mediastínicos o distantes; pulmón, hígado o hueso)	Metástasis distantes (incluida la diseminación peritoneal o la afectación de los ganglios linfáticos supraclaviculares, mediastínicos o distantes; pulmón; hígado o hueso)	14.7%

[a] El texto en negritas indica cambios respecto del 2009.

[b] Referencia para la comparación de FIGO 2009 y 2018: Wright JD, Matsuo K, Huang Y, et al. Prognostic performance of the 2018 International Federation of Gynecology and Obstetrics cervical cancer staging guidelines. *Obstet Gynecol.* 2019; 134(1):49-57.

Tabla 50-2	Procedimientos permisibles para la clasificación por etapas del cáncer cervicouterino
Exploración física	Palpación de los ganglios linfáticos Exploración de la vagina Exploración bimanual rectovaginal (se recomienda bajo anestesia)
Estudios radiológicos	PIV Enema baritado Radiografía de tórax Radiografía del esqueleto Ultrasonografía TC RM TEP
Procedimientos	Biopsia Conización Histeroscopia Colposcopia Legrado endocervical Cistoscopia Proctoscopia Biopsia de ganglios linfáticos Disección de ganglios linfáticos

Abreviaturas: TC, tomografía computarizada; PIV, pielografía intravenosa; RM, resonancia magnética; TEP, tomografía por emisión de positrones.

- Antes del cambio en el sistema de clasificación de la FIGO, la distribución por etapas en el momento de acudir al médico era la siguiente: 38% en etapa I, 32% en etapa II, 25% en etapa III, 4% en etapa IV, y esto informaba la supervivencia a 5 años, que declinó conforme la etapa de la FIGO en el momento del diagnóstico aumentó de la etapa IA (93%) a la etapa IV (15%). En el sistema previo de clasificación por etapas de la FIGO había grandes discrepancias entre la etapa clínica y los datos quirúrgicos-histopatológicos, de manera que en la primera no se identificaba la extensión de la enfermedad a los ganglios paraaórticos en 7% de las pacientes con afección en etapa IB, 18% en aquellas con la etapa IIB y 28% en la etapa III. En el nuevo sistema de clasificación por etapas de la FIGO estos datos se toman en cuenta; se prevé que la distribución por etapas cambiará y que el pronóstico tendrá una asociación más directa con la etapa.
- Solo las subclasificaciones de la etapa I (IA1, IA2, IB1) requieren valoración histopatológica de los ganglios linfáticos; sin embargo, cuando se hace esta (por biopsia o linfadenectomía) debe señalarse como parte de la etapa (agregando "p" al número de etapa asignada).

Factores de pronóstico del cáncer cervicouterino

- El **pronóstico** tiene relación directa con las características del tumor, incluyendo el subtipo y el grado histopatológicos, el estado de los ganglios linfáticos, el volumen del tumor, la profundidad de la invasión y la afección del espacio linfovascular. También tiene relación con la clasificación por etapas de la FIGO (ver la Tabla 50-1). Otras variables de pronóstico incluyen edad, raza, el estado socioeconómico y el inmunitario.

Subtipo histopatológico

* Hay datos controvertidos acerca de la influencia del subtipo histopatológico sobre el comportamiento del tumor, el pronóstico y la supervivencia. El subtipo histopatológico de acuerdo con la Organización Mundial de la Salud es el siguiente:
  * El **carcinoma de células escamosas** constituye el tipo histopatológico más frecuente del cáncer cervicouterino que incluye 80% de los casos y se subclasifica como: **queratinizante, no queratinizante, papilar, basaloide, verrugoso, escamotransicional** y **cuasi linfoepitelioma**.
  * Los **adenocarcinomas** constituyen 17% de los cervicouterinos invasores. Desde el punto de vista macroscópico el adenocarcinoma cervicouterino puede aparecer como una masa polipoide o papilar exofítica. Sin embargo, la lesión puede también localizarse por completo dentro del conducto endocervical y escapar a la inspección visual. Los adenocarcinomas se pueden también subclasificar como: **endocervicales, mucinosos, villosoglandulares** y **endometrioides**.
  * Los **carcinomas de células claras** son raros y se presentan como lesiones rojas nodulares con úlceras puntiformes y células con un abundante citoplasma claro. La exposición al dietilestilbestrol es un factor de riesgo.
  * El **carcinoma adenoescamoso** contiene elementos malignos glandulares y escamosos y tiende a ser agresivo, con estudios que sugieren menores tasas de supervivencia, ya sea de tipo escamoso o adenocarcinoma.
  * Son subtipos raros: **carcinoma seroso, de células vítreas, adenoideo quístico, adenoideo basal, indiferenciado** y **de células pequeñas**.
    * Los **carcinomas neuroendocrinos de células pequeñas** del cérvix son similares a los tumores neuroendocrinos de células pequeñas del pulmón y otras localizaciones anatómicas. Estos tumores son clínicamente agresivos con una propensión notoria a las metástasis. En el momento del diagnóstico la afección a menudo ya está diseminada al hueso, el cerebro y el hígado, como los sitios más frecuentes. Debido a su elevado potencial metastásico, el tratamiento local solo (intervención quirúrgica, radiación, o de ambos tipos) rara vez brinda una supervivencia a largo plazo. La quimioterapia de fármacos múltiples en combinación con la radiación de haz externo e intracavitaria, constituyen el esquema terapéutico estándar.

Grado histopatológico

* La diferenciación histopatológica de los carcinomas cervicouterinos incluye tres grados.
  * Los tumores grado I son **bien diferenciados** y pueden formar perlas queratinizadas de células epiteliales. Su actividad mitótica es baja.
  * Los tumores grado 2 son **moderadamente diferenciados** y tienen una actividad mitótica más alta y menor maduración celular, que se acompaña de un pleomorfismo nuclear más intenso.
  * Los tumores grado 3 están constituidos por células **mal diferenciadas** con menos citoplasma y a menudo núcleos raros. Su actividad mitótica es alta. Cuando mal diferenciados tienen tasas de supervivencia menores a 5 años.

Otros factores de pronóstico

* **Estado de los ganglios.** En las pacientes tratadas quirúrgicamente, la supervivencia se relaciona con el número y la localización de los ganglios linfáticos afectados. Con la incorporación del estado de los ganglios al nuevo sistema de clasificación por etapas de la FIGO (2018), la etapa debe predecir mejor el pronóstico.

- **Volumen del tumor.** El tamaño de la lesión es un factor de predicción importante de la supervivencia, al margen de otros. Las tasas de supervivencia a 5 años con lesiones < 2 cm, de 2 a 4 cm y > 4 cm, son de alrededor de 90, 60 y 40%, respectivamente, diferenciación que hoy se incorporó al sistema de clasificación por etapas de la FIGO con la subclasificación de etapa IB para los tumores con base en tales diferencias.
- **Invasión del espacio linfovascular.** Hay datos desiguales acerca de la relación entre la afección del espacio linfovascular y la supervivencia.

TRATAMIENTO DEL CÁNCER CERVICOUTERINO

La intervención quirúrgica y la quimiorradioterapia son las dos modalidades terapéuticas de uso más frecuente para tratar el carcinoma cervicouterino invasor.

Tratamiento quirúrgico

- En general, el **tratamiento quirúrgico primario** se limita a las etapas I a IIA.
- Ventajas del tratamiento quirúrgico:
  - Permite una exploración pélvica y abdominal exhaustiva, que puede ayudar a identificar pacientes a quienes debe asignarse una etapa más avanzada con base en los datos histopatológicos y también la individualización del tratamiento posoperatorio.
  - Permite la conservación de los ovarios con su transposición fuera de los campos del tratamiento por radiación.
  - Evita el uso de radioterapia y las complicaciones vinculadas.
  - A pesar del acortamiento vaginal, la conservación de la función sexual es una ventaja del tratamiento quirúrgico, dados los efectos secundarios de la radioterapia.
- Desventajas del tratamiento quirúrgico:
  - Los riesgos de la operación, incluyendo hemorragia, infección, lesiones de órganos, vasos y nervios.
  - La histerectomía radical produce acortamiento de la vagina; sin embargo, con la actividad sexual puede ocurrir su elongación gradual.
  - La formación de fístulas (urinarias o intestinales) y las complicaciones incisionales vinculadas con el tratamiento quirúrgico (cuando están relacionados de manera específica con la intervención tienden a ocurrir de forma temprana en el periodo posoperatorio y son susceptibles de su reparación quirúrgica).
- Otras indicaciones para seleccionar una operación quirúrgica radical en vez de la radiación:
  - enfermedad inflamatoria intestinal concomitante
  - radiación previa por otra enfermedad
  - presencia de una neoplasia anexial simultánea
- **Abordaje quirúrgico.** Con frecuencia se hacía intervención quirúrgica con una modalidad de mínima invasión, que incluía laparoscopia o técnicas robóticas. Datos recientes (octubre 2018) llevaron a la conclusión de un riesgo mucho mayor de recurrencias y peor supervivencia en pacientes sometidas a técnicas de invasión mínima para histerectomía radical, comparadas con las que eran objeto de la operación con la técnica abierta.
- Una vez dentro de la cavidad peritoneal debe hacerse una exploración abdominal exhaustiva para valorar metástasis visuales o palpables. Se prestará particular atención al peritoneo vesicouterino en cuanto a signos de extensión o implantes del tumor y la palpación de los ligamentos cardinales y el cérvix.
- Para aquellas pacientes sometidas a tratamiento quirúrgico se requiere la valoración de los ganglios linfáticos ante todos los tumores, excepto los de etapa IA1 sin datos de invasión del espacio linfovascular. En la actualidad está en proceso de investigación la biopsia del ganglio linfático centinela para tratar el cáncer cervicouterino.

Tabla 50-3	Clases de histerectomías[a]			
	Tipo de intervención quirúrgica			
	Intrafascial	Extrafascial clase I	Radical modificada clase II	Radical clase III
Fascia cervical	Se retira parcialmente	Exéresis completa	Exéresis completa	Exéresis completa
Cúpula vaginal	Sin retiro	Retiro de un borde pequeño	Exéresis de 1-2 cm proximales	Exéresis del tercio a la mitad superiores
Vejiga	Con disección parcial	Con disección parcial	Disección	Disección
Recto	Sin disección	Con disección parcial del tabique rectovaginal	Disección	Disección
Uréteres	Sin disección	Sin disección	Se reseca el techo del túnel ureteral	Disección completa hasta el ingreso a la vejiga
Ligamentos cardinales	Con resección medial a los uréteres	Con resección medial a los uréteres	Resección a nivel del uréter	Resección en la pared pélvica lateral
Ligamentos uterosacros	Con resección a nivel del cérvix	Con resección a nivel del cérvix	Resección parcial	Resección en la inserción pospélvica
Útero	Exéresis	Exéresis	Exéresis	Exéresis
Cérvix	Exéresis parcial	Exéresis completa	Exéresis completa	Exéresis completa

[a] Adaptado con autorización de Viswanathan AN. Uterine cervix. En: Halperin EC, Wazer DE, Perez CA, et al, eds. *Perez and Brady's Principles and Practice of Radiation Oncology.* 6th ed. Philadelphia, PA: Wolters Kluwer Health/Lippincott Williams & Wilkins; 2013. Tabla 69-7.

- Se usan cinco **clases de histerectomía** distintas para el tratamiento del cáncer cervicouterino (Tabla 50-3 y Figura 50-2).
  - La histerectomía **clase I** es la estándar **total abdominal extrafascial**, que asegura la exéresis completa del cérvix con mínima alteración de las estructuras circundantes (p. ej., vejiga, uréteres). Se puede hacer en pacientes en la etapa IA1 de cáncer cervicouterino sin invasión del espacio linfovascular.
  - La histerectomía **clase II** es aquella **radical modificada** o de **Wertheim** y está bien estudiada en las pacientes con lesiones en etapa IA2 y pequeñas (etapa IB1 [2018]), que no distorsionan la anatomía.

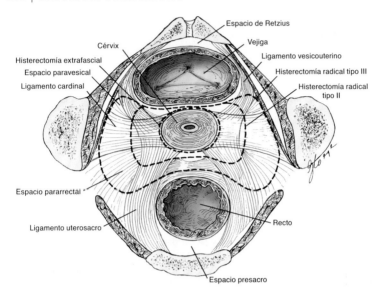

Figura 50-2. Esquema de la anatomía pélvica y los tipos de histerectomía. Reimpresa con autorización de Berek JS, Hacker NF, eds. *Berek & Hacker's Gynecologic Oncology.* 6th ed. Philadelphia, PA: Wolters Kluwer; 2015:345. Figura 8-10.

- La histerectomía **clase III**, también conocida como **radical abdominal** o de **Meigs**, se recomienda para las etapas IB2 y en ocasiones las IB3 y IIA.
- La **histerectomía radical ampliada** o **clase IV** incluye la exéresis de la arteria vesical superior, los tejidos periureterales y los tres cuartos más altos de la vagina.
- En una operación **clase V** o de **exenteración parcial** se reseca la porción distal de los uréteres y parte de la vejiga.
- Las operaciones para las clases IV y V pueden en ocasiones utilizarse para tumores IVA, pero rara vez se efectúan porque estas pacientes a menudo se tratan por quimiorradioterapia primaria.

Opciones quirúrgicas de conservación de la fecundidad

- Las opciones quirúrgicas de conservación de la fecundidad se usan en las mujeres jóvenes que no han concluido su procreación y requieren tratamiento del cáncer cervicouterino en etapa temprana. Estos métodos incluyen la **conización del cérvix** y la **traquelectomía radical** (es decir, operación de Dargent) y parecen tener tasas de recurrencia similares a las de la histerectomía radical si se selecciona de manera apropiada a las candidatas.
- La conización del cérvix, en general, se reserva para los cánceres en etapa IA, pero también está en proceso de investigación aunada a la linfadenectomía en los cánceres IB1 (FIGO 2018).
- La traquelectomía radical se puede hacer hasta para los tumores en la etapa IB1 (FIGO 2018) con ganglios negativos. Los resultados obstétricos de la traquelectomía radical parecen ser similares a los de la exéresis electroquirúrgica con asa y la conización, que incluyen trabajo de parto pretérmino y bajo peso al nacer.
  - Antes de la traquelectomía radical debe hacerse disección de los ganglios linfáticos para confirmar su estado negativo. Para realizar la **traquelectomía radical**, se ligan las

ramas cervical y vaginal de la arteria uterina, en tanto se conserva su tronco principal. Una vez que se ha hecho la ligadura, se amputa el cérvix en un punto alrededor de 5 mm caudal al istmo uterino. Deberán lograrse bordes quirúrgicos negativos y confirmarse en los cortes por congelación. El útero se suspende entonces de los muñones laterales de los ligamentos paracervicales cortados y se hace un cerclaje del istmo utilizando una técnica similar a la de la profilaxis contra la pérdida gestacional. Después se suturan la mucosa vaginal y el istmo.

Tratamiento por quimiorradioterapia primaria

- Se puede usar el **tratamiento de quimiorradioterapia** para todas las etapas de la enfermedad y la mayoría de las pacientes, al margen de su edad, hábito corporal o afecciones médicas concomitantes. Sin embargo, esta modalidad terapéutica casi siempre se usa para la etapa IB3 o mayor. *No* debe usarse el tratamiento de quimiorradioterapia en las pacientes con diverticulosis, absceso tuboovárico o riñones pélvicos.

- Se administrará la radioterapia junto con quimioterapia en forma de radiosensibilizante, lo que mejora la supervivencia sin enfermedad y la global, en comparación con la radioterapia sola.

- La conservación de la función sexual tiene relación significativa con la forma de tratamiento primario. La radiación pélvica produce fibrosis persistente y atrofia de la vagina, con pérdida tanto de su longitud como de calibre. Además, se pierde la función ovárica en casi todas las pacientes sometidas a radioterapia a dosis de tolerancia a la pelvis, a menos que se haya hecho transposición de las gónadas. Las complicaciones fistulosas relacionadas con la radiación tienden a presentarse tardíamente y son más difíciles de reparar por la fibrosis, vasculitis y mala vascularización de los tejidos.

- Los dos principales métodos de administración de la radioterapia son la de haz externo y la braquiterapia.
  - La **radioterapia de haz externo fotónico** suele administrarse con un acelerador lineal. Los depósitos tumorales microscópicos u ocultos de los cánceres epiteliales requieren de 4 000 a 5 000 cGy para el control local, y un tumor clínicamente obvio, más de 6 000 cGy. La radioterapia de haz externo se puede administrar con una técnica estándar de 2 o 4 campos y hoy se usa más a menudo a través de la **regulación de su intensidad**, una tecnología avanzada que permite la administración precisa de radiación a la zona tumoral.
  - Una vez que se ha concluido la radioterapia de haz externo, debe aplicarse la **braquiterapia**, utilizando varias técnicas intracavitarias que incluyen la de series intrauterinas y colpostatos o cilindros vaginales, e implantes de agujas intersticiales. Constituyen un componente crítico de la terapéutica curativa. Casi siempre se coloca una serie a través del cérvix dentro del útero y ovoides en los fondos de saco vaginales laterales. La braquiterapia se puede administrar a frecuencias de dosis baja o alta. Las primeras son intrahospitalarias durante 3 a 4 días y en ellas se administran de 40 a 70 cGy/hora. Las últimas se pueden administrar en forma externa durante varias sesiones.
- Clásicamente se usaban dos **puntos de referencia** para describir la dosis prescrita para el cáncer de cérvix.
  - El **punto A** se ubica 2 cm por fuera y 2 cm por arriba del orificio externo del cérvix y, en teoría, representa la zona donde la arteria uterina transcurre delante del uréter.
  - El **punto B** se ubica 3 cm por fuera del punto A y corresponde a la pared pélvica lateral y la localización de los ganglios linfáticos obturadores.
- La dosis acumulativa al punto A adecuada para el control central, suele ser entre 7 500 y 8 500 cGy, sin importar el método. La dosis prescrita para el punto B es de 4 500 a 6 500 cGy, según el volumen de la afección parametrial y de la pared lateral. La recomendación es concluir la radioterapia 8 semanas después de su inicio.

- La **quimiorradioterapia** confiere un beneficio significativo para la supervivencia respecto de la radiación sola en el tratamiento del cáncer cervicouterino. Cuando se combina con la radiación, la administración semanal de cisplatino disminuye el riesgo de progreso de la etapa IIB hasta la IVA del cáncer de cérvix, que actúa como radiosensibilizante y brinda un importante descenso de la tasa de recurrencias locales y uno más leve en la de metástasis distantes.

Quimioterapia

- La **quimioterapia** se usa para tratar pacientes con metástasis extrapélvicas, así como aquellas con recurrencias tumorales que antes se trataron por intervención quirúrgica o radiación y no son candidatas de operaciones de exenteración. Las mejores candidatas de la quimioterapia son las pacientes con un estado de desempeño excelente y una afección que está fuera del campo de radiación y no es susceptible de la resección quirúrgica. El cisplatino es la sustancia con más amplio estudio y mostró las tasas de respuesta clínica más consistentes (20-25%).
- El esquema de **quimioterapia combinada** de máxima actividad para el cáncer de cérvix contiene cisplatino. Los fármacos de uso más frecuente en combinación con cisplatino son paclitaxel y bevacizumab (tratamiento antiangiogénico). En un estudio aleatorio con testigos se mostró beneficio en la supervivencia con la adición de bevacizumab al cisplatino y el paclitaxel solos, y ahora constituye el esquema de uso más frecuente para tratar el cáncer de cérvix metastásico. Otros fármacos que han mostrado actividad en combinación con cisplatino incluyen bleomicina, 5-fluorouracilo, mitomicina C, metotrexato, ciclofosfamida y doxorrubicina.

Inmunoterapia

- La inmunoterapia con pembrolizumab también fue aprobada por la FDA (2018) para tratar el cáncer de cérvix avanzado en las pacientes con su progreso después de la quimioterapia, quienes presentan tumores positivos para la isomerasa 1 del disulfuro de proteínas (PD-L1).

Modalidades combinadas

- Se ha recomendado la **radioterapia adyuvante posoperatoria** para las pacientes con características de alto riesgo, que incluyen invasión microscópica de los parametrios, metástasis de ganglios linfáticos pélvicos y bordes quirúrgicos positivos. El tratamiento de radiación posoperatoria disminuye la tasa de recurrencias pélvicas después de la histerectomía radical en las pacientes con 2 o 3 factores de riesgo intermedios, que incluyen la invasión profunda del estroma, un gran volumen del tumor e invasión del espacio linfovascular.
- **Quimioterapia neoadyuvante.** Si bien esta estrategia puede ser útil en zonas donde el acceso a la quimiorradioterapia constituye un desafío, en un estudio clínico aleatorio reciente se mostró una mayor tasa de recurrencia en las pacientes con enfermedad en etapas IB2 a IIB sometidas a quimioterapia neoadyuvante seguida por histerectomía radical que en comparación con la quimiorradioterapia.
- **Quimioterapia adyuvante.** Esta modalidad, que consta de quimioterapia adicional después de la quimiorradioterapia definitiva, se encuentra en estudios clínicos aleatorios internacionales para tratar la enfermedad en etapa avanzada.

Tratamiento por etapa de la enfermedad

- Se trata a las pacientes en **etapa IA1** sin invasión linfovascular por intervención quirúrgica conservadora, como la conización o la histerectomía extrafascial. Para la etapa IA1 en pacientes con invasión linfovascular se recomiendan la linfadenectomía y la histerectomía radical modificada. Se puede usar de manera selectiva la conización en las pacientes con la etapa IA1 si se desea conservar la fecundidad, considerando que los bordes quirúrgicos no estén afectados.
- La **etapa IA2** se vincula con ganglios linfáticos pélvicos positivos en 5% de las pacientes. El tratamiento preferido es por histerectomía radical modificada (clase II) con linfadenectomía pélvica. En las pacientes que desean conservar la fecundidad se puede hacer conización del cérvix o traquelectomía radical con linfadenectomía.
- Las pacientes tratadas por afección microinvasora deben vigilarse de cerca mediante frotis de Papanicolaou, colposcopia y LEC cada 3 meses durante los primeros 2 años, y después, cada 6 meses por los 3 siguientes años. Para las pacientes médicamente inoperables, el carcinoma en etapa IA se puede tratar de manera eficaz por quimiorradioterapia.
- **Etapas IB1, IB2, IB3, IIA.** La histerectomía radical (clase III) con linfadenectomía y quimiorradioterapia es igual de eficaz para tratar las etapas IB y IIA del carcinoma del cérvix (según estudios basados en la clasificación de la FIGO de 1994). Para la enfermedad en etapa IB1 se prefiere la intervención quirúrgica radical, porque hay un riesgo relativamente bajo de necesidad de radioterapia adyuvante. Para las mujeres con enfermedad en etapa IB1 que desean conservar la fecundidad se puede hacer traquelectomía radical en aquellas con tumores < 2 cm.
  - El tratamiento de las pacientes con enfermedad voluminosa en etapas IB y IIA es controvertido. Las dos opciones son histerectomía clase III o quimiorradioterapia. Una modalidad terapéutica única es óptima en este grupo de pacientes, por el mayor riesgo de morbilidad con el tratamiento doble; por lo tanto, la determinación preoperatoria de las características de riesgo intermedio (invasión del estroma, tamaño tumoral, invasión del espacio linfovascular) y de alto riesgo (invasión de parametrios, metástasis de ganglios linfáticos pélvicos y bordes quirúrgicos positivos) puede ser útil para ayudar a definir si la terapéutica quirúrgica sola permitirá la curación.
- **Etapas IIB, III, IVA.** El tratamiento ideal es la quimiorradioterapia para las pacientes en etapa IIB y la afección con más avance local. Las tasas de supervivencia a largo plazo con la radioterapia sola son de casi 70% para la enfermedad en etapa I, 60% para la etapa II, 45% para la etapa III y 18% para la etapa IV. Con el uso sistemático de quimiorradioterapia, la supervivencia a largo plazo y el progreso sin enfermedad aumentan para todas las etapas del padecimiento.
- **Etapa IVB.** Las pacientes con enfermedad en etapa IVB suelen tratarse por quimioterapia sola o en combinación con radiación local, y tienen un pronóstico malo, al margen de la modalidad terapéutica usada.

Complicaciones relacionadas con el tratamiento

- Ocurre morbilidad febril después de la histerectomía radical por las complicaciones posoperatorias usuales. Las principales causas de morbilidad incluyen trombosis venosa de las extremidades inferiores, fístulas vesicovaginales (< 1%) y ureterales, estenosis ureteral permanente, disfunción miccional y la formación de un linfoquiste pélvico.
- Las complicaciones agudas más frecuentes de la radioterapia que se presentan durante o justo después incluyen perforación uterina, proctosigmoiditis y cistitis hemorrágica aguda.
- Las complicaciones crónicas más frecuentes que se presentan meses a años después de concluir la radioterapia son estenosis vaginal, fístulas rectovaginales y vesicovaginales, obstrucción del intestino delgado y segundos cánceres inducidos por la radiación.

Vigilancia postratamiento y recurrencias

- Debe hacerse exploración abdominal, de piernas e ingles, con espejo vaginal y bimanual rectovaginal, así como la valoración de los ganglios linfáticos cada 3 a 4 meses, durante 2 a 3 años después del tratamiento del cáncer de cérvix. Pasado ese periodo, las exploraciones se harán cada 6 meses hasta 5 años después de concluir el tratamiento y a continuación en forma anual. Se justifican las exploraciones más frecuentes si aparecen signos o síntomas anormales. Debe hacerse citología cervical o vaginal en forma anual. Realizar frotis de Papanicolaou a intervalos más breves no ha mostrado mejorar la detección de recurrencias tempranas y no hay requerimiento de estudios de imagen en forma sistemática.

- El tratamiento del cáncer de cérvix recurrente es dictado por el sitio en que se presenta y la forma de tratamiento inicial. Solo las pacientes con recurrencia central y sin datos de afección fuera de la pelvis son candidatas de la exenteración pélvica.

Aspectos de tratamiento especiales

Cáncer cervicouterino durante el embarazo

- El cáncer de cérvix es el más frecuente durante la gestación, su frecuencia va de 1 en 1 200 a 2 200 embarazadas y requiere un abordaje multidisciplinario; las complejas decisiones de diagnóstico y terapéutica pueden ser de riesgo para ambos, madre y feto.

- Los síntomas del cáncer de cérvix son los mismos en embarazadas que en las mujeres no gestantes. Las primeras están en riesgo de retraso del diagnóstico. Se pueden hacer biopsias dirigidas de cérvix con seguridad durante el embarazo cuando se sospechan lesiones intraepiteliales de alto grado o microinvasión. El LEC debe evitarse por el riesgo de romper las membranas amnióticas. Se hará conización del cérvix solo si está estrictamente indicada y debe realizarse de manera ideal entre las 12 y 20 semanas de gestación.

- Las embarazadas con cáncer cervicouterino deben ser objeto de la misma valoración que las no gestantes. Puesto que la exploración bimanual es difícil durante el embarazo, quizá sea útil la resonancia magnética para identificar la afección extracervical.

- En las pacientes con lesiones intraepiteliales o enfermedad microinvasora de etapas IA1 y IA2 el retrasar el tratamiento definitivo hasta después de que se alcanza la madurez pulmonar fetal es una opción razonable en los embarazos deseados. Las pacientes con < 3 mm de invasión sin afección linfovascular pueden vigilarse hasta el término y culminar con un parto vaginal. El principal riesgo durante el parto es la hemorragia por el desgarro del tumor. Se han comunicado recurrencias del cáncer de cérvix en la cicatriz de episiotomía en quienes tuvieron un parto vaginal.

- Después del parto vaginal, debe revalorarse y tratarse a las pacientes a las 6 semanas. Si el nacimiento ocurrió por cesárea se puede hacer una histerectomía extrafascial en el momento de esta, o después de un retraso de 4 a 6 semanas si no se desea más procreación. Las pacientes con 3 a 5 mm de invasión o la afección del espacio linfovascular se pueden vigilar con seguridad hasta que se alcance la madurez pulmonar fetal, en cuyo caso el tratamiento quirúrgico incluirá una histerectomía radical modificada con disección de ganglios linfáticos pélvicos en el momento de la cesárea, o de 4 a 6 semanas después. La radioterapia se asocia con tasas de supervivencia comparables a las posteriores al tratamiento quirúrgico.

- En las pacientes con tumores en etapas IB y IIA (estudios basados en la clasificación de FIGO de 1994) un retraso en el tratamiento *mayor de 6 semanas* puede tener impacto en la supervivencia. Si el diagnóstico se hace después de las 20 semanas de gestación, debe tenerse en mente posponer el tratamiento hasta que se alcance la viabilidad fetal.

- El tratamiento estándar consta de una cesárea clásica seguida por histerectomía radical con disección de ganglios linfáticos pélvicos y paraaórticos; sin embargo, esta operación conlleva un tiempo quirúrgico más prolongado y una mayor pérdida sanguínea que en las pacientes sin embarazo. No se recomienda la cesárea segmentaria transversa baja por el mayor riesgo de extensión al cérvix, que pudiese aumentar la hemorragia transoperatoria. La radioterapia brinda tasas de supervivencia equivalentes y puede ser preferible para las pacientes malas candidatas quirúrgicas.
- En las pacientes con enfermedad en etapa más avanzada, el retraso del tratamiento impacta en la supervivencia. Se ha aplicado la quimioterapia neoadyuvante a las mujeres en quienes se planea un retraso definitivo del tratamiento.

Cáncer de cérvix en mujeres infectadas por el virus de inmunodeficiencia humana

- Las pacientes infectadas por VIH tienen tasas mayores de cáncer de cérvix que la población general, y hay un vínculo entre la cifra baja de linfocitos CD4 y el cáncer de cérvix, motivo por el que se le considera una enfermedad que define al sida. En mujeres VIH positivas con citología normal y pruebas de VPH negativas, el riesgo de cáncer de cérvix no es diferente del de las mujeres VIH negativas. No obstante, el riesgo de progreso de un frotis de Papanicolaou anormal al cáncer de cérvix es mucho mayor en las infectadas por VIH, incluidas aquellas con citología normal y un resultado positivo de VPH. Por lo tanto, la detección del cáncer de cérvix en las mujeres infectadas por VIH es más frecuente y el umbral para proceder a una colposcopia es menor (ver el capítulo 49).

Hemorragia del cérvix

- La hemorragia vaginal profusa por cáncer de cérvix constituye una situación de desafío terapéutico. En general, son preferibles las medidas conservadoras para inhibir la hemorragia del cérvix a la laparotomía de urgencia y la ligadura vascular (es decir, de arterias hipogástricas). Primero debe dirigirse la atención a la estabilización de la paciente con soluciones intravenosas apropiadas y la restitución de productos sanguíneos.
- Suele lograrse cohibir de inmediato la hemorragia del cérvix con un empaquetamiento por compresas humedecidas en solución de Monsel (subsulfato férrico). También se ha tenido éxito para yugular la hemorragia vaginal por un cáncer de cérvix con la acetona tópica (dimetilcetona) aplicada por empaquetamiento vaginal firme sobre el lecho sangrante del tumor.
- Se puede lograr la detención definitiva de la hemorragia cervical por radioterapia externa de 180 a 200 cGy/día si la paciente no recibió antes dosis de irradiación pélvica a tolerancia. De forma alternativa se usa la arteriografía para identificar el (los) vaso(s) sangrante(s), y entonces se puede hacer la embolización vascular con Gelfoam o un asa de acero, que tiene la desventaja de producir un ambiente hipóxico local del tumor y puede comprometer la eficacia de la radioterapia posterior.

Uropatía obstructiva

- El patrón de la proliferación tumoral localizada que se presenta en el cáncer de cérvix a menudo produce complicaciones por su efecto ocupativo. Casi siempre la obstrucción del o los uréteres por el tumor lleva a la uropatía obstructiva.
- El cuadro clínico varía dependiendo de que la obstrucción sea unilateral o bilateral y de qué tan rápido se desarrolle. En las obstrucciones unilaterales o parciales no suele haber cambio en el volumen urinario. La obstrucción bilateral completa llevará a la anuria. El desarrollo gradual de la obstrucción no produce dolor; sin embargo, aquella rápida de

los uréteres causa dolor de flanco por distensión aguda de la cápsula renal. Las pacientes pueden presentar síntomas de uremia, como náusea, vómito y alteración del estado mental, por insuficiencia renal.

- En una paciente con cáncer de cérvix conocido, los síntomas de obstrucción urinaria deben dar lugar de inmediato a la valoración del aparato urinario, ya sea por ultrasonografía o por tomografía computarizada sin contraste, renales, en busca de hidronefrosis y dilatación ureteral. El tratamiento requiere un alivio rápido de la obstrucción mediante nefrostomía por vía percutánea con sondas o endoprótesis ureterales.

Tromboembolia venosa

- Las pacientes con cáncer de cérvix presentan muchos factores de riesgo significativos de tromboembolia venosa (TEV), el de máxima notoriedad el diagnóstico de cáncer. También se someten de manera sistemática a procedimientos quirúrgicos o se inmovilizan durante periodos prolongados para la radiación, lo que también las ubica en un mayor riesgo de TEV, que aumenta por la estasis resultante de la compresión venosa. Se recomienda la anticoagulación en el contexto de intervenciones quirúrgicas o inmovilidad prolongada. No hay recomendaciones de anticoagulación sistemática fuera de dichos contextos.

CÁNCER DE CÉRVIX Y SALUD GLOBAL

- El cáncer de cérvix es una causa importante de muerte en los países en desarrollo, más de 85% de los decesos mundiales por cáncer de cérvix se presentan en las naciones de bajos ingresos. En la Organización Mundial de la Salud se calcula que más de medio millón de mujeres tendrá un diagnóstico nuevo de cáncer de cérvix cada año y la mayoría entre los 15 y 45 años, habitantes de países en proceso de desarrollo. Las regiones de máximo riesgo incluyen África Oriental y Occidental con un riesgo acumulativo de 3.9%; en Sudáfrica de 2.9%, en Asia central y la parte media de África, de 2.6%. Se calcula que para el 2030 un alarmante 98% de las muertes por cáncer de cérvix se presentará en los países en desarrollo.

- La disparidad se puede explicar por la carencia de detección y vacunación amplias contra el cáncer de cérvix. El frotis de Papanicolaou no es factible ni práctico en la mayoría de los contextos de bajos ingresos, porque requiere infraestructura, experiencia y recursos. Se ha hecho gran cantidad de investigación del método de "vea y trate" que hace de la IVA una alternativa del frotis de Papanicolaou en contextos de bajos recursos e implica la aplicación de ácido acético directamente al cérvix seguida por visualización y tratamiento inmediato de las lesiones acetoblancas por crioterapia o conización. Las mujeres, por lo tanto, no requieren hacer varios viajes para la detección y el tratamiento. En varios estudios grandes se mostró que la IVA tenía sensibilidad y especificidad variables, con un metaanálisis que señaló una sensibilidad de 82% y especificidad de 60%.

- Más recientemente, la detección de VPH surgió con una buena alternativa o añadida a la IVA en contextos de bajos recursos. Se requiere adiestramiento mínimo para la colección de los especímenes e incluso la paciente puede realizarla.

- Un instrumento importante para la lucha global contra el cáncer de cérvix es la implementación de vacunas contra VPH en contextos de bajos ingresos. Los esfuerzos por disminuir el costo de esta vacuna darán lugar a su mayor uso en países en desarrollo. Aunque se requerirán varios decenios para ver un impacto sobre la mortalidad, este será un punto de referencia importante para contrarrestar la carga global del cáncer cervicouterino.

LECTURAS SUGERIDAS

Amant F, Van Calsteren K, Halaska MJ, et al. Gynecologic cancers in pregnancy: guidelines of an international consensus meeting. *Int J Gynecol Cancer.* 2009;19(suppl 1):S1-S12.

Bhatla N, Aoki D, Sharma DN, Sankaranarayanan R. Cancer of the cervix uteri. *Int J Gynaecol Obstet.* 2018;143(suppl 2):22-36.

Bhatla N, Berek JS, Fredes MC, et al. Revised FIGO staging for carcinoma of the cervix uteri. *Int J Gynaecol Obstet.* 2019;145(1):129-135.

Green JA, Kirwan JM, Tierney JF, et al. Survival and recurrence after concomitant chemotherapy and radiotherapy for cancer of the uterine cervix: a systematic review and meta-analysis. *Lancet.* 2001;358:781-786.

Hacker NF, Vermorken JB. Cervical cancer. En: Berek JS, Hacker NF, eds. *Berek & Hacker's Gynecologic Oncology.* 6th ed. Philadelphia, PA: Lippincott Williams & Wilkins; 2015:326-389.

Ramirez PT, Frumovitz M, Pareja R, et al. Minimally invasive versus abdominal radical hysterectomy for cervical cancer. *N Engl J Med.* 2018;379:1895-1904.

Schiffman M, Castle PE, Jeronimo J, Rodriguez AC, Wacholder S. Human papillomavirus and cervical cancer. *Lancet.* 2007;370:890-907.

Cáncer del cuerpo uterino

Marla Scott y Amanda Nickles Fader

El del cuerpo uterino es el cáncer ginecológico más frecuente en los países en desarrollo y el único de tipo sólido que está aumentando en incidencia. En Estados Unidos es la causa más frecuente de cáncer en las mujeres y el ginecológico más común, que abarca 7% de todos los cánceres.

EPIDEMIOLOGÍA DEL CÁNCER UTERINO

En Estados Unidos y otros países desarrollados la incidencia de cáncer uterino es de 25 en 100 000 pacientes, lo que lo hace el de tipo ginecológico más frecuente en esos contextos. En la American Cancer Society se calculó que en el año 2018 hubo 63 232 nuevos casos y ocurrieron 11 350 muertes por cáncer uterino.

- La media del diagnóstico es a los 62 años y la incidencia máxima entre los 55 y 70. Las mujeres estadounidenses tienen un riesgo de 2.8% de toda la vida de recibir el diagnóstico de cáncer uterino (2.81% para las caucásicas, en comparación con 2.48% para las afroestadounidenses). A pesar de este riesgo similar de cáncer uterino, las mujeres afroestadounidenses tienen el doble de probabilidad de morir por su causa y una tasa menor de supervivencia a 5 años (61 *vs.* 84%) en comparación con las caucásicas.

- Puesto que el cáncer uterino suele presentarse con hemorragia en la posmenopausia o su forma irregular, casi 70% de los cánceres de útero se diagnostica a una edad temprana (confinados al sitio primario) con 20 y 10% de los casos que conllevan metástasis regionales o distantes, respectivamente. Casi siempre estos cánceres son endometriales, puesto que solo 5% de los cánceres uterinos corresponde a sarcomas u otros subtipos.

- El cáncer uterino se estratifica por el tipo de tumor, que presenta diferencias en incidencia, conducta y pronóstico. Los tumores **tipo I** son carcinomas endometrioides de grados 1 y 2 y representan 80% de todos los cánceres uterinos, por lo general, con respuesta a estrógenos y caracterizados por mutaciones de *PTEN* y *KRAS*, que tienen un pronóstico favorable. Los tumores **tipo II** incluyen a los carcinomas endometrioides de grado 3, así como subtipos no endometrioides de cánceres uterinos, como el seroso, el de células claras, el carcinosarcoma y otros subtipos menos frecuentes, pero más agresivos que, por lo general, se caracterizan por una expresión aberrante de p53 y conllevan un peor pronóstico global en comparación con los de tipo I.

FACTORES DE RIESGO DE CÁNCER UTERINO

- La **exposición excesiva a los estrógenos (endógenos o exógenos)** es el factor de riesgo más frecuente del cáncer uterino.
- En la época moderna, la exposición más frecuente a los estrógenos **endógenos** es por **obesidad**, con aumento por conversión periférica de androstendiona a estrógenos por la aromatasa en los tejidos adiposos. Casi 70% de las pacientes con cáncer endometrial de etapa temprana sufre obesidad. El riesgo relativo de muerte aumenta conforme lo hace el índice de masa corporal (IMC), que cuando es > 30 kg/m^2 triplica el riesgo de cáncer uterino.
- La **restitución de estrógenos** sin progestágenos concomitantes es la causa más frecuente de exposición a un estrógeno **exógeno**, y conlleva el riesgo relativo de 2.3 a 9.5 de cáncer endometrial, que persiste durante hasta 10 años después de interrumpir el tratamiento (Tabla 51-1). Además, una mujer que toma **tamoxifeno**, un regulador selectivo del recep-

Tabla 51-1	Factores de riesgo de cáncer endometrial[a]
Factor de riesgo	**Riesgo relativo**
Edad avanzada	2-3
Nuliparidad	3
Uso prolongado de estrógenos sin oposición	10-20
SOP	3
Infecundidad	2-3
Edad avanzada de la menopausia	2-3
Edad temprana de la menarquia	1.5-2
Obesidad	2-5
Diabetes mellitus tipo 2, hipertensión, enfermedad vesicular o tiroidea	1.3-3
Tamoxifeno	2-3
Síndrome de Lynch	6-20

Abreviatura: SOP, síndrome de ovarios poliquísticos.
[a] Modificado de Gershenson DM, McGuire WP, Gore M, Quinn MA, Thomas G, eds. *Gynecologic Cancer: Controversies in Management.* Philadelphia, PA: Churchill Livingstone; 2004. Copyright © 2004 Elsevier. Con autorización.

tor de estrógenos, tiene un riesgo anual de 2 en 1 000 de presentar cáncer uterino y 40% de ellas presentará el cáncer más de 12 meses después de interrumpir el tratamiento.

- **Edad.** El riesgo de una mujer de presentar cáncer de útero también aumenta con la **edad**. Las mayores de 50 años contribuyen con 90% de los casos de cáncer endometrial y casi 5% presenta la enfermedad antes de los 40 años.
- La **anovulación crónica**, como la que se presenta en el **síndrome de ovarios poliquísticos**, lleva a la estimulación constante del endometrio por los estrógenos y también aumenta el riesgo de cáncer por la ausencia de un cuerpo amarillo que produzca progesterona.
- La **nuliparidad** (en relación con la infecundidad) y la **diabetes mellitus** son factores de riesgo independientes y conllevan uno relativo dos a tres veces más alto de cáncer uterino, en tanto la asociación con la **hipertensión** parece relacionada con la obesidad.
- Asociaciones genéticas (ver el capítulo 53).
  - El **cáncer de colon hereditario sin poliposis** o **síndrome de Lynch**, se hereda en forma autosómica dominante, con origen en la mutación de línea germinativa de uno de genes de reparación de emparejamientos incorrectos (*MLH1*, *MSH2*, *MSH6*). Las pacientes con el síndrome de Lynch presentan un riesgo de 40 a 60% de sufrir cáncer uterino a los 70 años y abarcan la mayoría de los casos heredados de este cáncer. Estas mujeres tienen un riesgo mucho mayor de cáncer de colon y recto, de la pelvis renal, del uréter y del ovario.
  - Las mujeres con el **síndrome de Cowden**, una afección autosómica dominante con mutación en el gen supresor de tumor *PTEN*, tienen un riesgo de toda la vida de13 a 19% de cáncer uterino.
- Algunos factores pueden disminuir el riesgo de cáncer uterino.
  - Los que disminuyen los estrógenos circulantes, como el tabaquismo de cigarrillos y el uso de anticonceptivos orales (ACO), pudiesen ser de protección; sin embargo, nunca se recomienda el uso de productos de tabaco.
  - Los **ACO** disminuyen el riesgo de cáncer endometrial por 30% o más, incluso hasta 30 años después de interrumpirlos, y esta protección aumenta con la duración de uso, lo que quizá se relacione con el efecto de los progestágenos que contienen.
  - El uso del **dispositivo intrauterino que libera levonorgestrel (DIU)** disminuye la incidencia del carcinoma endometrial (cociente entre observado y esperado de 0.5).
  - El **amamantamiento** (de al menos 3 meses de duración) se relaciona con una disminución del riesgo de 11% del cáncer uterino.
  - Hay también un decremento de 13% en el riesgo para cada 5 años más de **edad en el último parto,** cuando es comparado con mujeres cuyo último parto fue antes de los 25 años. Este efecto es independiente de la paridad.
  - Se ha mostrado también en algunos estudios que el aumento de la **actividad física**, la **disminución de peso** y el consumo de **café** y **té** disminuyen el riesgo de cáncer uterino.

DETECCIÓN

- Debido a la baja prevalencia total del cáncer uterino, no se recomienda su detección en la población general.
- Grupos especiales, no obstante, se benefician de la detección.
  - **Síndrome de Lynch.** En la American Cancer Society se recomienda la biopsia endometrial anual a partir de los 35 años en las pacientes con el síndrome de Lynch. Debido al alto riesgo de cáncer uterino (40-60%) y el mayor riesgo de cáncer ovárico (10-12%) en esta población, se recomienda una histerectomía de disminución del riesgo con salpingooforectomía bilateral (SOB) una vez que se cumple la procreación (ver el capítulo 53).

- **Síndrome de Cowden.** No hay guías para la detección en esta población, pero es razonable hacer biopsia endometrial con o sin ultrasonografía transvaginal, con inicio a los 35 años (ver el capítulo 53).
- **Uso de tamoxifeno.** No se recomienda la detección sistemática por ultrasonografía o biopsia endometrial en las usuarias de tamoxifeno, a pesar del mayor riesgo de cáncer uterino. Una ultrasonografía transvaginal no es de beneficio, porque el uso de tamoxifeno causa hipertrofia subepitelial del estroma y, por lo tanto, aumenta el grosor de la banda endometrial, con procedimientos innecesarios resultantes. Deben informarse a las mujeres en tratamiento con tamoxifeno respecto de signos precautorios y vigilarlas mediante exploración pélvica anual. Cualquier crisis de hemorragia vaginal debe dar lugar a la valoración en este grupo de pacientes.

CUADRO CLÍNICO, VALORACIÓN Y DIAGNÓSTICO

Cuadro clínico

- Más de 90% de los cánceres uterinos se manifiesta con hemorragia uterina anormal (HUA) o en la posmenopausia. Si bien hay muchas causas de HUA descritas en otras secciones de este libro, debe tenerse especial cuidado al valorar a las mujeres < 40 años con factores de riesgo de HUA, y cualquiera con hemorragia en la posmenopausia.
- Casi 10% de las pacientes en la posmenopausia que acuden con hemorragia recibe el diagnóstico de cáncer de acuerdo con la biopsia. Una banda endometrial engrosada > 4 mm descubierta de manera incidental sin síntomas de hemorragia posmenopausia no por fuerza requiere biopsia endometrial, sino que deberá considerarse esta dependiendo de sus factores de riesgo. **En las mujeres con aumento del grosor de la banda endometrial y hemorragia en la posmenopausia se recomienda la biopsia de endometrio, porque el riesgo de cáncer subyacente puede ser tan alto como de 20%.**
- Una **citología anormal del cérvix** puede también dar lugar al estudio del cáncer uterino. En la citología sistemática del cérvix solo se detecta la mitad de los casos de cáncer uterino y no es una prueba de identificación de esta afección. Debe considerarse el estudio de la paciente con los siguientes resultados del frotis de Papanicolaou:
  - **Células endometriales** (lejos de hemorragia menstrual) en una mujer **> 40 años.**
  - **Células glandulares atípicas de significado indeterminado** (el riesgo de cáncer endometrial en las mayores de 35 años con este resultado del Papanicolaou es de 23%).
  - **Adenocarcinomas** (deben hacerse biopsias endometrial y de cérvix).
- A veces se descubre el cáncer uterino de **manera incidental en el momento de la histerectomía.** En un estudio reciente se reveló que en 43% de las histerectomías realizadas por hiperplasia con atipias se muestra cáncer uterino en el estudio histopatológico final. Si se encuentra un cáncer uterino en la intervención quirúrgica, debe intervenir un cirujano diestro en los procedimientos de clasificación por etapas del cáncer uterino (de manera ideal un oncólogo ginecológico). Para evitar este escenario de un cáncer oculto se recomienda biopsia endometrial a todas las mujeres con HUA antes de la histerectomía.

Valoración

Las mujeres con hemorragia en la posmenopausia deben valorarse también por ultrasonografía pélvica, biopsia endometrial, o ambas.

- **Ultrasonografía.** En la ultrasonografía pélvica una banda endometrial < 5 mm conlleva un riesgo bajo de cáncer, con un valor predictivo negativo de 99%. Sin embargo, aporta menos información cuando es ≥ 5 mm; por lo tanto, se justifica el estudio adicional por biopsia endometrial o dilatación y legrado (D&L). Las pacientes con hemorragia persistente deben ser valoradas por biopsia endometrial, al margen de la medida de su banda por ultrasonografía.

- **Biopsia endometrial**
  - Debe hacerse una biopsia endometrial a las mujeres con alto riesgo de cáncer uterino, HUA o hemorragia en la posmenopausia. La precisión para detectar el cáncer en una biopsia endometrial es de entre 91 y 99%, con una tasa de falsos negativos entre 5 y 15%.
  - Una D&L permite una obtención más completa de especímenes de endometrio y conlleva una tasa de falsos negativos de entre 2 y 6%. Se recomienda cuando
    - un resultado de biopsia endometrial es de "muestra insuficiente"
    - la estenosis del cérvix impide la biopsia endometrial en el consultorio
    - la paciente no puede tolerar la biopsia endometrial ambulatoria
    - la paciente presenta hemorragia continua a pesar de una biopsia negativa previa
    - se sospecha un pólipo o una masa endometrial (D&L con histeroscopia)

CLASIFICACIÓN POR ETAPAS Y PRONÓSTICO

Valoración pretratamiento

- Interrogatorio completo, valoración de síndromes de cáncer hereditarios.
- Exploración física completa, incluida una valoración amplia por exploración ginecológica respecto de las dimensiones y la movilidad del útero y la búsqueda de metástasis (p. ej., linfadenopatía supraclavicular).
- Considere la cuantificación del antígeno 125 del cáncer (CA-125) en pacientes con carcinoma seroso uterino (CSU); su aumento se vincula con afección metastásica y puede usarse para vigilar a la paciente si se encontró elevada en el momento del diagnóstico.
- Estudios de imagen: puede considerarse la radiografía de tórax. Es razonable una placa simple. No se requieren tomografía computarizada (TC) o resonancia magnética (RM) en el contexto de los cánceres tipo I si se planea una clasificación quirúrgica por etapas. Sin embargo, se recomiendan los estudios de imagen en las mujeres con cánceres tipo II que tienen un mayor riesgo de metástasis; se justifica obtener imágenes de tórax, abdomen y pelvis en el preoperatorio. Si no se planea una intervención quirúrgica, la mejor modalidad de valoración de la afección miometrial o cervical y de los ganglios linfáticos es la RM.

Clasificación del cáncer uterino por etapas

En la Tabla 51-2 se presenta la clasificación del cáncer endometrial por etapas y se basa en datos quirúrgicos, según se describe en los criterios de la International Federation of Gynecology and Obstetrics del 2009. En este nuevo sistema de clasificación por etapas, la citología abdominopélvica ya no es parte de los criterios.

Procedimientos quirúrgicos de clasificación por etapas

- La clasificación por etapas del cáncer uterino se hace en forma quirúrgica. Puesto que muchas pacientes presentan enfermedad en etapa temprana en el momento del diagnóstico, a menudo se trata de la única operación necesaria.
- La **clasificación quirúrgica por etapas** implica un abordaje quirúrgico de invasión mínima, ante una enfermedad al parecer en etapa temprana. El estándar actual es de intervención invasiva mínima y se basa en ocho estudios aleatorios que incluyeron al más grande, de fase III del Gynecologic Oncology Group (GOG) TAP-2 donde se mostró que el abordaje laparoscópico de la clasificación por etapas del cáncer uterino es factible y seguro, con complicaciones transoperatorias similares, pero menos sucesos adversos posoperatorios y una estancia hospitalaria más breve. Los datos de seguimiento a largo plazo sugieren tasas de recurrencia y

Tabla 51-2	Recomendaciones de tratamiento por etapa y grado del carcinoma endometrial según la clasificación por etapas de la *National Comprehensive Cancer Network Management*			

Etapa[a]	Descripción	Grado 1	Grado 2	Grado 3
IA	Confinado al cuerpo uterino pero con invasión < 50% del miometrio	–FR: observación +FR: observación o BTV	–FR: observación +FR: BTV	–FR: observación o BTV +FR: observación o BTV
IB	Confinado al cuerpo uterino pero ≥ 50% de invasión miometrial (no de la serosa)	–FR: observación o BTV + FR: observación o BTV	–FR: observación o BTV +FR: observación o BTV	RT: BTV o RTHE ± tratamiento sistémico
II	Con infiltración del estroma del cérvix pero confinado al útero[b]	BTV ± RTHE	BTV ± RTHE	RTHE ± BTV ± tratamiento sistémico
IIIA	Con infiltración de la serosa uterina o los anexos	RTHE ± BTV ± tratamiento sistémico O tratamiento sistémico ± BTV		
IIIB	Con afección de la vagina o los parametrios	RTHE ± BTV ± tratamiento sistémico O tratamiento sistémico ± BTV		
IIIC	Con metástasis a ganglios linfáticos pélvicos (IIIC1) o paraaórticos (IIIC2)	RTHE ± BTV ± tratamiento sistémico O tratamiento sistémico ± BTV		
IVA	Con infiltración de la vejiga o la mucosa intestinal	RTHE ± BTV ± tratamiento sistémico O tratamiento sistémico ± BTV		
IVB	Metástasis distantes que incluyen las abdominales y de los ganglios linfáticos inguinales	Tratamiento sistémico ± RTHE ± BTV		

Abreviaturas: RTHE, radioterapia de haz externo; FR, factores de riesgo (edad > 6C años, profundidad de invasión o invasión del espacio linfovascular positiva), RT, radioterapia; BTV, braquiterapia vaginal.

[a] Clasificación por etapas basada en las guías del 2009 de la International Federation of Gynecology and Obstetrics presentadas en las National Comprehensive Cancer Network Guidelines. Las recomendaciones se basan en las National Comprehensive Cancer Network Guidelines. http://www.nccn.org/professionals/physician_gls/f_guidelines.asp.

[b] La afección glandular endocervical sin incluir al estroma corresponde a la etapa I. Se requiere afección del estroma endocervical para la designación de una etapa II.

de supervivencia global similares a los 5 años en los grupos de intervención quirúrgica abierta y por laparoscopia, con una mejor calidad de vida a corto plazo en el último grupo.

- De manera tradicional, un procedimiento por completo acorde con la clasificación por etapas incluye a la histerectomía total extrafascial, SOB, una valoración/disección de ganglios linfáticos pélvicos y paraaórticos, y en casos de enfermedad avanzada, la citorreducción de toda afección visible. Debe hacerse omentectomía si se sospecha que se trata de un tumor con histopatología serosa o de células claras.

- La **disección del ganglio linfático centinela** tras mapeo linfático es una opción estándar alternativa a la valoración de los linfáticos en el cáncer endometrial de bajo riesgo, en lugar de la disección completa de los ganglios pélvicos y paraaórticos.

  - Hay pruebas crecientes de estudios prospectivos y retrospectivos que avalan la disección del ganglio linfático centinela, técnica respaldada en contextos seleccionados por la National Comprehensive Cancer Network (NCCN) y la Society for Gynecologic Oncology (SOG). Hay investigación constante de valoración de su utilidad ante las imágenes histopatológicas de mayor riesgo, de tipo II.

  - Para realizar la valoración del ganglio linfático centinela se inyecta azul de isosulfan y tecnecio-99m o verde de indocianuro (VIC) solo en el cérvix a las 3 y 9 de las manecillas del reloj. De 15 a 30 minutos después se identifican los ganglios linfáticos centinela y se extirpan, lo que puede hacerse mediante laparoscopia o plataformas robóticas con uso de tecnología infrarroja para visualizar el colorante VIC. Hay datos que sugieren que el VIC es mejor que el colorante azul de isosulfan; sin embargo, ambos son métodos razonables para lograr el mapeo de los ganglios linfáticos.

- Si se concluye una **disección de los ganglios linfáticos pélvicos** completa, implica el retiro de los tejidos ganglionares de la mitad distal de cada arteria iliaca primitiva, la mitad anterior y la medial proximal de cada arteria y vena iliacas externas y la mitad distal del cojinete graso obturador por delante del nervio obturador. La **disección de los ganglios linfáticos paraaórticos** implica la exéresis del tejido ganglionar sobre la parte distal de la vena cava inferior desde la arteria mesentérica inferior hasta la mitad de la arteria iliaca primitiva, y entre la aorta y el uréter desde la arteria mesentérica inferior hasta la porción media de la arteria iliaca primitiva izquierda.

- La obesidad mórbida puede dificultar la disección de los ganglios linfáticos.

- Un error de la disección de los ganglios linfáticos es la presentación de linfedema (5-20%), cuya incidencia aumenta con la exéresis de más ganglios y la administración de radiación adyuvante.

- Además, realizar la disección de ganglios linfáticos no tiene vínculo claro con una mejor supervivencia. De hecho, en varios estudios aleatorios prospectivos (A Consolidated Standards of Reporting Trials [CONSORT], A Study in the Treatment of Endometrial Cancer [ASTEC]) se mostró que no había diferencia en la supervivencia cuando se hacía disección de los ganglios linfáticos. Sin embargo, en el estudio retrospectivo Survival Effect of Para-Aortic Lymphadenectomy (SEPAL) se sugirió que las pacientes con cánceres tipo II pueden tener un beneficio en la supervivencia por la linfadenectomía pélvica y paraaórtica completa.

Citorreducción

- Si se visualiza afección en el abdomen deben emplearse los principios de la citorreducción quirúrgica, hasta lograr que no haya más afección visible macroscópica. La citorreducción completa se vincula con una supervivencia media más prolongada.

Factores histopatológicos del cáncer uterino

- Los cánceres endometriales **tipo I** (adenocarcinomas endometrioides de grados 1 y 2) son estrógeno dependientes, surgen sobre un fondo de hiperplasia con atipias y contribu-

Tabla 51-3	Clasificación de la hiperplasia endometrial[a]

Tipos de hiperplasia	Progreso al cáncer (%)
Simple (quística sin atipias)	1
Compleja (adenomatosa sin atipias)	3
Atípica	
Simple (quística con atipias)	8
Compleja (adenomatosa con atipias)	29

[a] Reimpresa con autorización de Chi DS, Berchuck A, Dizon DS, et al, eds. *Principles and Practice of Gynecologic Oncology.* 7th ed. Philadelphia, PA: Wolters Kluwer; 2017. Tabla 21.12.

yen con 80% de los cánceres uterinos, con pronóstico favorable y respuesta a estrógenos, y pueden ser precedidos por una lesión intraepitelial endometrial atípica o hiperplasia endometrial compleja. El tipo histopatológico de la hiperplasia conlleva un diferente riesgo de cáncer uterino (Tabla 51-3).

- Los tumores **tipo II** no son estrógeno dependientes, surgen sobre un fondo de atrofia endometrial, son mal diferenciados y a menudo endometrioides de grado 3, serosos uterinos de células claras, indiferenciados, carcinosarcomas, de células transicionales y con imagen histopatológica mesonéfrica. Constituyen 10 a 20% de las imágenes histopatológicas, pero con una mortalidad desproporcionada 40% vinculada con los cánceres uterinos.
- El gen supresor del tumor, *PTEN*, el oncogén K-ras y la inestabilidad de microsatélites resultante de mutaciones en las proteínas de reparación de emparejamientos erróneos del ADN (p. ej., MLH1, MSH2, o MSH6) se relacionan con la patogenia del cáncer endometrioide y la hiperplasia atípica compleja.
- Un CSU simula histopatológicamente al cáncer seroso ovárico. Tiende a enviar metástasis tempranas (72% presenta diseminación extrauterina para el momento del diagnóstico) y se disemina en la cavidad peritoneal. Por lo tanto, debe hacerse omentectomía junto con biopsias abdominales altas y peritoneales como parte de la clasificación quirúrgica por etapas de un CSU conocido. Cerca de 30% porta mutaciones de *HER2*.
- El sarcoma del estroma endometrial (SEE), el leiomiosarcoma y otros tipos histopatológicos raros, constituyen 2 a 5% restante de los cánceres uterinos.
- El **grado del tumor** modifica el riesgo de diseminación y recurrencias y, por lo tanto, es importante para determinar la necesidad de tratamiento adyuvante.
  - Los tumores **grado 1** tienen un componente sólido, no escamoso o morular, < 5%.
  - Los tumores **grado 2** están constituidos por tales características en 6 a 50%.
  - Los tumores **grado 3** tienen estas características en > 50%.

FACTORES DE PRONÓSTICO

- Los más significativos para las recurrencias y la supervivencia son la etapa, el grado y la profundidad de invasión miometrial. La edad, el tipo histopatológico, la invasión del espacio linfovascular (IELV) y la actividad de receptores de progesterona también son importantes para el pronósitco. Si hay IELV, se asocia con una tasa de 35% de recurrencias.
- La citología peritoneal positiva es controvertida como factor de pronóstico. Aunque múltiples estudios grandes presentan resultados controvertidos, en la enfermedad de grado bajo, esto no confiere una peor supervivencia. Sin embargo, en las mujeres con

cánceres tipo 2 un estudio *ad hoc* de TAP-2 mostró que la citología peritoneal positiva tenía vínculo independiente con una peor supervivencia.

- La supervivencia a 5 años de las pacientes con cánceres endometriales es de 90% para los de etapa IA, 80% para los de etapas IB y II, 50 a 60% para los de etapa III y 20% para los de etapa IV.
- El pronóstico para los tipos histológicos más agresivos es menos favorable. Casi 70% de las pacientes con CSU y 50% de aquellas con cánceres de células claras presentan las etapas III o IV de la enfermedad. La supervivencia a 5 años con CSU y el carcinoma de células claras es de 55 y 68%, respectivamente. En conjunto, la supervivencia a 5 años de las pacientes con subtipos histopatológicos agresivos es de 40%.
- Las recaídas en las pacientes con tipos histopatológicos de alto grado tienden a presentarse en ubicación distal, a menudo en los pulmones, el hígado o los huesos, en tanto los cánceres endometriales de bajo riesgo tienden a la recurrencia local, con frecuencia máxima en la vagina y, a continuación, en la pelvis.

TRATAMIENTO DEL CÁNCER UTERINO

- El tratamiento apropiado se determina por la etapa, el grado, el tipo histopatológico y la capacidad de la paciente de tolerarlo (ver la Tabla 51-2).
- Las pacientes con **cáncer endometrial de bajo riesgo** y etapa temprana, de tipo endometrioide, no requieren tratamiento adicional, además de la intervención quirúrgica; en particular aquellas con cáncer endometrial de grado 1, en etapa 1 sin factores de riesgo.

Tratamiento del cáncer uterino de alto riesgo

- Este tratamiento es más controvertido. En múltiples estudios se trató de definir la participación apropiada del tratamiento adyuvante (ver la Tabla 51-2).

Radioterapia

- Se han hecho múltiples estudios para valorar a las mujeres que se beneficiarán al máximo de la radiación adyuvante. La mayoría que recibe radiación lo hace en el posoperatorio; sin embargo, aquellas que no son candidatas de intervención quirúrgica pueden recibir radioterapia (RT) inicial.
- Según la etapa de su afección en el momento del diagnóstico y otros factores de riesgo de recurrencia, las pacientes pueden recibir braquiterapia vaginal, radioterapia de haz externo (RTHE), radioterapia de intensidad regulada, o estas dos últimas.
- Para la afección confinada al útero, las pacientes que se benefician al máximo de la RT adyuvante son aquellas con riesgo intermedio alto y alto. Debe iniciarse la RT adyuvante tan pronto como cicatrice la cúpula vaginal y sin transcurrir más de 12 semanas después de la operación. La RT adyuvante mostró disminuir las recurrencias en la cúpula vaginal y mejorar la regulación pélvica, pero no aumentar la supervivencia global. Ha habido cuatro estudios importantes de valoración del uso de radioterapia adyuvante en la afección confinada al útero y todos mostraron mejoría de la regulación vaginal o pélvica, con la mayoría que incluyó una disminución de las recurrencias locorregionales en quienes la recibieron.

Intervención quirúrgica de citorreducción

- El cáncer uterino en etapa II aumenta mucho el riesgo de recurrencias vaginales. Si se conoce la afección cervicouterina en el preoperatorio, debe tenerse en mente la **histerectomía radical**, que se ha mostrado logra una tasa de supervivencia a 5 años de 75%. Una combinación de histerectomía extrafascial seguida por radiación se vincula con una tasa de supervivencia a 5 años de 70%. Si se hace el diagnóstico en el posoperatorio, se puede considerar la braquiterapia vaginal con o sin RTHE.

- Para los cánceres en etapas III y IV se mostró en estudios retrospectivos que la **intervención quirúrgica óptima de citorreducción** mejora la supervivencia. Se recomienda el tratamiento adyuvante después de la citorreducción junto con el sistémico, que se puede combinar con RTHE o braquiterapia vaginal.

- La **citorreducción de rescate** completa para la enfermedad recurrente se ha vinculado con una supervivencia prolongada libre de enfermedad (39 meses), en comparación con aquellas con afección residual macroscópica después de la operación (13.5 meses), y puede considerarse en las seleccionadas con un intervalo prolongado sin enfermedad y quienes presentan su forma oligometastásica o resecable.

Quimioterapia e inmunoterapia

- A menudo se usa la quimioterapia para el tratamiento de mujeres con enfermedad en etapa avanzada o con cánceres tipo II o de alto riesgo en etapa temprana. El de carboplatino y paclitaxel es el esquema ideal para tratar al inicio. Las tasas de respuesta a un solo medicamento son bajas. Se han hecho múltiples y diversos estudios con bajos regímenes terapéuticos.

- El cisplatino y la doxorrubicina juntos tienen una tasa de respuesta de 43%. La adición de paclitaxel al esquema de cisplatino y doxorrubicina (TAP) en un estudio aleatorio (GOG 177) produjo un aumento en la tasa de respuesta y la supervivencia. Hubo una tasa mucho mayor de neuropatía periférica en el grupo tratado con paclitaxel. Los datos del GOG 209 subsiguiente de fase III sugieren que el carboplatino y el paclitaxel pueden no ser inferiores y sí menos tóxicos, en comparación con TAP, y se han convertido en el estándar ideal de tratamiento del cáncer endometrial avanzado o recurrente/sin antecedente de quimioterapia. Las mujeres de contextos seleccionados con enfermedad en etapas III/IVA pueden también beneficiarse de la adición de RTHE con la quimioterapia. En el GOG 258 de reciente publicación se mostró que la quimioterapia con adición de RT no mostraba un beneficio global sobre la supervivencia, pero disminuyó la tasa de recurrencias locales.

- Los tratamientos hormonales (progestágenos, como el acetato de megestrol [Megace], reguladores selectivos del receptor de estrógenos, como el tamoxifeno, e inhibidores de aromatasa) son en gran parte más útiles en el contexto paliativo y no se usan con intención curativa. Sin embargo, la combinación del acetato de megestrol secuencial con tamoxifeno, según un estudio de fase II GOG, mostró una tasa de respuesta > 40% en el contexto de las recurrencias.

- El pembrolizumab es un tratamiento inmunitario que revolucionó el abordaje terapéutico del cáncer endometrial. Recientemente fue aprobado por la FDA para tratar el cáncer endometrial irresecable o metastásico con alta inestabilidad de microsatélites o deficiencia de la reparación de emparejamientos erróneos en pacientes que ya habían recibido el esquema estándar. Se trata de un tratamiento inhibidor del punto de revisión dirigido a receptores 1 de la muerte celular programada. La tasa de respuesta al pembrolizumab fue de un impresionante 52% y la regulación total de la enfermedad fue de 73% en un estudio reciente.

- Los tratamientos dirigidos que actúan sobre la vía de PI3K/AKT/mTor, la angiogénesis y los receptores del factor del crecimiento epidérmico también son promisorios. En la actualidad se encuentran en investigación el bevacizumab y temsirolimus/everolimus.

- Las pacientes en quienes fracasa la quimioterapia de primera línea, en general, presentan un peor pronóstico, con una tasa de respuesta a los fármacos de segunda y tercera línea < 10% y una supervivencia global < 9 meses. En fecha reciente aparecieron datos para respaldar la combinación de everolimus con letrozol para la afección recurrente, con resultados promisorios.

Consideraciones especiales

Carcinoma seroso uterino y de células claras

- Los tumores tipo II son de manera notoria biológicamente agresivos y, a menudo, se tratan en forma adyuvante al margen de la etapa.

- La supervivencia sin enfermedad a 5 años global de las pacientes con cáncer endometrial de células claras es de solo 40%. Las recidivas a menudo son distantes y tienden a presentarse en el abdomen, los pulmones o el hígado.

- En contraposición con los cánceres endometriales tipo I, la lesión precursora del CSU es el carcinoma intraepitelial endometrial, no la hiperplasia endometrial. Un CSU se vincula con IELV y 36% de las mujeres sin invasión miometrial presentará ganglios linfáticos positivos. La supervivencia a 5 años es de solo 30 a 50% para la enfermedad en etapa I.

- Como en el cáncer ovárico, los esquemas de quimioterapia con carboplatino y paclitaxel han sido los de máximo estudio y utilidad. El receptor del factor 2 de crecimiento epidérmico humano/neu se expresa excesivamente en 30% de los CSU. En un reciente estudio de fase II se encontró que al añadir trastuzumab, un anticuerpo monoclonal dirigido contra los receptores 2 del factor de crecimiento epidérmico humano/neu con el esquema estándar de carboplatino/paclitaxel, aumentó la supervivencia media sin progreso de la enfermedad, de 8 meses en el grupo control (carboplatino/paclitaxel sin trastuzumab) a 12.8 meses en el grupo que recibió trastuzumab, hallazgo significativo en todas las pacientes y en aquellas con enfermedad en etapas III o IV, así como las de afección recurrente, lo que lo hace una nueva opción promisoria de tratamiento de las pacientes con CSU.

Carcinosarcoma

- El **carcinosarcoma uterino** es un subtipo de cáncer agresivo que se relaciona con la radiación previa de la pelvis, un tumor a menudo grande y necrótico. El carcinosarcoma es un factor adverso de predicción independiente de la supervivencia, con un cociente de riesgo de 3.2 para las recurrencias, en comparación con otros tipos histopatológicos. Por lo tanto, el carcinosarcoma debe estudiarse por separado de los cánceres endometriales de alto riesgo, dada la diferencia de su conducta biológica.

- Estos tumores **no se consideran sarcomas, sino carcinomas endometriales mal diferenciados**.

- La tasa de supervivencia a 5 años es de 50% para los tumores en etapa I y 20% para los de etapa IV.

- No se ha mostrado que la disección de ganglios linfáticos sea terapéutica para estos tumores. La etapa y el grado de mitosis son de máxima predicción de la evolución de la enfermedad.

- Se han usado los esquemas de quimioterapia que incluyen cisplatino, doxorrubicina, ifosfamida y paclitaxel para el carcinosarcoma. La quimioterapia con ifosfamida y paclitaxel dio mejores tasas de respuesta, de supervivencia global y de supervivencia sin progreso, y también más neuropatías, comparada con la ifosfamida sola. Datos recientes de un estudio fase II sugieren que la combinación de **paclitaxel/carboplatino** constituye un esquema útil y el NCCN lo considera el tratamiento adyuvante preferido para cánceres endometriales confinados al útero, incluyendo al carcinosarcoma.

- La radiación pélvica mejora el control local, pero no la supervivencia global, en esta población.

Conservación de la fecundidad

- A las pacientes con cáncer uterino de bajo grado en etapa temprana (solo con histopatología endometrioide) que desean conservar su fecundidad se les puede ofrecer tratamiento con progestágenos más que intervención quirúrgica, en casos seleccionados. Sin embargo, esto se basa en gran parte en estudios retrospectivos y datos de fase II limitados y no es el estándar ideal de la atención.

- Las candidatas óptimas para el tratamiento de conservación de la fecundidad incluyen mujeres con las siguientes características:
  - Con adenocarcinoma endometrial bien diferenciado (grado 1)
  - Con un tumor al aparente confinado al endometrio (etapa IA) (con base en RM)
  - Sin contraindicaciones de la hormonoterapia
  - Con la descripción de los beneficios y el riesgo y la comprensión de que no es el estándar ideal de atención
  - Con cumplimiento con la atención médica y el deseo de someterse a biopsia endometrial de intervalo
- Esto debe estar en conjunción con cambios en el estilo de vida y la implementación de un plan de disminución de peso en aquellas con IMC de sobrepeso u obesidad.
- Las pacientes deben ser objeto de confirmación de su proceso histopatológico por un espécimen de D&L y someterse a RM para valorar la invasión miometrial o del cérvix antes de iniciar el tratamiento de conservación de la fecundidad.
- Los tratamientos con progesterona aceptables incluyen al acetato de megestrol, medroxiprogesterona o el DIU que libera levonorgestrel. Hay datos limitados para sugerir que el tratamiento con DIU es tan eficaz como el sistémico, sin la desventaja del aumento de peso que se observa con este último.
- Ha habido varios metaanálisis de la eficacia de los progestágenos orales para el tratamiento del cáncer endometrial temprano. Las tasas de regresión varían entre 50 y 84%. De aquellas pacientes con regresión de la enfermedad, se notó una respuesta completa en 48 a 96%. El tiempo medio para la respuesta fue de 6 meses (con rango desde 8 semanas hasta 9 meses). La tasa de recaídas varió entre 25 y 41%. La tasa de fecundidad varía mucho entre los estudios, con un rango entre 28 y 53%.
  - Después de iniciar el tratamiento con progestágeno, se hace biopsia endometrial (biopsia endometrial o D&L) a intervalos de 3 meses hasta confirmar dos negativas. A continuación, se puede aumentar el intervalo de toma de especímenes tanto como la paciente se mantenga asintomática y no haya signos de afección metastásica o progresiva.
  - Tras dos biopsias negativas seguidas se alienta a la paciente para intentar el embarazo.
  - Para pacientes con enfermedad persistente (incluyendo cáncer o hiperplasia atípica endometriales), la dosis de progestágeno oral puede aumentarse, o si ya se usa un DIU, se puede agregar un progestágeno oral. Si no hay respuesta para los 9 meses, ya es poco probable que la haya y se recomienda la histerectomía.

Clasificación quirúrgica por etapas incompleta

- El tratamiento depende de los factores de riesgo.
- El tumor grado 1 o 2 < 50% de invasión miometrial conlleva un riesgo < 10% de ganglios linfáticos positivos y una supervivencia a 5 años sin tratamiento adicional > 90%. Sin embargo, cualquier cáncer grado 3 o los de grados 1 y 2 con más de 50% de invasión conllevan un riesgo > 10% de ganglios linfáticos pélvicos positivos y la supervivencia a 5 años disminuye hasta 70 a 85% sin tratamiento adicional. Por lo tanto, es apropiado reclasificar el padecimiento o usar radioterapia adyuvante.
- Se puede usar la disección de ganglios por laparoscopia en las pacientes con clasificación incompleta por etapas en su intervención quirúrgica inicial. Además, la tomografía por emisión de positrones con fluorodesoxiglucosa puede seguir siendo promisoria para valorar la linfadenopatía, pero no es tan sensible como la clasificación quirúrgica por etapas.

Contraindicaciones médicas de la intervención quirúrgica

- Las mujeres incapaces médicamente de someterse a una intervención quirúrgica se pueden tratar por solo radiación pélvica. Sin embargo, la supervivencia a 5 años para aquellas en la etapa clínica I disminuye a 69% con este abordaje, en comparación con 87% con el de solo intervención quirúrgica.

- Se ha mostrado que para las pacientes con la enfermedad en etapa I con un CA-125 < 20 U/mL preoperatorio, el riesgo de diseminación extrauterina fue de solo 3%. En estos casos la histerectomía vaginal es una opción terapéutica para aquellas que no puedan someterse a una operación quirúrgica más amplia.
- En un pequeño grupo de pacientes con adenocarcinoma endometrial bien diferenciado se mostró que el DIU liberador de progesterona era un tratamiento eficaz.

VIGILANCIA POSTRATAMIENTO

- Esta vigilancia de las recurrencias debe incluir una revisión cada 6 meses durante 2-3 años y, después, cada 6 meses o en forma anual, según las guías de NCCN.
- En la SGO se cuenta con guías más específicas, que dividen la vigilancia en la de bajo riesgo (etapas IA, grados 1 o 2), de riesgo intermedio (etapa IA, grado 2) y alto riesgo (etapa III/IV de células serosas o claras) (Tabla 51-4).
- Antes se recomendaba la citología vaginal anual; sin embargo, la NCCN, la SGO y el American College of Obstetricians and Gynecologists ya no respaldan esta práctica, porque no mejora la supervivencia ni los resultados.
- Si el CA-125 está elevado en el diagnóstico, puede darle seguimiento en cada consulta.
- La mayoría de las recurrencias se diagnostica por síntomas o estudios de imagen y se presenta en los primeros 2 a 3 años después del diagnóstico inicial. Los estudios de imagen (TC/RM/tomografía por emisión de positrones) deben ordenarse según se requiera, con base en la exploración o los síntomas de recurrencia.
- Continúen vigilándose las manifestaciones de alto riesgo o los diagnósticos familiares que pudiesen dar lugar a una valoración genética.
- Debe hacerse énfasis en la disminución del peso por modificaciones de la alimentación y el ejercicio, dado que un elevado porcentaje de esta población presenta obesidad.

Tabla 51-4	Recomendaciones de vigilancia del cáncer endometrial[a,b]				
		Meses		Años	
Variable	0-12	12-24	24-26	3-5	> 5
Revisión de los síntomas y exploración física					
De bajo riesgo (etapa IA, grados 1 o 2)	Cada 6 meses	Anual	Anual	Anual	Anual
De riesgo intermedio (etapa IA grado 2)	Cada 3 meses	Cada 6 meses	Cada 6 meses	Cada 6 meses	Anual
De alto riesgo (etapas III/IV, seroso o de células claras)	Cada 3 meses	Cada 6 meses	Cada 6 meses	Cada 6 meses	Anual

[a] No está indicada la prueba de Papanicolaou o el estudio citológico anual. Hay datos insuficientes para respaldar de manera sistemática el seguimiento por el CA-125 o las radiografías sistemáticas de tórax, la tomografía computarizada o la resonancia magnética. Si se sospecha una recurrencia, es razonable ordenar una tomografía computarizada o tomografía por emisión positrones ± la cuantificación del CA-125.

[b] Adaptado de Salani R, Backes FJ, Fung MF, et al. Posttreatment surveillance and diagnosis of recurrence in women with gynecologic malignancies: Society of Gynecologic Oncologists recommendations. *Am J Obstet Gynecol.* 2011;204(6):466-478. Copyright © 2011 Elsevier. Con autorización.

SARCOMA UTERINO

Los subtipos de **sarcoma** incluyen al leiomiosarcoma uterino (LMSu), el SEE y el sarcoma uterino indiferenciado. El subtipo más frecuente es el LMSu (63%), seguido por el SEE y el sarcoma uterino indiferenciado. Los subtipos más raros incluyen adenosarcoma, rabdomiosarcoma y la neoplasia perivascular de células epitelioides.

- Las mujeres con un sarcoma uterino casi siempre presentan un útero en rápido crecimiento y tienen una masa uterina predominante. Algunas también pueden presentar hemorragia en la posmenopausia.

- No se recomienda detección alguna; tampoco hacer estudios del cáncer de colon hereditario sin poliposis/síndrome de Lynch, en esta población.

- La intervención quirúrgica es el recurso principal de tratamiento de todos los sarcomas de tejidos blandos, incluyendo el uterino.

- **Clasificación por etapas del sarcoma uterino.** En el año 2009 se desarrolló un sistema de clasificación por etapas de los sarcomas uterinos (Tabla 51-5). La valoración debe incluir estudios de imagen de tórax, abdomen y pelvis, por TC o RM/TC.

- Si el proceso es operable, el tratamiento ideal es de histerectomía total abdominal, con o sin SOB. Se favorece la SOB en cualquier mujer en la posmenopausia para el tratamiento del SEE de bajo grado y en aquellas con LMSu positivo para el receptor de estrógenos. Las metástasis de ganglios linfáticos son raras y no se recomienda la linfadenectomía, a menos que los ganglios sean palpables y estén crecidos.

Leiomiosarcoma

- El **leiomiosarcoma uterino** es un subtipo raro de sarcoma agresivo, que suele surgir en el miometrio. De las pacientes, 10% presentará metástasis pulmonares en el momento del diagnóstico. El cuadro clínico usual es de una mujer en la posmenopausia con una masa de rápido crecimiento.

- Estos tumores tienen aspecto de leiomiomas, pero muestran **> 10 mitosis por 10 campos de alto aumento, atipias nucleares difusas y necrosis coagulativa**, tres factores que se conocen colectivamente como los criterios de Stanford.

Tabla 51-5	Clasificación por etapas del sarcoma del estroma endometrial y el leiomiosarcoma[a]
Etapa[b]	**Descripción**
IA	Tumor limitado al útero y ≤ 5 cm
IB	Tumor limitado al útero > 5 cm
IIA	El tumor afecta los anexos
IIB	El tumor afecta a otros tejidos pélvicos
IIIA	El tumor infiltra los tejidos abdominales en un sitio
IIIB	El tumor infiltra los tejidos abdominales en más de un sitio
IIIC	Metástasis en los ganglios linfáticos pélvicos o paraaórticos
IVA	El tumor infiltra la vejiga o el recto
IVB	Metástasis distantes (más allá de los anexos, en tejidos pélvicos y abdominales)

[a] Los carcinosarcomas deben clasificarse por etapas como los carcinomas endometriales, no como sarcomas.
[b] Clasificación por etapas basada en las guías del 2009 de la International Federation of Gynecology and Obstetrics, según se presentaron en las guías de la National Comprehensive Cancer Network.

- Se recomienda la histerectomía con SOB.
- No se ha observado beneficio para la supervivencia de la radiación adyuvante en estudios aleatorios internacionales.
- El de olaratumab con doxorrubicina es un esquema aprobado por la FDA para tratar el sarcoma de tejidos blandos no susceptible del tratamiento curativo con radioterapia o intervención quirúrgica. Aunque este esquema se agregó a las guías como el preferido para tratar el sarcoma en el 2017, en un estudio más reciente de fase III se mostró que el olaratumab no conllevaba una ventaja para la supervivencia cuando se agrega a la doxorrubicina y, por lo tanto, recién se retiró de las guías de NCCN como consideración terapéutica.
- La trabectedina y el pazopanib son dos productos únicos con aprobación de la FDA para el tratamiento del LMSu recurrente.
- La doxorrubicina en forma aislada o la gemcitabina de dosis fija más docetaxel muestran tasas de respuesta razonables como tratamiento inicial del LMSu con metástasis.

Sarcoma del estroma endometrial

- El **sarcoma del estroma endometrial** surge del endometrio y se considera de bajo grado en la mayoría de los casos. Representa 10% de los sarcomas uterinos. Incluso en el contexto del SEE de bajo grado, 36% de las pacientes presentará recaída y 10% morirá por la enfermedad. Sin embargo, la mayoría presenta enfermedad en etapa temprana y positividad para el receptor de estrógenos y progesterona.
- La SEE de bajo grado a menudo responde a los progestágenos y los inhibidores de aromatasa; los análogos de la hormona liberadora de gonadotropinas también constituyen una opción. El tamoxifeno ya no es parte del tratamiento del SEE, porque está contraindicado en las pacientes con tumores positivos para los receptores de estrógenos/progesterona.
- El SEE de grado más alto debe tratarse con intervención quirúrgica y radiación pélvica. La quimioterapia no ha mostrado mucho beneficio por lo indolente del SEE.

Pronóstico del sarcoma uterino

- En un estudio retrospectivo que incluyó pacientes con todas las formas de sarcoma se mostró una tasa de supervivencia a 3 años de 82, 60 y 20% para los de grado histopatológico bajo, intermedio y alto, respectivamente.
- La supervivencia a 3 años fue de 56, 45, 33 y 5% para los sarcomas de etapas I, II, III y IV, respectivamente. Es necesario actualizar estos datos a la luz de los criterios revisados de la clasificación por etapas.

LECTURAS SUGERIDAS

American College of Obstetricians and Gynecologists Committee on Gynecologic Practice. ACOG Committee Opinion No. 601: tamoxifen and uterine cancer. *Obstet Gynecol.* 2014;123:1394-1397. (Reafirmado en el 2019)

American College of Obstetricians and Gynecologists Committee on Practice Bulletins—Gynecology. ACOG Practice Bulletin No. 149: endometrial cancer. *Obstet Gynecol.* 2015;125:1006-1026. (Reafirmado en el 2017)

Benedetti Panici P, Basile S, Maneschi F, et al. Systematic pelvic lymphadenectomy vs. no lymphadenectomy in earlystage endometrial carcinoma: randomized clinical trial. *J Natl Cancer Inst.* 2008;100(23):1707-1716.

Campos SM, Lee LJ, Del Carmen MG, McMeekin DS. Corpus: epithelial tumors. En: Chi DS, Berchuck A, Dizon DS, Yashar C, eds. *Principles and Practice of Gynecologic Oncology.* 7th ed. Philadelphia, PA: Wolters Kluwer; 2017:511.

Kitchener H, Swart AM, Qian Q, Amos C, Parmar MK; for ASTEC study group. Efficacy of systematic pelvic lymphadenectomy in endometrial cancer (MRC ASTEC trial): a randomised study. *Lancet.* 2009;373(9658):125-136.

Lentao MM Jr, Tornos C, Wolfson AH, O'Cearbhail R. Corpus: mesenchymal tumors. En: Chi DS, Berchuck A, Dizon DS, Yashar C, eds. *Principles and Practice of Gynecologic Oncology.* 7th ed. Philadelphia, PA: Wolters Kluwer; 2017:564.

Mutch DG. The new FIGO staging system for cancers of the vulva, cervix, endometrium and sarcomas. *Gynecol Oncol.* 2009;115:325-328.

Todo Y, Kato H, Kaneuchi M, Watari H, Takeda M, Sakuragi N. Survival effect of para-aortic lymphadenectomy in endometrial cancer (SEPAL study): a retrospective cohort analysis. *Lancet.* 2010;375(9721):1165-1172.

Walker JL, Piedmonte MR, Spirtos NM, et al. Laparoscopy compared with laparotomy for comprehensive surgical staging of uterine cancer: Gynecologic Oncology Group Study LAP2. *J Clin Oncol.* 2009;27:5331-5336.

Cáncer ovárico

Lea A. Moukarzel y Edward J. Tanner III

El **cáncer ovárico** es el décimo en frecuencia y la principal causa de muerte por cáncer en las mujeres estadounidenses. Se trata del segundo cáncer ginecológico más frecuente después del de cuerpo uterino y conlleva la mortalidad más alta de todos los del aparato reproductor femenino.

EPIDEMIOLOGÍA DEL CÁNCER OVÁRICO

- Se calcula en las mujeres de Estados Unidos el riesgo de toda la vida de presentar cáncer ovárico de 1 en 78 (1.3%), probabilidad que aumenta con la edad, con una media en el momento del diagnóstico de 63 años.
- El riesgo de cáncer ante una tumoración anexial sólida es de 7% en las mujeres en la premenopausia y aumenta a 30% en aquellas en la posmenopausia. Se deduce que cada año se diagnosticarán 22 530 cánceres ováricos y 13 980 pacientes morirán por esa afección.
- Las neoplasias ováricas, de las que 80% es benigna, se dividen en tres grupos principales: tumores epiteliales, de células germinativas y del estroma de los cordones sexuales (Tabla 52-1). El ovario puede también ser sitio de cáncer metastásico de otros lugares, en particular de la mama o del tubo digestivo (p. ej., tumores de Krukenberg).

TUMORES OVÁRICOS EPITELIALES

Los tumores derivados del epitelio celómico son las neoplasias ováricas más frecuentes y contribuyen con 65% de ellas y 90% de los cánceres. Sus tipos histopatológicos incluyen al seroso, al mucinoso, el endometrioide, el de células claras y el de células transicionales (de Brenner). Pruebas recientes sugieren que la lesión precursora de los carcinomas serosos

Tabla 52-1	Clasificación de las neoplasias ováricas

Tumores epiteliales

Serosos (su imagen histopatológica simula a la del revestimiento de la trompa de Falopio)

Mucinosos (su imagen histopatológica simula la del epitelio endocervical)

Endometrioides (su imagen histopatológica simula la del revestimiento endometrial)

De células claras (su imagen histopatológica simula la de la mucosa vaginal)

De células transicionales (de Brenner; su imagen histopatológica semeja la de la vejiga)

Tumores de células germinativas

Disgerminoma

Tumor del seno endodérmico

Carcinoma embrionario

Poliembrioma

Coriocarcinoma

Teratoma
   Inmaduro
   Maduro

Tumores del estroma de los cordones sexuales

De células de la granulosa-del estroma
   De células de la granulosa
   Tecomas-fibromas

De células de Sertoli-Leydig

De los cordones sexuales

De los cordones sexuales con túbulos anulares

Ginandroblastoma

No clasificados y metastásicos

---

del ovario proviene de las fimbrias de las trompas de Falopio más que del epitelio ovárico. En respaldo a esta teoría, a menudo se encuentra que las pacientes con carcinomas ováricos y peritoneales serosos de alto grado presentan carcinomas intraepiteliales tubáricos serosos concomitantes en la mucosa de la fimbria. Además, casi todos los carcinomas serosos intraepiteliales tubáricos muestran sobreexpresión de p53, como ocurre en los carcinomas serosos de alto grado. Las imágenes histopatológicas no serosas quizá surgen todavía del ovario a través de otros mecanismos.

Factores de riesgo

- Se ha encontrado de manera consistente que la edad mayor de 40 años, la raza blanca, la nuliparidad, la infecundidad, los antecedentes de cáncer endometrial o mamario y el familiar de cáncer ovárico aumentan el riesgo del cáncer epitelial invasor. La mayor paridad, el uso de anticonceptivos orales (ACO), el antecedente de amamantamiento, la ligadura tubaria y la histerectomía se han vinculado con un menor riesgo de cáncer ovárico.

- Las pacientes con **antecedente familiar** de cáncer ovárico, mamario, endometrial o de colon, tienen mayor riesgo de sufrir un carcinoma ovárico.

  - El cáncer ovárico familiar hereditario contribuye con casi 10% de todos los casos de reciente diagnóstico. Las mujeres con una pariente de primer grado con cáncer ovárico tienen un riesgo de toda la vida de 5% de presentar la enfermedad y aquellas con dos, uno de 7%.

- Hay tres síndromes autosómicos dominantes diferentes que se han denominado de cáncer ovárico familiar: el cáncer ovárico específico del sitio, el cáncer mamario y ovárico hereditario (*BRCA1* y *BRCA2*) y el síndrome de Lynch (cáncer colorrectal hereditario sin poliposis) (ver el capítulo 53).

- El **síndrome de Lynch** es de susceptibilidad al cáncer, autosómico dominante, que describe una predisposición familiar a múltiples cánceres (sobre todo de colon y también endometrial, ovárico y de vías genitourinarias).

- Las mujeres con el síndrome de Lynch tienen un riesgo de 25 a 60% de toda la vida de cáncer endometrial y de 12 a 25% de cáncer ovárico.

- *BRCA.* Las mutaciones en los genes *BRCA1* y *BRCA2* que participan en la reparación del ADN se han vinculado con el cáncer mamario familiar, los síndromes de cáncer de mama y ovario, y el cáncer ovárico específico del sitio.

- Las mujeres con mutaciones del gen *BRCA* tienen un riesgo de toda la vida de cáncer mamario de 40 a 75%. El riesgo de cáncer ovárico de toda la vida de las portadoras de mutaciones de *BRCA1* y *BRCA2* es de 35 a 60% y de 10 a 25%, respectivamente, quienes también presentan la enfermedad a una edad más temprana que aquellas sin tales mutaciones. También se han identificado genes adicionales vinculados con un riesgo variable de cáncer ovárico e incluyen *CHEK2*, *RAD51*, *BRP1* y *PALB2*. Se dispone de pruebas genéticas de detección.

- Los **factores ambientales** pueden participar en el cáncer ovárico. En un reciente metaanálisis no se respalda una relación de causa entre la exposición al talco y el cáncer ovárico.

- Los factores reproductivos tienen participación importante en el riesgo del cáncer ovárico. La **paridad** creciente se vincula con un menor riesgo relativo de cáncer de ovario, en tanto la **nuliparidad** se relaciona con uno mayor.

- El uso de **ACO** también se ha vinculado con un menor riesgo relativo.

- Las mujeres con el antecedente **amamantamiento** presentan un riesgo menor de cáncer ovárico que las nulíparas y aquellas con partos previos que no amamantaron.

- Las mujeres con **infecundidad** tienen un riesgo elevado de cáncer ovárico, al margen de la nuliparidad. Aunque los fármacos usados para favorecer la fecundidad se han señalado como partícipes del desarrollo del cáncer ovárico, su asociación no se ha separado con claridad del riesgo que conllevan nuliparidad e infecundidad.

- La **ligadura tubaria** y la **histerectomía** con conservación de los ovarios parecen disminuir el riesgo de cáncer ovárico, si bien no se han dilucidado sus mecanismos.

Detección y prevención

- El cáncer ovárico temprano suele ser asintomático. Ninguna prueba de detección disponible tiene suficiente valor predictivo positivo al respecto.

- Aún se usa mucho la **exploración ginecológica anual sistemática** como recurso de detección, pero tiene mala sensibilidad para la fase temprana del cáncer ovárico.

- El **antígeno 125 del cáncer (CA-125)** es un biomarcador del cáncer ovárico y su concentración > 35 U/mL en las mujeres en la posmenopausia suele considerarse anormal. Casi 50% de los casos de cáncer ovárico confinados a la gónada y > 85% de los de etapa avanzada presentan cifras elevadas de CA-125. No obstante, este biomarcador solo no es suficientemente sensible ni específico para el diagnóstico del cáncer ovárico.

  - La cifra de CA-125 puede estar elevada en varias afecciones benignas (que incluyen la enfermedad inflamatoria pélvica, la endometriosis, los fibromas, el embarazo, los quistes ováricos hemorrágicos, las hepatopatías y cualquier otra lesión que cause irritación peritoneal) así como otras afecciones malignas (incluidos los cánceres de mama, pulmón, páncreas, gástrico y de colon). Además, el CA-125 es normal en casi la mitad de las mujeres con cáncer ovárico en etapa I. Su uso más importante es en el seguimiento seriado para vigilar la respuesta al tratamiento y detectar recurrencias en las mujeres con cáncer ovárico conocido.

• La proteína 4 del epidídimo humano (HE4) tiene sensibilidad similar al CA-125 cuando se comparan las pacientes de cáncer ovárico con controles sanas; sin embargo, tiene mayor sensibilidad cuando se compara con aquellas con enfermedades ginecológicas benignas. Aunque no se usa aún para detección, la HE4 tiene aprobación para vigilar la progresión o recurrencia del cáncer ovárico en Estados Unidos.

• **Otros biomarcadores.** Los antígenos del cáncer 19-9, 15-3, 72-4 y el carcinoembrionario, el ácido lisofosfatídico, el antígeno Fas soluble (Fass), la mesotelina, la haptoglobina α, la bikunina, la HE4 y OVX1 son biomarcadores y se han investigado en pruebas combinadas disponibles en el comercio para usarse en las pacientes de alto riesgo.

• La **ultrasonografía transvaginal** es valiosa como recurso potencial de detección. Las características sugerentes de un cáncer incluyen quistes ováricos complejos con componentes sólidos, presencia de tabiques, proyecciones papilares al interior, paredes gruesas, excrecencias en la superficie, ascitis y neovascularización. Cuando se usa para detección en la población general, la ultrasonografía transvaginal tiene un bajo valor predictivo positivo. Sin embargo, cuando está limitada a mujeres en la posmenopausia con masas pélvicas, se informa una sensibilidad de 84% y especificidad de 78%.

• La **detección multimodal** con cuantificación de CA-125 y ultrasonografía transvaginal aporta una especificidad y un valor predictivo positivo mayores que cualquier modalidad aislada. En las mujeres en la posmenopausia, la combinación de ultrasonografía transvaginal y CA-125 > 65 U/mL aumentó la sensibilidad a 92% y la especificidad a 96%. No obstante, no se ha mostrado que este esquema de detección disminuya la mortalidad global por cáncer ovárico. Sigue habiendo pruebas insuficientes para respaldar la detección sistemática del cáncer ovárico con uso de CA-125 y ultrasonografía transvaginal.

• **Recomendaciones actuales para la detección.** De acuerdo con la US Preventive Services Task Force, ninguna prueba presente sugiere que algún estudio de detección, incluidos CA-125, ultrasonografía o exploración ginecológica, disminuya la mortalidad por el cáncer ovárico; por lo que no se recomienda la detección sistemática. En el American College of Obstetricians and Gynecologists se está de acuerdo en que las pruebas de detección sistemáticas carecen de beneficio para las mujeres de bajo riesgo asintomáticas, y se recomienda a los ginecoobstetras mantenerse vigilantes de los signos y síntomas tempranos del cáncer ovárico. En la American Cancer Society no se recomienda la detección sistemática, pero se declara que debe ofrecerse la combinación de una exploración ginecológica, ultrasonografía transvaginal y CA-125 a las mujeres con alto riesgo de cáncer ovárico.

• **Salpingooforectomía bilateral profiláctica.** La decisión de hacer una salpingooforectomía electiva depende en gran parte de los factores de riesgo genéticos. Las mujeres con alto riesgo de cáncer ovárico (p. ej., síndrome de Lynch, mutaciones de *BRCA*) deben considerar la salpingooforectomía bilateral profiláctica entre los 35 y 40 años o cuando concluyen la procreación. Para otras mujeres de la población en riesgo (sin predisposición genética para el cáncer ovárico) debe incorporarse la edad al proceso de toma de decisiones. Hay pruebas que sugieren que la conservación del ovario hasta la edad de 65 años tiene beneficios para la supervivencia a largo plazo, en gran parte debidos al menor riesgo de enfermedades cardiovasculares. Después de los 65 años tal protección se ve mitigada y se prefiere ofrecer la salpingooforectomía bilateral profiláctica concomitante.

• **La salpingectomía oportunista.** En contraste con la hipótesis común de que el cáncer ovárico surge del epitelio de la gónada, datos más recientes sugieren que los carcinomas serosos del ovario suelen originarse en la trompa de Falopio. Dado que se mostró antes que la ligadura tubaria protegía contra los carcinomas epiteliales del ovario, se ha sugerido efectuar la salpingectomía en el momento de otras intervenciones ginecológicas, como una oportunidad para disminuir el riesgo de cáncer ovárico. La salpingectomía oportunista sigue siendo de beneficio teórico global contra el desarrollo del cáncer ovárico y solo debe considerarse cuando es factible y sin modificar la forma de la histerectomía (u otra intervención quirúrgica ginecológica).

• La **profilaxis por ACO** es el único método documentado de quimioprevención del cáncer ovárico y con efecto sustancial. El cálculo total de protección con los ACO es de alrededor de 40%. La mayor duración de uso parece vinculada con un riesgo más disminuido y el efecto protector persiste durante 10 años o más después de su interrupción. El uso de ACO en las portadoras de mutaciones de *BRCA* también confiere un menor riesgo de cáncer ovárico, sin aumentar el correspondiente del cáncer mamario.

Cuadro clínico y diagnóstico

• **Cuadro clínico.** Solo 15% de las pacientes con cáncer ovárico recibe el diagnóstico mientras se encuentra localizado (etapa I) y casi 68% con cáncer ovárico epitelial presenta la forma avanzada (etapa III o mayor) en el momento del diagnóstico. Aunque algunas mujeres con enfermedad temprana experimentan síntomas, la mayoría cursa asintomática.

  • Cuando ocurren síntomas son inespecíficos, y pueden incluir distensión abdominal, saciedad temprana, disminución de peso, estreñimiento, anorexia, frecuencia urinaria, dispareunia, fatiga y hemorragia menstrual irregular.

  • A la exploración física una masa pélvica es un signo importante de enfermedad. En las etapas más avanzadas puede ocurrir distensión abdominal y la exploración de tórax revela datos de derrame pleural.

• **Estudio.** La valoración de una masa pélvica varía dependiendo de la edad de la paciente, sus antecedentes médicos y familiares significativos y las características ultrasonográficas del tumor. Las mujeres con sospecha de cáncer deben enviarse al oncólogo ginecológico. En aquellas en la premenopausia, una tumoración anexial menor de 8 a 10 cm de diámetro sin otras manifestaciones preocupantes suele vigilarse mediante ultrasonografía seriada. Si se toma la decisión de proceder a la valoración quirúrgica, en el preoperatorio debe hacerse un interrogatorio y una exploración física completos, incluida la ginecológica, y el frotis de Papanicolaou.

  • Los criterios para el envío a oncología ginecológica incluyen los siguientes:

    ○ En mujeres en la premenopausia, un CA-125 > 200 U/mL, ascitis y datos de metástasis abdominales o distantes.

    ○ En las mujeres en la posmenopausia, un CA-125 > 35 U/mL, ascitis, datos de metástasis abdominales o distantes y una masa pélvica nodular o fija.

• Deben hacerse pruebas adicionales con base en los factores de riesgo de una paciente y su estado médico subyacente. Debe tenerse en mente realizar una tomografía computarizada (TC) del tórax, el abdomen y la pelvis para valorar metástasis. Si se requiere intervención quirúrgica, debe disponerse de un cirujano con capacidad para efectuar la operación de clasificación por etapas apropiada, de preferencia un oncólogo ginecológico, para hacer óptimos los resultados en caso de cáncer.

Clasificación por etapas y pronóstico

• Los tumores epiteliales ováricos se clasifican por el tipo de célula y su comportamiento, como benignos, de proliferación atípica o malignos. Los tumores con proliferación atípica también se conocen como de potencial maligno bajo (PMB) o "limítrofes".

• El cáncer ovárico se **clasifica quirúrgicamente por etapas** (Tabla 52-2). No puede insistirse demasiado en la importancia de la clasificación quirúrgica por etapas completa para el plan de tratamiento y el pronóstico. El abordaje quirúrgico estándar implica

Tabla 52-2	Sistema de clasificación por etapas del carcinoma de ovario, trompa de Falopio y peritoneal primario de la International Federation of Gynecology and Obstetrics (FIGO)[a]

Categorías TNM	Etapas FIGO	Definición
TX		No puede valorarse un tumor primario
T0		No hay datos de tumor primario
T1	I	Tumor limitado a los ovarios (uno o ambos) o la(s) trompa(s) de Falopio
T1a	IA	Tumor limitado a un ovario con cápsula intacta, sin afección de su superficie o la de la trompa de Falopio; sin células malignas o ascitis en los lavados peritoneales
T1b	IB	Tumor limitado a ambos ovarios o trompas de Falopio; con cápsula intacta, sin afección de la superficie ovárica o de la trompa de Falopio; sin células malignas en la ascitis o los lavados peritoneales
T1c	IC	Tumor limitado a uno o ambos ovarios o trompas de Falopio, con cualquiera de los siguientes:
T1c1		Derrame quirúrgico
T1c2		Rotura de cápsula antes de la operación o tumor en la superficie ovárica o de la trompa de Falopio
T1c3		Presencia de células malignas en el líquido de ascitis o de lavado peritoneal
T2	II	El tumor afecta a uno o ambos ovarios o trompas de Falopio, con extensión pélvica (por debajo del borde pélvico) o cáncer peritoneal primario
T2a	IIA	Extensión o implantes en el útero o la(s) trompa(s) de Falopio y el (los) ovario(s)
T2b	IIB	Extensión a otros tejidos pélvicos, incluido el intestino dentro de la pelvis
T3 o N1	III[b]	El tumor afecta a uno o ambos ovarios o trompas de Falopio o hay carcinoma peritoneal primario con diseminación citológica o histopatológica confirmada al peritoneo fuera de la pelvis o metástasis de los ganglios linfáticos retroperitoneales
N1		Metástasis solo a los ganglios linfáticos retroperitoneales
N1a	IIIA1i	Metástasis de ganglios linfáticos no mayores de 10 mm en su máxima dimensión
N1b	IIIA1ii	Metástasis de ganglios linfáticos de más de 10 mm en su máxima dimensión
T3a y cualquier N	IIIA2	Afectación peritoneal extrapélvica microscópica (por arriba del borde pélvico) con o sin afección de ganglios linfáticos retroperitoneales y afectación del intestino

(Continúa)

Tabla 52-2	Sistema de clasificación por etapas del carcinoma de ovario, trompa y peritoneal primario de la International Federation of Gynecology and Obstetrics (FIGO)[a] *(Continuación)*	

Categorías TNM	Etapas FIGO	Definición
T3b y cualquier N	IIIB	Presencia de metástasis peritoneales macroscópicas fuera del borde pélvico, de 2 cm o menos de dimensión máxima, incluida la afección intestinal fuera de la pelvis, con o sin ganglios retroperitoneales
T3c y cualquier N	IIIC	Metástasis peritoneales fuera del borde de la pelvis de más de 2 cm de dimensión máxima o de ganglios linfáticos retroperitoneales (incluye la extensión del tumor a la cápsula del hígado y el bazo, sin afección parenquimatosa de alguno)
M1	IV	Metástasis distantes (excluye las peritoneales)
M1a	IVA	Derrame pleural con citología positiva
M1b[c]	IVB	Metástasis parenquimatosas y a órganos extraabdominales (incluidos los ganglios linfáticos inguinales y aquellos fuera de la cavidad abdominal)

[a] Tomado de Tokunaga H, Shimada M, Ishikawa M, Yaegashi N. TNM classification of gynaecological malignant tumours, eighth edition: changes between the seventh and eighth editions. *Jpn J Clin Oncol.* 2019;49 (4):318. Reproducido con autorización de la Oxford University Press.
[b] La presencia de metástasis en la cápsula hepática corresponde a T3/etapa III.
[c] Las metástasis del parénquima hepático corresponden a M1/etapa IV.

una incisión vertical en la línea media para permitir la exposición adecuada, si bien los avances más recientes en la cirugía laparoscópica han puesto a la disposición opciones con invasión mínima (Tabla 52-3).

• El cáncer ovárico se puede diseminar por extensión directa, exfoliación de células a la cavidad peritoneal (diseminación transcelómica), por la corriente sanguínea o el sistema linfático. La vía más frecuente de diseminación es la transcelómica. Las células del tumor se descaman hacia la cavidad peritoneal y circulan en el líquido peritoneal por una vía con la misma dirección que las manecillas del reloj. Todas las superficies peritoneales están en riesgo. Puede ocurrir diseminación linfática a los ganglios pélvicos y paraaórticos. En etapas avanzadas de la enfermedad se presenta diseminación hematógena al hígado o los pulmones.

Factores de pronóstico

• Los factores de pronóstico de máxima importancia son etapa, grado e histopatología del tumor, la intensidad de la afección residual después de la intervención quirúrgica de citorreducción y la edad de la paciente.

• La tasa de supervivencia a 5 años de las pacientes con cáncer epitelial ovárico se correlaciona directamente con la **etapa del tumor** (Tabla 52-4).

Tabla 52-3	Procedimientos de clasificación quirúrgica por etapas del cáncer ovárico

Obtener líquido de ascitis para su estudio citológico
Lavado de la pelvis, las correderas parietocólicas y el diafragma
Exploración sistemática de todos los órganos y sus superficies
Histerectomía[a]
Salpingooforectomía bilateral[a]
Omentectomía infracólica
Biopsia de ganglios linfáticos pélvicos y paraaórticos
Múltiples especímenes de biopsia de sitios peritoneales
    Paredes pélvicas laterales
    Superficies de recto y vejiga
    Fondo de saco
    Correderas parietocólicas abdominales laterales
    Diafragma

[a] Se puede conservar el útero en pacientes seleccionadas, en particular si se desea fecundidad futura.

- Con cada **subtipo histopatológico** los tumores se describen como benignos, de PMB o malignos.
  - **Serosos.** El subtipo seroso es el más frecuente y contribuye con más de 50% de los tumores ováricos malignos. Casi 33% es maligno, la mitad benigno y un sexto, de PMB. El carcinoma seroso del ovario simula estrechamente a la trompa de Falopio y el cáncer peritoneal en su imagen histopatológica, así como en su comportamiento clínico y, por lo tanto, a menudo se refieren como una sola entidad. La media de edad de las pacientes en el momento del diagnóstico es de 57 años. Se encuentran cuerpos de psamoma en 25% de los tumores serosos.
  - Los tumores **mucinosos** están revestidos por células que simulan glándulas endocervicales o epitelio intestinal. Los tumores mucinosos ováricos primarios contribuyen con 3 a 4% de los epiteliales. De los tumores mucinosos, 60% es de etapa I y la

Tabla 52-4	Distribución por etapas y supervivencia a 5 años de las pacientes con cáncer ovárico (2009-2015)[a]

Etapa en el momento del diagnóstico	Distribución por etapas (%)	Supervivencia relativa a 5 años (%)
Localizada	15	92.4
Regional	21	75.2
Distante	59	29.2
Desconocida	6	24.3

[a] Tomado de National Cancer Institute/Surveillance, Epidemiology, and End Results Program. Cancer stat facts: ovarian cancer. Surveillance, Epidemiology, and End Results Program. Sitio de internet https://seer.cancer.gov/statfacts/html/ovary.html. Con acceso en julio 2 del 2019.

mayoría, unilateral, por lo general, grandes, a menudo que llenan la cavidad abdominal, quísticos y multiloculados. La media de edad de las pacientes con diagnóstico de tumores mucinosos malignos es de 54 años. La cifra de CA-125 puede no estar notoriamente elevada.

- El seudomixoma peritoneal es una afección vinculada con las neoplasias mucinosas, por lo general de origen gastrointestinal, y se caracteriza por la presencia de moco gelatinoso o ascitis en el abdomen.

- Los tumores mucinosos ováricos primarios pueden ser difíciles de diferenciar de las neoplasias metastásicas del tubo digestivo (colon, apéndice, páncreas). Estudios previos han mostrado que, en general, los tumores mucinosos ováricos primarios son unilaterales y miden ≥10 cm, en tanto los metastásicos son bilaterales y miden < 10 cm de diámetro. Con el uso de estos criterios, casi 84% de los tumores mucinosos se clasifica de forma correcta, incluyendo 100% de los tumores ováricos primarios.

- Los tumores **endometrioides** simulan la imagen histológica del endometrio y contribuyen con 6% de los tumores epiteliales. La mayoría es maligna; 20% corresponde a tumores PMB. La media de edad de las pacientes con diagnóstico de tumores malignos es de 56 años. Casi 14% también presentará cáncer endometrial y 15 a 20% o más, endometriosis. Los tumores endometrioides parecen tener un mejor pronóstico que los serosos, con máxima probabilidad por su etapa más temprana en el momento del diagnóstico.

- Los carcinomas de **células claras** contribuyen con 3% de los cánceres ováricos epiteliales y son el tipo de máxima quimiorresistencia, que se asocia en forma global con un mal pronóstico entre los subtipos. Hay implantes endometriósicos en 30 a 35% de los casos y aunque es un suceso raro, los carcinomas de células claras pueden vincularse con síndromes paraneoplásicos, como el de hipercalcemia. Casi 50% de los pacientes se presenta con la enfermedad en etapa I. Los tumores son grandes, con un diámetro medio de 15 cm. Histopatológicamente las **células en tachuela** son características de estos tumores y la media de edad en el momento del diagnóstico es de 57 años.

- Los tumores de **células transicionales** histopatológicamente simulan a la vejiga. Los dos tipos de tumores de células transicionales malignas son el de Brenner y el carcinoma de células transicionales. Casi 10 a 20% de los carcinomas ováricos en etapa avanzada tienen un componente de células transicionales. La media de edad para los tumores de Brenner malignos es de 63 años.

- El **grado** es un factor de pronóstico independiente importante, en particular en las pacientes con enfermedad de etapa temprana.
  - Se basa en una combinación de arquitectura (glandular, papilar o sólida), el grado de las atipias nucleares y el índice mitótico.
  - El grado I es bien diferenciado, el 2 tiene diferenciación moderada y el 3 es mal diferenciado.
  - Más recientemente se propuso un sistema de graduación de dos vertientes. Los tumores de grado bajo muestran uno leve de atipias con figuras mitóticas infrecuentes y se cree se desarrollan a partir de adenofibromas o tumores limítrofes, como un proceso lento y gradual. Los tumores de alto grado muestran núcleos atípicos y numerosas figuras mitóticas, por lo que se cree se desarrollan rápidamente como procesos nuevos.

- La disminución de volumen del tumor, también llamada **citorreducción**, se define como la exéresis de tanto tumor como sea posible durante la exploración quirúrgica. Una citorreducción óptima implica que cualquier nódulo tumoral restante tenga < 1 cm de diámetro. La citorreducción de toda afección visible se vincula con la máxima ventaja para la supervivencia, lo que refuerza la importancia de la participación de un oncólogo ginecológico en las intervenciones quirúrgicas de citorreducción del cáncer ovárico.

Tratamiento del cáncer ovárico epitelial

* El tratamiento del cáncer ovárico epitelial depende de la etapa y el grado de la afección, su tipo (p. ej., primario o recurrente), el tratamiento previo y el estado de desempeño de la paciente.

Tumores de potencial maligno bajo (PMB)

* Estos tumores muestran un patrón de comportamiento diferente que los otros ováricos. Casi 15% de todos los tumores ováricos epiteliales se clasifican como PMB y a menudo se encuentran en las pacientes más jóvenes. Casi siempre son de tipo histopatológico seroso (85%), seguido por el mucinoso.
* Los tumores serosos de PMB con implantes invasivos tienden a comportarse como carcinomas de bajo grado con una tasa de mortalidad de 34%.
* Los tumores mucinosos de PMB confinados al ovario tienen una tasa de supervivencia que se acerca a 100%, en tanto aquellos con afección en etapa avanzada tienen una de 40 a 50%. Se pueden vincular con un tumor primario apendicular concomitante y las pacientes afectadas también deben ser objeto de apendicectomía. Los PMB mucinosos que muestran comportamiento agresivo se vinculan con el seudomixoma peritoneal, lo que es índice de un origen apendicular.
* Se recomienda la clasificación por etapas de los tumores de PMB por la probabilidad de identificar un cáncer invasor en el estudio histopatológico final. La clasificación quirúrgica por etapas de los tumores de PMB incorpora una histerectomía total abdominal, salpingooforectomía bilateral y la resección de cualquier afección residual visible. A diferencia de la clasificación por etapas estándar del cáncer ovárico, no se ha mostrado que la linfadenectomía mejore la supervivencia y no se requiere para tales casos. Si no se identifican implantes peritoneales invasivos, se puede mantener a la paciente en observación. Aquellas con implantes invasivos no han mostrado beneficio de la quimioterapia adyuvante, pero sí el máximo riesgo de recurrencia. Si la enfermedad recidiva lo hace en un promedio de 10 años después del diagnóstico inicial y se puede hacer de nuevo su resección en ese momento. La mayoría de las pacientes muere *con* la enfermedad más que *por* ella.
* La enfermedad en etapa temprana en las mujeres que desean fecundidad futura se puede tratar por salpingooforectomía unilateral o por cistectomía unilateral, con buenos resultados.

Afección invasora temprana (etapas I o II)

* Se requiere **resección quirúrgica inicial** para establecer un diagnóstico histopatológico y la clasificación por etapas apropiada. Hay opciones para las pacientes jóvenes que desean conservar la fecundidad. Si los datos transoperatorios son compatibles con la enfermedad en etapa I y el ovario contralateral es normal en su aspecto, puede hacerse una salpingooforectomía unilateral con clasificación quirúrgica por etapas exhaustiva. El útero y el ovario contralateral de aspecto normal pueden permanecer en su sitio. Se asesorará a la paciente acerca del potencial de un segundo cáncer primario en el ovario que se conserva y debe considerarse la histerectomía total con exéresis de la trompa de Falopio y el ovario restantes después de concluir la procreación.
* **Quimioterapia.** Para las pacientes con enfermedad en etapa IA, grado 1 o 2, no se requiere quimioterapia. Para aquellas con la enfermedad en etapa temprana y factores de pronóstico que las ubican en mayor riesgo de recurrencia (etapas IC o II, afección de grado 3 o histopatología de células claras de cualquier etapa) se recomienda la quimioterapia posoperatoria con base en platino (ver el capítulo 56).
* **Radioterapia.** Con la disponibilidad de opciones de quimioterapia relativamente eficaces, así como la frecuencia de metástasis amplias, rara vez se usa radioterapia en el tratamiento del cáncer ovárico.

Enfermedad invasiva avanzada

- La **enfermedad avanzada** requiere clasificación quirúrgica por etapas, disminución de volumen del tumor y un ciclo de quimioterapia con base en platino.

- Las **operaciones primarias de citorreducción** o disminución de volumen del tumor son medulares para tratar la enfermedad avanzada, porque cuando son óptimas constituyen uno de los factores de predicción más sólidos de la supervivencia en las pacientes con cáncer ovárico avanzado.

  - La determinación de la afección residual al concluir el procedimiento no incluye el volumen total de las células tumorales que se queda, sino más bien el diámetro del nódulo residual aislado más grande. Por ejemplo, una paciente con un nódulo no resecado de 2.5 cm de diámetro no ha sido objeto de una citorreducción óptima, en tanto que se considera que esta es óptima en una con residuos miliares que tachonan la cavidad peritoneal.

  - Los estudios más recientes mostraron que las operaciones de citorreducción primarias no necesitan ya incluir la linfadenectomía sistémica en el contexto de ganglios linfáticos clínicamente negativos, dada la carencia de efecto sobre la supervivencia libre de enfermedad o global.

- **Tratamiento neoadyuvante.** Los datos de estudios aleatorios han mostrado que la quimioterapia neoadyuvante seguida por citorreducción quirúrgica no es inferior a la operación de disminución del volumen primaria en las pacientes con cáncer en etapa avanzada. Sin embargo, la resección completa de toda afección macroscópica sigue siendo el factor de predicción principal de la supervivencia global, sobre todo en el momento de la citorreducción de intervalo, más que en el de citorreducción primaria. En ese momento, la quimioterapia neoadyuvante se usa sobre todo en las pacientes cuyo estado de desempeño prohíbe la intervención quirúrgica, o que presentan una afección irresecable.

- La **quimioterapia combinada** se usa casi siempre como tratamiento posoperatorio (adyuvante) del cáncer ovárico epitelial avanzado. La quimioterapia combinada con seis ciclos de carboplatino más paclitaxel constituye el tratamiento ideal de las pacientes con enfermedad avanzada. Recién se ha hecho menos claro el método óptimo de administración de quimioterapia, por la publicación de varios estudios aleatorios grandes. En consecuencia, la superioridad de los esquemas recién desarrollados, que incluyen quimioterapia intraperitoneal o paclitaxel semanal, es menos clara que lo que antes se consideró.

- **Tratamiento de consolidación.** De las pacientes que concluyen una citorreducción tumoral óptima, seguida por seis ciclos de carboplatino y paclitaxel, 80% alcanzará la remisión clínica. Las estrategias terapéuticas de consolidación para prolongar el tiempo hasta la recurrencia actualmente se encuentran en investigación. Estudios previos con uso de platino y taxanos para la quimioterapia de mantenimiento no han mostrado mejoría significativa en la supervivencia global. Los estudios recientes mostraron mejoría en la supervivencia libre de enfermedad cuando se administró bevacizumab junto con carboplatino y paclitaxel intravenosos, y se continuó el bevacizumab como agente único durante 10 meses, si bien no hubo mejoría significativa en la supervivencia global. La consideración de su uso debe reflejar su costo, mucho mayor, sin mejoría alguna en la supervivencia global. En los pacientes con tumores primarios positivos para estrógenos pueden también considerarse los tratamientos hormonales, como el tamoxifeno o los inhibidores de aromatasa.

Vigilancia postratamiento

Pacientes asintomáticas

- El seguimiento apropiado de las pacientes asintomáticas después de la operación y la quimioterapia primarias debe incluir exploración física, incluida la rectovaginal. La utilidad de las pruebas de CA-125 y los estudios de imagen no está demostrada, pero con frecuencia se emplean para detectar la afección recurrente antes de la aparición de síntomas. Debe citarse a las pacientes cada 3 a 4 meses durante los primeros 2 años, y después, cada 4 a 6 meses por los siguientes 3 años.

- En las pacientes cuya concentración de CA-125 estaba elevada en el preoperatorio, este es un marcador confiable de la recurrencia de la enfermedad, con sensibilidad de 62 a 94% y especificidad de 91 a 100%. La cifra a menudo permanece elevada 2 a 5 meses antes de la detección clínica de una recurrencia. En un estudio aleatorio prospectivo reciente no se mostró ventaja para la supervivencia en las pacientes tratadas por cáncer ovárico recurrente con base solo en la concentración de CA-125, en comparación con la espera hasta la aparición de síntomas.
- Los estudios de TC tienen sensibilidad y especificidad de 40 a 93% y 50 a 98%, respectivamente, para las recurrencias. Una limitación es la mala sensibilidad para detectar una afección de pequeño volumen. En un estudio retrospectivo las pacientes asintomáticas con detección de recurrencia por TC tuvieron una tasa más alta de intervención quirúrgica de citorreducción secundaria óptima y mejoraron la supervivencia global, en comparación con aquellas con recurrencia de los síntomas.
- La combinación de imágenes por tomografía de emisión de positrones y TC (TEP-TC) puede tener utilidad clínica para detectar la recurrencia de la enfermedad en pacientes seleccionadas y a menudo se recomienda antes de la citorreducción secundaria.
- La **intervención quirúrgica de segunda revisión** por laparotomía o laparoscopia se puede hacer en las pacientes con cáncer ovárico epitelial avanzado sin datos clínicos de afección después de la citorreducción primaria y la quimioterapia adyuvante. El uso de esta segunda operación todavía es controvertido y debe hacerse solo en el contexto de un estudio clínico o con base individualizada, debido a que no hay datos que muestren mejor supervivencia con este abordaje. Es necesario asesorar a las pacientes respecto de que el procedimiento no es terapéutico, pero pudiese proveer información útil para el pronóstico.

Enfermedad recurrente o persistente

- **Operación de citorreducción secundaria.** Las pacientes con enfermedad recurrente o persistente pueden ser candidatas de mayor tratamiento quirúrgico o citorreducción secundaria. La operación debe reservarse para aquellas en quienes el tratamiento adicional tiene buena probabilidad de prolongar la vida o paliar los síntomas. Las mejores candidatas de una citorreducción secundaria son aquellas con intervalos sin enfermedad más prolongados (al menos 6-12 meses) y menos sitios de recurrencia.
- **Quimioterapia de segunda línea.** Las tasas de respuesta para la quimioterapia de segunda línea son de entre 20 y 40%. Se dispone de múltiples opciones de quimioterapia para el cáncer ovárico recurrente.
- **Tratamiento dirigido.** Un abordaje más novedoso para el tratamiento del cáncer ovárico es el uso de inhibidores de la polimerasa de poli (adenosindifosfato de ribosa). Los estudios mostraron un beneficio clínico sustancial del tratamiento de las pacientes con mutación de *BRCA*. En estudios más recientes también se mostró su eficacia en la población general de pacientes con cáncer ovárico recidivante sensible al platino, al margen de la presencia de *BRCA* o una deficiencia de la recombinación homóloga. Por último, el uso máximo de este tratamiento es para el mantenimiento de aquellas pacientes con afección recurrente. El bevacizumab, un anticuerpo monoclonal que inhibe al factor 1 de crecimiento endotelial vascular, mostró beneficiar a las pacientes en diversos contextos, incluyendo el de tratamiento de mantenimiento y el de rescate, solo o en combinación con quimioterapia para aquellas con afección recurrente.

- La **hormonoterapia** se ha usado como tratamiento de rescate. Ambos, el acetato de meges-trol (Megace) y el tamoxifeno, se usaron para tratar las recurrencias. Las tasas de respuesta son bajas.
- La **radioterapia**, en general, no se usa excepto para paliar metástasis distantes.
- **Estudios experimentales.** Muchos investigadores están estudiando hoy la biología mole-cular subyacente del cáncer ovárico epitelial. Análisis de microarreglos y proteómica pro-veen discernimiento de la expresión diferencial del ARNm y las proteínas, respectivamente. Los estudios de investigación aplicada para caracterizar más estos cambios moleculares, así como su relación con el estado clínico de la enfermedad, proveen una oportunidad para obtener productos terapéuticos nuevos. También hay estudios clínicos en proceso actual de los recursos de inmunoterapia, como los inhibidores del punto de revisión.

Complicaciones del cáncer ovárico avanzado

- **Obstrucción intestinal.** Muchas mujeres con cáncer ovárico desarrollan obstrucción in-testinal, ya sea como diagnóstico inicial o de afección recurrente. La obstrucción puede tener relación con el bloqueo mecánico o un íleo carcinomatoso. Su corrección en el trata-miento inicial suele ser posible; la obstrucción relacionada con enfermedad recurrente, no obstante, es un problema más complejo. Algunas de estas obstrucciones se pueden tratar de manera conservadora con hidratación intravenosa, nutrición parenteral total y descompre-sión gástrica. La decisión de proceder a la intervención quirúrgica paliativa debe basarse en el estado físico de la paciente y su supervivencia esperada. Si no puede ser objeto de inter-vención quirúrgica o se juzga como mala candidata quirúrgica, la colocación de una sonda gástrica percutánea puede ofrecer algún alivio sintomático. En casos de una obstrucción intestinal grande, el uso de endoprótesis colorrectales puede ser una opción para evitar la morbilidad y mortalidad significativas asociadas con el tratamiento quirúrgico.
- **Ascitis.** A menudo se presenta en el momento del diagnóstico de las pacientes con cáncer ovárico avanzado y casi siempre se resuelve después de la intervención quirúrgica de citorreducción y la quimioterapia adyuvante. La persistencia de la ascitis al concluir el tratamiento primario puede ser difícil de tratar y constituye un signo de mal pronóstico. Durante muchos años la única opción terapéutica fue la paracentesis seriada: sin em-bargo, datos más recientes respaldan el uso del bevacizumab para disminuir la produc-ción de ascitis maligna en las pacientes con afección recurrente.

Supervivencia

- **Edad.** La tasa de supervivencia global a los 5 años en mujeres menores de 65 años es casi del doble que la de aquellas mayores (57 y 28%, respectivamente).
- **Etapa.** Las pacientes con enfermedad local (etapa I) presentan una tasa de supervivencia a 5 años de casi 92%. En contraste, la supervivencia global de las mujeres con afección distante al acudir al médico (la mayoría) es de 29% (ver la Tabla 52-4).
- **Estado de desempeño.** En el *Karnofsky Performance Scale Index* se clasifica a las pacien-tes de acuerdo con su alteración funcional y se puede usar para valorar el pronóstico en forma individual. Las calificaciones más bajas se vinculan con una menor supervivencia, al margen de la etapa del cáncer.
  - Con capacidad de realizar las actividades normales de la vida diaria (AVD) sin reque-rimiento de cuidados especiales.
    - KPS de 100%: sin datos de síntomas de la enfermedad o manifestaciones.
    - KPS de 90%: con signos o síntomas menores de enfermedad, capaz todavía de llevar a cabo las AVD.
    - KPS de 80%: algunos signos o síntomas de enfermedad, que puede realizar las AVD de manera independiente con esfuerzo.

- Capaz de vivir en casa pero con necesidad de asistencia para las AVD y sin capacidad laboral.
  - KPS de 70%: incapaz de cubrir las AVD usuales o la actividad laboral pero aún que puede atender los cuidados personales.
  - KPS de 60%: incapaz de llevar a cabo las AVD usuales pero con asistencia ocasional puede atender la mayoría de sus necesidades personales.
  - KPS de 50%: requiere asistencia considerable y cuidados médicos significativos.
- Requiere atención institucional u hospitalaria, no puede cuidar de sí misma, enfermedad con muy rápido progreso.
  - KPS de 40%: requiere asistencia especializada como paciente discapacitada.
  - KPS de 30%: aunque la muerte no es inminente, cuando la paciente está intensamente discapacitada está indicada su hospitalización.
  - KPS de 20%: paciente muy enferma con necesidad de hospitalización para el tratamiento de soporte activo y cuidados.
  - KPS de 10%: con progreso rápido hacia la muerte.
  - KPS de 0%: la paciente falleció.

Carcinoma peritoneal

- La transformación maligna primaria del peritoneo se denomina **carcinoma peritoneal primario**, que simula clínica e histopatológicamente al cáncer ovárico epitelial seroso. El carcinoma peritoneal primario se presenta con síntomas similares a los del cáncer ovárico, pero puede ocurrir en mujeres con antecedente de ooforectomía u ovarios de aspecto histopatológicamente normal o mínimamente afectados. Es frecuente la afección abdominal alta extensa, y la evolución clínica, el tratamiento y el pronóstico son similares a aquellos del cáncer ovárico epitelial.

TUMORES OVÁRICOS DE CÉLULAS GERMINATIVAS

Epidemiología

- Cerca 20% de los tumores ováricos es de origen en las células germinativas, con solo 2 a 3% de ellos malignos. Sus tipos incluyen los siguientes: disgerminoma, tumor del seno endodérmico, carcinoma embrionario, poliembrioma, coriocarcinoma y teratoma.
- En líneas generales, 70 a 80% de los tumores de células germinativas se presentan antes de los 20 años y cerca de 33% de ellos es maligno. La media de edad de las mujeres con diagnóstico de un tumor maligno de células germinativas es de 16-20 años. Alrededor de 50 a 75% de aquellas con tumores de células germinativas malignas acuden con enfermedad en etapa I. Las tasas globales de supervivencia, incluidas aquellas ante el cáncer avanzado, son de 60 a 80%.
- El tumor de células germinativas más común es el teratoma quístico benigno (dermoide), en tanto el tumor maligno más frecuente es el disgerminoma.

Histopatología

- Los tumores de células germinativas se derivan de las células primordiales germinativas del ovario; sin embargo, constituyen un grupo heterogéneo. Se diferencian de manera gradual hasta simular tejidos de origen embrionario (ectodermo, mesodermo, endodermo) y extraembrionario (trofoblasto, saco vitelino). Son tumores agresivos con frecuencia unilaterales y suelen ser curables si se tratan de forma temprana.

Tabla 52-5	Marcadores séricos de los tumores ováricos de células germinativas y del estroma de los cordones sexuales							
Tumor	LDH	AFP	GCH	E_2	Inhibina	Testosterona	Andrógenos	DHEA
Disgerminoma	±	−	±	−	−	−	−	−
Embrionario	−	±	+	−	−	−	−	−
Del seno endodérmico	−	+	−	−	−	−	−	−
Poliembrioma	−	±	+	−	−	−	−	−
Coriocarcinoma	−	−	+	−	−	−	−	−
Teratoma inmaduro	−	±	−	±	−	−	−	±
De células de la granulosa	−	−	−	±	+	−	−	−
Tecoma-fibroma	−	−	−	−	−	−	−	−
De células de Sertoli-Leydig	−	−	−	−	±	+	+	−
Gonadoblastoma	−	−	−	±	±	±	±	±

Abreviaturas: AFP, fetoproteína α; DHEA, dehidroepiandrosterona; E_2, estradiol; GCH, gonadotropina coriónica humana; LDH, deshidrogenasa de lactato.

Diagnóstico

- Clínicamente, los cánceres de células germinativas proliferan con rapidez y a menudo se caracterizan por el dolor pélvico agudo, que puede ser causado por la distensión de la cápsula ovárica, hemorragia, necrosis o torsión. Una masa pélvica palpable es dato frecuente en el cuadro clínico inicial. La distensión abdominal y la hemorragia vaginal anormal pueden también ser las manifestaciones de presentación. El tumor a menudo es grande, con un diámetro promedio de 16 cm.
- Son masas ováricas ≥ 2 cm en las niñas premenárquicas, o > 8 a 10 cm en las pacientes en la premenopausia, que, por lo general, requieren una operación quirúrgica exploratoria.
- **Estudio preoperatorio.** La cuantificación de marcadores tumorales séricos puede ayudar al diagnóstico de cánceres de células germinativas (Tabla 52-5). El estudio debe incluir la determinación de la gonadotropina coriónica humana (GCH), las titulaciones séricas de fetoproteína α (AFP) y la concentración de la deshidrogenasa de lactato, séricas, un recuento hematológico completo y pruebas de la función hepática. Es importante una radiografía de tórax para descartar metástasis pulmonares. Debe considerarse una TC preoperatoria para valorar la presencia o ausencia de metástasis hepáticas y linfadenopatía retroperitoneal.

Tipos de tumores de células germinativas

- Los **disgerminomas** son los tumores de células germinativas malignos más frecuentes, que constituyen hasta 50% de los casos. Todos los disgerminomas son malignos; sin embargo, no todos son agresivos. De los disgerminomas, 75% se presenta en el segundo o tercer decenios de la vida y son los únicos de células germinativas bilaterales (10-15% de los casos). La tasa de supervivencia a 5 años para la enfermedad en etapa IA es de 95% y para todas las etapas, de 85%.

* Los **tumores del seno endodérmico** (del saco vitelino) se derivan de células del saco vitelino primitivo y son la segunda causa más frecuente de tumor de células germinativas maligno, que contribuye con 20% de los casos. Desde el punto de vista histopatológico, se caracterizan por la presencia de **cuerpos de Schiller-Duval** y tienden a proliferar con rapidez y secretar AFP. La supervivencia sin enfermedad de las pacientes de todas las etapas es > 80%.

* **Carcinoma embrionario.** Es un tumor en extremo raro que se presenta en niñas y adultas jóvenes, puede secretar tanto GCH como AFP y las pacientes sufren precocidad sexual y hemorragia vaginal.

* **Poliembrioma.** Un tumor en exceso raro y altamente maligno que simula un embrión temprano y puede secretar AFP o GCH.

* **Coriocarcinoma no gestacional.** Es muy raro el coriocarcinoma puro no gestacional e histopatológicamente similar al coriocarcinoma gestacional que afecta al ovario (ver el capítulo 55). Casi todas las pacientes están en la premenarquia. Este tumor a menudo produce cifras notablemente elevadas de GCH, que a su vez aumentan la función tiroidea. En ocasiones se presenta pubertad precoz y las pacientes quizá acudan con hemorragia vaginal. Históricamente los coriocarcinomas han tenido un mal pronóstico, pero tienden a responder a la quimioterapia combinada.

* Los **teratomas malignos inmaduros** contienen tejidos que simulan los de un embrión, contribuyen con 20% de los tumores de células germinativas malignos y 1% de los cánceres ováricos. La mitad de los teratomas inmaduros se presenta en pacientes entre los 10 y 20 años, y pueden secretar AFP. El factor de pronóstico más importante es el grado del tumor. La tasa de supervivencia a 5 años es de 95% para la enfermedad en etapa I y de 75% para la avanzada.

* Los **tumores de células germinativas mixtos** contribuyen con 10% de los de células germinativas malignos y contienen elementos de dos o más de los tumores de este tipo antes mencionados.

Tratamiento de los tumores de células germinativas

* **Quirúrgico.** El tratamiento principal de todos los tumores de células germinativas es quirúrgico y debe incluir la clasificación apropiada por etapas para descartar la presencia de afección microscópica extraovárica. Debido a que la mayoría de las pacientes es de edad reproductiva, es importante la conservación de la fecundidad.

  * Se hace ooforectomía junto con linfadenectomía pélvica y paraaórtica, unilaterales. Deberán obtenerse especímenes para estudio en cortes por congelación. La afección bilateral es rara en los tumores de células germinativas, con excepción de los disgerminomas (10-15% bilaterales). Se debe hacer inspección del ovario contralateral y quizás una biopsia, si se sospecha que está afectado. Solo se extirpará el ovario en una paciente joven si está afectado, con excepción de los disgerminomas, en cuyo caso se puede conservar incluso un ovario macroscópicamente positivo por su elevada tasa de respuesta a la quimioterapia. Los órganos pélvicos restantes pueden dejarse en su sitio para conservar la fecundidad.

  * En las pacientes que concluyeron la procreación es razonable una histerectomía total abdominal con salpingooforectomía bilateral. Si hay afección metastásica en la intervención quirúrgica inicial se recomienda la citorreducción, aunque los datos son limitados.

  * El tratamiento quirúrgico solo se recomienda para los disgerminomas en etapa IA y los teratomas inmaduros de grado I y etapa IA. Estas pacientes tienen una supervivencia a 5 años > 90%. Alrededor de 15 a 25% de estos tumores recurren, pero se pueden tratar con éxito en el momento de presentarse. Para los tumores del seno

endodérmico no siempre se recomienda la clasificación por etapas, porque se puede administrar quimioterapia al margen de esta.

- **Tratamiento adyuvante.** La decisión de administrar tratamiento adyuvante depende del tipo histopatológico del tumor de células germinativas. Excepto aquellos en etapa IA, el teratoma inmaduro de grado I y el disgerminoma de etapa IA que fueron objeto de clasificación quirúrgica por etapas incluida la linfadenectomía, todas las pacientes requieren quimioterapia posoperatoria. Los disgerminomas son muy sensibles a la radioterapia; sin embargo, como consecuencia se pierde la fecundidad, por lo que la quimioterapia es el tratamiento de primera línea. Se recomienda el tratamiento combinado con tres fármacos (bleomicina, etopósido y cisplatino o BEP). En algunos casos se puede omitir la bleomicina por el riesgo de toxicidad pulmonar, si bien los estudios de análogos realizados en pacientes con cáncer testicular sugieren peores resultados en las pacientes con enfermedad de alto riesgo en quienes se omitió la bleomicina. El pronóstico ha mejorado de manera significativa con la quimioterapia basada en platino.

- De las pacientes con tumores de células germinativas que experimenta una **recurrencia**, 90% lo hará en los primeros 2 años que siguen al tratamiento. Si al inicio son tratadas con solo intervención quirúrgica, se puede usar quimioterapia con el esquema BEP. Aquellas que al inicio recibieron quimioterapia se pueden tratar con esquemas alternativos con base en platino.

TUMORES OVÁRICOS DEL ESTROMA DE LOS CORDONES SEXUALES

Los **tumores del estroma de los cordones sexuales** se derivan de estos y del mesénquima de la gónada embrionaria, y contribuyen con 5 a 8% de las neoplasias ováricas. La mayoría tiene actividad hormonal (ver la Tabla 52-5). Sus tipos incluyen los siguientes: de células de la granulosa-del estroma, de Sertoli-Leydig, el tumor de cordones sexuales y el ginandroblastoma.

Tumor de células de la granulosa

- **Incidencia.** El de células de la granulosa es el más frecuente de los tumores malignos del estroma de los cordones sexuales, que contribuye con 70% de los casos. Los tumores de células de la granulosa de pacientes adultas se presentan sobre todo en los años de la perimenopausia, con una media de edad de 52 años. Hay dos formas: una adulta (95%) y una juvenil, mucho más rara (5%). El tumor es bilateral en < 10% de los casos.

- **Diagnóstico y cuadro clínico.** En la mayoría de los casos los tumores secretan estrógenos e inhibina. Por histopatología se visualizan los cuerpos de **Call-Exner**. Las pacientes pueden presentar hemorragia vaginal anormal, distensión abdominal, dolor o una masa tumoral, por lo general, > 10 cm de diámetro. Los tumores de células de la granulosa son característicamente hemorrágicos y pueden manifestarse con hemoperitoneo.

  - La incidencia de hiperplasia endometrial concomitante es de al menos 30% y la del adenocarcinoma endometrial concomitante va de 3 a 27%, lo que demuestra la importancia de la biopsia de endometrio cuando se hace el diagnóstico de un tumor de células de la granulosa. La mayoría (90%) de las pacientes afectadas presenta la enfermedad en etapa I, sobre todo porque los efectos hormonales del tumor causan síntomas en las etapas tempranas. En el tipo juvenil las pacientes presentan seudopubertad precoz y una cifra elevada de estradiol sérico.

- **Tratamiento.** La intervención quirúrgica sola suele ser suficiente para tratar la enfermedad en etapas IA o IB. Para todas las etapas se recomienda la quimioterapia con base en platino. Cada vez se usan más el carboplatino y el paclitaxel; sin embargo, también pueden considerarse los esquemas utilizados para los tumores de células germinativas (BEP).

Se usa radioterapia o quimioterapia para tratar la afección recurrente. Si la paciente desea conservar la fecundidad, es adecuado hacer una salpingooforectomía unilateral para tratar los tumores IA y debe incluirse también su clasificación quirúrgica por etapas. Una vez concluida la procreación, debe hacerse una histerectomía total abdominal con salpingooforectomía bilateral. Si se deja el útero en su lugar, la paciente debe ser objeto de dilatación y legrado para descartar la hiperplasia o el adenocarcinoma endometriales. No se ha mostrado que la quimioterapia posoperatoria disminuya el riesgo de recurrencias.

- **Pronóstico y supervivencia.** Los tumores de células de la granulosa tienen propensión a la recurrencia tardía, que se ha comunicado tan prolongada como de 30 años después del tratamiento del tumor primario. Las tasas de supervivencia a 10 y 20 años son de 90 y 75%, respectivamente.

Tumor de células de Sertoli-Leydig

- **Incidencia.** Los tumores de células de Sertoli-Leydig contribuyen con solo 0.2% de las neoplasias ováricas, a una edad promedio en el momento del diagnóstico de 25 años, pero que se pueden presentar a cualquier edad. Estos tumores casi siempre son cánceres de bajo grado y casi todas las pacientes (97%) se presentan con la enfermedad en etapa I.
- **Diagnóstico y cuadro clínico.** Los tumores de células de Sertoli-Leydig a menudo producen andrógenos. Las pacientes acuden con virilización (30-50%), trastornos menstruales y síntomas relacionados con una masa ocupativa abdominal. El tamaño promedio de estos tumores es de casi 16 cm, y pueden producir testosterona, androstenediona o AFP.
- **Tratamiento.** En las pacientes jóvenes se puede hacer salpingooforectomía unilateral con clasificación por etapas para conservar la fecundidad. En las de mayor edad se hace también una histerectomía total abdominal con salpingooforectomía bilateral. El tratamiento de aquellas pacientes con una etapa o grado más altos, por lo general, incluye la quimioterapia.
- **Pronóstico y supervivencia.** El pronóstico tiene relación con la etapa y el grado histopatológico del tumor y la tasa de supervivencia a 5 años es de 70 a 90%.

CONSIDERACIONES ESPECIALES EN CÁNCER OVÁRICO

- Los **tumores metastásicos** contribuyen con 5 a 20% de los cánceres ováricos y a menudo, si bien no siempre, son bilaterales.
  - Los **tumores del aparato digestivo** con máxima probabilidad envían metástasis al ovario. Los tumores de **Krukenberg** del estómago suelen ser bilaterales y contribuyen con 30 a 40% de los metastásicos al ovario, que se caracterizan histopatológicamente por las células en anillo de sello, en las que el núcleo está aplanado contra la pared de la célula por la acumulación de mucina en el citoplasma. En mujeres en la posmenopausia que son objeto de valoración por una tumoración anexial, debe descartarse el cáncer metastásico de colon con uso de la colonoscopia, de ser posible.
  - El **cáncer mamario** es el segundo más probable que envía metástasis al ovario.
  - Los **linfomas** pueden también enviar metástasis al ovario. El linfoma de Burkitt afecta a las niñas o adultas jóvenes. Raras vez las lesiones ováricas son la principal manifestación de la enfermedad en las pacientes con linfoma.
  - Los **tumores ginecológicos metastásicos** pueden afectar los ovarios. El cáncer de la trompa de Falopio es el más frecuente que envía metástasis a los ovarios y ocurre por extensión directa. El cáncer de cérvix muy rara vez se extiende a los ovarios sin otros sitios de metástasis. El cáncer endometrial puede enviar metástasis a los ovarios; sin embargo, puede también presentarse el adenocarcinoma endometrioide primario sincrónico, tanto en el ovario como en el endometrio.

- Los carcinosarcomas ováricos, también conocidos como **tumores mesodérmicos mixtos malignos del ovario**, son en extremo raros, muy agresivos y cuyo tratamiento consta de la resección quirúrgica seguida por quimioterapia combinada. Se asocian con una baja respuesta al tratamiento y un mal resultado global.
- Los **tumores ováricos durante el embarazo** son muy raros, con una incidencia de aproximadamente 1 en 800 pacientes. La mayoría de los tumores anexiales descubiertos durante el primer trimestre se resuelve para el segundo trimestre. Sin embargo, casi 1 a 6% de estos tumores resulta maligno.
- Los tumores de células germinativas (sobre todo el disgerminoma) contribuyen con casi 45% de los cánceres ováricos diagnosticados durante el embarazo.
- Los tumores suelen diagnosticarse durante una ultrasonografía sistemática o en el momento de la cesárea. La mayoría de las pacientes (74%) se diagnostica con la enfermedad en etapa I.
- La enfermedad en etapa temprana se puede tratar con intervención quirúrgica conservadora en el segundo trimestre del embarazo, por lo general, con buenos resultados maternos y fetales. La afección de etapa avanzada y alto grado debe tratarse en forma intensiva después del asesoramiento apropiado de la paciente.

LECTURAS SUGERIDAS

American College of Obstetricians and Gynecologists Committee on Gynecologic Practice. ACOG Committee Opinion No. 774: opportunistic salpingectomy as a strategy for epithelial ovarian cancer prevention. *Obstet Gynecol*. 2019;133:e279-e284.

American College of Obstetricians and Gynecologists Committee on Practice Bulletins—Gynecology. ACOG Practice Bulletin No. 174: evaluation and management of adnexal masses. *Obstet Gynecol*. 2016;128:e210-e226.

American College of Obstetricians and Gynecologists Committee on Practice Bulletins—Gynecology, Committee on Genetics, Society of Gynecologic Oncology. ACOG Practice Bulletin No. 182: hereditary breast and ovarian cancer syndrome. *Obstet Gynecol*. 2017;130:e110-e126.

Armstrong DK, Bundy B, Wenzel L, et al; for Gynecologic Oncology Group. Intraperitoneal cisplatin and paclitaxel in ovarian cancer. *N Engl J Med*. 2006;354:34-43.

Burger RA, Brady MF, Bookman MA, et al; for Gynecologic Oncology Group. Incorporation of bevacizumab in the primary treatment of ovarian cancer. *N Engl J Med*. 2011;365: 2473-2483.

Chi DS, Berchuck A, Dizon DS, Yashar C, eds. *Principles and Practice of Gynecologic Oncology*. 7th ed. Philadelphia, PA: Wolters Kluwer Heath; 2017.

Kurman RJ, Shih I-M. The origin and pathogenesis of epithelial ovarian cancer: a proposed unifying theory. *Am J Surg Pathol*. 2010;34(3):433-443.

53 Síndromes de cáncer hereditario

Anja Frost y Deborah K. Armstrong

- Es esencial que los proveedores de atención de la salud identifiquen a las pacientes que pudiesen tener predisposición genética al cáncer. La detección de ciertos patrones familiares y el envío al especialista apropiado son críticos para el diagnóstico y tratamiento de los potenciales síndromes de cáncer hereditario. Deben revisarse los **antecedentes familiares** y actualizarse durante las consultas ginecológicas anuales, pues con el transcurso del tiempo cambian, al igual que la investigación y el descubrimiento de nuevas mutaciones génicas.
- A lo largo de la historia los síndromes de cáncer hereditario en las mujeres se han centrado sobre todo en aquellos de cáncer mamario y ovárico (SCHMO). Hoy se sabe que hay muchos más genes y síndromes importantes además de los causados por las mutaciones de *BRCA1/BRCA2*, que incluyen a los síndromes de Lynch, Cowden, Peutz-Jegher y las mutaciones de *ATM*, *PALB2* y otros genes.
- La prevención primaria del cáncer deber ser un propósito de cualquier proveedor de atención de la salud. Dadas las elevadas tasas de aparición de cáncer en las pacientes con un síndrome de cáncer hereditario/familiar identificado, tendrán necesidades exclusivas de detección y prevención.
  - En Estados Unidos, la accesibilidad a las pruebas genéticas ha aumentado y su costo ha disminuido desde la resolución de la Suprema Corte de ese país de junio del 2013, de que "no se puede patentar un segmento de ADN natural" (es decir, un gen), con el retiro de una patente previa de los genes *BRCA1/BRCA2*.
  - La identificación de los genes de la línea germinativa permitirá la aplicación de una detección amplia y dirigida, y el hacer recomendaciones terapéuticas.

IDENTIFICACIÓN DE LAS MUJERES DE ALTO RIESGO Y ESTRATEGIAS PARA SU REFERENCIA

- Se presentan dos poblaciones distintas para considerar las pruebas genéticas: 1) de personas con diagnóstico de cáncer y 2) de personas no afectadas con historia familiar importante de cáncer o con la identificación de la mutación en un pariente consanguíneo.
- Los datos muestran que solo 25% de las mujeres con diagnóstico de cáncer ovárico es objeto de pruebas genéticas, a pesar de la National Comprehensive Care Network Clinical Practice Guidelines in Oncology (NCCN Guidelines®) para la valoración del alto riesgo genético/familiar: asesoramiento para todas las mujeres con cáncer ovárico, con recomendación de pruebas mamarias, ováricas y pancreáticas.
  - Las barreras para las pacientes incluyen la ausencia de percepción de la importancia (es decir, ya afectadas, sin descendencia); las preocupaciones en cuanto al costo; el temor, la ansiedad y la mala información acerca de los efectos genéticos, que incluyen la probabilidad de aseguramiento, y la resistencia a la necesidad de conversar con un consejero.
  - Las barreras de los proveedores incluyen la falta de conocimientos de los síndromes genéticos, la no familiaridad con los procedimientos de estudio y el tiempo insuficiente para un asesoramiento genético amplio.
- La identificación de los individuos con alto riesgo genético de cáncer tiene un impacto potencial significativo sobre la mortalidad, dada la disponibilidad de estrategias bien definidas y comprobadas de disminución del riesgo. Incluso en los individuos afectados

Tabla 53-1	Características sugerentes de un cáncer hereditario

- Edad temprana de inicio del cáncer
- Múltiples cánceres primarios en un solo individuo
- Cáncer bilateral en órganos pares o afección multifocal (p. ej., cáncer mamario bilateral)
- Presencia del mismo tipo de cáncer en parientes cercanos
- Tumores raros que son parte de síndromes genéticos definidos (p. ej., retinoblastoma, carcinoma suprarrenocortical, feocromocitoma/paraganglioma, melanoma ocular, cáncer tiroideo medular)
- Desarrollo de cánceres epitelial ovárico, de la trompa de Falopio o peritoneal, primarios
- Poblaciones geográfica o étnicas que se sabe tienen alto riesgo de cánceres hereditarios (p. ej., ancestros judíos Ashkenazi)

por el cáncer, las pruebas genéticas tienen implicaciones para el tratamiento dirigido en los portadores de mutaciones afectados; el conocimiento de su estado respecto a una mutación puede guiar el tratamiento y tener impacto en los resultados de la enfermedad.

- La sospecha de un síndrome de cáncer hereditario aumenta cuando hay múltiples miembros de la familia afectados, con edad temprana de inicio y la presencia de cánceres primarios múltiples o bilaterales. Los criterios para la valoración genética han sido motivo de concordancia por entidades que incluyen al American College of Medical Genetics and Genomics, la National Society of Genetic Counselors, la NCCN® y la Society of Gynecologic Oncology (SGO). En la Tabla 53-1 se detallan las características sugerentes de cáncer hereditario. Si bien estas tablas abarcan recomendaciones generales de valoración genética, hay ejemplos en los que se debe tener un umbral más bajo para hacerla, incluyendo los siguientes:
  - Desequilibrio de género en las familias o sus generaciones
  - Histerectomía/ooforectomía a una edad temprana en múltiples miembros de la familia (que pueden enmascarar la predisposición a los cánceres hereditarios)
  - Adopción o distanciamiento del linaje de los padres
  - Muerte de miembros de la familia a edad temprana, antes del inicio del cáncer
- La valoración de la predisposición de una paciente a los síndromes de cáncer ginecológico permite al médico proveer valoraciones individualizadas del riesgo, así como ajustar las estrategias de detección y prevención, incluyendo el seguimiento, la quimioprevención y las operaciones quirúrgicas profilácticas, para disminuir la morbilidad y mortalidad globales.
- El **asesoramiento prepueba** debe proveer a la paciente con la información necesaria para tomar una decisión en cuanto a las pruebas genéticas, que incluiría el motivo y las implicaciones potenciales de su resultado. En la Tabla 53-2 se incluyen los componentes recomendados del asesoramiento prepueba.
- Si bien estos servicios por lo general han sido provistos por asesores genéticos, la demanda creciente de pruebas genéticas ha rebasado la capacidad de estos especialistas. También se sabe que el modelo tradicional de referencia para las pruebas genéticas conlleva un mal cumplimiento por las pacientes y, por lo tanto, el asesoramiento genético prepueba y el inicio de las pruebas correspondientes es provisto cada vez más a menudo por médicos de atención primaria, incluidos los ginecoobstetras. Muchos brindarán estos servicios bajo la guía de un servicio de genética del cáncer. Por for-

Tabla 53-2	Componentes recomendados de la valoración genética preprueba del cáncer

- Revisar los antecedentes personales del individuo.
- Revisar exhaustivamente sus antecedentes familiares.
  - Documentar los antecedentes familiares del cáncer de al menos tres generaciones.
- Proveer información acerca de la participación de los genes en el origen del cáncer.
- Realizar una conversación dirigida respecto a posibles síndromes que pudiesen explicar los antecedentes familiares.
- Proveer un cálculo general del riesgo del individuo de presentar un síndrome de cáncer hereditario.
  - Incluir los riesgos de cáncer vinculados con el (los) síndrome(s).
- Identificar los beneficios, los riesgos y las limitaciones de las pruebas propuestas.
- Dialogar acerca del costo de las pruebas.
- Conversar respecto de la discriminación genética y el impacto de los resultados de las pruebas sobre la obtención de seguros médicos.
- Concordar en el método de revelación de los resultados de las pruebas.
- Abordar con antelación los posibles resultados.
  - Tratar brevemente los aspectos de detección, prevención y disminución del riesgo.
- Dialogar respecto a las implicaciones de los resultados de las pruebas para los miembros de la familia.

tuna, hay varios servicios en línea y basados en internet para ayudar a la paciente y al proveedor de atención médica con el asesoramiento preprueba.

- Cuando se consideran las pruebas genéticas de un individuo con el antecedente familiar de cáncer, siempre es preferible de inicio estudiar al **primer miembro de la familia afectado por el cáncer**, lo que, por desgracia, no siempre es posible. Cuando lo es, las pruebas de los miembros de la familia no afectados más cercanos a el (o los) afectado(s) pueden ayudar a informar de la valoración genética a la familia. Aunque la selección de el (los) gene(s) para las pruebas se puede basar en patrones familiares particulares, así como en el grupo étnico, en la mayoría de los casos se harán pruebas de un grupo amplio de genes relacionados con el cáncer.
  - Las pruebas genéticas de un individuo no afectado respecto de una mutación génica deletérea identificada en un pariente consanguíneo se conocen como "**pruebas en cascada**". Antes de realizarlas, el proveedor de atención médica debe obtener la documentación del resultado positivo de una prueba, de modo que se pueda identificar la mutación específica (variante). En la mayoría de los casos las pruebas pueden "realizarse en un solo sitio" para solo la mutación identificada. Sin embargo, debe haber una revisión cuidadosa de los antecedentes familiares para asegurar que no se incluyan pruebas de otros genes. Por ejemplo, una mujer con una prima materna de 1er grado con cáncer ovárico y la identificación de una mutación de la línea germinal de *BRCA1* debe someterse a prueba de esa mutación. Sin embargo, si su antecedente familiar de cáncer paterno es de sospecha, se pueden hacer las pruebas para incluir otros genes. En los Center for Disease Control and Prevention se ha insistido en los síndromes de SCHMO y Lynch como de elevada prioridad con pruebas en cascada, con el propósito de identificar a más individuos en riesgo o afectados y, por último, prevenir el avance a cualquier cáncer importante relacionado con la mutación génica conocida.

- Un elemento a menudo pasado por alto en un servicio genético es el de **asesoramiento posprueba**, en particular para los individuos sin cáncer y resultados negativos de las pruebas. A menos que haya una mutación génica conocida en la familia, un resultado negativo de la prueba puede no ser tranquilizante y no elimina el riesgo vinculado con los antecedentes familiares de cáncer. Es importante que los pacientes y los proveedores de atención sanitaria no se tranquilicen falsamente por esta prueba "**negativa no informativa**" si no se ha identificado una mutación en la familia.

- En la mayoría de los casos, el resultado positivo de una prueba indica el envío formal a un servicio de genética para abordar de manera amplia sus implicaciones. Además, la identificación de una "variante de significado indeterminado" para la que se desconoce el riesgo de cáncer puede también dar origen al envío de la paciente.

SÍNDROMES DE CÁNCER GINECOLÓGICO HEREDITARIOS ESPECÍFICOS

Cánceres de mama y ovario hereditarios

Las pruebas de las mujeres con cáncer ovárico avanzado revelan que casi 15% presenta una mutación de *BRCA1* o *BRCA2*, en tanto 5% muestra la de uno de varios otros genes vinculados con el cáncer.

BRCA1 y *BRCA2*

- Los genes *BRCA1* y *BRCA2* son supresores de tumor y sus mutaciones se heredan en una forma autosómica dominante.

- Las mutaciones de *BRCA1* y *BRCA2* contribuyen a la mayoría de los casos de SCHMO y se asocian con un mayor riesgo de toda la vida de otros múltiples cánceres, incluyendo el pancreático, el de próstata y el melanoma. En la Tabla 53-3 se incluye un resumen de los riesgos de cáncer vinculados con *BRCA1* y *BRCA2*.

- Las portadoras de mutación de *BRCA1* tienen un inicio en particular temprano de la enfermedad con la aparición en algunas pacientes de ambos, cánceres mamario y ovárico, antes de los 40 años. Los cánceres mamario y ovárico relacionados con *BRCA1* y *BRCA2* se presentan un decenio antes que en la población general.

- Se recomiendan las **pruebas genéticas** cuando una valoración del riesgo sugiere que este es alto para el SCHMO: el número de parientes afectados, el grado de parentesco entre los pacientes y el (los) miembros(s) de la familia afectado(s), la edad más corta en el mo-

Tabla 53-3	Penetrancia de *BRCA1* y *BRCA2*: riesgo de cáncer acumulativo de toda la vida[a]		
	Población general	*BRCA1*	*BRCA2*
Cáncer mamario	13%	50-72%	40-69%
Cáncer ovárico	1-2%	35-60%	10-27%
Cáncer de próstata	11%	15-25%	
Cáncer pancreático	1-2%	Incremento al doble	Incremento de 2 a 5 tantos

[a] Tomado de Chen S, Parmigiani G. Meta-analysis of *BRCA1* y *BRCA2* penetrance. *J. Clin Oncol.* 2007; 25(11):1329-1333.

mento del diagnóstico, el antecedente personal de dos cánceres mamarios primarios, el cáncer de mama masculino, el diagnóstico de cáncer de mama triple negativo. Además, en las Guías® de SGO y NCCN se recomiendan las pruebas genéticas para la valoración del alto riesgo genético/familiar de cánceres de mama, ovario y páncreas, que pueden incluir *BRCA1* y *BRCA2*, en todas las pacientes con diagnóstico reciente de cáncer epitelial ovárico, tubario y peritoneal primario.

- **Vigilancia para disminuir el cáncer de mama y ovario**
  - **Vigilancia del cáncer de mama.** Se recomienda a las mujeres con mutaciones de *BRCA* ser objeto de una exploración clínica mamaria y estudios de imagen, como se muestra en la Tabla 53-4.
  - **Vigilancia del cáncer ovárico.** Aunque no se ha mostrado que la detección del cáncer ovárico tenga un impacto claro en la mortalidad, se recomienda a las mujeres con riesgo aumentado considerar la ultrasonografía transvaginal y la determinación de la concentración del antígeno 125 del cáncer en forma anual. Ver la Tabla 53-4.
- **Estrategias de disminución del riesgo** (ver la Tabla 53-4).
  - Estrategias de disminución del riesgo de cáncer mamario:
    - Medicamentos: la prevención hormonal con **tamoxifeno**, un regulador selectivo del receptor de estrógenos, mostró disminución significativa del riesgo de cáncer mamario en las mujeres con mutaciones de *BRCA2*. No se han visualizado los mismos beneficios en las portadoras de mutaciones de *BRCA1*, tal vez porque presentan cánceres mamarios negativos para los receptores de estrógenos. También se ha estudiado el **raloxifeno** en mujeres con alto riesgo de cáncer mamario y en el Estudio de tamoxifeno y raloxifeno se mostró que ambos disminuían de manera significativa el riesgo de cáncer mamario de toda la vida, con la desventaja del mayor beneficio con el tamoxifeno, de un mayor riesgo de sucesos tromboembólicos y cataratas y un incremento no estadísticamente significativo en el número de diagnósticos de cáncer endometrial. Se ha mostrado también que los inhibidores de la aromatasa disminuyen el riesgo de cáncer mamario y son las sustancias de quimioprevención hormonal preferidas para las mujeres en la posmenopausia. Ninguno de estos esquemas de quimioprevención hormonal tiene impacto sobre el riesgo de cáncer ovárico.
    - Intervención quirúrgica: debe ofrecerse a las mujeres con mutaciones de *BRCA* una **mastectomía bilateral** para la disminución del riesgo, que lo aminora respecto del mamario por más de 90% en esta población. La **salpingooforectomía** bilateral **para la disminución del riesgo** en la prevención del cáncer ovárico también disminuye el cáncer mamario en las portadoras de mutaciones de *BRCA*.
  - Estrategias de disminución del riesgo de cáncer ovárico:
    - Medicamentos: el uso de **anticonceptivos orales (ACO)** durante 5 o más años mostró disminuir el cáncer ovárico en la población general y en las mujeres con mutaciones de *BRCA*. Sin embargo, hay preocupación acerca del riesgo de cáncer mamario vinculado con los ACO en estas mujeres, en particular cuando son usados después de los 35 años.
    - Intervención quirúrgica: la estrategia más eficaz para la disminución del riesgo de las mujeres con mutaciones de *BRCA1* y *BRCA2* es la **salpingooforectomía bilateral de disminución del riesgo (SODR)** y se recomienda una vez satisfecha la paridad. Para las mujeres con una mutación de *BRCA1* se considera la operación a los 35 a 40 años, y de los 40 a 45 en las portadoras de la mutación de *BRCA2*. Dado que un porcentaje significativo de los cánceres ováricos serosos tal vez se origine en la porción distal de la trompa de Falopio, se puede considerar la salpingectomía bilateral con ooforectomía bilateral diferida, según la edad de la paciente y su deseo de fecundidad, aunque la SODR aún es el estándar de atención. Hay investigación en proceso, con estudios clínicos en los cuales se trata de definir si la salpingectomía bilateral podrá sustituir a la SODR.

Tabla 53-4	Consideraciones de la vigilancia y disminución del riesgo de las pacientes portadoras de mutación conocidas		
Gen	**Síndrome genético**	**Vigilancia y edad de inicio**	**Disminución del riesgo y edad para considerar**
BRCA1	SCHMO	Cada 6 meses/anual, USG transvaginal y CA-125 (a los 30-35 años) Vigilancia mamaria (a los 18 años) Exploración clínica mamaria cada 6-12 meses (a los 25 años) RM mamaria anual (a los 25-29 años) Mamografía anual (a los 30 años, alternando con RM cada 6 meses o en forma anual)	SODR (a los 35-40 años) Ofrecer mastectomía DR Considerar el tratamiento médico DR (ACO, tamoxifeno, raloxifeno, inhibidores de aromatasa)
BRCA2	SCHMO	Igual que para *BRCA1*	SODR (de los 40 a 45 años) Ofrecer mastectomía DR Considerar el tratamiento médico DR
BRIP1, RAD51C, RAD51D		Sin recomendaciones	Considerar la SODR (a los 45-50 años)
MLH1, MSH2, MSH6, PMS2	LS	Inicio de colposcopia a los 20-25 años Biopsia endometrial cada 1-2 años (de los 30 a 35 años) Considerar el USG transvaginal anual Considerar determinar el CA-125 en forma anual	SODR una vez concluida la procreación (iniciar diálogos respecto a los 40 años) Histerectomía DR una vez concluida la procreación Considerar los medicamentos DR (ACO, progestágenos, ácido acetilsalicílico)
POLD1	PPAP	Sin recomendaciones	Sin recomendaciones
PTEN	Síndrome de Cowden	Considerar el USG transvaginal anual + biopsia endometrial (de los 30 a 35 años) Vigilancia mamaria (a los 18 años) Exploración clínica mamaria cada 6-12 meses (a los 25 años) RM mamaria anual (de los 30 a 35 años) Mamografía anual (de los 30 a 35 años)	Dialogar acerca de la histerectomía DR cuando concluya la procreación Dialogar respecto a la mastectomía DR

Tabla 53-4	Consideraciones de la vigilancia y disminución del riesgo de las pacientes portadoras de mutación conocidas *(Continuación)*		
Gen	**Síndrome genético**	**Vigilancia y edad de inicio**	**Disminución del riesgo y edad para considerar**
STK11	PJS	Exploración ginecológica anual + frotis de Papanicolaou (de los 18 a 20 años) Considerar el USG transvaginal anual Exploración clínica mamaria cada 6 meses (a los 25 años) RM anual (a los 25 años) Mamografía anual (a los 25 años)	Dialogar acerca de la mastectomía DR
TP53	LF	Vigilancia de las mamas (a los 18 años) Exploración clínica mamaria cada 6 a 12 meses (a los 20-30 años) RM mamaria anual (a los 20-25 años) Mamografía anual (a los 20-25 años)	Dialogar acerca de la mastectomía DR

Abreviaturas: CA-125, antígeno 125 del cáncer; SCHMO, síndrome de cáncer mamario y ovárico hereditario; LF, síndrome de Li-Fraumeni; LS, síndrome de Lynch; RM resonancia magnética; ACO, anticonceptivos orales; PJS, síndrome de Peutz-Jeghers, PPAP, poliposis asociada con la corrección de pruebas de polimerasa; DR, disminución del riesgo; SODR, salpingooforectomía de disminución del riesgo; USG, ultrasonido transvaginal.

Otras mutaciones génicas asociadas con el cáncer ovárico

• Hay otras mutaciones génicas relacionadas con la aparición del cáncer ovárico hereditario que actúan en la misma vía de recombinación homóloga que causa la reparación del ADN dicatenario, como las de *BRCA*, que incluyen las de *PALB2*, *ATM*, *RAD51C*, *RAD51D*, *BRIP1l* y otras. La mayoría son genes de penetrancia baja o moderada, que aumentan el riesgo de toda la vida hasta 10%, un incremento hasta 2 a 6 veces respecto del de la población general.

• Estrategias de disminución del riesgo: la recomendación de SODR aún es válida para las pacientes con mutaciones de alto riesgo adicionales que incluyen las de *BRIP1*, *RAD51C* y *RAD51D* a la edad de 45 a 50 años. Se puede considerar a los ACO, si bien no se ha validado la disminución del cáncer ovárico por sus efectos en esta población. El porcentaje de disminución del riesgo respecto a ambas opciones no ha sido bien valorado de manera prospectiva. Ver la tabla 53-4.

Tabla 53-5	Riesgo de cáncer de toda la vida con el síndrome de Lynch hasta los 70 años[a]			
			Gen	
Cáncer	Población general	*MLH1* o *MSH2*[b]	*MSH6*	*PMS2*
De colon	4.5%	52-82%	10-22%	15-20%
Endometrial	2.7%	25-60%	16-26%	15%
Prostático	11.6%	~30%	~30%	NR
Ovárico	1.3%	11-24%	NR	[c]
Gástrico	< 1%	6-13%	≤ 3%	[c]
Neoplasias sebáceas	< 1%	1-9%	NR	NR

Abreviatura: NR, no reportado.

[a] Adaptado con autorización de the NCCN Clinical Practice Guidelines in Oncology (NCCN Guidelines®) for Genetic/Familial High-Risk Assessment: Colorectal V.1.2018. ©2018 National Comprehensive Cancer Network, Inc. Todos los derechos reservados. Las guías de NCCN® y las ilustraciones no pueden reproducirse en forma o para propósito algunos sin permiso expreso por escrito de NCCN. Para visualizar la versión más reciente y completa de las guías de NCCN, búsquense en línea en NCCN.org. Las guías de NCCN están bajo actualización progresiva, que pudiese refinarlas tan a menudo como se disponga de nuevos datos significativos. NCCN no garantiza nada respecto a su contenido y declina cualquier responsabilidad por su aplicación o uso en forma alguna.

[b] Mutaciones de *MLH1* o *MSH2*: los riesgos individuales de cáncer de vías urinarias, hepatobiliar, de intestino delgado, cerebral/del sistema nervioso central y pancreático varían de 1 a 7%.

[c] Mutación de *PMS2*: el riesgo combinado de cáncer renal, gástrico, ovárico, de intestino delgado, de uréter y cerebro es de 6%.

Síndrome de Lynch

- El síndrome de Lynch, antes conocido como cáncer colorrectal hereditario sin poliposis, se hereda en una forma autosómica dominante y aumenta el riesgo de toda la vida de cánceres múltiples, incluidos los del tubo digestivo, endometrio, vías urinarias y otros. Los **cánceres colorrectal y endometrial** son los más frecuentes (ver la tabla 53-5).

- El cáncer ginecológico más frecuente relacionado con el síndrome de Lynch es el **cáncer endometrial**, y casi 2 a 6% de los casos ocurre en pacientes afectadas. Además, el inicio del cáncer endometrial es más temprano en las pacientes con síndrome de Lynch (media de 47 a 49 años) y puede ser el de presentación en 40 a 50% de ellas.

- Hay tres abordajes para guía respecto a qué pacientes deben ser objeto de pruebas del síndrome de Lynch (Tabla 53-6): 1) cuando la valoración detallada del riesgo sugiere que es alto para el síndrome; 2) cuando se diagnostica cáncer endometrial o colorrectal a una paciente < 60 años, o 3) cuando se diagnostica cáncer endometrial o colorrectal a una paciente de cualquier edad. El abordaje debe determinarse por los recursos de histopatología y genética locales, la disponibilidad de un asesor genético y el costo.

- Hay dos abordajes para las pruebas del síndrome de Lynch: 1) las de ADN de línea sanguínea activa directa y 2) las del tumor con uso de inmunohistoquímica (IHQ) o las de inestabilidad en microsatélites. Siempre que sea posible, el abordaje inicial preferido es el de pruebas directas del tumor.

Tabla 53-6	Tres abordajes para guía respecto de a quiénes debe hacerse la detección genética del síndrome de Lynch

Abordaje 1

- Diagnóstico de cáncer endometrial o colorrectal antes de los 50 años
- Paciente con cáncer endometrial u ovárico con un tumor sincrónico de colon u otro relacionado con síndrome de Lynch
- Paciente con cáncer endometrial o colorrectal y
  - Familiar de primer grado afectado por un tumor relacionado con el síndrome de Lynch con diagnóstico antes de los 50 años O
  - Dos o más familiares de primero o segundo grados con tumores relacionados con el síndrome de Lynch O
  - Tumor que muestra inestabilidad de microsatélites o pérdida de la expresión de una proteína de reparación de los errores de emparejamiento del ADN (MLH1, MSH2, MSH6, PMS2)
- Pacientes con un familiar de primer o segundo grados u otro miembro cercano de la familia con una mutación conocida en el gen de reparación de los errores de emparejamiento del ADN.

Abordaje 2

- Diagnóstico de cáncer endometrial o colorrectal antes de los 60 años

Abordaje 3

- Diagnóstico de cáncer endometrial o colorrectal a cualquier edad

Datos del American College of Obstetricians and Gynecologists Committee on Practice Bulletins—Gynecology, Society of Gynecologic Oncology. ACOG Practice Bulletin No. 147: Lynch syndrome. *Obstet Gynecol.* 2014;124:1042-1054. (Reafirmado en el 2019); y Lancaster JM, Powell CB, Kauff ND, et al. Society of Gynecologic Oncologists Education Committee statement on risk assessment for inherited gynecologic cancer predispositions. *Gynecol Oncol.* 2007;107(2):159-162.

- Las mutaciones de líneas germinativas más frecuentes son aquellas de las proteínas de reparación de errores de emparejamiento del ADN, que incluyen MLH1, MSH2, MSH6 y PMS2, así como de EpCAM, reguladora de MSH2.
- Se pueden hacer una prueba de IHQ para la expresión de una proteína de reparación de errores de emparejamiento del ADN de MLH1, MSH2, MSH6 y PMS2 o análisis de inestabilidad de microsatélites basados en la reacción en cadena de polimerasa en los tumores para identificar el síndrome de Lynch, y quizás ayuden a informar de las recomendaciones para pruebas de la línea germinativa.
- Dos genes adicionales, *POLD1* y *POLE*, conllevan un mayor riesgo de cáncer, casi siempre de pólipos y cánceres de colon; sin embargo, las mutaciones de la línea germinativa de *POLD1* conllevan también un riesgo de cáncer endometrial. Estas afecciones se han denominado **poliposis asociadas con la corrección de pruebas de la polimerasa**; a menudo simulan histopatológicamente a los cánceres relacionados con el síndrome de Lynch y pueden presentar pérdida de la expresión de proteínas de Lynch por IHC e inestabilidad de microsatélites.

- Vigilancia de las mujeres con el síndrome de Lynch:
  - Biopsia endometrial cada 1 a 2 años (con inicio a los 30-35 años)
  - Colonoscopia cada 1 a 2 años (con inicio a los 20-25 de edad o 2-5 años antes del diagnóstico más temprano de cáncer en un miembro de la familia, lo que ocurra antes)
  - Aunque de limitado beneficio, en las NCCN Guidelines® for Genetic/Familial High-Risk Assessment se recomienda considerar para el cáncer colorrectal el ultrasonido transvaginal y la cuantificación del antígeno 125 del cáncer para el tratamiento de las pacientes con el síndrome de Lynch como estrategia de vigilancia/prevención de los cánceres endometrial y ovárico.
- Estrategias de disminución del riesgo:
  - Medicamentos: los ACO y los progestágenos solos pueden disminuir el riesgo de cáncer endometrial. No se ha definido si el uso de ACO tiene impacto sobre el riesgo de cáncer ovárico asociado con el síndrome de Lynch. El tomar ácido acetilsalicílico a diario (600 mg) durante más de 2 años reduce el riesgo de cáncer colorrectal, si bien no hay datos de sus efectos adversos a largo plazo.
  - Intervención quirúrgica: histerectomía y salpingooforectomía bilateral para disminución de riesgo al concluir la procreación. En la SGO y el American College of Obstetricians and Gynecologists se recomienda realizar el diálogo respecto al inicio o a mediados del quinto decenio de la vida.

Síndrome de Cowden

- Este síndrome es causado por una mutación de línea germinativa en el gen *PTEN* y se hereda en forma autosómica dominante.
- Se relaciona con múltiples cánceres, de máxima frecuencia el **mamario** y el **endometrial**, con riesgo de toda la vida de 25 a 50 y 28%, respectivamente. Otros cánceres vinculados incluyen el tiroideo (con frecuencia máxima folicular y riesgo de 3-10%) el de colon y el renal.
- Los individuos afectados por el síndrome de Cowden a menudo presentan características físicas vinculadas, que incluyen macrocefalia, bocios multinodulares, triquilemomas, hamartomas intestinales y la enfermedad de Lhermitte-Duclos (proliferaciones hamartomas del cerebelo).
- Las estrategias de disminución del riesgo de las mujeres incluyen histerectomía al concluir la procreación y mastectomía en forma individualizada. Ver la tabla 53-4 para las estrategias de detección y disminución del riesgo.

Síndrome de Peutz-Jeghers

- Las mutaciones en el *gen STK11/LKB1*, que se heredan en forma autosómica dominante, aumentan el riesgo de **cánceres de cérvix (adenocarcinoma), ovario (tumores del estroma de los cordones sexuales) y mamario**, por casi 10, 20 y 50% de toda la vida, respectivamente.
- El síndrome de Peutz-Jeghers también se vincula con muchas características clínicas, como los pólipos hamartomatosos benignos del tubo digestivo, las máculas mucocutáneas pigmentadas y el mayor riesgo de tumores gastrointestinales (de colon, gástrico y pancreáticos), así como los no gastrointestinales mencionados antes.
- Las recomendaciones para la disminución del riesgo se individualizan. Se puede considerar la mastectomía de disminución del riesgo en las mujeres con síndrome de Peutz-Jeghers. Ver la tabla 53-4 para las estrategias de detección y disminución del riesgo.

Síndrome de Li-Fraumeni

- Se define el síndrome de Li-Fraumeni por las mutaciones heredadas en el gen *TP53*, supresor de tumor crítico que regula la reparación del daño del ADN.
- Los individuos con estas mutaciones tienen mayor riesgo de cánceres múltiples, por lo común en la infancia, casi siempre de hasta 60% del **cáncer mamario** en toda la vida y que se presenta a menudo en el tercer decenio.

- Dado el gran número de cánceres relacionados con el síndrome de Li-Fraumeni, las recomendaciones de detección son muy complejas. También hay una general de reducir la exposición a las radiaciones, lo que complica la detección en estos individuos. A la fecha no hay recomendaciones de histerectomía o salpingooforectomía para la disminución del riesgo y debe valorarse de forma individual a las pacientes después de un interrogatorio familiar detallado. Se considera la mastectomía de disminución del riesgo en las mujeres con el síndrome de Li-Fraumeni. Ver la tabla 53-4.

Mutaciones no sindrómicas recién definidas

- Con el avance de las pruebas hereditarias en conjunto y la mayor investigación se han descubierto mutaciones adicionales que se relacionan con un mayor riesgo de cáncer ovárico. Las mutaciones de las líneas germinativas en los genes *DICER1* y *SMARCA4* se han vinculado con tumores con células de Sertoli-Leydig y el carcinoma ovárico de células pequeñas, respectivamente.

- Se hace la prueba de un solo gen, y conforme se hacen más pruebas de ese tipo y su conjunto, se espera que se definan mejor los cánceres asociados con mutaciones y se aclare su penetrancia. También se espera que se continúe expandiendo la lista de genes asociados con el cáncer.

TRATAMIENTO DIRIGIDO PARA LAS PACIENTES PORTADORAS DE MUTACIÓN

- La determinación del estatus de mutaciones genéticas de una paciente es importante no solo para la detección y la prevención primaria, sino también para los tratamientos dirigidos, nuevos y emergentes. Por ejemplo, se ha mostrado que los inhibidores de la polimerasa (poliadenosindifosfato de ribosa) tienen beneficio en el cáncer ovárico relacionado con *BRCA* en múltiples contextos, incluyendo el de mantenimiento después de la quimioterapia inicial, el primario de la enfermedad recurrente y el de mantenimiento después de uno exitoso del cáncer ovárico seroso recurrente sensible al platino. No se ha definido si los cánceres ováricos vinculados con otras mutaciones de genes homólogos de la vía de recombinación, como *PALB2*, *ATM* y otros, pudiesen tener beneficios similares al del tratamiento con un inhibidor de la polimerasa (poliadenosindifosfato de ribosa).

LECTURAS SUGERIDAS

American College of Obstetricians and Gynecologists Committee on Gynecologic Practice. ACOG Committee Opinion No. 727: cascade testing: testing women for known hereditary genetic mutations associated with cancer. *Obstet Gynecol*. 2018;131:e31-e34.

American College of Obstetricians and Gynecologists Committee on Practice Bulletins—Gynecology. ACOG Practice Bulletin No. 182: hereditary breast and ovarian cancer syndrome. *Obstet Gynecol*. 2017;130:e110-e126.

American College of Obstetricians and Gynecologists Committee on Practice Bulletins—Gynecology, Society of Gynecologic Oncology. ACOG Practice Bulletin No. 147: Lynch syndrome. *Obstet Gynecol*. 2014;124:1042-1054. (Reafirmado en el 2019)

Frost AS, Toaff M, Biagi T, Stark E, McHenry A, Kaltman R. Effects of cancer genetic panel testing on at-risk individuals. *Obstet Gynecol*. 2018;131(6):1103-1110.

Lancaster JM, Powell CB, Chen L, Richardson DL. Society of Gynecologic Oncology statement on risk assessment for inherited gynecologic cancer predispositions. *Gynecologic Oncology*. 2015;136:3-7.

Shaw J, Bulsara C, Cohen PA, et al. Investigating barriers to genetic counseling and germline mutation testing in women with suspected hereditary breast and ovarian cancer syndrome and Lynch syndrome. *Patient Educ Couns*. 2018;101(5):938-944.

54 Enfermedades premalignas y malignas de vulva y vagina

Megan E. Gornet y Rebecca Stone

ENFERMEDADES NEOPLÁSICAS PREMALIGNAS DE VULVA Y VAGINA

Neoplasia intraepitelial vulvar

- La neoplasia intraepitelial vulvar (NIV) es la lesión precursora putativa del carcinoma de células escamosas de la vulva (CCEV).
- Los criterios histopatológicos para la NIV incluyen alteración de la maduración y anomalías nucleares, pérdida de polaridad, pleomorfismo, imágenes mitóticas, atipias citológicas y engrosamiento de la cromatina nuclear. Históricamente, el grado de maduración presente en el epitelio superficial permitía definir al grado de displasia.
  - La NIV 1 (displasia leve) muestra pérdida de la maduración escamosa en el tercio inferior del epitelio.
  - La NIV 2 (displasia moderada) muestra pérdida de la maduración en los dos tercios inferiores del epitelio con maduración superficial.
  - La NIV 3 (displasia grave, carcinoma *in situ*) se presenta con pérdida de la maduración escamosa de todo el grosor del epitelio. Las atipias citológicas pueden ser importantes, pero no hay invasión del estroma.
- En el año 2004, en la International Society for the Study of Vulvovaginal Disease se propuso que las siglas *NIV* se refiriesen de manera más específica a NIV 2 y NIV 3. También se introdujeron nuevos subtipos histopatológicos: NIV usual (NIVu) para las lesiones relacionas con el virus del papiloma humano (VPH) y NIV diferenciada (NIVd) para las lesiones no vinculadas con VPH, sino con una dermatosis vulvar, como el liquen escleroso.
- La clasificación revisada más reciente de la International Society for the Study of Vulvovaginal Disease del 2015 incluye tres tipos de NIV, cada uno con etiologías subyacentes y potencial maligno diferentes:
  - La lesión intraepitelial escamosa de bajo grado de la vulva, equivalente a NIVu 1: con manifestaciones benignas de reacción de la piel ante la infección por los tipos de bajo riesgo 6 y 11 de VPH, que contribuyen con más de 90% y que no debe considerarse neoplásica.
  - La lesión epitelial escamosa de alto grado de la vulva, equivalente a NIVu 2 y 3: impulsada por los tipos oncogénicos de VPH (en particular, los oncotipos 16, 18 y 33) y los factores de riesgo para la persistencia de VPH, como el tabaquismo de cigarrillos: se presenta en las mujeres jóvenes; tiende a ser multifocal y sincrónica o metacrónica con la neoplasia escamosa de otros sitios de la porción inferior del aparato genital; contribuye con 20% del CCEV; 5 a 6% progresa al cáncer invasor (9% en pacientes sin tratar y 3% en las tratadas).
  - La NIVd: por lo regular no se vincula con VPH y, en general, se presenta en mujeres de edad avanzada, asociada con atrofia y dermatosis inflamatorias (p. ej., liquen escleroso, liquen simple crónico), a menudo en un solo sitio, contribuye con 80% del CCEV, agresiva, con 33% que progresa al cáncer invasor y tiene un peor pronóstico incluso cuando se hace ajuste para la edad/etapa.
- De las pacientes con NIV, 33% presenta recurrencia, al margen de cómo se traten.

Neoplasia intraepitelial vaginal

- Esta rara afección se presenta en alrededor de 0.2 de 100 000 mujeres en Estados Unidos.
- La neoplasia intraepitelial vaginal (NIVA) es la lesión precursora putativa del carcinoma vaginal de células escamosas.
- Una NIVA es una lesión preinvasiva, definida por la presencia de atipias de células escamosas, sin invasión. Las lesiones se clasifican de acuerdo con la profundidad de la afección epitelial.
  - NIVA 1: hay atipias citológicas en el tercio inferior del epitelio.
  - NIVA 2: hay atipias citológicas en los dos tercios inferiores del epitelio.
  - NIVA 3: las atipias citológicas afectan más de 66% del epitelio.
- Una NIVA suele ser asintomática, si bien las pacientes acuden al médico por goteo sanguíneo poscoital o secreción vaginal. Se diagnostica por frotis de Papanicolau anormales de manera persistente, sin datos de neoplasia de cérvix. Después del diagnóstico de NIVA, se debe descartar por colposcopia y biopsia su forma invasiva, en especial antes del tratamiento no excisional. Una NIVA avanza al cáncer invasivo en 3 a 7% de las pacientes.
- La mayoría de las lesiones se localiza en el tercio superior de la vagina.
- Los factores de riesgo frecuentes incluyen la infección por VPH (el más frecuente, VPH 16), el tabaquismo, las lesiones preinvasivas o invasivas genitales bajas actuales o previas, la inmunosupresión y el antecedente a exposición a la radiación.
- El riesgo de NIVA o cáncer vaginal es en extremo bajo (0.12%) en las mujeres que fueron objeto de histerectomía total por una afección benigna (con exclusión de la neoplasia intraepitelial del cérvix de grado 2-3); en las guías de detección se recomienda la interrupción de la citología vaginal poshisterectomía por afección benigna diferente a los grados 2 y 3 de la neoplasia intraepitelial del cérvix.
- De las pacientes con NIVA, 40 a 50% presentan recurrencias, al margen de cómo se traten.

Tratamiento de las neoplasias intraepiteliales vulvar y vaginal

- En las lesiones de bajo grado de NIVA y NIVu parece haber una elevada tasa de regresión espontánea. Por lo tanto, ambas se pueden tratar de manera expectante.
- La exéresis quirúrgica es el principal recurso terapéutico para NIVu 2/3, NIVd y NIVA 2/3, y debe realizarse cuando no se puede descartar una invasión. Son obligatorias las biopsias para descartar la enfermedad invasiva antes de los tratamientos médicos o destructivos.
  - Exéresis local amplia: con un borde de 1 cm, ideal para las lesiones pequeñas, de un solo sitio.
  - Vulvectomía simple: a menudo es necesaria para las lesiones grandes o de múltiples sitios.
  - Vaginectomía simple.
- Para usar las técnicas destructivas (evaporación con láser de dióxido de carbono, ablación con haz de argón, aspiración quirúrgica ultrasónica) se debe descartar la invasión con biopsias pretratamiento, y son útiles para la afección multifocal, con cicatrización patológica y disfunción sexual mínimas. Las lesiones de NIV deben destruirse hasta 3 mm en las zonas que portan pelo y 1 mm en las glabras.
- Los agentes tópicos (imiquimod al 5% y 5 fluorouracilo en crema): útiles para las lesiones de bajo grado multifocales o en mujeres que son malas candidatas quirúrgicas.
- Es eficaz la radioterapia intracavitaria para la NIVA pero se vincula con morbilidad y debe reservarse para aquellas pacientes malas candidatas quirúrgicas, con una carga extensa de la enfermedad y preocupación por la invasión, o en quienes fracasaron otros esquemas de tratamiento más conservadores.
- Hay pruebas prospectivas de que la detección más temprana y el tratamiento proactivos del liquen escleroso con corticosteroides tópicos a largo plazo puede llevar a un menor riesgo de NIVd y de aparición de CCEV.

- El de 6 meses es un intervalo razonable de vigilancia para la detección de NIV/NIVA recurrentes/progresivas; las pacientes con NIVA persistente después del tratamiento tienen un riesgo de casi 10% de avance al cáncer vaginal invasor.

ENFERMEDADES NEOPLÁSICAS MALIGNAS DE LA VULVA

- El cáncer vulvar es raro, contribuye con 0.71% de todos los de mujeres y 5 a 6% de los primarios del aparato genital femenino. Se calcula que hubo 6 020 nuevos casos y 1 150 muertes por cáncer vulvar en Estados Unidos en el 2017. De manera importante, la incidencia aumentó de 0.6% durante los últimos 10 años, a más de 20% de los nuevos casos en las mujeres menores de 50 años, lo que contrasta con lo que sucedía hace décadas, cuando la incidencia de cáncer vulvar en las mujeres menores de 50 años era de solo 2%. Si bien hay un porcentaje creciente de mujeres jóvenes con diagnóstico de cáncer vulvar, las tasas de mortalidad han aumentado en un promedio de 0.7% por año, y la supervivencia específica sin enfermedad a los 5 años descendió de 75 a 68% a partir del 2004.
- El carcinoma de células escamosas es el más frecuente, seguido por el melanoma, el carcinoma de células basales (CCB), el sarcoma y otros tipos histopatológicos más raros.
- El cáncer vulvar casi siempre se presenta con prurito, hemorragia o vulvodinia y, a menudo, se diagnostica de manera errónea por los proveedores de atención de la salud. Muchos cánceres vulvares avanzados son resultado del diagnóstico y tratamiento tardíos por factores del paciente/proveedor de atención sanitaria.

Carcinoma vulvar de células escamosas

- Los carcinomas de células escamosas contribuyen con 80% o más de los cánceres vulvares.
- La NIV es la lesión precursora del CCEV (ver la sección "Neoplasia intraepitelial vulvar").
- El CCEV invasor está presente en el momento de la exéresis en 10 a 22% de las mujeres con NIV de alto grado en la biopsia inicial.
- **Valoración de la paciente:** el diagnóstico del cáncer vulvar requiere biopsia. A menudo se puede usar la excisional definitiva para obtener bordes quirúrgicos macroscópicos circunferenciales de al menos 1 cm para tratar las lesiones pequeñas (por lo general, ≤ 2 cm). Para las lesiones de mayor dimensión, debe hacerse biopsia en cuña en la interfaz tumor:piel.
- **Clasificación por etapas:** este sistema, revisado en el 2009 de la International Federation of Gynecology and Obstetrics (FIGO), se define en parte con base en la información derivada de la valoración quirúrgica de los ganglios linfáticos inguinales (Tabla 54-1).
- El estado de los ganglios linfáticos tiene importancia máxima desde el punto de vista pronóstico y dirige el tratamiento del CCEV.
- El tratamiento debe basarse en las guías de la National Comprehensive Cancer Network, disponibles en línea sin costo en www.NCCN.org.
- **Tratamiento primario**
  - En general, las opciones terapéuticas incluyen la vulvectomía radical como intervención quirúrgica primaria, la exenteración pélvica (operación ultrarradical), la radioterapia (primaria o neoadyuvante), la quimiorradioterapia (primaria o neoadyuvante) y la quimioterapia neoadyuvante, seguida por la operación quirúrgica.
  - La decisión terapéutica inicial para cáncer vulvar se basa en las características clínicas, incluida la extensión de la lesión primaria y la presencia o no de metástasis de los ganglios linfáticos, la edad, las afecciones comórbidas y la preferencia de la paciente.
  - La exéresis local amplia sola (exéresis simple/desollado con bordes circunferenciales de 1 cm) se considera adecuada para las lesiones de etapa IA. Excepto cuando la intervención quirúrgica comprometería estructuras funcionalmente importantes de la línea media (p. ej., clítoris, uretra, ano), la exéresis local radical (con bordes circun-

Tabla 54-1	Clasificación por etapas del carcinoma vulvar (2009) de la International Federation of Gynecology and Obstetrics y la supervivencia de las pacientes a los 5 años[a]	

Etapa	Descripción	Supervivencia a los 5 años[b]
0	Carcinoma *in situ*, neoplasia intraepitelial	
I	Tumor confinado a la vulva o el periné	98%
IA	Tumor confinado a la vulva o el periné; lesión ≤ 2 cm, con invasión del estroma ≤ 1 mm, sin metástasis ganglionares	
IB	Tumor confinado a la vulva o el periné; lesión > 2 cm o invasión del estroma > 1 mm, con ganglios linfáticos negativos	
II	Tumor de cualquier tamaño con o sin extensión a las estructuras perineales adyacentes (tercio inferior de la uretra o de la vagina, ano) con ganglios linfáticos negativos	85%
III	Tumor de cualquier tamaño con o sin extensión a estructuras perineales adyacentes, con ganglios linfáticos inguinocrurales positivos	74%
IIIA	1. Con metástasis en un ganglio linfático (≥ 5 mm), o 2. Metástasis en uno o dos ganglios linfáticos (< 5 mm)	
IIIB	1. Dos o más metástasis de ganglios linfáticos (≥ 5 mm) o 2. Tres o más metástasis de ganglios linfáticos (< 5 mm)	
IIIC	Ganglios linfáticos positivos con diseminación extracapsular	
IV	Tumor que invade otras estructuras regionales (dos tercios superiores de la uretra o la vagina) o distantes	31%
IVA	Tumor que invade cualquiera de los siguientes: 1. Uretra o mucosa vaginal, vesical o rectal altas, o con fijación a los huesos pélvicos 2. Ganglios linfáticos inguinocrurales fijos o ulcerados	
IVB	Metástasis distantes a cualquier sitio, incluidos los ganglios linfáticos pélvicos	

[a] Adaptado de Pecorelli S. FIGO Committee on Gynecologic Oncology. Revised FIGO staging for carcinoma of the vulva, cervix, and endometrium. *Int J Gynaecol Obstet.* 2009;105(2):103 - 104. Copyright © 2009 International Federation of Gynecology and Obstetrics. Reimpreso con autorización de John Wiley & Sons, Inc.
[b] Datos de supervivencia a 5 años de acuerdo con el sistema de clasificación por etapas previo de la International Federation of Gynecology and Obstetrics.

ferenciales de 1 a 2 cm y profunda hasta la membrana perineal) con valoración de los ganglios inguinales, constituye el abordaje inicial preferido para las lesiones de etapa IB y, en algunos casos, de la afección en etapa II temprana.

• **Tratamiento neoadyuvante:** considerado en gran parte cuando es difícil obtener bordes quirúrgicos adecuados (1 a 2 cm por clínica, ≥ 8 mm en el tejido fijado). Sus ventajas pueden incluir la disminución de volumen del tumor, que aumenta su operabilidad, permitir una radioterapia más eficaz y eliminar las micrometástasis.

- **Tratamiento quirúrgico primario**
  - Una operación radical de exéresis (vulvectomía radical total o parcial, exéresis radical local) permite obtener bordes clínicos de 1 a 2 cm y la disección hasta la membrana perineal.
  - En el contexto de un borde quirúrgico cercano (< 8 mm) o positivo, debe considerarse la nueva resección frente al tratamiento adyuvante.
  - Se logra la valoración de los ganglios inguinales linfáticos por exploración quirúrgica. La práctica operatoria más aceptada es de obtención de los ganglios linfáticos inguinocrurales homolaterales para su estudio histopatológico ante las lesiones bien lateralizadas de la vulva (aquellas localizadas > 2 cm de la línea media) y de los de ambos lados para las ubicadas < 2 cm de la línea media.
- **Valoración inguinal:** se aceptó la biopsia del ganglio linfático centinela (BGLC) como estándar de atención para la valoración de los ganglios inguinales en el CCEV de etapa temprana. Es preferible una BGLC a la linfadenectomía inguinocrural por el menor riesgo de linfedema y complicaciones de la herida quirúrgica.
  - Un ganglio linfático centinela negativo descarta las metástasis más lejanas con un valor predictivo negativo > 95%. Las candidatas de BGLC deben tener ganglios linfáticos clínicamente negativos, dimensiones del tumor < 4 cm, y afección en un solo sitio.
  - La ultraclasificación histopatológica de los ganglios linfáticos centinela aumenta la sensibilidad de la detección de micrometástasis.
  - En el estudio Groningen International Sentinel Node for Vulvar Cancer se mostró una supervivencia global de 97% y una tasa de recaídas de 3% 2 años después de la exéresis con una BGLC negativa en las mujeres con cánceres vulvares < 4 cm.
  - Una BGLC tiene más éxito con el uso combinado de radiocoloide (tecnecio-99) y colorante azul (isosulfan) para la identificación.
  - Linfadenectomía inguinocrural: los límites de la disección son los músculos aductor largo y el sartorio, y el ligamento inguinal; debe hacerse cuando la BGLC no es factible o no se identifica el ganglio linfático centinela.
- **Tratamiento primario no quirúrgico.** La quimiorradioterapia es el tratamiento preferido para las pacientes que requerirían un procedimiento de exenteración u otras intervenciones quirúrgicas significativamente deformantes.
- **Tratamiento adyuvante.** Sus indicaciones después de una resección quirúrgica inicial incluyen a las pacientes con ganglios linfáticos inguinales negativos, pero con factores de riesgo adversos del tumor primario y quienes presentan afección de dichos ganglios.
  - En pacientes con ganglios negativos, se puede administrar radioterapia adyuvante con base en los factores de riesgo del tumor primario, que incluyen bordes quirúrgicos cercanos o afectados (< 8 mm), invasión profunda (> 5 mm), el patrón de invasión, o la presencia de invasión linfovascular.
  - Tratamiento adyuvante para la afección con ganglio linfático centinela positivo: radioterapia con o sin quimioterapia concomitante en las pacientes con micrometástasis (ganglionares ≤ 2 mm) sin disección adicional, o el completar la linfadenectomía inguinocrural en aquellas con macrometástasis (ganglionares > 2 mm), seguida por radioterapia, con o sin quimioterapia concomitante.
  - Se recomienda la radioterapia unilateral o bilateral de la ingle y los ganglios linfáticos pélvicos inferiores después de la resección quirúrgica de ganglios linfáticos inguinocrurales positivos, en particular cuando hay ≥ 2 o un foco de metástasis con extensión extracapsular.
  - Afección metastásica: a menudo se ofrecen fármacos quimioterapéuticos activos contra el cáncer escamoso, pero la respuesta suele ser mala.
  - Recurrencias: la evolución depende mucho del sitio de recaída y el tratamiento previo. En varios informes se sugirió que hasta 75% de las pacientes con una recurrencia vulvar local puede curarse con la nueva exéresis quirúrgica. La recurrencia en los gan-

glios linfáticos inguinales, en particular en un campo antes irradiado, por lo general es fatal.

- Las tasas de supervivencia de las pacientes a 5 años varían, de 86% para aquellas con afección localizada (etapas I/II), a 57% si la afección es regional o local avanzada (etapas III/IVA), y 17% en presencia de metástasis distantes (etapa IVB).

Carcinoma verrugoso

- El **carcinoma verrugoso** es una variante del carcinoma escamoso que se presenta en las mujeres en la posmenopausia. Se trata de tumores grandes multilobulados que pueden diagnosticarse de manera errónea como condiloma acuminado recalcitrante. Debido al aspecto histopatológico del carcinoma verrugoso, que simula de forma estrecha al epitelio escamoso normal, debe obtenerse una biopsia de profundidad suficiente para el diagnóstico. Aunque son en exceso raras las metástasis de ganglios linfáticos, la destrucción local y la recurrencia del tumor son frecuentes.
- El **tratamiento** consta de exéresis local radical. Está contraindicada la radioterapia, porque pudiese en realidad estimular al proceso tumoral.

Carcinoma de células basales

- En contraste con otros sitios cutáneos donde el cáncer más frecuente es el CCB, este contribuye con solo 2 a 3% de los carcinomas vulvares. Casi siempre se presenta en mujeres en la posmenopausia, caucásicas. En contraste con otros sitios de la piel, la exposición a la luz ultravioleta no tiene participación en la etiología del CCB vulvar.
- A nivel macroscópico, las lesiones parecen nódulos o placas de color carne/blanco y pueden presentar ulceración. El pronóstico es bueno a pesar de un riesgo de recurrencia local de 20%. Son raras las metástasis inguinales.
- **Tratamiento:** es de exéresis local amplia.

Melanoma

- El **melanoma** constituye el segundo cáncer primario más frecuente de la vulva y comprende 5 a 10% de las neoplasias vulvares. Las lesiones anogenitales contribuyen con 3% de los melanomas. El melanoma vulvar casi siempre se presenta en el sexto a séptimo decenios de la vida.
- Pueden estar presentes mutaciones de los genes *BRAF* y *c-KIT* y proveen una oportunidad para el tratamiento dirigido.
- Los melanomas son lesiones, por lo general elevadas, con pigmentación y bordes irregulares, que se encuentran con equivalencia frecuente en los labios mayores y las superficies mucosas. El pronóstico depende sobre todo del grosor del tumor y de la presencia o ausencia de afección de los ganglios linfáticos.
- Se puede clasificar por etapas mediante los sistemas del American Joint Committee on Cancer, de la FIGO, de Clark, de Breslow, o de Chung.
- **Tratamiento.** Debe intentarse la exéresis local amplia del tumor primario con bordes circunferenciales clínicamente negativos. Los bordes clínicos aceptables del melanoma *in situ*, los melanomas con grosor de Breslow (la profundidad máxima de las células invasivas) ≤ 2 mm, y los de un grosor > 2 mm, son de 0.5, 1 y 2 cm, respectivamente.
- Aunque el estado de los ganglios linfáticos tiene importancia para el pronóstico, no se ha definido bien la participación terapéutica de la linfadenectomía regional. Por lo tanto, la valoración inguinal suele limitarse a la BGLC.
- Como una aproximación burda, el pronóstico del melanoma vulvar semeja al de los melanomas cutáneos de acuerdo con la etapa, pero su pronóstico global es peor, porque de manera característica es avanzada en el momento del diagnóstico.

- Elevada tasa de recurrencias, mayor que la que se presenta en otros melanomas cutáneos/ de mucosas. Casi 60% de los melanomas vulvares las presentará.

- Hay fármacos terapéuticos limitados para los melanomas avanzados, metastásicos o recurrentes no susceptibles de intervención quirúrgica. En la actualidad, la radioterapia no tiene participación establecida en el tratamiento sistemático de los melanomas vulvares.

- Si bien hay una tasa de supervivencia global a 5 años de 50%, en la mayoría de los grupos de que se informa es de 15 a 30%, excepto en pacientes con la enfermedad en etapa I.

Enfermedad de Paget vulvar

- Es rara la enfermedad de Paget vulvar. La mayoría de las pacientes afectadas se encuentra en el séptimo u octavo decenios de la vida y experimenta irritación local, prurito y hemorragia.

- Las lesiones de la enfermedad de Paget por lo general tienen bordes un poco elevados y son eritematosas, con islas de epitelio blanco, son multifocales y están bien demarcadas, a menudo con focos de excoriación e induración. Se caracterizan histopatológicamente por la presencia de células grandes vacuoladas de Paget, patognomónicas, con citoplasma azul, localizadas en la capa basal del epitelio vulvar.

- Se encuentra adenocarcinoma en las glándulas apocrinas subyacentes en 10 a 15% de las pacientes con la enfermedad de Paget intraepitelial. De aquellas con enfermedad de Paget vulvar, 10% presenta un cáncer asociado de mama, colon o genitourinario; por lo tanto, su estudio debe incluir colonoscopia, cistoscopia, mamografía y colposcopia. Si la afección se limita al epitelio, su evolución clínica suele ser prolongada e indolente.

- **Tratamiento:** la operación quirúrgica radical era el principal recurso terapéutico, pero pruebas más recientes sugieren que la exéresis local con bordes de 2 a 3 cm de todo el tejido involucrado conlleva un pronóstico similar. Es difícil obtener bordes quirúrgicos negativos pues los cambios "pagetoides" se pueden extender dentro de la epidermis, más allá de los bordes de lo que puede apreciarse por inspección clínica. Los bordes quirúrgicos negativos tienen una correlación limitada con la ausencia de recaídas locales.

Carcinoma de la glándula de Bartholin

- El carcinoma escamoso (que surge del epitelio ductal) constituye casi 50% de los casos de carcinomas complejos de la glándula de Bartholin; el adenocarcinoma es un poco menos frecuente.

- Los cánceres de la glándula de Bartholin se presentan, por lo general, en el sexto decenio de la vida, y se recomienda la resección de los quistes/abscesos de la glándula en las mujeres de 40 años y mayores (en contraposición con solo el drenaje/la marsupialización).

- **Tratamiento.** Debido a la proximidad anatómica del complejo anorrectal y de las ramas inferiores del isquion, rara vez se obtienen bordes quirúrgicos adecuados y el tratamiento suele incluir combinaciones de operaciones quirúrgicas conservadoras y radioterapia, o quimiorradioterapia primaria. Debido a que se trata de tumores vulvares mediales y profundos, su clasificación por etapas debe incluir la valoración bilateral de los ganglios linfáticos.

Sarcoma vulvar

- Los sarcomas de la vulva son raros y constituyen 1 a 2% de los cánceres que la afectan. El rango de edad es más amplio que para el CCEV y las metástasis linfáticas son escasas.

- **Tratamiento.** Se recomienda la exéresis local amplia, seguida por radioterapia adyuvante, quimioterapia, o ambas. Además de los problemas especiales vinculados con el tratamiento de los tumores en proximidad con múltiples estructuras funcionalmente importantes, no hay nada que distinga el tratamiento de los sarcomas vulvares del de los sarcomas de tejidos blandos de otros sitios.

ENFERMEDADES NEOPLÁSICAS MALIGNAS DE LA VAGINA

La mayoría de los cánceres identificados en la vagina es secundaria (es decir, del cáncer de cérvix recurrente o metastásico). El cáncer vaginal primario es muy raro y contribuyó con casi 4 810 nuevos casos y 1 240 muertes por su causa en Estados Unidos en el año 2017. Los cánceres vaginales abarcan cerca de 0.56% de todos los femeninos y 4.5% de los ginecológicos. El carcinoma de células escamosas es el tipo histopatológico más frecuente (80%), seguido por el melanoma (3%), el sarcoma (3%), el adenocarcinoma y otros más raros desde el punto de vista histopatológico.

Cáncer vaginal de células escamosas

- Las pacientes pueden presentar hemorragia y secreción vaginal indolora o anormalidades en el frotis de Papanicolaou.
- La mayoría se vincula con la infección por VPH y su lesión precursora, la NIVA.
- La inspección visual de la vagina conforme se le inserta o se retira un espéculo permite identificar una lesión macroscópica. De manera alternativa, los tumores vaginales se pueden detectar de modo incidental como resultado de la detección citológica del cáncer de cérvix. La pared posterior del tercio superior de la vagina es el sitio de más frecuente afección. La colposcopia es útil para la visualización y el diagnóstico definitivo se hace por biopsia.
- Se hace la clasificación clínica por etapas, con base en los hallazgos de la exploración física y ginecológica, la cistouretroscopia, la proctosigmoidoscopia y la radiografía de tórax. Se requiere un examen cuidadoso del cérvix y la vulva, porque la afección pudiera señalar un cáncer de cérvix o vulvar primario, respectivamente. El pronóstico del carcinoma de células escamosas de la vagina depende de la clasificación por etapas de la FIGO (Tabla 54-2).

Tabla 54-2	Clasificación por etapas del cáncer vaginal de la International Federation of Gynecology and Obstetrics y la supervivencia de las pacientes a los 5 años[a]	

Etapa	Descripción	Supervivencia a los 5 años
0	Carcinoma *in situ*, neoplasia intraepitelial.	
I	El carcinoma se confina a la pared vaginal.	95%
II	El carcinoma afecta a los tejidos subvaginales, pero no se extiende hasta la pared pélvica lateral.	67%
III	El carcinoma se extiende hasta la pared pélvica lateral.	32%
IV	El carcinoma se extiende fuera de la pelvis verdadera o afecta a la vejiga o al recto; el edema ampolloso, como tal, no permite asignar la etapa IV a una paciente.	
IVA	El tumor invade la mucosa vesical o rectal, o hay extensión directa más allá de la pelvis verdadera.	18%
IVB	Diseminación a órganos distantes.	Muy cercana a 0%

[a] Adaptado del FIGO Committee on Gynecologic Oncology. Current FIGO staging for cancer of the vagina, fallopian tube, ovary, and gestational trophoblastic neoplasia. *Int J Gynaecol Obstet.* 2009;105(1):3-4. Copyright © 2009 International Federation of Gynecology and Obstetrics. Reimpreso con autorización de John Wiley & Sons, Inc.

La diseminación linfática de las lesiones del tercio superior de la vagina se dirige hacia los ganglios linfáticos pélvicos y paraaórticos, en tanto los tumores del tercio distal de la vagina lo hacen a los ganglios linfáticos inguinocrurales, y después, a los pélvicos.

- **Tratamiento.** Depende de la localización, el tamaño y la etapa clínica del tumor. La forma invasiva se puede tratar por intervención quirúrgica o radioterapia.
  - Se prefiere la intervención quirúrgica si se pueden obtener bordes negativos. La enfermedad limitada al fondo de saco vaginal se puede tratar por histerectomía radical o vaginectomía parcial, con parametrectomía y linfadenectomía pélvica. Si está afectado el tercio distal de la vagina, deberá hacerse la disección de los ganglios linfáticos inguinales. No se consideran los ganglios linfáticos en el sistema de clasificación por etapas de la FIGO, pero la identificación de su afección es importante para planear el tratamiento y hacer el pronóstico. Una BGLC es aún experimental.
  - La radioterapia se puede administrar por braquiterapia con o sin la forma de haz externo o implantes intersticiales. La proximidad de la vejiga, la uretra y el recto a la vagina convierte en un desafío al plan de radioterapia y a menudo se usa cisplatino para la quimiosensibilización en ese contexto.
  - La braquiterapia vaginal incluye múltiples técnicas, con la ideal basada en diversos factores, como la localización de un tumor, la extensión de la enfermedad y la respuesta a la radioterapia de haz externo, con el propósito de administrar una dosis adecuada al objetivo, en tanto se limita la dosis a los órganos críticos.
  - Se define a la enfermedad en etapa I como el cáncer limitado a la mucosa vaginal. Puede ser apropiada la exéresis quirúrgica primaria con radioterapia adyuvante para los tumores primarios pequeños que no invaden estructuras importantes ubicadas en la línea media. De otra manera, el tratamiento ideal casi siempre es la braquiterapia definitiva.
  - Se define a la enfermedad de etapa II como un tumor que invade tejidos submucosos, sin ganglios linfáticos positivos y se trata por braquiterapia, con o sin la de haz externo o quimioterapia. Puede aplicarse de manera selectiva un abordaje quirúrgico primario.
  - La enfermedad en etapa III se trata por radioterapia; puede usarse de manera selectiva un abordaje quirúrgico exenterativo.
  - Etapa IV de la enfermedad
    - Si están afectados los ganglios linfáticos pélvicos, el tratamiento es de radioterapia de haz externo, con o sin braquiterapia o quimioterapia.
    - La enfermedad en etapa IVA se define como un tumor que invade a la vejiga o el recto. Considérese la exenteración pélvica frente a la radioterapia de haz externo.
    - Enfermedad en etapa IVB: las pacientes con metástasis distantes deben recibir atención de soporte con quimioterapia o radioterapia de intención paliativa.
  - La enfermedad recurrente puede requerir exenteración pélvica u otras operaciones de derivación.

Adenocarcinoma de la vagina

- El adenocarcinoma de la vagina es muy raro, porque cuando es normal no contiene células glandulares. Los adenocarcinomas constituyen < 10% de los cánceres de la vagina y suelen ser metastásicos de otros sitios primarios (útero, colon, ovario, riñón, mano), con excepción de los cánceres primarios de células claras, que quizá surjan de zonas de adenosis en las mujeres expuestas al dietilestilbestrol *in utero*, fármaco que se usó desde 1948 hasta principios del decenio de 1970 en respaldo de los embarazos de alto riesgo y para la prevención de la amenaza de aborto espontáneo. La detección en estas pacientes debe iniciarse al presentarse la menarquia o a los 14 años. Quizá debido a la aparición temprana de una hemorragia uterina anormal, la mayoría de las pacientes se encuentra en las etapas I o II en el momento del diagnóstico.

- **Tratamiento.** En general, el adenocarcinoma se trata de manera similar al carcinoma de células escamosas, con ambas, intervención quirúrgica y radioterapia/quimiorradioterapia, como principales opciones.

Melanoma

- El melanoma maligno primario de la vagina es raro, y la hemorragia o protrusión de una masa a través de ella corresponde al cuadro clínico más frecuente. De manera importante, suele no presentar pigmento. La clasificación por etapas debe basarse en el grosor del tumor (sistemas de clasificación por etapas de Breslow o del American Joint Committee on Cancer, no en el de la FIGO u otros para el melanoma).
- El tratamiento primario incluye intervención quirúrgica radical, radioterapia o la combinación de ambas. La modalidad terapéutica no modifica de manera apreciable la supervivencia. Puede ser razonable la BGLC de la ingle por motivos de pronóstico en las mujeres con lesiones vaginales distales.
- La mayoría de las recaídas es local o regional, a menudo con metástasis distantes. El pulmón y el hígado son los órganos remotos afectados con más frecuencia. La tasa de supervivencia es mucho menor que para los melanomas cutáneos, pero compatible con aquella de la afección en otros sitios de mucosas. La tasa de supervivencia a 5 años de las pacientes con melanomas vaginales suele ser < 20%.

Sarcoma

- Son cánceres vaginales raros, a menudo en pacientes con el antecedente de radioterapia pélvica.
- Su tratamiento preferido es quirúrgico.

Rabdomiosarcoma embrionario (sarcoma botrioide)

- El **sarcoma botrioide** es un tumor muy maligno que se presenta durante la lactancia y la niñez temprana, por lo general con nódulos blandos que simulan un racimo de uvas. La masa polipoide puede llenar la vagina o protruir a través de ella (ver el capítulo 38).
- **Tratamiento.** Es de quimioterapia múltiple, con vincristina, actinomicina D y ciclofosfamida, así como intervención quirúrgica limitada para conservar la función reproductiva.

LECTURAS SUGERIDAS

American College of Obstetricians and Gynecologists Committee on Gynecologic Practice, American Society for Colposcopy and Cervical Pathology. ACOG Committee Opinion No. 675: management of vulvar intraepithelial neoplasia. *Obstet Gynecol.* 2016;128:e178-e182. (Reafirmado en el 2019)

Apgar B, Cox JT. Differentiating normal and abnormal findings of the vulva. *Am Fam Physician.* 1996;53:1171-1180.

Dellinger TH, Hakim AA, Lee SJ, Wakabayashi MT, Morgan RJ, Han ES. Surgical management of vulvar cancer. *J Natl Compr Canc Netw.* 2017;15(1):121-128.

Duong TH, Flowers LC. Vulvo-vaginal cancers: risks, evaluation, prevention, and early detection. *Obstet Gynecol Clin N Am.* 2007;34:783-802.

Hiniker SM, Roux A, Murphy JD, et al. Primary squamous cell carcinoma of the vagina: prognostic factors, treatment patterns, and outcomes. *Gynecol Oncol.* 2013;131(2):380-385.

Homesley HD, Bundy BN, Sedlis A, et al. Prognostic factors for groin node metastasis in squamous cell carcinoma of the vulva (a Gynecologic Oncology Group study). *Gynecol Oncol.* 1993;49(3):279-283.

Koh WJ, Greer BE, Abu-Rustum NR, et al. Vulvar Cancer, Version 1.2017, NCCN clinical practice guidelines in oncology. *J Natl Compr Canc Netw.* 2017;15(1):92-120.

Leitao MM Jr, Cheng X, Hamilton AL, et al. Gynecologic Cancer InterGroup (GCIG) consensus review for vulvovaginal melanomas. *Int J Gynecol Cancer.* 2014;24(9 suppl 3):S117-S122.

Shrivastava SB, Agrawal G, Mittal M, Mishra P. Management of vaginal cancer. *Rev Recent Clin Trials.* 2015;10(4):289-297.

Te Grootenhuis NC, van der Zee AG, van Doorn HC, et al. Sentinel nodes in vulvar cancer: long-term follow-up of the GROningen INternational Study on Sentinel nodes in Vulvar cancer (GROINSS-V) I. *Gynecol Oncol.* 2016;140(1):8-14.

Van der Zee AG, Oonk MH, De Hullu JA, et al. Sentinel node dissection is safe in the treatment of early-stage vulvar cancer. *J Clin Oncol.* 2008;26:884-889.

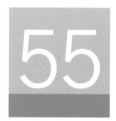

55 Enfermedad trofoblástica gestacional

Danielle B. Chau y Kimberly Levinson

La **enfermedad trofoblástica gestacional (ETG)** corresponde a un grupo de neoplasias interrelacionadas, pero diferentes, derivadas de las células del trofoblasto placentarias. Las lesiones pueden ser benignas, como los tumores del sitio placentario; molas hidatiformes premalignas completas y parciales; o la mola invasiva maligna, el coriocarcinoma, el tumor trofoblástico del sitio placentario (TTSP) y el tumor trofoblástico epitelioide (TTE). La mayoría de mujeres con ETG se puede curar y conservar su fecundidad.

TIPOS DE CÉLULAS TROFOBLÁSTICAS

- Las células del trofoblasto son especializadas con origen en el blastocisto temprano, que participan en la implantación del embrión y, en un momento dado, forman la placenta.
- Hay tres tipos de células del trofoblasto placentarias: del citotrofoblasto, del sinciciotrofoblasto y del trofoblasto intermedio.
  - Las células del **citotrofoblasto** constituyen la parte interna y son primitivas, de forma poligonal a oval, muestran un solo núcleo y bordes bien definidos. Su actividad mitótica es evidente porque se comportan como blastocitos. La implantación del embrión depende de células de citotrofoblasto funcionales, que no producen la fracción β de la gonadotropina coriónica humana (β-GCH) o el lactógeno placentario humano (hPL).
  - Las **células del sinciciotrofoblasto** constituyen la capa externa del trofoblasto. Son bien diferenciadas, se ubican en interfaz con la circulación materna y producen la mayoría de las hormonas placentarias, sin actividad mitótica evidente, y muestran la producción de β-GCH a los 12 días de gestación, cuya secreción aumenta con rapidez y alcanza el máximo en 8 a 10 semanas, con una declinación posterior. Para las 40 semanas, hay β-GCH solo de manera focal en las células del sinciciotrofoblasto. A los 12 días también está presente el hPL en ellas, cuya producción continúa aumentando durante la gestación.

- Las **células del trofoblasto intermedio** muestran crecimiento infiltrativo hacia la decidua, el miometrio y los vasos sanguíneos, y en un embarazo normal anclan la placenta al tejido materno. Las células del trofoblasto intermedio invaden de manera característica la pared de grandes conductos vasculares hasta que la sustituyen por completo. Tan temprano como a los 12 días después de la concepción, hay β-GCH y hPL presentes en forma focal en el trofoblasto intermedio. Sin embargo, a las 6 semanas de gestación, la producción de β-GCH desaparece, en tanto la secreción de hPL alcanza su máximo a las 11 a 15 semanas.

CLASIFICACIÓN DE LA ENFERMEDAD TROFOBLÁSTICA GESTACIONAL: ETIOLOGÍA, HISTOPATOLOGÍA Y CUADRO CLÍNICO

La ETG es única entre las afecciones neoplásicas humanas, porque cada uno de sus tipos tiene relación genética con los tejidos fetales. La patogenia molecular de estos tumores es tema de interés activo de investigación. Su clasificación abarca a las lesiones trofoblásticas no neoplásicas, el embarazo molar y la neoplasia trofoblástica gestacional (NTG).

Lesiones trofoblásticas no neoplásicas: nódulos del sitio placentario y sitios placentarios exagerados

Sitios placentarios exagerados

- **Etiología:** pueden presentarse sitios placentarios exagerados después de cualquier embarazo; sin embargo, ocurren con más frecuencia en los molares. Quizá representen una producción excesiva de tejido placentario, más que un proceso histopatológico separado.
- **Histopatología:** estos sitios se caracterizan con infiltración extensa del endometrio y miometrio por células del trofoblasto intermedio, que a menudo muestran núcleos irregulares sin signos de actividad mitótica. Hay vellosidades coriónicas, dado que los sitios placentarios exagerados se presentan con un embarazo concomitante, cuyas lesiones muestran tinción intensa para hPL y focal para la fosfatasa alcalina placentaria (FAP).
- **Cuadro clínico:** Casi siempre se trata de hallazgos incidentales.

Nódulos del sitio placentario

- **Etiología:** los nódulos del sitio placentario (NSP) son lesiones que casi siempre se encuentran en el endometrio de las mujeres en edad reproductiva. En ocasiones, se hallan NSP extrauterinos en las trompas de Falopio (4%), tal vez como resultado de un embarazo ectópico tubario, o en el endocérvix (hasta 40% en un grupo de casos).
- **Histopatología:** los hallazgos macroscópicos incluyen nódulos bien circunscritos de color amarillo bronceado y con menos frecuencia forman placas múltiples. Los NSP contienen células del trofoblasto intermedio separadas por una matriz extracelular fibrinosa abundante. Las lesiones muestran tinción intensa para FAP y focal para hPL.
- **Cuadro clínico:** los datos comunicados a menudo son de hallazgo incidental.

Embarazo molar: mola completa e incompleta

Las molas hidatiformes o embarazos molares contienen un exceso de material genético paterno, en comparación con el materno. Ver la tabla 55-1 para la comparación de los embarazos molares completo e incompleto (parcial).

Mola completa

- **Etiología:** en la mayoría de los casos de molas completas, todos los complementos cromosómicos son de origen paterno. El genotipo más frecuente, 46,XX, por lo general, es

Tabla 55-1	Comparación de las molas hidatiformes completa y parcial[a]	
	Completa	Parcial
Cariotipo	Casi siempre 46,XX o 46,XY	Casi siempre 69,XXX o 69,XXY
Dimensiones uterinas		
Grandes para la edad gestacional	33%	10%
Pequeñas para la edad gestacional	33%	65%
Diagnóstico por ultrasonografía	Frecuente	Raro
Quistes tecaluteínicos	25-35%	Raros
β-GCH (mUI/mL)	> 50 000	< 50 000
Potencial maligno	15-25%	< 5%
Enfermedad metastásica	< 5%	< 1%

[a] Adaptado con autorización de Soper JT. Gestational trophoblastic disease. *Obstet Gynecol.* 2006;108(1): 176-187. Copyright © 2006 por The American College of Obstetricians and Gynecologists.

resultado de la duplicación del pronúcleo de un espermatozoide haploide en un óvulo vacío. De las molas completas, 3 a 13% tienen un complemento cromosómico 46,XY, presumiblemente como resultado de la dispermia, en la que un óvulo vacío es fecundado por dos pronúcleos espermáticos.

- **Histopatología:** los datos macroscópicos incluyen vellosidades edematosas muy crecidas que le dan a la placenta el aspecto clásico de racimo de uvas y carecen de tejido embrionario. Al microscopio se visualizan vellosidades hidrópicas, en su mayoría acompañadas por un grado variable de proliferación trofoblástica. Las molas completas presentan inmunotinción difusa amplia para la β-GCH; y moderada para la hPL, con tinción focal para la FAP.
- **Cuadro clínico:** la hemorragia vaginal es el síntoma de presentación más frecuente, que se presenta en 97% de los casos. Las dimensiones uterinas pueden ser mayores de lo esperado para la edad gestacional; sin embargo, en alrededor de 33% de las pacientes son pequeñas. Ocurre aumento de volumen del ovario por la presencia de quistes tecaluteínicos en 25 a 35% de los casos. Por lo general, las cifras séricas de β-GCH son mayores de 50 000 mUI/mL.
- Puede haber complicaciones, que incluyen hiperémesis intensa e hipertensión por el embarazo, presentes en hasta 25% de las pacientes, con hipertiroidismo en 7%.

Mola incompleta

- **Etiología:** la cariotipificación de las molas incompletas casi siempre muestra triploidía con dos cromosomas paternos y uno materno. El complemento cromosómico es 69,XXY en 70% de los casos, 69,XXX en 27%, y 69,XYY en 3%. El cigoto anormal en estos casos proviene de la fecundación de un óvulo por dos espermatozoides, cada uno con un conjunto haploide de cromosomas, o por un solo espermatozoide con un complemento diploide, 46,XY.
- **Histopatología:** los datos macroscópicos revelan tejidos del feto en casi todos los casos, si bien su descubrimiento puede requerir un estudio cuidadoso, porque con frecuencia ocurre su muerte temprana (es decir, 8-9 semanas de edad gestacional). El estudio al

microscopio muestra dos poblaciones de vellosidades coriónicas: una de tamaño normal y la otra notoriamente hidrópica. Las molas parciales muestran inmunotinción focal a moderada para β-GCH y difusa para hPL y FAP.

- **Cuadro clínico:** se hace el diagnóstico clínico de aborto diferido o espontáneo en 91% de las mujeres con un embarazo molar incompleto, y presentan hemorragia uterina anormal en casi 75% de los casos. Las dimensiones uterinas son, en general, pequeñas para la edad gestacional y se encuentra un útero excesivamente crecido en menos de 10% de las pacientes. La concentración sérica de β-GCH está en un rango normal o bajo para la edad gestacional. Ocurre preeclampsia con una menor incidencia (2.5%) y se presenta de manera mucho más tardía en la mola parcial que en la completa, pero puede tener intensidad equivalente.

Neoplasia trofoblástica gestacional: mola invasiva, coriocarcinoma y tumores trofoblásticos del sitio placentario y epitelioide

Mola invasora

- **Etiología:** la mola invasora es una complicación importante de la mola hidatiforme, que representa 70 a 90% de los casos de ETG persistente.
- **Histopatología:** las vellosidades coriónicas hidrópicas migran al interior del miometrio, los espacios vasculares o fuera de la pelvis en 20% de los casos a la vagina, el periné o los pulmones. A nivel macroscópico, las molas invasoras se presentan como lesiones hemorrágicas erosivas que se extienden desde la cavidad uterina hacia el miometrio. Las metástasis pueden variar de penetración superficial hasta su extensión a través de la pared uterina, con perforación subsiguiente y hemorragia que pone en riesgo la vida. A menudo son aparentes las vesículas molares. Al microscopio, la característica diagnóstica de la mola invasora es la presencia de vellosidades molares y trofoblasto dentro del miometrio o en un sitio extrauterino. Las lesiones en sitios distantes suelen estar constituidas por vellosidades molares dentro de vasos sanguíneos, sin invasión del tejido adyacente.
- **Cuadro clínico:** el primer índice de una mola invasora es una titulación de β-GCH que se estabiliza o aumenta. Las pacientes pueden también presentar hemorragia vaginal recurrente después de una dilatación y legrado (D&L).

Coriocarcinoma

- **Etiología:** el coriocarcinoma gestacional es un tumor epitelial muy maligno que se puede vincular con cualquier tipo de suceso gestacional, a menudo, una mola hidatiforme completa. En Estados Unidos el coriocarcinoma se presenta en 1 de 20 000 a 40 000 embarazos. Casi 25% de los coriocarcinomas gestacionales se desarrolla después de embarazo de término, 50% tras embarazos molares y 25% después de abortos o embarazos ectópicos. A menudo ocurren metástasis hematógenas sistémicas tempranas.
- **Histopatología:** a nivel macroscópico, estos tumores se muestran como masas rojo oscuras, hemorrágicas con superficies irregulares enmarañadas. Las lesiones metastásicas fuera del útero son bien circunscritas. Al microscopio se observan hojas de células de sinciciotrofoblasto y citotrofoblasto sin vellosidades coriónicas que invaden a los tejidos circundantes o permean los espacios vasculares.
- **Cuadro clínico:** por lo general el primer índice de un coriocarcinoma es una titulación de β-GCH que se estabiliza o aumenta. Otros signos y síntomas de presentación tienen relación con los sitios anatómicos involucrados por las metástasis: dolor de tórax, hemoptisis, o tos persistente con afección pulmonar; hemorragia por las extensiones vaginales y déficits neurológicos focales por la hemorragia cerebral. De las pacientes con afección extrauterina, 80% muestra metástasis pulmonares, en tanto casi 30% presenta extensión a la vagina. De las mujeres, 10% también muestra afección hepática y del SNC.

Tumores trofoblásticos del sitio placentario y epitelioide

- **Etiología:** son neoplasias trofoblásticas gestacionales raras los TTSP y TTE, que contribuyen con 1% de la ETG persistente. Ambos pueden presentarse mucho después de sucesos gestacionales. La mayoría de los casos de TTSP y TTE se confina al útero, pero 15 a 25% presenta invasión local o diseminación distal.

- **Histopatología:** en contraste con el sitio de implantación normal, donde la invasión del subtipo extravellositario por el trofoblasto intermedio es muy regulada y se confina al tercio interno del miometrio, las células tumorales de TTSP y TTE son invasivas e infiltran profundamente el endometrio. Aunque TTSP y TTE comparten características clínicas similares, el estudio cuidadoso de la histopatología y los patrones de expresión génica muestran que ambos están constituidos por diferentes células del trofoblasto extravellositario. Las lesiones macroscópicas pueden ser apenas visibles o causar un crecimiento nodular difuso del miometrio. La mayoría de los tumores está bien circunscrita. Al microscopio, la invasión puede extenderse a la serosa uterina y, en casos raros, lo hace hasta las estructuras anexiales.

- **Cuadro clínico:** el TTSP y el TTE suelen mantenerse confinados al útero y presentar metástasis tardías. En algunos casos, ocurre TTSP/TTE recurrente o metastásico en las pacientes mucho después del tratamiento inicial. Estas neoplasias, por lo general, producen solo cantidades pequeñas de β-GCH, a pesar de conllevar una gran carga tumoral. La hPL sérica, producida por las células del trofoblasto intermedio, que predominan, sirve como un mejor marcador del progreso de la enfermedad o su recurrencia. Casi 15% de las lesiones envía metástasis a sitios extrauterinos (p. ej., pulmones, hígado, cavidad abdominal y cerebro).

DIAGNÓSTICO Y TRATAMIENTO

Lesión trofoblástica no neoplásica

- Son formas benignas de ETG los sitios placentarios exagerados y los NSP, que a menudo corresponden a hallazgos incidentales en una biopsia o un espécimen de histerectomía.

Embarazo molar

- La incidencia de embarazo molar varía mucho en el mundo, con las tasas más altas en Asia, África y Latinoamérica. En Estados Unidos se visualizan molas hidatiformes en 1 de 600 abortos terapéuticos y en 1 de 1 000 a 1 200 embarazos.

- Alrededor de 20% de las pacientes requiere tratamiento de las secuelas malignas después de la evacuación de una mola hidatiforme.

Factores de riesgo

- **Extremos de edad reproductiva.** Las mujeres mayores de 40 años presentan un riesgo 5.2 tantos mayor, en tanto las menores de 20 años de 1.5 veces. La ETG persistente se presenta con mayor frecuencia en las pacientes de mayor edad.

- **Antecedente de mola hidatiforme.** El riesgo de una mola hidatiforme subsiguiente aumenta 10 a 20 tantos. Con dos embarazos molares previos, el riesgo aumenta 40 veces. Por el contrario, los embarazos de término y los nacidos vivos tienen un efecto de protección.

- El **antecedente de abortos espontáneos** duplica el riesgo de embarazo molar.

- **Raza.** Las mujeres asiáticas y latinoamericanas muestran un mayor riesgo del diagnóstico de ETG, en tanto en las estadounidenses y europeas es menor.

- El **estado socioeconómico bajo** y los **factores alimentarios** (como la deficiencia de vitamina A y la ingestión baja de caroteno), así como el **tabaquismo de cigarrillos** y el **uso de anticonceptivos orales**, pueden relacionarse. Sin embargo, tales vínculos son débiles y no mostraron consistencia en todos los estudios.

Valoración por estudios de imagen y laboratorio

Deben hacerse los siguientes estudios de imagen para la valoración:
- **Ultrasonografía pélvica.** Por lo general permite establecer el diagnóstico, al identificar un patrón ecogénico mixto (vellosidades y coágulos sanguíneos sustituyen al tejido placentario normal). La ultrasonografía a menudo, pero no siempre, muestra el aspecto clásico de "tormenta de nieve" de las molas hidatiformes completas, y partes/tejidos fetales en las molas hidatiformes incompletas.
- **Radiografía de tórax.** Si la radiografía de tórax es positiva para metástasis, debe tratarse a la paciente como con NTG (ver más adelante) después de la evacuación uterina inicial.

Se deben obtener los siguientes estudios de imagen en el preoperatorio:
- Cifra cuantitativa de la β-GCH sérica
- Recuento hematológico completo
- Química sanguínea completa que incluya pruebas de función hepática y renal
- Pruebas de función tiroidea
- Tipificación sanguínea y pruebas cruzadas (las pacientes Rh negativo deben recibir la inmunoglobulina anti-D)

Diagnóstico histopatológico

- El **diagnóstico histopatológico** de la mola hidatiforme se hace, por lo general, después del D&L por un aborto incompleto o por sospecha de mola hidatiforme, con base en los datos clínicos (ver líneas previas respecto de las características histopatológicas).

Tratamiento

A pesar de las diferencias citogenéticas, histopatológicas y clínicas entre las molas completa e incompleta (parcial), su tratamiento es similar. El **tratamiento primario** de la mola hidatiforme es por aspiración D&L, de preferencia bajo guía ultrasonográfica.
- **Consideraciones preoperatorias**
  - Estabilización de las complicaciones médicas
  - Respaldo completo en el quirófano en un contexto hospitalario
  - Acceso intravenoso con catéteres de gran calibre
  - Inducción de anestesia regional o general
- **Consideraciones transoperatorias**
  - Debe hacerse la evacuación uterina con la cánula más grande que se pueda introducir con seguridad a través del cérvix. Se iniciarán fármacos uterotónicos en el momento de la evacuación uterina, teniendo en mente que los receptores de oxitocina tal vez estén ausentes, por lo que debe disponerse de sus alternativas.
  - La histerectomía puede considerarse como tratamiento inicial de la mola hidatiforme en las pacientes de edad mayor o que no desean conservar la fecundidad.
  - La quimioterapia profiláctica con metotrexato (MTX) o actinomicina D puede considerarse en el momento de la evacuación de una mola hidatiforme en las pacientes con alto riesgo de NTG posmolar (edad > 40 años, β-GCH > 100 000 mUI/mL, crecimiento uterino excesivo, quistes tecaluteínicos > 6 cm de diámetro) o si el seguimiento por la cuantificación de β-GCH no está disponible o no es confiable.

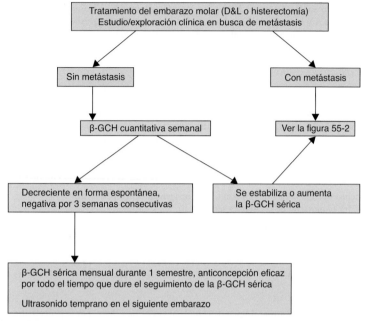

Figura 55-1. Seguimiento del embarazo molar. Abreviaturas: β-GCH, fracción β de la gonadotropina coriónica humana; D&L, dilatación y legrado. Datos de Berkowitz RS, Horowitz NS, Goldstein DP. Gestational trophoblastic disease. En: Berek JS, ed. *Berek & Novak's Gynecology.* 16th ed. Philadelphia, PA: Wolters Kluwer; 2020:1170-1185.

- **Consideraciones posoperatorias**
  - Ocurren **complicaciones médicas** en casi 25% de las pacientes y son más notorias en aquellas con crecimiento uterino mayor al correspondiente para 14 a 16 semanas de edad gestacional. Las complicaciones incluyen anemia, infección, hipertiroidismo, hipertensión inducida por el embarazo o preeclampsia y quistes tecaluteínicos.
  - El **seguimiento posterior a la evacuación** debe incluir lo siguiente:
    - Anticoncepción eficaz durante todo el intervalo de seguimiento por pruebas de β-GCH. Es importante prevenir el embarazo, ya que una titulación creciente de β-GCH por una gestación normal no puede diferenciarse de la ETG persistente.
    - Exploración ginecológica 1 mes después del tratamiento inicial para verificar la involución de los órganos pélvicos y hacer la detección de metástasis.
    - Cuantificación de β-GCH 48 horas después de la evacuación, y a continuación cada semana hasta obtener tres resultados negativos consecutivos, y después en forma mensual hasta que lo sean durante 1 semestre (Figura 55-1).

Consideraciones de embarazos futuros

- Debe informarse a las pacientes con antecedente de embarazo molar que no hay diferencia en los resultados reproductivos, como óbito fetal o pérdida gestacional, en comparación con la población general. Sin embargo, debido al mayor riesgo (1 a 2%) de un segundo embarazo molar subsiguiente, se valorarán por ultrasonografía todas las gestaciones futuras en etapas tempranas.

Enfermedad trofoblástica gestacional persistente/neoplasia trofoblástica gestacional

- La enfermedad trofoblástica gestacional (ETG) persistente o la neoplásica trofoblástica gestacional (NTG) incluyen la mola invasora, el coriocarcinoma, el TTSP y el TTE. Ocurre enfermedad persistente en casi 20% de las pacientes con mola completa; 15% presentará ETG invasiva y < 5%, ETG metastásica. El riesgo de ETG persistente es mucho menor para las pacientes con mola parcial (1-5%). El coriocarcinoma gestacional, por comparación, se presenta en casi 1 en 20 000 a 40 000 embarazos.
- Aunque con mucho menos frecuencia que la mola hidatiforme o el coriocarcinoma, el TTSP y el TTE se pueden presentar después de cualquier tipo de embarazo. Más de 95% de las secuelas malignas se presenta en los 6 meses que siguen a la evacuación quirúrgica.
- Si la concentración de β-GCH se estabiliza o aumenta, se requiere valoración inmediata y tratamiento de la paciente por ETG persistente.

Factores de riesgo

- Los factores de riesgo de ETG persistente incluyen útero grande para la edad gestacional, aumento de volumen ovárico por quistes tecaluteínicos, embarazo molar recurrente, subinvolución uterina, edad materna avanzada, cifra notoriamente elevada de β-GCH y afección pulmonar aguda.

Estudios de imagen y por laboratorio

Una estabilización o el aumento de la titulación de β-GCH constituye, por lo general, el primer índice de ETG persistente. El TTSP y el TTE suelen mostrar cifras bajas de β-GCH; sin embargo, la concentración de hPL sérica a menudo está elevada y puede ser un índice serológico más útil.

- Todas las pacientes con sospecha de ETG persistente deben someterse a los siguientes estudios para valorar la extensión de su afección (Figura 55-2):
  - Ultrasonido pélvico
  - Radiografía de tórax
  - Tomografía computarizada de la pelvis, el abdomen, el tórax y el cerebro (solo si la radiografía de tórax muestra metástasis)
  - La cifra sérica de β-GCH, y quizá la de hPL sérica
  - Recuento hematológico completo
  - Química sanguínea completa que incluya pruebas de función hepática y renal
  - Pruebas de función tiroidea

Criterios de diagnóstico

- Los **criterios** para la ETG persistente incluyen los siguientes:
  - Cifra de β-GCH que se estabiliza ± 10% en cuatro determinaciones durante el transcurso de 3 semanas
  - Aumento de la concentración de β-GCH > 10% en tres determinaciones durante un periodo de 2 semanas
  - β-GCH detectable > 6 meses después de la evacuación de un embarazo molar
  - Presencia de metástasis
  - Diagnóstico histopatológico de coriocarcinoma. Rara vez, el diagnóstico de ETG persistente se hace por las pruebas histopatológicas; sin embargo, no se requiere obtener un diagnóstico tisular y puede vincularse con una hemorragia significativa.

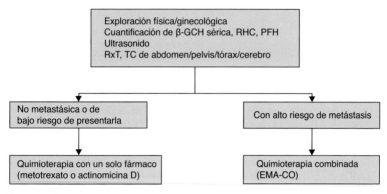

Figura 55-2. Tratamiento de la enfermedad trofoblástica gestacional persistente. Abreviaturas: abd, abdomen; β-GCH, fracción β de la gonadotropina coriónica humana; RHC, recuento hematológico completo; TC, tomografía computarizada; RxT, radiografía de tórax; EMA-CO, etopósido, metotrexato, actinomicina D, ciclofosfamida y vincristina; PFH, pruebas de función hepática. Datos tomados de Berkowitz RS, Goldstein DP. Gestational trophoblastic disease. En: Berek JS, Hacker NF, eds. *Berek & Hacker's Gynecologic Oncology.* 6th ed. Philadelphia, PA: Wolters Kluwer; 2015:625-648.

Clasificación por etapas y tratamiento de la neoplasia trofoblástica gestacional

- **Clasificación por etapas.** En esta clasificación de la *International Federation of Gynecology and Obstetrics* (FIGO) se describe a la etapa I de la enfermedad como NTG confinada al útero, con cifras variables de metástasis para la de etapas II a IV (Tabla 55-2).
- El **tratamiento** depende de la etapa de la enfermedad y la valoración del riesgo con base en el sistema de calificación del pronóstico de la Organización Mundial de la Salud (OMS). Los factores incluyen edad, embarazo previo, tiempo transcurrido desde el embarazo previo, cifra inicial de β-GCH, el tamaño del tumor más grande, el sitio y el número de metástasis, y el fracaso previo de la quimioterapia (Tabla 55-3).

Tabla 55-2	Sistema de clasificación por etapas de la neoplasia trofoblástica gestacional de la International Federation of Gynecology and Obstetrics[a,b]
Etapa	Descripción
I	Estrictamente confinada al útero
II	Con extensión fuera del útero, pero limitada a las estructuras pélvicas
III	Con extensión a los pulmones
IV	Todos los otros sitios de metástasis

[a] Cada etapa se divide en alto o bajo riesgos con el uso del índice de calificación del pronóstico de la Organización Mundial de la Salud.

[b] Del FIGO Committee on Gynecologic Oncology. Current FIGO staging for cancer of the vagina, fallopian tube, ovary, and gestational trophoblastic neoplasia. *Int J Gynecol Obstet.* 2009;105(1):3-4. Copyright © 2009 International Federation of Gynecology and Obstetrics. Reimpreso con autorización de John Wiley & Sons, Inc.

Tabla 55-3	Índice de calificación del pronóstico de la neoplasia trofoblástica gestacional de la International Federation of Gynecology and Obstetrics/Organización Mundial de la Salud[a,b]			
Calificación	0	1	2	4
Edad	< 40 años	≥ 40 años		
Embarazo previo	Mola	Aborto	De término	
Tiempo transcurrido desde el embarazo previo	< 4 meses	4-6 meses	7-12 meses	> 12 meses
Cifra inicial de β-GCH (mUI/mL)	< 1 000	1 000-9 999	10 000-99 999	≥ 100 000
Dimensión máxima del tumor (en cm, incluyendo al útero)	< 3	3-4	5 o más	
Sitios de metástasis	Pulmón, vagina	Bazo, riñón	Aparato digestivo	Cerebro, hígado
Número de metástasis	0	1-4	5-8	> 8
Fracaso previo de la quimioterapia	Ninguno		De un solo fármaco	≥ 2 fármacos

Abreviatura: β-GCH, fracción β de la gonadotropina coriónica humana.

[a] La calificación total se obtiene por la suma de las calificaciones de factores de pronóstico individuales. Las calificaciones de 0 a 6 se clasifican como de bajo riesgo, en tanto una de 7 o mayor es de alto riesgo.

[b] Adaptado de Kohorn EI. The new FIGO 2000 staging and risk factor scoring system for gestational tropho-blastic disease: description and clinical assessment. *Int J Gynecol Cancer.* 2001;11:73-77.

- Note que el sistema de calificación de pronóstico no se aplica a los tumores de células del trofoblasto intermedio y su tratamiento se describe por separado.

Tratamiento de la enfermedad no metastásica y la de bajo riesgo de metástasis

- La NTG es una **enfermedad de bajo riesgo** con una calificación de pronóstico ≤ 6 calculada con el sistema de la OMS.
- Su **tratamiento primario** es casi siempre de quimioterapia con un solo fármaco, meto-trexato (MTX) o actinomicina D.
  - El MTX se alterna con ácido folínico en la mayoría de las instituciones, durante un ciclo total de 8 días, y se administra cada 2 semanas; sin embargo, también puede ad-ministrarse MTX diario durante 5 días sin ácido folínico y repetirse cada 2 semanas, casi siempre para la enfermedad con una calificación < 5 de la OMS. Aunque algunas pruebas sugieren que la actinomicina D puede proveer tasas de remisión un poco mayores que el MTX, este, por lo general, se considera el tratamiento ideal de la NTG de bajo riesgo, dadas las características de toxicidad alta de la actinomicina D, cuyo método de administración pulsátil (una dosis mayor cada 2 semanas), en general, se usa con mayor frecuencia que el esquema bisemanal de 5 días.
- **Duración.** Se vigila la concentración de β-GCH cada 2 semanas al inicio de cada ciclo de quimioterapia. Se administran tratamientos sistémicos hasta por dos o tres ciclos com-

pletos después de la normalización de la cifra de β-GCH. Los ciclos de quimioterapia deben diferirse cuando la cifra de leucocitos es < 3.0 × 10³/µL y la absoluta de neutrófilos < 1.5 × 10³/µL, o en presencia de mucositis persistente.

- **Consideraciones quirúrgicas.** Puede también tenerse en mente repetir D&L y disminuir el número de pacientes que requiere quimioterapia. También pueden considerarse la histerectomía con salpingectomía para la enfermedad confinada al útero en las pacientes que no desean fecundidad futura. Deben dejarse los ovarios en su lugar, al margen de la presencia de quistes tecaluteínicos.

  - Para la enfermedad tratada con solo intervención quirúrgica, el seguimiento es con cifras de laboratorio seriadas similares a aquellas para la ETG (β-GCH cada 2 semanas hasta obtener tres resultados consecutivos normales y luego su determinación mensual durante un semestre). El fracaso del tratamiento hace necesaria la quimioterapia.

Tratamiento del fracaso terapéutico en la enfermedad de bajo riesgo

- Si una paciente presenta una buena respuesta al tratamiento inicial, seguida por la estabilización de la concentración de β-GCH (disminución < 10% en dos ciclos de tratamiento), se la considera **resistente** a ese fármaco quimioterapéutico particular, y se puede instituir la quimioterapia alternativa con un solo fármaco. *Nota:* no se puede usar actinomicina D como tratamiento secundario y, en su lugar, debe administrarse diario durante 5 días y repetirse cada 14. Si no se observa respuesta después de ambos tratamientos con un solo fármaco, debe hacerse un estudio adicional de metástasis y se requiere quimioterapia combinada con EMA-CO.

- Si las titulaciones de β-GCH presentan un incremento rápido (> 10% respecto de la última cifra) después del primer ciclo de tratamiento, o la estabilización (decremento < 10% durante dos ciclos) en los primeros dos, se considera a la paciente con una **mala respuesta al tratamiento inicial** y debe descontinuarse el de un solo fármaco y sustituirse por el de EMA-CO (ver la sección "Tratamiento de la afección metastásica o de alto riesgo").

Pronóstico para la enfermedad de bajo riesgo

- Después de concluir la quimioterapia, se vigila a las pacientes con cuantificaciones mensuales de β-GCH durante 1 año. Las píldoras orales son el método preferido de anticoncepción durante la vigilancia, debido a que suprimen a las hormonas luteinizante/foliculoestimulante, que pudiesen interferir con la determinación de β-GCH en cifras bajas.

- En conjunto, 85 a 95% de las pacientes se puede curar con la quimioterapia de un solo fármaco, sin histerectomía. La tasa de curación de las pacientes con enfermedad de bajo riesgo se acerca a 100%, con tasas de recurrencia < 5%.

Tratamiento de la afección metastásica o de alto riesgo

- La **enfermedad de alto riesgo** es una NTG con una calificación calculada ≥ 7 de pronóstico de la OMS.

- El **tratamiento primario** de pacientes de alto riesgo es de quimioterapia combinada, con etopósido, MTX, actinomicina D, ciclofosfamida y vincristina (EMA-CO).

- **Quimioterapia de inducción.** El etopósido y el cisplatino a dosis bajas, administrados cada semana en los días 1 y 2 por uno a tres ciclos, se pueden considerar antes de iniciar la quimioterapia con EMA-CO en pacientes con calificaciones > 12 de pronóstico de la OMS, con riesgo significativo de hemorragia pulmonar, intraperitoneal o intracraneal.

- **Duración del ciclo.** Se administra EMA-CO cada 2 semanas hasta la remisión o hasta que se presenten efectos secundarios intolerables. Durante la quimioterapia, las cifras de β-GCH se vigilan cada 2 semanas al inicio de cada ciclo. Tras la normalización de la cifra de β-GCH, deben administrarse tres ciclos adicionales como tratamiento de consolidación.

- **Consideraciones de la profilaxis.** Se puede administrar el factor estimulante de colonias de granulocitos en los días 9 a 14 de cada ciclo de EMA-CO para la profilaxis secundaria de la fiebre por neutropenia.

Tratamiento del fracaso terapéutico en la enfermedad de alto riesgo

- Si la paciente presenta una **mala respuesta a la quimioterapia inicial con EMA-CO**, el tratamiento de rescate suele constar de la combinación de etopósido y platino, como EMA-EP (etopósido, MTX, actinomicina D, cisplatino). También se han usado los esquemas con bleomicina e ifosfamida (VIP, ICE). Pueden además usarse protocolos experimentales en estas pacientes y, de ser factible, se tendrá en mente la resección quirúrgica ante una afección resistente a la quimioterapia.

- Si las pacientes presentan una buena respuesta al tratamiento inicial, seguida por estabilización de la cifra de β-GCH (< 10% de decremento durante dos ciclos de tratamiento), se considera a la paciente **resistente a la quimioterapia con EMA-CO**, y debe iniciarse aquella con la combinación de platino/etopósido. De manera similar, si una paciente presenta retorno de la β-GCH positiva después del tratamiento, se le considera con **una recaída después de la remisión** y requerirá la quimioterapia combinada de platino/etopósido.

Consideraciones específicas del tratamiento de los sitios de metástasis

Para las pacientes con **complicaciones** metastásicas específicas del órgano involucrado, se pueden instituir las siguientes intervenciones:

- **Afección vaginal.** Las lesiones pueden sangrar de manera profusa y, por lo tanto, se evitarán las biopsias. La hemorragia se puede cohibir por empaquetamiento durante 24 horas. La irradiación rápida de la región afectada puede proveer una hemostasia adicional. También se puede implementar la embolización de los vasos pélvicos en las pacientes con hemorragia recurrente o que pone en riesgo la vida.

- **Metástasis pulmonares.** Por lo general, responden a la quimioterapia. A veces se requiere toracotomía para retirar un nódulo tumoral viable persistente. Los resultados favorables de la resección incluyen la ausencia de otros sitios de metástasis, la presencia de un nódulo solitario, una β-GCH < 1 500 mUI/mL y ninguna afección uterina. No todas las lesiones del tórax desaparecen de las radiografías, por la cicatrización y fibrosis secundarias a ambos procesos.

- **Lesiones hepáticas.** Si estas lesiones no responden a la quimioterapia sistémica, otras opciones incluyen la inyección arterial hepática de quimioterapia o la resección hepática parcial para extirpar el tumor resistente. Estas lesiones, por lo general, están hipervascularizadas y son susceptibles a la hemorragia si se les hacen biopsias.

- **Metástasis cerebrales.** Las dosis de MTX y ácido folínico en la quimioterapia de EMA-CO aumentan en el contexto de las metástasis cerebrales. Puede también considerarse la radioterapia total del cerebro (por lo general, de 30 Gy en 15 fracciones). La radioterapia y la quimioterapia disminuyen el riesgo de hemorragia cerebral espontánea. Sin embargo, cuando son concomitantes en todo el encéfalo aumentan la toxicidad relacionada, en especial la de leucoencefalopatía (cambios difusos radiográficos de la materia blanca con síntomas de letargo, convulsiones y disartria, así como ataxia rara, demencia, pérdida de la memoria, y la muerte). De manera alternativa, las metástasis cerebrales se pueden tratar por radioterapia estereotáctica, con o sin MTX intratecal. Tal vez se considere la craneotomía ante lesiones periféricas aisladas resistentes a fármacos.

- **Afección uterina extensa.** Se puede considerar la histerectomía en casos con una gran carga tumoral intrauterina, infección o hemorragia. La exéresis concomitante de los ovarios no está indicada, dado que las metástasis gonadales son raras.

Pronóstico de la enfermedad de alto riesgo

- Después de concluir la quimioterapia, se vigila a las pacientes con determinaciones mensuales de β-GCH durante 1 año. Debe insistirse a las pacientes en la importancia de la anticoncepción durante este periodo de vigilancia, como se señaló antes.

- Después de administrar EMA-CO, la tasa de remisión global es de 80 a 90%. Casi 25% de las pacientes de alto riesgo muestra respuestas incompletas al tratamiento ideal y recae. Cuando hay metástasis cerebrales, la tasa de remisión global desciende hasta 50 a 60%. También se observan tasas de fracaso más altas en la enfermedad de etapa IV, con más de ocho lesiones metastásicas y el antecedente de quimioterapia.

Consideraciones para embarazos futuros

* Aunque algunos estudios han mostrado que las pacientes que recibieron quimioterapia para la NTG presentan un riesgo un poco aumentado de óbito fetal en los embarazos posteriores, se les debe informar que, en conjunto, pueden esperar resultados similares de la gestación que los de la población general.
* La vigilancia en embarazos posteriores puede incluir el análisis histopatológico de la placenta en busca de datos de ETG y una determinación de la concentración de β-GCH 6 semanas posparto.

Tratamiento de los tumores del trofoblasto intermedio: tumores trofoblásticos del sitio placentario y epitelioide

* **Tratamiento primario.** Para los tumores del trofoblasto intermedio, las decisiones terapéuticas se basan en la etapa de la enfermedad de la FIGO. En contraste con otros tumores del trofoblasto, estos son relativamente insensibles a la quimioterapia, y la mejor modalidad terapéutica suele ser la exéresis quirúrgica.
* Para pacientes con **TTSP en etapa I**, o afección confinada al útero, el tratamiento primario es de histerectomía, con o sin biopsia de ganglios linfáticos pélvicos (dada la incidencia calculada de positividad de estos en 5-15% de los tumores de etapa clínica I). Debe considerarse el tratamiento sistémico de las pacientes con factores de mal pronóstico (tasas elevadas de mitosis [5/10 HPF, campos con alto aumento], invasión miometrial profunda, necrosis coagulativa extensa, invasión del espacio linfovascular [IELV], y un intervalo desde el último embarazo > 2 años).
* Para las pacientes con **enfermedad metastásica del trofoblasto intermedio** el tratamiento es por histerectomía, posible exéresis de la afección metastásica (cuando es factible) e inicio de un esquema que contenga platino/etopósido, como el de EMA-EP.
* **Consideraciones de profilaxis.** Se puede administrar el factor estimulante de colonias de granulocitos en los días 9 a 14 de cada ciclo de EMA-CO para la profilaxis secundaria de la fiebre por neutropenia.

Pronóstico de los tumores del trofoblasto intermedio

* Los factores de mal pronóstico en el TTSP son: tasas elevadas de mitosis (5/10 HPF), invasión miometrial profunda, necrosis coagulativa extensa, IELV, y un intervalo > 2 años desde el último embarazo.
* La β-GCH a menudo no es índice confiable para las pacientes con enfermedad del trofoblasto intermedio. La hPL sérica puede resultar un mejor marcador del progreso de la enfermedad o su recurrencia. Si no se dispone de un marcador sérico confiable, se puede hacer la vigilancia por estudios de imagen. Considérese TEP/TC para el seguimiento al concluir la quimioterapia, y después, cada 6 a 12 meses durante 2 a 3 años.

LECTURAS SUGERIDAS

Lurain JR. Gestational trophoblastic disease I: epidemiology, pathology, clinical presentation and diagnosis of gestational trophoblastic disease, and management of hydatidiform mole. *Am J Obstet Gynecol.* 2010;203(6):531-539.

Lurain JR. Gestational trophoblastic disease II: classification and management of gestational trophoblastic neoplasia. *Am J Obstet Gynecol.* 2011;204(1):11-18.

56 Quimioterapia, antineoplásicos y radioterapia

Tiffany Nicole Jones y Stéphanie Gaillard

- El tratamiento del cáncer ginecológico suele requerir un abordaje multidiciplinario y multiterapéutico que a menudo implica la combinación de intervención quirúrgica, **quimioterapia, antineoplásicos y radioterapia**, modalidades que se pueden administrar en forma secuencial o combinada, como ocurre con la quimiorradioterapia o la radioterapia transoperatoria.

- El tratamiento **primario** se refiere a dos tipos especiales: 1) **adyuvante**, que es el administrado para la enfermedad micrometastásica después del tratamiento quirúrgico, y 2) el **neoadyuvante**, constituido por la quimioterapia de inducción, radioterapia, el dirigido o combinado que se da antes del quirúrgico definitivo. En el contexto de las recurrencias a menudo se ofrecen tratamientos que se nombran por su secuencia después del primario (de segunda, de tercera líneas, etcétera).

- Los métodos usados para tratar el cáncer ginecológico son potencialmente lesivos para los tejidos normales. Así, el principio rector de todos los tratamientos antineoplásicos es llevar al máximo el efecto citotóxico sobre las células del cáncer y reducir la toxicidad para los tejidos normales. Por desgracia, no siempre es posible obtener un efecto terapéutico sin alterar de manera temporal o permanente la función de los tejidos, las células y los órganos sanos. El índice terapéutico es el cociente entre las dosis tóxica y la eficaz. Un propósito del tratamiento óptimo es usar dosis de quimioterapia y radioterapia que tengan un índice terapéutico elevado.

CICLO CELULAR

- El ciclo celular es una serie de sucesos que culmina con la división de una célula en dos descendientes idénticas (Figura 56-1) y tiene dos partes principales: interfase y mitosis. La interfase está constituida por la **fase G1** (el periodo de proliferación celular antes de que el ADN se duplique), la **fase S** (cuando se duplica el ADN de los cromosomas) y la **fase G2** (cuando se completa el periodo de duplicación del ADN y la célula se prepara para su división). Por **mitosis** se hace referencia a la división de la célula progenitora en dos hijas. Las células tumorales proliferan como resultado de la desregulación entre la proliferación y su supresión o la muerte celulares. La comprensión de la cinética de la célula del cáncer y del ciclo clásico celular ha llevado al desarrollo de fármacos que alteran el progreso del ciclo e inducen la muerte de las células.

- La quimioterapia incluye compuestos químicos que tienen propiedades citotóxicas generales y que se pueden caracterizar por su efecto sobre el ciclo celular.
  - Los fármacos de quimioterapia **específicos del ciclo celular** dependen de la capacidad de proliferación de la célula y la fase del ciclo para su mecanismo de acción, son eficaces contra tumores con fases S relativamente prolongadas y tasas de proliferación rápidas.
  - Los fármacos de quimioterapia **inespecíficos del ciclo celular** eliminan a las células en todas las fases del ciclo y su eficacia no depende de la capacidad de proliferación. Se considera a la radioterapia inespecífica respecto del ciclo celular.

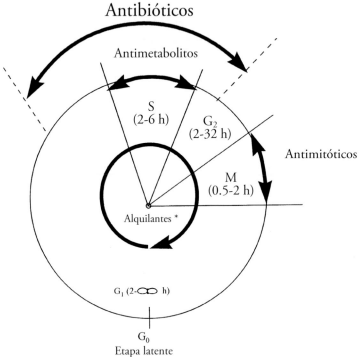

Figura 56-1. Fases del ciclo celular, intervalos temporales relativos y sitios de acción de las diversas clases de antineoplásicos. Reimpresa con autorización de Trimble EL, Trimble CL. *Cancer Obstetrics and Gynecology*. Philadelphia, PA: Lippincott Williams & Wilkins; 1999:60.

QUIMIOTERAPIA, TRATAMIENTO DIRIGIDO Y HORMONAL

Quimioterapia

Los fármacos quimioterapéuticos que por lo general se usan para tratar el cáncer ginecológico se pueden agrupar en las siguientes categorías (Tabla 56-1):

- **Alquilantes,** que son **inespecíficos respecto del ciclo celular** (p. ej., ciclofosfamida, ifosfamida, cisplatino, carboplatino), y contienen un grupo alquilo que forma un enlace covalente con la hélice de ADN e impiden su duplicación. También actúan por adhesión a las bases de guanina del ADN libres, lo que así impide su participación como moldes para la formación de uno nuevo.
- Los **antimetabolitos** son **específicos del ciclo celular** (p. ej., 5-fluorouracilo [5-FU], metotrexato, gemcitabina) y similares en estructura química a los compuestos que se requieren para la división de las células normales y tumorales. Estos antimetabolitos se pueden incorporar al material nuclear nuevo o combinarse con enzimas para inhibir la división celular.

| **Tabla 56-1** | **Fármacos de quimioterapia de uso común para los cánceres ginecológicos y sus toxicidades más frecuentes** |

Fármacos quimioterapéuticos	**Toxicidad**
Alquilantes	
Ciclofosfamida (Cytoxan)	• Mielosupresión (Leu > Plt), cistitis hemorrágica, fibrosis vesical, alopecia, hepatitis, amenorrea
Ifosfamida	• Mielosupresión, cistitis hemorrágica, disfunción del SNC, toxicidad renal, vómito
Similares a los alquilantes	
Cis-dicloro-diamino platino (Cisplatino)	• Nefrotoxicidad, vómito, acúfenos y pérdida auditiva, mielosupresión, neuropatía periférica caracterizada por parestesias de las extremidades
	• La insuficiencia renal es el principal efecto tóxico limitante de la dosis que causa elevación del BUN, la creatinina sérica y el ácido úrico sérico en las primeras 2 semanas de tratamiento. Puede llevar a un daño irreversible. La prevención con hidratación IV y diuréticos es importante durante el tratamiento. Determine antes la depuración de creatinina en 24 h para establecer la función renal basal.
	• Los acúfenos o la pérdida auditiva de alta frecuencia llegan a ser acumulativos y tal vez irreversibles. Pueden hacerse audiografías antes y durante el tratamiento para valorar la pérdida auditiva.
Carboplatino	• Con menor neuropatía, ototoxicidad y nefrotoxicidad, pero más mielosupresión (Plt > Leu) que el cisplatino
Antibióticos antitumorales	
Actinomicina D (Dactinomycin)	• Náusea y vómito, necrosis cutánea, ulceración de mucosas, mielosupresión, alopecia
Sulfato de bleomicina	• Toxicidad pulmonar, fiebre, reacciones anafilácticas y dermatológicas, mucositis, alopecia
	• Puede causar fibrosis pulmonar significativa. En general relacionada con la dosis y la edad, pero puede ser idiopática. Se hacen pruebas de función pulmonar para valorar la capacidad pulmonar basal antes de administrar la primera dosis.
	• Puede causar anafilaxia, reacciones cutáneas, fiebre y escalofríos. Debido a la elevada incidencia de reacciones alérgicas se administra a las pacientes una dosis de prueba de 2-4 U intramusculares antes de comenzar el esquema planeado.

(Continúa)

Tabla 56-1	Fármacos de quimioterapia de uso común para los cánceres ginecológicos y sus toxicidades más frecuentes *(Continuación)*

Fármacos quimioterapéuticos	Toxicidad
Clorhidrato de doxorrubicina (Adriamycin)	• Cardiaca, mielosupresión, alopecia, ulceración de las mucosas, vómito, colestasis, hiperpigmentación • Miocardiopatías irreversibles que implican insuficiencia cardiaca congestiva progresiva, derrames pleurales, dilatación cardiaca y congestión venosa. En general, son acumulativas; por lo tanto, las dosis se mantienen por debajo de la máxima. Con frecuencia se obtiene una VCN antes del tratamiento para contar con una fracción sistólica basal y se puede repetir, según sea necesario.
Doxorrubicina liposómica (Doxil)	• Mielosupresión, toxicidad cutánea y de mucosas, eritema de manos y pies, riesgo muy disminuido de miocardiopatía en comparación con la doxorrubicina
Antimetabolitos	
5 fluorouracilo (5-FU)	• Mielosupresión, vómito, anorexia, alopecia, hiperpigmentación, ulceración de mucosas, cardiotoxicidad (IM, angina de pecho, arritmias)
Metotrexato sódico (MTX)	• Mielosupresión, ulceración de mucosas (estomatitis y mucositis), hepatotoxicidad, infiltrados pulmonares agudos que responden al tratamiento con corticosteroides, vómito, alopecia, neuropatía periférica
Clorhidrato de gemcitabina (Gemzar)	• Mielosupresión leve, síndrome similar al gripal, vómito
Alcaloides vegetales	
Sulfato de vincristina (Oncovin)	• Neurotoxicidad (neuropatías periféricas, centrales y viscerales, acumulativas), alopecia, mielosupresión, parálisis de nervios craneales
Epipodofilotoxinas (etopósido [VP-16])	• Mielosupresión, alopecia, hipotensión, reacción alérgica, vómito
Paclitaxel (Taxol)	• Mielosupresión (Leu > plaquetas), alopecia, reacciones alérgicas, arritmias cardiacas, neuropatías periféricas, vómito • Bradicardia asintomática y transitoria (40-60 latidos/min), taquicardia ventricular, y dolor torácico atípico durante su infusión, síntomas que se resuelven al hacerla más lenta. • Reacciones de hipersensibilidad con bradicardia, diaforesis, hipotensión, rubor cutáneo y dolor abdominal característicos. Se administra profilácticamente una premedicación con clorhidrato de difenhidramina, dexametasona y ranitidina.

Tabla 56-1	Fármacos de quimioterapia de uso común para los cánceres ginecológicos y sus toxicidades más frecuentes (Continuación)

Fármacos quimioterapéuticos	Toxicidad
Docetaxel (Taxotere)	• Mielosupresión (neutropenia), hipersensibilidad; reacciones cutáneas, alopecia, ulceraciones de mucosas, parestesias

Biológicos

Bevacizumab (Avastin): anticuerpo monoclonal contra el FCEV	• Hipertensión, proteinuria, riesgo leve de perforación intestinal
Erlotiniba, gefitiniba: anticuerpo monoclonal contra el RFCE	• Exantema, diarrea
Rapamicina: anticuerpo monoclonal contra el mTOR	• Mucositis, exantema, náusea, vómito, debilidad, fatiga

Inhibidores de los puntos de revisión inmunitaria

Pembrolizumab, nivolumab: anticuerpo monoclonal contra la PD-1 Ipilimumab, tremelimumab: anticuerpo monoclonal contra el CD4	• Exantema, diarrea, hipotiroidismo, hepatitis y otras toxicidades inmunitarias

Inhibidores de la polimerasa de poli (ADP-ribosa) (PARP)

Olaparib, rucaparib, niraparib	• Náusea y vómito, mielosupresión, exantema

Diversos

Clorhidrato de topotecán (Hycamtin): inhibidor de la topoisomerasa I	• Mielosupresión (Leu > Plt), ulceraciones de mucosas, vómito, parestesias

Abreviaturas: DFA, difosfato de adenosina; BUN, nitrógeno de urea sanguíneo; SNC, sistema nervioso central; RFCE, receptor del factor de crecimiento epidérmico; IV, intravenoso(a); IM, infarto al miocardio; mTOR, objetivo de la rapamicina en mamíferos; VCN, ventriculografía nuclear; PD-1, proteína 1 de la muerte celular programada; Plt, plaquetas; FCEV, factor de crecimiento endotelial vascular; Leu, leucocitos.

• Los **alcaloides vegetales** son **específicos del ciclo celular** (p. ej., paclitaxel, docetaxel, etopósido, vincristina) y se derivan de plantas y árboles diversos incluyendo vinca rosea (*Catharanthus roseus*) y podófilo (*Podophyllum peltatum*), así como el tejo del Pacífico (*Taxus brevifolia*) que se unen a los túbulos, bloquean la formación de microtúbulos e interfieren con la formación del huso acromático, lo que lleva a la inhibición de la mitosis en metafase.

• Los **antibióticos antitumorales** son **específicos del ciclo celular** (p. ej., actinomicina D, bleomicina, doxorrubicina) y tienen múltiples formas de acción, incluyendo aumento de la permeabilidad de la membrana celular, inhibición de la síntesis de ADN y ARN y prevención de la replicación del ADN.

- Los **análogos de camptotecina** (p. ej., topotecán, irinotecán) son inhibidores de la topoisomerasa que impiden la religadura del ADN durante la replicación y, al final, causan la muerte celular.

Tratamientos dirigidos

Se perfeccionaron los **tratamientos dirigidos** para interactuar con una entidad molecular específica y alterar las vías de transducción de señal esenciales para la proliferación y supervivencia de las células del cáncer. Se pueden usar solos o en combinación con quimioterapia o radioterapia. A continuación se enlistan las clases comunes de fármacos para el tratamiento dirigido, junto con ejemplos específicos y sus objetivos (entre paréntesis).

- Los **anticuerpos monoclonales** con frecuencia actúan sobre receptores del factor de crecimiento de superficie celular o su ligando.
  - Bevacizumab (factor de crecimiento endotelial vascular [FCEV]), trastuzumab (receptor 2 del factor de crecimiento epidérmico/neu), cetuximab (receptor del factor de crecimiento epidérmico).
- Los **inhibidores del punto de control inmunitario** son una forma de **inmunoterapia** y reguladores clave de objetivos del sistema inmunitario para erradicar células malignas. Las **proteínas 4 asociadas con linfocitos T citotóxicos (CTLA-4)** y la **1 de la muerte celular programada (PD-1)** son receptores presentes en los linfocitos T y actúan por regulación descendente de su función. Algunas células del cáncer pueden causar regulación descendente de la función de los linfocitos T y los anticuerpos siguientes ayudan a restablecer su función.
  - Nivolumab, pembrolizumab (anticuerpos contra PD-1).
  - Avelumab, durvalumab, atezolizumab (anticuerpos contra el ligando 1 de la muerte celular programada).
  - Ipilimumab, tremelimumab (anticuerpos contra CTLA-4).
- Los **inhibidores de la poli (adenosina difosfato-ribosa) polimerasa (PARP)** tienen como objetivo proteínas que reparan roturas del ADN de una sola cadena. Su inhibición lleva a la muerte celular en un momento dado. Los tumores con deficiencias homólogas de recombinación de las mutaciones de *BRCA1* o *BRCA2* carecen de mecanismos de reparación de doble cadena de sus células y son más sensibles al tratamiento con los inhibidores de PARP por su letalidad sintética.
  - Olaparib, rucaparib, niraparib, talazoparib, veliparib.
- Inhibidores de la cinasa de tirosina, moléculas pequeñas que alteran las señales a través de vías dependientes de la fosforilación de la tirosina.
  - Cediraniba (receptor del factor de crecimiento endotelial vascular [RFCEV]), gefitiniba, erlotiniba (receptor del factor de crecimiento epidérmico), imatiniba (Bcr-Abl, c-kit), pazopaniba (RFCEV, receptor del factor de crecimiento derivado de plaquetas, c-kit), sorafeniba (Raf/Mek/Erk, RFCEV), sunitiniba (RFCEV, receptor del factor de crecimiento derivado de plaquetas).

Terapias hormonales

Las **hormonas** sacan ventaja del hecho de que los tejidos ginecológicos neoplásicos bien diferenciados, en general, expresan tanto receptores de estrógenos como de progesterona para su proliferación, de los que pueden depender. Tales receptores por lo común se pierden conforme los tumores se tornan menos bien diferenciados.

- Antiestrógenos (también conocidos como reguladores selectivos del receptor de estrógenos o destructores selectivos del receptor de estrógenos): tamoxifeno, fulvestrant
- Progestágenos: acetato de medroxiprogesterona, acetato de megestrol
- Inhibidores de la aromatasa: anastrozol, letrozol, exemestano
- Agonistas/antagonistas de la hormona liberadora de gonadotropinas: leuprolida

EFECTOS SECUNDARIOS FRECUENTES DE LA QUIMIOTERAPIA, EL TRATAMIENTO DIRIGIDO Y LAS HORMONAS

* La **toxicidad hematológica** y la mielosupresión son efectos peligrosos de la quimioterapia, que varían en intensidad dependiendo del fármaco administrado. Suele observarse una cifra nadir de leucocitos, eritrocitos o plaquetas 7 a 14 días después de su administración. La mayoría de los fármacos se vuelve a administrar cada 3 a 4 semanas si la paciente se recuperó de la pancitopenia.

    * La **neutropenia** se define por una cifra absoluta < 1 500 neutrófilos/mL y es de esperar con la mayoría de los productos de quimioterapia y se tolera su forma leve (cifra absoluta > 1 000 neutrófilos/mL) sin necesidad de ajuste de dosis o de su programa de administración. No obstante, si se espera una neutropenia grave o prolongada, se administra el factor de estimulación de colonias de granulocitos humano (F-ECG) recombinante, como el filgrastim (Neupogen) o el filgrastim pegilado (Neulasta) como profilaxis primaria. Por lo general, no se administra el F-ECG durante la fiebre neutropénica, porque no se ha mostrado que acorte de manera significativa su duración o disminuya las complicaciones y está contraindicado durante la administración de quimioterapia.
        * La **fiebre neutropénica es una urgencia médica** porque las pacientes pueden rápidamente presentar septicemia, cuyas causas más frecuentes son bacterias gramnegativas intestinales y grampositivas, virus (del herpes simple y zóster) y hongos (especies de *Candida* y *Aspergillus*), aunque a menudo no se identifica la causa.
    * La **anemia** se puede tratar en forma aguda con transfusiones sanguíneas o uso a largo plazo de sulfato ferroso y estimulantes de la eritropoyetina (p. ej., epoetina α: Epogen, Procrit). No hay un objetivo específico de hemoglobina y el tratamiento debe considerarse si una paciente presenta síntomas. Todas estas intervenciones conllevan riesgos significativos potenciales, que deben considerarse en relación con sus beneficios antes de usarlos. En particular los peores resultados para la supervivencia se han vinculado con los estimulantes de la eritropoyetina en las pacientes con cáncer, que deben usarse con precaución y solo con amplio asesoramiento.
    * La **trombocitopenia** se trata con la transfusión de plaquetas cuando su cifra es < 20 000/mL o si hay signos evidentes de hemorragia espontánea. En las pacientes que desarrollan una trombocitopenia significativa pueden requerirse cambios de la dosis o el esquema de quimioterapia. Rara vez, también se administran factores de crecimiento trombopoyéticos (p. ej., interleucina 11 humana recombinante, romiplostim).
* Son frecuentes los efectos secundarios gastrointestinales después de la quimioterapia.
    * La **náusea y el vómito** son los efectos secundarios más frecuentes de la quimioterapia, por la disminución de la movilidad intestinal. La gravedad e incidencia de estos síntomas varían mucho, pero la incapacidad de regularlos de manera eficaz puede causar el rechazo de un tratamiento potencialmente curativo por la paciente. La náusea y el vómito pueden ser:
        * Agudos, que se presentan durante la administración de quimioterapia o justo después
        * Diferidos, que se presentan varios días tras la administración de quimioterapia
        * Anticipatorios, que ocurren antes de la administración de quimioterapia
    * La incidencia y la gravedad de su efecto tiene relación con el potencial emetógeno, la dosis, la vía y la hora del día de su administración, las características de la paciente y la combinación de fármacos usada. Debe tenerse en mente la obstrucción intestinal si se presentan distensión abdominal y estreñimiento crónico.

- Los esquemas antieméticos, que incluyen una combinación de bloqueadores del receptor 5-HT3 de la serotonina (p. ej., ondansetrón, granisetrón), antagonistas del receptor de NK_1 (p. ej., aprepitant, fosaprepitant) y la dexametasona, han mostrado particular eficacia para disminuir la emesis aguda y diferida.

- La **diarrea** se puede presentar en asociación con la quimioterapia y, por lo general, no es infecciosa; sin embargo, debe tenerse en mente siempre la enterocolitis necrosante si la diarrea es acuosa, sanguinolenta o se vincula con dolor abdominal y fiebre.

- Ocurren **estomatitis** y **mucositis** con frecuencia máxima después del tratamiento con antimetabolitos, porque sus células de manera natural presentan una rápida proliferación. El tratamiento es con la solución de Larry (tres partes iguales del clorhidrato de difenhidramina elixir [Benadryl], una suspensión oral de magnesio y aluminio [Maalox] y lidocaína viscosa) o nistatina para hacer buches y deglutir. Las pacientes con la forma grave pueden requerir hospitalización para nutrición complementaria, hidratación intravenosa y analgesia.

- Puede ocurrir **deshidratación** en el contexto de emesis y diarrea. Se recomienda a las pacientes aumentar su ingestión de líquidos para prevenir la deshidratación posquimioterapia, que aumenta el riesgo de nefrotoxicidad o alteraciones de electrolitos.

- Se puede presentar **toxicidad hepática** por la quimioterapia, que incluye elevaciones transitorias de transaminasas y fosfatasa alcalina. Deben tenerse en mente la necrosis hepática, la colangitis y la enfermedad venooclusiva hepática, aunque son raras.

- Son toxicidades dermatológicas frecuentes la **alopecia** y la **fotosensibilidad**. La extravasación de los fármacos quimioterapéuticos puede causar además necrosis cutánea, y una vez identificada, debe de inmediato interrumpirse la infusión y administrar a la paciente esteroides tópicos y hialuronidasa o tiosulfato de sodio.

- Pueden presentarse reacciones alérgicas agudas o ante la infusión con el uso de fármacos de quimioterapia. Para aquellos que causan **hipersensibilidad**, como el paclitaxel, se administra premedicación con clorhidrato de difenhidramina, dexametasona y ranitidina. Para los fármacos que pueden causar **anafilaxia**, como la bleomicina, debe aplicarse una dosis de prueba antes de su administración. Los *fármacos con platino*, por lo general, causan reacciones de hipersensibilidad después de la administración de varias dosis, y es clave su detección temprana.

- Los efectos secundarios neurológicos de la quimioterapia incluyen el daño de los nervios periféricos, así como cambios sutiles en la función cognitiva. El **daño de los nervios periféricos** puede variar desde parestesias (es decir, percepción de "hormigueo") hasta la pérdida crónica de la sensibilidad y de la función motora fina. Los cambios en la **función cognitiva**, en general, se perciben como dificultades de concentración y de la memoria a corto plazo. A la fecha no hay intervenciones demostradas para prevenir o aliviar el daño neurológico.

- Con frecuencia se informa **fatiga**, cuyos mecanismos no se comprenden del todo; sin embargo, la corrección de la anemia, la buena higiene del sueño y el ejercicio regular pueden ayudar a aliviar los síntomas.

- La **toxicidad cardiaca** es rara con la quimioterapia, porque los miocitos no se dividen con facilidad. Sin embargo, la *doxorrubicina* suele relacionarse con una miocardiopatía. Además, el uso de bevacizumab (Avastin) se vinculó con la aparición de hipertensión, tromboembolia venosa y, rara vez, tromboembolia arterial. Los fármacos contra el FCEV también se relacionan con hipertrofia ventricular izquierda y disminución subsiguiente de la fracción sistólica ventricular izquierda.

- Se presenta **toxicidad pulmonar** en forma de neumonitis intersticial con fibrosis de manera usual con la *bleomicina*. Una vez que se llega a su diagnóstico, debe interrumpirse el fármaco e iniciarse corticosteroides.

• La **toxicidad genitourinaria** suele detectarse en su forma tubular renal con derivados del platino, en especial el cisplatino. Una variedad de fármacos antineoplásicos se vincula con toxicidad renal en forma de proteinuria, secundaria a glomerulonefritis, nefritis intersticial y necrosis tubular aguda. Además, se puede presentar **cistitis hemorrágica** con los fármacos alquilantes ifosfamida y ciclofosfamida. Las medidas preventivas incluyen hidratación y administración de diuréticos. El tratamiento abarca la disminución de dosis o la interrupción del fármaco. El mesna, un protector urológico que actúa para la desintoxicación de la *acroleína*, el metabolito común tanto de ciclofosfamida como de ifosfamida, se administra de manera simultánea para proteger a la paciente de la toxicidad vesical.

RADIOTERAPIA

• Los rayos X o γ destruyen las células tumorales y las normales al crear radicales libres de oxígeno y una multitud de otras reacciones, que al final causa lesión del ADN y de la membrana celular. La radioterapia es inespecífica del ciclo celular.

• La absorción de la energía por los tejidos se mide en rads, de los que 100 forman un gray, y 1 cGy equivale a un rad. La **ley de cuadrados inversos** establece que la dosis de radiación en un punto determinado es inversamente proporcional al cuadrado de su distancia desde la fuente.

Fuentes de la radioterapia clínica

• La **teleterapia** es una radiación de haz externo durante la cual la paciente puede permanecer en posición prona o supina. La dosis total usual en la pelvis varía de 4 000 a 5 000 cGy, aplicados en fracciones diarias de 180 a 200 cGy durante 5 semanas.

• La **braquiterapia** implica la colocación de un dispositivo de radioterapia dentro del volumen del tumor objetivo o cerca (es decir, irradiación intersticial o intracavitaria); la dosis de la radiación a los tejidos se determina según la ley de cuadrados inversos. Los aplicadores de radioterapia se llaman **series intrauterinas** y **ovoides/colpostatos**; las primeras se colocan dentro de la cavidad uterina con la paciente bajo anestesia y se confirma su ubicación por radiografía. Los ovoides vaginales están diseñados para colocarse en la cúpula vaginal y respaldar la posición de las series, pero también se pueden cargar con fuentes radiactivas.

  • Los cánceres vaginal, endometrial y de cérvix se pueden tratar con implantes intracavitarios con velocidad de dosis alta o baja. El cambio de la braquiterapia intracavitaria con velocidad de dosis baja (por lo general, con cesio) a una con velocidad de dosis alta (por lo general, iridio 192) es cada vez más frecuente en Estados Unidos y Europa. Las aplicaciones de dosis de velocidad alta no requieren anestesia o uso de un quirófano y la exposición a la radiación es de 10 a 20 minutos para cada consulta externa (por lo general, se requieren cuatro a seis), en tanto el uso de implantes de cesio a velocidad de dosis baja requiere hospitalización durante 48 a 72 horas.

  • Los **implantes intersticiales** constituyen otra forma de braquiterapia, dispuesta con alambres o semillas radiactivas que se colocan directo dentro de los tejidos. Se insertan agujas huecas con guía y un patrón geométrico para administrar una dosis relativamente uniforme de radioterapia a un volumen tumoral objetivo. Después de confirmar la posición de la aguja guía se pueden introducir las fuentes radiactivas con retiro de la guía hueca. Los implantes intersticiales a menudo se usan en el tratamiento del cáncer avanzado local del cérvix o en mujeres con recurrencias pélvicas de los cánceres endometrial o de cérvix.

Efectos secundarios comunes de la radioterapia

- La **toxicidad hematológica** depende del volumen de la médula ósea objeto de radioterapia y su dosis total. En adultos, 40% de la médula ósea activa está en la pelvis, 25% en la columna vertebral y 20% en las costillas y el cráneo. La radioterapia extensa a estos sitios puede necesitar transfusiones de productos sanguíneos o administrar eritropoyetina para respaldo de la función hematológica de la paciente durante el tratamiento.
- La **toxicidad gastrointestinal** puede ser aguda o crónica.
  - Suelen presentarse en forma aguda náusea, vómito y diarrea, 2 a 6 horas después de la radioterapia abdominal o pélvica. El tratamiento de soporte mediante hidratación y la administración de antieméticos y antidiarreicos es el ideal. En las pacientes con diarrea grave se pueden usar opiáceos, como la tintura de opio, el elixir paregórico o la codeína, para disminuir el peristaltismo, en tanto se administra el acetato de octreótido para disminuir el volumen de la diarrea persistente de alto gasto.
  - La diarrea crónica, la obstrucción intestinal causada por adherencias y la formación de fístulas son complicaciones graves de la radioterapia que se presentan en menos de 1% de las pacientes. Pueden ocurrir fístulas del intestino delgado y rectovaginales por efecto de la radioterapia o por afección recurrente. Una vez que se descarta la recurrencia como causa, la paciente puede requerir una colostomía temporal o permanente para permitir la cicatrización del intestino afectado.
- La **toxicidad dermatológica**, como una reacción cutánea aguda, por lo general, se hace evidente en la tercera semana de radioterapia, caracterizada por eritema, descamación y prurito, y que debe resolverse por completo en las 3 semanas que siguen a su término.
  - Los síntomas se tratan con corticosteroides tópicos o cremas humectantes. Si la reacción empeora, se discontinua el tratamiento y se aplican óxido de zinc o sulfadiazina argéntica en la zona afectada.
  - El periné tiene gran riesgo de pérdida de continuidad de la piel, por su temperatura, humedad y falta de ventilación mayores; por lo tanto, debe instruirse a la paciente para mantener la región perineal limpia y seca.
  - Puede ocurrir fibrosis subcutánea tardía, con dosis > 6 500 cGy en especial.
- La toxicidad genitourinaria, por lo general, se presenta como cistitis (disuria, hematuria, urgencia y frecuencia urinarias). La vejiga es relativamente tolerante de la radioterapia, pero con dosis mayores de 6 000 a 7 000 cGy durante un periodo de 6 a 7 semanas, la paciente puede presentar cistitis.
  - El diagnóstico de **cistitis por la radioterapia** puede hacerse después de un urocultivo normal. La hidratación, los baños de asiento frecuentes y tal vez el uso de antibióticos y antiespasmódicos, pueden ser necesarios para el tratamiento.
  - La **cistitis hemorrágica** puede llevar a la anemia sintomática, que requiere transfusión sanguínea y hospitalización. Suele ser necesaria la evacuación de coágulos de la vejiga por irrigación continua con una solución al 1% de alumbre o nitrato de plata, que alivia la hemorragia, que cuando es significativa puede requerir cistoscopia inmediata para localizar su sitio y detenerla.
- Las **fístulas vesicovaginales** y las estenosis ureterales son complicaciones a largo plazo de la radioterapia. Quizá se requieran la nefrostomía, la inserción de endoprótesis ureterales y, menos a menudo, una intervención quirúrgica.
- Ocurre **vulvovaginitis** secundaria a eritema, inflamación, atrofia de la mucosa, pérdida de elasticidad y ulceración de los tejidos vaginales. Las adherencias y las estenosis vaginales son frecuentes, con dolor resultante durante la exploración ginecológica y el coito. Pueden requerirse dilatadores vaginales para el tratamiento. Además, el uso de crema de estrógenos también es útil para promover la regeneración del epitelio. Las infecciones, incluidas candidosis, tricomoniasis y vaginosis bacteriana, pueden relacionarse con la vaginitis inducida por la radioterapia.

- El efecto secundario neurológico más común es la fatiga, que puede continuar durante varios meses después de concluido el tratamiento. Como en la fatiga inducida por la quimioterapia, la corrección de la anemia, la buena higiene del sueño y el ejercicio regular, pueden ayudar a aliviarla.

MODALIDADES PRIMARIAS DE TRATAMIENTO DE ACUERDO CON EL SITIO DEL CÁNCER

Cáncer epitelial ovárico

- Las mujeres con cáncer epitelial ovárico (CEO) requieren la clasificación quirúrgica por etapas para confirmar el diagnóstico y guiar el plan terapéutico (ver el capítulo 52 para la descripción detallada de la clasificación por etapas del CEO). El carcinoma de la trompa de Falopio y el peritoneal primario deben tratarse igual que el CEO.
- Se recomienda la quimioterapia de acuerdo con la etapa y el grado del CEO:
  - Las pacientes con CEO etapas IA y IB de grados 1 a 2 no se benefician de la quimioterapia adyuvante.
  - Aquellas en etapas IA a IB, de grado 3 y en etapa IC de todos los grados deben recibir tres a seis ciclos de quimioterapia adyuvante IV con base en platino.
  - Las pacientes con CEO en etapa II deben recibir quimioterapia adyuvante basada en platino.
  - Las pacientes con etapas III y IV del CEO requieren citorreducción quirúrgica óptima (con implantes tumorales residuales < 1 cm de diámetro) ya sea en el momento de la operación quirúrgica inicial o pasados tres o cuatro ciclos de quimioterapia neoadyuvante, que se considera en aquellas no aptas para una intervención quirúrgica en el momento de acudir al médico, por la extensión de la enfermedad, afecciones comórbidas o un mal estado de desempeño.
- El CEO que persiste o avanza a pesar de la intervención quirúrgica y la quimioterapia primaria basada en platino se denomina *refractario al platino*. Aquel que recurre en los 6 meses siguientes al último tratamiento basado en platino, se denomina *resistente al platino*, y las neoplasias que recurren pasados más de 6 meses del último tratamiento con platino se consideran *sensibles al platino*. Los fármacos usados con frecuencia para el tratamiento de las mujeres con CEO resistente al platino incluyen topotecán, doxorrubicina liposómica, docetaxel, gemcitabina, paclitaxel semanal y bevacizumab. Las pacientes con enfermedad sensible al platino se tratan, por lo general, con una combinación de platino y otro fármaco activo.

Cánceres ováricos no epiteliales

- **Cánceres de células germinativas ováricas.** Como en el CEO, es crítico realizar la etapificación quirúrgica de forma exhaustiva en las pacientes con cáncer de células germinativas. La mayoría de aquellas con diagnóstico en etapa temprana tiene un pronóstico excelente (ver el capítulo 52).
  - El disgerminoma puro en etapa IA y el teratoma inmaduro de etapa IA (de grado 1) se tratan con solo intervención quirúrgica. No se recomienda la quimioterapia adyuvante.
  - Aquellas pacientes con disgerminomas en etapas IB a IV o teratoma inmaduro IA (grados 2 o 3) a IV se tratan por quimioterapia adyuvante con tres o cuatro ciclos de bleomicina, etopósido y cisplatino, después de la operación quirúrgica primaria.
  - La radiación posoperatoria es también una opción para las pacientes con disgerminoma, si bien su uso se limita a aquellas que desean conservar la fecundidad.
- **Cáncer del estroma de los cordones sexuales ováricos.** La mayoría de las pacientes afectadas se diagnostica en etapa temprana y el principal tratamiento es quirúrgico, seguido por quimioterapia adyuvante basada en platino.

Cáncer de cérvix

- La intervención quirúrgica, la quimioterapia y la radioterapia participan en el tratamiento de las mujeres con cáncer de cérvix limitado a la pelvis (etapas IA a IVA). El cáncer de cérvix en etapa temprana casi siempre se trata en forma quirúrgica. Sin embargo, aquel en etapa más avanzada suele requerir quimioterapia o radioterapia (ver el capítulo 50).
- La sensibilización a la radioterapia con el cisplatino concomitante mejora tanto la supervivencia sin avance como la global de las pacientes con cáncer de cérvix. Es importante señalar, no obstante, que aquellas que se someten a intervención quirúrgica y radioterapia (o quimiorradioterapia) para tratar su cáncer de cérvix experimentarán más toxicidad a corto y largo plazos que las tratadas con solo una modalidad terapéutica.
- El tratamiento de las mujeres con enfermedad en etapa IVB debe centrarse en el alivio de los síntomas, porque no es curable. La radioterapia puede ser útil para paliar la afección central o las metástasis distantes. El tratamiento usual inicial de las pacientes con enfermedad en etapa IVB incluye cisplatino, paclitaxel y bevacizumab, con base en los resultados del estudio 240 del Gynecologic Oncology Group (GOG), que mostró un beneficio global para la supervivencia con la adición de bevacizumab a la quimioterapia.

Cáncer vulvar

- Los propósitos del tratamiento del cáncer vulvar incluyen el esfuerzo por disminuir la extensión de la intervención quirúrgica y conservar las funciones urinaria, rectal y sexual normales, en tanto se provee un tratamiento curativo. El cáncer vulvar temprano a menudo se trata quirúrgicamente (ver el capítulo 54).
- Las pacientes con enfermedad local avanzada se pueden tratar por quimiorradioterapia neoadyuvante, que incluye cisplatino, 5-FU/cisplatino y 5-FU/mitomicina C, y por vulvectomía radical con disección de ganglios linfáticos. Las pacientes con enfermedad local recurrente o persistente se pueden tratar por exenteración pélvica.
- Las opciones actuales de tratamiento de las pacientes con cáncer vulvar metastásico distante son limitadas e incluyen radioterapia o quimioterapia con agentes únicos, cisplatino, carboplatino, paclitaxel y erlotiniba, o con combinaciones de dos fármacos, cisplatino-vinorelbina, cisplatino-paclitaxel y carboplatino-paclitaxel.

Cáncer vaginal

- El cáncer vaginal temprano se puede tratar por intervención quirúrgica o radioterapia (intracavitaria, con o sin la intersticial). Las pacientes con enfermedad más avanzada (etapas II a IV), por lo general, se tratan solo por radioterapia. También es frecuente el uso de la quimiorradioterapia con base en platino (ver el capítulo 54).

Cánceres uterinos

Carcinoma endometrial endometrioide

- Se cree que estos carcinomas surgen del medio hormonal de exceso de estrógenos en relación con la progesterona. Se mostró que el tratamiento prolongado con progesterona inducía la regresión histopatológica del cáncer en 50 a 78% de las mujeres con carcinoma endometrial endometrioide bien diferenciado confinado al endometrio. El tratamiento hormonal, por lo tanto, es una opción terapéutica en las jóvenes que desean conservar la fecundidad, así como en aquellas con procesos comórbidos múltiples para quienes el riesgo quirúrgico rebasa a los beneficios (ver el capítulo 51).

- Elegir entre radioterapia, quimioterapia o el tratamiento adyuvante combinado del cáncer endometrial se basa en el subtipo histopatológico, el grado y la presencia de factores de pronóstico negativos.
- Las pacientes con cáncer endometrial que recurre en la pelvis pueden beneficiarse de su resección quirúrgica y radioterapia. Aquellas con afección metastásica distante deben recibir quimioterapia con base en platino, si no lo hicieron recientemente como parte del tratamiento adyuvante. El pequeño subgrupo de quienes presentan afección recurrente de grado I puede beneficiarse de la hormonoterapia.

Leiomiosarcomas uterinos

- El principal tratamiento de los leiomiosarcomas aún es la histerectomía total abdominal con salpingooforectomía bilateral. El uso de quimioterapia adyuvante para tratar los leiomiosarcomas de grado alto limitados al útero no ha mostrado mejorar los resultados. De manera similar, la radioterapia pélvica adyuvante no parece ser de beneficio. Los fármacos de máxima actividad en las mujeres con afección recurrente o metastásica incluyen la combinación de gemcitabina y docetaxel o los esquemas basados en la doxorrubicina.

Carcinosarcomas uterinos

- El principal tratamiento de los carcinosarcomas uterinos es la histerectomía total abdominal con salpingooforectomía bilateral, omentectomía o biopsia de epiplón y linfadenectomía con resección de toda afección macroscópica visible. Se recomienda el tratamiento adyuvante en todas las etapas de la enfermedad, por la alta probabilidad de recurrencia, y la quimioterapia adyuvante dada la mejor supervivencia sin avance y global. Se prefieren el carboplatino y el paclitaxel frente a las combinaciones de ifosfamida para el tratamiento inicial, con base en los resultados del GOG261. A menudo se ofrece además la radioterapia pélvica adyuvante, debido al menor riesgo de recurrencia local, aunque no tiene impacto sobre la supervivencia global.

Tumores trofoblásticos gestacionales

- La paciente con mola hidatiforme se trata con dilatación y legrado, si bien se recomienda la histerectomía cuando ya concluyó su procreación. Si se sospecha neoplasia trofoblástica gestacional posmolar (cifras de gonadotropina coriónica humana sérica que aumentan o se estabilizan), las mujeres con la forma de bajo riesgo (una calificación de 0-6 de la International Federation of Gynecology and Obstetrics) se tratan con metotrexato más leucovorina, o actinomicina D como fármaco único. Aquellas pacientes con una calificación de 7 o más de la FIGO o con tumores trofoblásticos gestacionales recurrentes después de la quimioterapia primaria se tratan con EMA-CO, una combinación de cinco fármacos: etopósido, metotrexato, actinomicina D, ciclofosfamida y vincristina (Oncovin) (ver el capítulo 55).

LECTURAS SUGERIDAS

American College of Obstetricians and Gynecologists Committee on Practice Bulletins—Gynecology. ACOG Practice Bulletin No. 149: endometrial cancer. *Obstet Gynecol.* 2015;125(4):1006-1026. (Reafirmado en el 2017)

Colombo N, Preti E, Landoni F, et al. Endometrial cancer: ESMO clinical practice guidelines for diagnosis, treatment and follow-up. *Ann Oncol.* 2013;24(suppl 6):vi33-vi38.

DiSaia PJ, Creasman WT, Mannel RT, McMeekin DS, Mutch DG, eds. *Clinical Gynecologic Oncology.* 9th ed. Philadelphia, PA: Elsevier; 2018.

El-Khalfaoui K, du Bois A, Heitz F, Kurzeder C, Sehouli J, Harter P. Current and future options in the management and treatment of uterine sarcoma. *Ther Adv Med Oncol.* 2014;6(1):21-28.

Gaillard SL, Secord AA, Monk B. The role of immune checkpoint inhibition in the treatment of ovarian cancer. *Gynecol Oncol Res Pract.* 2016;3:11.

Koh W, Greer BE, Abu-Rustum NR, et al. NCCN vulvar cancer, Version 1.2017: clinical practice guidelines in oncology. *J Nar Compr Canc Netw.* 2017;15(1):92-102.

Machado KK, Gaillard SL. Emerging therapies in the management of high-grade serous ovarian carcinoma: a focus on PARP inhibitors. *Curr Obstet Gynecol Rep.* 2017;6(3):207-218.

Marth C, Landoni F, Mahner S, McCormack M, Gonzalez-Martin A, Colombo N. Cervical cancer: ESMO clinical practice guidelines for diagnosis, treatment and follow-up. *Ann Oncol.* 2017;28(suppl 4):iv72-iv83.

Menczer J. Review of recommended treatment of uterine carcinosarcoma. *Curr Treat Options Oncol.* 2015;16(11):53.

Pakish JB, Zhang Q, Chen Z, et al. Immune microenvironment in microsatellite-instable endometrial cancers: hereditary or sporadic origin matters. *Clin Cancer Res.* 2017;23(15): 4473-4481.

Ray-Coquard I, Morice P, Lorusso D, et al. Non-epithelial ovarian cancer: ESMO clinical practice guidelines for diagnosis, treatment and follow-up. *Ann Oncol.* 2018;29(suppl 4): iv1-iv18.

Reichardt P. The treatment of uterine sarcomas. *Ann Oncol.* 2012;23(suppl 10):x151-x157.

Seckl MJ, Sebire NJ, Fisher RA, et al. Gestational trophoblastic disease: ESMO clinical practice guidelines for diagnosis, treatment and follow-up. *Ann Oncol.* 2013;24(suppl 6): vi39-vi50.

57 Cuidados paliativos y del final de la vida

Melissa H. Lippitt y Stephanie L. Wethington

DEFINICIONES

Cuidados paliativos

- Según se define en el National Consensus Project se hace referencia de los cuidados paliativos como aquellos de la paciente y centrados en la familia que optimizan la calidad de vida, por prever, prevenir y tratar el sufrimiento. Estos cuidados durante el continuo de una enfermedad implican abordar las necesidades físicas, intelectuales, emocionales, sociales y espirituales, y facilitar la autonomía de la paciente, su acceso a la información y la toma de decisiones.
- Son componentes indispensables de los cuidados paliativos:
  - La estructuración de una relación con las pacientes y sus cuidadores
  - El tratamiento de los síntomas y malestares y el estado funcional
  - La indagación de la comprensión e instrucción acerca de la enfermedad y su pronóstico
  - La aclaración de los propósitos del tratamiento
  - La valoración y el respaldo de las necesidades de afrontamiento

- La asistencia para la toma de decisiones médicas
- La coordinación con otros proveedores de atención de la salud
- La provisión de envíos a otros proveedores de atención de la salud, según esté indicado
- En los cuidados paliativos se usa un equipo interdisciplinario que puede incluir médicos primarios, especialistas (p. ej., oncólogos), médicos con certificación por el consejo de cuidados paliativos, enfermeras especialistas, asistentes médicos, trabajadoras sociales, capellanes y farmacéuticos.
- Los cuidados paliativos primarios son aquellos que provee a la paciente su médico de atención primaria. Los cuidados paliativos de subespecialista son los que brindan los médicos de cuidados paliativos certificados por su consejo.
- Los cuidados paliativos pueden proveerse en el contexto intrahospitalario (por el servicio de admisión, uno de consulta o la unidad de cuidados paliativos intrahospitalarios), en una clínica de atención externa o en casa.
- Todas las pacientes con cáncer deben ser objeto de detección de sus necesidades de cuidados paliativos en la consulta inicial, a intervalos apropiados y según se indique clínicamente.
- De acuerdo con la American Society of Clinical Oncology, las pacientes con cáncer avanzado deben enviarse a equipos de atención paliativa interdisciplinarios que provean atención intra y extrahospitalaria de forma temprana durante la evolución de la enfermedad, junto con el tratamiento activo.
- En estudios clínicos se demostró que los cuidados paliativos de los pacientes con cáncer mejoran el alivio de sus síntomas y su calidad de vida y pueden incluso aumentar la supervivencia global cuando son iniciados de manera temprana durante la evolución de la enfermedad.

Centros de cuidados paliativos

- Son aquellos de atención de pacientes con una afección terminal cuya expectativa de vida es de 6 meses o menor, si continúa con su evolución usual.
- En el centro de cuidados paliativos se pretende mantener o mejorar la calidad de vida de alguien cuya enfermedad, afección o estado general no es curable y se provee respaldo médico, psicológico y espiritual a la paciente y su familia. Además, su principal propósito es ayudar a la persona en proceso de fallecer a transcurrir en él con paz, comodidad y dignidad.
- Los cuidados paliativos los provee un equipo interdisciplinario que incluye enfermeras, médicos, voluntarios, terapeutas, trabajadoras sociales, asesores espirituales, auxiliares sanitarios caseros y asesores para el duelo.
- Los servicios paliativos son provistos en el lugar de residencia de una paciente (p. ej., residencia primaria o de ancianos, instalación de albergue), un centro de cuidados paliativos intrahospitalario o un hospital de atención aguda.
- En Estados Unidos están cubiertos por Medicare, Medicaid y la mayoría de los planes de seguros privados; el Medicare Hospice Benefit (MHB) paga 80% de toda la atención paliativa.
- Elegibilidad para el MHB:
  - Dos médicos (el director médico de un centro de cuidados paliativos y el que envía a la paciente) determinan un pronóstico de 6 meses o menos de vida de la paciente si la enfermedad evoluciona como es natural.
  - La elegibilidad se revalora a intervalos regulares pero no hay límite para el tiempo que una paciente puede estar bajo atención paliativa.
  - No se puede usar una directriz de "No reanimar" como requerimiento para el ingreso.
  - La paciente debe tener derecho a la parte A de Medicare (pagos hospitalarios) y una vez que decide ingresar a un centro de atención paliativa se da de baja de la parte A y elige el MHB. El proceso es reversible y las pacientes pueden elegir regresar a la parte A de Medicare.

- Las siguientes intervenciones no se cubren de manera sistemática durante la atención paliativa, pero sí ante indicaciones específicas: soluciones parenterales, alimentación intestinal, nutrición parenteral total, radioterapia, transfusiones sanguíneas y de plaquetas, quimioterapia, antibióticos y servicios de laboratorio/diagnóstico.

TRATAMIENTO SINTOMÁTICO

Dolor

- El dolor es uno de los síntomas más frecuentes de las pacientes con enfermedad crónica y terminal.
- Las encuestas han mostrado que el dolor vinculado con una enfermedad avanzada en las pacientes a menudo recibe un infratratamiento, y que alrededor de 40% del dolor del cáncer, también.
- El dolor debe tratarse con un esquema multimodal, cuya selección debe basarse en la etiología.
  - Casi 30% de las pacientes con cáncer presentará un alivio inadecuado del dolor a pesar de grandes dosis de opiáceos, o efectos secundarios intolerables con las que sí lo alivian.
- Si una paciente presenta un dolor refractario, puede estar indicado su envío a un especialista correspondiente.
- Opciones de tratamiento farmacológico:
  - Antiinflamatorios no esteroides (AINE)
    - Pueden actuar de manera sinérgica con los opioides.
    - Ningún AINE tiene mayor eficacia que otro.
    - Deben administrarse de acuerdo con un horario si el dolor es constante; las opciones de uso cada 12 horas pueden ayudar al cumplimiento.
    - Los efectos secundarios incluyen inhibición de las plaquetas (algunos no esteroides, como el trisalicilato magnésico de colina, no las inhiben), efectos gastrointestinales y nefrotoxicidad, que pueden ser en especial pronunciados en las pacientes frágiles o de edad avanzada.
    - A menudo están contraindicados en los estudios clínicos o mientras se recibe quimioterapia.
    - Suele estar indicada la profilaxis gastrointestinal durante su uso paliativo a largo plazo.
    - El paracetamol a menudo es muy eficaz y puede ser más seguro en algunas circunstancias.
  - Opiáceos
    - Se dispone de preparados tanto de acción breve como prolongada.
    - Cuando el dolor es constante, se cambia a la dosificación con horario o narcóticos de acción más prolongada con dosis de rescate, según sea necesario.
    - Hay preparados y vías de administración múltiples (existe variación en la respuesta y ninguna se prefiere de manera universal sobre otra).
    - Refiérase a las guías de dosificación (ver la tabla 57-1 de equianalgesia). Debido a que los opioides intravenosos (IV) son más potentes que sus dosis orales, su conversión directa tiene el riesgo de sobreadministración, efectos secundarios y sobredosis. La hidromorfona y el fentanilo son mucho más potentes que otros opiáceos.
    - Efectos secundarios
      - Para aliviar los efectos secundarios, disminuya la dosis, cambie a un narcótico diferente, modifique la vía de administración o trate los síntomas.
      - Ver la sección "Náusea/vómito" para su tratamiento.
      - El estreñimiento es con frecuencia un problema de las pacientes con opioides administrados con horario. Debe prescribirse una pauta terapéutica intestinal cuando se inician los opioides.

Tabla 57-1	Analgésicos opioides: dosis equivalentes de diversos preparados de narcóticos[a]					
Fármaco	Oral (mg)	IM (mg)	Semivida (h)	Efecto máximo (h)	Duración (h)	Comentario[b]
Morfina	20-30[c]	10	2-3	0.5-1.0	3-6	Estándar para comparación
Morfina LR	20-30	10	2-3	3-4	8-12	Diversos preparados no son bioequivalentes
Morfina LS	20-30	10	2-3	2-3	12-24	
Codeína	200	130	2-3	1.5-2.0	3-6	Combinada con ácido acetilsalicílico o paracetamol; por lo general, para un dolor moderado; también disponible sin analgésicos concomitantes
Hidromorfona	7.5	1.5	2-3	0.5-1.0	2-4	Su potencia puede ser mayor: es decir, hidromorfona: morfina = 3:1, más que 6.7:1 durante su uso prolongado
Oxicodona	20	n/a	2-3	1	3-4	En combinación con ácido acetilsalicílico o paracetamol para el dolor moderado; disponible por vía oral sin analgésicos concomitantes y útil para el dolor intenso
Oxicodona LR	20	n/a	2-3	2-3	8-12	
Oximorfona LR	20 (oral)	n/a	2-3	1.5-3.0	2-4	

(Continúa)

Tabla 57-1   Analgésicos opioides: dosis equivalentes de diversos preparados de narcóticos[a] *(Continuación)*

Fármaco	Oral (mg)	IM (mg)	Semivida (h)	Efecto máximo (h)	Duración (h)	Comentario[b]
Metadona	20	10	12-190	0.5-1.5	4-12	Aunque en un estudio de dosis única el cociente fue de 1:1 con la morfina, hay un cambio con la dosificación crónica y se necesita la disminución de dosis grandes (75-90%) cuando se cambia a metadona; riesgo de toxicidad diferida
Levorfanol	4	2	12-15	0.5-1	4-6	Su uso es limitado porque solo se dispone de comprimidos de 2 mg
Fentanilo	n/a	n/a	7-12	0.08-0.16	2-4	Se puede administrar como infusión IV continua o SC; con base en la experiencia clínica, la dosis de 100 µg/h es casi equianalgésica a la de 4 mg/h de morfina
Fentanilo TTS	n/a	n/a	16-24	12-24	48-72	Con base en la experiencia clínica, la dosis de 100 µg es casi equianalgésica a la de 4 mg de morfina
Meperidina	300	75	2-3	0.5-1.0	3-4	No se prefiere para las pacientes con cáncer debido a su potencial toxicidad
Tapentadol	50	n/a	4-5	1	4-6	

Abreviaturas: LR, liberación regulada; IM, intramuscular; IV, intravenosa(o); SC, subcutánea(o); LS, liberación sostenida.

[a] Adaptado con autorización de Barakat RR. *Principles and Practice of Gynecologic Oncology.* Philadelphia, PA: Wolters Kluwer Health/Lippincott Williams & Wilkins; 2013:1014. Tabla 31.6.

[b] Todas las opciones pueden producir diversos efectos secundarios comunes (p. ej., estreñimiento, náusea, sedación). La depresión respiratoria es rara en las pacientes con cáncer.

[c] Datos de encuestas amplias sugieren que la potencia relativa de la morfina IM respecto de la oral de 1:16 cambia a 1:23 con la dosificación crónica.

- ○ La sedación es frecuente, aunque a menudo se presenta tolerancia.
- ○ Trate el prurito con difenhidramina, nalbufina o naloxona en dosis baja.
- Procedimientos para tratar el dolor por el especialista
  - ○ Las inyecciones mioaponeuróticas pueden ser de utilidad para el dolor por contracciones musculares localizadas. Su alivio dura días a semanas.
  - ○ La neuroestimulación (por implante) tiene un mecanismo de acción mal definido.
    - ○ Puede administrarse a la médula espinal o los núcleos del tálamo.
    - ○ Los estimuladores de la médula espinal son electrodos que se colocan en el espacio epidural, muy caros y que requieren participación de la paciente, lo que pudiese no ser ideal al final de la vida.
  - ○ La analgesia epidural o raquídea regulada por la paciente puede disminuir la dosis de narcóticos y los efectos secundarios.
  - ○ Un bloqueo de un nervio somático es útil para el dolor localizado a un solo nervio, plexo o dermatoma.
    - ○ El bloqueo puede alterar las vías motora, sensorial o autonómica.
    - ○ Los bloqueos simpáticos pueden aliviar el dolor visceral.
- Crisis de dolor grave
  - Trate con un narcótico en dosis con disminución rápida o IV de acción rápida, o mediante analgesia IV regulada por la paciente.
  - Una vez que se alivie el dolor agudo, calcúlese la dosis y cambie a una forma de acción prolongada.
- Estrategias de tratamiento para los síndromes dolorosos específicos del cáncer
  - Asociado con inflamación
    - ○ Recomiende un intento con AINE o corticosteroides.
  - Dolor óseo sin urgencia oncológica
    - ○ Recomiende AINE, paracetamol, esteroides.
    - ○ Considere los fármacos que modifican el hueso (bisfosfonatos, denosumab).
    - ○ Para el dolor óseo local, considere la radioterapia, el bloqueo nervioso (p. ej., del dolor costal), la vertebroplastia percutánea o la ablación por radiofrecuencia.
    - ○ Considere la valoración por medicina física.
  - Obstrucción intestinal (ver la sección "Obstrucción intestinal maligna")
  - Dolor neuropático
    - ○ Si se cree secundario a una compresión de un nervio o inflamación, considere el uso de corticosteroides.
    - ○ Para el dolor neuropático se puede optar por un intento con antidepresivos (p. ej., amitriptilina), anticonvulsivos (p. ej., gabapentina o pregabalina) o un fármaco tópico.
    - ○ Los bloqueos de nervios somáticos son útiles para el dolor localizado a un solo nervio, plexo o dermatoma.
    - ○ Los bloqueos del plexo hipogástrico superior alivian el dolor de las vísceras pélvicas.
- El dolor refractario grave en una paciente inminentemente moribunda se puede tratar por sedación paliativa.

Disnea

- La disnea es la sensación de respiración incómoda o falta de aire.
- El diagnóstico diferencial incluye embolia pulmonar, derrame pleural, anemia, metástasis pulmonares, neumonía, ansiedad y fatiga/debilidad.
- El tratamiento de la causa subyacente (p. ej., con antibióticos, anticoagulantes, transfusión sanguínea, toracocentesis) puede proveer alivio.

- Se puede lograr el alivio sintomático con uso de uno o más de los siguientes:
  - Oxígeno para la hipoxia sintomática.
  - Tratamientos no farmacológicos que incluyen ventiladores, una temperatura más baja, tratamiento del estrés, de relajación y medidas de comodidad física.
  - Medicamentos, que incluyen morfina, benzodiacepinas, corticosteroides y broncodilatadores.
  - Respaldo por ventilación no invasiva a presión positiva si está clínicamente indicada para una afección reversible grave.
- Para la disnea al final de la vida, el propósito debe ser de comodidad.
  - Se puede lograr el alivio sintomático con ventiladores y oxígeno.
  - Si hay probabilidad de sobrecarga de líquidos, se puede optar por disminuir o discontinuar las soluciones intestinales o parenterales; considere los diuréticos a dosis baja.
  - Considere la morfina si la paciente nunca ha recibido opioides antes, o benzodiacepinas.
  - Disminuya las secreciones excesivas con fármacos que las contrarrestan.

Anorexia/caquexia

- Por lo general, son síntomas de declinación funcional y no la causa; pueden ser manifestaciones de un proceso de muerte.
- La **anorexia** se refiere a la disminución del apetito.
- La **caquexia** implica desgaste; se presenta en pacientes de cáncer al final de la vida.
- La valoración y el tratamiento incluyen lo siguiente:
  - Tratar las causas reversibles: candidosis bucal-faríngea, depresión, síntomas que interfieren con la ingestión de alimentos, saciedad temprana, náusea/vómito, disnea, estreñimiento y fatiga.
  - Valorar anomalías endocrinas (hipogonadismo, disfunción tiroidea, afecciones metabólicas).
  - Considerar un programa de ejercicios.
  - Valorar los factores sociales y económicos.
  - Considerar la interconsulta al servicio de nutrición y su respaldo, según sea apropiado.
  - Considerar los estimulantes del apetito como dexametasona, megestrol o dronabinol.
    - Los estimulantes del apetito pueden restablecerlo con rapidez, pero no se vinculan con una mejor supervivencia.
    - Usarlos cuando el apetito es un aspecto significativo de la calidad de vida y sus beneficios potenciales rebasan a los efectos secundarios.
- Al final de la vida
  - La ausencia de hambre y sed es normal en el paciente moribundo.
  - El respaldo nutricional tal vez no sea objeto de metabolismo en los pacientes con cáncer avanzado.
  - Hay riesgos vinculados con la nutrición e hidratación artificiales, incluyendo sobrecarga de líquidos, infección y aceleramiento de la muerte.
  - Los síntomas como la boca seca deben tratarse con medidas locales (p. ej., cuidados bucales, pequeñas cantidades de líquidos).
  - Es permisible desde el punto de vista ético impedir o retirar la nutrición y puede mejorar algunos síntomas. No se ha mostrado que la alimentación forzada mejore la supervivencia.

Náusea/vómito

- Determinar la causa de náusea o vómito ayuda a precisar la estrategia terapéutica apropiada.

- Las causas de náusea/vómito en las pacientes con cáncer incluyen quimioterapia, radioterapia, estreñimiento importante/impactación fecal, gastroparesia, obstrucción intestinal o de la salida gástrica, enfermedad por reflujo gastroesofágico/gastritis, medicamentos, una afección psicógena, hipercalcemia, uremia, deshidratación y las inespecíficas, que abarcan ansiedad, un componente vertiginoso o los tratamientos no farmacológicos.
- La náusea y el vómito por la quimioterapia pueden a menudo evitarse (o mitigarse) mediante la selección de un plan de prevención agudo y diferido apropiado, dependiendo del riesgo de emesis del esquema de quimioterapia IV.
- A menudo tiene éxito la dosificación continua las 24 horas en esquemas de rescate y aumento gradual con el uso de fármacos de diferentes categorías:
  - Corticosteroides (dexametasona)
  - Antagonistas del receptor de tipo 3 de la 5 hidroxitriptamina (ondansetrón)
  - Antipsicóticos (haloperidol)
  - Anticolinérgicos (p. ej., parche de escopolamina)
  - Antihistamínicos (p. ej., difenhidramina y prometacina)
  - Antidepresivos (mirtazapina)
  - Ansiolíticos (lorazepam)
  - Canabinoides orales (dronabinol)
  - Antagonistas del receptor de dopamina (proclorperacina)
  - Antagonista del receptor de neurocininas (aprepitant)
- La acupuntura puede brindar algún beneficio.

Ascitis

- Es un problema frecuente en la paciente con cáncer ovárico de etapa tardía.
- Las opciones terapéuticas son limitadas. En pequeños estudios se mostró algún beneficio de la espironolactona a dosis alta.
- Se puede hacer paracentesis terapéutica para el alivio agudo.
  - Su duración promedio de alivio es de solo 10 días.
  - El drenaje de grandes volúmenes lleva a la hipovolemia.
  - Las punciones repetidas aumentan el riesgo de infección.
- Se dispone de catéteres permanentes que pueden disminuir el riesgo de infecciones y permitir a las pacientes drenar su líquido de ascitis en casa.

Obstrucción maligna del intestino

- Valoración inicial
  - Detección de las causas reversibles subyacentes y su tratamiento: adherencias, estenosis inducida por radiación o hernias internas.
  - Valoración de las causas malignas que pueden ser secundarias al efecto de masa tumoral o carcinomatosis.
  - Valoración de las metas de tratamiento en la paciente para ayudar a guiar la intervención (p. ej., disminuir náusea/vómito, permitir el comer, disminuir el dolor y regresar a casa/al centro de atención paliativa).
- Obstrucción del intestino delgado (OID)
  - Por lo general, se trata de manera conservadora con reposo intestinal y descompresión (es decir, sonda nasogástrica), a menos que haya isquemia intestinal o un asa cerrada.
  - Puede considerarse la intervención quirúrgica, pero la morbilidad y la mortalidad perioperatorias son altas y es frecuente la repetición de la obstrucción.

- ○ Los factores de riesgo de un mal resultado quirúrgico incluyen ascitis, carcinomatosis, masas intraabdominales palpables, sitios recurrentes o múltiples de obstrucción, radioterapia abdominal previa, afección avanzada para la que ya no hay otras opciones terapéuticas, o un mal estado de desempeño.
- Se puede colocar un tubo de gastrostomía percutáneo para venteo.
- La hiosciamina o el octreótido disminuyen la secreción gástrica y la movilidad intestinal y así aminoran la náusea/el vómito vinculados con la OID, lo que tiene el respaldo de varios estudios aleatorios.
- Obstrucción del intestino grueso
- Menos frecuente que la OID.
- Está indicada su corrección quirúrgica.
- Las endoprótesis endoscópicas pueden funcionar en circunstancias seleccionadas.

Estreñimiento

- Es frecuente en las pacientes con cánceres ginecológicos por la carga de la enfermedad y el uso crónico de opioides.
- Las medidas preventivas incluyen soluciones, fibra en los alimentos, ejercicio si es apropiado, medicamentos profilácticos (estimulantes ± reblandecedores de heces, aumento de la dosis de laxantes ± reblandecedores de heces con el propósito de lograr una evacuación intestinal no forzada cada 1-2 días).
- Valoración y tratamiento del estreñimiento
  - Indagar la causa e intensidad y descontinuar cualquier medicamento no indispensable para tratar el estreñimiento.
  - Descartar la impactación, en especial si el estreñimiento se acompaña de diarrea, porque puede haber sobreflujo alrededor del impacto.
  - Descartar una obstrucción.
  - Tratar otras causas, incluidas hipercalcemia, hipopotasemia, hipotiroidismo, diabetes y estreñimiento inducido por medicamentos.
  - Añadir y titular el bisacodilo (estimulante de la motilidad intestinal) con el propósito de lograr una evacuación intestinal no forzada cada 1 a 2 días. Los reblandecedores de heces (p. ej., docusato de sodio) suelen ser ineficaces cuando se usan solos.
  - Si hay impacción
    - ○ Administrar un supositorio de glicerina ± un enema de retención de aceite mineral.
    - ○ Realizar la desimpactación manual después de la premedicación con analgésicos ± ansiolíticos.
  - Si el estreñimiento persiste
    - ○ Revalorar su causa e intensidad.
    - ○ Revisar en cuanto a impactación u obstrucción.
    - ○ Considerar añadir otros laxantes o, en casos graves, limpiar el colon con un esquema de preparación intestinal.
    - ○ Considerar un antagonista del receptor μ de opioides de acción periférica para el estreñimiento inducido por opioides, excepto ante el íleo posoperatorio y la obstrucción intestinal mecánica.
    - ○ Administrar un enema con agua de grifo hasta que esta resulte clara.
    - ○ Considerar el uso de un fármaco procinético.

Alteraciones del sueño/despertar

- Son frecuentes en las mujeres con cáncer.
- Son factores contribuyentes el dolor, la depresión, la ansiedad, el delirio, la náusea, los efectos secundarios de los medicamentos y las alteraciones primarias del sueño.

- El insomnio se puede aliviar al resolver los factores contribuyentes.
- La higiene del sueño suele ser útil.
- Son opciones de tratamiento farmacológico los antipsicóticos, sedantes/hipnóticos, las benzodiacepinas y los antidepresivos. En un paciente activamente moribundo considere la clorpromacina.

Fatiga

- La fisiopatología de la fatiga por cáncer no está bien definida.
- La fatiga puede disminuir notoriamente la calidad de vida.
- El diagnóstico diferencial incluye la enfermedad subyacente, anemia, una reacción crónica de estrés, la reacción de inflamación/inmunitaria, la alteración del ritmo circadiano o trastornos del sueño, cambios hormonales, depresión y toxicidad directa del sistema nervioso central.
- El tratamiento de las causas reversibles debe iniciarse rápido y puede incluir ajuste de los medicamentos que causan fatiga, transfusiones, restitución de electrolitos, analgésicos y antidepresivos.
- Al final de la vida el paso más apropiado puede ser el consolar a la familia.
- El uso de psicoestimulantes no tiene un respaldo sólido.

Delirio

- Los cambios del estado mental pueden ser muy alarmantes para los familiares y complicar la atención en casa.
- El detectar y tratar las causas reversibles es crítico. Las siguientes siglas puede ser útiles para identificar las causas:
  - **D:** fármacos (del inglés **d**rugs) (p. ej., anticolinérgicos, ranitidina, lorazepam, opiáceos)
  - **E:** **e**lectrolitos, emociones (p. ej., hiponatremia, hipofosfatemia, hiperamonemia)
  - **L:** oxigenación baja (del inglés **L**ow), carencia de fármacos (p. ej., neumonía, embolia pulmonar, abstinencia)
  - **I:** **i**ctus (p. ej., accidente vascular cerebral metástasis cerebrales, trastorno convulsivo)
  - **R:** **r**etención (p. ej., dióxido de carbono, orina o heces)
  - **I:** isquemia, infección (p. ej., crisis transitoria de isquemia, accidente vascular cerebral, meningitis, infección urinaria, neumonía)
  - **U:** **u**remia (p. ej., insuficiencia renal)
  - **M:** **m**iocárdica (p. ej., infarto, arritmia, insuficiencia cardiaca)
- Tratamiento
  - Modalidades no farmacológicas que incluyen reorientación, estimulación cognitiva e higiene del sueño.
  - Disminución y eliminación de medicamentos innecesarios.
  - Tratamiento farmacológico con haloperidol u otros antipsicóticos; puede también considerarse agregar una benzodiacepina.

Trastornos del estado de ánimo

- Depresión
  - Es de esperar una reacción de ajuste a un diagnóstico terminal; sin embargo, debe valorarse de manera formal la depresión y tratarse cuando se diagnostica.
  - El asesoramiento y el tratamiento cognitivo conductual son adyuvantes útiles.
  - Todos los antidepresivos tienen efectos secundarios, que deben considerarse al elegir el tratamiento.
    - Los antidepresivos tricíclicos son sedantes y tienen efectos anticolinérgicos (p. ej. boca seca, estreñimiento, retención urinaria).

- o Los inhibidores selectivos de la recaptación de serotonina son menos sedantes y anticolinérgicos que los antidepresivos tricíclicos.
- o El bupropión puede disminuir el umbral de las convulsiones.
- Ansiedad
  - Las benzodiacepinas son el principal recurso para el tratamiento agudo.
    - o Son opciones de acción breve el alprazolam y el lorazepam.
    - o Las opciones de acción más prolongada incluyen clonazepam y diazepam.
  - Muchos antidepresivos, en especial los inhibidores selectivos de la recaptura de serotonina, también tienen efectos ansiolíticos.
  - Los neurolépticos como la tioridacina o el haloperidol también pueden usarse si las benzodiacepinas son ineficaces.
  - Otras opciones incluyen metotrimepracina y clorpromacina. Aunque más sedantes, también son analgésicas.
  - Los antipsicóticos atípicos (p. ej., olanzapina y risperidona) pueden ser de utilidad en las pacientes frágiles de edad avanzada.
  - Se puede usar buspirona para tratar la ansiedad crónica, si bien requiere 5 a 10 días para que se haga evidente un efecto.

COMUNICACIÓN

- La comunicación y la toma de decisiones compartida son dominios clave de los cuidados paliativos.
- Los oncólogos a menudo enfrentan la tarea de dar las malas noticias de última hora. Una estructura de base para comunicar de manera eficaz las malas noticias es la señalada con las siglas SPIKES:
  - **Escenario (del inglés Setting):** preparación de la entrevista
  - **Percepción:** valoración del discernimiento de la paciente
  - **Invitación:** obtención del permiso de la paciente para conversar acerca de las noticias
  - **Conocimiento (del inglés Knowledge):** dar información a la paciente
  - **Emoción:** abordar las manifestaciones emotivas de la paciente con respuestas empáticas
  - **Estrategia y resumen (del inglés Strategy):** recapitulación de la conversación y estructuración de un plan para los siguientes pasos

PLANEACIÓN ANTICIPADA DE LA ATENCIÓN

- La planeación anticipada de la atención de la salud es determinar el tipo de cuidado que desearía recibir una paciente si estuviese demasiado enferma para comentarlo con el médico.
- Los planes de atención anticipada incluyen los siguientes:
  - Valorar la capacidad de toma de decisiones y la necesidad de representantes que las tomen.
  - Preparación de un testamento en vida, una documento de voluntades anticipadas que comunique los deseos de la paciente en cuanto al tratamiento médico al final de la vida cuando desde otros puntos de vista no pueda comunicar sus deseos.
  - Seleccionar un poder de abogado médico (o apoderado de atención de la salud) permite a una paciente asignar a una persona de confianza para su actuación como su representante para la atención de la salud o tomador de decisiones subrogado.
  - Explorar las metas de atención y los valores de la paciente para establecer recomendaciones acerca de su tratamiento futuro.
  - Disertaciones acerca de su estado de código
    - o Debe haber una conversación sobre el código del estatuto en el contexto de las metas más grandes de reflexión sobre los cuidados.

- Es importante saber los resultados de la reanimación cardiopulmonar y en un metaanálisis se sugiere que menos de 10% de las pacientes con cáncer sobrevivirá a la reanimación cardiopulmonar hasta el alta hospitalaria.
- Deben documentarse las preferencias de la paciente en el expediente médico, incluyendo órdenes médicas para el tratamiento de soporte de la vida u órdenes del médico para el tratamiento de soporte de la vida.

ASPECTOS DE LOS CUIDADOS DEL FINAL DE LA VIDA

- La atención de una paciente con muerte inminente incluye centrarse en intervenciones físicas, psicosociales y prácticas.
  - **Físicas**
    - Valoración de envío a un centro de atención paliativa si no está ya inscrita en uno.
    - Intensificar las medidas de comodidad.
    - Interrumpir pruebas e intervenciones de diagnóstico innecesarias.
    - Sustituir las revisiones de signos vitales con valoraciones de síntomas.
    - Tratar las secreciones terminales, la disnea, la inquietud y la agitación.
    - Estar preparado para conversar acerca de la solicitud de donación de órganos y necropsia.
  - **Psicosociales**
    - Respaldar a la paciente y la familia en el proceso de interrumpir las intervenciones que no ayudan a su comodidad.
    - Considerar consultas a capellanes y de trabajo social si no se hicieron antes.
    - Instruir a la familia acerca de los signos y síntomas de una muerte inminente y ofrecer su respaldo.
    - Ofrecer respaldo anticipatorio del duelo.
    - Respaldar rituales significativos desde el punto de vista cultural.
    - Hay que asegurar que los cuidadores comprendan y respeten las voluntades anticipadas.
    - Promover un luto saludable.
  - **Prácticas**
    - Hay que asegurar que las voluntades anticipadas de la paciente se documenten e implementen.
    - Comentar y documentar los deseos de reanimación de la paciente/familia.
    - Proveer a la paciente/familia/cuidador un espacio respetado y sin interrupción para estar juntos.
    - Proveer información sobre la planeación del funeral.
    - Ayudar con la planeación estatal y económica.
- Se puede usar sedación paliativa cuando una paciente presenta síntomas refractarios y está moribunda de manera inminente.
- Esforzarse por brindar una "muerte en paz", o sea
  - Libre de malestares y sufrimiento evitables para la paciente, la familia y el (los) cuidador(es).
  - En general, concordar con los deseos de la paciente y su familia.
  - El ser consistente con los estándares clínicos, culturales y éticos.

RESPALDO DE LOS CUIDADORES

- La familia o los amigos que proveen atención pueden también experimentar malestar.
- La provisión de envíos apropiados para cuidados paliativos o a trabajo social puede ayudar a aliviar la carga de los cuidadores.

LECTURAS SUGERIDAS

Dahlin C. *Clinical Practice Guidelines for Quality Palliative Care*. 3rd ed. Pittsburgh, PA: National Consensus Project for Quality Palliative Care; 2013. https://www.hpna.org/multimedia /NCP_Clinical_Practice_Guidelines_3rd_Edition.pdf. Acceso en marzo 7, 2018.

Ferrell BR, Temel JS, Temin S, et al. Integration of palliative care into standard oncology care: American Society of Clinical Oncology clinical practice guideline update. *J Clin Oncol.* 2017;35(1):96-112.

Lefkowits C, Solomon C. Palliative care in obstetrics and gynecology. *Obstet Gynecol.* 2016; 128(6):1403-1420.

VI   Cirugía en obstetricia y ginecología

58   Anatomía de la pelvis femenina

Katherine F. Chaves y Jean R. Anderson

PARED ABDOMINAL

La **pared abdominal anterior** se encuentra en la parte ventral del cuerpo y está limitada arriba por el borde inferior de la caja costal y abajo por las crestas iliacas, los arcos crurales y el pubis.

Capas de la pared abdominal anterior

- **Piel**
- **Tejido subcutáneo.** Constituido por glóbulos de grasa y una malla de tabiques fibrosos. La **fascia de Camper** es la más superficial de la capa subcutánea. La **fascia de Scarpa** es la porción más profunda y tiene una consistencia mejor organizada que la de Camper, por la presencia de tejido fibroso adicional.
- **Capa musculoaponeurótica.** Localizada justo debajo de la capa subcutánea, consta de tejido fibroso y músculos, que mantienen a las vísceras abdominales en su lugar.
  - **Vaina de los rectos.** Las aponeurosis de los músculos oblicuo mayor, oblicuo menor y transverso abdominal constituyen la vaina de los rectos.
  - La hoja anterior de la vaina de los rectos es anatómicamente diferente por arriba y abajo de la **línea arqueada** (línea semicircular, pliegue semilunar o arco de Douglas), localizada a mitad entre el ombligo y la sínfisis del pubis que marca el borde inferior de la hoja posterior de la vaina de los rectos.
    - **Por arriba de la línea arqueada**, la hoja anterior de la vaina de los rectos está constituida por la aponeurosis del músculo oblicuo mayor y la mitad ventral de la del oblicuo menor. La hoja posterior de la vaina de los rectos está constituida por la aponeurosis de la mitad dorsal del músculo oblicuo menor y el transverso abdominal (Figura 58-1).

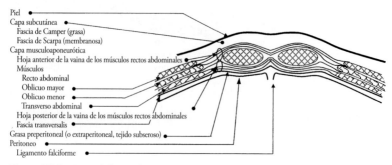

Piel
Capa subcutánea
  Fascia de Camper (grasa)
  Fascia de Scarpa (membranosa)
Capa musculoaponeurótica
  Hoja anterior de la vaina de los músculos rectos abdominales
  Músculos
    Recto abdominal
    Oblicuo mayor
    Oblicuo menor
    Transverso abdominal
  Hoja posterior de la vaina de los músculos rectos abdominales
  Fascia transversalis
Grasa preperitoneal (o extraperitoneal, tejido subseroso)
Peritoneo
  Ligamento falciforme

Figura 58-1. Capas de la pared abdominal anterior por arriba de la línea arqueada.

- ○ **Por debajo de la línea arqueada**, la hoja anterior de la vaina de los músculos rectos abdominales está constituida por las aponeurosis de todos los antes mencionados (Figura 58-2).
- ○ La **línea alba** es aquella en la línea media entre los músculos rectos abdominales. Por arriba de la línea arqueada, la línea alba marca la fusión de las hojas anterior y posterior de la vaina de los músculos rectos.
- • **Músculos de la pared abdominal**
  - • Los **músculos oblicuos** yacen a los lados de los rectos abdominales.
    - ○ El **músculo oblicuo mayor** se origina en las ocho costillas inferiores y la cresta iliaca y transcurre en forma oblicua hacia adelante y abajo.
    - ○ El **músculo oblicuo menor** se origina en los dos tercios anteriores de la cresta iliaca, la parte lateral del ligamento inguinal y la fascia toracolumbar en la porción posteroinferior del flanco. Transcurre en forma oblicua, anterior y superior.
    - ○ El **músculo abdominal transverso** se dirige en forma horizontal con origen en los seis cartílagos costales inferiores, la aponeurosis toracolumbar, los tres cuartos anteriores de la cresta iliaca y el tercio externo del ligamento inguinal. Los nervios y la vasculatura del flanco se encuentran entre los músculos oblicuo menor y transverso abdominal y, por lo tanto, son susceptibles a las lesiones en las incisiones transversas.
  - • **Músculos longitudinales**
    - ○ El **músculo recto abdominal** es par y se encuentra a cada lado de la línea media con origen en el esternón y los cartílagos de las costillas 5 a 7 e inserción en la cara anterior del pubis.

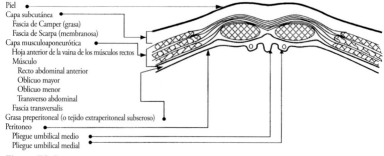

Piel
Capa subcutánea
  Fascia de Camper (grasa)
  Fascia de Scarpa (membranosa)
Capa musculoaponeurótica
  Hoja anterior de la vaina de los músculos rectos
  Músculo
    Recto abdominal anterior
    Oblicuo mayor
    Oblicuo menor
    Transverso abdominal
  Fascia transversalis
Grasa preperitoneal (o tejido extraperitoneal subseroso)
Peritoneo
  Pliegue umbilical medio
  Pliegue umbilical medial

Figura 58-2. Capas de la pared abdominal anterior debajo de la línea arqueada.

- ○ El **músculo piramidal** es vestigial, con presencia variable en los individuos. Nace en el pubis y se inserta en la línea alba, varios centímetros arriba de la sínfisis del pubis y por delante del músculo recto abdominal.
- La **fascia transversalis** es una capa de tejido fibroso localizado bajo los músculos de la pared abdominal y fuera del peritoneo, del que está separado por una capa variable de tejido adiposo.
- **Peritoneo.** Es una sola capa de serosa que reviste la cara posterior de la pared abdominal anterior. Cinco pliegues verticales convergen hacia el ombligo.
- El **pliegue umbilical medio** es único, formado por el **ligamento umbilical medio** o el **uraco obliterado.**
  - ○ El ápice de la vejiga se une al ligamento umbilical medio y alcanza su altura máxima en la línea media, una relación que debe tenerse en mente cuando se ingresa a la cavidad abdominal.
- Los **pliegues umbilicales mediales** son pares por fuera del pliegue umbilical medio, restos de las arterias umbilicales obliteradas que convergen en el ombligo.
- Los **pliegues umbilicales laterales** son pares formados por los vasos epigástricos inferiores.

Vasculatura de la pared abdominal

- **Riego sanguíneo vascular subcutáneo** (Figura 58-3).
- La **arteria epigástrica superficial** es rama de la femoral después de que desciende por el conducto crural. Transcurre en dirección superomedial casi 5 cm por fuera de la línea media.
- La **arteria circunfleja iliaca** es rama de la arteria femoral y transcurre en dirección del flanco hacia afuera.
- El **riego sanguíneo musculoaponeurótico** es paralelo al subcutáneo (ver figura 58-3).
  - La **arteria epigástrica inferior** es rama de la iliaca externa, proximal al ligamento inguinal. Transcurre en dirección cefálica debajo de la fascia transversalis y por fuera del músculo recto anterior. A mitad entre el pubis y el ombligo, los vasos sanguíneos se intersecan con el borde externo del músculo recto anterior y transcurren entre la cara dorsal de este y la hoja posterior de la vaina de los músculos rectos. Estos vasos transcurren entre 4 y 8 cm por fuera de la línea media. Después de ingresar a la hoja posterior de la vaina de los rectos, sus numerosas ramas riegan todas las capas de la pared abdominal y se anastomosan con los vasos epigástricos superiores.
  - La **arteria epigástrica superior** se ramifica a partir de la torácica interna y transcurre en dirección caudal para formar anastomosis con la arteria epigástrica inferior.
  - La **arteria circunfleja iliaca** también es rama de la iliaca externa y transcurre hacia afuera entre los músculos oblicuo menor y transverso abdominal.

VÍSCERAS PÉLVICAS

Vagina

- La **vagina** tiene una forma de tubo aplanado, que se inicia en el anillo distal del himen y termina en los fondos de saco que rodean a la porción proximal del cérvix. Su longitud promedio es de 8 cm y varía en gran medida según la edad, la paridad y los antecedentes quirúrgicos.
- El epitelio vaginal es escamoso estratificado no queratinizado, carece de glándulas mucosas y folículos pilosos.

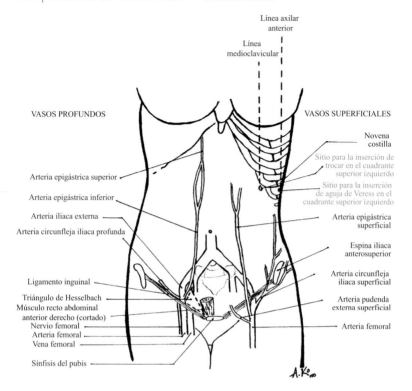

Figura 58-3. Vasculatura y puntos de referencia laparoscópicos de la pared abdominal anterior. Dibujo original de Alice W. Ko, de *The Johns Hopkins Manual of Gynecology and Obstetrics.* 2nd ed. Philadelphia, PA: Lippincott Williams & Wilkins; 2002.

* Por debajo del epitelio se encuentra la muscular vaginal o fascia endopélvica. El término *fascia* es erróneo porque en realidad se trata de tejido fibromuscular, que incluye fibroblastos, células de músculo liso, elastina y una red de colágena, todos laxamente dispuestos para crear una capa de sostén elástica. En el ápice vaginal esta capa fibromuscular coalesce para formar los ligamentos **cardinales** y **uterosacros**. El ligamento cardinal, con forma de abanico, crea una vaina que rodea a la arteria y vena uterinas, con fusión medial con el anillo paracervical. Su porción uterosacra se inserta en las caras posterior y lateral del anillo paracervical y después transcurre hacia afuera por la pared lateral de la pelvis para unirse a la aponeurosis presacra, que cubre la segunda, tercera y cuarta vértebras sacras. Juntos, los ligamentos cardinales y uterosacros tiran de la vagina en dirección proximal al sacro, y la suspenden sobre la placa muscular de los elevadores.
* Las porciones de la fascia endopélvica de las paredes vaginales anterior y posterior se conocen como **fascias pubocervical** y **rectovaginal**, respectivamente. De nuevo, estas capas no son fascias verdaderas sino que están compuestas por vainas fibromusculares. Por arriba, la fascia pubocervical se inserta en el cérvix y en el soporte del ápice vaginal de los ligamentos cardinal/uterosacro. Por fuera coalesce con la aponeurosis del músculo

Figura 58-4. Ilustración de la inserción de la fascia rectovaginal (FRV) y el arco tendinoso de la fascia pélvica (ATFP) a la pared pélvica lateral. La FRV representa la línea ideal de colocación de suturas durante la reparación de un defecto lateral. Abreviaturas: ATFRV, arco tendinoso de la fascia rectovaginal; EC, espina ciática; FPC: fascia pubocervical. Reimpresa de Leffler KS, Thompson JR, Cundiff GW, et al. Attachment of the rectovaginal septum to the pelvic sidewall. *Am J Obstet Gynecol.* 2001;185(1):41-43. Copyright © 2001 Elsevier. Con autorización.

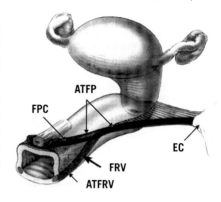

obturador interno para crear el **arco tendinoso de la fascia pélvica (ATFP)** o "línea blanca". En la parte inferior se une a la sínfisis del pubis. La fascia rectovaginal en la porción alta de la vagina coalesce con el soporte lateral de la pared vaginal anterior y se fusiona con el ATFP. La mitad inferior de la fascia rectovaginal se fusiona con la aponeurosis de los músculos elevadores del ano en una línea que se conoce como **arco tendinoso de la fascia rectovaginal**. En su punto más inferior, el tabique rectovaginal se fusiona con el cuerpo perineal (Figura 58-4).

Útero

* El **útero** es un órgano fibromuscular constituido por cuerpo y cérvix.
* **Cuerpo.** El **endometrio** es el revestimiento interno del útero, constituido por epitelio cilíndrico y estroma especializado, cuya capa superficial contiene las arterias espirales, sensibles a las hormonas, que se descaman en cada ciclo menstrual. El **miometrio** contiene fibras de músculo liso entrelazadas y su cara **serosa** está constituida por mesotelio peritoneal. El **fondo** es la porción del útero cefálica respecto de la cavidad endometrial. Los **cuernos** se localizan donde se insertan las trompas de Falopio a la cavidad uterina, a ambos lados del fondo.
* **Cérvix.** En general de 2 a 4 cm de longitud, tiene dos partes: la **porción vaginal** (que protruye hacia la vagina) y la **porción supravaginal** (que yace por arriba de la vagina). El cérvix está formado por tejido conectivo fibroso denso y rodeado por una pequeña cantidad de músculo liso de forma circular en el que se insertan los ligamentos cardinales y uterosacros y las fascias pubocervical y rectovaginal. El cérvix contiene un conducto central longitudinal que conecta la cavidad endometrial con la vagina, el llamado **conducto endocervical**. El **orificio interno** del cérvix es la unión del conducto endocervical y la cavidad endometrial. El **orificio externo** es la abertura distal del conducto cervical hacia la vagina. La **unión escamocilíndrica** se localiza en el orificio externo y marca la transición del epitelio escamoso del ectocérvix al cilíndrico del conducto endocervical en el orificio externo. La posición de esta unión varía en respuesta a las influencias hormonales. La **zona de transformación** es aquella de metaplasia escamosa que rodea a la unión escamocilíndrica y de la que se toma un espécimen en los frotis de Papanicolaou y es sitio frecuente de displasia y cáncer de cérvix. El **ectocérvix** es la porción externa del cuello del útero.

Ligamentos del útero

• Están formados por el engrosamiento de la fascia endopélvica o pliegues de peritoneo.

• El **ligamento redondo** trascurre desde la cara anterolateral del cuerpo del útero por el conducto inguinal hasta insertarse en los labios mayores. Contiene un elemento fibromuscular, y puede dar origen a leiomiomas, además de la **arteria de Sampson**, y no brinda soporte al útero.

• El **ligamento uteroovárico** contiene la vasculatura anastomótica de los vasos sanguíneos uterinos y ováricos y conecta al útero con las gónadas femeninas.

• Los **ligamentos cardinales (de Mackenrodt)** se extienden desde las paredes pélvicas laterales hasta insertarse en la porción externa de la vagina, el cérvix y el istmo del útero; contienen la vena y arteria uterinas y tienen participación importante en el soporte de los órganos pélvicos.

• El **ligamento infundibulopélvico (suspensor del ovario o IP)** contiene a los vasos ováricos. Las arterias se ramifican directamente de la aorta. La vena ovárica derecha desemboca en la vena cava inferior, en tanto la izquierda lo hace en la vena renal izquierda.

• Los **ligamentos uterosacros** se extienden desde la fascia sacra hasta insertarse en la porción posterior del istmo uterino y la fascia endopélvica. Juntos, los ligamentos cardinales y uterosacros forman el parametrio y tienen participación importante en el sostén de los órganos pélvicos.

• El **ligamento ancho** es el peritoneo que cubre al útero y las trompas de Falopio, dividido en el mesometrio, que rodea al útero, la mesosalpinge, que hace lo propio con la trompa de Falopio, y el mesovario, que rodea al ligamento uteroovárico.

Anexos

• Las **trompas de Falopio** son estructuras tubulares bilaterales que conectan la cavidad endometrial con la peritoneal; en promedio tienen 10 cm de longitud. En su porción distal presentan un extremo fimbriado que recibe cada óvulo después de que se libera del ovario, su luz está revestida por epitelio cilíndrico ciliado. Constan de cuatro regiones (de ubicación proximal a distal): intersticial, ístmica, ampular e infundibular.

• Los **ovarios** son estructuras ovales aplanadas, bilaterales, de color blanco, que contienen a los óvulos. Cada uno está suspendido a los lados de la pared pélvica lateral por el ligamento IP y en su parte medial, del útero, por el ligamento uteroovárico. Cada ovario yace en la fosa ovárica correspondiente, bordeada en ubicación dorsomedial por la arteria hipogástrica y en la ventrolateral por la arteria iliaca externa, por cuya base transcurre el uréter. El ovario tiene una médula fibromuscular y vascular y una corteza externa, que contiene estroma especializado con folículos, cuerpos amarillos y blancos, y está cubierta por epitelio cúbico.

Uréter

• El **uréter** transcurre desde los riñones en el espacio retroperitoneal, atraviesa el borde pélvico a nivel de la bifurcación de la arteria iliaca primitiva y continúa dentro de la hoja medial del ligamento ancho. Ingresa al túnel de Wertheim a su paso bajo la arteria uterina 1.5 cm por fuera del cérvix, a nivel del orificio interno y entra al trígono vesical. Las tres zonas más frecuentes de lesión ureteral en las operaciones ginecológicas quirúrgicas son: el borde pélvico durante el pinzamiento de los ligamentos IP, el pinzamiento de la arteria uterina en la histerectomía y con la incisión de colpotomía.

ESPACIOS QUIRÚRGICOS DE LA PELVIS

Los órganos reproductores, urinarios y gastrointestinales que se encuentran en la pelvis tienen la capacidad de cambiar de tamaño y forma, de manera independiente uno de otro, lo que es posible por sus uniones laxas mediante planos de tejido conectivo constituidos por grasa y tejido areolar. Dichos planos son espacios potenciales a los que se puede ingresar en la disección quirúrgica. El aporte neurolinfovascular de los órganos se mantiene dentro de tabiques de tejido conectivo, lo que permite la disección roma y exangüe de los espacios quirúrgicos. Se describen ocho espacios avasculares: prevesical, vesicovaginal, paravesical (2), pararrectal (2), rectovaginal y retrorrectal (Figura 58-5).

- El **espacio prevesical**, también conocido como **espacio de Retzius** o **retropúbico**, está separado del recto abdominal anterior en la porción ventral por la fascia transversalis. A los lados, los músculos de la pared pélvica, el ligamento cardinal y la inserción de la fascia pubocervical al ATFP bordean el espacio prevesical. Son estructuras importantes dentro del espacio de Retzius los vasos clitorídeos dorsales, los nervios y vasos obturadores, los nervios de la porción baja del aparato urinario, la cresta pectínea, el ATFP y el arco tendinoso del elevador del ano. En este espacio se llevan a cabo las uretropexias de Burch.

- Los **espacios vesicovaginales (también llamados vesicocervicales)** están separados por un tabique supravaginal delgado y limitados caudalmente por la fusión de la unión del tercio proximal y los dos tercios distales de la uretra con la vagina, ventralmente por la uretra y la vejiga, y en ubicación cefálica por el peritoneo, lo que forma el repliegue vesicocervical. Se ingresa a estos espacios cuando se hace un "colgajo vesical" durante la cesárea o la histerectomía.

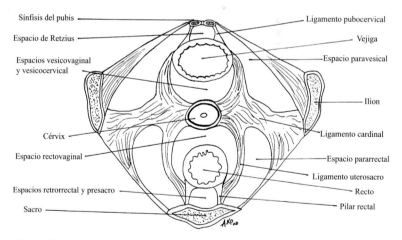

Figura 58-5. Espacios quirúrgicos de la pelvis. Dibujo original por Alice W. Ko, de *The Johns Hopkins Manual of Gynecology and Obstetrics*. 2nd ed. Philadelphia, PA: Lippincott Williams & Wilkins; 2002.

- Los **espacios paravesicales** son pares, adyacentes a la vejiga. Limitados por dentro por la vejiga y la arteria umbilical obliterada, y por fuera por el músculo obturador interno, en la parte dorsal por el ligamento cardinal y en la ventral por la sínfisis del pubis, en tanto que el elevador del ano los confina en la porción caudal. Se puede encontrar el uréter en el tejido entre los espacios paravesical y vesicovaginal. El tejido parametrial extraído en una histerectomía radical se localiza entre los espacios paravesical y pararrectal.

- Los **espacios pararrectales** son pares, adyacentes al recto, bordeados en la porción interna por el uréter, el ligamento uterosacro y el recto, por fuera, por los vasos hipogástricos y la pared pélvica, en ubicación ventrolateral por el ligamento cardinal y en la porción dorsal por el sacro. El músculo isquiococcígeo forma el piso de este espacio. Se puede presentar hemorragia de los vasos sacros laterales y hemorroidales si la disección alcanza el piso pélvico. Estos espacios permiten el acceso a los ligamentos sacrociáticos menores, así como la identificación del uréter para la ureterólisis, cuando está indicada.

- El **espacio rectovaginal** está limitado en la porción caudal por el ápice del cuerpo perineal; por fuera por el ligamento uterosacro, el uréter y los pilares rectales; en ubicación ventral por la vagina y en la dorsal por el recto. El **fondo de saco posterior** o **bolsa de Douglas** es el espacio entre el útero y el recto, limitado en la parte inferior por el peritoneo. El espacio rectovaginal se encuentra bajo este peritoneo y fondo de saco, con ingreso por la incisión del pliegue peritoneal entre el útero y el recto.

- El **espacio retrorrectal** es caudal respecto del espacio presacro y está limitado por delante por el recto, en la parte posterior por el sacro y a los lados por los ligamentos uterosacros.

- El **espacio presacro** está limitado a los lados por las arterias iliacas internas, en ubicación cefálica por la bifurcación de la aorta, en la parte dorsal por el sacro y en la ventral por el colon. Contiene al nervio presacro (plexo hipogástrico superior), la arteria y vena sacras medias (que se originan de la cara dorsal de la aorta y la vena cava) y los vasos sacros laterales. Se ingresa a este espacio para la sacrocolpopexia por prolapso de órganos pélvicos, la neurectomía presacra por dolor pélvico y la disección de los ganglios linfáticos paraaórticos.

VASCULATURA DEL ABDOMEN Y LA PELVIS

- **Aorta.** De su porción cefálica a la caudal, las arterias que se originan en la aorta por debajo de la diafragma son: frénica inferior, tronco celiaco, suprarrenal, mesentérica superior, renal, lumbar, mesentérica inferior, ovárica y sacra media. A continuación la aorta se bifurca para formar las arterias iliacas primitivas a nivel de la cuarta vértebra lumbar.

- **Tronco celiaco.** Tiene tres ramas principales: las arterias **coronaria estomáquica** o **gástrica izquierda**, **esplénica** y **hepática común**. La primera se divide en ramas esofágicas y las que riegan a la curvatura menor del estómago. La **arteria esplénica** se divide en ramas pancreáticas, **arterias gástricas cortas**, que riegan el fondo del estómago y la **arteria gastroepiploica izquierda**, que riega al epiplón mayor y la curvatura mayor del estómago; se anastomosa con la **gastroepiploica derecha**, que es rama terminal de la hepática común. La **arteria hepática común** tiene dos divisiones principales: la **arteria hepática propia** y la **arteria gastroduodenal**. La primera se divide en la **arteria gástrica derecha** e ingresa al epiplón menor para anastomosarse con la **arteria gástrica izquierda**, y termina en las **arterias hepáticas derecha e izquierda**. La **arteria cística** a menudo es rama de la arteria hepática derecha y riega la vesícula biliar. La **arteria gastroduodenal derecha** se ramifica en la **arteria supraduodenal**, la **arteria gastroepiploica derecha**, y la **pancreaticoduodenal superior**. La **arteria gastroepiploica derecha** ingresa al epiplón mayor y se anastomosa con la arteria gastroepiploica izquierda en la curvatura mayor del estómago.

La **arteria pancreaticoduodenal superior** riega la segunda parte del duodeno y la cabeza del páncreas.

* La **arteria mesentérica superior** se ramifica en la **arteria yeyunal** y la **arteria ileal**, la **arteria ileocólica**, la **arteria cólica derecha** y la **arteria cólica media**.

* La **arteria mesentérica inferior** se ramifica en **arteria cólica izquierda, ramas sigmoideas** y la **arteria rectal superior**.

* **Vasos ováricos.** Las arterias ováricas se originan de la cara anterior de la aorta y transcurren en dirección de la pelvis con cruce a los lados sobre los **uréteres** a nivel del borde pélvico y emisión de ramas a los uréteres y las trompas de Falopio. Después transcurren en dirección medial sobre los vasos iliacos externos proximales y dentro de los ligamentos IP. La vena ovárica izquierda drena en la vena renal izquierda en tanto la vena ovárica derecha lo hace directamente en la vena cava inferior.

* La aorta se bifurca en las **arterias iliacas primitivas** a nivel de la cuarta vértebra lumbar, que a su vez se dividen en las **arterias hipogástricas externa e interna**. Las arterias hipogástricas se dividen en partes anterior y posterior de 3 a 4 cm después de originarse de la arteria iliaca primitiva. El **uréter** transcurre por delante de la división de las arterias hipogástricas e iliacas externas.
  * **División anterior de la arteria hipogástrica.** Hay alguna variación en el patrón de ramificación. Sus ramas incluyen la obturatriz, la uterina, la vaginal, las vesicales inferior y superior, la rectal media, la pudenda interna y la glútea inferior. El **uréter** transcurre hacia afuera bajo la **arteria uterina** a nivel del orificio interno del cérvix. Durante la ligadura de las arterias hipogástricas debe aplicarse doble ligadura a su división anterior con seda 1-0 (sin cortar) en ubicación 2.5 a 3.0 cm distal a la bifurcación de la iliaca primitiva. La disección se hace de fuera adentro para evitar dañar a la vena hipogástrica.
  * **División posterior de la arteria hipogástrica.** Sus ramas incluyen la iliolumbar, la sacra lateral y la glútea, todas que tienen conductos que se anastomosan dentro de la pelvis.

* **Arteria iliaca externa.** Las arterias epigástrica y circunfleja iliaca se ramifican de la iliaca externa antes de que transcurra bajo el ligamento inguinal y en dirección del conducto femoral, donde se convierten en arterias femorales.

* **Anastomosis.** La **arteria hemorroidal superior** se origina de la mesentérica inferior, la **arteria hemorroidal media** se origina en la división anterior de la hipogástrica y la **arteria hemorroidal inferior** se origina de la arteria pudenda (una rama de la hipogástrica). Esto permite un riego sanguíneo redundante de la pelvis.

VULVA Y PERINÉ

Anatomía externa

* La salida de la pelvis ósea está limitada por delante por las ramas isquiopúbicas y por detrás por el coxis y los ligamentos sacrociáticos mayores. Dicha salida se divide en triángulos anterior y posterior, que comparten una base común en la línea trazada entre las tuberosidades isquiáticas.

* **Capa de piel y tejido subcutáneo.** El tejido subcutáneo tiene dos capas mal definidas: las fascias de Camper y Colles.
  * La **fascia de Camper** incluye la continuación de la correspondiente de la pared abdominal anterior.
  * La **fascia de Colles** es similar a la de Scarpa de la pared abdominal anterior. Se fusiona en la parte posterior con la membrana perineal y a los lados con las ramas isquiopúbicas.

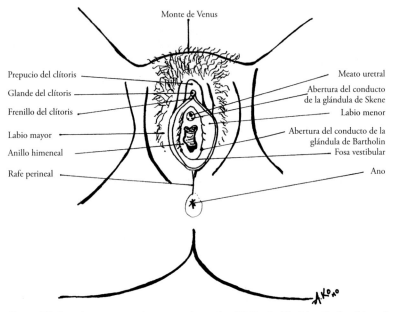

Monte de Venus

Prepucio del clítoris

Glande del clítoris

Frenillo del clítoris

Labio mayor

Anillo himeneal

Rafe perineal

Meato uretral

Abertura del conducto
de la glándula de Skene

Labio menor

Abertura del conducto de la
glándula de Bartholin

Fosa vestibular

Ano

Figura 58-6. Vulva y periné. Dibujo original por Alice W. Ko, de *The Johns Hopkins Manual of Gynecology and Obstetrics.* 2nd ed. Philadelphia, PA: Lippincott Williams & Wilkins; 2002.

- El **monte de Venus** (***mons pubis, mons veneris***) corresponde a la piel pilosa que recubre al tejido adiposo que yace sobre los huesos púbicos (Figura 58-6).
- Los **labios mayores** se extienden hacia atrás desde el monte de Venus y contienen piel similar portadora de vello. Los labios mayores son el sitio de inserción de los ligamentos redondos.
- Los **labios menores** son pliegues cutáneos sin vello que se dividen por delante para formar el prepucio y frenillo del clítoris. Cubren a un tejido conectivo laxamente organizado, más que a tejido adiposo.
- **Aberturas de los conductos glandulares**
  - La abertura del conducto de la **glándula vestibular mayor (de Bartholin)** se visualiza en la cara posterolateral del vestíbulo, de 3 a 4 mm por fuera del anillo himeneal.
  - La abertura del conducto de la **glándula vestibular menor** se visualiza en una línea por arriba de la abertura del conducto de la glándula vestibular en dirección de la uretra.
  - Los **conductos de Skene** están localizados en ubicación inferolateral al meato uretral, aproximadamente a las 5 y 7 del cuadrante.
- **Glándulas especializadas**
  - Se localizan **glándulas sebáceas holocrinas** en los labios mayores y tienen relación con los cuerpos pilosos.
  - Las **glándulas sudoríparas apocrinas** se ubican a los lados del introito y el ano. Puede ocurrir **hidradenitis supurativa** si estas glándulas se infectan en forma crónica.
  - Los **hidradenomas** son proliferaciones neoplásicas de estas glándulas.
  - Las **glándulas sudoríparas ecrinas** también se localizan a los lados del introito y el ano, y pueden proliferar para formar un **siringoma**.

Compartimento superficial de la vulva

- Yace entre la capa subcutánea y la membrana perineal (Figura 58-7).
- El **clítoris** consta del glande, un cuerpo adherido al pubis por el ligamento suspensorio subcutáneo y un par de pilares que surgen del cuerpo y se insertan en la cara inferior de las ramas del pubis.
- Los **músculos isquiocavernosos** cubren a los pilares del clítoris, se originan en sus caras libres y las tuberosidades isquiáticas y se insertan en su parte superior y en el cuerpo del clítoris.
- Los **músculos bulboesponjosos** se originan en el cuerpo perineal y se insertan en el cuerpo del clítoris. Cubren las porciones centrolaterales de los bulbos vestibulares y las glándulas de Bartholin.
- Los **músculos perineales transversos superficiales** se originan en las tuberosidades isquiáticas y se insertan en el cuerpo perineal.
- El **cuerpo perineal (tendón central del periné)** se conecta por delante y a los lados con el músculo bulboesponjoso y por delante con la membrana perineal, que une al cuerpo perineal con las ramas inferiores del pubis. El cuerpo perineal se une a los lados a los músculos perineales superficiales transversos, por detrás al esfínter anal externo y por encima a la fascia rectovaginal distal.
- Los **bulbos vestibulares** son tejidos eréctiles pares que yacen justo bajo la piel del vestíbulo y los músculos bulbocavernosos.

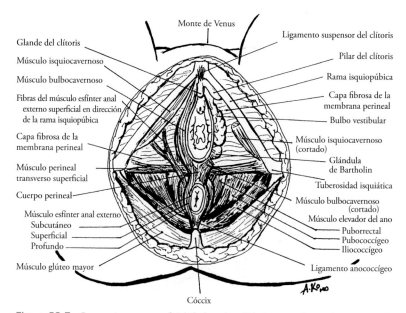

Figura 58-7. Compartimento superficial de la vulva. Dibujo original por Alice W. Ko, de *The Johns Hopkins Manual of Gynecology and Obstetrics.* 2nd ed. Philadelphia, PA: Lippincott Williams & Wilkins; 2002.

- Las **glándulas de Bartholin** yacen entre los músculos bulbocavernosos y la membrana perineal, en el extremo caudal del bulbo vestibular. Sus conductos se vacían en el mucosa vestibular.

Piso pélvico

- El **piso pélvico** incluye a la membrana perineal y los músculos del diafragma pélvico, y ayuda al soporte de los contenidos de la pelvis por arriba de su plano de salida.

- La **membrana perineal** es una hoja triangular de tejido fibromuscular denso que se extiende hasta el triángulo anterior. Provee soporte por la unión de la uretra, vagina y el cuerpo perineal con las ramas isquiopúbicas; contiene los nervios dorsales y profundos y los vasos del clítoris.

- Los **músculos del diafragma pélvico** incluyen al elevador del ano y el coccígeo, cubiertos por las fascias superior e inferior (Figura 58-8).

  - **Músculos elevadores del ano**
  - El **puborrectal** se origina en la cara interna de los huesos púbicos y se inserta en el recto. Algunas fibras forman un cabestrillo alrededor de la cara posterior del recto.
  - El **pubococcígeo** se origina en los huesos del pubis y se inserta en el rafe anococcígeo y la cara superior del cóccix.

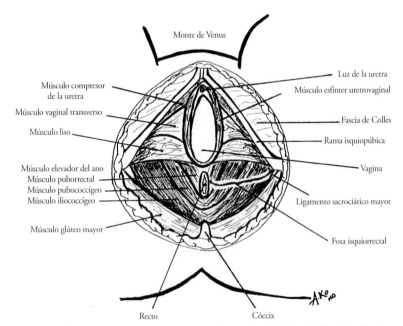

Figura 58-8. Diafragma pélvico. Dibujo original por Alice W. Ko, de *The Johns Hopkins Manual of Gynecology and Obstetrics.* 2nd ed. Philadelphia, PA: Lippincott Williams & Wilkins; 2002.

- El **músculo iliococcígeo** se origina en el **arco tendinoso del elevador del ano** y se inserta en el rafe anococcígeo y el cóccix.
- El **músculo isquiococcígeo** se origina en la espina ciática y se inserta en el cóccix y la zona más baja del sacro. Se ubica en posición cefálica al ligamento sacrociático menor.

Triángulo posterior

- Limitado a ambos lados por las tuberosidades isquiáticas y detrás por el cóccix.
- **Esfínter anal externo**
  - Su porción superficial se inserta por delante en el cuerpo perineal y por detrás en el cóccix.
  - Su porción profunda rodea al recto y se une con el puborrectal.
- **Esfínter anal interno.** Es de músculo liso, separado del esfínter externo por el surco interesfinteriano, así como fibras de la capa muscular longitudinal del intestino.
- La **fosa isquioanal** contiene el tronco neurovascular pudendo; está limitada por dentro por los músculos elevadores del ano y a los lados por los músculos obturadores internos, con una fosa anterior que yace por arriba de la membrana perineal y una porción posterior que se encuentra por arriba del glúteo mayor. Este espacio permite la expansión fisiológica del recto.

NERVIOS DE LA PELVIS Y EL PERINÉ

Diafragma pélvico

- El **nervio pudendo** inerva a los esfínteres anal externo y uretral.
- La **división anterior de las ramas ventrales de S3 y S4** inerva a los músculos elevadores del ano e isquiococcígeos.

Periné

- El **nervio pudendo** es sensorial y motor para el periné.
  - El nervio pudendo se origina del plexo sacro (S2-S4), abandona la pelvis a través de la escotadura ciática mayor, rodea a la espina ciática y el ligamento sacrociático menor e ingresa al conducto pudendo (**conducto de Alcock**) en el agujero ciático menor y tiene varias ramas terminales:
    - El **nervio clitorídeo** transcurre por la cara superficial de la membrana perineal para inervar al clítoris.
    - El **nervio perineal** recorre la cara profunda de la membrana perineal, se ramifica para inervar los músculos del compartimento superficial, el subcutáneo y la piel del vestíbulo, los labios menores y cara interna de los labios mayores.
    - El **nervio hemorroidal inferior (rectal inferior)** inerva al esfínter anal externo y la piel perianal.
- Se hace un bloqueo pudendo por inyección de un anestésico apenas debajo de la espina ciática, lo que provee analgesia local para los partos vaginales, y también se puede hacer en casos de lesión nerviosa por compresión y la neuralgia pudenda resultante.
- Se pueden presentar lesiones nerviosas durante las operaciones ginecológicas, por mala posición, incisiones, uso de separadores y formación de hematomas (ver el capítulo 60).

DRENAJE LINFÁTICO DE LA PELVIS

* La vulva y la porción inferior de la vagina drenan hacia los **ganglios linfáticos inguinofemorales**, y después, a los **ganglios iliacos externos**.
* El cérvix drena a través de los ligamentos cardinales hacia los **ganglios pélvicos (hipogástrico, obturador e iliaco externo)**, y después, a los **ganglios iliacos primitivos y paraaórticos**.
* El **útero** drena a través del ligamento ancho y los intraperitoneales hacia los **ganglios linfáticos pélvicos y paraaórticos**.
* Los **ovarios** drenan hacia los **ganglios pélvicos linfáticos y paraaórticos**.

LECTURAS SUGERIDAS

Ashton-Miller JA, DeLancey JO. Functional anatomy of the female pelvic floor. *Ann N Y Acad Sci.* 2007;1101:266-296.

DeLancey JO. Surgical anatomy of the female pelvis. In: Jones HW, Rock JA, eds. *Te Linde's Operative Gynecology.* 11th ed. Philadelphia, PA: Wolters Kluwer; 2015:93-122.

Law YM, Fielding JR. MRI of pelvic floor dysfunction: review. *AJR Am J Roentgenol.* 2008; 191:S45-S53.

Weber AM, Walters MD. Anterior vaginal prolapse: review of anatomy and techniques of surgical repair. *Obstet Gynecol.* 1997;89:311-318.

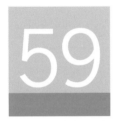

59 Abordajes quirúrgicos en cirugía ginecológica

MaryAnn Wilbur y Kristin Patzkowsky

Elegir la vía más apropiada para la intervención quirúrgica de una paciente y su patología es un paso crítico para asegurar un buen resultado quirúrgico. La cirugía ginecológica es única, porque puede tener más de un abordaje razonable, incluidos el vaginal, por histeroscopia, laparoscopia, robótica o abdominal, para operaciones quirúrgicas similares.

* Los abordajes de **cirugía con invasión mínima (CIM)** incluyen la vaginal, por histeroscopia, laparoscopia o la laparoscópica asistida por robot.
* Se puede usar con seguridad CIM para tratar la mayoría de las afecciones ginecológicas (tanto benignas como malignas). Siempre que sea apropiado para la situación clínica particular y factible con seguridad, se debe dar prioridad a la CIM respecto a procedimientos abiertos, con base en sus ventajas frente a la laparotomía.
* Para las histerectomías debe tenerse un abordaje CIM mejor que abdominal, siempre que sea clínicamente apropiado. Además, se prefiere un abordaje transvaginal a la laparoscopia para muchas circunstancias clínicas.
* Se pueden hacer ambas, la laparoscopia estándar y la asistida por robot, con sitios de ingreso múltiples o uno solo. Cuando se usa una incisión única para tales abordajes, se le denomina *operación, operación laparoendoscópica, o laparoscópica, con incisión en un solo sitio.*

OPERACIONES GINECOLÓGICAS CON INVASIÓN MÍNIMA

Beneficios de las intervenciones quirúrgicas con invasión mínima

- Aunque la mayoría de las pacientes cicatrizará bien con un abordaje de CIM o abierto, el primero se vincula con pérdida sanguínea y necesidad de transfusión, dolor posoperatorio y requerimiento de narcóticos, infección de la herida quirúrgica, duración de la estancia hospitalaria y necesidad de reingreso, menores.
- Las pacientes con obesidad y diabetes se benefician en particular del menor riesgo de la infección de heridas y el reingreso; por lo tanto, debe considerarse en gran medida en ellas un abordaje por CIM, siempre que sea posible.

Laparoscopia

- La cirugía laparoscópica se hace a través de varias incisiones abdominales pequeñas con insuflación de la cavidad abdominal con dióxido de carbono gaseoso (CO_2) para la visualización.
- El número de incisiones varía dependiendo de la operación a realizar, las dimensiones de la alteración patológica y la complejidad del caso.
- Se coloca un trocar o puerto a través de cada incisión, por el que se pueden hacer pasar los instrumentos al interior y fuera del abdomen sin pérdida del gas intraabdominal. Los trócares varían en dimensiones de 3 a 15 mm, dependiendo de qué instrumentos se usen y el tamaño del espécimen a extirpar del abdomen.
- Para la cirugía laparoscópica, en especial en casos complejos, los cirujanos pueden tener una curva de aprendizaje prolongada, porque hay que aprender cómo operar en un espacio bidimensional, con la pérdida resultante de percepción de la profundidad y el reto de la coordinación mano-ojo.

Cirugía laparoscópica asistida por robot

- El sistema da Vinci fue aprobado por la US Food and Drug Administration para usarse en ginecología en el año 2005, como recurso para mejorar la experiencia de la laparoscopia en los cirujanos y aumentar el número de pacientes a quienes se puede ofrecer un abordaje con invasión mínima.
- Lo que un procedimiento asistido por robot ofrece, además de la laparoscopia estándar, incluye: 1) instrumentos articulados, 2) visualización tridimensional por la técnica ocular doble y 3) oportunidad de usar un tercer brazo para retracción. También mejora la experiencia ergonómica del cirujano.
- La laparoscopia asistida por robot retira al cirujano de la cabecera de la paciente y elimina la capacidad de retroalimentación táctil.
- La decisión de realizar una operación quirúrgica por laparoscopia convencional o robótica depende del cirujano. Los motivos a menudo citados para elegir un abordaje robótico respecto del laparoscópico convencional son: 1) anticipación a una disección difícil (adherencias, antecedentes quirúrgicos amplios, endometriosis en etapa IV), 2) miomectomía compleja, 3) obesidad mórbida, 4) preferencia del cirujano y 5) un útero en extremo grande.

Cirugía laparoscópica o laparoendoscópica de un solo sitio

- En estas operaciones se utiliza un puerto de ingreso único, más grande (de casi 2-3 cm) en el ombligo con tres trócares que forman un triángulo. Las ventajas de tal procedimiento incluyen mejor resultado estético y un cirujano independiente que necesita un ayudante para sostener la cámara. Las desventajas incluyen un riesgo un poco aumentado de hernias y una curva de aprendizaje muy escarpada para dominar la mecánica de los puertos triangulados, donde las manos derecha e izquierda regulan al instrumento contralateral en el campo quirúrgico.

- Se dispone de una plataforma robótica de un solo sitio donde se usan instrumentos curvos que facilitan su manipulación.
- Aunque se puede hacer cualquier número de procedimientos quirúrgicos ginecológicos por un método con invasión mínima, dos de los que se utilizan más a menudo son la histerectomía y la miomectomía.

Histerectomía con invasión mínima

Histerectomía transvaginal

- A pesar de las frecuentes deliberaciones acerca de la laparoscopia y la robótica en la ginecología quirúrgica, continuó afirmándose en la 2017 American College of Obstetricians and Gynecologists Committee Opinion que cuando sea factible, la **histerectomía total vaginal (HTV)** sigue siendo el método preferido de exéresis de útero y cérvix.
- Una HTV es de máxima eficacia en cuanto a costo y menor invasión.
- El tamaño uterino, la movilidad, la accesibilidad y la ausencia de alteraciones patológicas anexiales o la sospecha de adherencias, son todos factores que deberían considerarse cuando se determina lo apropiado de ofrecer una HTV.

Histerectomía vaginal asistida por laparoscopia

- En la **histerectomía vaginal asistida por laparoscopia** se hace uso del instrumento para visualizar la cavidad peritoneal y valorar la pelvis. Muchos cirujanos utilizarán este abordaje para lisar adherencias y ligar los vasos ováricos por laparoscopia, antes de hacer lo que desde otros puntos de vista es una histerectomía vaginal. Otros cirujanos continuarán por laparoscopia y ligarán los vasos uterinos antes de concluir la colpotomía y la histerectomía por vía vaginal.

Histerectomía laparoscópica (incluida la asistida por robot)

- Se hace una **histerectomía laparoscópica total** hasta la colpotomía e incluyéndola. Dependiendo del entrenamiento/la preferencia del cirujano, la colpotomía se puede cerrar por sutura de la cúpula por vía vaginal o laparoscópica y las pruebas son controvertidas acerca de la superioridad de la vía usada.
  - La dehiscencia de la cúpula vaginal es una complicación poco común (< 1%) después de la histerectomía, aunque se presenta más a menudo después de los abordajes robótico y laparoscópico, en comparación con el abdominal y el vaginal. No hay factores de riesgo bien definidos. Aquellos que quizá contribuyen con el mayor riesgo después de la histerectomía laparoscópica y robótica son el uso de electrocirugía para colpotomía, la visualización con aumento que lleva a la colocación de puntos inadecuados para el cierre, y la integridad inadecuada de los nudos hechos por laparoscopia (por un anudador u otro dispositivo).
- La **histerectomía supracervical (HSC)** se hace, por lo general, durante la sacrocolpopexia para proveer un sitio de fijación de la malla, lo que así disminuye el riesgo de que erosione la vagina. Fuera de esta indicación, la HSC se hace menos a menudo porque conlleva un riesgo de 20% de hemorragia cíclica continua, la necesidad de detección del cáncer cervicouterino y ninguna diferencia en la satisfacción sexual, la función vesical/intestinal o el prolapso de órganos pélvicos. Después de la HSC, la paciente puede reiniciar la actividad coital antes, porque no hay riesgo de dehiscencia de la cúpula vaginal.

Miomectomía con invasión mínima

- Cuando es factible, la miomectomía debe hacerse con un abordaje de CIM, incluyendo la histeroscopia (para los fibromas submucosos de tipo 0 y 1 < 5 cm de diámetro y los fibromas de tipo 2 seleccionados) o el laparoscópico/robótico (ver el capítulo 33). A la fecha, las pruebas sugieren que no hay diferencia en los resultados quirúrgicos entre las miomectomías laparoscópica y robótica.

- Aunque el abordaje quirúrgico se basa en la preferencia del cirujano, el principal motivo citado para elegir el robótico para la miomectomía es la necesidad de sutura excesiva y el beneficio inherente de los instrumentos articulados para esta tarea, en particular de beneficio para el cierre de los defectos uterinos posteriores que conllevan un desafío técnico diferente.
- Las imágenes preoperatorias de resonancia magnética son críticas para planear la miomectomía, porque permiten:
  - Detallar con precisión la carga de fibromas para ayudar al cirujano a mapear la exéresis.
  - Ayudar a guiar el asesoramiento en cuanto al impacto potencial de los fibromas en la fecundidad.
  - Valorar adenomiosis o adenomiomas concomitantes.

Técnicas de ingreso por laparoscopia

- Hay varias técnicas de ingreso disponibles y ninguna carece de riesgos. La selección apropiada dependerá de la anatomía de la paciente, sus antecedentes quirúrgicos y la preferencia del cirujano.
  - La **técnica de Hassan o abierta** permite el ingreso a la cavidad abdominal bajo visualización directa, abordaje que se puede usar para entrar por cualquier cuadrante abdominal, pero casi siempre se utiliza en el ombligo. Se hace una incisión de 10 a 120 mm en la piel del ombligo y se diseca de modo que se pueda ingresar directamente a la aponeurosis y el peritoneo. Se visualiza un ingreso y se verifica que esté libre de adherencias; la aponeurosis, por lo general, se marca con puntos de sutura y se coloca un trocar romo directamente al interior de la cavidad peritoneal, que permite la insuflación de CO_2 gaseoso y la colocación de una cámara de laparoscopia.
  - Para el abordaje **cerrado o con aguja de Veress**, se everte la base del ombligo, se hace una incisión cutánea (5-10 mm para ajustarse al trocar que se planeó) con un escalpelo y se introduce la aguja de Veress a la cavidad peritoneal. Por lo general, se perciben dos "chasquidos", que representan el paso de la aguja a través de la aponeurosis y el peritoneo, y una vez que se encuentra dentro de la cavidad abdominal se insufla gas CO_2 al interior, se retira la aguja de Veress y se coloca un trocar en forma ciega o por visualización directa a través de uno óptico. Se pueden usar varias pruebas para valorar si la aguja de Veress está en la posición correcta:
    - Prueba de la gota de agua: se acopla una jeringa llena de solución salina (sin el émbolo) a la aguja de Veress. Si la punta de la aguja se encuentra dentro de la cavidad peritoneal, la solución salina pasará fácilmente hacia esta; si está en ubicación preperitoneal, la solución salina pasará lentamente.
    - Retroceso en una jeringuilla: acople una jeringuilla a la aguja de Veress y jale el émbolo. La presencia de sangre o contenido intestinal indicaría su colocación incorrecta.
    - Presión de abertura: acople los tubos de CO_2 a la aguja de Veress e inicie su introducción. La presión sobre la válvula de abertura debe ser < 5 mm Hg dentro de la cavidad abdominal.
  - **Técnica de visualización directa** con un trocar óptico. Se carga en retroceso un laparoscopio de grado cero dentro de un trocar óptico (con punta transparente) y se pasa visualmente a través de las capas de la pared abdominal hasta ingresar a la cavidad peritoneal. Una vez que se sospecha el ingreso a la cavidad peritoneal se inicia la insuflación de CO_2 y se confirma la colocación correcta del trocar por visualización directa.
- Aunque hay riesgos vinculados con todas las técnicas y sitios de ingreso, el de lesiones vasculares e intestinales es muy pequeño, bastante menor de 1%. En una revisión de Cochrane del 2015 se indica que no hubo diferencias en las lesiones vasculares o intestinales entre las técnicas de ingreso abierta y cerrada. La técnica de ingreso cerrada/con aguja de Veress

se asocia con un mayor riesgo de fracasos (es decir, colocación preperitoneal) en comparación con la técnica abierta. No hay una opción mejor de ingreso y el cirujano debe sopesar los riesgos para cada paciente.

Sitios de ingreso laparoscópico

- Cualquiera de las técnicas se puede usar en los diferentes **sitios de ingreso**.
- El sitio más frecuente de entrada es en el **ombligo**, por su localización central y el fenómeno anatómico de que todas las capas esencialmente se convierten en una en el muñón umbilical. Se consideran sitios alternativos ante operaciones abdominales o pélvicas previas, hernia umbilical o la preocupación por la presencia de adherencias o en el contexto de una alteración patológica muy grande.
- **Punto de Palmer o del cuadrante superior izquierdo.** Para el ingreso en el cuadrante superior izquierdo se hace una adición en la línea medioclavicular izquierda, por lo general, 1 a 2 traveses de dedo por debajo del borde costal inferior. Las capas atravesadas son piel, grasa subcutánea, aponeurosis del oblicuo mayor, aponeurosis del oblicuo menor, fibras del músculo transverso, grasa extraperitoneal y peritoneo. Para evitar lesiones del estómago, descomprima con una sonda bucogástrica o nasogástrica antes de ingresar.
- **Cuadrante superior derecho.** El ingreso en este cuadrante puede ser de utilidad en una paciente con el antecedente de intervención quirúrgica gástrica. Se ingresa con mucho cuidado para evitar lesiones del hígado. Este sitio de ingreso puede no ser ideal en alguien con colecistectomía o el síndrome de Fitz-Hugh-Curtis previos.
- **Supraumbilical.** En el contexto de una alteración patología grande se puede usar un punto de **ingreso supraumbilical**.

Instalación del puerto de ingreso

- Aunque hay muchas variantes de la **laparoscopia pélvica** estándar, el abordaje más frecuente es con un trocar de ingreso umbilical seguido por la colocación de dos adicionales en los cuadrantes inferiores a ambos lados, bajo visualización laparoscópica directa.
  - Cuando se colocan trócares adicionales debe tenerse cuidado de **evitar la arteria epigástrica inferior**, que nace de la arteria iliaca externa por arriba del ligamento inguinal y se puede identificar apenas medial a la inserción del ligamento redondo en el interior del conducto inguinal, trayectoria que se puede seguir en dirección cefálica y se colocarán los trócares por fuera. Si no se pueden visualizar los vasos, un sitio seguro para colocar un trocar en el cuadrante inferior es por lo general de 5 a 8 cm por arriba de la sínfisis del pubis y 8 cm por fuera de la línea media.
  - Se colocan los puertos de ingreso subsiguientes dependiendo del tipo de intervención quirúrgica y los datos anatómicos (incluidos el tamaño del útero o los anexos, la diseminación de la afección, la presencia de adherencias y la necesidad de disección de los ganglios linfáticos). Las operaciones quirúrgicas más complejas pueden requerir hasta cinco puertos de ingreso y sus localizaciones deben ajustarse de acuerdo con las necesidades quirúrgicas, la anatomía y el proceso patológico.
- Operaciones robóticas en las se hace uso de tres a cuatro puertos de ingreso y uno accesorio de laparoscopia. El puerto para la cámara robótica suele colocarse por arriba o alrededor del ombligo. Se colocan dos puertos o tres de ingreso a los lados para los brazos quirúrgicos robóticos. El puerto accesorio de laparoscopia puede ser de diversos tamaños y localizaciones, dependiendo de la operación planeada y la sutura/los instrumentos y especímenes que se pretende hacer pasar al interior y fuera del abdomen. Se debe tener en mente la distancia entre los brazos robóticos para disminuir al mínimo sus colisiones externas.

Exéresis de especímenes grandes

- La exéresis segura de un espécimen, en particular de los más grandes, debe considerarse con cuidado en todos los procedimientos de CIM. El cirujano requerirá elegir una de las siguientes opciones para el retiro del espécimen:
  - Vaginal: a través de la vagina en la histerectomía.
  - Por colpotomía: con una incisión en el fondo de saco vaginal posterior.
  - Por el puerto de ingreso: de ser necesario, cualquier puerto de ingreso puede extenderse para la extracción del espécimen. A menudo se amplía la incisión umbilical, porque corresponde al punto más delgado de la pared abdominal y la incisión más grande se puede ocultar entre los pliegues umbilicales.
  - Minilaparotomía: por lo general, bien tolerada porque la manipulación de esta incisión es bastante menor que cuando se usa para una cesárea u otra operación abierta.
- Antes se usaba de manera sistemática la fragmentación para el retiro del espécimen que no es contenido, lo que permite que se diseminen fragmentos macroscópicos y microscópicos de tejido en el abdomen en el momento de hacerlo. Las complicaciones subsiguientes pueden incluir proliferación/diseminación de fibromas, adenomiomas y endometriosis en diversos sitios (mesenterio intestinal, pared pélvica lateral, pared abdominal) o la extensión yatrógena del cáncer en el caso de que no se hubiese diagnosticado antes.
  - Por esos motivos, en la US Food and Drug Administration se emitió una nota precautoria en el 2014 y hoy rara vez se usa la fragmentación, si acaso. Siempre que sea factible la fragmentación debe ser "contenida", lo que significa que se introduce una bolsa estéril a la cavidad peritoneal y todo el espécimen se pasa a su interior antes de su fragmentación, de manera que no se disemine ningún fragmento en el abdomen. Se puede hacer este tipo de fragmentación con un bisturí (con la bolsa extraída de la pared abdominal o una abertura vaginal para el acceso), el fragmentador eléctrico o una técnica modificada.
  - La fragmentación contenida obvia la necesidad de una laparotomía completa y provee los beneficios posoperatorios de la CIM a muchas pacientes con especímenes más grandes.
  - Los aspectos histopatológicos de un espécimen fragmentado, sin embargo, persisten. Así, el cirujano debe considerar cuando la importancia de un estudio histopatológico íntegro rebasa a los beneficios del abordaje por CIM. Si hay gran preocupación por el cáncer, la fragmentación no es apropiada. Sin embargo, siempre hay riesgo de un cáncer oculto y debe asesorarse con cuidado a las pacientes acerca de este aspecto cuando se les ofrece la histerectomía por CIM. Por ejemplo, en las publicaciones se sugiere que el riesgo de leiomiosarcoma puede ser cercano a 1 en 350.

Cierre del puerto de ingreso y complicaciones del sitio del trocar

- Debido al riesgo muy bajo de hernia, el consenso general es que los puertos de ingreso ≤ 8 mm no requieren cierre de la aponeurosis (riesgo de hernia < 0.25%).
- Los defectos aponeuróticos ≥ 10 mm requieren cierre. Los factores de riesgo de una hernia incluyen el diámetro del trocar ≥ 10 mm, el sitio de inserción umbilical o la mayor manipulación. Son dos técnicas de cierre:
  - La directa con una aguja curva.
  - Aquella con un instrumento de cierre endoscópico como el de Carter-Thomason.
- La hernia no es la única complicación yatrógena en el sitio del trocar comunicada. Pueden ocurrir depósitos de enfermedad metastásica o endometriosis. La incidencia de tales depósitos en el puerto de ingreso es de alrededor de 2 a 3% y tiene correlación con la cantidad de afección peritoneal presente, así como el volumen de la ascitis y su concentración de células de cáncer.

Manipulación uterina durante los procedimientos quirúrgicos de invasión mínima

- Para muchos procedimientos quirúrgicos de CIM es crítica la manipulación adecuada del útero. Hay múltiples dispositivos disponibles para el efecto.
- Son componentes clave de los instrumentos de manipulación uterina:
  - Diferentes longitudes de la punta para corresponderse con las dimensiones del útero (permite una mejor capacidad para manipular uno grande).
  - Anillo/copa de colpotomía. Se coloca alrededor del cérvix en la unión con la vagina. Provee una estructura física sobre la cual hacer la colpotomía y un punto de guía visual para la inserción de la arteria uterina a nivel del orificio interno. Las dimensiones apropiadas del anillo/copa se seleccionan con base en el diámetro del cérvix.
  - Neumooclusor vaginal. Muchos manipuladores corresponden a este dispositivo interconstruido, un anillo o globo adicional para mantener el neumoperitoneo, una vez que se hace la colpotomía.

Operaciones quirúrgicas de invasión mínima en la paciente con obesidad

- Las pacientes con obesidad crean un desafío técnico para la CIM. Sin embargo, el grupo se beneficia al máximo de este abordaje menos invasivo. Deben tenerse en mente el tiempo quirúrgico, el esfuerzo y consideración adicionales para ofrecer la CIM a estas pacientes.
- Consideraciones de la posición: hay muchas opciones diferentes para estabilizar a la paciente en la mesa quirúrgica, que incluyen cojinetes de espuma especializados, de gel y con vacío, que forman un molde alrededor de la paciente, que ayuda a mantenerla sin deslizamientos una vez colocada en la posición de Trendelenburg. El peso adicional de los muslos puede causar que las rodillas y las caderas presenten abducción lenta durante el procedimiento, lo que pone presión adicional sobre la parte lateral de la rodilla contra los estribos. Considere añadir cojinetes adicionales entre la porción lateral de la rodilla y los estribos Yellowfin® para evitar la lesión del nervio peroneo. Si es necesario, coloque extensores de cama a uno o ambos lados de la mesa para sostener los brazos y disminuir el riesgo de lesión del nervio cubital.
- La ventilación puede ser un reto en las pacientes con obesidad durante operaciones de mínima invasión. La mayor adiposidad lleva a presiones más altas de las vías aéreas, sobre todo en la posición de Trendelenburg, necesaria para las operaciones pélvicas. El neumoperitoneo aumenta más esas presiones. Varias estrategias pueden mejorar las presiones de las vías aéreas y la capacidad para tolerar la posición de Trendelenburg.
  - Disminución de la presión intraabdominal: reducir la presión de insuflación de la estándar de 15 hasta 10 a 12 mm Hg puede mejorar la capacidad de ventilar, con poco efecto negativo sobre la visualización transoperatoria del cirujano.
  - Limitar el grado de posición de Trendelenburg a lo que sea absolutamente necesario para concluir la operación con seguridad.
  - Retracción: se utilizan cojinetes laparoscópicos o retractores en abanico para ayudar a retraer el intestino o la grasa lejos del campo quirúrgico, por lo que requiere una posición de Trendelenburg menos intensa. Puede colocar un punto temporal a través del epiplón intestinal o la vejiga y su paso extracorpóreo para la separación.

LAPAROTOMÍA EN LA GINECOLOGÍA QUIRÚRGICA

- A pesar de los beneficios de la CIM, hay pacientes que no son candidatas de su uso y requieren operación abierta. La siguiente es una lista de algunas indicaciones de laparotomía (pueden ser variables según la experiencia y preferencias del cirujano):
  - Afecciones médicas comórbidas que impiden el neumoperitoneo
  - Dimensiones uterinas grandes (el tamaño límite dependerá de la anatomía de la paciente y la experiencia del cirujano)

- El deseo de miomectomía ante fibromas innumerables o dimensiones masivas del útero.
- Dimensiones uterinas que impedirían su exéresis en una sola pieza, pero que no son apropiadas para una fragmentación contenida.
- Diseminación de una enfermedad maligna.

Incisiones de la pared abdominal

- La **incisión vertical media** provee exposición óptima del abdomen, permite la extensión ascendente hasta el apéndice xifoides y descendente hasta la sínfisis del pubis, y brinda 1) mayor exposición, 2) flexibilidad en su longitud y 3) mínima pérdida sanguínea. No obstante, una incisión vertical media se puede relacionar con mayor dolor, el riesgo de hernias y un peor resultado estético.
  - Se incide la hoja anterior de la aponeurosis de los rectos en forma longitudinal en la línea media. Si se extiende por arriba de la línea arqueada, se identifica entonces la hoja posterior y se incide en forma longitudinal. A continuación se identifica el peritoneo y se ingresa teniendo cuidado de evitar estructuras subyacentes, incluida la cara superior de la vejiga y el intestino. Una vez confirmado el ingreso a la cavidad peritoneal, se hace una inspección visual y táctil para asegurar que no haya adherencias y tampoco lesiones viscerales de órganos durante el ingreso.
- **Incisiones transversas**
  - La **incisión de Pfannenstiel** es una de las más frecuentes en obstetricia y ginecología. Se hace en forma transversa en la piel aproximadamente 2 traveses de dedo (3-4 cm) por arriba de la sínfisis del pubis; se incide la fascia en forma transversal y se separan los músculos rectos anteriores de la hoja anterior de su vaina, lo que así afecta a muchos vasos perforantes pequeños que los irrigan. A continuación se separan los músculos rectos anteriores en la línea media para tener acceso al peritoneo.
    - La limitación máxima de la incisión de Pfannenstiel es su exposición limitada, tanto a los lados como en forma vertical.
    - La extensión lateral de la incisión cutánea conlleva el riesgo de lesionar los nervios abdominogenitales mayor y menor por incisión directa o, más a menudo, por atrapamiento durante el cierre de la aponeurosis.
  - La **incisión de Maylard** es transversa en la piel, por lo general, a nivel de la espina iliaca anterosuperior, pero se puede hacer en cualquier lugar de la pared abdominal. La diferencia clave entre las incisiones de Pfannenstiel y Maylard es que en esta última no se separan los músculos rectos de la aponeurosis. Más bien se dejan adheridos a su vaina y se cortan en forma transversal, para a continuación identificar y ligar los vasos epigástricos. No es necesario reaproximar los músculos rectos al concluir la intervención quirúrgica.
    - La incisión provee excelente exposición lateral y mejor resultado estético, así como menor dolor, en comparación con la vertical media.
    - Cuando se comparan las incisiones de Maylard y Pfannenstiel, la primera ofrece mejor exposición y no se notó diferencia alguna en el dolor posoperatorio 1 y 3 meses después, y tampoco en la fortaleza de los músculos abdominales a los 3 meses.
  - La **incisión de Cherney** provee mejor exposición de la pelvis que la de Pfannenstiel, así como una exposición lateral y un acceso excelentes al espacio de Retzius. Después de disecar el músculo recto de la aponeurosis, como en la de Pfannenstiel, se corta la inserción tendinosa de los músculos rectos casi 0.5 cm por arriba de su sitio en la cara posterior de los pubis. A continuación, se desplazan los vientres de los rectos anteriores en dirección cefálica, lo que da una excelente exposición a la pelvis. Insista en la importancia de dejar suficiente tendón sobre el pubis, de manera que se puedan

reaproximar los extremos caudales de los músculos rectos con material de sutura de absorción tardía con puntos de colchonero horizontales. Debido al riesgo de osteomielitis, NO deben suturarse los músculos rectos al periostio de la sínfisis del pubis.

- Si se encuentra que una incisión de Pfannenstiel ofrece una exposición inadecuada, se puede convertir en una de Cherney. No se hará conversión a una incisión de Maylard por: 1) el riesgo de necrosis de los músculos rectos anteriores después de ligar tanto las arterias epigástricas como los vasos aponeuróticos perforantes que les dan riego sanguíneo; 2) el riesgo de que no se reaproximen los músculos rectos anteriores porque sus bordes quizá se retrajeron separándose de la hoja anterior de su vaina.

Técnicas de cierre

- Las técnicas de cierre apropiadas son parte importante de toda laparotomía exitosa.
- Para la mayoría de las pacientes, los cirujanos, en general, prefieren el **cierre primario de la aponeurosis** sin el correspondiente del peritoneo y con mínima inclusión de los músculos rectos.
  - Aunque algunos cirujanos optan por cerrar el peritoneo antes de hacer lo propio con la aponeurosis, con la esperanza de disminuir las adherencias posoperatorias, esto agrega tiempo quirúrgico y en una reciente revisión de Cochrane se sugiere que no hay beneficio clínico por dicho cierre.
  - Cierre de la aponeurosis:
    - Use material de sutura de absorción tardía o nula para disminuir el riesgo de hernias.
    - Los resultados posoperatorios (incluyendo infecciones, hernias, dolor) mejoraron mediante el cierre con surgete continuo, en comparación con el de puntos separados.
- Para las pacientes con alto riesgo de dehiscencia de la aponeurosis, algunos cirujanos prefieren un **cierre en bloque** (que incluye el peritoneo, los músculos y aponeurosis juntos).
- Puede haber momentos en que la paciente no sea candidata del cierre primario y requerirá regresar al quirófano para hacerlo en fecha posterior. Estas circunstancias suelen involucrar hemorragia masiva o infección, pero también pueden presentarse por la reanimación extensa con soluciones y un abdomen abierto en forma prolongada (a menudo durante la citorreducción por cáncer), que lleva a edema intestinal e incapacidad del cierre sin el riesgo del síndrome de compartimiento abdominal. Estas pacientes deben ser intervenidas por cirujanos y anestesiólogos diestros, involucrados de manera estrecha en su atención, siempre que sea posible.

LECTURAS SUGERIDAS

Ahmad G, Gent D, Henderson D, O'Flynn H, Phillips K, Watson A. Laparoscopic entry techniques. *Cochrane Database Syst Rev.* 2015;(8):CD006583.

American College of Obstetricians and Gynecologists Committee on Gynecologic Practice. Committee Opinion No. 701: choosing the route of hysterectomy for benign disease. *Obstet Gynecol.* 2017;129:e155-e159.

Conrad LB, Ramirez PT, Burke W, et al. Role of minimally invasive surgery in gynecologic oncology: an updated survey of members of the Society of Gynecologic Oncology. *Int J Gynecol Cancer.* 2015;25(6):1121-1127.

Jernigan AM, Auer M, Fader AN, Escobar PF. Minimally invasive surgery in gynecologic oncology: a review of modalities and the literature. *Womens Health (Lond).* 2012;8(3):239-250.

Uccella S, Malzoni M, Cromi A, et al. Laparoscopic vs transvaginal cuff closure after total laparoscopic hysterectomy: a randomized trial by the Italian Society of Gynecologic Endoscopy. *Am J Obstet Gynecol.* 2018;218(5):500.e1-500.e13.

60

Cuidados perioperatorios y complicaciones de la cirugía ginecológica

Katelyn A. Uribe y Karen C. Wang

CUIDADOS PREOPERATORIOS

Los principales objetivos de la **valoración preoperatoria** son:
- Realizar un interrogatorio y una exploración física exhaustivos
- Seleccionar la intervención quirúrgica ideal considerando tanto el procedimiento como su vía de ingreso
- Identificar las limitaciones potenciales
- Optimizar el estado médico de la paciente

El propósito es disminuir la morbilidad y las complicaciones perioperatorias y hacer óptimos los resultados.

Consentimiento informado

- El formato de **consentimiento informado** debe incluir el motivo y la descripción del procedimiento, así como las alternativas, el tratamiento expectante, las intervenciones no quirúrgicas y otras opciones quirúrgicas. Debe haber un diálogo interactivo entre el médico y la paciente. Cuando se dispone de más de una opinión, el cirujano debe proveer instrucción y guía sin coerción. Por último, la paciente determinará cuál de las opciones es apropiada.
- En una conversación acerca de los riesgos, se deben abordar el procedimiento específico así como los quirúrgicos generales, y acompañarse de una descripción de las intervenciones que pretenden disminuir dichos riesgos. Los riesgos pueden incluir, pero sin limitarse a, dolor; hemorragia, posible transfusión sanguínea, infección, lesión de órganos (vejiga, uréter, intestino, vasos sanguíneos o nervios), exéresis no prevista de algún órgano, necesidad de una intervención quirúrgica adicional, infarto al miocardio, insuficiencia cardiaca congestiva, complicaciones tromboembólicas, accidentes vasculares cerebrales, cánceres inesperados y muerte perioperatoria. Deben citarse las tasas de lesión y fracaso con base en los datos personales y en las publicaciones actuales, cuando estén disponibles. La conversación acerca de intervenciones debe incluir uso de antibióticos perioperatorios, profilaxis de la trombosis de venas profundas (TVP) y espirometría incentivada posoperatoria. En el documento de consentimiento deben incluirse los cambios en los planes debido a los hallazgos quirúrgicos transoperatorios, así como la probabilidad de uno en la vía de acceso (p. ej., de un procedimiento de laparoscopia a uno abierto, vaginal a abdominal). Es crucial la documentación de las conversaciones preoperatorias, las respuestas de la paciente y su aceptación del riesgo, incluyendo su rechazo con base en la información.
- Deben revisarse también las expectativas posoperatorias, incluyendo síntomas, tratamientos posoperatorios, duración esperada de la estancia hospitalaria, restricciones y el seguimiento previsto.

Valoración y optimización médicas

Valoración preoperatoria

- **Valoración preoperatoria.** El interrogatorio y la exploración física son indispensables para valorar la elegibilidad quirúrgica y la necesidad de pruebas entre consultas adicionales. Son de máxima importancia la identificación de una afección oculta y el hacer óptimas las condiciones previas. Es necesario valorar de manera apropiada los hallazgos anormales y las afecciones comórbidas. Se deben considerar la valoración y la detección sistemáticas para el mantenimiento de la salud, en especial en ausencia de una atención médica regular. Puede ser de beneficio para las pacientes con afecciones previas complejas su tratamiento conjunto con un especialista médico. Se recomienda la interconsulta preoperatoria con un anestesiólogo a las pacientes con complicaciones médicas, aquellas con dificultades de vías aéreas conocidas y en quienes tienen antecedentes de complicaciones con la anestesia.

- **Pruebas y estudios de imagen preoperatorios.** Las pruebas preoperatorias deben basarse en los factores de riesgo de una fisiología anormal, incluyendo afecciones comórbidas, uso de tabaco, intolerancia del ejercicio y hallazgos irregulares en la exploración. Deben preverse las afecciones leves y aún asintomáticas que se pueden exacerbar por las intervenciones médicas o quirúrgicas. Se dispone de guías de la American Society of Anesthesiologists y la American Heart Association/el American College of Cardiology.
  - Se recomienda mucho a las pacientes ginecológicas contar con un frotis de Papanicolaou y resultados de mamografía actualizados (según sea apropiado). Deben hacerse estudios del tipo sanguíneo y Rh en la mayoría, con su excepción ante procedimientos quirúrgicos menores externos. **Se requerirá una prueba de embarazo en todas las mujeres de edad reproductiva (< 50 años) y en el American College of Obstetricians and Gynecologists se recomienda una biopsia endometrial en aquellas con hemorragia uterina anormal > 45 años, o las menores que presentan factores de riesgo o no responden al tratamiento médico.** Los estudios de imagen deben individualizarse, pero la ultrasonografía pélvica, la tomografía computarizada (TC) y la resonancia magnética pueden ser de utilidad para ilustrar la anatomía y la extensión de la enfermedad, que así hacen óptima la intervención quirúrgica.
- **Valoración cardiaca preoperatoria.** Debe encaminarse, con el uso de preguntas dirigidas, a la detección de síntomas respecto a las afecciones como angina de pecho, insuficiencia cardiaca y arritmias. En las guías del 2014 del American College of Cardiology/la American Heart Association se recomienda el electrocardiograma (ECG) en las pacientes con arteriopatía coronaria conocida, arritmias significativas, enfermedad arterial periférica, enfermedad vascular cerebral, cardiopatía estructural y obesidad, como un factor de riesgo de cardiopatía coronaria. No se requiere ECG para los procedimientos de bajo riesgo. Es de utilidad un ECG basal en las mujeres > 50 años para las operaciones ginecológicas mayores. El estudio cardiaco adicional depende de la operación planeada y el estado funcional de la paciente.
  - En los procedimientos de bajo riesgo (con invasión, pérdida sanguínea y desviaciones de líquidos mínimos) no se requieren tratamiento o estudios adicionales y la mayoría puede pasar directamente al quirófano.
  - Las operaciones intraperitoneales mayores son consideradas de riesgo intermedio, con un riesgo cardiaco comunicado de 1 a 5%. A estas pacientes debe valorárseles respecto a su estado funcional, que se basa en su capacidad de realizar actividades de 4 equivalentes metabólicos (MET) o más sin dolor de tórax, disnea o fatiga.
    - Un MET es una unidad equivalente al MET de captación de oxígeno cuando está en posición sentada sin moverse. Las actividades en que se usan 4 MET incluyen caminar sobre una superficie plana o subir un tramo de escaleras. Si la paciente puede realizar 4 MET de actividad sin disnea o fatiga, se considera que tiene estado funcional normal y puede proceder a una intervención quirúrgica de riesgo intermedio sin mayor estudio cardiaco. Si su estado funcional es < 4 MET puede estar indicada una valoración inicial con base en los factores de riesgo clínicos que incluyen el antecedente de cardiopatía isquémica, la insuficiencia cardiaca compensada

o previa, la enfermedad vascular cerebral (ictus), diabetes mellitus y nefropatía crónica (definida por una creatinina > 2 mg/dL).

- Para las operaciones ginecológicas que se consideran de alto riesgo (prolongadas, que requieren grandes desviaciones de fluidos), en las pacientes con una capacidad funcional < 4 MET y de 1 a 3 factores de riesgo se pueden justificar pruebas cardiacas adicionales, como la de esfuerzo o el ecocardiograma.

Tratamiento preoperatorio

- **Profilaxis de las tromboembolias.** El riesgo aproximado de TVP en las pacientes hospitalizadas después de operaciones ginecológicas mayores es de 10 a 40%. Ofrecer profilaxis contra la TVP es el estándar de atención (Tabla 60-1).
- **Disminución de las infecciones del sitio quirúrgico (ISQ).** Deben tomarse las medidas para disminuir el riesgo de ISQ.
  - No se rasure la región quirúrgica. Use solo depiladores eléctricos si se requiere retirar pelo.
  - Implemente la regulación preoperatoria de la glucemia, con una meta < 200 mg/dL sérica, para disminuir el riesgo de ISQ.
  - Recomiéndese el baño preoperatorio, con jabón o un antiséptico, en las pacientes programadas para una operación abdominal.
  - A menos que esté contraindicado, debe usarse un producto con base de alcohol (es decir, clorhexidina) para la preparación preoperatoria de la piel del sitio quirúrgico.
- **Profilaxis con antibióticos.** Ver la tabla 60-2 para la profilaxis preoperatoria con antibióticos, que cuando es de dosis única parece ser tan eficaz como la de las dosis múltiples, con menos riesgo de sucesos adversos y resistencia a los antibióticos. Para disminuir las ISQ se prefieren las cefalosporinas en la mayoría de las pacientes. Se recomienda una combinación de clindamicina o metronidazol *más* gentamicina para pacientes con alergia intensa o anafilaxia ante la penicilina.
  - Deben administrarse los antibióticos en la hora previa a la incisión y se repetirá su dosis de acuerdo con su vida media y la pérdida sanguínea (p. ej., la cefazolina se repite cada 4 h o cuando la pérdida sanguínea es > 1 500 mL).
  - No se ha demostrado que la profilaxis posoperatoria con antibióticos sea eficaz.
  - Se recomienda el tratamiento preoperatorio de la vaginosis bacteriana pues es un factor de riesgo conocido de ISQ y se demostró que el tratamiento con metronidazol 4 días antes de la intervención quirúrgica disminuye el riesgo de celulitis de la cúpula vaginal.
- **Profilaxis con antibióticos para la endocarditis bacteriana subaguda.** En la American Heart Association ya no se recomienda la profilaxis sistemática de la endocarditis bacteriana en operaciones sistemáticas de vías genitourinarias o del aparato digestivo (GI). Es una excepción la de pacientes sometidas a operaciones quirúrgicas genitourinarias o GI en el contexto de una infección activa.
  - Puede ser razonable usar un esquema de antibióticos que cubra a los que se sabe causan endocarditis, en particular los enterococos, para las pacientes con una válvula cardiaca protésica, el antecedente de endocarditis, un defecto cardiaco cianótico congénito sin reparación, incluidas las derivaciones y los conductos paliativos, la reparación completa de un defecto cardiaco congénito con material o un dispositivo protésico durante los 6 meses que le siguen, la reparación de un defecto cardiaco congénito con un defecto residual en el sitio de un parche o dispositivo protésico adyacente, trasplante o valvulopatía cardiacos. Los fármacos preferidos incluyen penicilina, ampicilina, piperacilina o vancomicina.

Tabla 60-1	Trombofilaxis para las pacientes de operaciones ginecológicas[a]	
Grado de riesgo	**Definición**	**Estrategias preventivas exitosas**
Bajo	• Intervención quirúrgica < 30 min en pacientes < 40 años sin factores de riesgo adicionales	Ninguna profilaxis específica; movilización temprana e "intensiva"
Moderado	• Intervención quirúrgica > 30 min en pacientes con factores de riesgo adicionales • Intervención quirúrgica < 30 min en pacientes de 40-60 años sin factores de riesgo adicionales • Intervención quirúrgica mayor en pacientes < 40 años sin factores de riesgo adicionales	Heparina no fraccionada en dosis baja (5000 unidades cada 12 h), heparina de bajo peso molecular (2500 unidades de dalteparina o 40 mg de enoxaparina al día), tobilleras de compresión graduada o un dispositivo de compresión neumática intermitente
Alto	• Intervención quirúrgica < 30 min en pacientes > 60 años o con factores de riesgo adicionales. • Intervención quirúrgica en pacientes > 40 años o con factores de riesgo adicionales	Heparina no fraccionada de dosis baja (5000 unidades cada 8 h), heparina de bajo peso molecular (5000 unidades de dalteparina o 40 mg de enoxaparina al día) o un dispositivo de compresión neumática intermitente
Máximo	• Intervención quirúrgica mayor en pacientes > 60 años con antecedente de tromboembolia venosa, cáncer o un estado de hipercoagulabilidad molecular	Heparina no fraccionada de dosis baja (5000 unidades cada 8 h), heparina de bajo peso molecular (5000 unidades de dalteparina o 40 mg de enoxaparina diarios), o un dispositivo de compresión neumática intermitente/tobilleras de compresión graduada + heparina no fraccionada de dosis baja o heparina de bajo peso molecular Considerar la continuación de la profilaxis durante 2-4 semanas después del alta hospitalaria

[a] Modificado de Geerts WH, Pineo GF, Heit JA, et al. Prevention of venous thromboembolism: the Seventh ACCP Conference on Antithrombotic and Thrombolytic Therapy. *Chest.* 2004;126(3 suppl):338S-400S. Copyright © 2004 The American College of Chest Physicians. Con autorización.

- **Preparación intestinal.** No se ha demostrado que la preparación mecánica del intestino mejore la visualización o los resultados. Una dieta de líquidos claros durante 24 horas en el día previo a la intervención quirúrgica es una alternativa segura de la preparación mecánica del intestino, que causa anomalías de electrolitos y deshidratación.
- **Medicamentos.** En la mañana de la intervención quirúrgica se deben tomar con un trago de agua los antihipertensivos, cardiacos, antirreflujo, psiquiátricos, para el asma y anticonvulsivos.
  - Las pacientes con diabetes deben recibir 33% de insulina de acción prolongada, y aquellas con una bomba de insulina deben usar su frecuencia de administración basal.

Tabla 60-2	Indicaciones de la profilaxis con antibióticos[a]	
Antibiótico	**Indicación**	**Dosis**
Cefazolina	Histerectomía (supracervical, vaginal, abdominal, laparoscópica, robótica) Colporrafia Colocación de cabestrillo vaginal Considerar para la laparotomía sin ingreso al intestino o la vagina	2, 3 g IV en pacientes con peso > 120 kg Repetir la dosis a las 4 h y o si la PSC > 1 500 mL Si hay alergia a la PCN (anafilaxia, urticaria, broncoespasmo), usar metronidazol o clindamicina + gentamicina o aztreonam
Doxiciclina	Evacuación uterina (aspiración D&L, D&E)	200 mg
Ninguno	Procedimientos de exéresis de tejidos del cérvix (LEEP, biopsia, legrado endocervical) Cistoscopia Biopsia endometrial Laparoscopia sin ingreso al intestino o la vagina Histerosalpingografía (HSG)[b] (cromoinsuflación tubárica, ultrasonohisterografía con inyección de solución salina) Histeroscopia (quirúrgica, diagnóstica) Inserción de dispositivo intrauterino Recuperación de oocitos D&L no obstétrico Urodinámica	

Abreviaturas: D&L, dilatación y legrado; D&E, dilatación y evacuación; PSC, pérdida sanguínea calculada; IV, intravenosos; LEEP, procedimiento de exéresis con asa electroquirúrgica; PCN, penicilina.

[a] Datos del American College of Obstetricians and Gynecologists Committee on Practice Bulletins—Gynecology. ACOG Practice Bulletin No. 195: prevention of infection after gynecologic procedures. *Obstet Gynecol.* 2018;131:e172-e189.

[b] Para prevenir la enfermedad inflamatoria pélvica posprocedimental (EPI), se recomiendan 100 mg de doxiciclina cada 12 horas durante 5 días para las mujeres sometidas a HSG o cromoinsuflación tubárica con antecedentes de EPI o signos de dilatación de las trompas de Falopio.

No deben tomarse hipoglucemiantes orales el día de la operación. Se interrumpirá la metformina 2 días antes de la intervención quirúrgica, sin su reinicio durante al menos 48 horas después, por el riesgo de acidosis láctica.

- El ácido acetilsalicílico y el clopidogrel deben suspenderse de manera ideal 7 días antes de la operación; otros fármacos antiinflamatorios no esteroides deben interrumpirse 3 días antes. Las pacientes con tratamiento anticoagulante requerirán un plan detallado. La warfarina debe interrumpirse 4 a 5 días antes de la operación, y cambiarse a heparina subcutánea de bajo peso molecular (HBPM). En el día de la intervención quirúrgica se difiere la dosis matutina de heparina y se ordenan estudios de coagulación justo antes, para evitar que se realice bajo un estado de hipocoagulabilidad.
- Las pacientes con tratamiento previo con esteroides en forma prolongada en el último año (p. ej., prednisona, > 5 mg/día durante > 3 semanas) deben recibir una dosis transoperatoria de estrés de esteroides. Dos opciones son: 50 o 100 mg de hidrocortisona o 100 mg de metilprednisolona intravenosas, en el momento de la intervención quirúrgica. Los esteroides se continúan durante 24 horas posteriores a la operación.
- Los complementos de herbolaria se interrumpen 1 a 2 semanas antes de la operación, porque muchos tienen efectos anticoagulantes o de coagulopatía.
- Estos ajustes de medicamentos deben programarse en coordinación con el médico de atención primaria de la paciente. En las órdenes posoperatorias se incluye el reinicio de cualquier medicamento que se haya interrumpido.
- Debe continuarse el bloqueo β perioperatorio en las pacientes que ya lo recibían, para prevenir los sucesos cardiacos vinculados con la operación.

Optimización de la prevención de hemorragias

- Para los procedimientos quirúrgicos con alto riesgo de pérdida sanguínea importante puede ser prudente la optimización preoperatoria por embolización de la arteria uterina. Por lo general, se realiza 1 día antes de la operación con ingreso hospitalario nocturno, y ha mostrado disminuir de manera significativa la pérdida sanguínea transoperatoria.
- Las pacientes que no aceptan productos sanguíneos por motivos religiosos o personales requieren asesoramiento preoperatorio particular, que incluye una revisión exhaustiva de qué productos no desean aceptar en caso de una hemorragia. Se les debe asesorar respecto de las consecuencias potenciales si se rehúsan a recibir productos sanguíneos en el contexto de una pérdida sanguínea extrema. Si es aceptable para la paciente, puede ser de gran utilidad cualquier sistema de rescate de células, y también se considerará ante cualquier procedimiento con alta pérdida sanguínea.
- El uso de medicamentos en el transoperatorio puede también ayudar a disminuir la pérdida sanguínea. En el momento de la miomectomía o de operaciones del cérvix, se puede usar la inyección de vasopresina (fuera de contexto) para disminuir el riego sanguíneo del sitio quirúrgico y, en consecuencia, la pérdida sanguínea. La máxima dosis recomendada es de 20 unidades, que se pueden diluir para cubrir las necesidades del cirujano. El medicamento tiene una semivida relativamente corta y quizá se requiera su administración repetida, con cuidado de evitar la inyección intravascular por los cambios reflejos cardiacos vinculados.
- Antes de la miomectomía puede también considerarse la administración de 800 µg de misoprostol rectal (uso fuera de contexto) para disminuir la pérdida sanguínea.
- En el contexto de la hemorragia aguda transoperatoria se puede administrar ácido tranexámico a dosis de 10 mg/kg.

COMPLICACIONES TRANSOPERATORIAS

Hemorragia

- Se informa de una incidencia de hemorragia pélvica en las operaciones ginecológicas mayores (histerectomías) de 1 a 2% para la abdominal, 0.6 a 1.2% para la laparoscópica y 0.7 a 2.5% para la vaginal. Otras operaciones vinculadas con tasas más altas de hemorragia son la colposuspensión de Burch, la sacrocolpopexia abdominal y la disección de ganglios linfáticos. Las operaciones previas, los tumores malignos o benignos voluminosos, el antecedente de enfermedad inflamatoria pélvica o endometriosis pueden causar distorsión anatómica, que predispone a una paciente a lesiones o la hemorragia pélvica.

- El control de la hemorragia pélvica se inicia con **medidas preventivas**, como una posición apropiada de la paciente, la selección de una incisión adecuada para asegurar una exposición correcta, la técnica quirúrgica meticulosa y la limitación de las disecciones romas. Una vez que se presenta la hemorragia, es indispensable la comunicación con el anestesiólogo y el personal del quirófano.

- El tratamiento de la hemorragia se centra en cuatro acciones básicas: 1) valoración de los signos vitales, 2) obtención de un acceso intravenoso adecuado, 3) reanimación con el uso juicioso de soluciones o componentes sanguíneos, 4) el logro de la hemostasia.

  o Debe aplicarse **compresión directa** en los sitios sangrantes, lo que da tiempo a su identificación apropiada y contención por electrocauterización, ligadura o grapas quirúrgicas. La hemorragia en la región presacra puede también tratarse con **cera para hueso** o **tachuelas estériles**.

  o Puede usarse la **ligadura de la arteria hipogástrica** ante una hemorragia venosa incoercible, porque disminuye la presión del pulso.

  o Se pueden aplicar hemostáticos tópicos, como la goma de fibrina, esponja de gelatina y celulosa oxidada regenerada, en los sitios pequeños de hemorragia venosa.

  o El **empaquetamiento pélvico** con compresas húmedas de laparotomía se puede usar de manera temporal para una hemorragia continua, o mantenerse dentro del abdomen con vigilancia posoperatoria en la unidad de cuidados intensivos. La paciente suele retornar al quirófano en 48 a 72 horas para retirar las compresas, hacer irrigación y cerrar el abdomen.

- Si se puede estabilizar a una paciente, debe también tenerse en mente la embolización transoperatoria de la arteria uterina. Sin embargo, esta opción no siempre está disponible y requiere la coordinación entre el equipo quirúrgico, el servicio de anestesia y el de radiología intervencionista.

- Se puede considerar el uso de ácido tranexámico en caso de una hemorragia, cuando la pérdida sanguínea calculada rebasa 1.5 L.

- Se puede detectar la **hemorragia posoperatoria** por los cambios en los signos vitales compatibles con hipovolemia, la inquietud de la paciente, un dolor de intensidad desproporcionada en relación con la intervención quirúrgica o los analgésicos, la equimosis y la distensión abdominales. Un decremento más grande del esperado en el hematócrito posoperatorio debe hacer surgir la sospecha y dar lugar a una valoración adicional rápida, para determinar si hay hemorragia activa. Deben realizarse determinaciones de la presión arterial ortostática, recuentos hemáticos y estudios de imagen seriados (es decir, ultrasonografía o TC), según estén indicados. Un hematoma estable a menudo se puede tratar de manera conservadora. La hemorragia activa requiere restitución de la sangre y, a menudo, una nueva exploración. Con la disponibilidad de la radiología intervencionista, la **embolización de las arterias pélvicas** tiene tasas de éxito clínico de 90% para la hemorragia posquirúrgica y evita la morbilidad agregada de una intervención quirúrgica.

Lesión ureteral

* Se comunican tasas de **lesión ureteral** de 1 a 2% durante las operaciones quirúrgicas pélvicas por procesos benignos y solo 33% se detecta en el transoperatorio. En un estudio reciente se citó una tasa promedio de daño ureteral de 1.7%, que no varía según la vía de la histerectomía; sin embargo, en otros estudios se encontró que la lesión ureteral puede ser más frecuente en las histerectomías laparoscópicas que en las abdominales o vaginales.

* **Prevención y detección.** Los pasos que se toman para evitar la lesión ureteral durante la histerectomía incluyen la disección del espacio vesicouterino y de las arterias uterinas, y la tracción cefálica del útero, procedimientos todos que estiran los uréteres hacia afuera y abajo. Estas medidas son igual de importantes en las operaciones laparoscópicas y transabdominales. Se puede visualizar el uréter en el espacio pararrectal sobre la hoja medial del ligamento ancho y quizás sea prudente la ureterólisis en caso de adherencias o alteración de su anatomía. El uréter se acerca hasta a 1 cm del ligamento infundibulopélvico en la pelvis, yace casi 1.5 cm por fuera del orificio interno del cérvix y se aproxima hasta 0.9 cm del tercio superior de la vagina. Estas distancias son importantes durante la disección, la colocación de pinzas y la consideración de lesiones térmicas cuando se usa electrocirugía. Las pielografías intravenosas preoperatorias y las endoprótesis ureterales tienen utilidad cuestionable para disminuir el riesgo de daño del uréter.

* La **cistoscopia transoperatoria** es una prueba excelente para precisar la integridad ureteral y permite realizar la corrección quirúrgica inmediata si se detectan lesiones. Esta técnica se recomienda en las operaciones de uroginecología y las histerectomías por laparoscopia, para identificar y prevenir las secuelas de una lesión urinaria transoperatoria, así como disminuir la responsabilidad legal por una lesión no detectada.

* **Tratamiento.** En casos de lesión por aplastamiento sin corte transversal, el sondeo del uréter durante un periodo prolongado y la colocación de un tubo de drenaje en el sitio de la lesión puede ser un tratamiento suficiente. El corte transversal completo o parcial por arriba del borde pélvico se repara con la sutura terminoterminal del defecto (**ureteroureterostomía**). Se hace el reimplante del uréter en la vejiga (**ureteroneocistostomía**) si la lesión se encuentra en los 6 cm proximales a la unión ureterovesical. Se puede usar la disección de la vejiga con los vasos iliacos externos y su fijación al tendón del psoas (**"fijación del psoas"**) para formar un puente en la brecha y disminuir la tensión en el sitio de anastomosis, cuando es necesario. En caso de una longitud insuficiente del uréter residual, se puede hacer una interposición ileal o un colgajo de Boari. Ya no se recomienda la **transureteroureterostomía** para las lesiones altas en la pelvis. Deben colocarse tubos de drenaje cerca de la anastomosis para prevenir la formación de urinomas y detectar escapes. El diagnóstico diferido de una lesión ureteral puede requerir pielografía retrógrada con cistoscopia y la colocación de una endoprótesis, o una nefrostomía percutánea con colocación anterógrada de una endoprótesis. El potencial de recuperación del riñón depende de la duración de la obstrucción, su grado y el del flujo retrógrado, la presencia o ausencia de infección y la función que cada riñón tenía antes de la lesión.

Lesión vesical

* La frecuencia de las **lesiones vesicales** en las operaciones ginecológicas por afecciones benignas es de 0.5 a 1%. Las laceraciones mayores pueden requerir la disección de la vejiga para una reparación sin tensión. Las cistotomías múltiples se pueden conjuntar en un solo defecto. Se recomienda el cierre en dos planos con material de sutura absorbible sintético de 2-0 o 3-0 y se corrobora su hermeticidad vertiendo leche estéril o azul de metileno en forma retrógrada al interior de la vejiga. Se deja en su lugar una sonda de Foley o suprapúbica durante 7 a 14 días. Una pequeña cistotomía que ocurre con un trocar

durante la colocación de un cabestrillo medio uretral requiere descomprensión de la vejiga por sondeo; algunos cirujanos recomiendan su drenaje durante solo 24 a 72 horas.

* Una lesión vesical ureteral que se pasa por alto suele causar ascitis urinaria posoperatoria o un urinoma, dolor abdominal o de flanco y distensión abdominal con fiebre, calosfríos, oliguria, náusea y vómito. Estas pacientes pueden presentar aumento del nitrógeno ureico sanguíneo y la cifra de creatinina y responden a la hidratación intensiva y el reposo vesical. Las lesiones quirúrgicas no detectadas son la causa más frecuente de fístulas genitourinarias en los países desarrollados.

Lesión intestinal

* Casi siempre ocurre una **lesión intestinal** inadvertida en las operaciones ginecológicas de abordaje abdominal y se presenta en 0.1 a 1% de las histerectomías abdominales, 0.3 a 0.4% de las laparoscópicas y 0.1 a 0.8% de las vaginales.
* Debe hacerse una valoración sistemática del intestino al final de las operaciones con lisis extensa de adherencias. Las lesiones de las serosas se pueden cerrar mediante sutura con material permanente o de absorción tardía calibre 3-0. Las laceraciones de estómago, intestinos delgado y grueso se pueden cerrar en dos planos con una sutura continua de la mucosa con material 2-0 absorbible y otra de imbricación de serosa y muscular por puntos separados de calibre 2-0.
* Las líneas de sutura deben ser perpendiculares al eje longitudinal de la luz para evitar su constricción. En caso de múltiples enterotomías puede ser necesario resecar el intestino y anastomosar sus extremos. Se puede usar una sonda nasogástrica para la descompresión en las pacientes con lesiones del estómago y el intestino delgado. Una lesión del colon distal no justifica la colostomía, excepto en casos de radioterapia previa o infección.

Lesión nerviosa

* Una posición inadecuada de la paciente o la colocación de un separador es la causa usual de **lesión nerviosa** en las operaciones de ginecología. Sin embargo, la formación de un hematoma, un cuerpo extraño o un corte transversal pueden ser también factores de complicación (Tabla 60-3).
* La mayoría de las lesiones por compresión o estiramiento se resuelve por completo después de varias semanas o meses. En casos de déficit motor se requiere fisioterapia. La clave del tratamiento es la prevención: por el posicionamiento apropiado de la paciente, su valoración periódica durante operaciones prolongadas, la colocación apropiada de los separadores y la disección cuidadosa.

Complicaciones específicas de la laparoscopia

* **Colocación de un puerto**
  * Se puede tener acceso al abdomen a través de una aguja de Veress, en forma abierta o por ingreso visual directo. El cirujano debe hacer la selección del método de ingreso y su lugar con base en su comodidad y preferencia con el procedimiento planeado y los antecedentes de la paciente (ver el capítulo 59).
  * La mayoría de las lesiones en la laparoscopia se presenta al ingresar al abdomen. Durante la colocación del puerto de ingreso primario, las estructuras de más frecuente lesión son el intestino delgado, las arterias iliacas y el colon. Con los puertos de ingreso secundarios, los vasos de la pared abdominal, las arterias iliacas y la aorta tienen el máximo riesgo de lesión. Debe hacerse una revisión sistemática del campo quirúrgico en todo caso después del ingreso primario y antes de ubicar a la paciente

Tabla 60-3	Lesiones nerviosas durante las operaciones quirúrgicas ginecológicas		
Nervio	**Lesión**	**Pérdida motora**	**Parestesia/dolor**
Crural L2-L4	Retracción intensa sobre el músculo psoas, flexión excesiva de la cadera	Flexión de la cadera, extensión de la rodilla, RTP de la rodilla, aducción de las extremidades inferiores	Cara anteromedial del muslo, la pierna y el pie
Femorocutáneo L2-L3	Retracción intensa sobre el músculo psoas, flexión excesiva de la cadera	Ninguna	Cara anterolateral del muslo
Rama genitocrural L1-L2	Disección de la pared lateral de la pelvis	Ninguna	Monte de Venus, los labios mayores, la cara anterosuperior del muslo
Obturador L2-L4	Disección retroperitoneal, reparación de un defecto paravaginal, colocación de un trocar (CTO)	Aducción de las extremidades inferiores	Cara anteromedial del muslo
Ciático L3-L4	Resección endopélvica extensa, rotación externa excesiva de la cadera	Extensión de la cadera, flexión de la rodilla, dorsiflexión del pie (pie péndulo)	Cara externa de la pantorrilla, y dorsolateral del pie
Ciático poplíteo externo L4-S2	Compresión por estribos sobre el epicóndilo externo del peroné	Dorsiflexión del pie (pie péndulo)	Cara externa de la pantorrilla, y dorsolateral del pie
Abdominogenital mayor T12	Incisión abdominal transversa o colocación del trocar	Ninguna	Monte de Venus, los labios mayores, la cara interna del muslo
Abdominogenital menor L1	Incisión abdominal transversa o colocación del trocar	Ninguna	Ingle y la sínfisis del pubis

Abreviaturas: RTP, reflejos tendinosos profundos; CTO, cinta transobturadora.

en la posición de Trendelenburg. Todos los puertos secundarios deben insertarse bajo visualización directa.

• **Insuflación extraperitoneal del dióxido de carbono.** La colocación errónea de una aguja de Veress en el espacio extraperitoneal causa esta complicación y puede alterar la visualización por anclaje del peritoneo. En la mayoría de los casos se puede permitir el escape del gas e intentarse de nuevo la colocación de la aguja. Si no se tiene éxito, se ingresa en forma abierta al abdomen. El enfisema mediastínico es una complicación rara que hace necesaria la observación respecto a una afección respiratoria y, en casos graves, tal vez requiera ventilación artificial.

- **Lesión vascular.** La aguja de Veress o un trocar pueden causar el traumatismo del epiplón, de vasos epiploicos, mesentéricos, abdominales mayores o pélvicos. Nunca debe colocarse a la paciente en posición de Trendelenburg antes de la inserción inicial del trocar; la mesa de operaciones debe mantenerse plana. Se palpará el promontorio sacro como punto de referencia de la bifurcación aórtica. En las pacientes delgadas se dirige la aguja de Veress a 45° y en aquellas con obesidad, a 90°, para evitar el arrastre. La confirmación más precisa del acceso peritoneal es una presión < 10 mm Hg de abertura.
  - Los vasos *epigástricos superficiales* se identifican por transiluminación, en especial en las pacientes delgadas; sin embargo, deben identificarse los vasos *epigástricos inferiores,* más profundos, dentro del abdomen, antes de la colocación de un trocar accesorio (ver el capítulo 59).
  - El tratamiento de una lesión de los vasos epigástricos inferiores incluye el taponamiento por el globo de una sonda de Foley o la ligadura por sutura con un dispositivo de Carter-Thomason o Endo Close. Considere la extensión de la incisión en el sitio de inserción del trocar y el proceder a una laparotomía para mejorar la visualización. El daño de los vasos sanguíneos retroperitoneales mayores, por lo general, requiere laparotomía de urgencia, empaquetamiento y la intervención de un cirujano vascular.
- **Lesión intestinal.** Se han comunicado lesiones intestinales con una tasa < 0.5%; casi la mitad se presenta al ingreso y la mitad por electrocauterización. La mayoría de las lesiones intestinales no se detecta en el momento de la intervención quirúrgica. Si se sospecha perforación intestinal con la aguja de Veress, debe retirarse e intentar la insuflación en otro sitio. Por lo general, los sitios de punción con una aguja de Veress se pueden tratar de manera conservadora. Si el laparoscopio ingresa a la luz intestinal, debe dejarse en su lugar para limitar la contaminación y facilitar la identificación del sitio lesionado. La reparación se puede hacer por técnicas sistemáticas laparoscópicas o abiertas. Una lesión térmica suele tratarse por resección, o resutura del intestino en caso de que sea pequeña. Se ha mostrado que la energía eléctrica monopolar tiene una diseminación térmica hasta varios centímetros de distancia. Por lo tanto, debe tenerse precaución extrema cuando se usa la electrocirugía sobre bandas de tejidos adheridos al intestino. Los síntomas de la lesión intestinal pueden variar por un aumento de dolor en el sitio del trocar hasta la distensión abdominal, diarrea y septicemia. La TC es el mejor método de estudio por imágenes para confirmar el diagnóstico. Las lesiones en el acceso o las traumáticas suelen manifestarse de manera temprana, en las primeras horas o días del posoperatorio. La lesión térmica lo hace más tarde (3-7 días después de la operación) por la necrosis tardía en el sitio de lesión y la perforación intestinal subsiguiente. Una lesión intestinal no detectada es una de las causas más frecuentes de muerte posoperatoria durante la laparoscopia.
- **Lesión vesical.** Se logra mejor la prevención con la descompresión de la vejiga con una sonda de Foley, evitar los puertos de ingreso suprapúbicos bajos y la visualización directa durante la colocación del trocar. La lesión vesical no se restringe al sitio de colocación del puerto de ingreso, también se presenta durante la disección del espacio vesicouterino. Los fibromas anteriores bajos y el antecedente de una cesárea aumentan ese riesgo. Se puede detectar la lesión por la presencia de aire o sangre en la bolsa de drenaje de una sonda de Foley a permanencia o la pérdida del neumoperitoneo en el caso de una cistotomía grande. El tamaño de la lesión dicta el tratamiento; las perforaciones con aguja se pueden tratar de manera expectante. Las laceraciones < 10 mm de longitud sanan de manera espontánea si se drena la vejiga en forma continua con una sonda Foley durante 3 a 4 días en el posoperatorio. Las lesiones más grandes requieren sutura, como se describió antes, que los cirujanos experimentados pueden hacer por laparoscopia.

- **Lesión ureteral.** La histerectomía vaginal asistida por laparoscopia es la principal operación quirúrgica ginecológica en la que ocurre lesión ureteral. El cauterio puede causar lesión térmica inadvertida y quizá se pase por alto en el momento de la operación. La mejor forma de disminuir el riesgo de lesionar el uréter es la exposición cuidadosa y la identificación de la anatomía. Si se sospecha una lesión ureteral, debe administrarse índigo carmín, azul de metileno o fluoresceína intravenosos y realizar una cistoscopia durante el transoperatorio.

- **Dehiscencia y hernia incisionales.** La incidencia global de la dehiscencia y hernia incisionales es de casi 0.02% y mayor con los sistemas de trocar-cánula > 10 mm de diámetro. Las hernias de Richter, que suelen tener un diagnóstico tardío, contienen una porción de la pared intestinal dentro de un defecto peritoneal. Las recomendaciones generales para el cierre de la aponeurosis son: realizarla en todos los defectos > 10 mm y aquellos > 5 mm por fuera de la vaina de los rectos, después de una extracción tisular o la distensión peritoneal significativas.

Complicaciones específicas de la histeroscopia

- **Sobrecarga de líquidos.** Se pueden administrar líquidos en la cavidad uterina con una presión suficiente para permitir su ingreso al sistema vascular. Pueden ocurrir complicaciones graves si la intravasación es excesiva. Los riesgos y los déficits de líquidos permisibles varían de acuerdo con el tipo de medio de distensión usado. Su absorción aumenta en función de la presión creciente del flujo, las dimensiones uterinas y el tiempo quirúrgico. Los sistemas automáticos de vigilancia de líquidos han facilitado la medición exacta del ingreso y egreso del medio de distensión. El cirujano debe estar pendiente del déficit en todo momento y de su actualización con frecuencia por el personal de quirófano (Tabla 60-4).

- Los medios que contienen electrolitos (solución salina normal y la de Ringer lactado) son relativamente seguros, pero todavía es posible una sobrecarga de líquidos, y se pueden usar con instrumentos bipolares.

Tabla 60-4	Guías para la administración de soluciones durante la histeroscopia quirúrgica[a]		
Tipo de líquido	Ejemplos	Cuándo considerar interrumpir el procedimiento	Déficit máximo de líquidos
Solución hipotónica de baja viscosidad, baja en electrolitos	Glicina al 1.5% Sorbitol al 3% Manitol al 5%	A los 1 000 mL	1 500 mL
Solución isotónica rica en electrolitos	Solución salina normal, de Ringer lactado	A los 2 000 mL	2 500 mL
Solución de gran viscosidad	Solución de dextrano en dextrosa/dextrano[b]	A los 300 mL	500 mL

[a] Datos del American College of Obstetricians and Gynecologists. ACOG Technology Assessment No. 13: hysteroscopy. *Obstet Gynecol.* 2018;131(5):e151-e156.
[b] Rara vez se usa dextrano, por su cristalización y el riesgo de anafilaxia y coagulación intravascular diseminada.

- Los medios alternativos de fluidos conllevan un mayor riesgo de sobrecarga y de anomalías de electrolitos.
  - La solución de sorbitol al 3% y la de glicina al 1.5% son de baja viscosidad, hipotónicas, con pocos electrolitos, que permiten el uso de instrumentos monopolares. Cuando son absorbidas a la corriente sanguínea en altos volúmenes pueden causar hiponatremia, arritmias, edema cerebral, coma y la muerte.
  - El manitol al 5% es un medio isoosmolar que puede también causar hiponatremia.
- La **perforación uterina** se puede manejar de manera conservadora, en particular cuando es causada por un instrumento romo, con vigilancia estrecha y hospitalización durante una noche. En casos de hemorragia activa o perforación con un instrumento electroquirúrgico, se requiere cambiar el procedimiento al laparoscópico o de laparotomía.

COMPLICACIONES POSOPERATORIAS

Fiebre en el posoperatorio

- Un diagnóstico aceptado de fiebre es el de temperatura corporal ≥ 38 °C en dos ocasiones con al menos 4 horas de intervalo. Se calcula que ocurre morbilidad febril en las primeras 48 horas que siguen a la laparotomía en hasta 30% de las pacientes de operaciones ginecológicas. La atelectasia, un motivo de enfermedad febril de poca monta citado con frecuencia, no ha mostrado ser la causa de fiebre durante ese periodo en las publicaciones y la mayoría de ellas se atribuye a la secreción de citocinas. En el diagnóstico diferencial y el estudio de una fiebre posoperatoria se deben incluir las causas infecciosas, por medicamentos, hipertermia maligna, sucesos trombóticos o embólicos, lesiones ureterales, sucesos cardiovasculares, anomalías endocrinas y las reacciones transicionales.
- **Valoración.** Debe incluir una revisión de los antecedentes de la paciente y una exploración exhaustiva, con especial atención a lo siguiente: exploración pulmonar, palpación de la región suprapúbica y los ángulos costovertebrales; revisión de las incisiones, de los sitios de catéteres y sondas, de las extremidades, y la exploración ginecológica para revisar la cúpula vaginal en cuanto a celulitis, hematomas o abscesos.
- **Pruebas.** La valoración inicial por laboratorio y radiología debe ajustarse a cada paciente. Se ordenarán un recuento hematológico completo con diferencial, análisis de orina y urocultivo. El análisis de orina es de valor limitado en las pacientes con sondas vesicales. Los hemocultivos rara vez dan resultados positivos, excepto en aquellas con fiebre alta o factores de riesgo de endocarditis, y tienen máxima sensibilidad cuando los especímenes se obtuvieron en el momento de la fiebre. Los estudios de imagen pueden incluir radiografía de tórax y abdomen, pielografía intravenosa y ultrasonografía de pelvis y riñones, los intestinales con medio de contraste y TC. También deberán considerarse la TC de tórax o la gammagrafía de ventilación perfusión (V/Q) para descartar una embolia pulmonar (EP).

Infecciones posoperatorias

- **Infección de vías urinarias.** La vejiga es un sitio frecuente de infección en las pacientes quirúrgicas, en gran parte por la contaminación de una sonda Foley a permanencia. La pielonefritis es una complicación rara y su tratamiento es de hidratación y antibioticoterapia, de acuerdo con el microorganismo causal.
- **Infección respiratoria.** Son medidas preventivas la ambulación temprana y la terapéutica respiratoria intensiva (es decir, espirometría de incentivo, fisioterapia de tórax) para revertir la hipoventilación y la atelectasia. Las pacientes con neumonía posoperatoria incluyen aquellas con un estado de 3 o más alto de la American Society of Anesthesiologists, una

estancia hospitalaria preoperatoria de 2 días o mayor, una operación de abdomen alto o tórax que duró 3 horas o más, la aspiración nasogástrica, la intubación posoperatoria, el antecedente de tabaquismo o enfermedad pulmonar obstructiva crónica. Deberá promoverse el cese del tabaquismo en el preoperatorio, no solo respecto de las complicaciones respiratorias, sino también de la cicatrización de las heridas.

Infección de la herida quirúrgica

- Los **factores de riesgo** de ISQ incluyen, edad, estado nutricional, diabetes, tabaquismo, obesidad, infecciones concomitantes en un sitio corporal remoto, colonización por microorganismos, alteración de la respuesta inmunitaria y la duración de la estancia hospitalaria.

- **Prevención:** solo debe retirarse el pelo con depiladores quirúrgicos, no con rasuradora. El antibiótico profiláctico apropiado para el procedimiento específico debe administrarse en la hora previa al inicio de la operación.

- **Cierre quirúrgico.** Los estudios en pacientes con cesárea mostraron que el cierre de la grasa subcutánea en comparación con no hacerlo disminuye las complicaciones de las heridas quirúrgicas (definidas como hematomas, seromas, infección y dehiscencia). En las mujeres con un grosor > 2 cm del panículo adiposo, su cierre por sutura disminuye el riesgo de dehiscencia. Se justifican estudios adicionales para indagar materiales y técnicas de sutura. No se ha definido si estos datos se pueden extrapolar a las operaciones ginecológicas. En metaanálisis recientes no se pudo mostrar que el uso sistemático de tubos de drenaje por aspiración cerrados impida las infecciones quirúrgicas.

- **Cuidados de la herida.** Recién se cambió el abordaje de limpieza intensiva a uno que insiste en un ambiente limpio, pero húmedo, que reduzca la irritación mecánica causada por los cambios frecuentes de apósitos. Las aplicaciones de hidrogel tienen participación importante y los sistemas de aplicación de vacío en las pacientes de alto riesgo ayudan al drenaje de la herida y facilitan su riego sanguíneo, con el resultado de un cierre al parecer más rápido.

Celulitis incisional o de la cúpula vaginal

- Cuando participan los tejidos pélvicos adyacentes, la celulitis grave puede ir acompañada de fiebre, leucocitosis y dolor en la pelvis. Debe iniciarse la antibioticoterapia de amplio espectro. Si se sospecha un absceso en la cúpula vaginal o la herida quirúrgica, está indicado drenarlo. Para el diagnóstico puede ser necesaria la confirmación por ultrasonografía o TC.

- El tratamiento implica antibióticos parenterales, con posible drenaje en caso de colecciones grandes o el fracaso de la mejoría de la paciente con solo los antimicrobianos. En muchos casos la colocación de un drenaje bajo guía ultrasonográfica o TC obvió la necesidad de una exploración quirúrgica, que se vincula con una morbilidad elevada.

Aponeurotitis necrosante

- Son **factores de riesgo** la diabetes, la obesidad, edad > 50 años, la desnutrición, la enfermedad crónica y la inmunosupresión.

- Los *estreptococos del grupo A* pueden causar una infección inflamatoria progresiva de la aponeurosis profunda con necrosis de los tejidos subcutáneos. Los cirujanos deben estar muy al tanto respecto a esta complicación, que puede poner en riesgo la vida en cualquier paciente con infección de la herida quirúrgica. Clínicamente la infección causa una destrucción extensa de los tejidos blandos, incluida la necrosis de la piel, el tejido subcutáneo y el músculo. Deben marcarse y vigilarse de manera estrecha el eritema y la induración alrededor de la herida. Se justifica un desbridamiento extenso e intensivo y la antibioticoterapia de amplio espectro ante la primera sospecha. El retraso del tratamiento y la obesidad aumentan una tasa de mortalidad ya de por sí alta.

Tromboembolia venosa

- Son **factores de riesgo** la edad > 40 años, la obesidad, una intervención quirúrgica prolongada, el antecedente de tromboembolia venosa, el cáncer, la inmovilidad, la trombofilia, la diabetes y la insuficiencia cardiaca.
- La **trombosis de venas profundas** puede causar edema, dolor y eritema unilaterales de las extremidades inferiores. Puede haber un cordón palpable. Las imágenes de ultrasonografía Doppler doble sustituyeron a la venografía como estándar ideal para el diagnóstico de la TVP.
- **Embolia pulmonar.** Los signos y síntomas de EP incluyen ansiedad, disnea, taquipnea, dolor torácico, hipoxia y taquicardia, y deben dar lugar a una valoración exhaustiva rápida: la radiografía de tórax, el ECG y la cuantificación de los gases sanguíneos arteriales son las pruebas ideales. Las radiografías de tórax ayudan a distinguir entre neumonía y embolia. Los datos del ECG suelen no ser específicos, excepto para la taquicardia sinusal, pero ayudan a descartar un suceso cardiaco isquémico. La valoración por el laboratorio mediante la cuantificación de los gases sanguíneos arteriales puede mostrar hipoxemia, hipocapnia, alcalosis respiratoria y un mayor gradiente arterioalveolar.

Estudios de imagen

- Aquellos con radionúclidos (gammagrafía V/Q) y la arteriografía por TC (ATC) con medio de contraste son los estudios disponibles actuales para la valoración de una sospecha de EP. Las gammagrafías V/Q tienen elevada sensibilidad, pero baja especificidad. Una ATC es accesible en la mayoría de los hospitales grandes y menos proclive a la interferencia por otras enfermedades pulmonares subyacentes. Su sensibilidad es mayor para detectar embolias de las arterias pulmonares principales, lobulillares o segmentarias. En la mayoría de las instituciones, la ATC sustituyó a la gammagrafía V/Q como estudio ideal de diagnóstico por imagen (ver el capítulo 20).

Tratamiento

- El usual para TVP y EP ha sido con heparina no fraccionada intravenosa (HNFI). En estudios recientes se estableció que la HBPM y el pentasacárido fondaparinux son equivalentes a la HNFI. La semivida de la HBPM es más prolongada, la dosis respuesta es más predecible y ocurre una menor hemorragia con la producción un efecto antitrombótico equivalente. Cuando se usa HNFI se inicia el tratamiento oral con warfarina tan pronto como sea posible y la paciente puede interrumpir la HNFI cuando se alcanza una cifra terapéutica del cociente normalizado internacional. Puede requerirse un filtro de vena cava en las pacientes con tromboembolia aguda y hemorragia activa o con un alto riesgo de presentarse, aquellas con tratamiento médico por el antecedente de trombos venosos múltiples y quienes tienen antecedentes de trombocitopenia inducida por la heparina. La hemorragia que se presenta después del uso de compuestos relacionados con la heparina se puede revertir con el sulfato de protamina; la hemorragia asociada con la warfarina puede revertirse con vitamina K, concentrados de plasma o del factor IX.

Íleo y obstrucción intestinal

- **Diagnóstico.** La infección, la peritonitis, las alteraciones electrolíticas, la manipulación excesiva del tubo digestivo y los procedimientos quirúrgicos prolongados pueden causar un íleo posoperatorio. Ocurren adherencias posoperatorias en casi 25% de las pacientes, pero pueden alcanzar hasta 90% en aquellas objeto de operaciones ginecológicas mayores, y representan una de las causas más frecuentes de obstrucción intestinal. La prevalencia de íleo u obstrucción del intestino delgado después de la histerectomía es de 0.2 a 2.2%, y en ambos casos puede haber náusea, vómito y distensión abdominal. Es más probable que haya ausencia e hipoactividad de los ruidos intestinales en presencia de íleo, en tanto los borborigmos, aceleraciones y tintineos de tono alto son más característicos de la obstrucción posoperatoria. Las radiografías abdominales muestran asas de intestino grueso y delgado distendidas y la presencia de gas en el recto en el contexto del íleo. Se visualizan asas únicas o múltiples de intestino dilatado con niveles hidroaéreos en la obstrucción posoperatoria. Esos datos pueden ser difíciles de distinguir en el periodo posoperatorio temprano. En los casos prolongados puede ser útil obtener un estudio con medio de contraste por vía oral para identificar un punto de transición.

- **Tratamiento.** El íleo se trata con reposo intestinal, soluciones intravenosas, restitución de electrolitos y aspiración nasogástrica en caso de vómito persistente. La mayoría de las pacientes con obstrucción parcial responderá al tratamiento conservador con reposo intestinal y descompresión con sonda nasogástrica. El dolor abdominal creciente, la distensión progresiva, la fiebre, la leucocitosis o la acidosis aumentarán la sospecha de una obstrucción intestinal completa, que quizá requiera una nueva exploración. En casos con mejoría tardía, una TC puede ayudar a identificar una perforación o un absceso intestinales. También debe considerarse la nutrición parenteral en las pacientes con compromiso GI prolongado.

Diarrea

- No es rara la **diarrea** después de las operaciones quirúrgicas abdominales y pélvicas. Sin embargo, las crisis prolongadas o múltiples pueden representar un proceso patológico, como la inminencia de obstrucción del intestino delgado, la obstrucción del colon o la colitis seudomembranosa. La colitis vinculada con *Clostridium difficile* puede resultar de la exposición a cualquier antibiótico. Los estudios de heces confirman la sospecha clínica. Se necesita el tratamiento amplio por vía oral con metronidazol y la hidratación para que sea adecuado, y puede requerirse vancomicina oral en casos refractarios.

Fístulas genitourinarias

- En Estados Unidos, la mayoría de las **fístulas genitourinarias** es producto de intervenciones quirúrgicas pélvicas, por lo general, después de una histerectomía abdominal por afecciones benignas. En los países en desarrollo, la mayoría de las fístulas se debe al traumatismo obstétrico secundario a una atención prenatal ausente o deficiente. Las pacientes pueden acudir con secreción vaginal persistente o infecciones recurrentes de las vías urinarias.

- La prueba inicial más simple para detectar una fístula genitourinaria es la del tapón, que se inserta en la vagina para después llenar la vejiga con azul de metileno o índigo carmín a través de una sonda de Foley. Se administra a la paciente una dosis oral de piridio. La aparición de colorante azul en el tapón sugiere una fístula vesicovaginal. Un tapón con tinción naranja sugiere una fístula ureterovaginal. También puede visualizarse en la vagina acumulación de líquido, en el que se debe cuantificar la creatinina. Los estudios adicionales incluyen pielografía intravenosa, cistoscopia, cistouretrografía miccional, estudios ureterales retrógrados y resonancia magnética. Las fístulas simples a menudo se resuelven con el drenaje con una sonda de Foley o por nefrostomía con tubo percutáneo. Se requiere intervención quirúrgica si esto no tiene éxito.

RECUPERACIÓN MEJORADA DESPUÉS DE LA CIRUGÍA

La recuperación mejorada después de la cirugía (ERAS, por sus siglas en inglés), un proceso de mejoría de los cuidados de las pacientes quirúrgicas basado en pruebas, es un abordaje multidisciplinario de su atención en el posoperatorio, que se centra en los mejores resultados clínicos y el ahorro de costos. Sus principios generales incluyen la laxitud respecto de la restricción de no administrar nada por vía oral antes de la operación; el tratamiento transoperatorio con soluciones, el centrarse en un abordaje de invasión mínima, la ambulación y la alimentación intestinal tempranas.

Antes del ingreso, en el preoperatorio

* Se deben hacer esfuerzos por optimizar el estado de la paciente antes de la intervención quirúrgica, incluyendo el respaldo nutricional (si se requiere), la promoción del cese del tabaquismo y la regulación de la ingestión del alcohol. En conjunción con interconsultas a anestesia y medicina, se optimiza cualquier afección médica significativa antes de la operación quirúrgica, en particular cuando es mayor. Debe programarse una sesión de información detallada con enfermeras o cirujanos antes de la intervención quirúrgica, para dar instrucciones a la paciente respecto de la alimentación preoperatoria, la preparación del intestino (si está indicada) y la preparación quirúrgica de la piel.
* Solo deben implementarse esquemas de preparación intestinal cuando sean por completo indispensable. Estos pueden causar deshidratación significativa y no cuentan con pruebas claras de un mejor resultado. Hay pocos procedimientos de cirugía ginecológica que justifiquen tal preparación.
* Los regímenes preoperatorios de nada por vía oral pueden desviarse de la enseñanza tradicional después de la medianoche correspondiente y, dependiendo de la institución, a menudo se permitirá a las pacientes consumir líquidos claros hasta 2 horas antes de arribar a la sala preoperatoria.
* En muchas instituciones se inició la premedicación de las pacientes con una combinación de antieméticos para prevenir la náusea y el vómito posoperatorios, con una de analgésicos para disminuir los requerimientos transoperatorios y posoperatorios. Aunque los esquemas varían de acuerdo con la institución, suelen incluir medicamentos como el paracetamol, la gabapentina y los inhibidores de la ciclooxigenasa 2.

Transoperatorio

* El tratamiento de la paciente durante la operación requiere coordinación entre el cirujano y el anestesiólogo. El desarrollo de protocolos para el tratamiento transoperatorio puede dirigir la atención y racionalizar los costos.
* Según sea posible y apropiado, el cirujano debe dar prioridad al uso de procedimientos de invasión mínima, abreviar el tiempo quirúrgico y reducir la colocación de drenajes y tubos que persistan después de concluir la operación.
* Los protocolos de anestesia en la ERAS se centran en el uso de la anestesia regional, como la epidural o el bloqueo local, para disminuir el uso de los narcóticos tanto transoperatorio como posoperatorio. Se prefiere la anestesia de ahorro de opioides. Se recomienda mantener regulada la temperatura del quirófano con dispositivos como los lienzos de calentamiento o el sistema de Bair Hugger. Además, se ha insistido en numerosos protocolos en la administración equilibrada de soluciones y el uso de las coloidales respecto a las cristaloides cuando clínicamente son apropiadas, para prevenir la sobrecarga posoperatoria de líquidos y la extravasación a un tercer espacio, en tanto se mantiene el aporte de oxígeno y nutrimentos a los órganos vitales.

Posoperatorio

- La alimentación intestinal temprana sigue siendo tema del protocolo de la ERAS, cuando es apropiado desde el punto de vista clínico. La nutrición temprana ayuda a promover la movilidad intestinal y evitar el íleo posoperatorio, brinda un respaldo nutricional importante ante un estado catabólico y permite la interrupción temprana del respaldo por soluciones intravenosas.
- El retiro de drenajes y catéteres tan pronto como sea apropiado en la clínica ayuda a facilitar la movilización y disminuir el riesgo de infecciones. Cuando sea posible, deben retirarse las sondas urinarias en el transoperatorio o en el primer día posoperatorio.
- Debe promoverse la ambulación temprana porque ayuda a recuperar la fortaleza y disminuir la tasa de íleo posoperatorio. Si es apropiado en la clínica, debe alentarse a la paciente para salir de la cama en el día de la operación o el primero posoperatorio.
- El alivio del dolor debe ser multimodal en el periodo posoperatorio, en un intento por disminuir el uso de opiáceos. El uso de un bloqueo en el plano del transverso abdominal o epidural se utiliza con frecuencia para las operaciones de laparotomía. Además, debe usarse anestesia local en los sitios de incisión. Se recomienda el uso sistemático de paracetamol, fármacos antiinflamatorios no esteroides y otros, no narcóticos, y debe priorizarse para la analgesia respecto de los narcóticos.

Resultados

- El protocolo de la ERAS ha mostrado disminuir de manera significativa la duración de la estancia hospitalaria, las tasas de complicaciones y de reingresos. Además, el número de pacientes que requieren reintervención quirúrgica o reingreso hospitalario a la unidad de cuidados intensivos disminuyó de forma significativa. En consecuencia, debe considerarse la implementación de un protocolo de ERAS cuando sea factible.

LECTURAS SUGERIDAS

AAGL. AAGL practice report: practice guidelines for intraoperative cystoscopy in laparoscopic hysterectomy. *J Minim Invasive Gynecol.* 2012;19:407-411.

American College of Obstetricians and Gynecologists Committee on Practice Bulletins—Gynecology. ACOG Practice Bulletin No. 84: prevention of deep vein thrombosis and pulmonary embolism. *Obstet Gynecol.* 2007;110:429-440. (Reaffirmed 2018)

American College of Obstetricians and Gynecologists Committee on Practice Bulletins—Gynecology. ACOG Practice Bulletin No. 195: prevention of infection after gynecologic procedures. *Obstet Gynecol.* 2018;131:e172-e189.

American College of Obstetricians and Gynecologists. ACOG Technology Assessment No. 13: hysteroscopy. *Obstet Gynecol.* 2018;131:e151-e156.

Kuroki LM, Mutch DG. Control of pelvic hemorrhage. En: Jones HW, Rock JA, eds. *Te Linde's Operative Gynecology.* 11th ed. Philadelphia, PA: Wolters Kluwer; 2015:336-358.

Wilson W, Taubert KA, Gewitz M, et al. Prevention of infective endocarditis: guidelines from the American Heart Association. *Circulation.* 2007;116(15):1736-1754.

61 Cuidados críticos

Lauren Thomaier y Arthur Jason Vaught

Está indicado el ingreso a la unidad de cuidados intensivos (UCI) de las pacientes que requieren vigilancia intensiva y respaldo fisiológico por disfunción de órganos. Las indicaciones de cuidados intensivos incluyen inestabilidad hemodinámica, disfunción de órganos múltiples, requerimiento activo o potencial de respaldo por ventilador o medicamentos vasoactivos, enfermedad médica grave y cuidados posoperatorios de cirugía mayor.

CUIDADOS CRÍTICOS CARDIOVASCULARES

- En los cuidados críticos se puede valorar la **función cardiovascular** mediante la **vigilancia hemodinámica invasiva**, que provee información sobre el desempeño del corazón, el estado de los líquidos corporales, la perfusión tisular y la presión arterial.
- **Cateterización arterial**, realizada casi siempre a través de las arterias radial o femoral; se prefiere para la medición directa de la presión arterial (PA) y se usa para facilitar el análisis de gases sanguíneos en el enfermo crítico.
- Se puede usar un **catéter de arteria pulmonar (CAP, de Swan-Ganz)** para medir o calcular los parámetros hemodinámicos. Este se inserta a través de las venas subclavia o yugular interna (preferida) y tiene dos luces; la proximal se ubica en la vena cava superior o la aurícula derecha, en tanto la otra se abre en la punta y contiene un globo que se puede hacer "flotar" a través de la aurícula y el ventrículo derechos en dirección de la arteria pulmonar.
  - Sus **indicaciones** incluyen diferenciar causas cardiógenas o no de edema pulmonar; el diagnóstico de la hipertensión pulmonar; guiar la reanimación con soluciones y el tratamiento farmacológico en las pacientes en estado de shock, con insuficiencia renal o acidosis no explicada, y para guiar el manejo de un ventilador. No hay beneficio médico confirmado del CAP para las pacientes en estado crítico.
  - Los **parámetros hemodinámicos** que se pueden medir de forma directa e indirecta con el CAP son: presión venosa central (PVC), presión capilar pulmonar en cuña/de oclusión, presiones ventricular y auricular derechas, presión arterial pulmonar, gasto cardiaco, saturación venosa mixta de oxígeno, índice del trabajo sistólico ventricular derecho e izquierdo, índice cardiaco (IC), índice de volumen sistólico, resistencia vascular sistémica y pulmonar, y aporte de oxígeno arterial (DO_2).
- La **presión venosa central** se registra desde la luz proximal del CAP y refleja la **presión auricular derecha**, de 1 a 6 mm Hg cuando es normal. Si no hay obstrucción entre la aurícula y el ventrículo derechos, la PVC = la presión auricular derecha = la presión diastólica terminal ventricular derecha, y muestra una forma de onda compleja, que se puede afectar por diversos procesos patológicos y se interpreta casi siempre como un aproximado del estado de los líquidos corporales y, por lo tanto, se usa para guiar el tratamiento con soluciones. Sin embargo, la PVC puede ser engañosa y variar con base en la posición de la paciente, los cambios en la presión torácica (de contextos de respiración o ventilación) y en las enfermedades cardiacas.
- La **presión capilar pulmonar en cuña (PCPC)** se registra con el globo del CAP inflado e incrustado en una rama de la arteria pulmonar, de 6 a 12 mm Hg cuando es normal.

Cuando no hay obstrucción entre la aurícula y el ventrículo izquierdos, la PCPC = la presión auricular izquierda = la presión diastólica terminal ventricular izquierda. Como con la PVC, la cifra de la PCPC puede ser engañosa. La presión diastólica terminal del ventrículo izquierdo refleja la precarga ventricular izquierda solo con una distensibilidad ventricular normal, que a menudo no es el caso en la paciente en estado crítico.

- En fecha reciente el uso de la PVC y el CAP ha caído en descrédito en la medicina de cuidados críticos para guiar la reanimación con soluciones. Se demostró en estudios y grandes metaanálisis que la PVC no es confiable cuando se valora la capacidad de respuesta a las soluciones y el CAP no cambió la mortalidad de todas las causas.

- El **índice cardiaco** corresponde al gasto cardiaco, con una cifra normal de 2.4 a 4 L/m^2 (volumen sistólico × frecuencia cardiaca)/superficie corporal. El gasto cardiaco se mide con un CAP mediante la técnica de termodilución. Un termistor localizado cerca del extremo de la punta del CAP detecta el flujo de un fluido frío inyectado a través del puerto proximal para calcular la velocidad del riego sanguíneo (equivalente al gasto cardiaco).

- La **saturación venosa mixta de oxígeno** puede ayudar a valorar el aporte de oxígeno a los tejidos y utilizarse para determinar si el gasto cardiaco de una paciente es suficientemente alto para proveer uno adecuado. Un decremento en esta variable (cifra normal de 66-75%) implica el aumento de la utilización de oxígeno por los tejidos.

Insuficiencia cardiaca

La insuficiencia cardiaca se clasifica como derecha o izquierda, aguda o crónica y de disminución de la fracción sistólica ventricular izquierda frente a la de su conservación. Ocurre **insuficiencia cardiaca sistólica** por alteración de la contracción ventricular. La **insuficiencia cardiaca diastólica o con conservación de la fracción sistólica** es una afección de la relajación ventricular y, por lo tanto, de un llenado inadecuado. Se pueden distinguir las dos por el volumen diastólico terminal, que aumenta en la insuficiencia cardiaca sistólica y se reduce en la diastólica. Aunque la fracción sistólica disminuye en la insuficiencia cardiaca sistólica, a menudo se mantiene en la insuficiencia cardiaca diastólica.

- Son **causas** frecuentes de insuficiencia cardiaca, la isquemia, la enfermedad hipertensiva y las arritmias cardiacas, la embolia pulmonar (EP) y la miocardiopatía.

- En la **insuficiencia cardiaca descompensada aguda**, las pacientes casi siempre presentan disnea, ortopnea, taquipnea, taquicardia y ansiedad. A la exploración física pueden detectarse disminución de la perfusión periférica, estertores pulmonares, sibilancias, aumento de la presión venosa yugular y edema periférico.

- El **estudio de la insuficiencia cardiaca** incluye un electrocardiograma (ECG), la cuantificación de gases sanguíneos arteriales y enzimas cardiacas, la ecocardiografía y la radiografía de tórax. Aunque no hay consenso respecto a la participación del péptido natriurético cerebral, el diagnóstico y la vigilancia de la insuficiencia cardiaca en el contexto de la UCI puede ser útil debido a su elevado valor predictivo negativo. En casos graves se puede usar la vigilancia hemodinámica invasiva para guiar el tratamiento.

- Además de corregir cualquier factor precipitante, como hipertensión, isquemia miocárdica o arritmias cardiacas, el **tratamiento** debe pretender mejorar los síntomas, optimizar el estado de volumen y restablecer la oxigenación. Después de que la paciente se recupera de la fase aguda, debe hacerse óptimo el tratamiento de la insuficiencia cardiaca crónica.

  - **Tratamiento de la insuficiencia cardiaca crónica:** en presencia de hipoxia, las pacientes deben recibir **oxígeno complementario** y mantenerse en posición erecta. La ventilación a presión positiva no invasiva debe considerarse en aquellas con disnea y edema pulmonar graves.

- Si hay datos de sobrecarga de líquidos, deben administrarse **diuréticos de asa** mientras se vigilan el peso, las ingestas y excretas exactas y los electrolitos, a diario.
- La disminución de la poscarga con **vasodilatadores** intravenosos (IV) como la nitroglicerina, el nitroprusiato o la nesiritida, se puede considerar en las pacientes con **insuficiencia cardiaca sistólica** izquierda sin hipotensión, y si la presentan, es más apropiado usar fármacos **inotrópicos y vasopresores**, como la milrinona o la dobutamina y la norepinefrina.

Síndrome coronario agudo

El síndrome coronario agudo está constituido por la **angina de pecho inestable** y el infarto miocárdico con o sin elevación del segmento ST vinculada (**infartos miocárdicos sin y con elevación del segmento ST [STEMI, por sus siglas en inglés]**). Los factores que causan obstrucción en las arterias coronarias, que incluyen la formación de trombos o el vasoespasmo, llevan a la isquemia miocárdica, hipoxia y acidosis. El diagnóstico se basa en los síntomas de la paciente, los datos de ECG y las cifras de biomarcadores cardiacos.

- Se puede dividir a la isquemia miocárdica (IsM) en diferentes categorías:
  - IsM tipo 1: aquella espontánea relacionada con la isquemia por un suceso coronario primario, como una erosión o rotura, aparición de fisuras y disección de una placa
  - IsM tipo 2: secundaria a la isquemia por aumento de la demanda de oxígeno o disminución de su aporte
  - IsM tipo 3: parada cardiaca súbita e inesperada, a menudo con síntomas sugerentes de isquemia miocárdica
  - IsM tipo 4: isquemia relacionada con una intervención percutánea (4a) o la trombosis en una endoprótesis (4b)
  - IsM tipo 5: isquemia vinculada con operaciones quirúrgicas cardiacas
- El tipo de IsM debe dilucidarse en el contexto de la enfermedad crítica porque el tratamiento puede diferir de manera sustancial. La IsM tipo 1, por lo general, necesita una intervención percutánea, en tanto el tipo 2 de IsM (isquemia por demanda) suele requerir cubrir la demanda de oxígeno subyacente (p. ej., septicemia) con la reanimación por soluciones y el respaldo de vasopresores, con o sin transfusión sanguínea, cuando está indicada.
- Las pacientes con sospecha de isquemia miocárdica deben tratarse con oxígeno, nitroglicerina sublingual y ácido acetilsalicílico en comprimidos masticables (162-325 mg) tan pronto como sea posible. Deben administrarse opiáceos para tratar el dolor y disminuir la ansiedad, lo que a su vez puede ayudar a disminuir la demanda del miocardio.
- Las pacientes con inicio de los síntomas de **STEMI** en las últimas 12 horas deben recibir de inmediato el tratamiento de reperfusión.
  - Dependiendo de los factores de riesgo y los criterios de elegibilidad, se prefiere la intervención percutánea primaria coronaria más que el tratamiento fibrinolítico.
  - Las pacientes bajo tratamiento de reperfusión deben recibir una dosis de carga de una tienopiridina, como el clopidogrel, tan pronto como sea posible. Debe también administrarse anticoagulación con heparina no fraccionada u otro fármaco, según el tipo de reperfusión por realizar. Debe buscarse la interconsulta con expertos.
  - *Dependiendo de la situación*, se deben administrar otros medicamentos, como los bloqueadores β y los inhibidores de la enzima convertidora de angiotensina en las 24 horas que siguen a un STEMI.
- En ausencia de contraindicaciones, las pacientes con **angina inestable e infarto miocárdico sin elevación del segmento ST** deben tratarse con ácido acetilsalicílico, un segundo antiplaquetario, como el clopidogrel, bloqueadores β, anticoagulantes y un inhibidor de la glucoproteína IIb/IIIa hasta que se tome la decisión de una revascularización.

- Si una paciente presenta **paro cardiaco**, de inmediato debe activarse el código correspondiente, proveer de manera temprana una reanimación cardiopulmonar y conducente y la desfibrilación ante la fibrilación ventricular (FV) o la taquicardia ventricular (TV) sin pulso.

Arritmia cardiaca

- Se define a la **taquicardia** por una frecuencia cardiaca > 100 latidos por minuto. Durante el embarazo se usa un umbral más alto, por lo general de 120 latidos por minuto. Las taquicardias se pueden clasificar por el sitio de origen y la regularidad del ritmo. Por lo general, las que surgen por arriba del nódulo auriculoventricular (AV) son de complejos estrechos, en tanto las que se originan por debajo son complejos amplios. Las pacientes con compromiso cardiovascular relacionado con la frecuencia cardiaca deben proceder a la cardioversión sincronizada inmediata, según el protocolo del soporte vital cardiaco avanzado; puede considerarse la adenosina en las pacientes con taquicardia regular de complejos estrechos y complejos QRS monomórficos.
  - Las **taquicardias complejas estrechas con ritmo regular** incluyen a la taquicardia sinusal, el aleteo auricular y la taquicardia de reingreso del nódulo AV. La frecuencia cardiaca en el aleteo auricular es, por lo general, de 250 a 350 latidos por minuto, casi siempre con un cociente de conducción ventricular 2:1. El tratamiento es similar al de la fibrilación auricular, como se describe más adelante. Las crisis agudas de **taquicardia de reingreso al nódulo AV** se pueden yugular con maniobras vagales, adenosina o bloqueadores de los conductos del calcio.
  - Las **taquicardias con ritmo irregular de complejos estrechos** incluyen fibrilación auricular, taquicardia auricular multifocal y aleteo auricular con bloqueo AV variable. El tratamiento de la **fibrilación auricular** implica regular la frecuencia cardiaca y prevenir sucesos tromboembólicos. La regulación del ritmo con cardioversión química o eléctrica es un tratamiento de segunda línea. En pacientes con fibrilación auricular y respuesta ventricular rápida se pueden usar bloqueadores β IV, amiodarona y bloqueadores de los conductos del calcio no dihidropiridínicos (p. ej., diltiazem).
  - Las taquicardias **con ritmo regular de complejos amplios** incluyen la TV monomórfica o la supra-TV aberrante. El tratamiento preferible para las pacientes estables con probable TV es de cardioversión electiva o con fármacos antiarrítmicos.
  - Las **taquicardias de complejos amplios y ritmo irregular** incluyen FV, TV polimórfica y la fibrilación auricular aberrante.
- Se define a la **bradicardia** por una frecuencia cardiaca < 60 latidos por minuto, cuyas causas frecuentes incluyen anomalías de electrolitos, aumento del tono vagal, isquemia miocárdica, miocarditis, miocardiopatía y medicamentos. El tratamiento inicial de la bradiarritmia persistente en una paciente inestable es con atropina. Si fracasa, se puede intentar el uso de un marcapasos transcutáneo o transvenoso, dopamina o epinefrina.

Hipotensión y estado de shock

El **shock** es un síndrome clínico en el que la perfusión disminuida causa lesión celular por el aporte inadecuado de oxígeno, que desencadena una serie de sucesos inflamatorios que llevan a los síntomas de disfunción de órganos vitales, que incluyen taquicardia, hipotensión, oliguria y alteración de la actividad mental. En pacientes con cáncer ginecológico las causas posoperatorias comunes incluyen hemorragia, EP, IsM y septicemia.

- Ningún criterio absoluto de hipotensión define al estado de shock, pero una PA sistólica < 90 mm Hg o un decremento > 40 mm Hg respecto de la basal ameritan una valoración adicional.
- En el esquema de clasificación de Weil-Shubin se definen cuatro categorías de shock: **hipovolémico**, **cardiogénico**, **obstructivo** y **distributivo**. Ver la tabla 61-1 para una

Tabla 61-1	Características hemodinámicas de los diagnósticos que ameritan cuidados críticos			
	PCPC o PVC	GC	RVS	SvO_2
Shock hipovolémico	↓	↓	↑	↓
Shock cardiógeno	↑	↓	↑	↓
Shock obstructivo				
Taponamiento	↑	↓	↑	↓
Embolia pulmonar	normal o ↓	↓	↑	↓
Choques distributivos				
Séptico temprano	↓	↑	↓	↑
Séptico tardío	↓	↑↓	↓	↑↓
Neurogénico	↓	↓	↓	↓

Abreviaturas: GC, gasto cardiaco; PVC, presión venosa central; PCPC, presión capilar pulmonar en cuña; SvO_2, saturación venosa mixta de oxígeno; RVS, resistencia vascular sistémica; ↑, aumentada(o); ↓, disminuida(o); ↑ ↓, aumentado o disminuido.

comparación de los parámetros hemodinámicos en los diversos estados de shock. Debido a que una paciente puede mostrar múltiples tipos de shock, puede ser difícil su estricta clasificación.

- El tratamiento se inicia con la determinación y corrección de la causa del proceso patológico subyacente. El propósito principal es asegurar una perfusión suficiente y una oxigenación apropiada.

- El **shock hipovolémico** se debe a la pérdida de fluido intravascular (p. ej., hemorragia, aspiración nasogástrica, diarrea). El **shock hemorrágico** es un tipo de shock hipovolémico clasificado por el volumen de la pérdida sanguínea y la respuesta fisiológica (Tabla 61-2). Se requiere reanimación rápida con soluciones cuando la pérdida sanguínea rebasa 30 a 40%. La principal intervención terapéutica en el shock hipovolémico es la restitución de volumen.

- Es importante **restituir los productos sanguíneos** en las pacientes con hemorragia significativa o anemia grave (hemoglobina < 7 g/dL). Debe vigilarse de manera estrecha la temperatura corporal central de la paciente durante una transfusión masiva. Más adelante en este capítulo se describe de manera más amplia la atención crítica hematológica.

- Las soluciones IV deben considerarse como fármacos y en consecuencia tomar en cuenta sus propiedades farmacocinéticas y farmacodinámicas antes de administrarlas. Las **indicaciones de soluciones IV** incluyen la restitución de las pérdidas de volumen del líquido extracelular, la corrección de las alteraciones de electrolitos o acidobásicas, la provisión de una fuente de glucosa y el mantenimiento del equilibrio de líquidos y electrolitos.

  o Las soluciones **cristaloides** (salina normal, de Ringer lactado) por lo general se encuentran disponibles en cualquier nosocomio, son baratas y conllevan menos riesgo que las coloidales, lo que las convierte en ideales para la reanimación por volumen. La solución de Ringer lactado es menos ácida que la salina normal y puede aliviar la acidosis metabólica hiperclorémica resultante de la infusión de un gran volumen de solución salina, si bien no hay diferencia fisiológica importante en el grado de reanimación provista por ambas.

  o El tratamiento con soluciones **coloidales** (de albúmina, dextranos, hidroxietilalmidones, gelatinas) es más costoso, pero puede proveer una mejor expansión de

| Tabla 61-2 | Clasificación actualizada del shock hemorrágico para el soporte vital avanzado en traumatología |

Parámetro	Clase I	Clase II (leve)	Clase III (moderado)	Clase IV (grave)
Pérdida sanguínea aproximada	< 15%	15-30%	31-40%	> 40%
Frecuencia cardiaca	↔	↔/↑	↑	↑/↑↑
Presión arterial	↔	↔	↔/↓	↓
Presión del pulso	↔	↓	↓	↓
Frecuencia respiratoria	↔	↔	↔/↑	↑
Gasto urinario	↔	↔	↓	↓↓
Calificación de la escala de coma de Glasgow	↔	↔	↓	↓
Déficit de base[a]	0 a –2 mEq/L	–2 a –6 mEq/L	–6 a –0 mEq/L	–0 mEq/L o menor
Necesidad de productos sanguíneos	Vigilar	Probable	Sí	Protocolo de transfusión masiva

[a] El exceso de base es la cantidad de esta (HCO_3^- en mEq/L) que se encuentra por arriba o debajo del rango normal en el cuerpo. A una cifra negativa se le llama déficit de base y es índice de la acidosis metabólica. Reimpreso del American College of Surgeons. *Advanced Trauma Life Support*. 10th ed. Chicago, IL: American College of Surgeons, Committee on Trauma; 2018.

volumen a corto plazo, si bien no se ha mostrado que confiera un beneficio para la supervivencia. La solución de **albúmina al 5%** se considera, en general, segura para las pacientes de UCI; sin embargo, las de **hidroxietilalmidón** han mostrado aumentar el riesgo de insuficiencia renal y muerte y, por lo tanto, deben evitarse.
- Se puede requerir **farmacoterapia vasoactiva** junto con la reanimación con soluciones, además de cuidados intensivos y quizá vigilancia por medios invasivos. Con frecuencia se utiliza norepinefrina en el tratamiento del shock hipotensivo grave (Tabla 61-3).
- Ocurre **shock cardiogénico** con la disminución de la contractilidad y función miocárdicas, cuyas causas comunes incluyen IsM, insuficiencia cardiaca congestiva, arritmias cardiacas y afecciones valvulares.
  - El tratamiento se dirige a mejorar la función del miocardio. Por ejemplo, se pueden usar sustancias inótropas para mejorar la contractilidad, y vasopresoras para aumentar la presión diastólica aórtica, con el objetivo de mejorar la perfusión miocárdica. Cuando esto fracasa, debe tenerse en mente el uso de un dispositivo de asistencia mecánica, como una bomba intraaórtica con globo.
  - La administración de soluciones en las pacientes con shock cardiogénico debe realizarse con precaución.
- Ocurre **shock obstructivo** por el entorpecimiento mecánico del riego sanguíneo (p. ej., taponamiento cardiaco, neumotórax a tensión, EP masiva, trombosis de una válvula protésica), más que por una enfermedad cardiaca primaria.
- El **shock distributivo** es resultado de la pérdida del tono vascular periférico, que, a su vez, causa hipovolemia relativa. Abarca una amplia variedad de afecciones, que inclu-

Tabla 61-3 Fármacos vasoactivos seleccionados para los cuidados críticos

Fármaco	Principales efectos	Dosis	Mecanismo	Uso	Precauciones
Dobutamina	Aumento de la inotropía y vasodilatación sistémica	3-15 µg/kg/min	Agonista β_1 potente, agonista β_2 débil	Sobre todo para la insuficiencia cardiaca descompensada	Los efectos adversos incluyen taquicardia y ectopia ventricular. Contraindicada en la miocardiopatía hipertrófica
Dopamina	Dosis baja: vasodilatación renal y esplácnica, natriuresis; dosis intermedia: aumento de la inotropía y la vasodilatación sistémica; dosis alta: vasoconstricción sistémica	1-3 µg/kg/min; 3-10 µg/kg/min; > 10 µg/kg/min	Agonista dependiente de la dosis en los receptores de dopamina (baja), receptores adrenérgicos β (intermedia) y receptores adrenérgicos α periféricos (alta)	Puede ser útil para el shock cardiogénico o hipotensor, donde se requiere tanto estimulación cardiaca como vasoconstricción periférica	La dosis baja de dopamina no es apropiada para tratar la insuficiencia renal aguda. Los efectos adversos incluyen taquiarritmias, necrosis isquémica de extremidades, aumento de la presión intraocular y retraso del vaciamiento gástrico.
Epinefrina	Aumento del gasto cardiaco dependiente de la dosis, aumento de la resistencia vascular sistémica, relajación del músculo liso bronquial	0.3-0.5 µg IM; 2-8 µg/min en solución	Agonista de receptores adrenérgicos β (dosis baja) y agonista α (dosis alta)	Fármaco ideal para tratar la anafilaxia. Se usa en protocolos del SVCA para el paro cardiaco. Se usa su epímero racémico nebulizado para tratar el laringoespasmo y la exacerbación grave del asma	Contraindicada ante el glaucoma de ángulo agudo, la cardiopatía isquémica. La infiltración local puede causar necrosis de los tejidos.

(Continúa)

Tabla 61-3	Fármacos vasoactivos seleccionados para los cuidados críticos *(Continuación)*				
Fármaco	**Principales efectos**	**Dosis**	**Mecanismo**	**Uso**	**Precauciones**
Norepinefrina	Aumento de la resistencia vascular sistémica dependiente de la dosis	0.2-5 µg/kg/min	Agonista de receptores adrenérgicos α y agonista β cardiaco	El vasopresor preferido para el shock séptico o la hipotensión refractaria	La vasoconstricción extrema puede exacerbar el daño de órgano terminal. Su extravasación puede producir necrosis local de los tejidos.
Nitroglicerina	Dosis baja: venodilatación; dosis alta, dilatación arterial	1-50 µg/min; > 50 mg/min	Con metabolismo en las células endoteliales para producir NO, que estimula la producción de cGMP, que causa relajación del músculo liso. Vasodilatador dependiente de la dosis	Se usa para la angina de pecho inestable y para aumentar el gasto cardiaco en la insuficiencia cardiaca descompensada	De inicio y metabolismo rápidos. Se desarrolla tolerancia rápidamente. Contraindicado en las pacientes que toman inhibidores de la fosfodiesterasa
Nitroprusiato	Vasodilatación sistémica	0.3-2 µg/kg/min	Libera NO en la corriente sanguínea; con un mecanismo similar al de la nitroglicerina	Se usa para yugular rápido la hipertensión grave y para la insuficiencia cardiaca descompensada	Riesgo de acumulación del metabolito cianuro

Abreviaturas: SVCA, soporte vital cardiaco avanzado; cGMP, guanosín monofosfato cíclico; IM, intramuscular; NO, óxido nítrico.

yen el shock séptico, otras respuestas del síndrome de respuesta inflamatoria sistémica (SRIS) (p. ej., traumatismos, intervenciones quirúrgicas, pancreatitis, insuficiencia hepática), la anafilaxia, el shock neurogénico (p. ej., lesión de la médula espinal), la insuficiencia suprarrenal aguda y el síndrome de shock tóxico.

- El abordaje terapéutico inicial es similar al del shock hipovolémico, con el propósito de restablecer y mantener un volumen intravascular apropiado y añadir fármacos vasoactivos, según se requiera.
- Además se agregarán fármacos adyuvantes dependiendo de la etiología. Ante la anafilaxia debe administrarse epinefrina y corticoesteroides en la insuficiencia suprarrenal aguda. Se deben tratar todas las afecciones subyacentes.
- La septicemia y el síndrome de shock tóxico se tratan más adelante en este capítulo.

CUIDADOS RESPIRATORIOS CRÍTICOS

Con frecuencia se requiere **soporte respiratorio** para los cuidados críticos de las pacientes.

- La **insuficiencia respiratoria hipóxica** se caracteriza por la disminución de la presión parcial de oxígeno arterial (PaO_2) < 60 mm Hg o una saturación arterial de oxígeno (SaO_2) < 90%, por lo general vinculadas con taquipnea e hipocapnia. Al inicio, la SaO_2 puede ser normal o estar elevada respecto a la línea basal.
  - El diagnóstico diferencial incluye hipoventilación inducida por fármacos, disfunción neuromuscular aguda, EP, insuficiencia cardiaca, enfermedad pulmonar obstructiva crónica, edema pulmonar, neumonía, atelectasia y el síndrome de dificultad respiratoria aguda (SDRA).
- La **insuficiencia respiratoria hipercápnica** se caracteriza por un aumento de la presión parcial de dióxido de carbono ($PaCO_2$) > 46 mm Hg, un pH < 7.35 y se vincula con hipoventilación. La SaO_2 puede ser normal.
  - El diagnóstico diferencial incluye infección, convulsiones, sobrealimentación, estado de shock, afección neuromuscular crónica, anomalías electrolíticas, intervención quirúrgica cardiaca, obesidad y depresión respiratoria inducida por fármacos. Considérese la hipercapnia como causa de hipertensión en las pacientes somnolientas, taquicárdicas en el posoperatorio, que pueden haber recibido una sobremedicación y evite administrar narcóticos adicionales.
- Una **valoración de la insuficiencia respiratoria** gradual (es decir, hipoxemia o hipercapnia) se inicia con la cuantificación de los gases sanguíneos arteriales y el cálculo del gradiente de oxígeno alveolo-arteriolar (A-a).
  - **El gradiente A-a** = FIO_2 ($P_{atmosférica} - P_{H2O}$) − $PaCO_2$/CR − PaO_2. Es la diferencia en la PaO_2 entre la sangre alveolar y la arterial. La FIO_2 es la fracción del oxígeno inspirado y CR es el cociente respiratorio. Un paciente a nivel del mar que respira aire ambiental (FIO_2 = 21%), por lo tanto, tendría un gradiente A-a de 148 − 1.2 ($PaCO_2$) − PaO_2. El **gradiente A-a esperado** se puede calcular usando la fórmula Edad / 4 + 4. El oxígeno complementario aumenta el gradiente normal de 5 a 7 mm Hg por cada 10% de aumento de la FIO_2.
    - **Si el gradiente A-a es normal/sin cambios**, la principal causa es la hipoventilación. Para distinguir la hipoventilación central de una afección neuromuscular se valora el esfuerzo inspiratorio máximo ($EI_{máx.}$), que se mide haciendo que el paciente inspire de manera máxima contra una válvula cerrada. Para la mayoría de los adultos, el $EI_{máx}$ debe ser > 80 cm H_2O, pero varía con la edad y el sexo.
    - Si el $EI_{máx}$ es normal, debe considerarse una hipoventilación central inducida por fármacos.
    - Si el $EI_{máx}$ es bajo, debe tenerse en mente una causa neuromuscular de la hipoventilación.

- ○ *Si el gradiente A-a está aumentado con hipoxemia*, determine la presión venosa mixta de oxígeno (Pvo_2) para valorar anomalías de ventilación-perfusión (V/Q). La Pvo_2 se mide de manera ideal a partir de la sangre arterial pulmonar utilizando CAP, pero se puede usar también sangre de la vena cava superior. Los valores normales son de 35 a 45 mm Hg de la arteria pulmonar.
- ○ Si la Pvo_2 es normal, considérese una anomalía de V/Q.
- ○ Una V/Q > 1 indica aumento de la ventilación del espacio muerto y ocurre en presencia de EP, ICC, enfisema y de la sobredistensión alveolar por la ventilación a presión positiva.
- ○ La V/Q < 1 indica una derivación intrapulmonar y se presenta en el asma, las bronquitis, el edema pulmonar, la neumonía y la atelectasia. La porción del gasto cardiaco en una derivación intrapulmonar se denomina fracción de derivación y por lo regular es < 10%. Aquellas fracciones > 50% no mejorarán con el complemento de oxígeno.
- ○ Si la Pvo_2 es baja, considere un desequilibrio en la captación/el aporte de oxígeno (DO_2/Vo_2), como en presencia de anemia, gasto cardiaco bajo o hipermetabolismo.
- ○ *Si el gradiente A-a está aumentado en presencia de hipercapnia*, cuantifíquese la velocidad de producción de CO_2 (Vco_2) para valorar afecciones metabólicas u otras. La Vco_2 se valora con una carta metabólica utilizando luz infrarroja para medir el CO_2 en el gas exhalado. La Vco_2 normal es de 90 a 130 mL/min/m^2.
- ○ Si la Vco_2 aumenta, considere la sobrealimentación (en especial con sobrecarga de carbohidratos), fiebre, convulsiones e infección.
- ○ Con Vco_2 normal, considere aumento de la ventilación del espacio muerto e hipoventilación por debilidad respiratoria (p. ej., estado de shock, insuficiencia de órganos aparatos y sistemas múltiples, bloqueo neuromuscular prolongado, desequilibrios electrolíticos, intervención quirúrgica cardiaca) o hipoventilación central (p. ej., depresión por opiáceos o benzodiacepinas, obesidad).

Síndrome de dificultad respiratoria aguda

- El SDRA es causa importante de insuficiencia respiratoria aguda por lesión pulmonar inflamatoria. Su fisiopatología involucra la activación de inflamación pulmonar difusa y daño endotelial que produce exudados alveolares inflamatorios, trombosis microvascular, fibrosis pulmonar y elevadas tasas de mortalidad que rebasan 50 a 60%. Las afecciones predisponentes incluyen infección, transfusión de productos sanguíneos, neumonitis química o por aspiración, neumonía, pancreatitis, fracturas óseas múltiples o prolongadas, hipertensión intracraneal, derivación cardiopulmonar, embolia de líquido amniótico y pielonefritis en el embarazo. El SDRA se caracteriza por hipoxemia grave temprana, presiones hidrostáticas capilares pulmonares normales e infiltrados pulmonares difusos.
- El **diagnóstico** es por criterios clínicos: inicio agudo, infiltrados bilaterales en la radiografía de tórax, cociente $Pao_2/Fio_2 < 300$ y PCPC < 18 mm Hg, o ningún dato clínico de hipertensión auricular izquierda. Por los criterios de Berlín se puede subdividir el SDRA en leve (cociente $Pao_2/Fio_2 < 300$ mm Hg con presión positiva al final de la espiración [PPFE] > 5 cm H_2O), moderado (cociente $Pao_2/Fio_2 < 200$ mm Hg con PPFE > 5 cm H_2O) y grave (cociente $Pao_2/Fio_2 < 100$ mm Hg con PPFE > 5 cm H_2O). El SDRA puede tener causas diferentes, como neumonía, infección intraabdominal, preeclampsia, lesión pulmonar relacionada con una transfusión, pancreatitis y embolia de líquido amniótico.
- El **tratamiento** del SDRA es esencialmente de soporte. Debe corregirse la afección subyacente, en tanto se provee respaldo respiratorio. En múltiples estudios clínicos se mostró el valor de una ventilación con bajo volumen corriente (VC) "de protección

pulmonar" (< 6 mL/kg de peso corporal ideal) con PPFE de baja intensidad, hipercapnia permisiva y limitación de la presión constante (< 30 mm Hg) para evitar los efectos proinflamatorios destructivos del barotraumatismo inducido por el ventilador. Se pueden tolerar una Sao_2 (> 88%) y una Pao_2 (> 55 mm Hg) menores. La posición prona, el manejo conservador de las soluciones y el tratamiento con esteroides son medidas de respaldo adicional que a veces se usan.

Oxigenoterapia

* Se puede usar **oxigenoterapia** en muchas pacientes para mejorar la oxigenación de los tejidos periféricos, pero debe hacerse de manera juiciosa. El oxígeno puede contribuir a la lesión celular y la fisiopatología: aumenta los metabolitos de radicales libres tóxicos; estimula la vasoconstricción periférica, que disminuye el riego sanguíneo sistémico; lesiona los tejidos pulmonares a concentraciones altas y tiene un efecto inotrópico negativo en el corazón, que disminuye el gasto cardiaco. Una Fio_2 > 60% durante más de 48 horas, en general, se considera tóxica. En las pacientes gravemente enfermas incluso una Fio_2 > 21% puede ser tóxica. Así, solo se usará oxígeno complementario cuando haya datos o riesgo de una oxigenación tisular inadecuada, como Pao_2 < 60 mm Hg, saturación de oxígeno < 50%, lactato sérico > 4 mmol/L o < 2 L/min/m² de IC. Los tratamientos respiratorios deben valorarse y optimizarse con frecuencia.
* Los **sistemas de administración de oxígeno** se clasifican como de flujo bajo (p. ej., cánula nasal y mascarilla facial, con o sin bolsa) y de flujo alto.
  * Las **cánulas nasales** hacen uso de la buconasofaringe de la paciente como reservorio de oxígeno (capacidad de casi 50 mL). Una paciente con ventilación normal (p. ej., VC, 500 mL; frecuencia respiratoria de 20 por minuto; cociente inspiratorio/espiratorio 1:2) aumenta su Fio_2 de 3 a 4% por cada volumen adicional de flujo de oxígeno (L/min). El aumento de la Fio_2 disminuye de manera notoria con la hiperventilación cuando la ventilación/minuto rebasa a la velocidad de flujo del sistema, y conforme se drena el reservorio de oxígeno la paciente inspira solo aire ambiental. Por arriba de la máxima velocidad de flujo de 6 L/min no hay aumento de la Fio_2 (casi 45%).
  * Las **mascarillas faciales sin bolsa** tienen un reservorio de oxígeno de 100 a 200 mL. Para eliminar los gases exhalados se requiere una velocidad de flujo mínima de 5 L/min. La velocidad de flujo máxima de 10 L/min provee una Fio_2 de 60%.
  * Las **mascarillas faciales con bolsa** tienen un reservorio de oxígeno de 600 a 1 000 mL y hay dos tipos de estos dispositivos:
    o Una de **reinhalación parcial** tiene una Fio_2 máxima de 70 a 80%. "Captura" el aire exhalado inicial, que contiene un mayor porcentaje de oxígeno (del espacio muerto anatómico de vías aéreas altas) en la bolsa reservorio y libera el aire exhalado terminal, que contiene más CO_2. La bolsa reservorio mantiene un elevado contenido de oxígeno.
    o Una **sin reinhalación** tiene Fio_2 máxima de 100%, requiere sellado intenso y se puede utilizar para administrar nebulizados, pero no permite fácilmente la alimentación bucal. El reservorio mantiene un contenido de oxígeno de 100%.
  * Las **mascarillas del flujo alto de oxígeno** proveen una Fio_2 constante a una velocidad de flujo que rebasa la frecuencia inspiratoria máxima e impide la variabilidad observada con los sistemas de flujo bajo. Pueden ser útiles en las pacientes con hipercapnia crónica que requieren una Fio_2 constante para evitar el aumento de la retención de CO_2. La Fio_2 máxima es de 50%.
  * La **ventilación no invasiva a presión positiva** puede ser una alternativa útil de la intubación invasiva (p. ej., endotraqueal o por traqueostomía) en un grupo adecuado de pacientes. Se ha usado con éxito para tratar la apnea obstructiva del sueño en pacientes de medicina general, pero también es apropiada para las de cuidados críticos con afección respiratoria moderada por debilidad muscular leve, insuficiencia

cardiaca congestiva/edema pulmonar cardiógeno y enfermedad pulmonar obstructiva y congestiva descompensada.

○ Se puede tener en mente para una ventilación no invasiva (VNI) a una paciente cooperadora sin riesgo de intubación urgente, con disnea moderada, taquipnea, aumento del trabajo respiratorio, hipercapnia o hipoxemia.

○ Las contraindicaciones incluyen paro cardiaco respiratorio o afección cardiopulmonar grave, estado de coma, crisis epiléptica, obstrucción potencial de las vías aéreas, incapacidad de la paciente de proteger su propia vía aérea y circunstancias emergentes.

○ Se puede proveer VI a través de una pieza bucal, cojinetes nasales, mascarilla facial o casco; el dispositivo debe ajustarse para evitar escapes de aire. Se titula la FIO_2 hasta el mínimo necesario y la frecuencia de respaldo basal, el respaldo de la presión y PPFE se ajustan para mantener una VC apropiada (5-7 mL/kg/respiración).

○ Las complicaciones con la VI incluyen úlceras por presión, faciales o nasales, distensión gástrica, aspiración y la condensación de las secreciones no retiradas.

• Se debe instituir la **ventilación mecánica** en las pacientes que no pueden tratarse de manera adecuada con los sistemas previos, que presentan dificultad respiratoria o riesgo de colapso cardiopulmonar. Las indicaciones de intubación endotraqueal incluyen taquipnea > 35 ventilaciones por minuto; PaO_2 < 60 mm Hg; $PaCO_2$ > 46 mm Hg y pH < 7.35; con ausencia del reflejo nauseoso. Se provee ventilación a presión positiva estándar con un dispositivo preajustado para volumen y ciclos; no se describen aquí modos adicionales de ventilación, como la de alta frecuencia y la asistida proporcional. La selección de las formas de ventilación se ajusta a la paciente y se selecciona en gran parte por la preferencia del proveedor.

○ En la **ventilación asistida** o **con regulación** la paciente inicia las ventilaciones y el ventilador provee un VC preestablecido. Si la paciente no inicia, el ventilador "ayuda", con una frecuencia preajustada "regulada" y VC. La taquipnea no es bien tolerada en este modo y puede llevar a la sobreventilación, alcalosis respiratoria e hiperinflado. Las pacientes con debilidad de músculos respiratorios se ventilan de modo apropiado por este tipo de recurso auxiliar.

○ En la **ventilación mecánica intermitente (VMI)** se provee una ventilación a una frecuencia y un volumen preestablecidos, pero la paciente puede respirar de forma espontánea entre las ventilaciones del aparato, sin asistencia. En la **VMI sincronizada** las ventilaciones del aparato se coordinan con las respiraciones espontáneas para evitar la alcalosis respiratoria y ventilaciones "superpuestas". La VMI asincrónica no es ideal, porque puede proveer ventilación en cualquier momento durante las respiraciones espontáneas de la paciente (es decir, durante la exhalación).

• En la **ventilación regulada por la presión (VRP)**, al margen de cómo o cuándo se provean las ventilaciones, se hacen a una presión constante por regulación de la velocidad de flujo inspiratorio a través de cada ventilación. Esto puede dar como resultado volúmenes de inflado variables, en especial conforme cambia la distensibilidad pulmonar. La VRP está bien adaptada para las pacientes con enfermedad neuromuscular y mecánica pulmonar estable.

○ En la **ventilación de cociente inverso (VCI)**, se provee VRP con una fase inspiratoria prolongada. Un cociente inspiratorio: espiratorio normal es de 1:2 a 1:4. En la VCI el cociente se invierte a 2:1, lo que impide el colapso alveolar y provee auto-PPFE, pero puede llevar a una disminución del gasto cardiaco. El principal uso de la VCI es para el SDRA con hipoxemia o hipercapnia, refractario a las formas convencionales de ventilación.

○ En la **ventilación con respaldo por presión** la paciente ventila de manera espontánea y el aparato añade un impulso adicional para mantener las presiones inspiratorias. Es una forma frecuente de destete de la ventilación.

- El **tratamiento por ventilador** es un proceso continuo y dinámico que de manera ideal lleva al destete de la ventilación mecánica y la extubación. Se pueden ajustar los siguientes parámetros básicos: modo, FIO_2, VC, PPFE y respaldo por presión.
  - La FIO_2 se ajusta al inicio a 100% y después se titula hasta el mínimo necesario para mantener la $PaO_2 > 60$ mm Hg o la $SaO_2 > 90\%$. Aunque el oxígeno puede ser tóxico, en la dificultad respiratoria aguda toma precedencia el tratamiento de la hipoxemia.
  - La **ventilación minuto** normal (frecuencia respiratoria × VC) es de 6 a 8 L/min. La infección, la inflamación y las alteraciones acidobásicas pueden causar una gran variación en la ventilación requerida.
  - La PPFE es aquella presión positiva de vías aéreas al final de la ventilación (esto es, presión alveolar mayor que la atmosférica) que impide el colapso alveolar.
    - Se crea la **PPFE extrínseca** por un aparato que detiene la exhalación a una presión preseleccionada. El PPFE disminuye el riesgo de toxicidad del oxígeno al mejorar el intercambio de gases, aumentar la distensibilidad pulmonar e incrementar la PaO_2, lo que permite disminuir la FIO_2.
    - Se crea **PPFE intrínseca** (auto-PPFE) por incremento de la ventilación minuto o acortamiento de la fase espiratoria. Es frecuente en las pacientes con exhalación prolongada, como durante una exacerbación del asma.
    - La PPFE puede progresar hasta el punto del colapso cardiovascular súbito; la auto-PPFE elevada requiere desconexión inmediata del ventilador para permitir que la paciente exhale por completo, lo que puede requerir de 30 a 60 segundos, pero le salva la vida.
- El **destete de la ventilación mecánica** es el proceso gradual de disminución de la ventilación hasta cifras mínimas (p. ej., $FIO_2 < 50\%$, VMI, con ambos, PPFE y respaldo por presión < 5 cm H_2O) o la ventilación con una pieza T seguida por extubación. La duración de la ventilación mecánica tiene relación directa con las complicaciones, por lo que se debe hacer la extubación tan pronto como sea posible. Debe hacerse una prueba diaria de interrupción de la sedación y ventilación espontánea en todas las pacientes elegibles. Los criterios para la extubación incluyen recuperación clínica progresiva de la enfermedad; estado neurológico íntegro (es decir, paciente alerta, orientada) con capacidad de seguir órdenes; vía aérea permeable sin preocupaciones por su oclusión (ver la prueba del manguito, más adelante), y gases sanguíneos arteriales normales con un complemento mínimo de oxígeno.
  - La valoración de la permeabilidad de la vía aérea y la **mecánica de la respiración** ayuda a valorar si la paciente está lista para la extubación. Quienes no pueden cumplir con los criterios mínimos y presentan alteración neurológica sin capacidad de cooperar con la valoración tal vez no estén listas para una ventilación no asistida.
    - La **"prueba del manguito"** se puede usar para valorar la vía aérea. Se pide a la paciente que ventile mientras se ocluye el tubo endotraqueal después de desinflar su manguito. Un resultado positivo de la prueba del manguito muestra un edema traqueal que no alcanza el punto para requerir el tubo endotraqueal y se puede considerar la extubación.
    - La **capacidad vital forzada** debe ser de al menos 10 mL/kg y, por lo general, es de al menos 1 000 mL.
    - La **fuerza inspiratoria negativa (FIN)** debe ser de – 25 a – 30 cm H_2O. Cuando se realiza como "FIN con oclusión" la prueba no depende del esfuerzo. Una persona normal puede generar una FIN de – 80 cm H_2O.
    - El **índice de ventilación superficial rápida (IVSR o índice de Tobin)** debe ser < 80 y predice la capacidad de la paciente de mantenerse extubada durante 24 horas. Se mide por el cambio de cualquier modo de ventilador al de presión positiva continua de vías aéreas y valora la frecuencia respiratoria de la paciente (f) y el VC durante 1 minuto. El IVSR es = f/VC. Las pacientes
      - con IVSR < 80 tienen 8 a 9 más probabilidades de mantenerse extubadas.
      - con IVSR > 100 tienen 8 a 9 veces más probabilidades de requerir reintubación.
      - con IVSR entre 80 y 100 requieren el juicio clínico acerca del momento adecuado de la extubación.

o Después de la extubación deben retirarse las **secreciones** y proveer oxígeno humidificado por mascarilla facial. Se alentará a la paciente para que tosa y respire profundo a intervalos regulares. Si se requiere reintubación, haga una valoración completa de los motivos de su fracaso e intente la extubación de nuevo en 24 a 72 horas.

LÍQUIDOS Y ELECTROLITOS

Las **afecciones de líquidos y electrolitos** son frecuentes en las pacientes gravemente enfermas y mujeres con procesos mórbidos obstétricos o una intervención quirúrgica ginecológica mayor en proceso. Aquí se abordan algunas de las alteraciones más frecuentes.

Hiponatremia

• Se define a la **hiponatremia** como un sodio sérico < 136 mEq/L y se puede clasificar con base en el estado de volumen y diagnosticarse de manera adicional con el sodio y la osmolaridad urinarios (Figura 61-1). El tratamiento incluye el de la afección subyacente y resolver el déficit de sodio, cuando está presente.

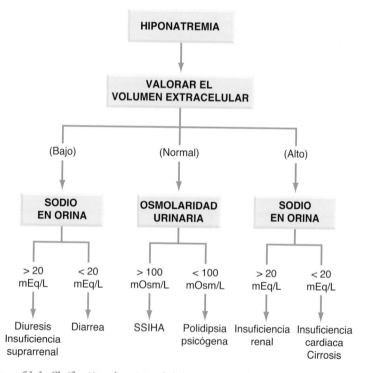

Figura 61-1. Clasificación y diagnóstico de la hiponatremia. Abreviaturas: SSIHA, síndrome de secreción inapropiada de hormona antidiurética. Reimpresa con autorización de Marino PL, ed. *The ICU Book*. 3rd ed. Philadelphia, PA: Wolters Kluwer Health/Lippincott Williams & Wilkins; 2012:606.

- La **corrección rápida de la hiponatremia crónica o grave** puede causar edema cerebral y aumento de la presión intracraneal, que llevan a una encefalopatía desmielinizante o una mielinolisis pontina central. La hiponatremia se puede corregir como sigue:
  - **Paso 1:** calcular el déficit de sodio. Déficit de sodio = agua corporal total (ACT) × (sodio deseado − sodio real). En las mujeres, la **ACT** en litros es = 50% del peso corporal magro en kilogramos.
  - **Paso 2:** calcular el volumen de soluciones cristaloides necesario para corregir el déficit, que corresponde a (déficit de sodio)/(mEq de sodio por litro en la solución de restitución). Para referencia, la solución de cloruro de sodio al 3% contiene 513 mEq de sodio por litro.
  - **Paso 3:** calcular la velocidad de administración para corregir el sodio a razón de no más de 0.5 mEq/L/h. Use terminaciones seriadas de sodio sérico para valorar la respuesta.
    - Por ejemplo, una mujer de 60 kg con una concentración de sodio de 120 mEq/L y una meta de 130 mEq/L tiene un déficit calculado de sodio de 300 mEq, que debe corregirse por la inyección total de 585 mL de cloruro de sodio al 3% durante 20 horas a una velocidad de 29 mL/h.

Hipernatremia

- Se define a la **hipernatremia** por un sodio sérico > 145 mEq/L, reflejo de una deficiencia relativa de agua libre, como ocurre con el vómito, la diarrea, la diuresis excesiva, la diabetes mellitus con hiperglucemia no cetótica y la diabetes insípida. También es posible una hipernatremia yatrógena por inyección excesiva de solución salina hipertónica o bicarbonato de sodio (HCO_3). Los datos clínicos pueden variar de taquicardia y disminución del gasto cardiaco a encefalopatía, convulsiones y coma.
- El **tratamiento** se dirige, por lo general, a la restitución de volumen con soluciones cristaloides o coloides y el mantenimiento del gasto cardiaco, que se basa en una cuantificación precisa del volumen extracelular por medios de vigilancia invasivos o valoración clínica.
  - Debe corregirse la **hipernatremia hipovolémica** por la restitución del déficit de agua libre en 24 a 72 horas. El sodio sérico debe disminuirse a una velocidad menor de 0.5 mEq/L/h para evitar el edema cerebral. El déficit de agua libre corresponde a ACT × (sodio sérico − 140)/140.
  - La **hipernatremia euvolémica** se trata con solución isotónica para restituir lentamente el déficit de agua.
  - La **hipernatremia hipervolémica** se corrige por los riñones mediante la excreción de sodio. En algunos casos puede ser útil forzar la diuresis, pero debe tenerse cuidado de evitar la hipovolemia y exacerbar el problema.

Hipopotasemia

- Se define la **hipopotasemia** por un potasio sérico < 3.5 mEq/L, que puede ser causado por dilución artificiosa (es decir, extracción cerca de un sitio de inyección IV), disminución del ingreso de potasio, restitución insuficiente del gasto de la sonda nasogástrica, el tratamiento con diuréticos, la diarrea y el abuso de laxantes.
- Los **datos clínicos** de la hipopotasemia grave incluyen debilidad muscular y cambios del estado mental. Los cambios del ECG pueden observarse como ondas T aplanadas, prolongación del intervalo QT y ondas U. La hipopotasemia crónica puede causar alteraciones tubulares renales, con anomalías de concentración, fosfaturia y azoemia.
- El **tratamiento** incluye corregir la causa subyacente (p. ej., alcalosis) y restituir el déficit de potasio hasta una concentración de 4 mEq/L. Por lo general, la restitución de potasio

no constituye una urgencia, excepto en los casos más graves con arritmias activas o en las pacientes bajo tratamiento con digoxina.

- Por cada 10 mEq de cloruro de potasio de administración oral o IV el potasio sérico aumenta casi 1 mEq/L.

- Los incrementos rápidos del potasio sérico pueden predisponer al paro cardiaco, por lo que la velocidad máxima de administración IV de cloruro de potasio es de 20 mEq/L a través de catéter central o 10 mEq/L cuando es por vía IV periférica.

- La hipomagnesemia puede causar hipopotasemia refractaria y debe contrarrestarse junto con la administración de potasio. La concentración sérica de magnesio, en general, no tiene utilidad a menos que la paciente esté recibiendo una solución con magnesio (p. ej., por preeclampsia) o que presente alteración de la función renal.

- Las pacientes con nefropatía significativa (p. ej., tasa de filtración glomerular [TFG]) < 25 mL/min) deben ser objeto de titulación del tratamiento con potasio mediante su cuantificación sérica seriada. Las pacientes que toman diuréticos ahorradores de potasio pueden también requerir vigilancia estrecha.

Hiperpotasemia

- Se define a la **hiperpotasemia** por un potasio sérico > 5.0 mEq/L, que no es bien tolerado y pone en riesgo la vida. Puede ser producto de un artefacto de laboratorio (p. ej. muestra hemolizada), la redistribución celular asociada con la acidosis (p. ej., cetoacidosis diabética, septicemia), insuficiencia renal, insuficiencia suprarrenal y lesión tisular (p. ej., hemólisis, rabdomiólisis, lesión por aplastamiento, quemaduras).

- Los **datos clínicos** en la mayoría de las pacientes no son notables. Se observan cambios ECG cuando el potasio sérico alcanza 6 mEq/L; los datos más tempranos incluyen ondas T agudas, en especial en las derivaciones precordiales, ondas P aplanadas y prolongación de espacio PR, que avanzan hasta la ausencia de ondas P, complejos QRS amplios y por último, FV y asistolia.

- El **tratamiento** en una paciente asintomática con hiperpotasemia inesperada se inicia repitiendo la cuantificación e interrumpiendo cualquier complemento de potasio. Si se confirma la cifra anormal, se describe el tratamiento guiado por el potasio sérico y los datos de ECG a continuación, si acaso.
  - El **gluconato de calcio** estabiliza el miocardio, pero la respuesta dura solo 20-30 minutos.
  - La **insulina/glucosa** facilita el desplazamiento del potasio hacia el espacio celular y puede disminuir su concentración sérica a razón de 1 mEq/L durante 1 o 2 horas.
  - El **kayexalato** es una resina de intercambio de cationes que facilita el retiro del potasio del cuerpo, pero puede consumir tiempo y requerir múltiples dosis para lograr un efecto.
  - Los **diuréticos de asa** aumentan la secreción de potasio en la orina, pero deben evitarse en presencia de insuficiencia renal y en pacientes con inestabilidad hemodinámica.
  - Es necesaria la **hemodiálisis urgente** en casos de hiperpotasemia que ponga en riesgo la vida.

Hipocalcemia

- Se define a la **hipocalcemia** como un calcio sérico total < 8.5 mg/dL o un calcio sérico ionizado < 1.1 mmol/L. Un calcio plasmático "normal" es menor en las pacientes con hipoalbuminemia, por una disminución de su unión a las proteínas. Las causas de hipocalcemia incluyen hipoparatiroidismo, hipomagnesemia, alcalosis, transfusión sanguínea, insuficiencia renal crónica, pancreatitis, algunos fármacos (p. ej., aminoglucósidos, heparina) y las infecciones.

- Los **datos clínicos** incluyen hiperreflexia, parestesias, tetania, convulsiones, hipotensión, arritmias cardiacas, bloqueo cardiaco y TV.
- El **tratamiento** se dirige en relación con el diagnóstico y la corrección del estado subyacente. La hipocalcemia sintomática o un calcio ionizado < 0.65 mmol/L deben corregirse de inmediato con cloruro de calcio o gluconato de calcio IV, de preferencia a través de una vena central.

Hipercalcemia

- Se define a la **hipercalcemia** por un calcio sérico total > 10.5 mg/dL o un calcio sérico ionizado > 1.3 mmo/L. En 90% de los casos la causa subyacente es el hiperparatiroidismo o el cáncer; la hipercalcemia grave (es decir, calcio total > 14 mg/dL o calcio ionizado > 3.5 mmol/L) se vincula con las neoplasias. Otras causas incluyen tirotoxicosis, el tratamiento con diuréticos tiacídicos y el litio. El mecanismo más frecuente de la hipercalcemia en las pacientes de oncología ginecológica es un aumento de la resorción ósea por los osteoclastos sin metástasis óseas directas.
- Las **manifestaciones clínicas** son inespecíficas, pero pueden incluir las gastrointestinales (p. ej., náusea, estreñimiento, íleo, dolor abdominal, pancreatitis), cardiovasculares (p. ej., hipovolemia, hipotensión, hipertensión, acortamiento del intervalo QT), las renales (p. ej., poliuria, nefrolitiasis) y neurológicas (p. ej., letargo, confusión, coma), que suelen presentarse cuando el calcio sérico total rebasa 12 mg/dL.
- El **tratamiento agudo** pretende aumentar la excreción y el almacenamiento de calcio.
  - La hidratación con **solución salina isotónica** promueve la natriuresis renal y, por lo tanto, aumenta la excreción de calcio.
  - La diuresis con **furosemida** (40-80 mg IV cada 2 h) con una meta de 100 a 200 mL de gasto urinario por hora, promueve más la excreción urinaria de calcio. El gasto urinario estimulado por la hidratación o por la diuresis farmacológica debe contrarrestarse con la administración de solución salina isotónica para prevenir la hipovolemia.
  - La **calcitonina** (4 U/kg de calcitonina de salmón por vía subcutánea o intramuscular cada 12 h) inhibe rápidamente la resorción ósea y puede disminuir la concentración sérica de calcio, aunque el efecto no es intenso.
  - La **hidrocortisona** (200 mg IV diarios divididos en tres dosis) inhibe alguna proliferación neoplásica linfoide, lo que disminuye la secreción ósea de calcio.
  - El **pamidronato disódico** (90 mg IV durante 2 h) o el zoledronato son eficaces para tratar la hipercalcemia grave, con efecto máximo en 2 a 4 días.
  - La **diálisis** es apropiada para los pacientes con insuficiencia renal grave.

Afecciones acidobásicas

La valoración de las afecciones acidobásicas requiere interpretar los gases sanguíneos arteriales. A continuación se describe un análisis básico gradual.
- **Paso 1: determinar la afección primaria.** Valore pH y $Paco_2$. Si alguno resulta anormal, hay una alteración.
  - Si el pH es < 7.36, la paciente presenta acidemia. Hay **acidosis respiratoria** cuando la $Paco_2$ es > 44, y **acidosis metabólica** si el HCO_3 < 22.
  - Si el pH es > 7.44, la paciente presenta alcalemia. Hay **alcalosis respiratoria** si la $Paco_2$ es < 36, y **alcalosis metabólica** si el HCO_3 > 26.
  - Hay una alteración mixta si el pH o la $Paco_2$ es normal. Las respuestas compensatorias nunca corrigen por completo la alteración acidobásica primaria, porque están ocurriendo procesos equivalentes y opuestos.

Tabla 61-4	Cifras normales y cambios esperados en diversas afecciones acidobásicas[a]

Alteración principal	Resultado esperado
Acidosis metabólica	$Paco_2$ esperada $= (1.5 \times HCO_3) + (8 \pm 2)$
Alcalosis metabólica	$Paco_2$ esperada $= (0.7 \times HCO_3) + (21 \pm 2)$
Acidosis respiratoria aguda	$DpH = 0.008 \times DPaco_2$
	pH esperado $= 7.40 - [0.008 \times (Paco_2 - 40)]$
Alcalosis respiratoria aguda	$DpH = 0.008 \times DPaco_2$
	pH esperado $= 7.40 + [0.008 \times (40 - Paco_2)]$
Acidosis respiratoria crónica	$DpH = 0.003 \times DPaco_2$
	pH esperado $= 7.40 - [0.003 \times (Paco_2 - 40)]$
Alcalosis respiratoria crónica	$DpH = 0.003 \times DPaco_2$
	pH esperado $= 7.40 - [0.003 \times (40 - Paco_2)]$

Valores normales: pH $= 7.36$-7.44; $Pco_2 = 36$-44 mm Hg; $HCO_3 = 22$-26 mEq/L

Normales durante el embarazo: pH $= 7.40$-7.45; $Pco_2 = 27$-32 mm Hg; $HCO_3 = 19$-25 mEq/L

Abreviaturas: $DPaco_2$, cambio en el CO_2 arterial; DpH, cambio en el pH arterial; HCO_3, bicarbonato sérico.
[a] Adaptada con autorización de Marino PL, ed. *The ICU Book*. 3rd ed. Philadelphia, PA: Wolters Kluwer Health/Lippincott Williams & Wilkins; 2012:535.

- **Paso 2: determinar la respuesta compensatoria esperada:** ver la tabla 61-4.
  - En las alteraciones metabólicas, si la $Paco_2$ medida es mayor de la esperada, hay una **acidosis respiratoria agregada**. Si la $Paco_2$ medida es menor de la esperada, hay una **alcalosis respiratoria agregada**.
  - En las afecciones respiratorias, si el cambio de pH es mayor de 0.008 veces el cambio en la Pco_2, hay una alteración metabólica agregada.
- **Paso 3: calcular la brecha aniónica.** La brecha aniónica $= Na^+ - (Cl^- + HCO_3^-)$. Por cada 1 g/dL de disminución de la **albúmina** a partir de 4 g/dL, añada otros 2.5 a la brecha aniónica. El rango normal es de 10 a 14 mEq/L. Si hay una brecha aniónica, el paciente presenta una acidosis metabólica correspondiente, al margen de que otra alteración esté presente.
  - **Causas de acidosis con brecha aniónica normal (USEDCAR**, como mnemotecnia) incluyen derivación **U**rinaria (ureterosigmoidostomía), administración de solución **S**alina (en presencia de disfunción renal), afección **E**ndocrina (enfermedad de Addison, hiperparatiroidismo primario), **D**iarrea/fármacos (espironolactona, triamtereno, amilorida, anfotericina), inhibidores de la anhidrasa **C**arbónica (acetazolamida, metazolamida, topiramato), cloruro de **A**monio/hiper**A**limentación y acidosis tubular **R**enal.
  - **Causas de acidosis con brecha aniónica aumentada (MUDPILES**, como mnemotecnia) incluyen el **M**etanol, **U**remia, **D**iabetes (cetoacidosis)/me**D**icamentos (metformina), **P**araldehído, **I**soniazida/**I**nfección/**I**squemia, acidosis **L**áctica, **E**tilenglicol, **S**alicilatos/inanición (del inglés **S**tarvation).
- **Paso 4: si hay una brecha aniónica, calcule la brecha δ:** la brecha $\delta = (25 - HCO_3) - $ (brecha aniónica $- 12$). Si resulta > 5, hay una acidosis metabólica concomitante sin brecha aniónica.

- **Paso 5: calcular la brecha osmolar en los pacientes con acidosis metabólica no explicada por la brecha aniónica:** brecha osmolar = OsM medida − OsM calculada. OsM calculada = 2 × sodio + glucosa/18 + nitrógeno ureico sanguíneo (NUS)/2.8.
  - Se presenta aumento de la brecha osmolar ante la ingestión de etilenglicol, alcohol, metanol, alcohol isopropílico, manitol, sorbitol y paraldehído.
- El **tratamiento** se basa en la gravedad y el diagnóstico. Por lo general, solo es necesario tratar la(s) causa(s) subyacente(s). En alteraciones intensas (es decir, pH < 7.2 o cifras de bicarbonato < 10 mEq/L) puede justificarse la administración de bicarbonato.

INSUFICIENCIA RENAL

- La **lesión renal aguda** (LRA) se caracteriza por un decremento abrupto de la TFG y la alteración resultante de la homeostasia de líquidos y electrolitos, cuya gravedad se clasifica por los criterios de RIFLE **r**iesgo, **i**nsuficiencia, **f**alla, pérdida —del inglés **l**oss—, nefropatía en **e**tapa terminal) que se correlacionan bien con la mortalidad global.
- El **diagnóstico diferencial** de la LRA depende de la localización anatómica de la afección.
  - Una **afección prerrenal** que causa disminución de la perfusión del riñón es la etiología de alrededor de 40% de los casos de LRA.
    - En obstetricia y ginecología las causas más frecuentes son el consumo de volumen intravascular por hemorragia, el desvío de líquidos a un tercer espacio (p. ej., en la preeclampsia) o una reanimación inadecuada con soluciones. Otras causas frecuentes incluyen hipotensión, insuficiencia cardiaca, vasoconstricción renal (p. ej., por fármacos antiinflamatorios no esteroides) y la disminución de la presión de filtración glomerular (p. ej., por inhibidores de la enzima convertidora de angiotensina).
    - Se sugiere una afección prerrenal por el aumento de la densidad urinaria, la disminución de la excreción fraccional de sodio (FE_{Na}) < 1%, un cociente NUS: creatinina > 20 y un sodio en orina < 20 mEq/L.
  - Una **afección renal intrínseca** por lesión directa del riñón es la etiología en hasta 50% de los casos de LRA en las pacientes de la UCI. Las causas incluyen lesión por isquemia/hipoperfusión, inflamación, septicemia, medios de contraste radiológico, mioglobinuria y otros fármacos/sustancias tóxicas, que pueden dar como resultado tres tipos de alteración patológica renal: necrosis tubular aguda (NTA), glomerulonefritis aguda y nefritis intersticial aguda (NIA).
    - La **NTA** es la causa más frecuente de disfunción renal intrínseca y, por lo general, resulta de cualquier proceso que lleve a la hipoperfusión renal. Los túbulos y el parénquima renales se dañan, pero los glomérulos suelen estar intactos. Las células epiteliales de los túbulos dañados se descaman y obstruyen la luz proximal de los túbulos con disminución neta de la TFG. Se sugiere que hay NTA por una FE_{Na} > 2%, excreción fraccional de urea (FE_{urea}) > 50 %, sodio urinario > 40 mmol/L, osmolaridad urinaria < 350 mOsm/L y la presencia de cilindros granulosos por microscopia.
    - La **NIA** es resultado de la lesión inflamatoria del intersticio renal y puede presentarse como LRA sin oliguria. En general se precipita por antibióticos como la penicilina, los aminoglucósidos y la vancomicina. Se sugiere NIA por la presencia de eosinófilos y cilindros leucocíticos en el estudio al microscopio de la orina.
  - Un **afección posrenal** es resultado de la obstrucción de las vías urinarias distales al riñón y rara vez causa oliguria, a menos que haya un riñón único o que la afección sea bilateral (p. ej., cáncer cervicouterino avanzado).
    - La obstrucción se puede presentar en el sistema colector (p. ej., necrosis papilar), los uréteres (p. ej., compresión, cálculos, tumor, descamación de papilas, coágulos/hematoma), la vejiga (p. ej., cálculos, su afección neurogénica, carcinoma, coágulos/hematoma) y la uretra (p. ej., cálculos, estenosis, coágulos/hematoma).

- o La valoración incluye sondeo vesical, ultrasonografía/otros estudios de imagen de vías urinarias, y la valoración por laboratorio de enfermedades prerrenales e intra-rrenales.
- o El tratamiento temprano puede prevenir el daño renal permanente. Ocurre diuresis significativa posobstrucción con la resolución de la obstrucción bilateral, que lleva a anomalías de electrolitos y contracción de volumen. La descompresión de una vejiga sobredistendida puede causar extravasación sanguínea capilar con hematuria o incluso una hemorragia franca.

- La **valoración clínica** debe incluir la revisión estricta de ingresos y egresos y los medicamentos administrados; la identificación de problemas de drenaje urinario, como una sonda obstruida, y la de signos y síntomas de hipovolemia, disfunción cardiaca e infección.

- La **valoración por laboratorio** incluye lo siguiente:

  - La **densidad urinaria** (rango: 1.003-1.030) está elevada en el contexto de la deshidratación. Pueden presentarse elevaciones falsas con el uso de manitol, glucosa y los medios de contraste radiográfico.

  - La **microscopia de la orina** ayuda a distinguir afecciones intrínsecas; no es útil para el diagnóstico de la afección prerrenal. Las células epiteliales tubulares y los cilindros granulosos son patognomónicos de la NTA. Los cilindros leucocíticos sugieren nefritis intersticial (pielonefritis). Los cilindros eritrocíticos sugieren glomerulonefritis. Los cilindros pigmentados sugieren mioglobinuria. Pueden visualizarse las papilas descamadas por su necrosis previa en las afecciones posrrenales que afectan al sistema colector renal.

  - La **concentración de sodio en la orina** (orina$_{Na}$) se valora de la mejor manera en un espécimen de 24 horas, pero también se puede usar uno aleatorio de 10 mL. La concentración de sodio en orina < 20 mEq/L sugiere una afección prerrenal; la hipoperfusión renal lleva a un aumento de la resorción de sodio y la disminución de su excreción. Aquella concentración > 40 mEq/L de sodio en la orina sugiere alteración de su resorción por una afección renal intrínseca, si bien no descarta afecciones prerrenales concomitantes y tal vez no sea útil si se han administrado diuréticos o en las pacientes de edad avanzada con pérdida de sodio urinario obligada.

  - La **fracción de excreción del sodio** es aquella filtrada en el glomérulo que finalmente se excreta en la orina. Una FE$_{Na}$ < 1% sugiere una afección prerrenal y una > 2%, una afección renal intrínseca. No es una prueba útil para identificar la disfunción renal sin oliguria. El cálculo de esta cifra en el contexto de la oliguria es uno de los resultados de pruebas más confiables para diferenciar las causas prerrenales de las intrarrenales de LRA. La FE$_{Na}$ se calcula por la fórmula

$$[(Orina_{Na}/Plasma_{Na})/(Orina_{Cr}/Plasma_{Cr})] \times 100$$

  - La determinación de la **excreción fraccional de urea** puede ser útil en las pacientes que reciben diuréticos. Un cifra < 35% indica afecciones prerrenales en tanto una > 50% sugiere un causa intrarrenal. Se calcula por la fórmula

$$[(Orina_{urea} \times Plasma_{creatinina})/(Orina_{creatinina} \times Plasma_{urea})] \times 100$$

  - La **depuración de creatinina (Cl$_{Cr}$)** se valora mejor en un espécimen de orina de 24 horas. La Cl$_{Cr}$ normal de las mujeres es de 72 a 110 mL/min en la institución de los autores. Se considera que presentan alteración renal con una cifra de Cl$_{Cr}$ de 50 a 70 mL/min, insuficiencia renal con una de 20 a 50 mL/min, y su forma extrema con una de 4 a 20 mL/min. Note que la cifra de creatinina sérica de 1.2 mg/dL en una embarazada indica una disminución > 50% de la TFG. La Cl$_{Cr}$ se calcula por la fórmula

$$Cl_{Cr} \text{ (mL/min) } [Cr_{orina} \text{ (mg/dL)} \times \text{Volumen de orina (mL)}]/$$
$$[Cr_{sérica} \text{ (mg/dL)} \times \text{Tiempo (min)}]$$

- El **tratamiento** de la oliguria aguda debe optimizar la hemodinámica central y aumentar el flujo glomerulotubular, con identificación y corrección de los factores precipitantes. Se reducirán los productos nefrotóxicos y todos los medicamentos de eliminación renal. Se deben cuantificar los electrolitos y restituirse cuando están disminuidos.
- Si hay datos de consumo de volumen, primero debe hacerse un reto con soluciones y administrarlas hasta que se restablezca el gasto cardiaco. En las pacientes bajo vigilancia hemodinámica por medios invasivos, el tratamiento se basa en las presiones de llenado cardiacas (PVC y PCPC), el gasto cardiaco (con uso del IC) y la PA.
- No hay datos de que una "dosis renal" baja de dopamina o furosemida sea de beneficio. La dopamina puede aumentar el riesgo de isquemia intestinal.
- La dopamina a dosis baja (5 mg/kg/min) se usó antes para mejorar la inotropía en la insuficiencia renal oligúrica, aunque en estudios recientes se mostró que tiene poco beneficio en estas circunstancias y puede aumentar el riesgo de isquemia intestinal.
- De manera similar, los diuréticos de asa a menudo se usan para tratar la insuficiencia renal oligúrica, pero en múltiples estudios se sugirió que no solo no hay beneficio, sino que también su uso puede causar daño a las pacientes en estado crítico. Si se usan diuréticos de asa debe hacerse por infusión continua en solución. Muy rara vez se encuentra una paciente "dependiente de furosemida" que requiere diuréticos para mantener un gasto urinario adecuado, y la mayoría de las posoperadas con oliguria simplemente presenta hipovolemia. Debe optimizarse el estado de volumen y el gasto cardiaco antes de proceder al tratamiento farmacológico.
- Se prestará especial atención al gasto urinario en las pacientes posoperadas de oncología ginecológica a quienes se retiró una ascitis maligna. El líquido tiende a reacumularse en la cavidad abdominal rápidamente después de su drenaje y quizás necesite su restitución masiva en forma constante.
- Las pacientes en quienes fracasa el tratamiento conservador de la LRA quizás requieran tratamiento de **restitución renal**, cuyas indicaciones son: sobrecarga de volumen, uremia, hiperpotasemia, acidosis grave y una creatinina sérica rápidamente creciente.

CUIDADOS HEMATOLÓGICOS CRÍTICOS

Anemia

- Las cifras de hemoglobina de 7 g/dL o incluso menores, por lo general, son bien toleradas por las pacientes sin enfermedad cardiovascular.
- La decisión de transfundir a las pacientes depende de su estado clínico y deben sopesarse los riesgos potenciales de una transfusión con los síntomas, las afecciones comórbidas y el riesgo de mayor hemorragia. Un estudio parteaguas donde se comparó un umbral de transfusión conservador (< 7 g/dL) con uno liberal (< 10 g/dL) mostró una menor tasa de complicaciones y de mortalidad a los 28 días con el primero.
- Sin embargo, pueden desearse cifras preoperatorias más altas de hemoglobina en las pacientes en quienes se anticipa una pérdida sanguínea, aquellas con isquemia cardiaca que requieren mejor aporte de oxígeno, y las que son objeto de radioterapia, cuando la disponibilidad de oxígeno para formar radicales libres puede contribuir a obtener mejores resultados del tratamiento.
- Los efectos adversos incluyen hipocalcemia por el uso del anticoagulante citrato de sodio en la sangre de banco, la hiperpotasemia en aquellas con shock circulatorio, las reacciones hemolíticas, la transmisión de enfermedades infecciosas y la lesión pulmonar aguda relacionada con una transfusión.
- Debido al riesgo de coagulopatía durante la **hemorragia masiva**, la reanimación debe incluir transfusión de una combinación de eritrocitos (RBC, por sus siglas en inglés),

plasma fresco congelado (PFC) y plaquetas. Aún no hay consenso acerca del cociente óptimo, pero en algunas instituciones se propuso el de 1:1:1 de RBC:PFC:plaquetas.

Trombocitopenia

* Se define la **trombocitopenia** por una cifra < 140 000 plaquetas/µL pues, por lo general, no ocurren complicaciones hemorrágicas hasta que la cifra es < 50 000/µL.

* Los fármacos que pueden causar trombocitopenia incluyen trimetoprim-sulfametoxazol, penicilinas, diuréticos tiacídicos, los de quimioterapia y la heparina. La **trombocitopenia inducida por heparina** es una reacción mediada por anticuerpos que casi siempre se presenta 4 a 10 días después de iniciar su administración. Debe considerarse el diagnóstico en las pacientes que reciben heparina y presentan descenso > 50% de la cifra de plaquetas. Después de que se diagnostica la trombocitopenia inducida por heparina, debe interrumpirse de inmediato su administración y usar un anticoagulante alternativo como la lepirudina, la bivalirudina y el argatroban.

Coagulación intravascular diseminada

* La **coagulación intravascular diseminada** es una afección de la hemostasia en la que la activación intravascular de los sistemas de coagulación y fibrinolítico lleva al consumo de los factores de la coagulación y las plaquetas. El daño endotelial amplio causa liberación del **factor tisular**, que activa dichos sistemas. En la clínica una paciente presentará hemorragia sistémica, concomitante con una trombosis microvascular amplia.

* Las **anomalías de laboratorio** incluyen aumento del tiempo de protrombina, del tiempo parcial de tromboplastina y de los productos de degradación de la fibrina (dímero D). Las cifras plaquetarias de fibrinógeno disminuyen. Los frotis de sangre periférica muestran fragmentación de RBC (es decir, esquistocitos) y trombocitopenia, con plaquetas grandes.

* Los factores de riesgo incluyen **septicemia**, **traumatismos**, **complicaciones obstétricas**, **cáncer**, además de las **insuficiencias hepática y renal**.

* El **tratamiento** es de soporte y problemático. Debe abordarse cualquier factor causal. Puede administrarse el **tratamiento por transfusión** de plaquetas, PFC o crioprecipitados; sin embargo, rara vez es de utilidad y pudiera alentar el consumo de plaquetas y factores de coagulación, que lleva a una mayor trombosis microvascular.

ENFERMEDADES INFECCIOSAS

Septicemia

* Se define a la **septicemia** como una disfunción de órganos que pone en riesgo la vida, causada por una respuesta disregulada del hospedador ante una infección. Característicamente inflamatoria, incluye vasodilatación, activación del complemento, pérdida del equilibrio hemostático y aumento de la permeabilidad microvascular, que dan origen a una lesión microvascular y celular amplia que causa más inflamación, disfunción de órganos múltiples y finalmente, su insuficiencia. En la Tabla 61-5 se enlistan las definiciones de SRIS, septicemia, shock séptico y la calificación de valoración de la insuficiencia secuencial de órganos (SOFA, por sus siglas en inglés).

  * El SRIS era considerado precursor del diagnóstico de septicemia. Sin embargo, se basa en la inflamación, lo que no toma en cuenta los factores endógenos, como una infección bacteriana frente a la micótica, el patrón de resistencia y la capacidad de obtener la resolución de la causa. El SRIS también se diagnostica en las pacientes hospitalizadas sin infecciones y no da cuenta de hipotensión, oliguria u otras formas

Tabla 61-5	Criterios para la septicemia y las afecciones relacionadas
SRIS[a]	Al menos dos de los siguientes: Temperatura > 38 °C o < 36 °C Frecuencia cardiaca > 90 latidos/min Frecuencia respiratoria > 20 respiraciones/min o $Paco_2$ < 32 mm Hg Leu > 12 000 leucocitos/mm³ o < 4 000 leucocitos/mm³ o > 10% de cayados
Septicemia	SRIS resultado de una infección
Shock séptico	Infección grave con hipotensión refractaria a la reanimación adecuada por restitución del volumen con soluciones
SOFAq	Una calificación "positiva" de SOFAq (≥ 2) sugiere un alto riesgo de malos resultados en las pacientes con sospecha de infección, que deben valorarse de manera más amplia en cuanto a datos de disfunción de órganos Alteración del estado mental (GCS < 15) = 1 punto Frecuencia respiratoria de 22 ventilaciones/min o más = 1 punto PA sistólica ≤ 100 mm Hg = 1 punto

Abreviaturas: PA, presión arterial; GSC, escala de coma de Glasgow; SOFAq, valoración rápida de la insuficiencia secuencial de órganos; SRIS, síndrome de respuesta inflamatoria sistémica; Leu, leucocito.
[a] Ya no se usa solo para el diagnóstico (descartar o no) de la septicemia.

de disfunción de órganos, motivo por el que solo no es adecuado para confirmar o descartar una septicemia.

- La septicemia es un espectro de afecciones; se ha usado la calificación de SOFA para valorar su gravedad. La SOFA rápida (SOFAq) es una valoración más fácil que no requiere estudios de laboratorio.
- El shock séptico temprano es **distributivo**, mientras que en etapas más avanzadas *puede* producir el shock **cardiogénico**, cuando la hipotensión, la acidosis y la isquemia suprimen la función del miocardio o hay isquemia por demanda. Además, la infección, el traumatismo de los tejidos o los accidentes obstétricos pueden activar la vía de coagulación intrínseca con trombosis y fibrinólisis intravasculares subsiguientes, que causan coagulación intravascular diseminada y hemorragia masiva.
- El tratamiento exitoso de la septicemia incluye su detección temprana, la restitución intensiva pero apropiada de soluciones, los antibióticos de amplio espectro, la identificación y regulación del origen y los cuidados de soporte constantes. En la Tabla 61-6 se incluyen las guías de tratamiento de la septicemia propuestas por la Surviving Sepsis Campaign, que junto con las correspondientes de la septicemia se pueden obtener en http://www.survivingsepsis.org.
- Las metas de la **reanimación inicial** durante las primeras 6 horas en pacientes con hipotensión inducida por una septicemia (hipotensión a pesar de un reto inicial con soluciones o una concentración > 4 mmol/L de lactato) incluyen: PVC de 8 a 12 mm Hg, presión arterial media ≥ 65 mm Hg, gasto urinario de 0.5 mL/kg/h, saturación venosa mixta de oxígeno o central de 70 o 65%, respectivamente, y una concentración de lactato en proceso de normalización.
- Las soluciones cristaloides son las ideales de inicio. Puede considerarse la administración de albúmina si se requieren cantidades significativas de fluidos. Las pruebas actuales arguyen en contra del uso de los hidroxietilalmidones.

Tabla 61-6	Recomendaciones de la campaña de supervivencia ante la septicemia[a],[b]

1. Cuantificar las cifras de lactato.
2. Obtener cultivos (de microorganismos aerobios y anaerobios) antes de administrar antibióticos.
3. Administrar antibióticos de amplio espectro (en la primera hora).
4. En las primeras 3 horas administrar al menos 30 mL/kg de soluciones cristaloides para revertir la hipotensión o la concentración > 4 mmol/L de lactato.
5. Para la hipotensión que no responde a la reanimación inicial con soluciones, administre vasopresores (la norepinefrina es la ideal) para mantener una presión arterial media ≥ 65 mm Hg.
6. Cuantificar de nuevo el lactato si de inicio estaba elevado. Guiar la reanimación para normalizar su cifra.
7. Identificar una fuente anatómica específica de la infección tan rápido como sea posible e implementar cualquier intervención para la solución de su origen tan pronto como sea posible con seguridad.
8. Disminuir el espectro del tratamiento antimicrobiano una vez que se establecen la identificación y sensibilidad de los microorganismos o se nota una mejoría clínica adecuada.

---

[a] La septicemia y el shock séptico son urgencias médicas para las que debe iniciarse de inmediato la reanimación y el tratamiento.
[b] Adaptado con autorización de Rhodes A, Evans LE, Alhazzani W, et al. Surviving sepsis campaign: international guidelines for management of sepsis and septic shock: 2016. *Crit Care Med*. 2017; 45(3):486-552. Copyright © 2016 por the Society of Critical Care Medicine y Wolters Kluwer Health, Inc.

- Si se requieren vasopresores, por lo general, se utiliza la norepinefrina como primera línea. La epinefrina es el fármaco adyuvante ideal.
- Si ninguna de las medidas previas restablece con éxito la estabilidad hemodinámica, se puede considerar la administración de 200 mg/día IV de hidrocortisona.
- El **diagnóstico** debe incluir obtener cultivos, en tanto su colección no retrase el tratamiento antimicrobiano > 60 minutos, y estudios de imagen si se considera que ayudarán a confirmar la fuente de la infección.
  - Deben iniciarse antibióticos de amplio espectro en la hora que sigue a la identificación de la septicemia o el shock séptico. Se valorarán diario los esquemas de antibióticos y no deben continuarse en forma empírica durante más de 3 a 5 días. Se intentará eliminar el origen, que incluye el retiro de dispositivos intravasculares no indispensables.
- El **síndrome de shock tóxico** se presenta en < 5 por 100 000 mujeres de edad reproductiva. El síndrome de shock tóxico causado por estafilococos (SSTCE, por sus siglas en inglés) es resultado de la toxina 1 de *Staphylococcus aureus*. El síndrome similar al de shock tóxico (SSST, por sus siglas en inglés) es producto de la exotoxina pirógena producida por estreptococos del grupo A (EGA). Ambos microorganismos pueden causar una enfermedad espectacular y crítica, con fiebre, hipotensión, malestar general, hiperemia de mucosas, eritrodermia y descamación, y diarrea. Hay un vínculo con el uso de tapones superabsorbentes o en forma prolongada, heridas quirúrgicas, infecciones cutáneas y abscesos. Se puede presentar un SSTCE en individuos sanos, en tanto el SSST, por lo general, se presenta con una infección previa. Los hemocultivos pueden resultar negativos.
  - Los **criterios de diagnóstico** del SSTCE son: fiebre > 39.9 °C; eritrodermia con blanqueo difuso que progresa a descamación a los 10-14 días, en especial en las manos y los pies; hipotensión con PA sistólica < 90 mm Hg u ortostatismo; y afección de tres

o más órganos, aparatos y sistemas, como el digestivo (diarrea, vómito), el musculoesquelético (mialgia intensa, cinasa de creatina > doble del límite superior normal), hiperemia de mucosas (bucofaringe, conjuntiva, vagina), disfunción renal (NUS o creatinina > doble del límite superior normal), disfunción del hígado (bilirrubina, aminotransferasa de aspartato o alanina > doble del límite superior normal), anomalías hematológicas (< 100 000 plaquetas/mL) o cambios del estado mental sin datos focales. Los criterios de diagnóstico del SSST son similares, pero requieren aislamiento de SGA y disfunción en al menos dos órganos, aparatos y sistemas.

- El **diagnóstico diferencial** incluye la fiebre manchada de las Montañas Rocosas, el síndrome de Stevens-Johnson, la fiebre escarlatina, los exantemas virales, las reacciones farmacológicas, la meningococcemia, la leptospirosis y el shock térmico.

- El **tratamiento** incluye detección temprana, eliminación/desbridamiento de la fuente infecciosa, cuando está identificada, antibióticos y cuidados de soporte de UCI con soluciones, oxígeno y vasopresores, de ser necesario. La mortalidad va de 5 a 60% dependiendo de la cepa bacteriana y la gravedad de la enfermedad.
  - Los antibióticos lactámicos β, incluida la penicilina G, son eficaces contra SGA, en tanto el SSTCE requiere la administración de vancomicina, nafcilina u oxacilina.
  - Se administra clindamicina por su acción inhibitoria de la síntesis de proteínas, incluida la supresión de las toxinas.
  - En las pacientes que no muestran una respuesta clínica rápida se pueden administrar inmunoglobulinas para neutralizar los superantígenos y potencialmente abreviar la evolución de la enfermedad.

CONSIDERACIONES OBSTÉTRICAS ESPECIALES EN LOS CUIDADOS CRÍTICOS

La hipertensión, la hemorragia, la septicemia y las afecciones cardiopulmonares contribuyen con la mayoría de los ingresos hospitalarios para cuidados intensivos en los periodos preparto y posparto. Las alteraciones fisiológicas del embarazo pueden continuar en el periodo posparto y es importante tenerlas en mente cuando se interpretan datos de cuidados críticos.

- Ocurren **alteraciones hemodinámicas** intensas durante el embarazo, que incluyen un incremento de 40 a 50% del volumen sanguíneo, de 30 a 50% del gasto cardiaco, la disminución de la resistencia vascular sistémica y el aumento de la frecuencia cardiaca. Hay pocos datos para determinar la utilidad de la vigilancia hemodinámica invasiva en las pacientes obstétricas.

- Aunque es rara la necesidad de **reanimación cardiopulmonar**, es indispensable el desplazamiento lateral izquierdo del útero para llevar al máximo el gasto cardiaco generado durante las compresiones de tórax.

- Además de las causas, por lo general, presentes fuera del embarazo, deben considerarse la corioamnionitis, la pielonefritis, la tocólisis y la preeclampsia cuando una paciente obstétrica acude con **SDRA**, en cuyo estado la alcalosis respiratoria inducida por la gestación puede exacerbarse por la hiperventilación. De otro modo, el tratamiento con cuidados de soporte y ventilación protectora del pulmón es similar al de las pacientes no obstétricas.

- La presión coloidosmótica disminuye por hasta 20% en el embarazo, lo que así aumenta el riesgo de aparición de edema pulmonar cardiógeno y no cardiógeno, en especial en pacientes con afecciones cardiacas subyacentes, en quienes es de capital importancia el manejo cuidadoso de las soluciones.

- En las pacientes obstétricas críticamente enfermas, la decisión de interrumpir el embarazo debe valorarse conforme evolucionan clínicamente. Si una afección se exacerba por el embarazo y es refractaria a todas las intervenciones conservadoras, se puede considerar su interrupción. Los riesgos de la prematurez deben sopesarse con los del mantenimiento de la gestación de la madre.

- Paro cardiaco durante el embarazo: si no hay retorno de la circulación espontánea en los primeros minutos de la reanimación materna (incluida la cardiopulmonar), se recomienda la histerotomía y el nacimiento del feto por cesárea *perimortem* si las dimensiones uterinas alcanzan el ombligo o se encuentran por arriba (un volumen casi correspondiente a las 20 semanas de gestación).

LECTURAS SUGERIDAS

Carson JL, Guyatt G, Heddle NM, et al. Clinical practice guidelines from the AABB: red blood cell transfusion thresholds and storage. *JAMA*. 2016;316(19):2025-2035.

Finfer S, Bellomo R, Boyce N, et al; for Safe Study Investigators. A comparison of albumin and saline for fluid resuscitation in the intensive care unit. *N Engl J Med*. 2004;350:2247-2256.

Guntupalli KK, Hall N, Karnad DR, Bandi V, Belfort M. Critical illness in pregnancy: part I: an approach to a pregnant patient in the ICU and common obstetric disorders. *Chest*. 2015;148(4):1093-1104.

Guntupalli KK, Karnad DR, Bandi V, Hall N, Belfort M. Critical illness in pregnancy: part II: common medical conditions complicating pregnancy and puerperium. *Chest*. 2015;148(5):1333-1345.

Marino P. *Marino's the ICU Book*. 4th ed. Philadelphia, PA: Lippincott Williams & Wilkins; 2014.

Rhodes A, Evans LE, Alhazzani W, et al. Surviving sepsis campaign: international guidelines for management of sepsis and septic shock: 2016. *Crit Care Med*. 2017;45(3):486-552.

Ricci Z, Cruz D, Ronco C. The RIFLE criteria and mortality in acute kidney injury: a systematic review. *Kidney Int*. 2008;73(5):538-546.

Yancy CW, Jessup M, Bozkurt B, et al. 2017 ACC/AHA/HFSA focused update of the 2013 ACCF/AHA guideline for management of heart failure: a report of the American College of Cardiology/American Heart Association Task Force on Clinical Practice Guidelines and the Heart Failure Society of America. *J Am Coll Cardiol*. 2017;70(6):776-803.

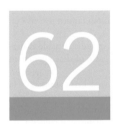

Calidad, seguridad y valor de la salud femenina

Anna Jo Smith y Judy M. Lee

De acuerdo con el diccionario Merriam-Webster, se puede definir a la *calidad* como un "grado de excelencia". En el contexto de la atención de la salud, alcanzar un alto grado de excelencia en el cuidado de las pacientes se inicia con el liderazgo sensible y la cultura de la seguridad. Por tradición, los modelos usuales de cuidados y aseguramiento de la calidad se centraban en los individuos y los sucesos individuales. Hoy, el propósito ha cambiado a un modelo de instrucción donde la estructura, el proceso y los resultados son la base de la valoración continua de la calidad y su mejoramiento. Al responder a los cambios necesarios para disminuir el riesgo y promover una cultura de seguridad, las organizaciones de atención de la salud pueden inspirar, cultivar e innovar la provisión de cuidados de la máxima calidad a sus pacientes.

ANTECEDENTES

- En Estados Unidos las tasas de mortalidad materna y de lactantes son las más altas de los países de altos ingresos. Las mujeres afroestadounidenses tienen más del triple de probabilidades de morir durante el embarazo y el puerperio y del doble de un deceso por cáncer cervical que las caucásicas. Aunque algunas diferencias pueden relacionarse con un estado de salud subyacente (p. ej., hipertensión, obesidad, tabaquismo), hay una variación sustancial entre los hospitales en cuanto a las tasas de cesárea, hemorragia posparto e infección, que contribuyen a las disparidades de salud. Mejorar la calidad y la seguridad de la atención de la salud femenina puede ayudar a disipar esas disparidades.
- En el año 2001, en el Institute of Medicine Committee on Quality of Health Care en Estados Unidos se publicó su visión para mejorar la calidad de la atención de la salud. Su propósito es que los cuidados sanitarios sean 1) seguros, 2) eficaces, 3) oportunos, 4) centrados en la paciente, 5) equitativos y 6) eficientes. Tres componentes o estrategias principales de un programa de calidad que se pueden considerar para estructurar esta visión del Institute of Medicine de un sistema de atención sanitaria son: aseguramiento de la calidad, mejoría continua e innovación clínica.

ASEGURAMIENTO DE LA CALIDAD

- Este elimina o previene las prácticas profesionales inferiores a la estándar.
- Son ejemplos externos del aseguramiento de la calidad, la supervisión o detección por organizaciones y procesos, como los siguientes:
  - El Accreditation Council for Graduate Medical Education: entre otros estándares se incluyen requerimientos mínimos de los procedimientos para el entrenamiento quirúrgico de los residentes.
  - Exámenes de comités específicos de las especialidades, de certificación y los requerimientos de su mantenimiento.
  - Acreditación hospitalaria por organizaciones como la Joint Commission.
  - Reconocimiento de la excelencia de enfermería en la atención de pacientes de alta calidad por el American Nurses' Credentialing Center al otorgar un estado de Magnet hospital.
- Los siguientes pueden ser ejemplos internos de aseguramiento de calidad en el departamento o nivel hospitalario:
  - Un proceso de acreditación y asignación de privilegios en el que se verifica, valora y supervisa a los médicos en su ejercicio, juicio y destrezas técnicas.
  - Un proceso de revisión de expedientes o auditoría de sucesos mayores, como las distocias de hombros.
  - Un periodo de valoración de la práctica profesional enfocado, si se requiere, y como se define por la Joint Commission, como cuando surge alguna preocupación respecto a una competencia o conducta particular.
  - Un proceso de revisión por colegas.
  - El movimiento a **"lista de revisión"** incluye procesos complejos, como preparar a una paciente para el quirófano, y los divide en pasos estandarizados simples. Tales listas identificaron riesgos de seguridad, como los de antibióticos o profilaxis de tromboembolia venosa pasados por alto, y ayudaron a disminuir complicaciones quirúrgicas. Otras han resultado en menos infecciones de vías urinarias asociadas con sondas y de la corriente sanguínea vinculadas con catéteres centrales. Las instituciones pueden optimizar el uso de estas listas en situaciones clínicas de riesgo y para determinar su cumplimiento.

MEJORA CONTINUA

- Si bien hay un espectro de la atención con el que funcionan las organizaciones, al asegurar que hay un proceso de identificación de aspectos para mejorar, estas pueden tener un progreso eficaz y consistente con el transcurso del tiempo.

- Los proyectos de mejora continua o mejoramiento de la calidad están diseñados con metas específicas, mensurables, alcanzables, importantes y vinculadas con el tiempo.

- La Alliance for Innovation on Maternal Health, una iniciativa del American College of Obstetricians and Gynecologists y otras 30 organizaciones, es uno de tales modelos que hoy día se despliegan en Estados Unidos. Esta alianza provee hospitales y proveedores con **"paquetes" de seguridad de las pacientes**, como las estrategias para disminuir la hemorragia posparto, los recursos para identificar mujeres en alto riesgo de resultados obstétricos adversos, los datos para prácticas individuales de referencia contra las tendencias nacionales y recursos de instrucción para las pacientes, todos ellos disponibles de manera gratuita en línea.

- Son ejemplos de proyectos de mejoría de la calidad los siguientes:

  - Los programas de **mejor recuperación posquirúrgica** han disminuido las duraciones de estancia hospitalaria, las complicaciones o aumentado la satisfacción de las pacientes (ver el capítulo 60).

  - Los **adiestramientos de urgencia** permiten a los proveedores, incluidos los miembros del equipo interdisciplinario (enfermeras, comadronas, anestesiólogos), ejercer las destrezas y la coordinación basada en la labor de equipo necesarias para una urgencia.

  - Se pueden diseñar ejercicios de **simulación** y emplearlos para procedimientos técnicamente complejos o poco frecuentes, como las técnicas de invasión mínima, incluida la cirugía robótica, la reparación de laceraciones perineales de cuarto grado y la reanimación neonatal. Dos escenarios comunes para la simulación basada en la labor de equipo incluyen la distocia de hombros y la hemorragia posparto.

  - Las reuniones o corrillos regulares con base en la unidad acerca de la seguridad de las pacientes introducen una forma sistemática de reflexión con la que se puede comunicar el personal para mejorar el cuidado de las pacientes, su seguridad y el trabajo en equipo; pueden también dar como resultado un cambio cultural de actitud hacia la comunicación y la seguridad de las pacientes.

- El ciclo de planear-hacer-estudiar-actuar o de planear-hacer-revisar-actuar es un recurso muy usado para estudiar intervenciones, observar resultados y adaptarse a las lecciones. Mediante un proceso iterativo se refinan las ideas para alcanzar los resultados deseados.

- El **análisis de la causa radical (ACR)** es un proceso retrospectivo que pretende analizar diversos sucesos o aquellos centinela, cuyo propósito es no solo identificar soluciones de lo que estuvo mal, sino prevenir o mitigar su presentación en el futuro. Es importante obtener información basada en equipo y hacer revisiones después de sucesos respecto a la seguridad o casi pérdidas de las pacientes, donde los datos de un ACR se pueden comunicar como retroalimentación al equipo. El propósito del ACR es identificar problemas corregibles sin culpar y establecer una cultura de seguridad en la unidad.

- Suelen emplearse **auditorías clínicas** para asegurar el cumplimiento con ciertas guías o prácticas clínicas, pues miden el conjunto de resultados o procesos y los comparan con los estándares deseados, las referencias o la medicina basada en pruebas, cuyo propósito es identificar los cambios para mejorar la calidad de la atención. El asegurar el cumplimiento puede también verse en forma de una vía clínica o de conjuntos de órdenes que predeterminan importantes contextos que requieren indicadores o parámetros de calidad fundamentales para el desempeño de un hospital, departamento o servicio.

- Los **parámetros de calidad o índices clínicos** implican valorar un proceso (p. ej., el tiempo transcurrido para la consulta de una paciente, la tasa de cesáreas en nulíparas) o un resultado (p. ej., infección de la herida quirúrgica, tromboembolia venosa, reingreso hospitalario no planeado, ingreso a término a la unidad de cuidados intensivos neonatales, el retorno no planeado al quirófano, la mortalidad).

- Un parámetro puede tener el propósito de aumentar o disminuir el uso de una intervención, como la administración de una vacuna o una cesárea. Involucrar a las pacientes o sus familiares y comunidades locales para el desarrollo de parámetros puede ayudar a identificar formas inesperadas de mejorar el centrarse en las pacientes y la equidad en los servicios de ginecoobstetricia.
- Los parámetros de calidad pueden también ser una forma de mejorar la eficacia de la atención de la salud, en especial al disminuir el abuso de los servicios. Por ejemplo, en la campaña de **"Choosing Wisely"**, una iniciativa internacional para disminuir los cuidados de baja utilidad en asociación con grupos de médicos, se identificaron cientos de pequeños cambios para disminuir los costos de la atención de la salud. Hay recomendaciones de "Choosing Wisely" del American College of Obstetricians and Gynecologists, la Society for Maternal-Fetal Medicine, la American Society for Colposcopy and Cervical Pathology, la American Society for Reproductive Medicine y la Society for Gynecologic Oncology.

INNOVACIÓN CLÍNICA

- Se pretende la innovación clínica al pasar de la práctica de atención de la salud y su provisión hacia nuevas áreas a través de invención e investigación.
- La innovación en la atención de la salud puede incluir cualquier cosa, desde técnicas quirúrgicas hasta sistemas de administración de fármacos, genómica y métodos de diagnóstico nuevos. Puede incluir procesos innovativos de acceso directo a la atención, como el proveer telemedicina basada en el hogar a las pacientes con enfermedades crónicas, la provisión de biosensores utilizables y la mejor instrucción de las pacientes acerca de módulos de atención basados en aplicaciones computacionales inteligentes. A menudo la innovación clínica es específica de un hospital o clínica; en consecuencia, el estar al tanto de lo que sucede en su zona clínica puede llevar a proyectos pequeños, pero altamente eficaces.
- En una encuesta de líderes de la industria de la atención de la salud se notaron las siguientes 10 innovaciones principales para la salud: secuenciación de la siguiente generación, dispositivos de impresión tridimensional, inmunoterapia, inteligencia artificial, diagnóstico en la cabecera del paciente, realidad virtual, al aprovechamiento, los medios sociales para mejorar la experiencia de la paciente, biosensores y rastreadores, la atención conveniente y la telemedicina.
- Con el cambio a una atención basada en valores y el crecimiento exponencial de la innovación y la tecnología, los hospitales y los proveedores de atención de la salud tendrán que innovar para mantenerse competitivos y proveer una atención segura y de calidad con disminución de los costos.

LECTURAS SUGERIDAS

ABIM Foundation. Choosing Wisely recommendations. Choosing Wisely Web site. http://www .choosingwisely.org/getting-started/lists/. Accesado en noviembre 5, 2018.

American College of Obstetricians and Gynecologists, Women's Health Care Physicians. *Quality and Safety in Women's Health Care.* 2nd ed. Washington, DC: American College of Obstetricians and Gynecologists; 2010.

Council on Patient Safety in Women's Health Care. Alliance for Innovation on Maternal Health. Council on Patient Safety in Women's Health Care Web site. https://safehealthcareforevery woman.org/aim-program/. Accesado en noviembre 5, 2018.

Institute of Medicine Committee on Quality of Health Care in America. *Crossing the Quality Chasm: A New Health System for the 21st Century*. Washington, DC: National Academies Press; 2001.

Pellegrini JE, Toledo P, Soper DE, et al. Consensus bundle on prevention of surgical site infections after major gynecologic surgery. *Obstet Gynecol*. 2017;129(1):50-61.

Pettker CM, Grobman WA. Obstetric safety and quality. *Obstet Gynecol*. 2015;126(1):196-206.

Índice

Los números de página seguidos por *f* indican una figura; los seguidos por una *t* se refieren a una tabla.

#

2-cloroprocaína, 320
4P más T, esquema de, 245-246, 246*t*
5-α reductasa, deficiencia de, 500
5-fluorouracilo, 704*t*
21 hidroxilasa, 565, 566*f*

A

Abdomen, pared, 727-729, 728*f*, 730*f*
   capa musculoaponeurótica, 727, 728*f*
     riego sanguíneo, 729, 730*f*
   incisiones, 747-748
Aborto, 386-390
   complicaciones, 389-390
   espontáneo, 526, 691. *Ver* Pérdida
     gestacional, recurrente
   medicación, 388-389, 390
   quirúrgico, 387-388, 389-390
     complicaciones, 389-390
   séptico, 394
   valoración y asesoramiento, 386
Absceso
   mamario, 317
   tuboovárico (TOA), 371
Abuso infantil, 482
   sexual, 495
Acantosis pigmentaria, 558
ACH. *Ver* Anticonceptivos hormonales
   combinados
Acidosis
   metabólica, 783, 784*t*
   respiratoria, 783, 784, 784*t*
Ácido acetilsalicílico durante el embarazo, 159, 213*t*
Acidobásicos, trastornos, 783-785, 784*t*
Acné, 297, 345, 558
   intenso, 558
ACO. *Ver* Anticonceptivos combinados
   orales
Acondroplasia, 121, 122*t*
Acrocordones, 467
Acroleína, 709
Acromegalia, 150
Actinomicina D, 693, 697, 698, 703*t*
Actitud fetal, 31-32
Acupresión, 541
Adenocarcinoma
   cervicouterino, 608, 616, 623
   endocervical, 623
   endometrial, 636

in situ (AIS), 608, 612, 614, 636
   vaginal, 686-687
   vellosoglandular, 623
   vulvar, 684
Adenomiosis, 409, 420*t*, 509
Adherencias
   abdominopélvicas, 421*t*
   pélvicas, 430
Adicción, 237
Addison, enfermedad de, 205
ADN fetal en células libres, detección, 12*t*, 13
Adolescentes. *Ver también* Niñas
   tumores anexiales en, 438
   valoración ginecológica, 489-490
   violencia sexual y, 485
Adultos mayores, abuso de, 482
Adyuvante, tratamiento, 459, 538
   para el cáncer cervicouterino, 628
   para el cáncer endometrial, 713
   para el cáncer ovárico, 664
   para el cáncer vulvar, 682-683
Aglutininas
   calientes, enfermedad de, 208
   frías, enfermedad de, 208
AINE. *Ver* Antiinflamatorios no esteroides
AIS. *Ver* Adenocarcinoma *in situ*
Albúmina, 784
   al 5%, 771-772
Alcalosis
   metabólica, 783, 784*t*
   respiratoria, 783, 784, 784*t*
Alcock, conducto de, 739
Alcohol, abuso del
   durante el embarazo, 4, 4*t*, 237-239, 249*t*
   fetal, síndrome de, 4, 239
   tamizaje
     en la atención primaria y preventiva, 340
     pregestacional, 4, 4*t*-341
Alimentos
   hábitos y afecciones, 7
   seguridad de, 7
Aloinmunidad, 531
Aloinmunización, 60, 273-278, 275*t*
   eritrocítica, 274
   Rh D, 274-277
Alopecia, 708
   de patrón masculino, 558
Alquilantes, fármacos, 702, 703*t*

Alzheimer, enfermedad de, 576
Amamantamiento, 313-318
    amenorrea, 553
    ante el uso de sustancias, 253
    anticoncepción y, 316
    beneficios, 314, 315*t*
    contraindicaciones, 314-315
    destete, 318
    en presencia de cáncer, 293
    mastitis, 316-317, 317*t*
    medicamentos maternos y, 315-16
    recomendaciones, 313-314
Amenorrea, 544-555
    causas, 549-555
    definición, 544
    hipotalámica, 552-553
    normogonadotrópica, 554-555
    primaria, 544, 547-548, 547*t*
    secundaria, 544, 548-549, 548*t*
    síndrome de ovarios poliquísticos, 546,
        554, 561
    valoración, 544-549, 547*t*, 548*t*
American Joint Committee on Cancer, 457
AMH. *Ver* Hormona antimülleriana
Amniocentesis, 14
Amnioinyección, 24
Amniorreducción, 60
Amniotomía, 20, 21, 24
Anafilaxia, 708
Anágena, fase, 556
Anal
    esfínter, 739
    esfínter, reparación del, 600
    irrigación, 600
    tapones, 600
Anal, incontinencia (IA), 598-600
    causas, 598
    tratamiento, 599-600
        pesario vaginal, 600
    valoración, 598-599
Análisis de la causa raíz, 794
Análisis de receptividad endometrial, 516
Anastomosis, 735
Anastrozol, 539
Andrógenos, 556, 558-559
    insensibilidad a, 500
    tumores ováricos productores de, 567-568
    tumores suprarrenales productores de,
        567-568
Androstendiona, 559
Anemia
    cuidados críticos, 787-788
    fetal, 273-278
    fisiológica del embarazo, 256*t*

hemolítica autoinmunitaria, 208
materna, 254
    clasificación, 254, 255*t*
    hemolítica autoinmunitaria, 208
    radioterapia y, 710
    tipos, 254, 256*t*, 257*t*
    megaloblástica, 256*t*
    quimioterapia y, 707
    sideroblástica, 257*t*
Anencefalia, 116, 116*t*
Anestesia
    epidural, 322, 322*t*, 323*f*
    general, para el trabajo de parto y parto, 327
    obstétrica, 319-328
        abuso de sustancias, 248-253
        generalidades, 319-320, 320*t*
        necesidad de consulta previa, 327-328
        tipos, 320-328
        vías del dolor y, 319
    para intervenciones quirúrgicas no
        obstétricas durante el embarazo,
        299-300
    raquídea, 322, 322*t*, 323*f*
    regional, 322, 322*t*, 323*f*
Aneuploidía, 10, 526-527, 531
    embrionaria, 526
    fetal, 10
Anexos, 732
    tumores del, 434-438
        pediátrico, 495-496
Anfetaminas, 5
Angina inestable, 769
Angioma en araña, 295
Anillo intravaginal, 382
    con estradiol, 575
Ánimo, afecciones de
    de los pacientes en fase terminal, 723-724
    durante el embarazo, 221-225
    estabilizantes del, 233*t*-235*t*
Anomalías congénitas, 109-122. *Ver también*
        anomalías específicas
    asociadas con anomalías cromosómicas,
        111-114, 112*t*-113*t*
    causas, 109
    de las vías aéreas pulmonares, 118-119
    factores de riesgo, 109, 110*t*
    leiomiomas uterinos y, 445
    mayores, 109
    menores, 109
    tamizaje y tratamiento, 110-111
    y pérdida gestacional recurrente, 527
Anomalías cromosómicas,
    con malformaciones congénitas asociadas,
        111-114, 112*t*-113*t*

en la restricción del crecimiento
intrauterino, 62
en presencia de polihidramnios, 60
y pérdida gestacional recurrente, 526-527
Anorexia, 720
Anovulación crónica, 635
hiperandrogenémica, síndrome de, 561
Ansiedad, trastornos de, 225, 576, 724
Ansiedad generalizada, trastorno, 225
Ansiolíticos, 231*t*
Antibióticos antitumorales, 703*t*, 705
Antibióticos, profilaxis con, 751, 753*t*
Anticoagulantes durante el embarazo, 269,
270*t*
Anticolinérgicos, 587
Anticoncepción
métodos de barrera, 382-383
reversible prolongada, 376-378
Anticoncepción, 373-385. *Ver también tipos
específicos*
amamantamiento y, 316
de urgencia (poscoito), 384-385
grados de eficacia, 373, 374*t*, 375*f*
implante, 378
intrauterina, 376-378
inyectable, 379-380
no hormonal, 316
para el dolor pélvico crónico, 431
permanente (esterilización), 373-376
píldoras orales
combinadas, 381
dismenorrea, 541
endometriosis, 537-538
hirsutismo, 564, 567
en el síndrome de Lynch, 676
en la transición a la menopausia, 572
para el dolor pélvico crónico, 431
para el síndrome de ovarios
poliquísticos, 563
para la afección premenstrual, 543
y riesgo de cáncer endometrial, 635
y riesgo de cáncer mamario, 671
y riesgo de cáncer ovárico, 650, 652,
671, 674
y riesgo de embarazo molar, 693
posparto, 311
Anticonceptivos hormonales
combinados (ACH), 316, 380-382
combinados orales (ACO), 381
de acción breve, 378-382
estrógenos y progesterona, 537-538
estrógenos y progestinas, 316
para el dolor pélvico crónico, 431
para la hemorragia uterina anormal, 413

Antidepresivos
durante el embarazo, 228*t*-230*t*
para el dolor pélvico crónico, 431-432
para el síndrome de hiperactividad vesical,
587
para pacientes con enfermedad en fase
terminal, 723-724
tricíclicos, 229*t*, 431, 587, 723
Antiepilépticos, 216-217, 216*f*, 233*t*-235*t*
Antifibrinolíticos, 414
Antiinflamatorios no esteroides (AINE)
durante el embarazo, 213*t*
para el dolor, 716
para el dolor pélvico crónico, 419, 431
para la afección premenstrual, 543
para la dismenorrea, 541
para la endometriosis, 537
para la hemorragia uterina anormal, 414
Anti-La, anticuerpos, 198
Antimetabolitos, 702, 704*t*
Antimuscarínicos, 587
Antipsicóticos, 232*t*, 724
Anti-Ro, anticuerpos, 198
Aorta, 734
Aórtica
estenosis, 175
regurgitación, 175
Aparato reproductor femenino, anomalías
congénitas, 501
Apéndices cutáneos, 295, 467
Apendicitis
aguda, 301-302
durante el embarazo, 193, 301-302
Aponeurosis
cierre primario, 748
pubocervicouterina, 730, 731*f*
rectovaginal, 730, 731*f*
Scarpa, 727, 728*f*
transversa, 728f, 729
Aponeurotitis necrosante, 762-763
Arco tendinoso
de la aponeurosis pélvica, 731, 731*f*
de la aponeurosis rectovaginal, 731, 731*f*
ARE. *Ver* Análisis de receptividad
endometrial
Aréola, dermatitis, 316
Aromatasa, inhibidores de la, 459, 460, 539
Arritmias, 176
cardiacas, 770
Arteria
circunfleja iliaca profunda, 729, 730*f*
circunfleja iliaca superficial, 729, 730*f*
cística, 734
cólica, 735

cólica derecha, 735
cólica izquierda 735
cólica media, 735
de Sampson, 732
epigástrica, 729, 730*f*, 744, 759
epigástrica inferior, 729, 73*f*, 744, 759
epigástrica superficial, 729, 730*f*, 759
epigástrica superior, 729, 730*f*
esplénica, 734
gástrica, 734
gástrica, derecha, 734
gástrica, izquierda 734
gástricas, cortas, 734
gastroduodenal, 734
gastrocpiploica, 734
gastroepiploica, derecha, 734
gastroepiploica, izquierda, 734
hipogástrica, 735
hipogástrica anterior, 735
hepática común, 734
hepática, derecha, 734
hepática, izquierda, 734
hepática propia, 734
ileal, 735
ileocólica, 735
iliaca, externa, 735
iliaca primitiva, 735
iliacas, 735
ligadura, 755
mamaria externa, 446
mamaria interna, 446
mesentérica, 735
mesentérica inferior, 735
    ramas sigmoideas, 735
mesentérica superior, 735
ovárica, 735
pancreaticoduodenal, 734
pancreaticoduodenal superior,
    734-735
pélvicas, embolización de, 755
perineales transversos superficiales, 737,
    737*f*
pulmonar, catéter de, 767
rectal inferior, 735
rectal media, 735
rectal superior, 735
supraduodenal, 734
uterina, 735
    embolización de la arteria (UAE), 37,
    444
    ligadura bilateral de O'Leary, 38, 39
yeyunal 735
Artritis reumatoide, 206
Ascitis, 660, 721

Asesoramiento
    ante la pérdida gestacional recurrente, 532
    en los cuidados primarios y preventivos,
        341-342
    posterior a la prueba, 670
    pregestacional, 1-7
        afecciones psiquiátricas, 227, 236*t*
        antecedentes familiares, 7
        detección de enfermedades infecciosas, 6
        edad materna y, 7
        inmunizaciones, 6
        optimización de la salud, 2-3
        salud psiquiátrica, 5
        valoración del uso de medicamentos,
            5-6
        valoración del uso de sustancias, 3-5
        valoración médica, 2-3, 2*t*
        valoración nutricional, 7
        valoración social, 7
Asherman, síndrome de, 550
Asma, 179, 180*t*, 345
Astenoespermia, 510
Ateroesclerosis, enfermedades
        cardiovasculares, 578
Atonía uterina, 36*t*, 37-38, 38*t*, 80
AU. *Ver* Anticoncepción de urgencia
Aurícula derecha, presión, 767
Auricular,
    aleteo, 176, 770
    fibrilación, 176, 770
Autoinmunidad. *Ver* Enfermedad
        autoinmunitaria, *ver también tipos
        específicos*
Autosondeo, 588
Azatioprina, 200*t*
Azoospermia, 510

B
β₃, agonistas, 587
B-Lynch, sutura de, 37, 39*f*
Bacterianas, infecciones
    perinatales, 100-104
    vulvares, 462
Bacteriemia, 100
Bacteriuria asintomática, 184-185
Bardet-Biedl, síndrome de, 498
Bariátrica, intervención quirúrgica, embarazo
        posterior a una, 192, 303-304
Beatty, maniobra de, 417
Behçet, enfermedad de (síndrome), 209,
        462-463
Bell, parálisis de, 219
Benzodiacepinas, 231*t*, 239-240, 249*t*, 724
Bevacizumab, 628, 659, 705*t*

Biopsia de vellosidades coriónicas (BVC), 14
Bipolares, afecciones afectivas, 224
Bishop, calificación de, 18-19, 18*t*
Bleomicina, sulfato de, 703*t*, 708
Bloqueo
   de campo, 320-321
   de un nervio periférico, 321-322, 321*f*,
      433
   paracervical, 321-322
   pudendo, 321-322, 321*f*, 739
Borramiento cervical, 17
Bradicardia, 770
Bradicardia fetal, 22
Braquiterapia, 627, 686, 709
BRCA1/BRCA2, mutaciones de, 650, 670-
      673, 670*t*, 672*t*
Brecha
   aniónica, 784
   delta, 784
   osmolar, 785
Budd-Chiari, síndrome de, 196
Bulbos vestibulares, 737, 737*f*
Burch, colposuspensión retropúbica de, 586
Butorfanol, 325, 326*t*
BVC. *Ver* Biopsia de vellosidades
      coriónicas

C
Cabestrillo,
   mediouretral, retropúbico, 585, 586
   suburetral, 585
Cabeza fetal
   atrapamiento, en el parto pélvico, 30
   nacimiento, 25
CAD. *Ver* Cetoacidosis diabética
Cafeína, 213*t*
Calcio, 147-149, 577
Calcio, gluconato, 782
Calcitonina, 783
Calidad, aseguramiento de, 793
Call-Exner, cuerpos de, 664
Camper, aponeurosis de, 727, 728*f*, 735
Camptotecina, análogos de, 706
Cáncer. *Ver también tipos específicos*
   antígeno del, 125, 650-651, 659
   cuidados terminales (*Ver* Cuidados
      terminales)
   durante el embarazo, 281-293
      conceptos generales de tratamiento,
         282-284
      resultados y seguimiento, 293
      tamizaje apropiado para la edad, 1
      tipos frecuentes, 285-293, 285*t*
   función sexual, 476-477

prevención, 667
tamizaje
   durante el embarazo, 1
   en la atención primaria y preventiva,
      329-334
tratamiento, 701-714
Cáncer cervicouterino, 615-633
   afectación rectal, 618
   clasificación por etapas, 618-622, 620*t*-622*t*
   cuadro clínico, 617
   diagnóstico, 617-618
   diseminación linfática, 618, 619*f*
   durante el embarazo, 285-288, 285*t*,
      630-631
   epidemiología, 603-604, 616-617
   extensión directa, 618
   extensión parametrial, 618
   extensión vaginal, 618
   factores de pronóstico, 622-624
   factores de riesgo, 616-617, 676
   ganglios linfáticos, 623
   grado histopatológico, 623
   incidencia, 615
   invasión del espacio linfovascular, 624
   metástasis hematológicas, 618, 619*f*
   metástasis ováricas, 665
   quimiorradiación primaria 627-628
   recurrencias, 630
   salud global, 632
   tamizaje, 617-618
      en la atención primaria y preventiva,
         333-334
      guías, 605-606, 605*t*, 607*f*
      métodos, 607-608
   tratamiento, 624-632, 712
      complicaciones, 629
      conservación de la fecundidad, 626-627
      inmunoterapia, 628
      modalidades combinadas, 628
      por etapa de la enfermedad, 629
      quimioterapia, 628
      quirúrgico, 624-627, 625*t*, 626*f*
      tratamiento primario por
         quimiorradiación, 627-628
   vigilancia postratamiento, 630
   volumen tumoral, 624
Cáncer colorrectal
   detección, en la atención primaria y
      preventiva, 332
   durante el embarazo, 285*t*
   en el síndrome de Lynch, 674, 674*t*
   hereditario, sin poliposis, 635
Cáncer endometrial
   alto riesgo, 641-642

bajo riesgo, 641
carcinoma de células claras, 643
clasificación por etapas, 637-639, 638*t*
con metástasis a ovarios, 665
conservación de la fecundidad, 643-644
cuadro clínico, 636
epidemiología, 633-634
factores de pronóstico, 640-641
factores de riesgo, 634-635, 634*t*, 674,
  674*t*, 676
factores histopatológicos, 639-640, 640*t*
grado tumoral, 640
incidencia, 633
síndrome de ovarios poliquísticos y, 563
tamizaje, 332, 635-636
tratamiento, 712-713
valoración, 636-637
vigilancia postratamiento, 645, 645*t*
Cáncer mamario. *Ver* Mama, cáncer
Cáncer ovárico
clasificación, 648, 649*t*
clasificación por etapas, 652-654,
  653*t*-654*t*
durante el embarazo, 285*t*, 288-289, 666
endometriosis y, 540
epidemiología, 648, 661
factores de pronóstico, 654-656, 655*t*
factores de riesgo, 649-650, 670*t*, 674*t*,
  676
hereditario, 667, 670-677
metastásico, 665
presentación y diagnóstico, 652
prevención, 650-652, 671-674
tamizaje, 333, 650-652
tratamiento, 657-661, 663-664, 664-665,
  711
vigilancia postratamiento, 658-660
Cáncer pulmonar, tamizaje, 331
Cáncer tiroideo en el embarazo, 285*t*
Candidosis
mamaria, 317
vulvovaginal, 358, 358*t*, 361-362, 362*t*,
  363*t*
Capacidad vital forzada, 779
Caquexia, 720
Carboplatino, 643, 658, 664, 703*t*
Carcinoma. *Ver también tipos específicos*
adenoescamoso, 623
adenoideo basal, 623
adenoideo quístico, 623
de células basales, 683
de células escamosas
  basaloides, 623
  cervicouterino, 608, 616, 623

no queratinizante, 623
papilar, 623
queratinizante, 623
vaginal, 679, 685-686, 685*t*, 712
verrucoso, 623, 683
vulvar, 678, 680-683, 681*t* (VSCC), 712
de células escamotransicionales, 623
de células pequeñas, 623
endometrial, 411
indiferenciado, 623
neuroendocrino de células pequeñas, 623
seroso, 623
Carcinoma de células claras
cervical, 623
endometrial, 641, 643
ovárico, 656
Carcinoma de células vítreas, 623
Carcinoma embrionario, 662*t*, 663
Carcinoma mamario
ductal
  in situ (CDIS), 456
  infiltrante, 456
lobulillar
  in situ (CLIS), 456
  infiltrante, 456
Carcinosarcoma uterino, 643, 713
Cardiaca
función, 767
paro, 770
salud, en la menopausia, 578
Cardiaco, índice, 768
Cardiomiopatía, 173-174
hipertrófica, 174
Cardiopatía congénita
fetal, 114-16, 115*t*
materna, 168-173, 170*t*
Cardiopatía coronaria
durante el embarazo, 167-173
  clasificación, 167-168, 167*t*, 169*t*
  congénita, 168-173, 170*t*
  isquémica, 176
  tratamiento, 167-168
menopausia, 578
tamizaje, 334
Cardiopatía isquémica, 176
periparto, 174
Cardiopulmonar, reanimación, durante el
  embarazo, 306-307, 791
Cariotipificación, 527
Carnett, signo de, 417
Catágena, fase, 556
Cateterización arterial, 767
CC. *Ver* Citrato de clomifeno
CDIS. *Ver* Carcinoma ductal *in situ*

CEA. *Ver* Células escamosas atípicas
Cefalea
    durante el embarazo, 210-214, 211*t*
    en racimo, 212
    tensional, 212
Celiaca, enfermedad, 531
Celiaco, tronco, 734-735
Células escamosas atípicas (CEA), 608, 609
Células glandulares atípicas (CGA), 608,
        609-610, 636
Celulitis, 462, 762
    incisional, 762
Cera ósea, 755
Cerclaje
    abdominal, 70
    cervical 58-59, 69-70, 69*t*
Cervicitis, 362-367
Cervidil, 19
Cérvix. *Ver* Cuello uterino
Cesárea, 28
    anestesia, 319-320, 320*t*
    antecedente de, placenta previa con el, 82
    con vasos previos, 86
    en presencia de diabetes gestacional, 140
    indicaciones fetales, 28
    indicaciones maternas, 28
    parto vaginal después de (VBCA), 28-29
    perimortem, 307
    riesgos quirúrgicos, 28
Cetoacidosis diabética (CAD), 133-134,
        137, 137*t*
CGA. *Ver* Células glandulares atípicas
Chancroide, 357
Cherney, incisión de, 747-748
Chlamydia trachomatis, 357
    clamidosis, 339, 364-365, 364*t*
Ciclo celular, 701, 702*f*
    fármacos quimioterapéuticos específicos
        para el, 701, 702, 705
    fármacos quimioterapéuticos inespecíficos
        para el, 701, 702
    fase G1, 701, 702*f*
    fase G2, 701, 702*f*
    fase S, 701, 702
Ciclo menstrual, 503-506, 504*f*, 570, 571*f*
    alteraciones del, 572
    fase folicular del, 503-506
    fase lútea del, 503-504, 506
Ciclofosfamida, 200*t*, 703*t*
Cigarrillos, tabaquismo de, 531, 604-605,
        616, 693
CIP. *Ver* Colestasis intrahepática durante el
        embarazo
Cirrosis hepática, 196

Cirugía
    abordajes, 740-748
    durante el embarazo, 298-304
    mínimamente invasiva, 740-748
        beneficios, 741
        complicaciones, 745
        exéresis de especímenes grandes, 745
        histerectomía, 742
        laparoscopia, 741-744
        manipulación uterina, 746
        miomectomía, 742-743
        pacientes con obesidad, 746
    prevención, 460
Cisplatino, 628, 642, 643, 686, 698, 703*t*
Cistitis
    aguda, 185
    hemorrágica, 709, 710
    intersticial, 424*t*, 583
    por radiación, 710
Cistoplastia de aumento, 587
Cistosarcoma filoides, 450
Cistoscopia transoperatoria, 756
Cistouretroscopia, 584
Citogenética, análisis, 527
Citología cervical, 608-609
Citomegalovirus (CMV), 89-91
Citorreducción, 639, 641-642, 656, 658, 659
    de rescate, 642
    intervención quirúrgica óptima, 642
    primaria, 658
    secundaria, 659
Citotóxicos, proteína 4 vinculada con los
        linfocitos T, 706
Citotrofoblasto, células del, 688
Citrato de clomifeno (CC), 515, 565
Climaterio. *Ver* Menopausia, transición a la
CLIS. *Ver* Carcinoma *in situ*, lobulillar
Clítoris, 737, 737*f*
    nervio dorsal del, 739
Clitoromegalia, 558
Clonidina, 573, 574*t*
CMV. *Ver* Citomegalovirus
Coagulación, afecciones de la
    en la hemorragia posparto, 36*t*, 40-41
    en la hemorragia uterina anormal, 411-
        412
    intravascular diseminada, 80, 788
Cocaína, durante el embarazo, 5, 240-241
Coccigodinia, 427*t*
Coerción reproductiva, 7, 478, 480*t*
Colecistitis, aguda, 305
Colelitiasis, 193
Colestasis intrahepática durante el embarazo
        (CIP), 194-195, 296

Colitis ulcerativa, 192, 207, 423*t*
Colles, aponeurosis de, 735
Coloides, 771-772
Colonoscopia, 676
Colpectomía, 596
 total, 596
Colpocleisis, 596
 parcial, 596
Colpopexia sacra, 595-596
Colporrafia, 595
 anterior, 595
 posterior, 595
Colposcopia, 609, 610, 611-612
Colpostatos, 709
Compresión nerviosa, lesión en el puerperio, 220, 220*t*
Compresión uterina, suturas de, 37, 39*f*
Condiloma acuminado, 347, 348*c*
Condones, 382-383
 femeninos, 383
Conducto arterioso permeable (PDA), 171
Conducto deferente, ausencia congénita de, 510
Conducto galactóforo, ocluido, 316-317
Congestión pélvica, síndrome de, 422*t*, 430
Conización
 cervical, 626
 con bisturí, 613, 614
Conjugado diagonal, 17
Consentimiento informado, 749
Consortium on Safe Labor, 21
Consulta anual para la salud femenina, 329
Contracciones uterinas, vigilancia de, 21
Cordón umbilical
 en presencia de vasos previos, 85-86
 prolapso, 33-34
Corioamnionitis, 41-42
Coriocarcinoma, 662*t*, 663, 691, 695
 no gestacional, 663
Coronario. *Ver* Cardiopatía coronaria
Corticosteroides prenatales, 72-73, 77
Cortisol, cifras excesivas de, 568-569
Cowden, síndrome de, 635, 636, 672*t*, 676
CPAM. *Ver* Anomalías congénitas de las vías aéreas pulmonares
Craneofaringioma, 553
Creatinina, depuración de, 786
Crioconservación
 de embriones, 524
 de oocitos, 524
 del tejido ovárico, 524-525
Crioterapia, 612
Cristaloides, 771
Crohn, enfermedad de, 192, 207, 423*t*
Cromoinsuflación tubárica, 514

Cuádruple, tamizaje, 12*t*, 13
Cuarto trimestre, 310-312
Cuello uterino, 731
 estenosis, 420*t*, 509, 550
 longitud, para el trabajo de parto pretérmino, 71
 maduración, 19-20
 posición, 18*t*
Cuerpo amarillo, 506
Cuerpos extraños, 491
Cuidados críticos, 767-792
 cardiovasculares, 767-775
 consideraciones obstétricas, 791-792
 en las enfermedades infecciosas, 788-791, 789*t*
 hematológicos, 787-788
 insuficiencia renal, 785-787
 líquidos y electrolitos en, 780-785
 respiratorios, 775-780
Cuidados terminales, 714-715
 aspectos, 725
 centros especializados, 715-716
 comunicación, 724
 definiciones, 714-716
 planeación anticipada, 724-725
 respaldo de cuidadores, 725
 tratamiento sintomático, 716-724
Cúpula vaginal
 celulitis, 762
 dolor, 421*t*
Cushing
 enfermedad de, 501, 555, 568
 síndrome de, 151, 546, 555, 568-569
CYP17, deficiencia de, 551

D

Danazol, 538, 569
Defecación, disfunción, 591
Defectos congénitos. *Ver* Anomalías congénitas
Deflexión fetal, 31-32
Dehidroepiandrosterona, 559
 sulfato de, 559
Dehiscencia, 33, 309, 760
 uterina, 33
Delirio, 723
Densidad mineral ósea (DMO), 577
Depresión
 durante el embarazo y en el periodo posparto, 221-225, 311
 en la menopausia, 576
 en pacientes terminales, 723-724
 mayor (MDD), 221, 223*t*
 posnatal, escala de Edimburgo, 311

posparto (PPD), 221-224
tamizaje, en la atención primaria y
      preventiva, 340
Derivación urinaria, 587
Dermatitis
    areolar, 316
    atópica, 298
    autoinmunitaria por progesterona, 297
    por contacto, 464
    por progesterona, autoinmunitaria, 297
Dermatomiositis, 206-207
Dermatosis vulvar, 462-466
Descenso, 16
Deshidratación, 708
Desprendimiento prematuro de placenta
      normoinserta (DPPNI), 78-81
Destete, 318
Detrusor
    disinergia del, con el esfínter uretral, 425*t*, 588
    sobreactividad del, 582
Dexametasona, en la hiperplasia suprarrenal
      congénita no clásica, 567
Diabetes insípida (DI), 150
Diabetes mellitus (DM)
    cáncer endometrial, 635
    durante el embarazo, 130-142
        cuidados pregestacionales y
            asesoramiento, 2
        en polihidramnios, 60
        gestacional, 130, 138-142, 312
        pregestacional, 130-138
    pérdida gestacional recurrente, 528
    tamizaje
        en el hiperandrogenismo, 560
        en los cuidados primarios y preventivos,
            336-337
    tipo 1, 130, 131*t*
    tipo 2, 130, 131*t*
Diabetes mellitus gestacional (DMG), 130,
      138-142, 312
    complicaciones, 140
    cuidados posparto, 142, 143*t*, 312
    tamizaje, 138-139, 139*t*
    trabajo de parto y parto, 142
    tratamiento, 140-142, 141*f*
    valoración fetal, 142
Diabetes mellitus pregestacional, 130-138
    complicaciones fetales, 131-133
    complicaciones maternas, 133-135
    complicaciones neonatales, 133
    cuidados posparto, 138
    trabajo de parto y parto, 138
    tratamiento, 135-137, 136*t*
    valoración fetal, 138

Diafragma anticonceptivo, 383
Diálisis, 188, 783
Diámetro transverso, 17
Diarrea, 708, 710, 764
Dicloxacilina, 317
Dietilestilbestrol, 606, 686
Dihidrotestosterona, 559
Dilatación cervical, 17, 18*t*
    detención de la, 20
Dilatación y evacuación (D&E), 387-388
Dilatación y legrado (D&C), 387, 408, 691,
      693, 694*f*, 698
Dióxido de carbono, láser de, 612
Disgenesia gonadal, 550-551
    pura, 551
Disgerminomas, 662-663, 662*t*, 711
Dislipidemia, detección de la, 335
Dismenorrea, 540-541
    dolor pélvico crónico, 416, 419, 420*t*
    endometriosis, 536, 541
    primaria, 540
    secundaria, 540, 541
    síntomas, 540-541
    tratamiento, 541
    valoración, 541
Disnea, 719-720
Dispareunia, 416, 430, 573, 617
    a la penetración, 473
Dispositivos intrauterinos (DIU), 376-378
    de cobre, 377, 385
    hormonales, 376-378
    no hormonales (de cobre), 377, 385
    para el dolor pélvico crónico, 431
    para la hemorragia uterina anormal,
        413-414
    riesgo de cáncer endometrial, 635
Disreflexia autonómica, 219
Distocia de hombros, 27-28, 140
Diuréticos, 158, 769, 782
    de asa, 769, 782
Diverticular, enfermedad, 423*t*
Divertículo, suburetral, 584
DM. *Ver* Diabetes mellitus
DMG. *Ver* Diabetes mellitus gestacional
DMO. *Ver* Densidad mineral ósea
DMPA. *Ver* Acetato de medroxiprogesterona
      de depósito
Docetaxel, 705*c*
Dolor. *Ver también tipos específicos*
    endometriosis, 419, 420*t*, 536, 537
    en las afecciones de disfunción sexual,
        473-476
    lumbar, 430
    mamario, cíclico, 448

no cíclico, 416
pélvico
   agudo, 416, 662
   crónico, 416-433
   diagnóstico, 419-430, 420*t*-429*t*
   dismenorrea, 540-541
   postraumático, 429*t*
   tipos, 416
   tratamiento, 430-433
     cuidados terminales, 716-719,
      717*t*-718*t*
     durante el trabajo de parto y parto (*ver*
      también Anestesia obstétrica)
     en las afecciones de uso de sustancias,
      248-253
     valoración, 416-419
Donovanosis, 357
Doppler, velocimetría. *Ver* Velocimetría
   Doppler
Dos células-dos gonadotropinas, teoría de, 505
Down, síndrome. *Ver* Trisomía 21
Doxorrubicina, 642, 643, 704*t*, 708
   liposómica, 704*t*
DPPNI. *Ver* Desprendimiento prematuro de
   placenta normoinserta
Drepanocitemia (SCD), 255-258
   rasgo de, 258
Drogas ilícitas durante el embarazo, 240
DTN. *Ver* Defectos del tubo neural
Dührssen, incisiones de, 30

E

Eclampsia, 155, 164-165
Economía, dificultades, 7
Ectocérvix, 731
Ectópico, embarazo, 397-401
   diagnóstico, 392, 397-398
   tratamiento, 398-401, 399*t*, 400*t*
Edad
   gestacional, 9, 9*t*
   materna, 7, 10
   tamizaje del cáncer apropiado para la, 1
Edwards, síndrome de. *Ver* Trisomía 18
Eflornitina, clorhidrato de, 564
EII. *Ver* Enfermedad inflamatoria intestinal
Eisenmenger, síndrome de, 171
Ejercicio durante el embarazo, 9-10
ELA. *Ver* Embolia de líquido amniótico
Electrolitos, afecciones de, 780-785
Elevación recta de las piernas, prueba de, 417
Elevador del ano, síndrome del, 426*t*, 466
EM. *Ver* Mitral, estenosis; Esclerosis
   múltiple, durante el embarazo
EMB. *Ver* Endometrio, biopsia

Embarazo
   afecciones cutáneas, 294-298
   afecciones hematológicas (*Ver*
     Hematológicas, afecciones, durante el
     embarazo)
   afecciones hipertensivas, 154-165
   afecciones psiquiátricas, 221-236
   afecciones renales y de vías urinarias,
     183-189
   afecciones respiratorias, 178-182
   amenorrea, 553
   aumento de peso, 9, 10*t*
   cáncer cervicouterino, 285-288, 285*t*,
     630-631
   cáncer ovárico, 285*t*, 288-289, 666
   cardiopatías, 166-1/8
   de término avanzado, complicaciones,
     63-64
   después del cáncer, 293
   detección del cáncer cervicouterino, 609,
     610, 611, 614
   ectópico, 392, 397-401
   ejercicio, 9-10
   endocrinopatías, 130-153
   enfermedades autoinmunitarias, 197-209
   enfermedades neurológicas, 210-220
   enfermedades quirúrgicas, 298-304
   hemorragia del tercer trimestre, 78-86
   hemorragia uterina anormal, 408
   localización incierta (PUL), 393
   luteomas del, 567
   molar
     clasificación, 689-691, 690*t*
     completo 689-690, 690*t*
     diagnóstico, 693
     embarazos futuros, 694-695
     factores de riesgo, 692-693
     incidencia, 692
     incompleto, 690-691, 690*t*
     invasor, 691
     persistente, 695-700, 696*f*, 696*t*, 697*t*
     seguimiento, 694*f*
     tratamiento, 693-694, 713
   múltiple, 123-129. *Ver también* Gemelos
     complicaciones fetales, 126-128
     complicaciones maternas, 125-126
     nacimiento, 128-129
     restricción del crecimiento intrauterino, 62
     tecnologías de reproducción asistida, 523
     tipos, 123-124, 124*f*
     tratamiento preparto, 124-125
   náusea y vómito, 55-58, 190-191
   neoplasias (*Ver* Enfermedades específicas,
     durante el embarazo)

nutrición, 9
pérdida (*Ver* Pérdida gestacional)
postérmino, complicaciones, 63-64
primer trimestre
  aborto médico, 388-389
  aborto quirúrgico, 387
  detección, 11, 12*t*
  pérdida gestacional temprana, 393-396
  valoración de su ubicación y viabilidad,
    391-393, 392*t*
  prueba de, 750
segundo trimestre
  aborto médico, 389
  aborto quirúrgico, 387-388
  pérdida gestacional, 396-397
tercer trimestre. *Ver* Tercer trimestre,
  hemorragia del,
  traumatismos, 304-306
  tumores anexiales, 438
uso de sustancias (*Ver* Sustancias,
  afecciones de uso de, durante el
  embarazo)
viabilidad incierta, 393
Embolia, 34-41
  pulmonar, 35, 265, 763
Encefalocentesis, 30
Endocarditis, 168
  antibióticos,168
Endocérvix, conducto, 731
Endocrinas, afecciones. *Ver también las*
  específicas
  del embarazo, 130-153
  y pérdida gestacional recurrente, 528-530
Endometrio
  adenocarcinoma, 623
  análisis de receptividad (ARE), pruebas
    de, 516
  biopsia, 407, 635, 636, 637
  carcinoma, 411
  descamación, 493, 494*t*
  hiperplasia, 409-410, 563
  legrado, 517
  neoplasia intraepitelial, 410
  sarcoma del estroma, 647
Endometrioide
  carcinoma endometrial, 712-713
  tumores, 656
Endometriomas, 436
  características de la paciente, 536
  cuadro clínico, 536
  datos clínicos anormales asociados, 536
  diagnóstico, 537
  dismenorrea, 536, 541
  dolor pélvico crónico, 419, 420*t*, 536, 537

infecundidad, 516, 536, 539-540
patogenia, 535
resección, 539
tratamiento, 537-539
Endometritis, 372, 412, 421*t*
  aguda, 372
  crónica, 187-188
Endomiometritis posparto, 42-43, 312-313
Enfermedad autoinmunitaria
  afección ampollosa, 209
  durante el embarazo, 197-209, 200*t*-202*t*
  y pérdida gestacional recurrente, 531
Enfermedad cardiaca. *Ver también trastornos*
    específicos
  durante el embarazo, 166-178
  en la menopausia, 578
Enfermedad debilitante, crónica, 553
Enfermedad pélvica inflamatoria (EPI), 367-
    371, 369*t*-370*t*
Enfermedad por reflujo gastroesofágico
    (ERGE), 191
Enfermedad trofoblástica gestacional (ETG),
    688-700
  clasificación, 689-692, 690*t*
  clasificación por etapas, 696, 696*t*, 697*t*
  diagnóstico, 693, 695
  factores de riesgo, 692-693, 695
  neoplasia, 691-692, 695-700, 696*f*, 696*t*,
    697*t*, 713
  persistente, 695-700, 696*f*, 696*t*, 697*t*
  tratamiento, 693-694, 696-700, 713
  valoración, 693, 695
Enfermedades neurológicas, crónicas, durante
    el embarazo, 214-219
Enuresis nocturna, 582
EPI. *Ver* Enfermedad pélvica inflamatoria
Epilepsia, 216-217, 216*f*
Epipodofilotoxina, 704*t*
Episiorrafia, dehiscencia de, 309
Episiotomía, 25, 27
EPS. *Ver* Placenta, sitios con infiltración
    exagerada
ERAS. *Ver* Recuperación mejorada, después
    de una intervención quirúrgica
Ergotamina, 213*t*
Erlotiniba, 705*t*
Eritema palmar, 295
Esclerodermia, 206
Esclerosis múltiple, durante el embarazo,
    208, 214-216
Esfínter
  anal
    externo, 739
    interno, 739

fármacos para aumento de volumen del, 600
Espacio
de Retzius, 733, 733*f*
pararrectal, 733*f*, 734
paravesicales, 733*f*, 734
presacro, 733*f*, 734
prevesical, 733, 733*f*
rectovaginal, 733*f*, 734
retropúbico, 733, 733*f*
retrorrectal, 733*f*, 734
vesicocervical, 733, 733*f*
vesicovaginal, 733, 733*f*
Espejo vaginal, exploración con
diagnóstico del cáncer cervicouterino, 617
diagnóstico del cáncer de vagina, 685
en trabajo de parto pretérmino, 70-71
en trabajo de parto y parto, 17
Espermatozoides, aneuploidía de, 531
Espina bífida, 116, 116*t*
Espironolactona, 564
Estenosis
aórtica, 175
mitral, 175-176
pulmonar, 175
subaórtica hipertrófica, idiopática, 173
Esterilización, 373-376
femenina, 373-376
masculina, 376
Esteroidogénicas, autoinmunidad de las células, 551
Estimulación nerviosa eléctrica, 541
Estomatitis, 708
Estradiol, 503
Estreñimiento, 722
Estrés postraumático, 225-226
Estrías, 294-295
Estring, anillo vaginal con estradiol, 575
Estriol (uE3), no conjugado, 12*t*, 13
Estrógenos
andrógenos y, 556
cambios cognitivos, 575
cáncer endometrial, 634
ciclo menstrual, 503
endometriosis, 535, 537
menopausia, 570
salud cardiovascular, 578
salud ósea, 576
transdérmicos, 573
tratamiento con, 552, 573, 574*t*, 575, 634
Estroma-teca, tumores del, 567
ETG. *Ver* Enfermedad trofoblástica gestacional
Etopósido, 698

Eugonadismo, 498
Excitación
genital femenina, trastorno, 471
sexual femenina, afecciones de la, 471-472
Exenteración, parcial, 626
Exéresis electroquirúrgica con asa (LEEP), 612-613
Expectante, tratamiento, 537, 572, 591-593
Exploración física
en el diagnóstico del cáncer cervicouterino, 618
en el trabajo de parto y parto, 17
en la valoración de la amenorrea, 545
en la valoración de la incontinencia anal, 599
en la valoración de la incontinencia urinaria, 584
en la valoración del prolapso de órganos pélvicos, 591
Exploración ginecológica
en el tamizaje del cáncer ovárico, 650
en la valoración de la dismenorrea, 541
en la valoración de la incontinencia urinaria, 584
pediátrica, 487-489
Expulsión, 16
Éxtasis. *Ver* MDMA

F

FAB. *Ver* Fecundidad, anticoncepción basada en la vigilancia de la
FABER, prueba de, 417-418
Factor tisular, 788
Familiares, antecedentes, 7, 649, 667
Fármacos cardiovasculares, durante el embarazo, 177-178, 177*t*
Fase lútea, deficiencia de, 529-530
Fatiga
en los pacientes con cáncer, 723
quimioterapia y, 708
radioterapia y, 711
FCF. *Ver* Frecuencia cardiaca fetal
Fecha de última menstruación (FUM), 8-9
Fecha probable de parto (FPP), 9
Fechado del embarazo, 8-9, 9*t*
Fecundación *in vitro* (FIV), 517-522, 518*t*, 565
Fecundabilidad, 507
Fecundidad, 507
anticoncepción basada en la vigilancia de la, 383-384
conservación, 524-525, 614, 626-627, 643-644, 665
tratamiento, 515-520, 565

Feminización
    testicular, 500
Fenitoína, 162
Fentanilo
    atención terminal, 718*t*
    trabajo de parto y parto, 325, 326*t*
Feocromocitoma, 152
Ferriman-Gallwey, calificación de, 557
Feto, valoración, 45-54
    altura de la presentación, 17, 18*t*
    diabetes gestacional, 142
    diabetes pregestacional, 138
    electrodo del cuero cabelludo, 24
    estimulación del cuero cabelludo, 24
    exposición a la radiación, 215*f*, 282, 283*t*,
        299, 300*t*
    factores de confusión, 52-53
    flujo/velocidad sanguíneos, 50-52, 51*f*
    frecuencia cardiaca fetal (*ver* Frecuencia
        cardiaca fetal)
    indicaciones, 53, 53*t*, 54*t*
    movimientos, valoración, 45-47
    nacimiento de hombros y cuerpo, 25
    perfil biofísico, 49-50, 49*t*
    presentación y situación, 29-32
    resumen de métodos, 46*t*
    ubicación y viabilidad, 391-393, 392*t*
Fetoproteína α sérica materna (MSAFP), 12*t*,
    13, 116-117
fFN. *Ver* Fibronectina fetal
FGAD. *Ver* Excitación genital femenina,
    trastorno de la
FGM. *Ver* Mutilación genital femenina
Fibroadenoma, 450
Fibroma. *Ver* Leiomioma
Fibromialgia, 427*t*
Fibronectina fetal (fFN), 70-71
Fibrosis quística (FQ), 10, 179-181
Fiebre
        neutropénica, 707
        posoperatoria, 761
        puerperal, morbilidad, 312-313
Finasterida, 564
Fístula, 584
    genitourinaria, 764
    vesicovaginal, 710
Fitz-Hugh-Curtis, síndrome de, 367
FIV. *Ver* Fecundación *in vitro*
Flujo sanguíneo, fetal, valoración, 50-52,
    51*f*
Flutamida, 564
Foley, sonda de, 80
Fólico, ácido, 7
Foliculitis, 462

Fondo de saco
    de Douglas, 734
    posterior, 734
Fórceps, 25-26, 30
    bajo, 25
    medio, 25
    parto con, 25-26, 30
    plano de salida, 25
Forunculosis, 462
Fosa isquioanal, 738*f*, 739
Fotosensibilidad, 708
Fowler, síndrome de, 588
Fox-Fordyce, enfermedad de, 463
FPP. *Ver* Fecha probable del parto
FQ. *Ver* Fibrosis quística
Fractura
    de clavícula, neonatal, 28
    lumbar, de compresión vertical, 427*t*
FRAX, modelo, 577
Frecuencia cardiaca fetal (FCF), 22-24
    aceleraciones, 22
    basal, 22
    categorías, 22-24, 23*t*
    deceleraciones, 22
    normal, 22
    patrones no traquilizadores, tratamiento,
        24
    posición materna, 24
    sinusoidal, 22
    variabilidad, 22
    vigilancia, 47-49, 47*f*
Friedman, Emanuel, 20-21
FSAD. *Ver* Excitación sexual femenina,
    afecciones de la
FSH. *Ver* Hormona foliculoestimulante
Fuerza de inspiración negativa (NIF), 779
FUM. *Ver* Fecha de última menstruación
Función sexual femenina. *Ver* Sexo, función
        femenina
Furosemida, 783

G

Gabapentina, 573, 575*t*
Galactorrea, 449, 553
Galactosemia, 552
Ganglios linfáticos
    axilares, 446, 458
    centinela, biopsia, 458, 639, 682
    hipogástricos, 740
    iliacos, 740
    iliacos externos, 740
    iliacos primitivos, 740
    inguinofemorales, 740
    obturadores, 740

paraaórticos, 740
  disección, 639
pélvicos, 740
  disección de, 639
Gartner, quistes del conducto de, 468
GAS. *Ver* Grupo A, estreptococos del
Gaskin, maniobra de, 27
Gastrointestinal, aparato
  trastornos durante el embarazo, 190-196
  trastornos no hepáticos, 190-193
  toxicidad
    quimioterapia y, 707
    radioterapia y, 710
  tumores, 665
Gastrosquisis, 119, 120*t*
GBS. *Ver* Grupo B, estreptococos del
GCh. *Ver* Gonadotropina coriónica humana
Gefitiniba, 705*t*
Gellhorn, pesario de, 593, 594*f*
Gemcitabina, clorhidrato de, 704*t*
Gemelos, 123-129
  aumento de peso materno, 10*t*
  dicigotos, 123-124, 124*f*
  monocigotos, 123-124, 124*f*
  segundo gemelo en presentación pélvica, 30
  tipos, 123-124, 124*f*
Genéticas,
  anomalías, en el polihidramnios, 60
  asesoramiento, 10, 527
  pruebas
    accesibilidad, 667
    asesoramiento posterior, 670
    asesoramiento previo, 668, 669*t*
    "en serie", 669
    identificación de mujeres en alto riesgo,
      667-668, 668*t*
    modelo de referencia, 668-669
    para aneuploidías, 519
    para enfermedades monogénicas,
      519-520
    preimplantatorias, 519-520, 527
    resultado "negativo no informativo",
      670
    tamizaje, prenatal, 10-14, 11*t*, 12*t*
Genitales
  ambiguos, 500-501
  infecciones, 346-372. *Ver también tipos
    específicos*
    porción inferior, 347-367
    porción superior, 367-372
    tamizaje, 346-347
  tumores, 493
  úlceras, 350-358
  verrugas, 347, 348*t*

Glándula de Bartholin, 737*f*, 738
  abscesos, 467-468
  apertura del conducto de la, 736, 736*f*
  carcinoma de, 684
  quistes de, 467-468
Glándula vestibular, abertura del conducto,
  736
Glándulas sebáceas, holocrinas, 736
Glándulas sudoríparas
  apocrinas, 736
  ecrinas, 736
Glatiramer, acetato de, 202*t*
Gliburida, 142
Globulinas fijadoras de hormonas sexuales,
  559
Glomerulopatía, 186-187
Glucocorticoides, para la hiperplasia
  suprarrenal congénita no clásica, 567
Glucosa
  prueba de reto con, 139
  prueba de tolerancia de (PTOG), 139,
    140*t*, 142, 143*t*
GnRH
  agonistas/antagonistas, 431
  deficiencia congénita, 553
Gomas, 354
Gonadoblastoma, 662*t*
Gonadotropina coriónica humana, fracción β
  (GCh β), 391, 392*t*
Gonadotropinas, 515, 565
  afecciones dependientes de, 498-499
  afecciones independientes de, 499
  agonistas de la hormona liberadora de,
    538, 543
  antagonistas de la hormona liberadora
    de, 538
  deficiencia aislada, 554
  deficiencia de hormona liberadora de, 553
  mutaciones del receptor de la hormona
    liberadora de, 553
Gonorrea, 339, 365-366, 366*t*
Granuloma
  inguinal, 357
  piógeno, 295
Graves, enfermedad de, 145, 205
Gripe. *Ver* Influenza
Grupo A, estreptococos del, 100, 762-763
Grupo B
  estreptococos del, 101-102
  estreptococos del, cultivo anovaginal para,
    71
  estreptococos del, profilaxis, 73

H
Haemophilus ducreyi, 357
HBOC. *Ver* Cáncer ovárico heriditario,
    Cáncer de mama hereditario
HDC. *Ver* Hernia diafragmática congénita
HELLP, síndrome de, 164, 262-263
Hematocolpos, 445
Hematológicas, afecciones, durante el
    embarazo, 254-280
    fetales, 273-280
        anemia y aloinmunización, 273-278
        trombocitopenia, 278-280
    maternas, 254-273
        anemia, 254
        cáncer, 292-293
        hemoglobinopatías, 255-261
        trombocitopenia, 155, 262-265
        tromboembolias, 265-272
        von Willebrand, enfermedad de, 272-
            273
Hematoma
    posparto, 40, 309
    retroperitoneales, 40
    vaginal, 40
Hematómetra, 445
Hemocromatosis, 554
Hemodiálisis, 782
Hemodinámica
    durante el embarazo
        cambios, 166-167, 791
        hemodinámica, invasiva, 767
        parámetros, 767
        transoperatoria, determinación, 299-300
Hemoglobinopatías, 255-261
Hemólisis, 155
Hemólisis, aumento de enzimas hepáticas, y
    plaquetopenia. *Ver* HELLP,
    síndrome
Hemorragia, 755
    compresión directa, 755
    masiva, 787-788
    optimización de la prevención, 754
    pélvica, 755
    puerperal (PPH), 35-41, 312
        etiología, 36-41, 36*t*
        tratamiento, 36-41, 38*t*, 39*f*
Hemorragia uterina anormal (HUA), 402-
    415
    causas, 408-413, 408*f*
    cervicouterina, 631
    diagnóstico, 402-404, 403*t*
    en edad reproductiva, 402-404
    en el cáncer uterino, 636
    en el embarazo molar, 691

leiomiomas uterinos y, 409, 440
premenárquica, 402
tratamiento, 413-415
valoración, 404-408
Henoch-Schönlein, púrpura de, 209
Heparina, 177-178, 177*t*
    trombocitopenia inducida por, 788
Hepatitis, 96-98
    A, 96
    A, vacuna de, 309
    autoinmunitaria, 209
    B, 6, 96-98
    B, vacuna de, 309
    C, 98
Hepatopatías, durante el embarazo, 194-196
HER2, proteína, 459
HER2/neu, gen, 457
Hereditario, síndromes de cáncer, 667-677
    identificación de las mujeres afectadas,
        667-668, 668*t*
    tratamiento dirigido, 677
    valoración, 668-670, 669*t*
Heridas, infección de, 762
Hernia, 427*t*, 745, 760
    diafragmática congénita (HDC), 118
HERS, *Heart and Estrogen/Progestin
    Replacement Study*, 579
Heterotópico, embarazo, 523
Hibridación genómica comparativa de
    arreglos, 527
Hidradenitis supurativa, 463-464, 736
Hidradenomas, 736
Hidralacina, 157-158
    clorhidrato de, 163
Hidratación intravenosa (IV), para el trabajo
    de parto pretérmino, 72
Hidrocefalia, 117-118
Hidrocortisona
    para la hipercalcemia, 783
    para la hiperplasia suprarrenal congénita
        no clásica, 567
Hidromorfona, 717*t*
Hidrosalpinges, 509, 516
Hidroxicloroquina, 200*t*
Hidroxietilalmidón, 772
Hierro, 9
    anemia por deficiencia, 256*t*, 257*t*
Hígado
    cambios durante el embarazo, 194, 194*t*
    graso agudo, del embarazo, 195
Himen imperforado, 501, 549
Hiperaldosteronismo, 152
Hiperandrogenismo, 556-560
    amenorrea, 554

causas, 560
diagnóstico, 560
pérdida gestacional recurrente, 529
signos y síntomas, 556-558
tratamiento, 563-564
valoración, 557*f*
Hipercalcemia, 783
Hipercortisolismo, 568-569
Hiperémesis gravídica, 55, 145, 190
Hiperinsulinemia, 563
Hipernatremia
euvolémica, 781
hipervolémica, 781
Hiperparatiroidismo, 148
Hiperpigmentación, 295-296
Hiperplasia endometrial, 409-410
atípica, 410, 456
benigna, 410-411
suprarrenal congénita, 501
no clásica (de inicio tardío), 554, 565-567, 566*f*
Hiperpotasemia, 782
Hiperprolactinemia, 515, 529, 553-554, 555
Hipersensibilidad, quimioterapia e, 708
Hipertensión
cáncer endometrial, 635
detección, 335-336, 336*t*
gestacional (durante el embarazo), 154, 158
atención pregestacional y asesoramiento, 2-3
crónica, 155-158
definición, 154, 155-156
diabetes pregestacional, 135
posparto, 313
pulmonar, 171, 172*t*
tratamiento, 157-158
Hipertensión intracraneal idiopática, 214
Hipertensión, trastornos del embarazo, 154-165. *Ver también las específicas*
en la atención posparto, 311
tipos, 154-155
Hipertiroidismo, 145-146
Hipertricosis, 557-558
Hipocalcemia, 782-783
Hipofisarias, lesiones, 553
Hipófisis, afecciones de la,
durante el embarazo, 149-151
y amenorrea, 553-554
Hipofisitis linfocítica, 151
Hipoglucemia materna, 53, 134
Hipogonadismo
hipergonadotrópico, 496-497, 550-552
hipogonadotrópico, 497-498, 552-553

Hiponatremia, 780-781, 780*f*
Hipoparatiroidismo, 148-149
Hipopotasemia, 781-782
Hipotensión
cuidados críticos, 770-775
materna, 24
Hipotiroidismo, 147, 529, 555
Hipoxia, fetal, 80
Hirsutismo, 556-557, 557*f*, 564, 567, 569
idiopático, 557, 569
Hisopo, prueba del, 584
Histerectomía
cáncer endometrial detectado en el momento de, 636
clases, 625-626, 625*t*, 626*f*
disminución del riesgo, 676, 677
exéresis de especímenes grandes, 745
función sexual posterior, 476
intrafascial, 625*t*
mínimamente invasiva, 742
por cáncer cervicouterino, 625-626, 625*t*, 626*f*
por cáncer endometrial, 641-642
por cáncer ovárico, 663
por cáncer vaginal, 686
por carcinosarcoma, 713
por dolor pélvico crónico, 432-433
por embarazo molar, 693, 713
por endometriosis, 539
por hemorragia posparto, 38
por leiomiomas uterinos, 444
por leiomiosarcomas, 713
por neoplasia intraepitelial cervical, 614
por neoplasia trofoblástica gestacional, 698
por prolapso de órganos pélvicos, 595
radical abdominal, 625*t*, 626, 641-642
radical ampliada, 626
radical modificada, 625-626, 625*t*
riesgo de cáncer ovárico, 650
supracervical (SCH), 742
total abdominal, extrafascial, 625-626, 625*t*
transvaginal total (TVH), 742
Wertheim, 625-626, 625*t*
Histeropexia
sacra, con malla, 596
sacrociática menor, 596
uterosacra, 596
Histerosalpingografía (HSG), 513-514, 513*f*, 528, 545
Histeroscopia, 407, 514, 528, 760-761
de consultorio, 528
oclusión tubaria, 375-376
septoplastia por, 528

Hormona
  antimülleriana (AMH), 511, 550
  foliculoestimulante (FSH), 503, 570, 571*f*
    mutaciones del receptor, 551
  luteinizante (LH), 503, 505, 570
    mutaciones del receptor, 551
    secreción súbita a mitad del ciclo, 505
Hormonoterapia, 459, 706
  cáncer ovárico, 660
  cáncer uterino, 642, 712
  cardiopatía coronaria, 578
  dismenorrea, 541
  efectos secundarios, 707-709
  endometriosis, 537-538, 539
  estudios, 578-580
  insuficiencia ovárica primaria, 552
  menopausia, 573, 574*t*
  prevención del cáncer, 671
Hospital
  alta, posparto, 310
  procedimientos de ingreso, para el trabajo
    de parto y parto, 18
HSDD. *Ver* Libido hipoactiva, afección
    de la
HSG. *Ver* Histerosalpingografía
HUA. *Ver* Hemorragia uterina anormal
Huesos, salud ósea
  andrógenos y, 556
  en la menopausia, 576-578
Humanos, tráfico de, 485

I
IA. *Ver* Incontinencia anal
IAD. *Ver* Inhibina A dimérica
IC. *Ver* Insuficiencia cervical
ICSI. *Ver* Inyección intracitoplásmica de
    espermatozoides
IF. *Ver* Incontinencia fecal
Ifosfamida, 643, 703*t*
IIU. *Ver* Inseminación intrauterina
ILA. *Ver* Líquido amniótico, índice
Implantación, fracaso recurrente (RIF), 510,
    516-517
Implante anticonceptivo. *Ver*
    Anticoncepción, implante
Implantes intersticiales, 709
Incisión
  media vertical, 747
  transversa, 747-748
Incontinencia. *Ver* Incontinencia fecal;
    Incontinencia urinaria
Incontinencia fecal (IF), 598
  etiología, 598
  tratamiento, 599-600

valoración, 598-599
Incontinencia urinaria
  continua, 582
  coital, 582
  de esfuerzo, latente (SUI), 582
  de esfuerzo, oculta (SUI), 582
  de urgencia (UUI), 582
  etiología, 581
  extrauretral, 583
  factores de riesgo, 582
  impacto, 581
  insensible, 582
  mixta, 582, 587
  por rebosamiento, 583
  postural, 582
  prolapso de órganos pélvicos, 590-591
  tipos, 582-583
  tratamiento, 585-587
  valoración de la paciente, 583-585
Índice de masa corporal (IMC), 9, 10*t*, 536
Índice de ventilación rápida y superficial
    (RSBI), 779
Índice terapéutico, 701
Indometacina, 73, 74*t*
Infecciones. *Ver también* Infecciones
    perinatales y tipos específicos
  atención primaria y preventiva, 339
  congénitas, en presencia de
    polihidramnios, 60
  cuidados críticos, 788-791, 789*t*
  emergentes, perinatales, 106-108
  factor cervical
    diagnóstico, 508*t*, 509
    valoración, 512-514
  fetales
    en la restricción del crecimiento
      intrauterino, 62
    en presencia de polihidramnios, 60
  mamarias, 449-450
  maternas
    perineales, 309
    tamizaje, 6
    y trabajo de parto pretérmino, 67
  polihidramnios, 60
  restricción del crecimiento intrauterino, 62
  transmisión sexual (ITS). *Ver también tipos*
    específicos
    en la atención primaria y preventiva, 339
    tamizaje, 346-347
  urinaria. *Ver* Urinaria, infecciones.
Infecundidad, 507-525
  diagnóstico, 507-510, 508*t*
  endometriosis e, 516, 536, 539-540
  factor estructural, 512-514

factor masculino
  diagnóstico, 508*t*, 510
  secundaria, 507
  tratamiento, 517
  valoración, 514-515, 514*t*
factor ovárico
  diagnóstico, 507-509, 508*t*
  valoración, 511-512
factor tubario
  diagnóstico, 508*t*, 509
  tratamiento, 516
  valoración, 512-514
factor uterino
  diagnóstico, 508*t*, 509
  tratamiento, 516
  valoración, 512-514
función sexual e, 477
primaria, 507
riesgo de cáncer ovárico, 650
síndrome de ovarios poliquísticos, 562
tratamiento, 515-520, 565
valoración, 510-515
Infiltrativa, enfermedad, 554
Influenza
  durante el embarazo, 95, 179
  vacuna de, 6, 309
Ingreso hospitalario, procedimientos de, 18
Inhalantes durante el embarazo, 241-242
Inhibina, 505
  A, dimérica (IAD), 12*t*, 13
Inhibidores selectivos de la recaptación de
    serotonina (SSRI), 228*t*, 431-432,
    543, 576, 724
Inmigrantes indocumentados, abuso de, 482
Inmunizaciones. *Ver también las vacunas
    específicas*
  en la atención primaria y preventiva, 342,
    343*f*, 344*f*
  posparto, 309
  pregestacionales/prenatales, 6
Inmunoglobulina, Rh D, 81, 84, 274, 309,
    395
Inmunoterapia, 706
  para el cáncer cervicouterino, 628
  para el cáncer endometrial, 642
Inótropos, 769
Inseminación intrauterina (IIU), 517
Insomnio, 723
Insuficiencia cardiaca, 768-769
  aguda descompensada, 768
  diastólica, 768
  sistólica, 768, 769
Insuficiencia cervical (IC), 58-59, 528

Insuficiencia ovárica
  iatrogénica primaria, 552
  prematura, 476
  primaria, espontánea, 551-552
Insuficiencia respiratoria
  hipercápnica, 775
  hipóxica, 775
Insulina, 141, 141*f*, 782
  resistencia a la, 563
Interferón β, 202*t*
*International Federation of Gynecology and
    Obstetrics*, 408, 408*f*, 618, 620*t*-622*t*
Intestino
  enfermedad inflamatoria intestinal (EII),
    192-193, 207, 423*t*
  lesión, 757, 759
  obstrucción, 302, 763-764
Inversión uterina, 41
Inyección intracitoplásmica de
    espermatozoides (ICSI), 524
IOP. *Ver* Insuficiencia ovárica primaria
Ipilimumab, 705*t*
Irrigación rectal, 600
ITS. *Ver* Infecciones de transmisión sexual
IUFD. *Ver* Prenatales, complicaciones,
    muerte fetal intrauterina

J

Jarisch-Herxheimer, reacción de, 355
Johnson, maniobra de, 41

K

Kallmann, síndrome de, 498, 553
Karnofsky, escala índice del desempeño de,
    660-663
Kayexalato, 782
Kegel, ejercicios de. *Ver* Músculos del piso
    pélvico, ejercicios
Kleihauer-Betke, prueba de, 80, 83
Klinefelter, síndrome de, 510
Kronos, estudio de prevención temprana con
    estrógenos, 579-580
Krukenberg, tumores de, 665

L

Labetalol, 157, 163
Labios
  mayores, 736, 736*f*
  menores, 736, 736*f*
Labios, adherencias, 495
Laboratorio, estudios de, y trabajo de parto
    pretérmino, 71
Laceraciones
  cervicouterinas, 40

obstétricas, 26, 40
pediátricas, 494-495
uterinas, 40
vaginales, 40
Lactancia. *Ver* Amamantamiento
Lanugo, 556
Laparoscopia
abierta, 743
asistida por robot, 741
cerrada, 743
colocación de puertos, 744, 757-758
complicaciones, 757-760
en el cáncer ovárico, 659
en el diagnóstico de endometriosis, 537
en el diagnóstico de la pérdida gestacional
recurrente, 528
en niñas, 496
histerectomía, 742
histerectomía vaginal con asistencia, 742
incisión única, 741-742
intervención quirúrgica por un solo sitio,
741-742
mínimamente invasiva, 741-744
pélvica, 744
perforación ovárica, 564
sitios de ingreso, 744
supraumbilical, 744
técnica de Hasson, 743
técnica de visualización directa, 743
técnicas de ingreso, 743-744
Laparotomía
en el cáncer ovárico, 659
incisiones de la pared abdominal, 747-748
indicaciones, 746-747
técnicas de cierre, 748
en bloque, 748
LARC. *Ver* Anticoncepción reversible de
acción prolongada
Laurence-Moon, síndrome de, 498
Leche, aporte de, disminución del, 318
LEEP. *Ver* Exéresis electroquirúrgica con asa
Leiomioma uterino
causas y fisiopatología, 439
clasificación, 439, 440*t*
diagnóstico, 440-442, 441*t*
extrauterinos, 439, 440*t*
hemorragia uterina anormal y, 409, 440
infecundidad y, 509
intramurales, 439, 440*t*
pérdida gestacional recurrente, 528
submucosos, 439, 440*t*
subserosos, 439, 440*t*
tratamiento, 442-445
Leiomiosarcomas, 439, 442, 646-647, 646*t*, 713

Leopold, maniobras de, 17
Lesbianas, 342, 476
Lesión renal aguda, 187, 785
Lesiones intraepiteliales escamosas de alto
grado (LIEAG), 608, 609, 610-611
Lesiones intraepiteliales escamosas de bajo
grado (LIEBG), 608, 610
Letrozol, 515, 539, 565
Leucemia durante el embarazo, 292
Levaduras, infección por. *Ver* Candidosis
Levonorgestrel
dispositivo intrauterino de liberación de
y riesgo de cáncer endometrial, 635
píldoras anticonceptivas de urgencia,
384-85
Levorfanol, 718*t*
Ley de cuadrados inversos, 709
LGV. *Ver* Linfogranuloma venéreo
LH. *Ver* Hormona luteinizante
Li-Fraumeni, síndrome de, 673*t*, 676-677
Libido
femenina, afecciones de la, 471, 472
persistente, 472
femenina, interés sexual, 472
hipoactiva, afección de la, 471
Lidocaína, 320
LIEAG. *Ver* Lesiones intraepiteliales
escamosas de alto grado
LIEBG. *Ver* Lesiones intraepiteliales
escamosas de bajo grado
Ligamento
cardinales, 730, 732, 733*f*
infundibulopélvico, 732
sacrociático menor, suspensión, 596
suspensorio del ovario, 732
umbilical medio, 729
uterinos, 732
uteroovárico, 732
uterosacros, 730, 732, 733*f*
ablación, 432
Línea
alba, 728
arqueada, 727-728, 728*f*
negra, 295
Linfadenectomía, 629, 657, 658, 663, 664,
686
Linfoepitelioma, carcinoma de células
escamosas similar al, 623
Linfogranuloma venéreo (LGV), 357-358
Linfoma
con metástasis ováricas, 665
durante el embarazo, 285*t*, 292-293
Lipomas, 467
Lipschütz, úlceras de, 355-357

Liquen
  escleroso, 465-466
  plano, 465
  simple crónico, 465
Líquido amniótico
  afecciones del, 59-61
  embolia de (ELA), 34-35
  excesivo (*ver* Polihidramnios)
  índice de (ILA), 59
  teñido de meconio, 63
Líquidos
  alteraciones de, 780-785
  sobrecarga, 760-761
"Lista de comprobación", movimiento de,
  793
Listeriosis, 102-103
LPD. *Ver* Fase lútea, deficiencia de
LSD, 240
Lupron, 543
Lupus eritematoso sistémico, 199-204, 203*t*
Lútea, deficiencia. *Ver* Fase lútea, deficiencia
LUTS. *Ver* Vías urinarias inferiores,
  síntomas
Lyme, enfermedad de, 103
Lynch, síndrome de, 635, 650, 672*t*, 674-
  676, 674*t*, 675*t*

M
Macroadenomas, 149
Macrosomía, 27, 63, 140
Magnesio, 73, 432
  sulfato de, 161-162, 213*t*
Malformación adenomatoide quística
  congénita (MAQC), 119
Mama
  absceso, 317
  anatomía, 446, 447*f*
  autoconocimiento de, 448
  autoexploración de, 448, 453*t*
  cáncer. *Ver* Mama, cáncer
  candidosis, 317
  dolor, 448
  enfermedades, 446-461 (*Ver también tipos
    específicos*)
  exploración, 446-448, 452-454, 453*t*
  infecciones, 449-450
  ingurgitación, 317
  lesiones malignas, 456. *Ver también* Mama,
    cáncer
  lesiones premalignas, 456
  quistes, 450-451
  secreción patológica, 449
  tumor, 450-451, 451*f*. *Ver también* Mama,
    cáncer

Mama, cáncer, 451-461
  clasificación por etapas y factores de
    pronóstico, 456-457, 458*t*
  con metástasis ováricas, 665
  durante el embarazo, 285*t*, 289-291, 303,
    460-461
  factores de riesgo, 452, 670*t*, 671, 676
  función sexual con, 476-477
  hereditario, 667, 670-677
  inflamatorio, 317
  invasor, 456
  metástasis, 459
  premalignas contra malignas, lesiones, 456
  prevención, 460
  tamizaje
    en la atención primaria y preventiva,
      329-331
    modalidades, 452-455, 453*t*
  tratamiento, 457-459
  tratamiento de conservación (TCM), 458
Mamografía, 453*t*, 454, 455*t*
  diagnóstica, 454
  tamizaje, 454
Manía puerperal, 224-225
MAQC. *Ver* Malformación adenomatoide
  quística congénita
Marfan, síndrome de, 171-173
Marihuana durante el embarazo, 4, 242-243
Marshall-Marchetti-Krantz, operación de,
  586
Mascarillas faciales, 777
Mastalgia, 448
  no cíclica, 448
Mastectomía, 458
  bilateral, 671
  con disminución del riesgo, 671, 676, 677
  radical, 458
  radical modificada, 458
  simple, 458
  total, 458
Mastitis
  durante la lactancia, 316-317, 317*t*
  no puerperal, 450
  puerperal, 449
Máxima pendiente, fase de, 16
Mayer-Rokitansky-Küster-Hauser (MRKH),
  síndrome de, 549
Maylard, incisión de, 747
McCall, culdoplastia de, 596
MCKD. *Ver* Nefropatía multiquística,
  displásica
McRoberts, maniobra de, 27
MDD. *Ver* Depresión mayor
MDMA, 240

Medicamentos
    maternos, en la valoración fetal, 52-53
    revisión, pregestacional, 5-6
Medicare Hospice Benefit (MHB), 715
Medroxiprogesterona, acetato, 563
Médula espinal, lesión, 219
Megestrol, acetato, 660
Meigs, histerectomía de, 625*t*, 626
Melasma, 295-296
Membranas
    despegamiento de (amplio), 20
    estado de las, en el trabajo de parto
        pretérmino, 71
    rotura de, 17
        sin trabajo de parto (PROM), 76-77
        trabajo de parto pretérmino, 76-77
Menopausia, 570-580
    cambios cognitivos, 575-576
    definición, 570
    fisiología, 570-576
    función sexual, 476
    hemorragia uterina anormal posterior, 404
    médica, 572
    prolapso de órganos pélvicos, 590
    quirúrgica, 572
    síndrome genitourinario, 573-575
    síntomas, 572-576
    síntomas vasomotores, 572-573, 574*t*-575*t*
    transición a la, 570, 571*f*, 572
Menstruación
    normal, 402
    retrógrada, 535
        teoría de Sampson, 535
Meperidina, 718*c*
Metadona, 251*t*, 718*t*
Metanfetaminas durante el embarazo, 243
Metaplasia celómica, 535
Metformina, 141-142, 529, 563-564, 565
Metildopa, 157
Metilergonovina, maleato de, 38*t*
Metilprednisolona, 200*t*
Metilprostaglandina 15-F$_2\alpha$, 38*t*
Metiltestosterona, 569
Metimazol, 201*t*
Metoclopramida, 213*t*
Metotrexato, 201*t*, 398-399, 399*t*, 400*t*,
        693, 697, 704*t*
MG. *Ver* Miastenia grave
MHB. *Ver Medicare Hospice Benefit*
Miastenia grave (MG), 207, 217-218
    crisis miasténica, 207
Micción
    disfunción, 590-591
    síntomas, 583

Micofenolato mofetilo, 201*t*
Microadenomas, 149
Microangiopatías trombóticas, 264-265
Microvascular y ateroesclerótica, enfermedad,
        134
Migraña
    abdominal, 428*t*
    durante el embarazo, 211-212, 213*t*
Minoxidil, 564
Minusválidas, abuso de, 482
Mioaponeurótico, síndrome de dolor, 426*t*,
        430
Miocardio, infarto del, 769
    con elevación del segmento ST, 769
    sin elevación del segmento ST, 769
Miomas. *Ver* Leiomiomas
Miomectomía, 443-444
    mínimamente invasiva, 742-743
Miometrio, 731
Mirabegron, 587
Misoprostol, 19, 395-396
Mitosis, 701
Mitoxantrona, 202*t*
Mitral
    estenosis, 175-176
    prolapso de la válvula, 174
    regurgitación, 174-175
Moco, quistes de, 468
Mola hidatiforme. *Ver* Embarazo molar
Molusco contagioso, 349
Monoclonales, anticuerpos, 706
Monosomía X (síndrome de Turner), 113*t*,
        114, 496, 550-551
Monte de Venus, 736
Monte púbico, 736
Morfina
    en los cuidados terminales, 717*t*
    para el trabajo de parto y parto, 325,
        326*t*
Mosaicismo, 551
Motivacional, entrevista, 247
MRKH, síndrome de. *Ver* Mayer-
        Rokitansky-Küster-Hauser, síndrome
        de
MSAFP. *Ver*, Fetoproteína α sérica materna
Mucinoso, adenocarcinoma, 623
Mucositis, 708
Muerte
    intrauterina, 64
    principales causas, 329, 330*t*
Mujeres bisexuales, 342, 476
Müller
    agenesia de los conductos de, 501, 549
    anomalías de los conductos de, 509

Músculo
  bulboesponjoso, 737, 737*f*
  coccígeo, 739
  diafragma pélvico, 737*f*, 738-739, 738*f*
  elevadores del ano, 737*f*, 738, 738*f*
  espinales, atrofia, 10
  isquiocavernosos, 737, 737*f*
  longitudinales, 728-729
  oblicuo externo, 728, 728*f*
  oblicuo interno, 728, 728*f*
  oblicuos, del flanco, 728, 728*f*
  piramidal, 729
    síndrome del, 426*t*
  pubococcígeo, 737*f*, 738, 738*f*
  puborrectal, 737*f*, 738, 738*f*
  recto abdominal mayor, 728, 728*f*
  transverso abdominal, 728, 728*f*
Musculoesqueléticas, afecciones, 121, 122*c*
Mutilación genital, femenina, 485-486
Mycoplasma genitalium, 366-367

N
Naegele, regla de, 9
Nalbufina, 325, 326*t*
Nasales, cánulas, 777
Natalizumab, 202*t*, 215
Náusea
  durante el embarazo, 55-58, 56*t*, 57*t*, 190-191
  en las pacientes con cáncer, 720-721
  quimioterapia y, 707, 721
  radioterapia y, 710
Necrosis grasa, 451
Necrosis tubular aguda (NTA), 785
Nefritis intersticial aguda (NIA), 785
Nefrolitiasis, 185-186
Nefropatía
  crónica, 187-188
  durante el embarazo, 183-189
  intrínseca, 785
  multiquística, displásica (MCKD), 120-121
  paciente con diabetes, 134-135
  poliquística, 121, 186
Nefrótico, síndrome, 186-187
Neoadyuvante, tratamiento, 459
  para el cáncer cervicouterino, 628
  para el cáncer ovárico, 658
  para el cáncer vulvar, 681
Neonatal
  morbilidad, y trabajo de parto pretérmino, 65, 66*f*
  síndrome de abstinencia, 5
  trombocitopenia, 278-280
  trombocitopenia aloinmunitaria, 279-280

  trombosis, 205
Neoplasia intraepitelial cervical (NIC), 603-615
  anomalías citológicas
    categorías de diagnóstico, 604, 608-609
    estrategias de tratamiento, 609-611, 610*f*
  anomalías histopatológicas en las categorías de diagnóstico, 604, 611-612, 612*t*
    estrategias terapéuticas, 612-614
  epidemiología, 603-604
  guías de tamizaje, 605-606, 605*t*, 607*f*
  métodos de tamizaje, 607-608
  prevención primaria, 604-605
  tipo 1 (NIC 1), 611, 612*t*, 613
  tipo 2/3 (NIC 2/NIC 3), 608-614, 612*t*
Neoplasia intraepitelial vaginal, 679-680, 685
Neoplasia intraepitelial vulvar, 678, 679-680
Neoplasia trofoblástica gestacional, 691-692-695-700, 596*f*, 696*t*, 697*t*, 713
Neoplasias durante el embarazo, 281-293
  conceptos generales del tratamiento, 282-284
  resultados y seguimiento, 293
  tipos frecuentes, 285-293, 285*t*
Nervio
  espinal
    división anterior de la rama ventral, 739
  hemorroidal, 739
  hemorroidal inferior, 739
  periférico, lesión, 708
  pudendo, 739
    liberación del nervio, 432
  tibial, estimulación, 587, 600
Nervioso
  atrapamiento, 428*t*
  lesión, 757, 758*t*
Neumococo, vacuna, 6
Neural, defectos del tubo (DTN), 7, 13, 116-117, 116*t*
Neuralgia, 428*t*
  pudenda, 422*t*
Neurectomía presacra, 432
Neuritis, 428*t*
Neurológicas, enfermedades, durante el embarazo, 210-220
Neuromusculares, afecciones, en presencia de polihidramnios, 60
Neuropatía
  periférica, 428*t*
  vulvar, 467
Neurorregulación
  de la raíz del nervio sacro, 587, 588
  sacra, 600

Neurorreguladores, fármacos, 432
Neurosífilis, 354, 356*t*
Neutropenia
  autoinmunitaria, 208
  quimioterapia, 707
Nevos, 296
New York Heart Association (NYHA),
  167-168, 167*t*
NHS. *Ver Nurses' Health Study*
NIA. *Ver* Nefritis intersticial aguda
NIC. *Ver* Neoplasia intraepitelial cervical
Nicotina
  durante el embarazo, 3, 53, 244-245,
    250*t*
  tamizaje, 341
  tratamiento de restitución, 3, 250*t*
Nicturia, 582
NIF. *Ver* Fuerza de inspiración negativa
Nifedipina, 74*t*, 75, 157, 162-163
Nilo Oriental, virus del, 106-107
Niñas
  prepúberes, valoración ginecológica,
    487-489, 488*f*
  tumores anexiales, 438
  violencia sexual y, 484-485
Niraparib, 705*t*
Nitroso, óxido, 325-327
Nivolumab, 705*t*
NTA. *Ver* Necrosis tubular aguda
Nurses' Health Study (NHS), 578
Nutrición, 7, 9, 339
NYHA. *Ver New York Heart Association*

O

OAB. *Ver* Vesical, síndrome de
    hiperactividad
Obesidad
  cuidados pregestacionales y asesoramiento,
    3
  cuidados prenatales y, 9
  detección, en la atención primaria y
    preventiva, 338
  intervención quirúrgica mínimamente
    invasiva y, 746
  y cáncer uterino, 634
  y pérdida gestacional recurrente, 529
Óbito fetal, afecciones autoinmunitarias y,
    199
Obsesivo-compulsivo, trastorno (TOC), 226
Obstétricos, antecedentes, 1
Obstrucción
  intestinal, 660
    intermitente 423*t*
    maligna, 721-722

intestino delgado, 721-722
    ileal, 763-764
Obturador, signo del, 417
Oclusión tubaria, 516
  bilateral, 375
  histeroscópica, 375-376
Olaparib, 705*t*
O'Leary, ligadura bilateral de las arterias
    uterinas de, 38, 39*f*
Oligoastenospermia, 510
Oligoespermia, 510
Oligohidramnios, 61, 63
Ombligo, 744
OMS. *Ver* Organización Mundial de
    la Salud
Onabotulinotoxina A, 587, 588
Onfalocele, 119, 120*t*
Ooforectomía
  bilateral, 543
  unilateral, 663
Opiáceos, 716-719, 717*t*-718*t*
Opioides
  durante el embarazo
    abuso, 5, 243-244, 249*t*-250*t*
    para el trabajo de parto y parto, 325,
      326*t*
    para la migraña, 213*t*
    para el dolor pélvico crónico, 432
Organización Mundial de la Salud (OMS),
    168, 169*t*, 507-508, 632
Orgasmo femenino
  síndrome de afección orgásmica, 473
  trastornos de, 473
Orificio
  externo, 731
  interno, 731
Orina
  análisis de, 584
  concentración de sodio en, 786
  densidad, 786
  microscopia de la, 786
Osteoartritis y dolor pélvico crónico, 426*t*
Osteogénesis imperfecta, 121, 122*t*
Osteopenia, 552, 577, 578
Osteoporosis
  definición, 576
  diagnóstico, 577
  prevención, 552, 577
  tamizaje, 577
    en los cuidados primarios y de
      prevención, 337-338
  tratamiento, 577
Ovario, 732
  cáncer, *Ver también* Cáncer ovárico

teratomas malignos, inmaduros, 663
diagnóstico, 662, 662*t*
epidemiología, 661
histopatología, 661
mixtos, 663
tipos, 662-663
tratamiento, 663-664, 711
tumores bajo potencial maligno, 652, 657
tumores de células germinales, 649*t*, 661-664
tumores mucinososo, 655-656, 657
torsión, 437, 495-496
transposición, 525
tumores, 411, 436, 501
de células de la granulosa, 662*t*, 664-665
de células de Sertoli-Leydig, 567, 662*t*, 665
de células hiliares, 567
del estroma de los cordones sexuales, 649*t*, 664-665, 711
epiteliales
clasificación por etapas, 652-654, 653*t*-654*t*
cuadro clínico y diagnóstico, 652
factores de pronóstico, 654-656, 655*t*
factores de riesgo, 649-650
tamizaje y prevención, 650-652
tratamiento, 657-661, 711
vigilancia postratamiento, 658-660
serosos, 655, 657
tumores mesodérmicos mixtos malignos, 666
productores de andrógenos, 567-568
quistes, 303, 436
funcionales, 436
resección en cuña, 564
Ovoides, 709
Ovulación
disfunción
hemorragia uterina anormal y, 412
infecundidad y, 507-508, 515-516
equipos de predicción de la, 511
inducción de, 565
Oxicodona, 717*t*
Oxígeno complementario
mascarillas para administrar, 777
materno, 24
para la insuficiencia cardiaca aguda, 768
tratamiento con, 777-780
Oxitocina
complicaciones, 20
discontinuación en relación con la frecuencia cardiaca fetal, 24
dosis baja, 19
indicaciones, 20
para la conducción del trabajo de parto, 20, 21
para la hemorragia posparto, 38*t*
para la inducción del trabajo de parto, 19, 20
prueba de tolerancia a (PTO), 46*t*, 48-49, 48*f*

P

Paclitaxel, 628, 642, 643, 658, 664, 704*t*
Paget, enfermedad de, vulvar, 684
PALM-COEIN, sistema de clasificación de, 408, 408*f*
Palmer, punto de, 744
Paludismo, 105-106
Pamidronato sódico, 783
Pancreatitis, 193
Pánico, afección de, 225
Papanicolaou, frotis de, 603-604, 607, 617
Pápulas y placas pruriginosas urticariformes, durante el embarazo (PUPPE), 296
Paracetamol, 213*t*
Parametrectomía, 686
Paraováricos, quistes, 436
Parásitos, 349-350, 351*t*
Paratiroideas, afecciones, durante el embarazo, 147-149
Paratubarios, quistes, 436
Parche transdérmico, 381-382
Paroxetina, 573, 574*t*
Parto vaginal
anestesia, 319, 320*t*
espontáneo asistido, 25
lesiones del canal de, en la hemorragia posparto, 36*t*
prematuro, 65
afecciones autoinmunitarias y, 199
quirúrgico, 25-26
vaginal espontáneo, asistido, 25
vaginal, quirúrgico, 25-26
Parvovirus B19, 93-94
Patau, síndrome de. *Ver* Trisomía 13
PBF. *Ver* Perfil biofísico
PCPC. *Ver* Presión capilar pulmonar en cuña
PCV. *Ver* Ventilación, presión controlada
PDA. *Ver* Conducto arterioso permeable
Pediatría ginecológica, 487-501
afecciones de la pubertad, 496-500
genitales ambiguos, 500-501
manifestaciones frecuentes, 490-496
valoración de adolescentes, 489-490

valoración de niñas prepúberes, 487-489, 488*f*
Pediatría, población. *Ver* Niñas
Pediculosis púbica, 349, 350, 351*t*
Pelo
  crecimiento
    excesivo, 556-558
    normal, 556
  eliminación del, 564
  pérdida de, 558
  terminal, 556
Pelvimetría clínica, 17
Pelvis femenina
  anatomía, 727-733
  drenaje linfático, 740
  empaquetamiento, 755
  espacios quirúrgicos, 733-734, 733*f*
  nervios, 739
  tipos de, 17
  tumores, 434-445
    anexiales, 434-438
    diagnóstico, 434, 435*t*
    malignos, 434, 435*t*
  vasculatura, 734-735
Pelviscopia, 418-419
Pembrolizumab, 628, 642, 705*t*
Penetración accidental, 494
Pénfigo vulgar, 209
Penfigoide
  ampolloso, 209
  gestacional, 296-297
Pérdida gestacional
  en el síndrome de ovarios poliquísticos, 562
  recurrente
    causas, 526-532
    definición, 526
    disfunción metabólica, 528-530
    epidemiología, 526
    factores ambientales, 531-532
    factores paternos, 531
    factores psicológicos, 532
    primaria, 526
    secundaria, 526
    temprana, 393-396
    tratamiento, 532-533
    valoración, 532, 533*t*
Perfil biofísico (PBF), 46*t*, 49-50, 49*t*
Perimenopausia. *Ver* Menopausia, transición a la
Perinatales, infecciones, 87-108
  bacterianas, 100-104
  emergentes, 106-108
  por protozoarios, 104-106
  virales, 87-100

Perineal
  cuerpo, 737, 737*f*
  membrana, 738
  nervio, 739
Perineo
  anatomía, 735-739, 736*f*, 737*f*
  atención posparto, 308-309
  nervios, 739
Perineorrafia, 595
Perioperatorios, cuidados, 749-754
Peritoneo, 728*f*, 729
  carcinoma primario de, 661
Pesario, 70, 585, 588, 593, 594*f*, 600
  eclipse, 600
  para la continencia, 585
Peso, aumento
  durante el embarazo, 9, 10*t*
  en la restricción del crecimiento uterino, 62
Peutz-Jeghers, síndrome de, 673*t*, 676
Pezón
  dolor del, 316
  hipersensibilidad, 316
  secreción por el, 448-449, 449*f*
  vasoconstricción, 316
Pfannenstiel, incisión de, 747
PFME. *Ver* Piso pélvico, ejercicios de músculos del
PGR. *Ver* Pérdida gestacional recurrente
PGT. *Ver* Genéticas, pruebas preimplantatorias
Piel
  cáncer de, 333, 683
  en el embarazo, 294-298
  en el hiperandrogenismo, 558
  pigmentación, 295-296
  vulvar, infecciones bacterianas, 462
Pielonefritis, aguda, 185
Piojos públicos, 349, 350, 351*t*
Piridostigmina, 201*t*
Piso pélvico, 738-739
  disfunción del, 426*t*, 476, 588
  ejercicios de músculos del (PFME), 585, 593
Placenta
  acreta, 82-83
    afecciones del espectro de la, 40
    increta, 83
    percreta, 83
  anormal
    en la hemorragia posparto, 36*t*
    en la restricción del crecimiento intrauterino, 62
  células del trofoblasto, 688-689

desprendimiento. *Ver* Desprendimiento
  prematuro de placenta normoinserta
inserción baja, 85
nódulos del sitio de implantación, 689
previa, 81-85, 82*f*
  completa, 84
  marginal, 84
  parcial, 84
  tratamiento con esteroides, 84
  sitios con infiltración exagerada, 689
Platino
  cáncer ovárico refractario al, 711
  cáncer ovárico resistente al, 711
  cáncer ovárico sensible al, 711
  fármacos con, 708, 711
Pliegue umbilical
  mediano, 728*f*, 729
  medio, 728*f*, 729
  lateral, 729
PMDD. *Ver* Premenstrual, afección disfórica
Poliarteritis nudosa, 208-209
Poliembrioma, 662*t*, 663
Polihidramnios, 59-61. *Ver también* Líquido
  amniótico
Pólipos, 409
  infecundidad y, 509
Poliposis adenomatosa asociada con la lectura
  de prueba de la polimerasa, 706
Poliquistosis renal, 121, 186
  autosómica dominante, 186
POP. *Ver* Prolapso de órganos pélvicos
POP-Q, exploración (cuantificación del
  prolapso de órganos pélvicos), 591,
  592*f*, 592*t*, 593*t*
Porción supravaginal, 731
Porción vaginal, 731
Posmadurez, síndrome de, 63
Posmenopausia
  hemorragia, 404, 636
  intervención con estrógenos/progestágenos
    en la, estudio de, 580
Posmiccional
  escurrimiento, 583
  síntomas, 583
Posoperatorio
  complicaciones, 761-764
  fiebre, 761
  hemorragia, 755
  radioterapia adyuvante, 628
Posrrenal, afección, 785
Postérmino, embarazo, complicaciones,
  63-64
PP. *Ver* Placenta previa
PPD. *Ver* Depresión posparto

PPH. *Ver* Hemorragia puerperal
Prader-Willi, síndrome de, 498
Prednisona, 200*t*, 567
Preeclampsia, 159-163
  afecciones autoinmunitarias y, 199
  agregada, 155
  atención posparto, 311-312
  cefalea y, 211
  contra crisis de lupus eritematoso, 203,
    203*t*
  definición, 154-155, 159
  en la diabetes gestacional, 140
  en la diabetes pregestacional, 135
  factores de riesgo, 159-160
  leve, 154, 160-161
  severa, 154-155, 161-163
  tratamiento, 160-163
Premenstrual
  afección, 542-543
  afección disfórica (PMDD), 542-543
  disforia, 542-543
  síndrome (SPM), 542-543
Prenatales
  complicaciones
    afecciones del líquido amniótico, 59-61
    insuficiencia cervical, 58-59
    muerte fetal intrauterina, 64
    náusea y vómito, 55-58
    postérmino y de término avanzado,
      embarazo, 63-64
    restricción del crecimiento fetal, 62-63
  cuidados, 8-14, 8*t*. *Ver también*
      Asesoramiento pregestacional
    detección en el primer trimestre, 11, 12*t*
    fechado del embarazo, 8-9, 9*t*
    nutrición, aumento de peso y ejercicio,
      9-10, 10*t*
    pruebas de diagnóstico, 14
    tamizaje genético, 10-14, 11*t*, 12*t*
Preoperatorio
  tratamiento, 751-754, 752*t*, 753*t*
  valoración. *Ver* Valoración preoperatoria
Prepidil, 19
Prerrenal, afección, 785
Presentación
  anormal, 31-32
  compuesta, 32
  de cara, 31-32
  de frente, 32
  de nalgas, 29-31
  de nalgas, franca, 29
  pélvica completa, 29
  pélvica incompleta, 29
  pélvica podálica, 29

Presión arterial. *Ver* Hipertensión; Hipotensión

Presión capilar pulmonar en cuña (PCPC), 767-768

Presión intrauterina, catéter, 24

Presión pélvica, 590

Presión suprapúbica, 27

Presión venosa central (PVC), 767

Prevención
primaria, 329-345
afecciones cardiacas y vasculares, 334-336
afecciones metabólicas, endocrinas y nutricionales, 336-339
asesoramiento, 341-342
consulta anual para el bienestar femenino, 329
detección del cáncer, 329-334
enfermedades infecciosas, 339
inmunizaciones, 342, 343*f*, 344*f*
otros problemas frecuentes, 342-345
para las lesbianas, bisexuales y transgénero, 342
secundaria, 329

Primer trimestre
aborto quirúrgico, 387
medicación para el aborto, 388-389
pérdida gestacional temprana, 393-396
tamizaje, 11, 12*t*
valoración de la ubicación y viabilidad del embarazo, 391-393, 392*t*

Progestágenos
anticonceptivos de solo, 316, 379-380, 414
reto con, 546
tratamiento con, 538, 573, 574*t*, 643-644

Progesterona
a la mitad de la fase lútea, 511
deficiencia de, 529-530
en el ciclo menstrual, 503
tratamiento con
para cáncer endometrial, 712
para endometriosis, 538
para trabajo de parto pretérmino, 67, 68*f*

Prolactinoma, 149-150, 553-554

Prolapso de órganos pélvicos (POP), 589-597
epidemiología, 589
factores de riesgo, 590
signos y síntomas, 590-591
tratamiento, 591-597, 594*f*
valoración, 591, 592*f*, 592*t*, 593*t*

PROM. *Ver* Membranas, rotura de, sin trabajo de parto

Propiltiouracilo (PTU), 201*t*

Prostaglandina E1, 19, 38*t*

Prostaglandina E2, 19

Proteína 1 de la muerte celular programada, 706

Proteína 4 del epidídimo humano, 650-651

Protozoarios, infecciones por, 104-106

Proveedor de atención, respaldo por, 725

Prueba de estrés, 584
por contracciones, 46*t*, 48-49, 48*f*

"Prueba de manguito", 779

Prueba de tolerancia a la oxitocina. *Ver* Oxitocina, prueba de tolerancia

Prueba de trabajo de parto
con cesárea previa (TOLAC), 28-29
presentación pélvica, 30

Prueba sin estrés (PSS), 46*t*, 47-48, 47*f*

Pruebas diagnósticas prenatales, 14

"Pruebas seriadas", 669

Prurito gravídico, 296

Psicosis
afecciones primarias, 226
puerperal, 224-225

Psiquiatría, afecciones, durante el embarazo y en el periodo posparto, 221-236
afecciones de ansiedad, 225
afecciones de estrés postraumático (PTSD), 225-226
afecciones del ánimo, 221-225
afecciones obsesivas-compulsivas, 226
afecciones psicóticas, primarias, 226
detección, 221, 222*t*
estrategias de atención, 227-236
indicaciones de envío al psiquiatra, 221, 223*t*
interconsulta para afecciones de uso de sustancias, 247
salud, 5
tratamiento posparto, 227, 228*t*-235*t*

Psoas, fijación al tendón del, 756

Psoas, signo del, 417

Psoriasis, 297-298, 464
pustular del embarazo, 297

PSS. *Ver* Prueba sin estrés

PSTT. *Ver* Tumor trofoblástico del sitio de implantación placentario

PTL. *Ver* Trabajo de parto, pretérmino

PTO. *Ver* Oxitocina, prueba de tolerancia a

PTOG. *Ver* Prueba de tolerancia de glucosa

PTSD. *Ver* Psiquiatría, afecciones, durante el embarazo y en el periodo posparto, afecciones de estrés postraumático

PTU. *Ver* propiltiouracilo

Pubertad
  precoz, 498-500
  tardía, 496-498, 497t
Puerperio, cuidados, 16, 308-313
  complicaciones frecuentes, 312-313
  sistemáticos, 308-312
  uso de sustancias, 253
  y diabetes gestacional, 142, 143t, 312
  y diabetes pregestacional, 138
Puertos, colocación de, 744, 757-758
  cierre, 745
PUL. *Ver* Embarazo, localización incierta
Pulmones, cambios durante el embarazo,
  178-179
Puntos de revisión inmunitarios, inhibidores,
  706
PUPPE. *Ver* Pápulas y placas pruriginosas
  urticariformes, durante el embarazo
Púrpura trombocitopénica idiopática, 263-
  264

Q

Quemaduras, durante el embarazo, 305
Queratosis seborreica, 467
Quimioprevención, 460
Quimiorradiación, tratamiento de
  para el cáncer cervical, 627-628
  para el cáncer vaginal, 712
  para el cáncer vulvar, 682, 712
Quimioterapia, 702-706
  conservación de la fecundidad antes de
    la, 525
  durante el embarazo, 284
  efectos secundarios, 707-709
  en el embarazo molar, 693
  fármacos usados, 702-706, 703t-705t
  función cognitiva y, 708
  inducción, 698
  para el cáncer cervical, 628, 712
    combinada, 628
  para el cáncer endometrial, 642, 643, 713
  para el cáncer mamario, 459
  para el cáncer ovárico, 657, 659, 664-665,
    711
    combinada, 658, 664
  para el cáncer vulvar, 682, 712
  para la enfermedad trofoblástica
    gestacional, 697-698, 713
Quistes de inclusión, epidérmicos, 468

R

Rabdomiosarcoma embrionario, 687
Radiación, exposición fetal, 215f, 282, 283t,
  299, 300t

Radioabsorciometría de doble energía, 577,
  578
Radiofrecuencia, ablación por, 445
Radioterapia
  durante el embarazo, 283-284
  efectos secundarios, 710-711
  fuentes, 709
  haz fotónico externo, 627
  haz protónico, 627
  intensidad regulada, 627
  para el cáncer cervicouterino, 712
  para el cáncer endometrial, 641, 713
  para el cáncer mamario, 458
  para el cáncer ovárico, 657, 660, 664-665,
    711
  para el cáncer vaginal, 686, 712
  para el cáncer vulvar, 682, 712
  toxicidad dermatológica, 710
Raloxifeno, 460, 671
Rapamicina, 705c
RCIU. *Ver* Restricción del crecimiento
    intrauterino
Reanimación
  cardiopulmonar, 306-307, 791
  inicial, 789
Rectos, vaina de los, 727, 728f
Recuperación mejorada, después de una
    intervención quirúrgica (ERAS),
    765-766
Reflujo, ácido, 191
Reguladores selectivos del receptor de
    estrógenos (SERM), 431
Relajantes musculares, 432
Remifentanilo, 325, 326t
Renal
  agenesia, 120
  anomalías, congénitas, 120-121
  diálisis, 188
  enfermedad, durante el embarazo. *Ver*
    Nefropatía, durante el embarazo
  fisiología, durante el embarazo,
    183-184
  insuficiencia, 785-787
  trasplante, 189
  tratamiento de restitución, 787
Reposo pélvico estricto, 84
Reprotox, sistema de información de
    toxicología reproductiva, 6
Reserva ovárica, 508-509, 511
Resonancia magnética, 528
  detección del cáncer mamario por, 455
Respiración
  afecciones de la, durante el embarazo,
    178-182

mecánica de la, 779
soporte, 775
Respiratorias, infecciones
altas, 345
posoperatorias, 761-762
Restos ováricos, síndrome de, 420*t*
Restricción del crecimiento intrauterino
(RCIU), 62-63, 199
en la enfermedad crónica, 62
Retención de productos de la concepción, 40
Retención urinaria
aguda, 587
crónica, 588
Retinopatía diabética, 135
Riesgo, disminución del,
histerectomía, 676, 677
mastectomía, 671, 676, 677
salpingooforectomía, 671
RIF. *Ver* Implantación, fracaso recurrente
RM. *Ver* Resonancia magnética
Rotura uterina, 33, 36*t*
Rotura de membranas. *Ver* Membranas,
rotura
RSBI. *Ver* Índice de ventilación rápida y
superficial
Rubéola, 94-95
vacuna de, 309
Rubin, maniobra de, 27
Rucaparib, 705*t*

S
SAAF. *Ver* Síndrome de anticuerpos
antifosfolípidos
Saco gestacional (SG), 392
SAFE, cuestionario, 479*t*
Salpingectomía, 375, 651-652
bilateral, 375
Salpingooforectomía,
bilateral, 651, 663, 665, 713
disminución del riesgo, 671
profiláctica, 651
unilateral, 657, 665
Salud, optimización, pregestacional, 2-3
Sanguíneas, afecciones. *Ver* Hematológicas,
afecciones del embarazo
Sarampión, parotiditis epidémica y rubéola,
vacuna de, 6
Sarcoma
botrioide, 493, 687
vaginal, 687
vulvar, 684
Sarna, 349-350, 351*t*
Saturación venosa, de oxígeno, mixta, 768
SBP. *Ver* Secuestro broncopulmonar

SCD. *Ver* Drepanocitemia
SCH. *Ver* Histerectomía supracervical
Schiller-Duval, cuerpos de, 663
SDV. *Ver* Síndrome de dolor vesical
Secuestro broncopulmonar (SBP), 119
Seguridad del hogar y alimentos, 7
Seguros, cobertura por, 7
"Selección correcta", 795
Semen, análisis del, 514, 514*t*
Senescencia reproductiva, de las mujeres,
570, 571*f*
Seno endodérmico, tumores del, 662*t*, 663
Sensibilización eritrocítica, 274
Sensitivos, síntomas, 583
Sepsis, 788-791, 789*t*, 790*t*
Septo, defectos, 171
Series, intrauterinas, 709
SERM. *Ver* Reguladores selectivos del
receptor de estrógenos (SERM)
Serotonina-noradrenalina, inhibidores de
la recaptación de, 228*t*-229*t*, 431-
432,576
Seudotumor cerebral, 214
Sexo, función femenina, 469-477
afecciones, 470-477
conservación, 624, 627
fisiología, 469, 470*t*
grupos especiales, 476-477
posparto, 476
teorías, 469
Sexual
afección de aversión, 471
afección de disfunción, 470-477
respuesta fisiológica, 469, 470*t*
trabajadora, 482
violencia, 482-486
en grupos especiales, 484-485
valoración y tratamiento, 482-484
SG. *Ver* Saco gestacional
Sheehan, síndrome de, 150, 318, 554
SHEO. *Ver* Síndrome de hiperestimulación
ovárica
Shock, 770-775, 771*t*, 789
cardiógeno, 771*t*, 772, 789
distributivo, 771*t*, 772-773, 789
hemorrágico, 80, 771
hipovolémico, 771-772, 771*t*, 772*t*
obstructivo, 771*t*, 772
tóxico, síndrome de, 789-790
SIA. *Ver* Síndrome de insensibilidad
androgénica (SIA), completo
Sífilis, 352-355
durante el embarazo, 103-104
latente, 354, 356*t*

primaria, 354, 356*t*
secundaria, 354, 356*t*
terciaria, 354, 356*t*
tratamiento, 355, 356*t*
SII. *Ver* Síndrome de intestino irritable
Silla de montar, lesiones en, 494-495
Sinciciotrofoblasto, células del, 688
Síndrome
coronario, agudo, 769-770
de anticuerpos antifosfolípidos (SAAF),
204-205, 204*t*, 530
de hiperestimulación ovárica (SHEO),
522-523
de insensibilidad androgénica, completo
(SIA), 550
de insuficiencia respiratoria aguda, (SIRA),
182, 776-777
de intestino irritable, (SII), 423*t*, 430
de ovario poliquístico (SOP), 560-565
amenorrea, 546, 554, 561
cáncer endometrial, 635
consecuencias, 562-563
diagnóstico, 561
fisiopatología, 561-562, 562*f*
pérdida gestacional recurrente, 529
tratamiento, 563-564
del túnel del carpo, 214
metabólico, 563
nefrótico, agudo, 186
Sinequias intrauterinas, 528
Sinfisiotomía, 28
SIRA. *Ver* Síndrome de insuficiencia
respiratoria aguda
Siringoma, 736
Sjögren, síndrome de, 205
Skene
abertura del conducto de, 736, 736*f*
quistes de los conductos, 468
Social, valoración, 7
Sodio, 786
Sofocos, 572-573
Soluciones, tratamiento con
durante la histeroscopia, 760*t*
en preeclampsia, 163
salina isotónica, 783
Somatización, afección de, 429*t*
Sondas con globo, aplicación transcervical,
20
Sonohisterografía, 407, 528, 545
con inyección de solución salina, 512, 512*f*
SOP. *Ver* Síndrome de ovario poliquístico
SPIKES, modelo, para la comunicación, 724
SPT. *Ver* Tromboflebitis pélvica infecciosa,
profunda

SSRI. *Ver* Inhibidores selectivos de la
recaptación de serotonina
Stein-Leventhal, síndrome de, 561
STRAW +10 (modelo de clasificación de la
senescencia reproductiva femenina),
570, 571*f*
SUD. *Ver* Sustancias, afecciones de uso de,
durante el embarazo
Sudoración nocturna, 572
Sueño, ciclos del
fetales, 52
en la menopausia, 576
Sueño/vigilancia, alteraciones de, 722-723
SUI. *Ver* Esfuerzo, incontinencia urinaria de,
latente, oculta
Sulfasalazina, 201*t*
Suprarrenales
afecciones, durante el embarazo, 151-153
insuficiencia, 152-153
tumores, productores de andrógenos,
567-568
Sustancias, afecciones de uso de, durante
el embarazo (SUD), 237-253. *Ver
también las específicas*
aspectos del amamantamiento y posparto,
253
definición y uso de la denominación, 237,
238*t*
dependencia de, 237
pregestacional, asesoramiento, y, 3-5
tamizaje
en la atención primaria y preventiva,
340-341
pregestacional, 3-5
prenatal, 245-246, 246*t*
trabajo de parto y parto con, 248-253
tratamiento, 248, 249*t*-252*t*
y referencia, 246-248
Swan-Ganz, catéter de, 767
Swyer, síndrome de, 496, 551

T
T-ACE, modelo para la detección del uso
erróneo de alcohol, 4, 4*t*
Tabaquismo, 531, 604-605, 616, 693
durante el embarazo, 3, 53, 244-245, 250*t*
tamizaje, 341
Tabique vaginal
longitudinal, 501
transverso, 501, 549
Tachuela
células en, 656
estériles, 755
Tacrolimus, 200*t*

Tacto vaginal, 17, 71, 83
Takayasu, arteritis de, 209
Talasemia, 257*t*, 258-261, 259*t*-260*t*
   α, 258, 259*t*
   β, 260*t*, 261
Tamizaje
   combinado, 12*t*, 13
   cuádruple, 12*t*, 13
   integrado, 12*t*, 13
   secuencial, 12*t*, 13
Tamoxifeno, 459, 460, 634-635, 636, 660,
   671
   profiláctico, 460
Tanatofórica, displasia, 121, 122*t*
Tapentadol, 718*t*
Taquicardia, 770
   fetal, 22
   nodal de reingreso AV, 770
Tay-Sachs, enfermedad de, 10
TB. *Ver* Tuberculosis
TCM. *Ver* Mama, cáncer, tratamiento de
   conservación
Tecnologías de reproducción asistida (TRA),
   517-524. *Ver también* Fecundación
   in vitro
   complicaciones, 522-524
   definición, 507
   participación de un donante, 522
Tecoma-fibroma, tumores de tipo, 662*t*
Tejido conectivo
   durante el embarazo, 294-295
   enfermedad mixta del, 207
Telangiectasias, 295
Telarquia prematura, 500
Teletratamiento, 709
Telógena, fase, 556
Temperatura corporal basal, registro escrito
   de, 511
Teratógenos en RCIU, 62
Teratomas ováricos, 437
Teratozoospermia, 510
Tercer trimestre, hemorragia del, 78-86
   desprendimiento prematuro de placenta
      normoinserta, 78-81
   diagnóstico y tratamiento, 78, 79*t*
   placenta de inserción baja, 85
   placenta previa, 81-85, 82*f*
   vasos previos, 85-86
Teriflunomida, 202*t*
Térmicas, lesiones, durante el embarazo, 305
Testosterona, 558-559, 568
   libre, 559
Tetralogía de Fallot, 170
Tiamina, 432

Tiempo de protrombina, 84
Tiempo de tromboplastina activada, 83
Tiroidea, crisis, 146
Tiroiditis de Hashimoto, 205
Tiroidopatía
   autoinmunitaria, 205
   durante el embarazo, 142-147, 143*t* 144*t*,
      145*t*
   nodular, 147
   pérdida gestacional recurrente, 529
   tamizaje, 337
TNM. *Ver* Tumor-ganglios-metástasis
TOA. *Ver* Absceso, tuboovárico
Tobin, índice de, 779
TOC. *Ver* Trastorno obsesivo-compulsivo
Tocolíticos, fármacos, 24, 73-75, 74*t*
TOLAC. *Ver* Prueba de trabajo de parto con
   cesárea previa
Tomografía
   computarizada, 537, 659
   por emisión de positrones, 659
Topotecán, clorhidrato de, 705*t*
Toracolumbar, síndrome, 426*t*
Tórax, radiografía, 693
Torsión, 303
Toxicidad
   cardiaca
      quimioterapia y, 708
   genitourinaria
      quimioterapia y, 709
      radioterapia y, 710
   hematológica
      quimioterapia y, 707
      radioterapia y, 710
   hepática
      quimioterapia, 708
   pulmonar
      quimioterapia, 708
Toxina botulínica, 433
Toxoplasmosis, 104-105
TRA. *Ver* Tecnologías de reproducción
   asistida
Trabajo de parto
   administración de oxitocina, 20
   analgesia sistémica, 325-327
   anestesia, 319-328
   anormal, 21-22
   antecedentes médicos, 16-17
   cesárea (*ver* Cesárea)
   complicaciones, 33-44
      corioamnionitis, 41-42
      dehiscencia o rotura uterinas, 33
      embolia de líquido amniótico, 34-35
      endomiometritis posparto, 42-43

hemorragia posparto, 35-41
inversión uterina, 41
prolapso de órganos pélvicos, 590
prolapso del cordón umbilical, 33-34
tromboembolia venosa, 35
tromboflebitis pélvica infecciosa, 43-44
conducción, 20, 21
cuidados posparto (ver Puerperio,
    cuidados)
diabetes gestacional, 142
diabetes pregestacional, 138
distocia de hombros, 27-28
embarazos múltiples, 128-129
encajamiento, 16
etapas y fases, 15-16, 20-21
exploración con espejo vaginal, 17
exploración física, 17
extensión, 16
fase activa, 15-16, 20
fase de aceleración, 16
fase de deceleración, 16
fase latente, 15
    prolongación de, 20
flexión, 16
frecuencia cardiaca fetal, 22-24, 23t
inducción
    aborto medicamentoso, 389
    contraindicaciones, 19t
    indicaciones, 18-19, 19t
    métodos farmacológicos, 19-20
    métodos mecánicos, 20
inyección local, 320-321
laceraciones, 26
mecanismos, 16
movimientos cardinales, 16
parto con fórceps, 25-26, 30
presentaciones anormales, 29-32
pretérmino (PTL), 65-75
    en la diabetes pregestacional, 135
    factores de riesgo, 66-67
    incidencia y significado, 65-66, 66f
    intervenciones para disminuir el riesgo
      al mínimo, 67-70, 68f
    tratamiento, 71-75
    valoración, 70-71
principales movimientos durante el, 16
procedimientos para el ingreso
    hospitalario, 18
restricción del crecimiento intrauterino, 63
rotación externa, 16
rotación interna, 16
tratamiento, 16-22
uso de sustancias, 248-253
vaginal (ver Parto vaginal)

valoración del avance, 20-21
valoración inicial, 16-18
Transexuales, mujeres, 342, 476
Transfusión
    intergemelar, síndrome de, 60
    tratamiento de, 788
Transicionales, tumores de células, 656
Transobturador, cabestrillo, 586
Transoperatorio, complicaciones, 755-761
Transposición de grandes arterias, 173
Transureteroureterostomía, 756
Traquelectomía radical, 626-627
Trasplante
    cardiaco, 173
    renal, 189
Tratamiento
    biológico, 459
    dirigido, 706
      cáncer endometrial, 642, 643
      cáncer ovárico, 659
      efectos secundarios, 707-709
      melanoma, 683
      síndromes de cáncer hereditario, 677
    primario, 701
    sintomático, 716-724
Traumatismo
    contuso, durante el embarazo, 304-305
    durante el embarazo, 304-306
    pediátrico, 494-495
    penetrantes, durante el embarazo, 305
Tremelimumab, 705t
Treponema pallidum, 352. *Ver también*
    Sífilis
Tricomoniasis, 358, 358t, 360-361
Triploidía, 113t, 114
Triptanos, 213t
Trisomía 13 (síndrome de Patau), 11, 112t,
    113-114
Trisomía 18 (síndrome de Edwards), 11,
    112t, 114
Trisomía 21 (síndrome de Down), 10-11,
    111-113, 112t
Trofoblástica gestacional, enfermedad.
    Ver Enfermedad trofoblástica
    gestacional
Trofoblasto,
    células del, 688-689
    intermedio, células de, 689
    lesiones no neoplásicas, 689, 692
Trombocitopenia
    fetal, 278-280
    gestacional, 262
    materna, 155, 262-265
    relacionada con PTI, materna, 278-279

Tromboembolia, 265-272. *Ver también*
    Trombosis venosa; profunda,
    profilaxis de, 751, 752*t*
    venosa (VTE), 35, 265-272, 266*t*, 270*t*,
        632
Trombofilias, 265-266, 266*t*, 267*t*, 530-531
    adquiridas, 265
    hereditarias, 265, 266*t*, 530-531
Tromboflebitis pélvica infecciosa, profunda
        (SPT), 43-44, 313
Trombosis
    cerebral, 214
    neonatal, 205
    vena ovárica, 43-44
    venosa profunda (TVP), 35, 265, 763
Trompa de Falopio, 732
    cáncer, 665
TTE. *Ver* Tumor trofoblástico epitelioide
Tuberculosis (TB), 181-182
Tumor-ganglios-metástasis (TNM),
        clasificación por etapas de, 456-457
Tumor pélvico benigno, 434, 435*t*
Tumor trofoblástico
    del sitio de implantación placentario
        (PSTT), 692, 695, 700
    epitelioide (TTE), 692, 695, 700
Turner, síndrome de. *Ver* Monosomía X
TVH. *Ver* Histerectomía transvaginal
        total
TVP. *Ver* Trombosis venosa profunda
TVUS. *Ver* UItrasonografía tranvaginal

U
UAE. *Ver* Arteria uterina, embolización
        de la
Úlceras genitales, 350-358
    aguda, 355-357
Ulceropéptica, enfermedad, 191
Ulipristal, acetato de, píldoras
        anticonceptivas de urgencia, 385
Ultrasonografía. *Ver también afecciones y
        lesiones específicas*
    inyección de solución salina, 407
    pélvica, 545, 636, 693
    tamizaje de anomalías congénitas, 110
    tamizaje del cáncer mamario, 454
    tamizaje genético prenatal, 14
    transvaginal (TVUS), 86, 406, 434, 528,
        537, 560, 651
    valoración del trabajo de parto pretérmino,
        70-71
Unión escamocilíndrica, 731
Uraco, obliterado, 729
Urea, 786

Ureteral, 732-733, 735
    atresia, 121
    carúncula, 467
    divertículo, 425*t*
    hipermovilidad, 584
    inyecciones de fármacos para aumento de
        volumen, 586
    lesión, 756, 760
    prolapso, 493
    síndrome, 424*t*, 575
Ureteroneocistostomía, 756
Ureteropélvica, obstrucción de la unión, 121
Ureteroureterostomía, 756
Uretritis, 185
Uretrolisis, 588
Uretropexia retropúbica, 586
Úrico, prueba de ácido, 160
Urinarias, infecciones (UTI)
    atención primaria y preventiva, 342-345
    dolor pélvico crónico, 424*t*
    durante el embarazo, 184-185
    posoperatorias, 761
    posparto, 312
Urodinamia, estudios, 584-585
Urogenital
    atrofia, 573-575, 590
    fístula, 584
Uropatía obstructiva, 631-632
Útero
    anatomía, 731-732
    carcinoma seroso, 643
    conservación del, 596
    cuernos, 731
    cuerpo, 731
    drenaje linfático, 740
    fondo, 731
    ligamento ancho, 732
    ligamento redondo, 732
    manipulación, 746
    perforación, 761
    retroversión, 421*t*
    rotura, 33
        en la hemorragia posparto, 36*t*
    sarcoma del, 646-647, 646*t*
    superficie serosa, 731
    tumores, 438-445
Uterotónicos, medicamentos, 37, 38*t*
UTI. *Ver* Urinarias, infecciones
UUI. *Ver* Incontinencia urinaria de urgencia

V
Vacunas. *Ver también inmunizaciones y
        vacunas específicas*
Vacío, parto por, 26

Vagifem, 575
Vagina
 agenesia, 501
 anatomía, 729-731
 atresia, 501
 atrofia, 573, 575
 drenaje linfático, 740
 embarazo molar, 690
 enfermedades neoplásicas malignas, 685-687
 enfermedades neoplásicas premalignas, 678-680
 hemorragia
  cáncer cervicouterino, 617, 631
  embarazo
  en el tercer trimestre, 78-86
  sin dolor, con placenta previa, 83
 pared, restitución del tejido conectivo fibromuscular, 596-597
 prepuberal, 493, 494*t*
Vaginectomía, 686
Vaginismo, 473-475
Vaginitis, 358-362, 358*t*, 359*t*
Vaginosis bacteriana (VB), 358-360, 358*t*, 359*t*
Valoración preoperatoria, 749-751
 cardiaca, 750-751
Valvulopatía, 174-176
Vaniqa. *Ver* Eflornitina, clorhidrato de
Varicela
 neumonía por, 92
 vacuna de, 6, 309
Varicela zóster
 inmunoglobulina de (VariZIG), 92
 virus, 91-92
Várices esofágicas, hemorragia de, 196
Varicocele, 510
VariZIG. *Ver* Varicela zóster, inmunoglobulina
Vasculares, cambios, durante el embarazo, 295
Vasculatura
 de abdomen y pelvis, 734-735
 de la pared abdominal, 729, 730*f*
 lesiones, 759
Vasculíticos, síndromes, 208-209
Vasectomía, 376
Vasoactiva, farmacoterapia, 772, 773*t*-774*t*
Vasodilatadores, 769
Vasomotores, síntomas. *Ver* Menopasia, síntomas vasomotores
Vasopresores, 769
Vasos previos (VP), 85-86
VB. *Ver* Vaginosis bacteriana
VBAC. *Ver* Cesárea, parto vaginal después de (VBAC)

Vegetales, alcaloides, 704*t*-705*t*, 705
Vejiga, afecciones, 193
Vello, 556, 557
Velocimetría Doppler, 50-52, 51*f*
 arteria cerebral media, 51-52
 arteria umbilical, 50-51
 conducto venoso, 52
Vena ovárica, trombosis de la, 43-44
Venda caliente, 541
Venlafaxina, 573
Ventilación
 asistida, 778
 de gradiente inverso (VGI), 778
 mecánica, 778, 779-780
 mecánica intermitente (VMI), 778
 sincronizada, 778
 presión controlada, 778
 presión positiva, no invasiva, 777-778
 soporte de presión, 778
Ventilador, manejo del, 779
Ventriculomegalia, 117
Veress, técnica con aguja de (laparoscopia), 743
Versión cefálica externa, 31
Vesical
 afectación, en el cáncer cervicouterino, 618
 diario, 584
 lesión, 756-757, 759
 obstrucción de la salida, 588
 reentrenamiento, 585
 síndrome de dolor, 424*t*, 430, 583
 síndrome de hiperactividad (OAB), 582, 586-587
 síntomas de almacenamiento, 583
VGI. *Ver* Ventilación de gradiente inverso
VHS. *Ver* Herpes simple, virus
Vías urinarias
 afecciones durante el embarazo, 184-189
 dilatación, 121
 inferiores, síntomas (LUT), 581-588
 tipos, 582-583
 tratamiento, 585-587
Vibroacústica, estimulación, 24
Vigilancia fetal
 de la frecuencia cardiaca, 47-49, 47*f*
 durante cirugías no obstétricas, 300-301
 prenatal, 45
VIH. *Ver* Virus de la inmunodeficiencia humana
Vincristina, sulfato de, 704*t*
Violación, 482. *Ver también* Violencia por el compañero íntimo
Violencia doméstica. *Ver* Violencia por el compañero íntimo

Violencia por el compañero íntimo, 478-482
  intervenciones, 480-481, 481t
  motivos de sospecha, 479-480
  poblaciones especiales, 481-482
  tamizaje, 7, 340, 478-479, 479t
  valoración del riesgo, 480
Virilización femenina, 501
Virus, infecciones perinatales, 87-100
Virus de herpes simple (VHS)
  durante el embarazo, 99-100
  genital, 350-352, 353t
  tratamiento, 352, 353t
Virus de inmunodeficiencia humana (VIH)
  detección, 339
  perinatal, 87-89
  y cáncer cervicouterino, 606, 609, 616, 631
Virus del papiloma humano, 347-348, 348t, 603, 616, 678, 679
  alto riesgo (VPHar), 616
  pruebas para, 606, 607-609, 611, 617
  vacuna de, 6, 604, 606
Vísceras, pélvicas, 729-733
Vitamina B$_1$, 432
Vitamina E, 432
Vitelino
  saco, 392
  tumores del saco, 663
VMI. Ver Ventilación mecánica intermitente
Volumen residual posmiccional, 584
Vómito
  durante el embarazo, 55-58, 56t, 57t, 190-191
  pacientes con cáncer, 720-721
  quimioterapia y, 707, 721
  radioterapia y, 710
Von Willebrand, enfermedad de (vWD), 272-273, 272t, 411-412
Voz, cambios de la, 558
VP. Ver Vasos previos
VPH. Ver Virus del papiloma humano
VPHar. Ver Virus del papiloma humano, alto riesgo
VSCC. Ver Carcinoma de células escamosas, vulvar

VTE. Ver Tromboembolia venosa
Vulva
  anatomía, 461, 462f, 735-739, 736f, 737f
  afecciones benignas, 461-468
  drenaje linfático, 740
  enfermedades neoplásicas malignas, 680-684
  enfermedades neoplásicas premalignas, 678-680
  hematomas, 40
  infecciones, 347-349, 462
  lesiones benignas, 467
  menopausia, 573
  quistes benignos, 467-468
  sarcoma. Ver Sarcoma vulvar
  síndrome de dolor, 466-467
  síndrome de vestibulitis, 466
  vestibulitis, 422t
Vulvectomía, 680, 682
Vulvitis por contacto, 421t
Vulvodinia, 422t, 466, 473-476
Vulvovaginitis, 710
  atrófica, 464
  dolor pélvico crónico, 421t
  pediátrica, 490-493, 492t
Vulvovaginitis atrófica, 464

W
Warfarina, 177t, 178
Wegener, granulomatosis de, 209
WHI. Ver Women's Health Initiative
Women's Health Initiative (WHI), 578-579
Women's Health Initiative Memory Study, 580
Wood, maniobra de sacacorchos de, 27

X
X frágil, síndrome de, 10, 551-552

Y
Y, microdeleciones del cromosoma, 510
Yaz, 543

Z
Zavanelli, maniobra de, 28
Zika, virus de, 107-108
Zona de transformación, 731